皮肤超声诊断基础

Textbook of Dermatologic Ultrasound

主编 ◎ [智] 西梅娜·沃特斯曼（Ximena Wortsman）

主审 ◎ 张华斌

主译 ◎ 谭庆亭　薛　恒　付　颖　孟　颖　李　楠

科学技术文献出版社
SCIENTIFIC AND TECHNICAL DOCUMENTATION PRESS

·北京·

图书在版编目（CIP）数据

皮肤超声诊断基础 / （智）西梅娜・沃特斯曼主编 ； 谭庆亭等主译. -- 北京 ： 科学技术文献出版社，2024. 12. -- ISBN 978-7-5235-1924-0

Ⅰ. R751.04

中国国家版本馆 CIP 数据核字第 20241Q9S53 号

著作权合同登记号 图字：01-2024-3372
First published in English under the title
Textbook of Dermatologic Ultrasound, edition: 1
edited by Ximena Wortsman

皮肤超声诊断基础

策划编辑：张　蓉　责任编辑：崔凌蕊　郑　鹏　责任校对：张吲哚　责任出版：张志平

出 版 者　科学技术文献出版社
地　　址　北京市复兴路15号　邮编 100038
编 务 部　（010）58882938，58882087（传真）
发 行 部　（010）58882868，58882870（传真）
邮 购 部　（010）58882873
官方网址　www.stdp.com.cn
发 行 者　科学技术文献出版社发行　全国各地新华书店经销
印 刷 者　北京地大彩印有限公司
版　　次　2024年12月第1版　2024年12月第1次印刷
开　　本　889 x 1194　1/16
字　　数　711千
印　　张　27
书　　号　ISBN 978-7-5235-1924-0
定　　价　245.00元

主审简介

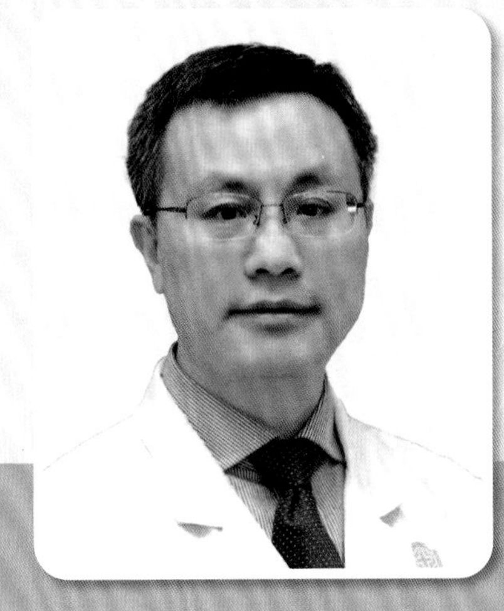

张华斌

清华大学附属北京清华长庚医院超声科主任。

【工作经历】

毕业于北京医科大学。1993 年 8 月至 2014 年 5 月于北京大学第三医院（2000 年北京大学与北京医科大学合并前称为北京医科大学第三医院）超声诊断科工作，历任住院医师、住院总医师、主治医师、副主任医师和主任医师。2014 年 6 月调任清华大学附属北京清华长庚医院工作至今，任主任医师，超声科主任。

主译简介

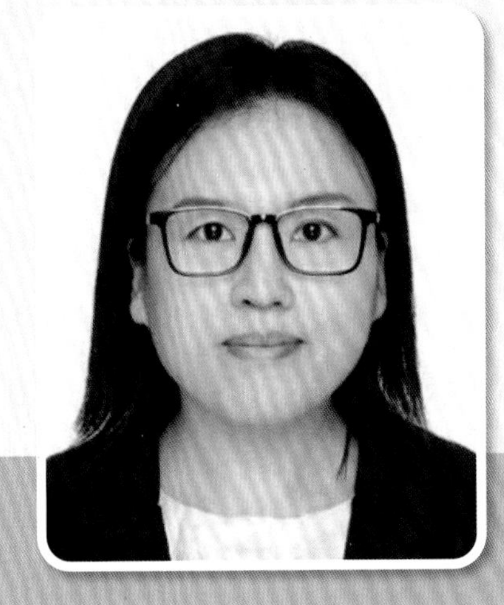

谭庆亭

主治医师，清华大学附属北京清华长庚医院超声科。

【社会任职】

现任中国医药教育协会疼痛医学专业委员会委员，北京整合医学学会胃肠超声分会委员，中日医学科技交流协会超声医学分会委员。

【专业特长】

擅长腹部、浅表、血管系统的超声诊断，尤其擅长超声造影，胃超声。

【工作经历】

2011 年 8 月至 2019 年 3 月于民航总医院超声科工作，任住院医师、主治医师；2019 年 3 月至 2021 年 5 月于中国人民解放军总医院第四医学中心超声科工作；2021 年 6 月至今于清华大学附属北京清华长庚医院超声科工作。

【学术成果】

发表论文 10 余篇，主编专著 1 部，参译专著 1 部。

主译简介

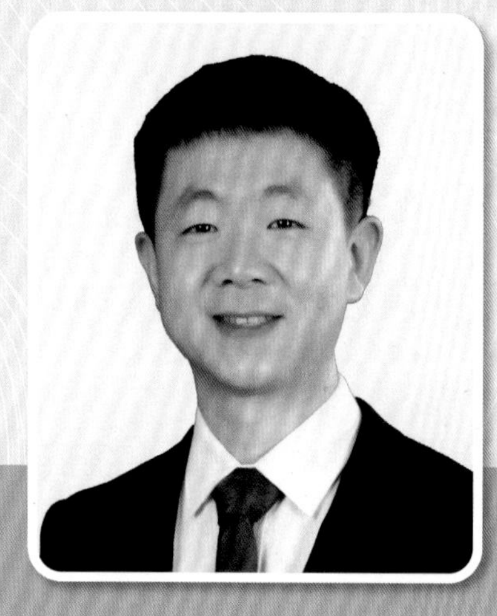

薛　恒

医学博士，主治医师，北京大学第三医院超声医学科。

【社会任职】

现任北京健康促进会血液肿瘤精准诊疗专家委员会委员，*AUDT*（*Advanced Ultrasound in Diagnosis and Therapy*）杂志青年编委。

【专业特长】

擅长腹部、浅表、血管及肌肉骨骼系统的超声诊断及介入治疗，弹性成像及超声造影检查。

【工作经历】

2016年8月至今于北京大学第三医院超声医学科工作。

【学术成果】

发表论文被SCI收录10篇，被国内核心期刊收录数篇；荣获国家发明专利1项，实用新型专利授权2项。主编超声专业书籍《青年医师超声读片进阶》，参译专著5部。

主译简介

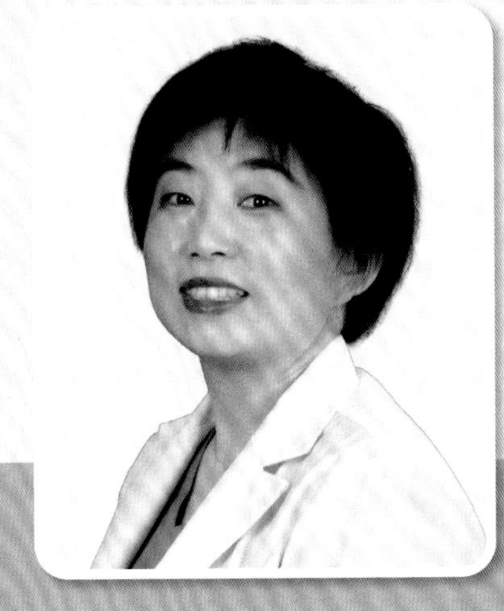

付　颖

医学博士，副主任医师，北京大学第三医院超声医学科。

【社会任职】

现任中国抗癌协会肿瘤影像专业委员会超声学组青年委员，北京癌症防治学会甲状腺癌专业委员会委员，中国医药生物技术协会生物医学成像技术分会委员，中国民族卫生协会超声医学分会介入超声委员会委员。

【专业特长】

擅长腹部、浅表、血管系统的超声造影，超声引导下穿刺活检，超声弹性成像检查，肝脏及浅表器官肿瘤的消融治疗等。

【工作经历】

2011 年 8 月至 2015 年 4 月于北京大学肿瘤医院超声科工作；2015 年 5 月至今于北京大学第三医院超声医学科工作。

【学术成果】

发表论文被 SCI 收录 10 余篇，被国内核心期刊收录数篇；荣获国家发明专利 2 项，实用新型专利授权 7 项，软件著作权 2 项，专利转化 1 项。主编超声专业书籍《青年医师超声读片进阶》，参译专著 5 部。主持北京市海淀区及北京大学第三医院重点基金项目 2 项。

主译简介

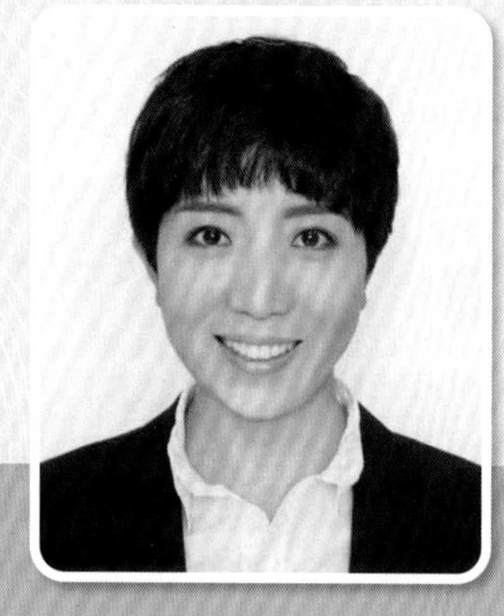

孟　颖

医学硕士，主治医师，清华大学附属北京清华长庚医院超声科。

【社会任职】

现任中国超声医学工程学会颅脑及颈部血管超声专业委员会委员，北京整合医学学会胃肠超声分会委员。

【专业特长】

擅长妇产、腹部、浅表、血管、新生儿头颅、心脏等部位常见疾病的超声诊断。

【工作经历】

2010 年 7 月至 2015 年 7 月于北京市海淀区妇幼保健院工作，2015 年 7 月至 2022 年 9 月于北京大学国际医院工作，2022 年 10 月至今于清华大学附属北京清华长庚医院超声科工作。

【学术成果】

参与国家自然科学基金项目 1 项，院内基金项目 1 项，发表论文被 SCI 收录 3 篇，被国内核心期刊收录 6 篇，参编、参译专著多部。

主译简介

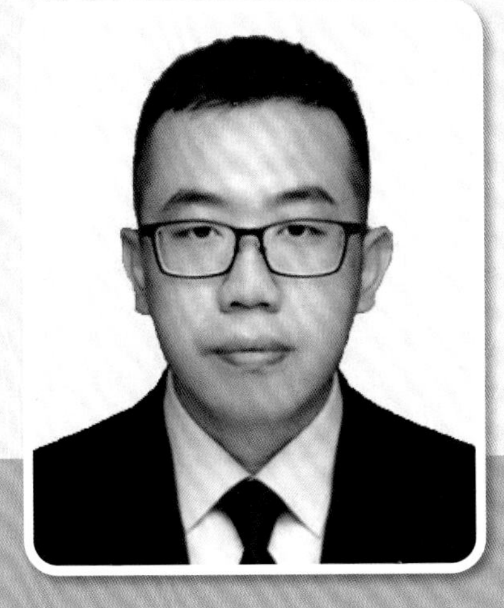

李　楠

副主任医师，中国人民解放军总医院第一医学中心超声诊断科。

【社会任职】

现任中国医药教育协会乳腺疾病青年分会委员，北京整合医学学会理事。

【专业特长】

擅长腹部、血管、浅表器官等部位疾病的常规超声和超声造影诊断，以及各脏器的超声介入（穿刺活检、置管引流、消融治疗等）。

【工作经历】

2006 年 8 月至 2011 年 9 月于首都医科大学附属北京朝阳医院超声科工作，2011 年 10 月至今于中国人民解放军总医院第一医学中心超声诊断科工作。

【学术成果】

发表中英文论文 20 篇，其中被 SCI 收录 10 篇（多篇为 Q1 区）；承担或参与国家级、省部级、军队科研课题 8 项；获发明专利授权 1 项，实用新型专利 9 项；荣获中国人民解放军总医院医疗成果一等奖 1 项；作为副主编、编委出版专著 4 部，参译专著 1 部。

主审及译者名单

主　审　张华斌

主　译　谭庆亭　薛　恒　付　颖　孟　颖　李　楠

副主译　邹品飞　高美莹　王佳颖　于鑫亮　张哲元

译　者（按姓氏拼音排序）

柴红丽　中国医学科学院整形外科医院
付　颖　北京大学第三医院
高美莹　北京大学国际医院
胡晓娟　北京大学肿瘤医院
黄　蕾　首都医科大学附属北京儿童医院
贾　莹　中国医学科学院整形外科医院
姜　波　中国人民解放军总医院第一医学中心
姜彬彬　北京大学肿瘤医院
李　楠　中国人民解放军总医院第一医学中心
李　媛　北京大学第三医院
刘士榕　北京大学第三医院
孟　颖　清华大学附属北京清华长庚医院
谭庆亭　清华大学附属北京清华长庚医院
王纪宸　清华大学附属北京清华长庚医院
王佳颖　首都医科大学附属复兴医院
汶春苗　民航总医院
徐宏俊　首都医科大学附属北京友谊医院
薛　恒　北京大学第三医院
杨诗源　北京大学第三医院
姚响芸　北京大学第三医院
于鑫亮　阳泉市第一人民医院
张孟珂　中国人民解放军总医院第一医学中心
张哲元　清华大学附属北京清华长庚医院
邹品飞　云南省中医医院

原书序言

本人非常荣幸为 Ximena Wortsman 博士编写的 *The Textbook of Dermatologic Ultrasound* 写序。Wortsman 博士是全球该领域公认的专家，她组建了一支令人印象深刻的合著者团队。皮肤病超声是一个发展迅速的领域，过去十年来，超声图像质量的巨大提升推动了它的发展。

在繁忙的影像实践中，我们经常发现皮肤病变，既可能是转诊的主要原因，也可能是在扫查其他问题时的偶然发现。然而，大多数从业者在这些疾病的诊断和管理方面接受的培训不足。作为一名肌肉骨骼超声亚专科医师，我经常接到来自放射科及其他科室医师的咨询，询问我对“肿块和隆起”的看法。但实际上，我对皮肤病超声的所有知识都来自 Wortsman 博士的书籍、讲座和学术论文。

事实上，我有一本她之前的著作——*Dermatologic Ultrasound with Clinical and Histologic Correlations*。它只能在我的办公室里短暂保存，原因是它总是被我的同事借走，那本书中包含的信息帮助了无数患者。预计这部著作也将广受欢迎，感谢 Wortsman 博士和她的合著者们创造了又一个无价的教学工具。我确信，在不久的将来，这部著作同样也会被其他科室的医师经常借阅！

Levon N. Nazarian, MD, FAIUM, FACR
William E. Conrady, MD Professor of Radiology
Vice-Chair for Education, Department of Radiology
Sidney Kimmel Medical College of Thomas Jefferson University
Philadelphia, PA, USA
President, American Institute of Ultrasound in Medicine
Laurel, MD, USA

原书前言

The Textbook of Dermatologic Ultrasound 是皮肤病超声领域的重要信息汇编，适合所有从事该领域工作的人员阅读。

本书共 28 章，凝聚了该领域的关键知识和最新进展，来自世界各国的作者经验和观点，以及我自己的专业知识。因此，本书涵盖了广泛的实用主题，包括正常解剖、操作流程和设置、常见皮肤病理、介入操作及检查报告技巧等。

本书是在新冠疫情期间编写的，这给了我们一些时间来完成收集和整理材料的艰巨任务。

书中除了组织学照片，还包含优质的相关临床和超声图像。

附录为自我评估模块，包含继续医学教育问题的测试，其中包括 150 个关于章节核心概念的多项选择题。

希望本书能够支持全球皮肤病超声专业人士的工作，并激发对该领域感兴趣或刚刚接触该领域的人的好奇心。

Ximena Wortsman

Santiago, de Chile

2022 年 11 月

原书致谢

我要发自内心地感谢所有为本书作出贡献的人，尤其是两位病理学家 Kharla Pizarro 博士和 Yamile Correidora 博士，她们为我们提供了最精彩的组织学相关内容，并耐心地回答我的不断询问。特别感谢 Geraldine Cocca 女士、Makarena Guerra 女士、Adelina Varela 女士、Veronica Pacheco 女士和 Piroska Kozma 女士，她们是皮肤和软组织诊断成像和研究学院的工作人员。最后，我要感谢我的父母 Gloria 和 Isaias、我的孩子们 Benjamin 和 Camila、我的兄弟 Claudio 和 Marcelo，他们一直鼓励着我在这个领域不断成长。我的父亲已经去世，但他对我的职业发展所给予的支持，我将永远心存感激。

中文版序言

当我们面对医学领域中不断变化和发展的需求时，适时地获得最新和最全面的知识资源显得尤为重要。为此，谭庆亭和薛恒 、付颖 、孟颖 、李楠等众多医师不遗余力地将*The Textbook of Dermatologic Ultrasound*译成中文，以便中文读者能够深入了解并掌握皮肤超声学的关键知识。

本书共28章，内容广泛，包括皮肤超声学的基础知识、最新技术进展、多国作者的经验分享及译者自己的专业见解。书中详细讨论了正常解剖、操作手法、常见皮肤病变、介入技术及报告撰写技巧等多个实用主题。

书中不仅提供了详尽的临床与超声图像对照，还包括了大量组织病理学照片，旨在为读者提供更全面的学习体验。

此外，本书附录中的自我评估模块包含150道选择题，帮助读者复习和验证所学知识，加深对书中各章节核心概念的理解。

参与翻译者大部分是我的学生，我对他们在整个翻译过程中表现出的专业精神和学术严谨性感到非常自豪。他们的努力将极大地帮助中文读者提高对皮肤超声学领域的认识。

通过本书，我们希望能够支持皮肤超声学专业人员的实践，并激发更多专业人士和学生的学习兴趣。

让我们一起探索皮肤超声学的深层知识，不断提升专业技能。感谢您的阅读与支持，也感谢所有译者为中文读者带来的这份宝贵财富。

清华大学附属北京清华长庚医院超声科主任

[signature]

2024年5月14日

中文版前言

近年来，随着超声探头频率的不断提升，超声作为一种无创、高效的疾病诊断工具，在皮肤病诊断和治疗中发挥着越来越重要的作用，已经成为皮肤科医师必备的诊疗工具之一。然而，中文资料相对匮乏，这一领域在国内的普及程度仍有待提高。

Ximena Wortsman 博士主编的 *The Textbook of Dermatologic Ultrasound* 是皮肤超声领域的权威著作，本书汇集了全球多位专家的经验和最新研究成果，系统地阐述了皮肤超声的理论基础、操作技术、临床应用等方面的内容，并附有大量精美图片，堪称皮肤超声领域的百科全书。英文版一经出版，即受到业界人士的广泛好评。本人有幸受科学技术文献出版社邀请，组织本书中文版的翻译工作，希望这本实用、易于操作的参考书能为超声科、皮肤科及整形科医师学习和应用皮肤超声提供帮助，为我国皮肤超声的发展注入新的活力。

本书由国内知名超声专家张华斌主任担任主审，并邀请了首都医科大学附属北京友谊医院皮肤科的徐宏俊老师和民航总医院皮肤科的汶春苗老师对皮肤专业词汇进行把关，确保了译文的准确性。

在此，衷心感谢张华斌主任的悉心指导。华斌主任是我职业生涯中的恩师，对我影响至深。老师学识渊博、治学严谨、谦逊低调、平易近人，总是无声地做着最好的榜样。每每遇到问题或产生疑惑，我都能从老师那里得到解答。在学术的道路上，老师是孤持的深耕者，用智慧与毅力为我们指引前进的方向。

感谢两位皮肤科老师耐心地回答我数次的询问，感谢其他几位主译给予的支持，感谢所有参与翻译工作的老师们作出的贡献。大家在繁忙的临床工作之余，为本书的出版付出了辛勤的劳动。感谢出版社的编辑老师全程给予的大力支持与帮助。

作为本书的译者，我们深感责任重大。在翻译过程中，我们严格遵循忠实原文、通顺流畅、专业准确的原则，力求将原著的学术思想和专业内容准确地传达给中文读者。因水平有限，加之中外术语差异及语言表达习惯不同，中文版可能存在一些偏颇之处，敬请各位同行和读者批评指正。

清华大学附属北京清华长庚医院

谭庆亭

2024 年 4 月 24 日

目 录

第一部分

皮肤超声检查的必要条件

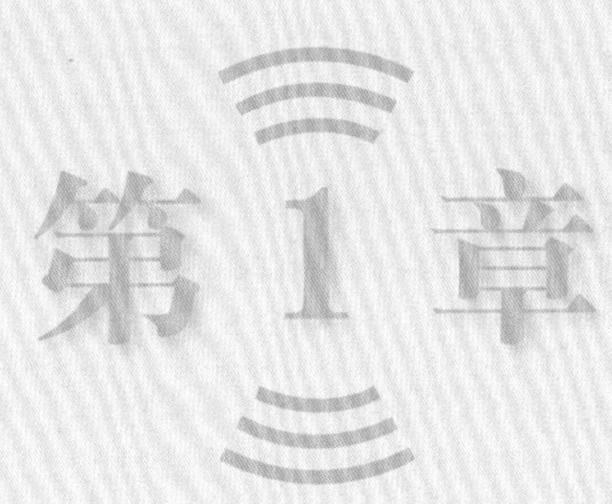

皮肤超声检查的技术推荐、设置、方案、培训和报告

Ximena Wortsman

一、引言

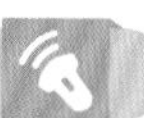

由于高频和超高频探头及更敏感设备的发展，过去十年，皮肤超声发展迅速[1-3]。此外，超声还经历了一系列验证过程，包括技术准确性的报告、正常模式的描述、图像采集和报告的标准化、指南的发布、使用适当的和更新的机器、训练有素的操作员、异常的鉴定和量化，以及局限性和多中心可重复性的说明[1-12]。这些过程虽花费了相当长的时间，但质控必不可少。

如今，这种检查类型在多个国家得以实践，并解决了若干日常皮肤病学的关键问题。此外，这些信息无法通过临床检查或组织学检查获得。例如，了解化脓性汗腺炎实际受累的体表区域数量或评估婴幼儿血管瘤的消退程度[1，7，13-14]。

因此，超声是皮肤病学工具库中不可或缺的诊断工具，提供了其他成像技术如 MRI 或 CT，甚至是皮肤镜、共聚焦显微镜或光学相干断层扫描（optical coherence tomography，OCT）无法获取的数据[3，7，14]。

本章将回顾这些检查的当前推荐、设置、协议、培训和报告。

二、推荐与相关要点

进行皮肤超声检查有一些基本要求[4，12]，具体如下：

1. 使用彩色多普勒超声仪，配备线阵或小型线阵多频率探头，最高频率范围≥ 15 MHz。

2. 操作者经过皮肤病学和超声成像的专业培训。

目前，市场上有多种符合上述条件的机器。但是，购买前必须测试真皮清晰度和血流敏感度。目前，大多数品牌的设备并未专门提供皮肤超声检查的配置选项。因此，有必要联系公司的应用专家，共同制定最佳的皮肤超声检查参数。

关于频率，也有多个选择。需要注意的是，频率越高，穿透力越低[8]；因此，可能需要至少两个具有不同频率范围的探头，以便能够清晰呈现浅表和深层的组织图像。目前，市场上可以提供的多频探头彩色多普勒超声仪，最高频率可达 70 MHz[7-9，15]。

超声的轴向空间分辨率远远高于 MRI。例如，15 MHz 探头的轴向分辨率为 100 μm，而 70 MHz 探头为 30 μm[15]。相比之下，3.0 T MRI 的轴向分辨率为 400 μm，而 7.0 T 为 100 μm[15]。这对于研究最表浅的结构至关重要，因为超声的分辨率优于 MRI 或 CT。使用现有的商用 MRI 或 CT 设备几乎不可能检测到诸如毛囊等微小结构，因为它们的轴向空间分辨率较低。

三、如何提升皮肤超声的学习

鼓励皮肤科、影像科（放射科）和病理科的协作[1，4-5，7-9，12，14，16-17]。这有助于我们对图像解读进行适当的反馈。皮肤病学方面有很多的临床书籍，过去十年间也出版了几本皮肤超声书籍[8-9]。此外，一些著名的国际科学协会，如美国超声医学学会（American Institute of Ultrasound in Medicine，AIUM）和欧洲超声医学和生物学联合会（European Federation of Societies of Ultrasound in Medicine and Biology，EFSUMB）等，还提供皮肤超声课程。

四、皮肤超声检查的检查方案

该检查包含一系列步骤，包括患者的临床检查、灰阶和彩色多普勒检查，以及病变血管的频谱曲线分析，也被称为脉冲多普勒（图 1.1）[4-5，9，12]。

患者的临床检查包括触诊病变并获取患者病史中的相关信息。为达到理想的效果，房间应有良好的照明，以便在超声检查时可以调暗灯光以改善屏幕视图[8-9，12]。

某些类型的检查需要扩大扫查范围，超声应对双侧或多个区域进行对比检查。支持这些拓展检查的原因之一是，对比检查有助于信息获取。此外，在炎症性疾病中需要追踪亚临床活动[18-19]，在美容患者中有必要检测附加结构受累情况[20]。双侧或多区域的检查示例包括：

1. 指（趾）甲的检查。

2. 化脓性汗腺炎的分期和活动性追踪。

3. 硬斑病亚临床活动性追踪。

4. 美容注射填充剂使用者面部腺体亚临床炎症迹象的检测。

5. 皮肤癌的局部区域分期。

目的是进行解剖和功能检查，获取大量关键数

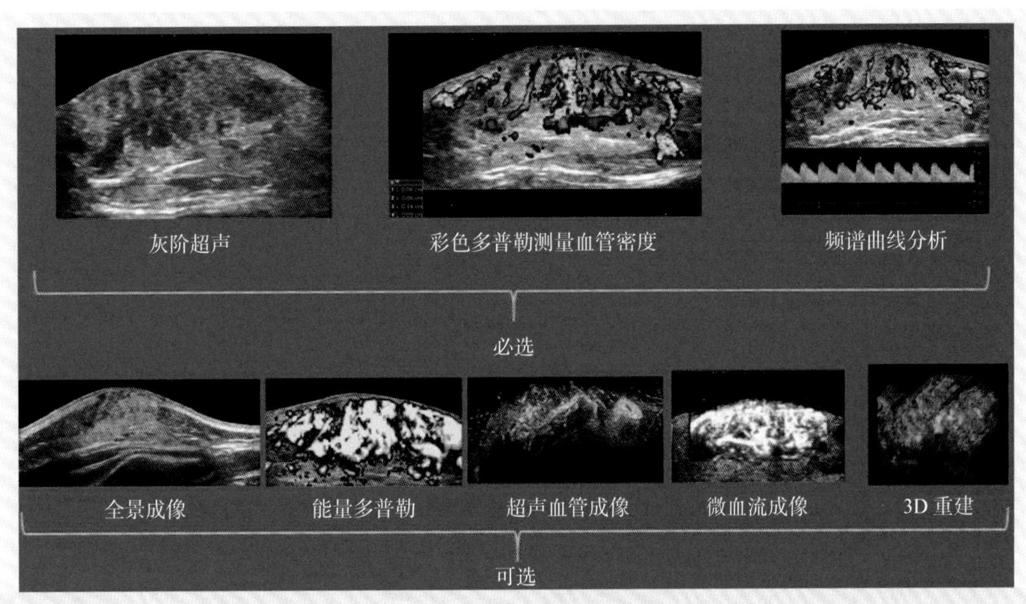

图 1.1　皮肤超声检查方案

据，这些数据有可能改变患者的治疗方案。此外，合理规划检查时间对于检查的充分执行和解释至关重要 [1-5，7-9，11-12，14，17]。

（一）镇静

建议对 4 岁及 4 岁以下的儿童实施镇静。这是因为儿童的哭闹或运动会在屏幕上产生噪点，难以用标准化的方式捕捉数据。当然，操作者应该灵活并逐案评估，因为儿童可能不会因年龄大而安静，或者可以使用智能手机和多媒体辅助。对于母乳喂养的新生儿或≤ 3 个月的儿童也可以避免镇静。因此，这些儿童可以在检查过程中通过母亲哺乳来保持安静 [7-9]。

我们使用水合氯醛镇静，剂量 50 mg/kg，于检查前 30 分钟口服。如果孩子在 30 分钟内未入睡，可考虑给予第二剂。如果孩子在第二剂后仍然清醒，我们会重新安排检查，制定严格的睡眠剥夺规则，并与孩子的午睡时间匹配。重要的是要指导父母或监护人不要让孩子在车上睡觉或小睡后带来检查。父母或监护人的积极配合对于实现舒适和有效的检查至关重要 [7-9]。

使用水合氯醛时必须签署知情同意书；因此，儿童的预约通常安排在检查前 1 小时。这样，家长有足够的时间阅读和签署知情同意书，并提出问题 [7-9]。

检查过程中，通过脉搏血氧仪监测儿童患者，并依据改良的 Aldrete 评分［意识、活动、呼吸、循环（血压）和血氧饱和度］进行评估，只有在患者清醒时才能出院（图 1.2）[21]。

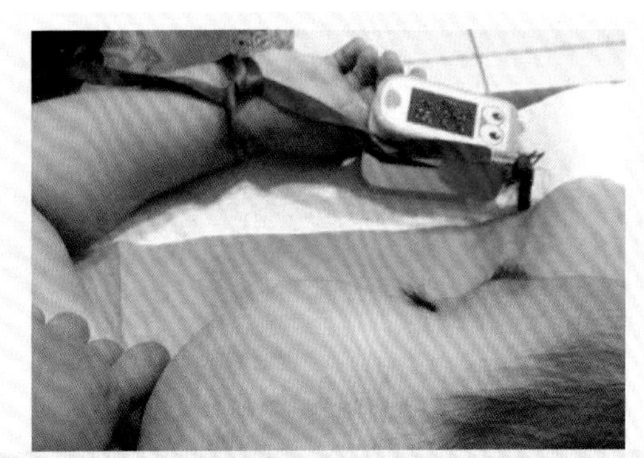

图 1.2　用脉搏血氧仪监测镇静情况

根据我们的经验，单剂量水合氯醛的作用可持续 20 ~ 40 分钟，双剂量则可持续 1 ~ 2 小时。当然，效果可能有差异。对于镇静病例，必须与普通候诊室分开，以便可以轻松私密地对儿童进行检查。

替代镇静的方法，比如平板电脑或手机提供的互动媒体中的卡通或电影片段，可以轻松分散年长儿童的注意力，改善检查效果。但是，无论如何，父母或监护人的配合都至关重要。

（二）皮肤超声检查技术

在对病变进行临床检查后，操作者需要在皮肤或甲上涂抹大量耦合剂（图 1.3）。为了避免手在耦合剂中浮动，操作者应伸出小指并支撑手掌以保持稳定（图 1.4）。充足的耦合剂有助于声波传输，并能

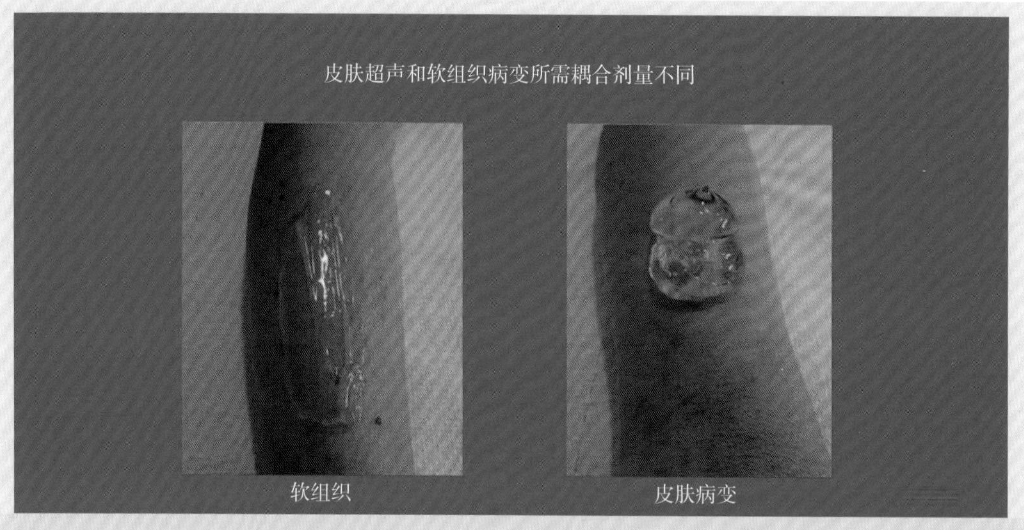
皮肤超声和软组织病变所需耦合剂量不同
软组织
皮肤病变

图 1.3 行皮肤超声和软组织检查时，所需耦合剂量有所差异

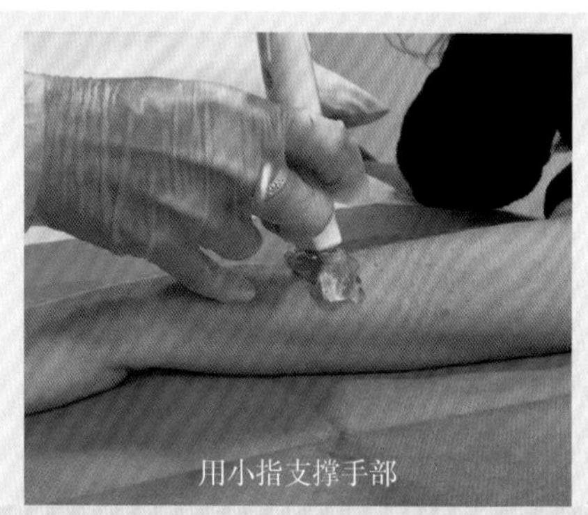
用小指支撑手部

图 1.4 为了避免手在耦合剂中浮动，可以使用小指来稳定手部

更好地匹配屏幕的聚焦区。不使用导声垫的原因是它们可能会压缩皮肤的微小血管，而且在检查大面积的身体区域时也不适用[3, 7-9, 12, 14]。但是，这仅是一个建议，在皮肤检查中并非禁止它们的使用。在介入皮肤超声操作中，可以使用商业性的无菌耦合剂。上述情况，可以使用探头保护罩，如避孕套或塑料套。耦合剂应置入这些保护罩的内部和表面，以确保良好的声波传输。

这项技术需要在至少两个垂直轴上进行缓慢扫查。首先，使用灰阶，然后使用彩色多普勒。对于彩色多普勒不灵敏的设备，建议使用能量多普勒寻找低速血流。此外，可以使用超声血管成像软件检测细小血管。该软件会对组织进行减影，只在屏幕上显示血管，类似于血管造影。这对于研究血管病变非常有用，因为它可以清晰地显示血管腔[7-9, 14]。

根据笔者的经验，弹性成像在皮肤和甲病变上表现不稳定，存在许多假阳性和假阴性，可能是由于高频下判别硬度敏感性较低。因此，迫切需要开发更灵敏的弹性成像工具，因为这对于研究许多皮肤病，提高良恶性或纤维化与非纤维化的鉴别非常重要[22]。

目前，我们中心使用的两台设备，一台最高可达 24 MHz，另一台最高可达 70 MHz。检查总是从工作频率在 15 ～ 24 MHz 范围的机器开始，然后使用另一台最高可达 70 MHz 的机器观察病变，尤其适用于位于表皮和真皮的病变。目前，在全球范围内，只有一些机构，通常是学术和研究中心，可以获得 70 MHz 的超高频机器；然而，这在未来可能会发生变化。因此，进行皮肤科超声检查的必要条件是从频率≥ 15 MHz 开始。这将会为您提供有关病变特征和血供的关键信息。

该方案的第三部分是血流的频谱曲线分析。这对于区分动脉和静脉血流，以及检测动静脉短路的存在非常重要。需要注意的是，皮肤和甲床血流速度较低（≤ 15 cm/s）；因此，不像追踪颈动脉那样简单。频谱曲线分析的血流模式有助于血管病变或肿瘤的特征描述，并可追踪炎性疾病活动程度。我们获取动脉血管的收缩期峰值流速，并对非血管病变至少取样 3 次，对血管病变取样 6 次。然后，在存在动脉血流的情况下，报告血管的最大收缩期峰值流速[9]。

出于学术目的，我们将血管的最大收缩期峰值流速分为[9]：

· 低速：≤ 15 cm/s。
· 中速：15 ～ 35 cm/s。
· 高速：≥ 36 cm/s。

正常皮肤和甲的血流速度通常较低。目前常用的设备，由于其检测阈值通常为 2 cm/s，一般无法在正常真皮层中检测到彩色多普勒信号。然而，在某些情况下和特定身体部位，真皮层中可能会出现 1 ~ 2 条细小的孤立血管，这属于正常现象。为了简化和便于学术研究，本书图片描述我们将使用探头最高频率（灰阶）。

五、皮肤超声培训

（一）主要概念

皮肤超声的培训存在多种类型，其中之一是操作者通过文献研究和案例分析自学。第二种是网络学习，可通过互联网课程进行。目前这类课程越来越多，一些由知名学术组织（如 AIUM 或 EFSUMB）提供。

当然，各种规模的学术会议或研讨会还会有一些现场讲座和课程。其中，理论与实践结合的课程最为实用，然而这类课程通常组织难度较大，因为大型国际学术会议通常出于隐私限制不允许患者进入会场。

皮肤超声工作组（Dermatologic Ultrasound，DERMUS）团队的一项研究建议结合讲座和研讨会，采用混合式教学模式，进行至少为期两天的皮肤超声培训课程 [11]。该研究还推荐了三级培训计划，可以循序渐进地学习这项技术，并在每阶段学习结束后进行考核验证学习成果。

（二）操作者能力和资质评估

皮肤超声检查能力评估是一项颇具争议的话题。根据皮肤超声检查指南，每年至少完成 300 例检查，才能被认为具备基本操作能力。这一检查数量与 AIUM 对其他类型的超声检查提出的要求大致相似 [12]。然而，对缺乏资质认证的国家或地区而言，证明操作者达到这一质量标准可能存在困难，此时超声检查质量主要取决于操作者个人的专业水平。

另一项具有争议的话题是负责检查和解读的医师资质。根据皮肤超声检查指南，负责检查的操作者应该是一名医师。这是因为皮肤超声检查需要综合临床信息和超声图像信息才能做出诊断 [12]。

（三）皮肤超声检查的主要优势

这些优势包括以下几点 [1-5，8，12，14，17]：

1. 检查具有实时性和安全性（无辐射），可检测病变及其血供状况。对所有年龄段人群（包括儿童和孕妇）均安全适用。

2. 检查具有高分辨率，可显示浅层和深层的各种病变形态。

3. 穿透力强：相较于皮肤镜、共聚焦显微镜和 OCT 等其他皮肤科成像技术，超声有显著优势。后两者，由于穿透深度最多只有 200 ~ 250 μm（皮肤镜）和 1.5 ~ 2.0 mm（OCT），无法全面观察表皮、真皮和皮下组织。尤其是 OCT，图像底部超出光透过的层次时会变黑或模糊，这对评估皮肤肿瘤的真实深度至关重要。

4. 病变显示范围广：超声可以检查同一患者身上的多个部位，这比仅能获取组织微小样本的病理检查更具优势。它不仅有助于疾病的诊断和严重程度的分期，还能跟踪炎症性疾病的活动性。另外，超声检查可以显示整个病变，而病理检查只能显示病变的一部分。

5. 无辐射：超声使用声波，与 CT 相比有着本质的不同。

6. 无磁场暴露：装有起搏器和金属假体的患者可以接受检查。

7. 无须注射造影剂：与 MRI 和 CT 相比，这是一个重要的区别。造影剂可能会引起皮肤性肾源性纤维化和肾脏疾病等潜在的不良反应。

8. 相较于 MRI 和 CT，超声的高轴向空间分辨率使其成为强大的工具。

9. 超声可以轻松检查全身各部位的皮肤表面，不受形状或轮廓的限制。例如，它可以检测面部或耳郭凹凸部位的病变。

10. 交互式检查模式允许医患进行丰富的临床信息交流，并方便进行动态操作。

（四）主要局限性

目前局限性包括以下几点 [3，7-9，15]：

1. 色素的检测，如黑色素：随着光声成像技术的发展，这一限制或许可以得到解决。

2. 使用 15 ~ 18 MHz 探头检查病变的阈值为 0.1 mm，而使用 70 MHz 探头为 0.03 mm。因此，当病变的直径大于这些数值时，被检测到的概率就越高。

3. 对表皮病变的检测效果有限。然而，使用超高频探头（50 ~ 70 MHz）可以改善这一问题。

4. 在某些情况下，角化过度可产生明显的后方声影，遮挡住皮下的病变。克服此问题的一个好办法是在大量涂抹耦合剂后等待 3 ~ 5 分钟，增加组织的湿度，改善声波的传播。或者从病变的侧边对病变行冠状扫查。

六、主要应用

皮肤超声的主要应用领域包括皮肤肿瘤和假性肿瘤、甲疾病、脉管病变、炎症性皮肤病和美容[2-4, 7-9, 12, 14]。近十年来，每个类别中可通过超声诊断的疾病数量都在增加，目前皮肤超声已在某些方面成为不可或缺的诊断工具。其中，一些关键应用包括：评估皮肤或甲肿瘤的范围和深度，追踪硬斑病的活动性，评估化脓性汗腺炎的严重程度和活动性，以及鉴别美容注射填充剂[2-4, 7-9, 12, 14, 19-20, 23]。

七、超声检查报告解读

皮肤超声检查报告应包含以下关键信息：

1. 病变来源（皮肤起源 *vs* 非皮肤起源；内源性 *vs* 外源性）。

2. 病变的确切解剖位置，包括累及的身体区域和层次。

3. 各轴向范围（cm 或 mm）。

4. 形状（椭圆形、圆形、囊状、带状）。

5. 回声特征（无回声、低回声、高回声）。

6. 边界清晰度（清晰或模糊）。

7. 支持诊断的相关伪像（后方声影或增强、微彗星尾伪像、弥漫性混响等）。

8. 邻近重要结构，如腺体、肌肉或血管。

9. 病变的阶段（婴幼儿血管瘤的增生期、部分消退或完全消退期；炎症性疾病的活动期与非活动期）。

10. 超声评分，如化脓性汗腺炎的超声评分或痤疮的超声评分。

11. 血供模式（乏血供、富血供、血流类型、流速 cm/s）。

12. 良恶性评估。

13. 最终印象，对于非典型病变，可提供推测性诊断或最多三个鉴别诊断。

虽然放射科医师倾向于撰写结构化且简短的检查报告，但在皮肤领域，报告可能比通常更长。这是皮肤科医师要求的，他们更喜欢详细的信息，而不是仅仅几行结论。不鼓励提供诸如“未定结节”之类的不确定性报告或建议患者行MRI或组织活检。事实上，大多数这样的不确定性报告是由设备或操作者培训问题造成的。此外，众所周知，MRI 的轴向空间分辨率并不高于超声[15]，是否进行活检将取决于临床医师。毫无疑问，不确定性报告对任何人都没有用。

八、皮肤超声检查常见问题

器械不足或操作者培训不足会导致一系列问题。其中包括使用较低频率探头（< 15 MHz）进行检查、病变表面耦合剂不足或错误解读检查结果。遵循皮肤超声检查指南可以解决大多数问题。如果您没有合适的设备，最好停止检查并将患者转诊到具备相关条件的医院进行检查[9]。总之，遵循规范对于任何影像学技术都至关重要，并且可以对诊断产生重大影响（图 1.5 ~ 图 1.8）。

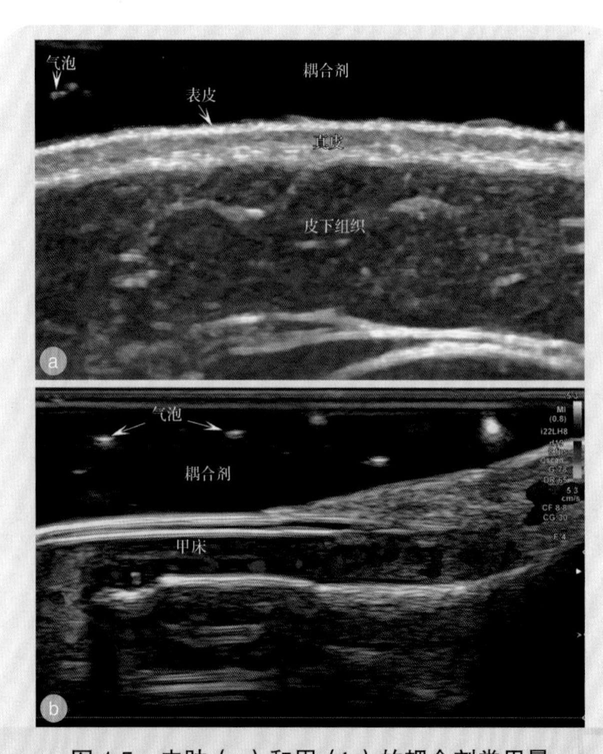

图 1.5　皮肤（a）和甲（b）的耦合剂常用量

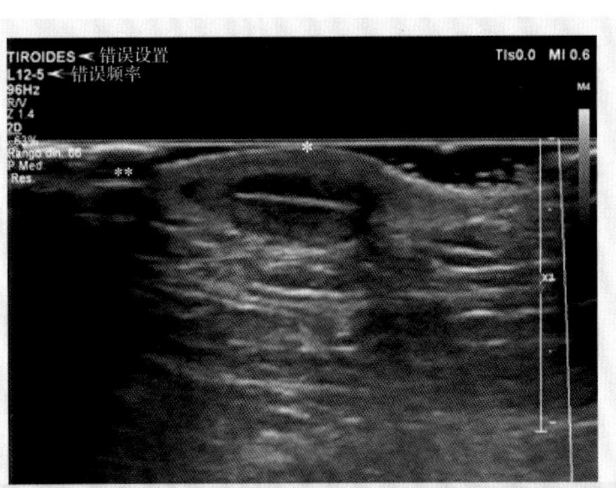

图 1.6　错误设置（甲状腺），错误频率（最高 12 MHz），病变顶部缺乏耦合剂（*），以及边界处有气体（**）

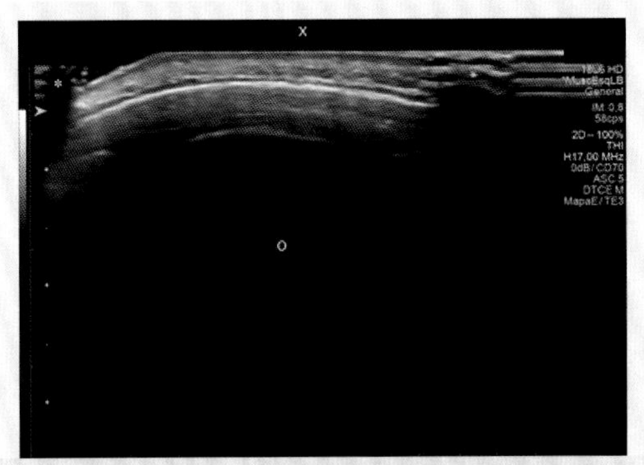

图 1.7　多个问题：病变顶部缺乏耦合剂，焦点位置不当，病变区域不在图像中心，以及边界处有气体（*）

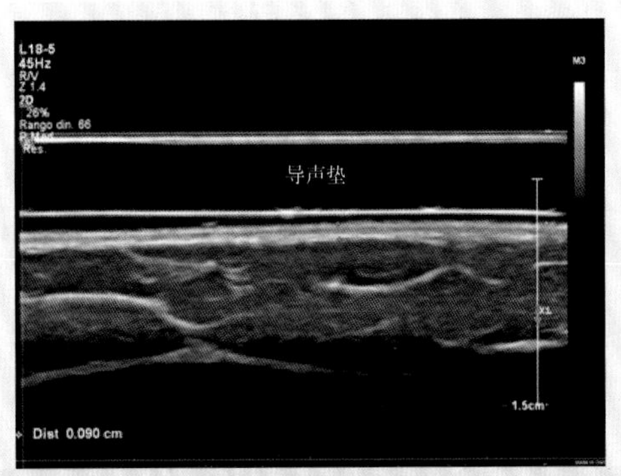

图 1.8　皮肤上放置导声垫。需注意，该垫可能对贯穿细小血管的皮肤微循环产生压迫影响

九、特殊检查方案

（一）甲检查方案

在指（趾）甲上涂抹大量耦合剂后，有必要在甲和甲周区域经至少两个垂直切面扫查，双侧都要涵盖。扫查应包括手指或脚趾的远端指（趾）间关节水平，或拇指和踇趾的指（趾）间关节。通常，会行双侧对比，并测量甲板根部到远节指（趾）骨底部的距离、近端甲襞厚度，以排除甲板位置异常，如逆生性甲。检查拇指指甲时，需要使用垫子或毛巾以固定手指（图 1.9）[8-9]。

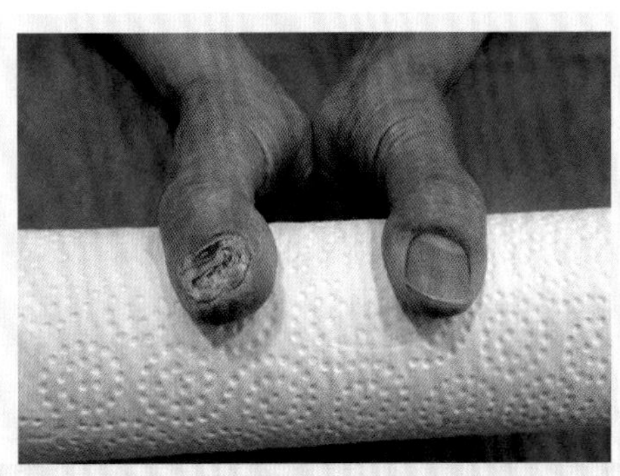

图 1.9　使用垫子固定拇指指甲

（二）头皮检查规范

对于没有脱发的情况，需要分开头发或拨开头发区域，以便将探头插入空隙中。无须剃发或拔发。在将探头插入病变区域之前，在头皮表面涂抹大量耦合剂。探头插入的方向与分开的头发区域的轴线一致。为了研究纵轴和横轴，需要做垂直的分割线（图 1.10）[8-9]。

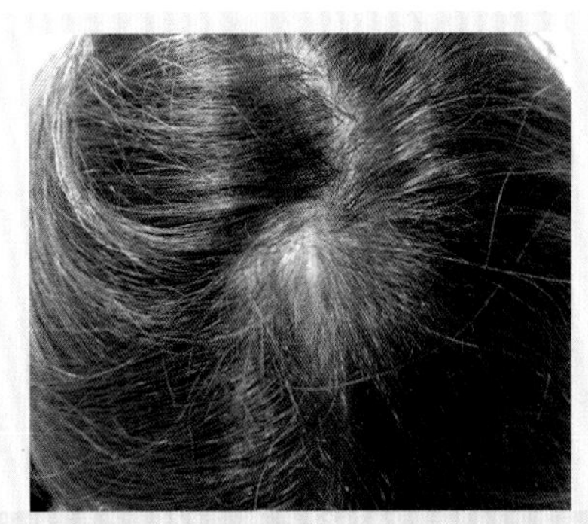

图 1.10　分发以观察头皮病变

（三）面部美容整形史患者检查方案

检查范围应涵盖整个面部和下颌下区域，因为为患者提供最佳解剖信息以进行适当治疗至关重要。此外，一些填充剂可能会迁移到邻近的组织或淋巴结。重要的是，建议检查包括泪腺、腮腺和颌下腺，因为它们可能呈现亚临床炎症[8-9, 12, 20]。因此，不建议在这些情况下进行局部检查。

（四）化脓性汗腺炎检查方案

为了准确分期，理想情况下需扫查所有受影响区域。至少应行双侧检查。当生殖区域暴露时，有必要为患者提供遮盖（图 1.11）[24]。

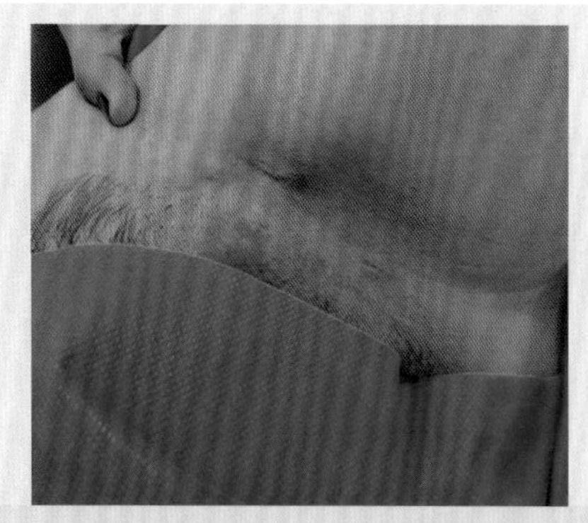

图 1.11　会阴化脓性汗腺炎超声检查。注意，适当遮盖生殖区域，并随着探头位置的移动进行调整

· 腋窝化脓性汗腺炎：扫查区域包括腋窝及手臂的近端和内侧。

· 腹股沟化脓性汗腺炎：扫查区域包括双侧腹股沟区、耻骨区、会阴－外阴区（女性）、会阴－阴囊区（男性）及双侧大腿的近端和内侧。

· 乳间化脓性汗腺炎：除上述区域外，还应包括双侧乳房下区域。

· 臀间化脓性汗腺炎：扫查区域包括双侧臀部内侧和下侧及肛周区域。

（五）硬斑病检查方案

需要铭记的是，硬斑病超声检查必须涵盖整个身体解剖区域，而不仅是斑块或临床受累区域。这样可以发现亚临床受累和活动性病变。应仔细观察病变边缘，因为活动性病变有时会集中在边缘而非中心区域。萎缩或色素沉着并不代表疾病处于非活动期。此外，硬斑病斑块常呈异步活动，即同一受累区域内或不同受累区域内，部分斑块处于活动期，部分处于非活动期。

额部硬斑病（刀砍状硬斑病），建议扫查面额区及相同轴线上的头皮（额、顶、枕区）。

四肢硬斑病，应扫查相邻节段，如上臂和前臂，或大腿和小腿，理想情况下可行双侧扫查[7-9, 19]。

（六）其他实用技巧

检查耳郭时，使用棉花覆盖外耳道防止耦合剂进入（图 1.12）。

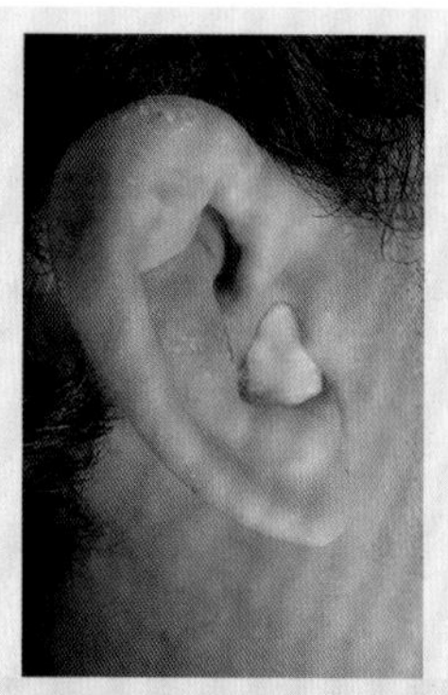

图 1.12　用棉花覆盖外耳道防止耦合剂进入耳内

检查新生儿或婴儿手部病变时，请家长或监护人帮忙防止抓握反射（图 1.13）。

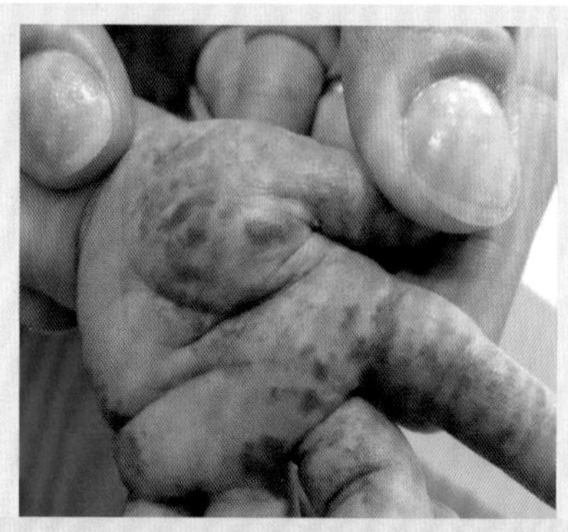

图 1.13　寻求家长或监护人帮助防止新生儿或婴儿抓握反射

在皮肤银屑病或其他炎症性疾病中，应寻找病变区和健康皮肤之间的过渡区。这可以帮助操作者更好地观察异常（图 1.14）。

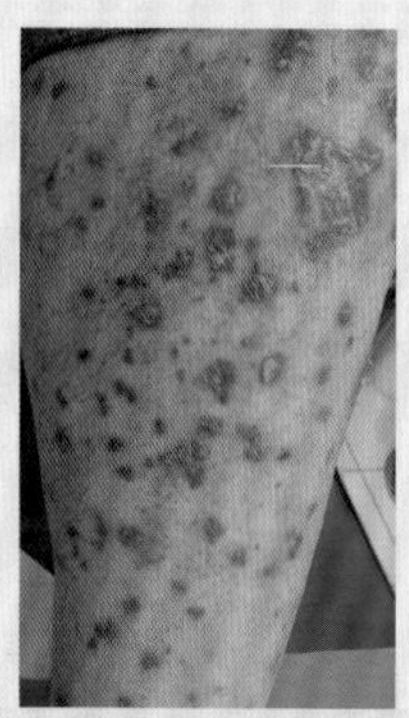

图 1.14　寻找过渡区（白色水平线）以便更好地观察银屑病或其他炎症性疾病的皮肤异常

十、皮肤病变超声检查设置

如果您的设备没有专门用于皮肤超声的特定设置，可以从用于肌肉骨骼、浅表结构、关节或手指

的设置开始。这些可能是最适合皮肤应用的设置。然而，操作者可能需要通过调整探头在耦合剂上的压力来改变焦点[7-9，14]。

保持低壁滤波设置，将彩色多普勒信号保持在噪声阈值以下至关重要。调整对比度和亮度，以确保真皮层清晰可见。

十一、结论

皮肤病变的扫查需要合适的设备、技术、标准化方案和训练有素的操作者。当具备这些条件时，检查的准确性就会提高[3，7-9，14]。

（谭庆亭 译）

参考文献

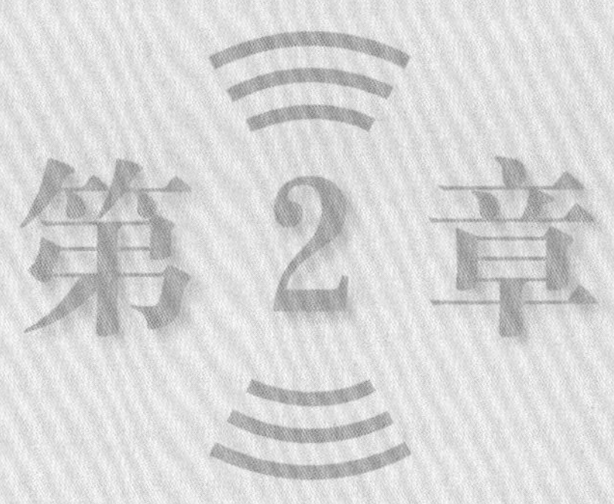

皮肤超声检查培训

Fernando Alfageme

一、引言

与任何超声应用一样，皮肤超声必须通过系统设计课程进行培训，才能应用到临床。

然而，课程和培训必须根据受训者的教育水平及他们在皮肤病学和超声方面的基础知识进行调整。

因此，将本章划分为适应培训者知识要求的子章节。

二、迈向皮肤超声教学的结构化课程

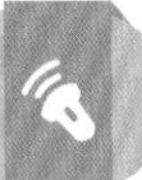

和其他应用一样，知识和技能都需要对概念和能力进行从小到大、从简单到复杂的逐步培养[1]。在大多数应用中，通常会设置以下三个级别。

第一级别对应于基础超声，包括常规超声检查、正常解剖及最常见的基本病变。第二级别通常对应更专业的超声知识和专科相关知识。第三级别则致力于专业技能、发表研究成果和技能的维护。

这种方法也被皮肤超声工作组（DERMUS）团队（由 Ximena Wortsman 博士领导的国际放射科医师和皮肤科医师团队）应用于皮肤超声领域[2-3]，并被最近 EFSUMB 关于皮肤超声的共识声明所认可[4]（表 2.1）。

表 2.1　一级皮肤超声课程

基础超声概念
回声和伪像
彩色多普勒和能量多普勒
频谱曲线分析
仪器按键
皮肤病学中其他成像技术的概述
临床、影像和组织学相关性
正常解剖
皮肤
指（趾）甲
毛发
邻近结构
解剖变异
检查技术
皮肤
指（趾）甲
毛发
基础病理学
良性皮肤病变
血管瘤
脉管畸形
表皮囊肿
毛母质瘤
脂肪瘤
良性指（趾）甲病变
血管球瘤
纤维瘤
甲下外生骨疣
甲银屑病
黏液囊肿
良性头皮和毛发病变
毛根鞘囊肿
帽状腱膜下脂肪瘤
恶性皮肤病变
基底细胞癌
鳞状细胞癌
黑色素瘤
炎症性皮肤病变
跖疣
银屑病
浅表积液
肉芽肿和异物
美容
填充剂：基础知识
实践
皮肤、指（趾）甲、毛发和邻近结构的正常解剖
超声按键操作和皮肤病学检查技术的概述

三、皮肤超声课程组织的实践考虑

小型研讨会与正式的皮肤超声课程需要区分开来。正如 DERMUS 指南[3]所建议的，理论与实践相结合的学习至少需要 2 天时间，并配备最新的设备和模型。

如果课程是在拥有患者的学术机构中举办，那么扫查真实患者的机会是独一无二的，并且考虑到患者的隐私和意愿，这是皮肤超声课程的理想场景。

然而，在某些情况下这是不可能的，因此临床案例的补充阐述作为学习资源是有价值的[4]。

四、根据学术学位或专业领域划分皮肤超声课程

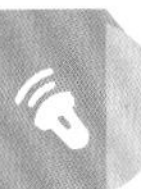

（一）医学院本科生

皮肤病学作为医学生培训期间的一门重要课程，通常与其他临床学科一起教授。皮肤超声在此背景下发挥着重要作用，可在健康案例或皮肤病变中实时探查皮肤解剖结构。基于这一原理，Alfageme F 等发表了他们将皮肤超声教学作为半天研讨会传授给医学生的经验[5]；研讨会后，学生们接受了西班牙超声学会一级认证要求的相同问题测试，大多数学生都能通过该考试。学生对这类举措的满意度很高。

（二）皮肤科和放射科住院医师

研究生在其专科学习期间也可以学习皮肤超声，如放射科住院医师的亚专业课程或皮肤科住院医师的基础课程。西班牙最近实施了一项为期 2 天的皮肤病超声核心理论实践课程，获得了较高满意度[6]。这类课程拓宽了未来专科医师的工作范围，尤其是在皮肤超声成为必要手段的医疗中心。

（三）皮肤超声专科医师

一些学术协会提供皮肤超声专科培训课程[7]，这些课程包括二级培训和评估，对皮肤超声医师的持续学习和认证至关重要。

（四）初级保健医师

在初级保健环境中，皮肤超声可用于专科治疗之前评估深层皮肤病变。随着获取专科护理的难度日益增加，远程医疗手段，包括远程皮肤病学，变得更加普遍。

最近有报道称，在这种情况下，远程皮肤超声可作为一种潜在途径，帮助优先安排皮肤病患者就诊。然而，这种系统也需要对初级保健医师进行适当的培训，以确保正确的图像采集，以及掌握基本的皮肤病超声术语和疾病知识[8]。

五、皮肤超声认证

医学知识认证是指由医学学会或大学在特定时间颁发的，证明某人拥有一定程度的知识的证书。这意味着该认证不是该学会或大学允许从事任何技术操作的许可。技术的责任始终归于医疗保健专业人员。

然而，认证有助于医疗保健专业人员将知识水平标准化，并由独立的评估者或机构对该知识进行认证。因此，认证需要对将要被认证的医师的皮肤病超声知识进行理论和实践评估。关于这类认证，目前经验还比较少。西班牙超声学会已经为 1 级和 2 级皮肤超声创建了认证考试[7]。

六、结论

皮肤超声培训必须始终是有条理的，并具有足够的质量，以确保医师的安全学习之旅。在现代医学不断变化的环境中，过去的经验和指南将不得不面对新的场景和要求。

（谭庆亭 译）

参考文献

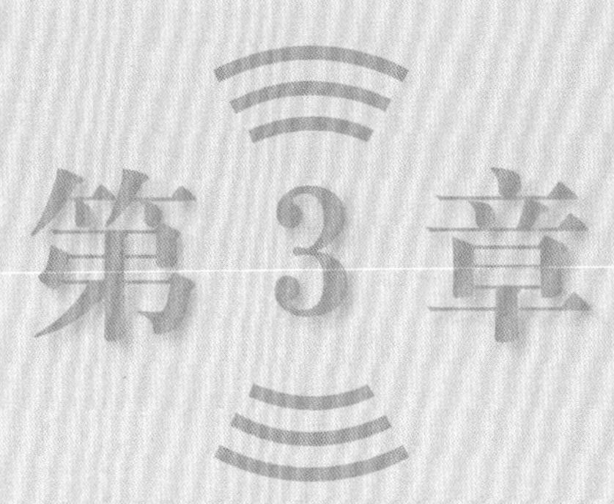

第3章

皮肤病学概念和术语

Diana Crisan, Maria Crisan

缩　写

ACR	American College of Rheumatology	美国风湿病学会
AGEP	acute generalized exanthematous pustulosis	急性泛发性发疹性脓疱病
CREST	calcinosis, Raynaud's phenomenon, esophageal dysmotility, sclerodactyly and telangiectasia	钙质沉着，雷诺现象，食管运动障碍，指端硬化及毛细血管扩张
DRESS	drug reaction with eosinophilia and systemic symptoms	伴嗜酸性粒细胞增多和全身症状的药物反应
EB	epidermolysis bullosa	大疱性表皮松解症
EULAR	European League Against Rheumatism	欧洲抗风湿病联盟
HHV-8	human herpesvirus type 8	人类疱疹病毒 8 型
HPV	human papillomavirus	人乳头瘤病毒
HSV	herpes simplex virus	单纯疱疹病毒
IHS4	International Hidradenitis Suppurativa Severity Score System	国际化脓性汗腺炎严重程度评分系统
ILVEN	inflammatory linear verrucous epidermal nevus	炎症性线状疣状表皮痣
MCC	Merkel cell carcinoma	梅克尔细胞癌
NAPSI	nail psoriasis severity index	甲银屑病严重程度指数
NF	neurofibromatosis	神经纤维瘤病
NSAIDs	nonsteroidal anti-inflammatory drugs	非甾体抗炎药
PASI	psoriasis area and severity index	银屑病面积和严重程度指数
SCORAD	scoring atopic dermatitis	特应性皮炎评分
SCORTEN	score of toxic epidermal necrolysis	中毒性表皮坏死松解症评分
SDRIFE	symmetrical drug-related intertriginous and flexural exanthema	对称性药物相关性间擦部及屈侧疹
SJS	Stevens-Johnson syndrome	史蒂文斯 – 约翰逊综合征
SLICC	Systemic Lupus International Collaborating Clinics	系统性红斑狼疮国际协作组
SOS-HS	sonographic scoring of hidradenitis suppurativa	化脓性汗腺炎超声评分
SSSS	staphylococcal scalded skin syndrome	葡萄球菌烫伤样皮肤综合征
TEN	toxic epidermal necrolysis	中毒性表皮坏死松解症
UV	ultraviolet	紫外线

一、皮损的初步评估

除了获取详细的皮肤病史，对于这些患者评估中的一个重要步骤是观察皮损的外观、类型、分布模式、部位、继发表现和触诊特征。

超声检查人员应熟悉描述原发性和继发性皮损所使用的术语，因为这些对皮肤病学诊断具有一定的指向作用。

在本节中，对常见的皮损进行了描述和举例，以便读者能够更好地理解（图 3.1 和图 3.2，表 3.1 ~ 表 3.3）。此外，还概述了皮损最常见的触诊特征，这同样有助于诊断（表 3.4）。

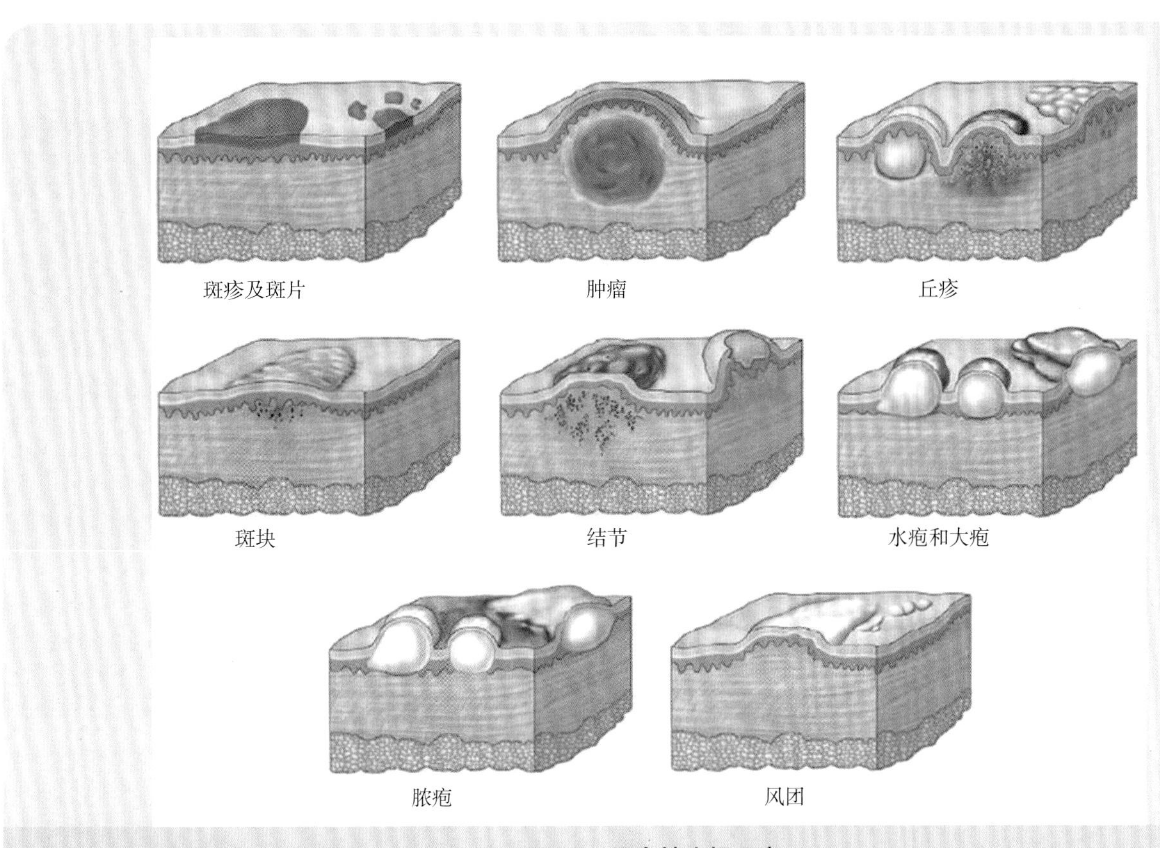

图 3.1　原发性皮损示意

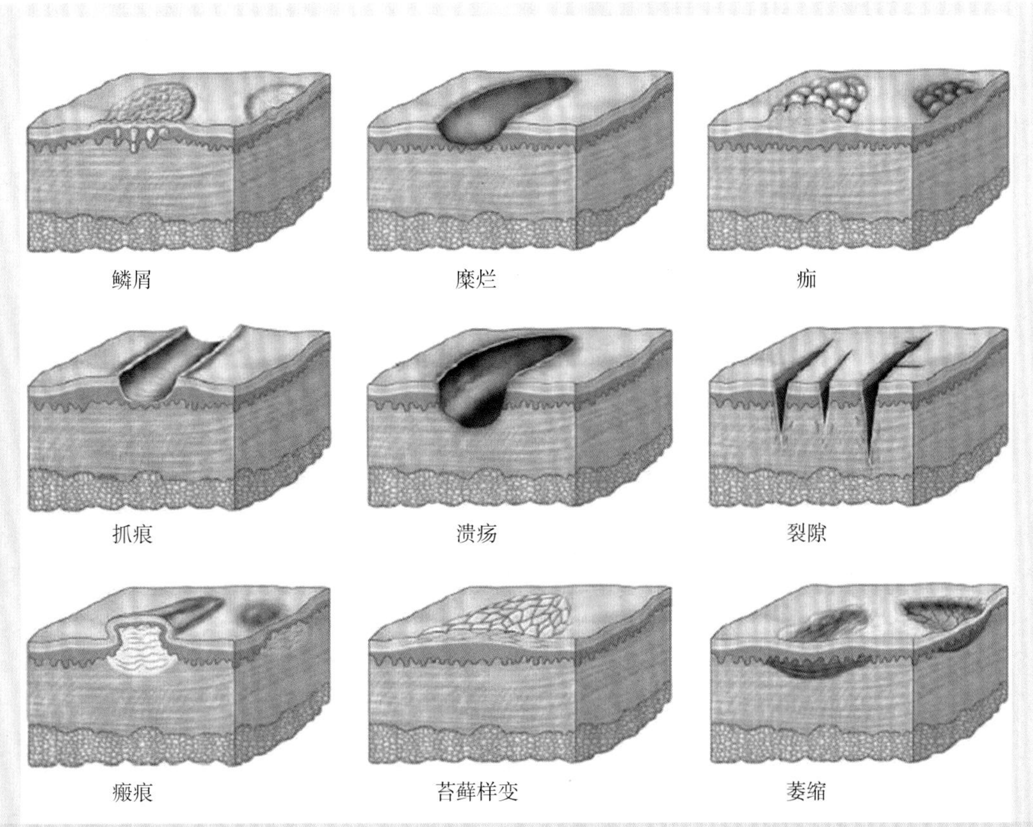

图 3.2　继发性皮损示意

表 3.1 原发性皮损 – 在正常皮肤上新出现的病变[1-4]

病变类型	定义
斑疹	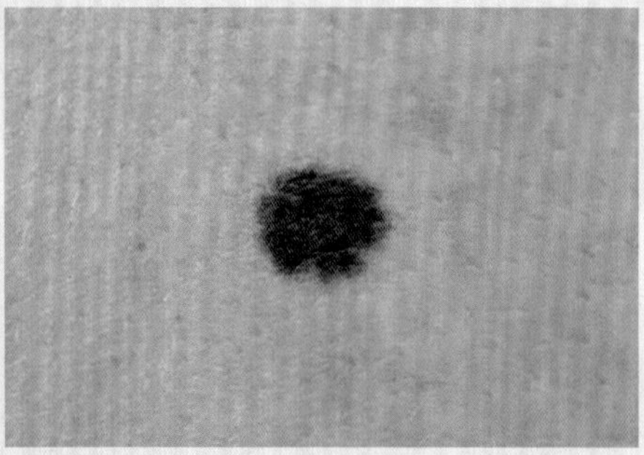 交界痣 ·定义：小（< 1 cm）、扁平，通常边界清晰，不可触及的斑点，颜色不同于周围皮肤（棕色、红色、白色等），边缘清晰或融合到周围皮肤 ·临床疾病：淤斑，雀斑，交界痣
斑片	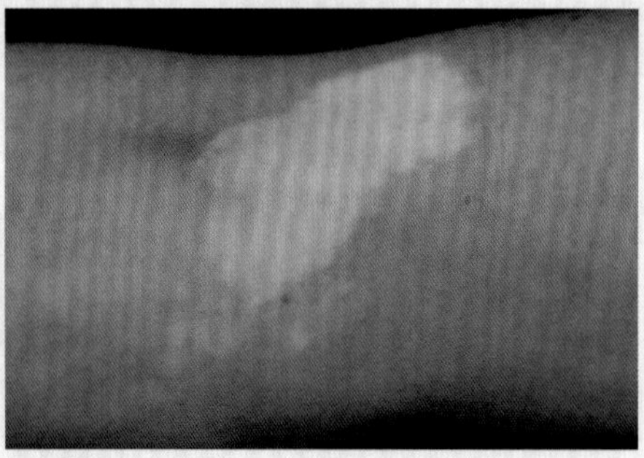 白癜风 ·定义：扁平、不可触及的、边界清晰的颜色变化区域（> 1 cm） ·临床疾病：白癜风，葡萄酒色斑
丘疹	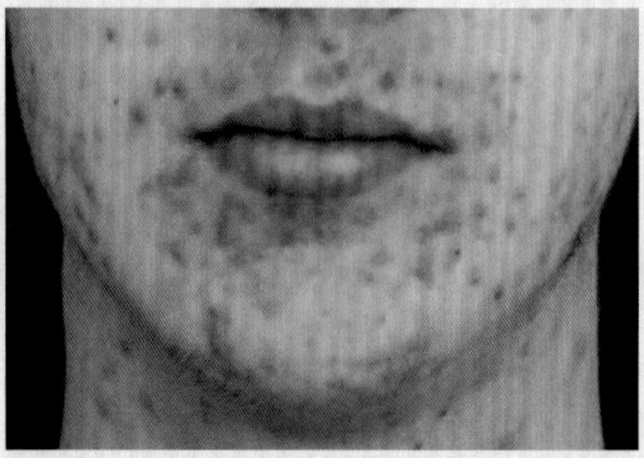 痤疮 ·定义：小的（< 5 mm）、隆起的实性病变，单发、簇状或散在分布，呈不同形式（如圆顶状、纤维状、疣状、脐状、平顶状等）；由于表皮增厚或真皮沉积（代谢产物、细胞浸润）而形成丘疹 ·临床疾病：樱桃血管瘤，复合痣，纤维血管瘤，传染性软疣，寻常痤疮

续表

病变类型	定义
斑块	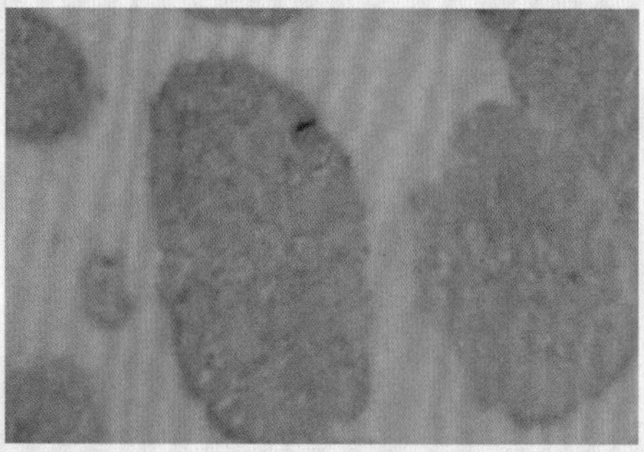 银屑病 ·定义：大的（> 5 mm）、隆起的、浅表的、边界清晰的病变；可能伴随有鳞屑、痂、糜烂等继发改变；常由丘疹融合而成 ·临床疾病：银屑病，湿疹，环状肉芽肿
结节	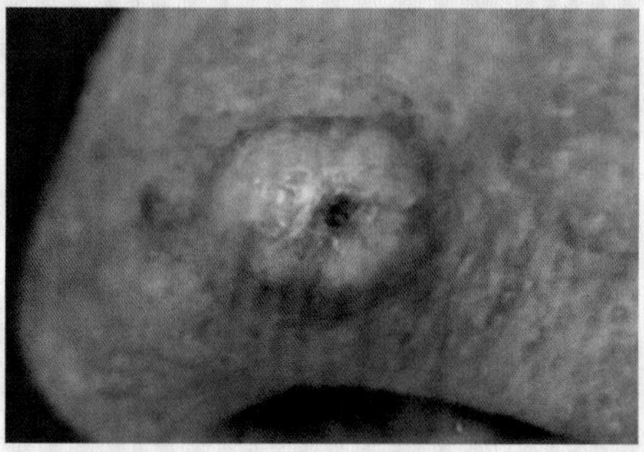 鳞状细胞癌 ·定义：大的（> 1 cm）、隆起的、可触及的、边界清晰的实性皮损；可累及所有的皮肤层次且质地不一（质韧、柔软、有弹性、质硬等）；大的结节被称为肿瘤 ·临床疾病：神经纤维瘤，皮肤转移瘤，囊肿，基底细胞癌，鳞状细胞癌
水疱	带状疱疹 ·定义：小的（< 5 mm）、隆起的、边界清晰的游离积液（清亮的、浆液性的、出血性的等），在水疱顶部被剥离后可发展为糜烂 ·临床疾病：单纯疱疹，带状疱疹，过敏性接触性皮炎

续表

病变类型	定义
大疱	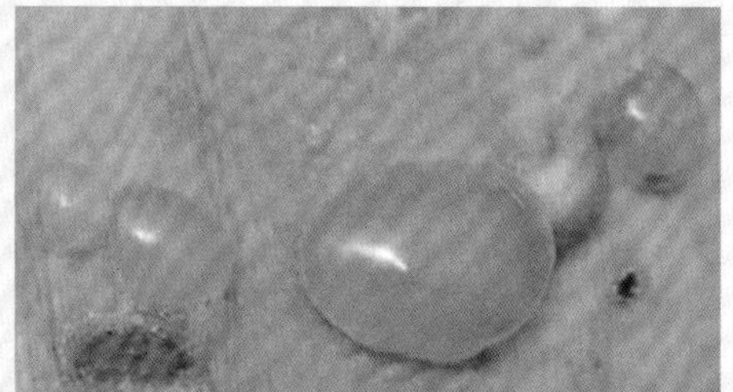 大疱性类天疱疮 · 定义：较大的（＞5 mm）、隆起的、边界清晰的含液（清亮的、浆液性的、出血性的）腔；可以演变成糜烂或溃疡。 · 临床疾病：大疱性皮肤病（大疱性类天疱疮、线性 IgA 皮肤病），烧伤或吸吮性水疱，固定药疹
脓疱	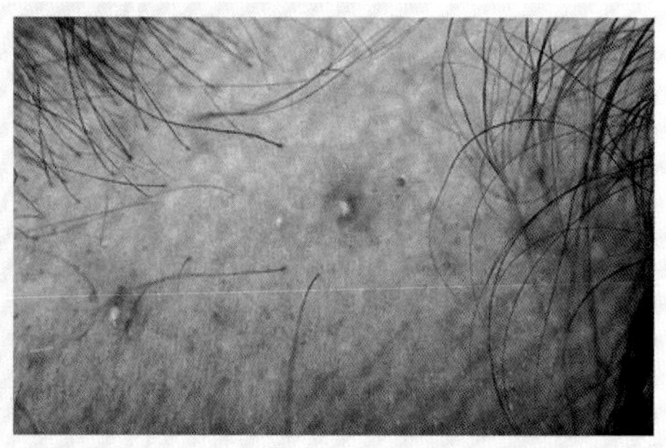 毛囊炎 · 定义：小的、隆起的局限性病变，包含化脓性渗出物（中性粒细胞），可以是感染性的或无菌的；可能起源于毛囊或独立存在 · 临床疾病：寻常痤疮，玫瑰痤疮，毛囊炎，脓疱性银屑病，急性泛发性发疹性脓疱病
风团 / 荨麻疹	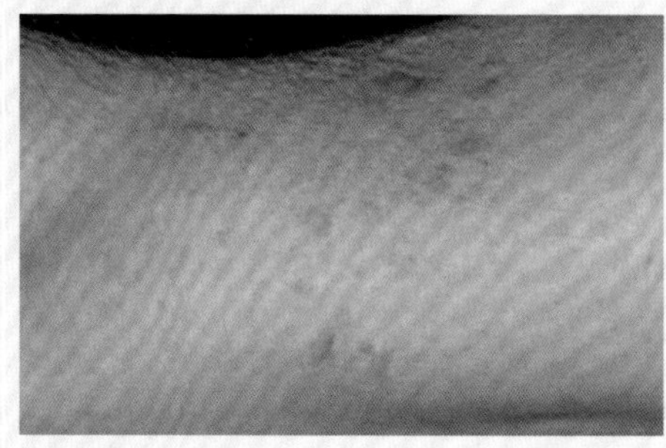 荨麻疹 · 定义：由真皮乳头层水肿引起的不规则、可触及的短暂性隆起的水肿性皮损，通常大小不一，形状各异（圆形、环形、不规则形等） · 临床疾病：荨麻疹，荨麻疹性血管炎

注：图片由德国乌尔姆大学皮肤病学和过敏症诊所提供。

表 3.2　继发性皮损由原发病变演变而来，或因搔抓、刺激或继发感染而引起的病变 [1-4]

病变类型	定义
痂	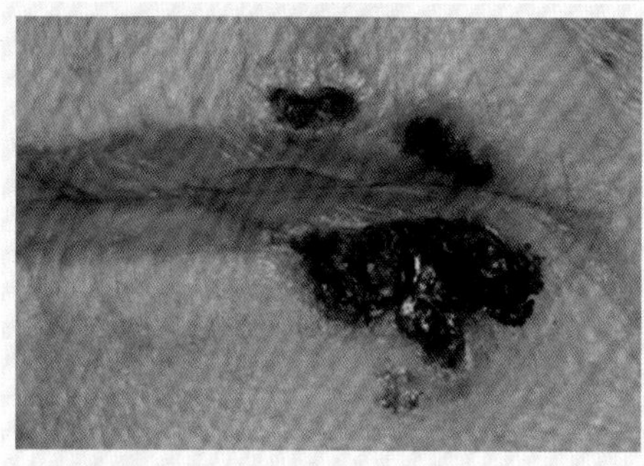 单纯疱疹 · 定义：原发病变表面的干燥渗出物（血清、血液或脓性物质） · 临床疾病：传染性脓疱疮、疱疹愈合期
鳞屑	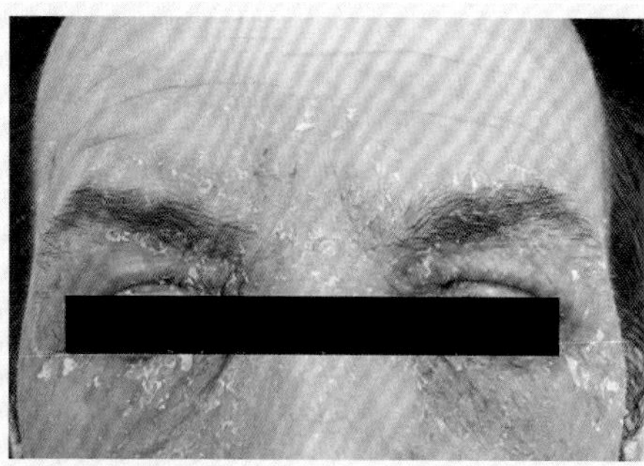 特应性皮炎 · 定义：角化过度物质（表皮浅层细胞过度堆积），形态各异（大片状、糠状、黏着性、松散） · 临床疾病：银屑病，湿疹，癣，鱼鳞病
裂隙	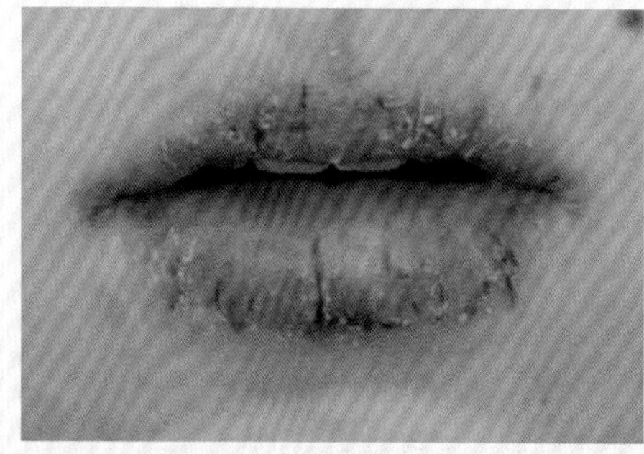 唇炎 · 定义：表皮和真皮的线状、疼痛性裂缝 / 裂口，边缘清晰；皮肤明显增厚和干燥的结果 · 临床疾病：唇炎，慢性手部湿疹

续表

病变类型	定义
糜烂	寻常型天疱疮 ·定义：表皮的浅表、局灶性缺损，通常由表皮内或表皮下水疱 / 大疱破裂引起；潮湿，后期结痂，愈合后不留瘢痕 ·临床疾病：大疱性皮肤病（寻常型天疱疮），外伤性烧伤，Stevens-Johnson 综合征
溃疡	深脓疱病 ·定义：累及表皮、真皮，有时达皮下的深层缺损，愈合后留下瘢痕；大小、形态、深度取决于基础病理，边缘可能隆起、侵蚀状、坚硬 ·临床疾病：静脉性溃疡、动脉性溃疡、神经性溃疡、深脓疱病、坏疽性脓皮病、压疮
抓痕	特应性湿疹 ·定义：表浅，由外界刺激引起，通常呈线性皮肤糜烂，主要由搔抓引起 ·临床疾病：痒疹，特应性皮炎，节肢动物叮咬

续表

病变类型	定义
萎缩	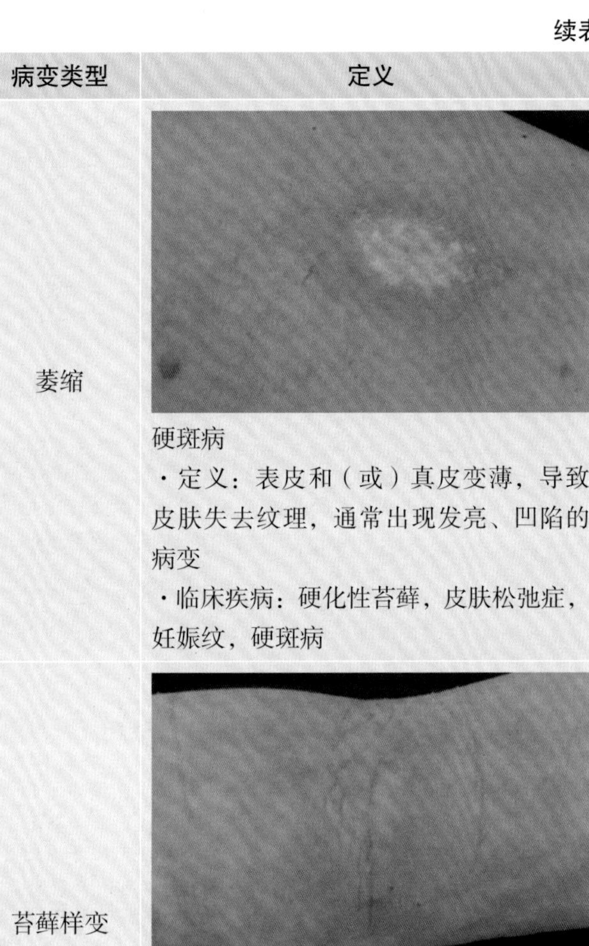 硬斑病 ·定义：表皮和（或）真皮变薄，导致皮肤失去纹理，通常出现发亮、凹陷的病变 ·临床疾病：硬化性苔藓，皮肤松弛症，妊娠纹，硬斑病
苔藓样变	特应性湿疹 ·定义：由慢性炎症和搔抓而引起的表皮增厚，自然皮肤纹理加深 ·临床疾病：慢性单纯性苔藓，特应性皮炎，瘙痒性疾病
瘢痕	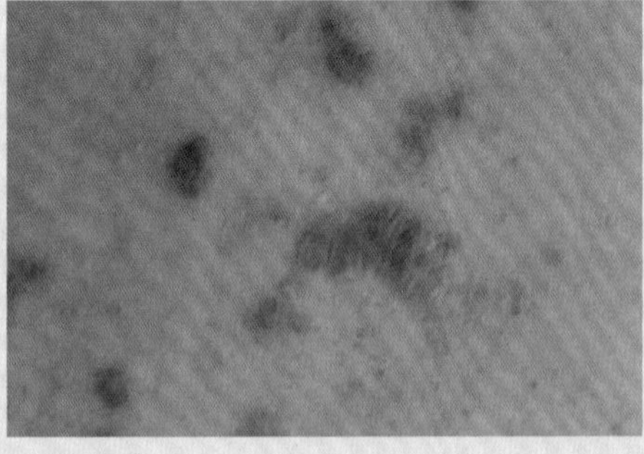 痤疮瘢痕 ·定义：在局部损伤或手术后，结缔组织异常增生，提示真皮层损伤；新鲜的瘢痕最初较厚且呈粉红色，随时间逐渐变白萎缩 ·临床疾病：术后瘢痕，痤疮瘢痕

注：图片由德国乌尔姆大学皮肤病学和过敏症诊所提供。

表 3.3　特殊皮损[1]

病变类型	定义
囊肿	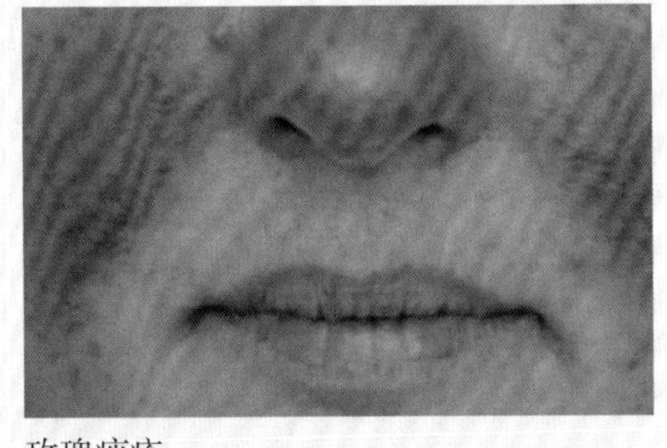 表皮囊肿 · 定义：边界清晰的病变，具有囊壁和囊腔，其内含液体或固体物质 · 临床疾病：毛发囊肿，表皮囊肿
毛细血管扩张	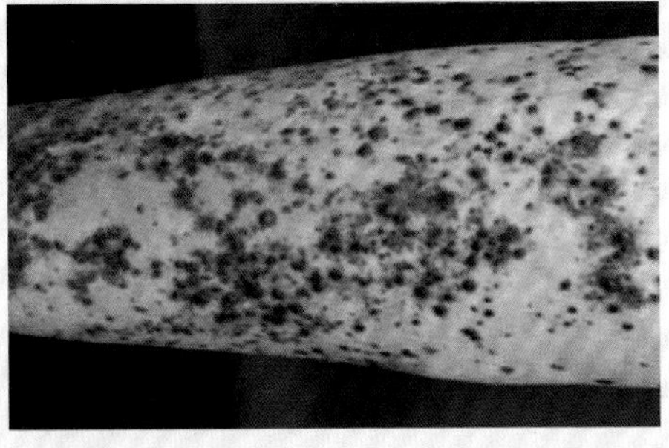 玫瑰痤疮 · 定义：扩张的表浅血管 · 临床疾病：玫瑰痤疮，蜘蛛痣
瘀点	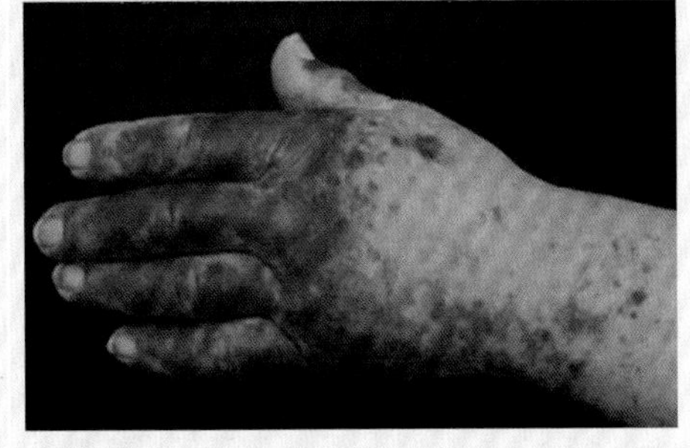 血管炎 · 定义：直径小于 5 mm 的局限性血液沉积 · 临床疾病：血管炎
紫癜	血管炎 · 定义：直径大于 5 mm 的局限性血液沉积 · 临床疾病：血管炎，老年性紫癜，暴发性紫癜

表 3.4　皮损的触诊特征[1, 3]

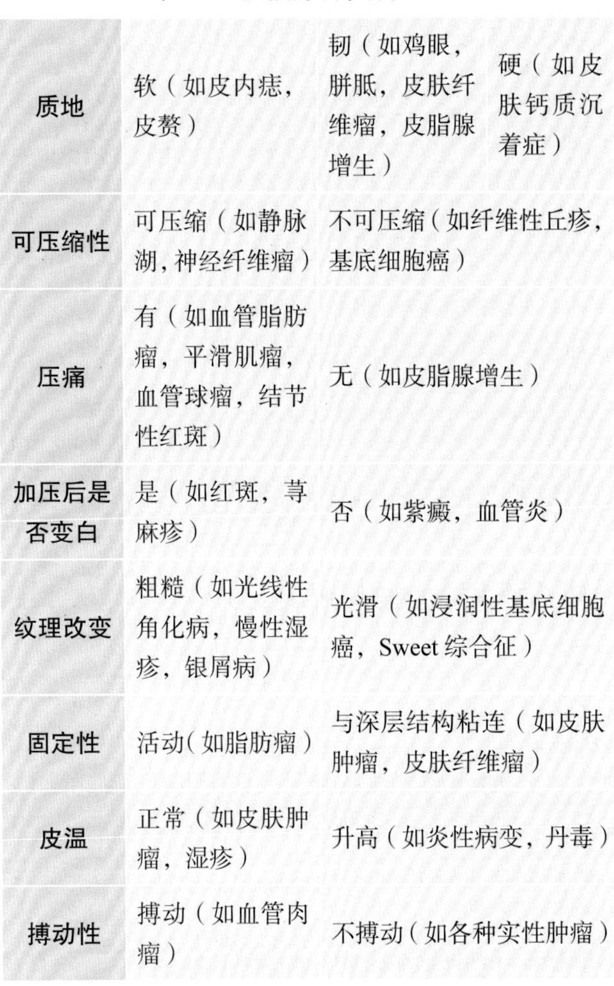

质地	软（如皮内痣，皮赘）	韧（如鸡眼，胼胝，皮肤纤维瘤，皮脂腺增生）	硬（如皮肤钙质沉着症）
可压缩性	可压缩（如静脉湖，神经纤维瘤）	不可压缩（如纤维性丘疹，基底细胞癌）	
压痛	有（如血管脂肪瘤，平滑肌瘤，血管球瘤，结节性红斑）	无（如皮脂腺增生）	
加压后是否变白	是（如红斑，荨麻疹）	否（如紫癜，血管炎）	
纹理改变	粗糙（如光线性角化病，慢性湿疹，银屑病）	光滑（如浸润性基底细胞癌，Sweet 综合征）	
固定性	活动（如脂肪瘤）	与深层结构粘连（如皮肤肿瘤，皮肤纤维瘤）	
皮温	正常（如皮肤肿瘤，湿疹）	升高（如炎性病变，丹毒）	
搏动性	搏动（如血管肉瘤）	不搏动（如各种实性肿瘤）	

除了识别皮损的类型，对临床医师来说，观察这些病变在皮肤上的分布模式也很重要。这包括病变是否出现在特定的身体区域（如手掌、黏膜、头皮），分布是否对称，或者是否出现在日光暴露区或非日光暴露区。一些皮肤疾病存在特定的分布模式，这些模式可以很容易地指导诊断。例如：银屑病通常累及头皮、肘关节和膝关节的伸侧、脐周区和臀裂；扁平苔藓通常出现在手腕、前臂、下肢和生殖区；带状疱疹通常沿一个神经节分布的区域出现；红斑狼疮主要累及面部日光暴露区，而其他炎症性病变如化脓性汗腺炎则出现在腋窝、腹股沟和乳房下区等易摩擦区。图 3.3 对皮损分布模式进行了概述，这有助于临床医师确定诊断方向。

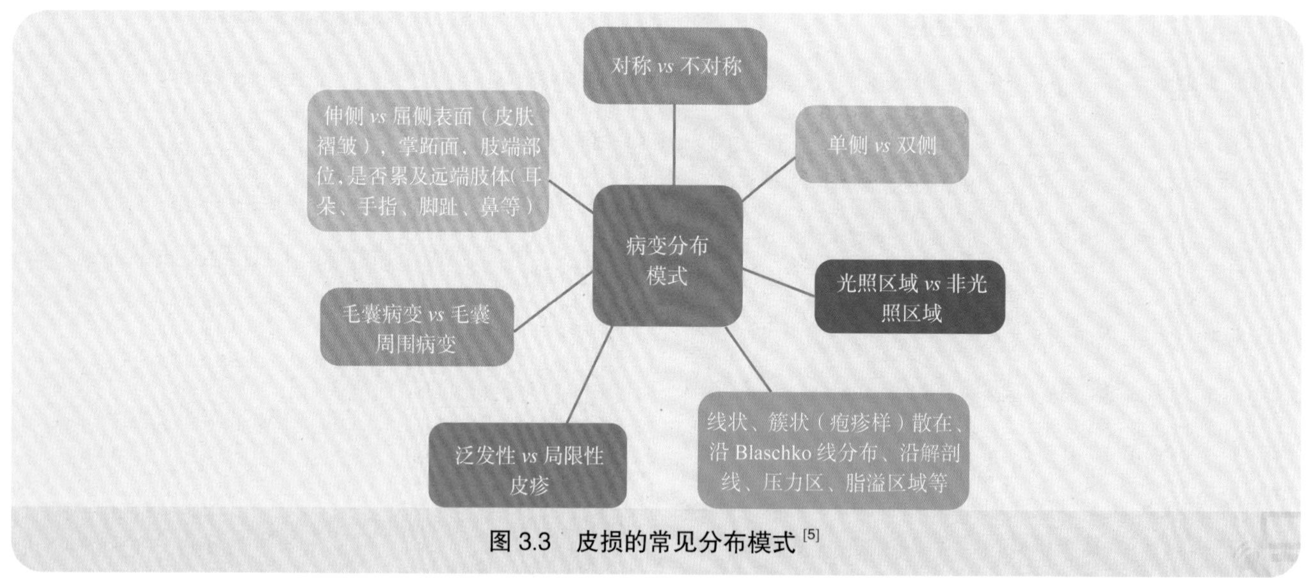

图 3.3　皮损的常见分布模式 [5]

二、皮肤病理学术语

皮肤超声是一种真正的生物显微镜，能够提供与组织学图片可比的实时图像。了解皮肤组织学和特定病变的病理过程对皮肤科医师和超声医师而言都是有价值的。表 3.5 包含了用于诊断皮肤疾病的主要组织学术语及其定义。

三、皮肤病学常见疾病术语表

皮肤病变根据类型可分为几大类：炎症性、肿瘤性、遗传性等。炎症性皮肤疾病可以是感染性的（细菌、病毒、真菌、原虫）或非感染性的（自身免疫性大疱或结缔组织疾病、荨麻疹、丘疹鳞屑性皮肤病等）。肿瘤性皮肤病变可以分为良性或恶性。与此同时，其他类别涉及由遗传、代谢、中毒或创伤及发育异常引起的皮肤疾病。以下术语表列出了超声医师在处理皮肤病患者时可能遇到的常见皮肤病和术语 [1, 3-4, 9]。

（A）

脓肿（abscess）：在之前未形成的腔隙内发生的局灶性脓液，通常由急性细菌感染引起，常表现为伴有发热、红肿和疼痛的结节；脓肿发展的危险因素包括细菌过度生长、免疫抑制、外伤等。

黑棘皮病（acanthosis nigricans）：主要屈侧（颈部、腹股沟、腋窝）出现无症状、对称性的灰褐色、疣状斑块，常见于患有胰岛素抵抗的肥胖患者、伴有内脏恶性肿瘤（如胃癌）的副肿瘤综合征患者或正在使用某些药物（避孕药、糖皮质激素、烟酸等）的患者。

耳屏附件（accessory tragus）：第一鳃裂的良性先天异常，在耳前区域主要表现为耳轮前小的肤色结节，由皮肤、皮下脂肪和软骨组成，被细毛覆盖；它可以单独出现，也可以与耳前窝、听力受损或畸形综合征相关。

软纤维瘤（acrochordon）：单发或多发、良性、肤色、带蒂的丘疹，常见于颈部或腋窝(也称为皮赘)，在肥胖者和女性中最为常见；可能与怀孕和黑棘皮病有关；除非受到首饰、摩擦等刺激，一般无症状。

颈项部瘢痕性痤疮（acne keloidalis nuchae）：特发性、慢性炎症性、毛囊性、丘疹性脓疱，常发生在颈后和枕部头皮区域，主要见于非洲裔男性；该疾病随着时间的推移会导致瘢痕状病变、皮下脓肿和受累区域的瘢痕性脱发。

寻常痤疮（acne vulgaris）：毛囊皮脂腺单位的慢性炎症性疾病，导致毛囊皮脂管阻塞，引起局部炎症并形成粉刺、丘疹、脓疱、结节，在严重病例中可导致瘢痕；聚合性痤疮（acne conglobata）：一种更为严重的形式，不仅影响面部，还影响患者胸部和背部，表现为多个炎症性结节、假性囊肿和瘢痕。

疣状肢端角化病（acrokeratosis verruciformis）：常染色体显性遗传性皮肤病，有时与达里尔病相关，表现为手足背部多发、良性、无症状的、对称性的角化丘疹，类似于扁平疣。

光线性角化病（actinic keratosis）：常见的皮肤

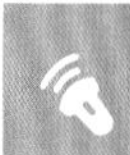

表 3.5　皮肤病理学基本术语 [6-8]

术语	定义
棘层肥厚	表皮增厚，伴随皮肤网嵴的延长（如银屑病、慢性湿疹）
棘层松解	表皮角质细胞之间的细胞间黏附丧失，导致组织内形成腔或大疱（如寻常性天疱疮、脓疱病、大疱性表皮松解症）
萎缩	表皮（如硬化性苔藓）、真皮（如萎缩性皮肤病）或脂肪组织（如深部硬斑病）变薄
气球样变性	由细胞附着物溶解和细胞内水肿而导致表皮破坏（如单纯疱疹）
圆形小体	具有淡粉色角化不良细胞质晕环的圆形细胞核（如毛囊角化病）
Civatte 小体	角质形成细胞的粉红色、球形残留物（如扁平苔藓）
胶原包埋	由组织细胞包绕的胶原球，内含胶原纤维（如皮肤纤维瘤）
鸡眼样层板	角化不全的皮肤鳞屑，位于局部颗粒层减少和角化不良的角质形成细胞上方（如汗孔角化症）
亲表皮性	表皮内淋巴细胞存在，但无海绵形成（如蕈样肉芽肿）
胞吐作用	表皮内淋巴细胞存在，并伴有海绵形成（如海绵状皮炎）
火焰征	胶原纤维上嵌有嗜酸性粒细胞分泌的主要碱性蛋白颗粒（如 Wells 综合征）
毛囊黏蛋白病	由黏液沉积导致毛鞘解剖结构破坏（如黏蛋白性秃发）
肉芽肿	组织细胞的聚集，伴或不伴多核巨细胞（如结核、环状肉芽肿、结节病、异物肉芽肿）
Henderson-Paterson 小体 / 传染性软疣病毒包涵体	传染性软疣病毒的胞内粉红色包涵体
颗粒层增厚	颗粒层增厚（如扁平苔藓）
角化过度	角质层增厚（如银屑病）
界面性皮炎	表皮和真皮界面处的类苔藓样反应，伴有淋巴细胞沿真皮 – 表皮连接处浸润，角质形成细胞坏死和基底膜区的空泡化（如红斑狼疮）
白细胞碎裂	中性粒细胞核分裂成碎片或核尘（如血管炎）
Munro 微脓肿	角质层中的中性粒细胞聚集（如银屑病）
正常角化	角质层无核（正常表皮）
角化不全	角质层存在核物质（如银屑病）
栅栏样排列	细胞呈栅栏样周边排列（如基底细胞癌）
假上皮瘤样增生	表皮和附属器上皮的棘层肥厚，类似于鳞状细胞癌表现
绍曼小体（Schaumann 小体）	层状钙化结构（如结节病）
Kogoj 海绵状脓疱	中性粒细胞位于棘层中，并伴有周边海绵形成（如银屑病）
海绵形成	表皮细胞间水肿（如特应性皮炎、接触性皮炎）

癌前病变，日晒损伤区域（如面部、颈部和手背）常见，通常表现为单个或多个红斑性、粗糙、鳞状斑片 / 斑块，在中老年人中较为常见；周围皮肤通常也表现出光化损伤的迹象（萎缩、色素改变、毛细血管扩张）；如果不确定或病变隆起、角化过度，可以通过皮肤活检排除向鳞状细胞癌的进展。

光线性痒疹（actinic prurigo）：儿童中由光敏感性增加而引起的瘙痒性皮肤疾病，表现为日晒后数小时或数天出现在暴露于阳光区域的小的、红斑性、剧烈瘙痒的丘疹、增厚斑块和结节；病变通常在童年期持续存在，并倾向于在青春期消退。

光化性紫癜（actinic purpura）：一种常见的良性病变，是由阳光照射引起的皮肤结缔组织损伤，血液渗漏到真皮层；光化性紫癜表现为在前臂的伸侧、手背上出现的紫红色斑片（瘀斑），通常发生在老年人。

放线菌病（actinomycosis）：由以色列放线菌（actinomyces israelii）引起的慢性肉芽肿性细菌感染，表现为脓肿和引流窦道的形成，排出脓性物质，主要发生在卫生状况差、免疫抑制状态、营养不良或热带地区的个体；颈面部放线菌病（cervicofacial actinomycosis）：最常见的类型，表现为面颊或下颌部出现缓慢进展的、非痛性硬结，逐渐演变为伴有引流窦道的脓肿。

急性泛发性发疹性脓疱病（acute generalized exanthematous pustulosis，AGEP）：一种罕见的脓疱性药物性皮疹，主要在服用某些药物（β- 内酰胺类抗生素、大环内酯类抗生素、抗疟药、钙通道阻滞剂）后出现，通常在接触致病药物几天内出现；在临床上，患者出现面部、腋窝和腹股沟区的迅速蔓延的红斑，伴有多个无菌性脓疱疹，可以蔓延到其他皮肤区域，并伴有发热和不适；最终，随着病情消退，皮肤脱屑。

痛性脂肪病（adiposis dolorosa，Dercum disease）：一种罕见的疾病，表现为全身出现多发性疼痛性脂肪瘤；通常与肥胖、乏力、疲劳和精神障碍相关[10]。

脱发（alopecia）：局部或弥漫性的脱发，累及头皮和（或）身体的其他部位，可能与各种皮肤疾病相关，可自行恢复或永久性（瘢痕性脱发）；斑秃（alopecia areata）：一种自身免疫性疾病，毛囊基质中的T细胞数量增加，表现为突然出现在毛发区（最常见于头皮）的圆形秃发斑，常伴有断裂的感叹号状毛发（长 2 ～ 3 mm）；雄激素性脱发（androgenetic alopecia）：一种由于对雄激素过度反应而引起的遗传决定性疾病，导致男性头顶部和额颞区或女性前额发际线终末毛发逐渐脱落；休止期脱发（telogen effuvium）：指在没有炎症的情况下出现弥漫性脱发，通常在诱发事件（心理压力、产后期、极端节食、重大手术）或药物（β受体阻滞剂、避孕药）之后 3 ～ 4 个月发生；瘢痕性脱发（scarring alopecia）：指由毛囊破坏导致的永久性脱发，见于红斑狼疮、毛发扁平苔藓、前额纤维化性脱发、脱发性毛囊炎、颈项部瘢痕性痤疮等[11]。

皮肤松弛症（anetoderma）：真皮弹性组织局灶性丧失，导致局部皮肤凹陷，可能是原发性的，也可能继发于其他皮肤疾病，如感染（水痘，梅毒），肿瘤（幼年黄色肉芽肿，毛母质瘤），炎性皮肤病（痤疮，环状肉芽肿）或系统性疾病（莱姆病，狼疮）。

血管性水肿（angioedema）：由肥大细胞激活、脱颗粒释放血管活性介质（组胺，激肽酶等）导致真皮和皮下或黏膜下组织水肿，可累及舌、唇和咽喉，导致气道阻塞（医学急症）；血管性水肿可能有多种原因，包括遗传性（C1 酯酶抑制剂缺乏），感染性（单纯疱疹，柯萨奇病毒，链球菌等），昆虫叮咬，物理因素（寒冷，压力），药物（ACE 抑制剂），特发性等。

血管角化瘤（angiokeratoma）：由扩张的毛细血管组成的小的红紫色丘疹或斑块，如果意外刺激可能结痂并出血；临床上有时与黑色素瘤相似。Mibelli 血管角化瘤（angiokeratoma of Mibelli）：在手、足上表现为许多红蓝色的疣状丘疹，偶尔可出血。

Fordyce 血管角化瘤（angiokeratoma of Fordyce）：最常见于阴囊、男性和女性的生殖器，表现为小的、无症状的红色丘疹。

局限性血管角化瘤（angiokeratoma circumscriptum）：指的是在腿部或躯干上出现一簇红色的丘疹 / 斑块的血管畸形。

弥散性躯体性血管角化瘤（法布瑞病）（angiokeratoma corporis diffusum，Fabry disease）：一种罕见的遗传性疾病，由 α- 半乳糖苷酶缺乏导致糖鞘脂在血管和内脏器官中过度沉积，在下腹部和腹股沟区域广泛出现多个血管角化瘤。

嗜酸性粒细胞增多性血管淋巴样增生（angiolymphoid hyperplasia with eosinophilia）：非恶性病变，由淋巴细胞和嗜酸性粒细胞包绕的血管组成，表现为围绕年轻人耳部、发际线或生殖器区域聚集的小而透明的结节；这些病变可伴有疼痛、瘙痒或搏动，可能会同时存在外周嗜酸性粒细胞增多。

血管瘤（angioma）：血管瘤（樱桃血管瘤）是一种良性的脉管性病变，主要为红色或紫红色的丘疹，常见于中老年人，主要发生在躯干上，偶尔发生在四肢上。无症状，可呈不同形状（圆顶状、息肉状丘疹），通常随着年龄的增长而增大、增多。

血管肉瘤（angiosarcoma）：罕见的侵袭性恶性肿瘤，起源于血管或淋巴管的内皮，主要发生在老年人的头颈部位；也可能发生于慢性淋巴水肿、接受放疗的患者或暴露于砷等环境因素的患者身上；皮肤血管肉瘤通常表现为单个或多个、缓慢蔓延的紫癜斑，可逐渐发展为结节和斑块，易出血及合并溃疡。

口角炎（angular cheilitis）：常见的口角部炎症性疾病，由局部刺激、皮肤干燥或感染（细菌、酵母、病毒）引起。

抗磷脂综合征（antiphospholipid syndrome）：一种获得性的系统性自身免疫性疾病，其特征是抗磷脂抗体（抗心磷脂和狼疮抗凝物）的存在，导致反复发作的动脉或静脉血栓形成、流产、皮疹、慢性头痛和偶发癫痫；它可以表现为原发性疾病，或与狼疮或药物摄入等其他疾病相关；皮损包括网状青斑、腿部溃疡、血栓性浅静脉炎和小 – 中型血管的血管炎[12]。

阿弗他口炎（aphthous stomatitis）：频繁复发的口腔疼痛性溃疡，伴有纤维性渗出物，周围有红色晕圈，常为特发性，也可能由局部创伤、全身性疾病（白塞病、HIV）、营养不良（维生素 B_{12} 缺乏、叶酸缺乏）、感染或药物引起。

先天性皮肤发育不全（aplasia cutis congenital）：一种罕见的出生时即存在的体征，表现为在头顶或靠近头顶的孤立性病变，由皮肤的先天性缺失而导致；病变通常是圆形或椭圆形的，界限清楚的缺损或萎缩性瘢痕，伴有脱发，周围绕有毛发圈，有时甚至出现累及骨的溃疡。

顶泌汗腺汗囊瘤（apocrine hidrocystoma）：罕见的良性囊性肿瘤，起源于顶泌汗腺，表现为单个、无症状的、圆顶状的半透明丘疹或结节，最常见于头颈区域（尤其是眼睑内眦）。

灰皮病（ashy dermatosis）：局部皮肤黑色素沉着障碍，以面部、颈部或躯干部界限清晰、椭圆形或不规则的灰色斑块为特征，无相关伴发疾病；病因尚不清楚。有报道与化妆品和染发剂的接触过敏、化学物质的毒性作用、病毒感染或药物不良反应有关。

特应性皮炎（atopic dermatitis）：慢性复发性皮肤病，通常在婴儿期发生，表现为瘙痒性湿疹样病变，有家族过敏史，由遗传和环境因素的复杂相互作用引起；急性发作表现为炎症性、红斑性、瘙痒性，有时伴有水疱或渗出的斑片和斑块；慢性特应性皮炎表现为干燥、增厚的苔藓样区域；可能出现反复的葡萄球菌感染。

皮肤痘疮样斑状萎缩（atrophia maculosa varioliformis cutis）：罕见的特发性斑状萎缩，常见于年轻患者的面部，表现为呈线性、网格状或痘痕状排列的凹陷性病变，既往无创伤或炎症。

Pasini-Pierini 皮肤萎缩（atrophoderma of Pasini and Pierini）：罕见的真皮萎缩，表现为无症状的、边界清晰的、色素过多或色素过少的凹陷区，主要位于躯干（最常见的部位是腰骶部）；曾有学者提出与硬斑病和莱姆病有关；病变与周围正常皮肤呈明显的分界线（“崖壁样”边缘，“cliff-drop” borders）。

非典型纤维黄色瘤（atypical fibroxanthoma）：真皮纤维组织细胞瘤，主要发生在老年人的头颈部等日晒受损区域；通常表现为单个的、红色的、圆顶状的结节，中央出血、溃疡或结痂，可于数月内发展而成。

（B）

杆菌性血管瘤病（bacillary angiomatosis）：由血管增殖性反应引起的皮肤病变，通常见于免疫受损的患者，常由汉赛巴尔通体（猫抓病病原体）引起，可伴有全身症状，如发热、乏力和器官损害（骨、软组织、肝脏、淋巴结）；临床上表现为多发、鲜红色、散在的丘疹和皮下结节，易与卡波西肉瘤或化脓性肉芽肿相混淆。

龟头包皮炎（balanoposthitis）：龟头和包皮发炎，由感染（念珠菌、链球菌、金黄色葡萄球菌）、刺激或创伤引起；表现为红斑性斑块，有时伴有糜烂；可伴随瘙痒、灼热感及恶臭和异常分泌物。

基底细胞癌（basal cell carcinoma）：这是最常见的非黑色素瘤皮肤癌，起源于表皮基底细胞层及附属结构，在具有风险因素的患者中发生，如皮肤白皙、慢性日晒、放射照射史、个人或家族皮肤癌病史、使用日光浴床。基底细胞癌可表现为不同类型（实性型、结节型、囊肿型、硬化型、浅表型、硬斑病样型、混合型），通常局部浸润周围组织，仅在极个别情况下（0.28% ~ 0.55%）发生转移[13]；通常，基底细胞癌呈缓慢生长、边界清楚、半透明的结节或丘疹，伴有明显的毛细血管扩张，有时还会伴发溃疡，以及根据组织学亚型的不同，还可能呈红斑性或硬化性斑片或斑块。

基底细胞样毛囊错构瘤（basaloid follicular hamartoma）：罕见的良性毛囊肿瘤，表现为面部、头皮和躯干的多发褐色丘疹，可能引起美观问题；主要的鉴别诊断是基底细胞癌。

贝克尔痣（Becker's nevus）：雄激素依赖性病变，通常在男性青春期后发展，表现为单侧、无症状的、褐色、逐渐扩大的斑片，伴有多毛；常见于胸部、肩部或上臂。

白塞病（Behcet's syndrome）：不明原因的慢性复发性自身免疫性血管炎，特征为反复出现的口腔和生殖器溃疡、眼部受累（葡萄膜炎）及皮损（痛性皮下结节）；患者还可能出现喉咙痛、肌肉和关节疼痛、乏力和体重减轻；需要鉴别的病变包括感染性肠病和炎症性肠病，这些病变的表现可能与白塞病类似。

良性淋巴管内皮瘤（benign lymphangioendothelioma）：不常见的局部浸润性淋巴肿瘤，呈缓慢生长的红紫色斑块或缓慢增大的血肿状斑块，主要出现在腿部和头颈区域，需要与卡波西肉瘤或血管肉瘤相鉴别。

黑踵（black heel）：足跟后外侧的创伤后表皮内出血，无症状，常见于年轻运动员。

芽生菌病（blastomycosis）：由皮炎芽生菌引起的真菌感染，通过吸入受污染土壤或木材中空气传播的孢子传播，可表现为肺部和皮肤受累；患者通常出现呼吸系统、类似于流感的症状和局部皮损，包括丘疹、脓疱和皮下结节，随着时间的推移，这些病变可发展为溃疡，愈合后留下瘢痕。

蓝痣（blue nevus）：良性黑色素细胞病变，位于真皮深层，特征是真皮黑色素细胞增生，呈单发、表面光滑的圆形或椭圆形的蓝黑斑疹、丘疹或斑块，通常是良性的；老年人新出现的蓝痣应进行评估，并考虑切除以排除黑色素瘤。

蓝色橡皮泡痣综合征（blue rubber bleb nevus syndrome）：一种罕见的血管疾病，特征是多发性皮肤静脉畸形，呈质软、可压缩的红紫色–蓝色斑块和结节，通常出现在上肢、躯干和足底；该疾病可能与内脏病变相关，最常累及胃肠道，可能因出血或肠梗阻导致贫血[14]。

鲍恩病（Bowen's disease）：一种原位癌，通常由紫外线、人乳头瘤病毒或化学物质（砷）引起，表现为无症状，缓慢增大、有鳞屑的、湿疹状斑块，常见于下肢或头颈部；还可累及龟头，被称为Queyrat红斑病；可发展为鳞状细胞癌或鲍恩癌。

鲍恩样丘疹病（bowenoid papulosis）：上皮内肿瘤，表现为性活跃成年人阴部区域（阴茎体、阴唇）的单个或多个小的、红色、棕色或肤色的斑片或丘疹；可能与人乳头瘤病毒相关；大多数鲍恩样丘疹病是良性的，一小部分可能转变为阴茎/大阴唇鳞状细胞癌。

鳃裂囊肿（branchial cleft cysts）：因侧颈部异常形成的先天性上皮囊肿，由胚胎发育中第二鳃裂未闭合而导致；临床上通常表现为位于前颈部或上胸部的瘘管、囊肿、窦道或软骨性区域。

大疱性类天疱疮（bullous pemphigoid）：常见的自身免疫性、表皮下水疱性疾病，常见于老年人，由产生对表皮基底膜结构蛋白（半桥粒）自身抗体而引起；在临床上，表现为红斑、荨麻疹样炎性斑块，随后发展为圆形、张力高的大疱，含有浆液性或出血性液体，一旦破裂就会发展为出血性糜烂；好发于身体的屈曲部位，有时可能累及黏膜；它还可能由某些药物引发，如青霉胺、呋塞米和卡托普利。

烧伤（burns）：由热、过度日晒、辐射及化学或电接触导致的组织损伤；浅表的、一度烧伤仅影响表皮，引起局部红斑、肿胀和疼痛，通常可自行愈合不留瘢痕；二度烧伤累及表皮和真皮浅层，引起红斑、肿胀、水疱和剧烈疼痛，愈合留有瘢痕；三度烧伤累及皮肤的深层结构，导致局部坏死，并可因神经损毁而产生麻木。

（C）

咖啡牛奶斑（cafe-au-lait macule）：边界清晰的、无症状的、通常为单发的棕褐色斑片，最常见于躯干和四肢，由黑色素细胞激活增加引起，通常在幼儿期出现；多个斑片（＞6个）强烈提示I型神经纤维瘤病。

皮肤钙质沉着症（calcinosis cutis）：钙在皮肤和皮下组织中的沉积，表现为坚硬的白色丘疹、斑块或结节，可以是单发或多发；随着时间的推移，病变可能发生疼痛并发生溃疡，排出由磷酸钙组成的白垩状物质；见于各种结缔组织疾病（皮肌炎、系统性硬化症、皮肤红斑狼疮）、遗传性疾病（Ehlers-Danlos综合征、弹性纤维假黄瘤）、肿瘤（毛母质瘤、囊肿）或转移性疾病（副肿瘤性高钙血症、破坏性骨病）。

念珠菌病（candidiasis）：由白念珠菌（candida albicans）引起的皮肤或黏膜感染，表现为红斑性、弥漫性皮疹，周边可见卫星灶，主要出现在湿润的皮肤褶皱处（大腿内侧、腹股沟、阴囊、乳房下方、儿童的尿布区）；易感因素包括免疫抑制状态、糖尿病、肥胖，以及全身性使用类固醇激素或抗生素。

蜂窝织炎（cellulitis）：真皮和皮下组织的感染，主要由 A 型链球菌引起，表现为红斑、水肿、触痛性水肿，主要发生在四肢。

软下疳（chancroid）：由革兰阴性杆菌杜克雷嗜血杆菌（haemophilus ducrey）引起的性传播疾病，表现为疼痛、坏死性的生殖器溃疡和炎性腹股沟淋巴结肿大。

米舍尔肉芽肿性唇炎（cheilitis granulomatosa of Miescher）：罕见的特发性疾病，表现为持续的、无痛的唇部结节性肿胀，由局部肉芽肿性炎症引起，应除外炎症性肠病、结节病、异物反应或感染所致；肉芽肿性唇炎还可能是 Melkersson-Rosenthal 综合征的症状之一，该综合征的特征还包括舌裂和复发性部分或完全性面瘫。

结节性耳轮软骨皮炎（chondrodermatitis nodularis helicis）：一种常见、良性的耳轮或对耳轮皮肤和软骨的炎症性疾病，与耳部的反复受压和血供不足有关；通常表现为单个的、质韧的、椭圆形的痛性结节，中央有结痂，周围有红斑。

鸡眼（clavus）：边界清晰的、角化过度区域，伴有疼痛。通常出现在足部，由局部摩擦、压力或创伤引起。

透明细胞棘皮瘤（clear-cell acanthoma）：无症状的良性上皮性皮肤肿瘤，主要发生在小腿，表现为圆顶状、红斑性、光亮的斑块或结节，周边有离散的痂屑。

尖锐湿疣（condyloma acuminatum）：一种性传播的生殖器疾病，由人乳头瘤病毒（HPV）引起，表现为单个或多个丝状丘疹、大片角化过度的疣状斑块或菜花状赘生物。

先天性色素痣（congenital melanocytic nevus）：一种良性的皮肤黑色素细胞增生，在出生时或出生不久后出现；通常呈圆形或椭圆形的斑片或斑块，边缘光滑、界限清晰，质地不同（丘疹状、疣状、脑状、皱褶状）；小型痣通常直径< 1.5 cm，中型痣直径介于 1.5 ~ 19.9 cm，而大型先天性痣的直径为 20 cm 或更大；这些痣恶变的风险取决于大小，从小型先天性痣的 0 ~ 5% 到大型先天性痣的 5% ~ 10%[15]。

接触性皮炎（contact dermatitis）：由于暴露于环境物质而导致的急性或慢性湿疹性皮肤疾病；根据机制，接触性皮炎可以是“刺激性的”，即由对表皮结构的非免疫性物理和化学刺激引起，或者是“过敏性的”，即发生了迟发性皮肤超敏反应；受累区域可表现为红斑、瘙痒性成片丘疹或斑片，还可能出现水疱或极度干燥和皮肤开裂。

冷球蛋白血症（cryoglobulinemia）：罕见的血管炎性疾病，常见于丙肝患者，可导致血管的炎症和阻塞；低温下冷凝球蛋白会聚集，导致血流受限和对皮肤、神经、肌肉、器官的损伤；可能与其他潜在的炎性疾病（如红斑狼疮、类风湿关节炎和淋巴瘤）相关；临床上，患者主要在小腿上出现紫癜疹，可发展为溃疡和坏死。

皮肤幼虫移行症（cutaneous larva migrans）：由钩虫引起的寄生性皮肤感染，在有赴寄生虫流行区域旅行和赤脚行走的患者中较为常见，表现为“匐行疹”；在幼虫侵入皮肤的部位会出现红斑、隆起、瘙痒的蛇形痕迹，由于幼虫移动，这些痕迹每天可前进几毫米；通常出现在足、手、膝和臀部。

皮肤松弛症（cutis laxa）：自发性、遗传性或与副肿瘤综合征相关，表现为皮肤松弛、起皱和下垂，导致患者外貌显老；可能伴随全身受累，与心肺疾病、肺气肿和腹股沟疝相关。

先天性毛细血管扩张性大理石样皮肤（cutis marmorata telangiectatica congenita）：罕见的先天性毛细血管畸形，出生时表现为存在固定斑片的“斑驳皮肤”，有网状的蓝紫色斑片（网状青斑），升温后不褪色，主要位于腿部。

回状头皮（cutis verticis gyrata）：渐进性的头皮病变，表现为皮肤增生、增厚，形成迂回的脑状皱褶和深沟，尤其是头皮的中央和后部区域。

圆柱瘤（cylindroma）：良性、质韧、有弹性的皮肤附属器肿瘤，通常发生在老年人的头颈部；在常染色体显性遗传的 Spiegler-Brooke 综合征中，患者可能出现多发性面部圆柱瘤。

(D)

达里尔病(Darier disease):也称为遗传性棘层松解性皮肤病/毛囊角化病,是一种常染色体显性遗传的疾病,表现为持续性、脱屑、油腻、褐色的丘疹,主要分布在面部、头皮、颈部、胸部中央和皮肤褶皱的脂溢区;继发感染(葡萄球菌、单纯疱疹病毒)很常见。

压疮(decubitus ulcer):由骨突出部位(如脚跟或骶部)受到压力、摩擦或剪切力而导致皮肤和皮下组织损伤;根据受累深度(从浅表性溃疡到皮下组织坏死,肌肉受累,直至延伸至骨),压疮可分为四个阶段。

疱疹样皮炎(dermatitis herpetiformis):剧烈瘙痒的、慢性反复发作的、对称分布的丘疹水疱性自身免疫皮疹,尤其好发于伸侧(肘部、膝、臀部、肩部),通常与麸质敏感性肠病相关。

皮肤纤维瘤(dermatofibroma):常见的、良性的、缓慢生长的、无症状的皮内结节,由反应性成纤维细胞增生引起,通常伴有上覆皮肤的圆形色素沉着;主要位于小腿,可自行发生或在局部创伤(如昆虫叮咬)后出现;对病变施加侧方压力会导致中央出现凹陷,称为凹窝征。

隆突性皮肤纤维肉瘤(dermatofibrosarcoma protuberans):皮肤和皮下组织罕见的、生长缓慢的、低度恶性的软组织肉瘤,表现为无痛、质韧的红斑和(或)结节,固定于皮下;通常发生在躯干、肩部和胸部区域,如果切除手术边缘不充分,具有高复发率;仅在极少数情况下发生转移。

皮肤划痕症(dermatographism):物理性荨麻疹,特点是在皮肤受压或外伤的部位出现短暂的线形红斑;由易感个体过度释放组胺引起。

皮肌炎(dermatomyositis):自身免疫性疾病,儿童和40 ~ 60岁的成年人较为常见,表现为进行性近端肌肉无力、全身性瘙痒、疲劳,以及典型的皮疹;患者临床表现为围绕眼周、肘部、膝关节和指骨背侧(Gottron征,Gottron's sign)的向阳性皮疹,以及颈部和肩部周围的红斑性皮损(披肩征)。

黑色丘疹性皮肤病(dermatosis papulosa nigra):以面部和颈部出现多发良性、小型、深褐色丘疹为特点的皮肤病,常见于皮肤光型为Ⅳ型、Ⅴ型或Ⅵ型的人群。

皮样囊肿(dermoid cyst):良性的、结节状的、光滑的、不可压缩的、无痛性的、无症状病变,出生时即存在,是由胚胎发育过程中,沿胚胎融合线发育异常所致;通常出现在上眼睑的外侧、颈部中线、鼻根、前额、乳突区或头皮;一些囊肿可能会向颅内延伸,引起多种神经系统并发症(脑膜炎、癫痫等)。

硬纤维瘤(desmoid tumors):来源于结缔组织的良性肿瘤,通常发生在腹部、手臂或腿部,表现为缓慢生长的、活动的、有时触痛的肿块;具有局部侵袭性和高复发率,但不会转移。

指(趾)黏液囊肿(digital mucous cyst):良性、光亮、半透明的丘疹/结节,位于甲附近(远端指/趾间关节、近端甲襞),常导致甲凹陷;切开时可从中挤出胶状黏液。

盘状红斑狼疮(discoid lupus erythematosus):慢性炎症性自身免疫性疾病,可能与系统性红斑狼疮有关,表现为光暴露区域出现单个或多个红斑性、中央鳞屑性和萎缩性斑块,伴有毛囊角栓。

药疹(drug eruption):最常见的药物不良反应;通常在用药1 ~ 2周出现,表现为红斑性、麻疹样、斑丘疹或荨麻疹样皮疹;皮损对称分布于躯干和四肢;可能伴有瘙痒、发热和嗜酸性粒细胞增多。

伴嗜酸性粒细胞增多和全身症状的药物反应(drug reaction with eosinophilia and systemic symptoms,DRESS):严重的药物反应,通常在使用致病药物后的2 ~ 8周发生;临床表现为荨麻疹、斑丘疹,在有些情况下可能出现水疱、脓疱、靶形损害、红皮病和面部水肿;血液检查可见嗜酸性粒细胞增多和白细胞增多;DRESS患者的器官受累是导致死亡的主要原因,可发生肝炎、肺炎、心肌炎、结肠炎等[17]。

出汗不良性湿疹(dyshidrotic eczema):掌跖部位的慢性、反复发作的瘙痒性水疱性皮疹,主要发生在具有特应性皮炎或接触性皮炎的患者,或对真菌或微生物过敏的情况下。

先天性角化不良(dyskeratosis congenita):一种遗传性疾病,特征包括甲异常(嵴纹、发育不良、完全脱落)、胸部和颈部区域网状皮肤色素沉着及口腔白斑,常伴再生障碍性贫血、骨髓增生异常综合征、白血病和实体肿瘤。

（E）

小汗腺汗孔癌（eccrine porocarcinoma）：罕见，表现为生长缓慢的、溃疡性、红斑性圆顶状结节，表面光亮；该疾病可能局部复发，很少会远处转移，转移的淋巴结通常是附近的区域淋巴结。

深脓疱病（ecthyma）：葡萄球菌或链球菌引起的皮肤感染，通常由个人卫生不佳、局部皮肤损伤或免疫抑制状态所致，表现为表面覆盖痂皮的圆形溃疡，愈合后留下瘢痕。

坏疽性深脓疱病（ecthyma gangrenosum）：由出血性水疱进展而来的深层、疼痛性溃疡，通常见于免疫受损或营养不良者，并与假单胞菌感染相关。

疱疹性湿疹（eczema herpeticum）：在伴有慢性湿疹状态（如特应性皮炎）的患者中，发生急性、播散性的单纯疱疹感染；患者通常表现为急性发作的播散性水疱、脓疱和糜烂，常发生在面部。

Ehlers-Danlos 综合征（Ehlers-Danlos syndrome）：又称先天性结缔组织发育不全综合征，是一种罕见的遗传性结缔组织疾病，影响皮肤、血管和器官的结缔组织，表现为关节松弛、活动过度、皮肤非常松弛脆弱及异常的萎缩性瘢痕；并发症包括主动脉夹层、肠穿孔、关节脱位、脊柱侧弯和骨关节炎。

弹力纤维瘤（elastofibroma）：一种罕见的良性、生长缓慢的软组织肿瘤，通常位于肩胛下区，容易被误诊为软组织肉瘤。

匐行性穿通性弹性纤维病（elastosis perforans serpiginosa）：由异常弹力纤维经表皮排出而引起的罕见皮肤病，可导致形成小的团簇状红斑丘疹，通常呈线性、环形或蛇形分布，中央有充满痂的小凹陷；通常是自限性的，在几年内可自行消退。

雀斑（ephelides）：光暴露区常见的、良性的均匀色素沉着斑疹。

表皮痣（epidermal nevi）：出生时或在幼年时形成的良性痣，由表皮增生引起；通常出现在躯干或四肢，表现为线状、单侧的色素沉着斑疹，随时间增长变厚并呈疣状；炎症性线状疣状表皮痣（inflammatory linear verrucous epidermal nevus，ILVEN）：表皮痣的一种类型，呈疣状病变，常呈线性分布；与普通表皮痣相比，ILVEN 通常出现炎症反应，伴有瘙痒，并可能与局部湿疹类似；ILVEN 通常发生在下肢[18]。

表皮样囊肿（epidermoid cysts）：光滑的、皮下的、圆顶状结节，含有角蛋白，通常表面有一个与皮脂腺导管相通的开口，常发生在面部、颈部和上躯干等部位，因毛囊皮脂腺单位受损而导致；发炎的囊肿类似于疖肿，在其侧方用力挤压时可从囊肿中挤出恶臭的物质。

大疱性表皮松解症（epidermolysis bullosa，EB）：遗传性大疱性皮肤脆弱症，由编码皮肤细胞黏附分子基因缺陷引起，特征是由创伤引起的皮肤松解、水疱、疼痛性糜烂；在某些情况下，内脏器官（如食管、胃或呼吸道）可能发生水疱；根据水疱在皮肤组织中出现的位置，大疱性表皮松解症分四种类型：单纯性 EB 表现为表皮形成水疱，交界性 EB 表现为在基底膜透明层形成水疱，营养不良性 EB 表现为在致密层和浅层真皮形成水疱，而 Kindler 综合征则引起基底膜内和下方的混合性水疱。

发疹性毳毛囊肿（eruptive vellus hair cysts）：毳毛的毛囊发育异常，表现为胸部中央出现小的红色或褐色毛囊性丘疹，含有细小的毛发。

丹毒（erysipelas）：皮肤和浅层皮下组织迅速扩散的感染，表现为红斑、压痛、水肿斑块，边界隆起、清晰、逐渐向前推进，常出现在下肢或面部；通常由 β- 溶血性链球菌引起，可伴有全身感染症状。

火激红斑（erythema ab igne）：由慢性热暴露引起的局部皮肤反应，表现为网状红斑和色素沉着；反复的热暴露可导致局部的色素过多或减少。

离心性环状红斑（erythema annulare centrifugum）：慢性疾病，表现为红斑性、环状、弓形和多环形斑块，中央光洁，边缘具有典型的鳞屑（跟随型鳞屑），通常出现在大腿、臀部和上臂，与皮肤真菌感染、药物反应、恶性肿瘤及血液系统、内分泌或风湿性疾病有关。

持久性隆起性红斑（erythema elevatum diutinum）：一种罕见的坏死性小血管血管炎，表现为对称性红斑、紫红色或棕色丘疹、斑块或结节，主要位于肢体伸侧（手背、膝、肘部、手腕、脚踝）和臀部；通常与链球菌感染、病毒感染（肝炎）及血液病和风湿系统疾病有关。

硬红斑（erythema induratum）：慢性、反复发作的炎性结节性疾病，主要出现在小腿，常为结核菌素超敏反应的表现；临床表现为小腿后部和前外侧皮下、边界不清的红斑斑块和触痛结节，见于女性。

传染性红斑（erythema infectiosum）：由肠道病毒或B19细小病毒引起的一种常见的儿童良性疾病，表现为非特异性轻度发热、头痛，以及面部出现红斑、灼热感（“掌掴脸”外观），随后在躯干和四肢出现粉红色的网状皮疹。

游走性红斑（erythema migrans）：缓慢扩展的、环形的、红斑斑片，中央清晰，边缘隆起，出现在莱姆病早期的局部阶段，由伯氏疏螺旋体（螺旋体）通过蜱叮咬传播引起。

多形性红斑（erythema multiforme）：对感染（支原体、真菌、单纯疱疹病毒）或药物（非甾体抗炎药、青霉素）的急性、炎症性超敏反应，特征是手背、足背和前臂及腿的伸侧出现对称性、多环状、隆起、靶形皮损；也可累及黏膜。

结节性红斑（erythema nodosum）：间隔性脂膜炎最常见的形式，常发生于下肢，偶尔也在大腿和前臂上出现，表现为疼痛的、红斑性、非溃疡性结节；病因包括结节病、感染（细菌、真菌、病毒）、药物（避孕药、青霉素）、恶性肿瘤（淋巴瘤）、炎症性肠病和反应性关节炎；皮疹可能伴有发热、全身不适和关节痛。

红癣（erythrasma）：由微小棒状杆菌（革兰阳性菌）引起的常见细菌性皮肤感染，表现为清晰、色素沉着的红褐色、鳞状斑块，常出现在相互重叠的皮肤皱褶中。

红皮病（erythroderma）：严重泛发性红斑性皮肤炎症，常影响超过 80% 的体表面积，表现为广泛的丘疹鳞屑性皮疹，伴进行性脱屑，原因包括湿疹、银屑病、药疹、Sezary 综合征、落叶型天疱疮等；全身症状包括乏力、心动过速、发热、脱水和蛋白质营养不良。

(F)

Favre-Racouchot 综合征（Favre-Racouchot syndrome）：常见的皮肤病，其特点是在日光照射导致损伤的皮肤（颧骨、眶周区域）中出现多个开放和闭合性粉刺、结节性弹性组织变性和囊肿，并伴有真皮层的弹性纤维退变。

指/趾纤维角化瘤［fibrokeratoma（digital）］：罕见的良性纤维瘤，表现为孤立的、肤色、边界清楚的丘疹/结节，其底部周围具有特征性的角化过度的颈圈状，主要位于手指或脚趾。

鼻纤维性丘疹（血管纤维瘤）［fibrous papule of the nose（angiofibroma）］：发生在成年人的良性病变，表现为鼻上的圆顶形肤色丘疹，有时中央长有毛发；与真皮痣外观相似；然而其质地更韧；在出现多个血管纤维瘤的情况下，应考虑如结节性硬化症等遗传性皮肤病。

毛囊炎（folliculitis）：毛囊对感染、物理损伤或化学刺激产生的原发性炎症性反应，表现为散在的毛囊脓疱并伴有周围红斑。

Fox-Fordyce 病（Fox-Fordyce disease）：又称大汗腺毛囊角化病，一种罕见的皮肤病，主要见于女性，其特点是在腋下、耻骨区和乳头周围的毛囊周围出现圆顶形、瘙痒的丘疹，以及由于顶泌汗腺的炎症而导致的局部苔藓样变。

冻伤（frostbite）：由严寒导致的组织损伤，随即引起血管收缩；手、脚、耳垂、鼻部和男性生殖器最易受累；冻伤可表现为红斑、水肿、大疱形成和局部坏死性改变。

疖（furuncle）：毛囊的深部炎症，表现为触痛、发热的结节，中央有引流栓，周围伴有红斑，常有全身症状。

(G)

血管球瘤（glomus tumor）：罕见的良性皮肤病变，起源于位于指（趾）甲下和掌面的动静脉吻合（血管球），表现为小的红蓝色痛性结节；当发生在指（趾）骨水平时，可导致骨侵蚀和上方的甲出现压力性营养不良。

环状肉芽肿（granuloma annulare）：常见的良性炎性皮肤病，其特点是以平滑的红斑性丘疹和斑块为特征，通常呈环状，可局限于关节或对称、散在分布于皮肤皱褶、躯干处，呈多个肤色、边界不清的环状小丘疹。

腹股沟肉芽肿（granuloma inguinale）：由肉芽肿克雷伯菌引起的细菌性的性传播感染，表现为接触部位（阴茎、外阴、肛门区域）的丘疹或结节。开始时质韧，随后可发生溃疡。

(H)

家族性良性慢性天疱疮（hailey-hailey disease）：

罕见的常染色体显性遗传性皮肤病，特征是对称性的红斑及生疮、起疱的糜烂区域，尤其易出现在腹股沟、腋下、颈部、乳房下方等摩擦部位，后期结痂脱屑；夏季炎热、出汗和摩擦会使病情恶化。

毛舌（hairy tongue）：在口腔卫生差或吸烟的个体中，舌背面乳头出现慢性、无症状的褐色变并延长。

晕痣（halo nevus）：被色素脱失的晕环（周围的反应性炎性浸润）环绕的良性黑色素细胞痣；晕痣在儿童和年轻成年人中很常见，可能与特应性皮炎、白癜风和桥本氏甲状腺炎有关。

手足口病（hand-foot-mouth disease）：由病毒引起的自限性疾病，通常由柯萨奇病毒引起，特征是口腔黏膜和四肢（手掌、足底）出现浅表水疱性和溃疡，可能伴有全身症状（发热、乏力）。

血管瘤（婴幼儿）［hemangioma（infantile）］：良性的血管瘤，通常在儿童时期出现，主要发生在头颈部区域，是由内皮细胞和血管结构异常增殖引起的；通常存在早期增殖阶段，然后自发性退化；症状明显的血管瘤可能表现为溃疡、出血或局部功能障碍，可能需要药物治疗或手术干预。

血肿（hematoma）：创伤后在血管外局限性积聚的血液；临床上表现为紫色的疼痛性淤青，有时可触及皮下肿块；大多数血肿会自行消退；少数情况下，一些有症状的血肿可能需要手术切除。

过敏性紫癜（Henoch-Schönlein purpura）：急性免疫复合物介导的小血管炎，通常在上呼吸道感染之后发生，表现为对称分布于下肢、臀部和压力区的可触及的紫癜、关节炎、腹痛和肾损害；病程通常是自限性的。

单纯疱疹（herpes simplex）：由单纯疱疹病毒（herpes simplex virus，HSV）引起的病毒感染；HSV1 主要与口腔感染相关，HSV2 主要导致生殖器感染；临床上，患者会在红斑基础上发展出成簇性疼痛水疱，2 ~ 3 天溃疡并结痂。

带状疱疹（herpes zoster）：由水痘 – 带状疱疹病毒再激活引起的局部疼痛的单侧起疱性皮疹，表现为沿神经节段分布的成簇水疱；局部疼痛通常在皮疹出现前发生；带状疱疹后神经痛表现为带状区域内的灼热感，带状疱疹区域敏感性增加，可能在感染后数月持续存在。

化脓性汗腺炎（hidradenitis suppurativa）：由终末毛囊炎症引起的慢性复发性皮肤疾病，主要发生在具有分泌腺（腋窝和腹股沟褶皱、生殖器区域、乳晕区）的部位，导致脓肿、瘘管和纤维化瘢痕形成；临床上，患者表现为痛性结节和脓肿，通常流出脓性物质；随着时间的推移，在皮肤和皮下组织内形成瘘管，并导致广泛的瘢痕形成。

睑腺炎（hordeolum）：由睑板腺或 Zeis 皮脂腺的细菌感染引起的眼睑急性炎性疾病，表现为眼睑缘的单个、疼痛、红斑结节；通常上眼睑比下眼睑更容易受累。

多汗症（hyperhidrosis）：一种以过多的无法控制地出汗为特征的状况，主要发生在外泌汗腺分布的区域（全身，最常见于手掌和足底）；原发性多汗症是由下丘脑热调节中心失调引起的，可因温热、运动、发热和辛辣食物诱发；继发性多汗症发生在中风、脊髓神经损伤、交感神经切除术、神经病变、糖尿病、内分泌紊乱等患者中。

色素沉着过度（hyperpigmentation）：由日晒损伤、炎症（皮肤的炎性疾病、皮炎、感染）或皮肤损伤（热灼伤）而引起的皮肤区域变黑。

多毛症（hypertrichosis）：全身范围内毛发过度生长，可以是先天性的、发生在青春期前的或获得性的；局部性多毛症见于先天性痣、贝克痣（色素性毛表皮痣）和痣样多毛症，而广泛性多毛症可因药物反应、幼年性甲状腺功能减退、皮肌炎等引起。

伊藤色素减少症（hypomelanosis of Ito）：色素马赛克征，表现为沿 Blaschko 线（Blaschko lines）的色素减退、斑驳条纹和螺旋纹，通常累及 2 个以上的身体节段；皮肤外的表现包括智力障碍、听力和视觉异常及肌肉骨骼畸形。

（I）

鱼鳞病（ichthyosis）：一组遗传性和获得性的角化障碍疾病，导致角质过度增生，临床上表现为局部或全身脱屑；患者还表现为全身性干燥、红皮病、掌跖部角化过度，并容易发生皮肤感染；鱼鳞病有非综合征性和综合征性两种形式，非综合征性仅累及皮肤，而综合征性还累及其他器官系统。

脓疱病（impetigo）：一种常见的、传染性的细菌感染，尤其在儿童中多见。由 β- 溶血链球菌或金黄色葡萄球菌引起；大疱性脓疱病主要是葡萄球菌感染，表现为小水疱，逐渐发展为松弛的大疱，最初是清亮的，后变为脓性内容物；大疱顶部破裂后残留红斑糜烂，周围有脱屑环（大疱顶残留物）；非大疱性脓疱病表现为在红斑基础上的水疱，容易破裂，留下表浅溃疡，被黄色的蜂蜜色痂皮覆盖。

色素失禁症（incontinentia pigmenti）：一种显性X染色体遗传病，表现为皮肤、眼、牙齿和中枢神经系统异常；色素失禁症可表现为不同的皮损：水疱型（出生时沿Blaschko线排列的成簇红色水疱）、疣状型（疣状脓疱性色素沉着病变）、色素沉着型（色素沉着斑块）和萎缩型（苍白、无毛的瘢痕状病变）；甲改变包括嵴纹、凹陷和增厚或完全营养不良的甲。

嵌甲（内生甲）[ingrown nail（onychocryptosis）]：趾甲的常见病变，由修剪不当、感染、穿不合适的鞋造成局部压力，或者趾甲生长异常引起，表现为局部红斑、肿胀、疼痛，如果合并细菌感染，局部还会有分泌物；此外，肉芽组织还可能向甲沟两侧生长，并伴有甲旁皱襞肥大。

（J）

幼年黄色肉芽肿（juvenile xanthogranuloma）：罕见的良性组织细胞增生症（非朗格汉斯细胞组织细胞增生症中最常见类型），发生在婴儿和幼儿中，表现为孤立的、皮肤的、淡黄色的结节性病变，可出现在眼睑、头颈部、躯干或四肢。

（K）

卡波西肉瘤（Kaposi sarcoma）：源于内皮细胞的血管肿瘤，与人类疱疹病毒8型（HHV-8）有关。有多种形式，包括：经典型、艾滋病相关型、地方性或医源性（在器官移植后出现）；**经典型卡波西肉瘤**：大多惰性，发生于老年男性，表现为局限的、无症状的红紫色斑片、斑块和结节；**艾滋病相关型卡波西肉瘤**：更具侵袭性，表现为多发性皮肤损伤，伴有黏膜、胃肠道和淋巴结受累；**地方性卡波西肉瘤**：主要发生在非洲国家，可累及皮肤和淋巴结，通常病程凶险，预后差；**医源性卡波西肉瘤**：多在移植后数年出现，病程取决于免疫抑制的程度[21]。

川崎病（Kawasaki syndrome）：主要发生在儿童的急性坏死性血管炎，表现为高热、手足红斑水肿、多形性脱屑性皮疹、结膜炎、黏膜炎（草莓舌）、颈部淋巴结肿大及一些非特异性症状，如不适和腹痛。

瘢痕疙瘩（keloid）：创伤或炎症后异常瘢痕形成，可以出现在身体的任何部位，但更容易发生在上胸部、肩膀和耳朵；临床表现为坚韧、光亮、光滑、坚硬的肿物，是由瘢痕过度增生所致；常伴瘙痒，并延伸超出原有的伤口大小。

角化棘皮瘤（keratoacanthoma）：低度恶性肿瘤，主要发生在日光暴露的身体表面，为快速生长的肤色脐状结节，中央充满角质；可能是自限性的，但也可能呈不可预测的生长，对局部造成破坏。

毛周角化病（keratosis pilaris）：一种常见的良性皮损，表现为毛囊被鳞屑堵塞，常见于正常儿童和患有鱼鳞病或特应性湿疹的患者；通常对称性出现在上臂外侧、大腿、臀部或面颊。

科普利克斑（Köplik spots）：见风疹部分的内容。

（L）

平滑肌瘤（leiomyoma）：良性的平滑肌肿瘤，通常来源于皮肤的立毛肌，表现为单个或有时是多发性的疼痛性红褐色丘疹或结节，呈簇状、线状，按照皮节区域分布或散在分布，主要出现在躯干或四肢。

恶性雀斑样痣（lentigo maligna）：黑色素瘤的亚型，通常见于老年人日晒受损的皮肤，表现为不规则的褐色斑片或斑块，边界不清，颜色有变化。由于原位生长特性，恶性雀斑样痣是触诊无法触及的；当病变发展为恶性雀斑样痣黑色素瘤时，可以触及到其真皮的部分。

单纯性雀斑样痣（lentigo simplex）：良性的黑色素细胞病变，呈褐色斑疹，主要出现在日光暴露的区域。

麻风病（leprosy）：由麻风分枝杆菌引起的慢性感染，已知会影响皮肤和周围神经，最初表现为受累区域的麻木和温觉丧失，这出现在皮损之前；在临床上，病变最初呈孤立或多发的斑片状色素减退区域，随后可发展成结节状病变。

黏膜白斑（leukoplakia）：口腔黏膜上的白色斑片或斑块，可能是由多种病因引起的：如念珠菌病、狼疮、口腔扁平苔藓、上皮内癌、颊黏膜咬伤等；通常与吸烟和饮酒有关。

扁平苔藓（lichen planus）：一种慢性炎症性、T 细胞介导的自身免疫性皮肤黏膜病，与遗传易感性、压力、全身性病毒感染（丙型肝炎）或药物摄入有关；在临床上，患者表现为非常痒的光亮、质韧的、多角形丘疹，表面有白色条纹（Wickham 纹），通常见于手腕、踝关节和下腰部；口腔扁平苔藓通常表现为无痛的白斑及黏膜的疼痛、持续糜烂和溃疡。

硬化性苔藓（lichen sclerosus）：生殖器或生殖器以外区域的慢性炎症性、衰竭性黏膜皮损，表现为白色、萎缩的斑片，伴有表皮萎缩和形成瘢痕的倾向；生殖器部位的萎缩性病变可发展成疼痛性糜烂，如不治疗，可能会发展成继发性恶性肿瘤；患有硬化性苔藓的患者通常伴有自身免疫性甲状腺疾病和斑秃。

慢性单纯性苔藓（lichen simplex chronicus）：由长时间、严重的搔抓或摩擦而引起的局部鳞屑斑块和皮肤纹理突出，常见于特应性皮炎。

线状苔藓（lichen striatus）：一种呈线状、连续或断续的苔藓状丘疹带，通常见于儿童，沿 Blaschko 线分布。

脂肪瘤（lipoma）：由脂肪细胞组成的良性肿瘤，表现为质软、偶尔有压痛的皮下组织结节。

脂肪肉瘤（liposarcoma）：成年人中最常见的软组织肉瘤之一，呈缓慢生长的、深在的、无痛的、非溃疡性的肿块，通常出现在成年人的大腿或腹部；脂肪瘤恶变在脂肪肉瘤中非常少见，大多数肿瘤是原发的[22]。

青斑（livedo）：网状青斑（livedo reticularis）是一种体征，是由于皮肤血流障碍而表现为短暂的、均匀的、呈红蓝相间的网状青紫图案，通常出现在女性的下肢，是皮肤血流障碍的表现；**葡萄状青斑**（livedo racemosa）：一种继发性的病理改变，常见于抗磷脂抗体综合征的患者，呈对称的、发绀的、不可逆的破裂网状改变。

系统性红斑狼疮［lupus erythematosus（systemic）］：一种慢性自身免疫性疾病，因抗体产生和补体激活而累及多系统，并表现出广泛的临床和血清学特征；皮肤表现见于大多数患者，包括蝶形红斑（急性皮肤红斑狼疮）、伴有毛囊堵塞、局部瘢痕性脱发的炎性红斑斑块（慢性盘状红斑狼疮）、在光暴露区呈对称、环形或银屑病状斑片而无瘢痕；常用 ACR 和 SLICC 标准来诊断系统性红斑狼疮（参见“皮肤病相关评分系统”）。

莱姆病（Lyme disease）：由伯氏疏螺旋体引起的最常见的蜱媒传播的多器官疾病，通常可累及皮肤、神经系统、心脏和肌肉骨骼系统；在早期阶段，患者会出现局部边界清晰的红斑，逐渐向周围扩展并中央消退（游走性红斑）；其他症状包括莱姆淋巴细胞瘤，这是一种在感染后数月至数年在耳垂或乳头上出现的肤色结节；如未及时治疗，疾病可进展并累及包括中枢神经系统在内的各个器官。

淋巴管瘤（lymphangioma）：皮肤和皮下组织淋巴系统的先天性畸形，表现为浅表型（局限性淋巴管瘤）或深在型（海绵状淋巴管瘤、囊性淋巴管瘤）；在临床上，浅表淋巴管瘤呈多发性、成簇的出血性水疱丘疹，有散在的紫色区域；海绵状淋巴管瘤通常在儿童期出现，表现为边界不清的皮下肿胀，表面皮肤无改变，往往被误认为是囊肿或脂肪瘤。

皮肤淋巴细胞瘤（lymphocytoma cutis）：罕见的假性淋巴瘤，表现为淋巴细胞在皮肤聚集，临床和组织病理学上与皮肤淋巴瘤相似；诱发因素包括外伤（穿刺、文身）、单纯疱疹病毒和带状疱疹病毒感染、蚊虫叮咬，以及伯氏疏螺旋体感染；在临床上，患者表现为肤色、红斑或棕褐色、光亮的丘疹和结节，主要出现在面部或上肢。

性病性淋巴肉芽肿（lymphogranuloma venereum）：由沙眼衣原体引起的生殖器区域的溃疡性、性传播性皮肤病，感染可分为三个阶段：初期阶段表现为无痛的生殖器溃疡；中期阶段出现单侧或双侧腹股沟 / 股淋巴结疼痛；晚期阶段患者的生殖器区域会出现狭窄、瘘管和广泛纤维化。

淋巴瘤样丘疹病（lymphomatoid papulosis）：一种罕见的慢性皮肤病，其特征是皮肤上反复出现自限性红褐色丘疹，这些丘疹在愈合之前可能溃烂并结痂；该病通常与异型 T 细胞淋巴瘤增生有关；虽然大多数情况是良性的，但 10% ~ 20% 的患者可能伴有淋巴瘤[23]。

（M）

马约基肉芽肿（Majocchi granuloma）：一种深部化脓性肉芽肿性毛囊炎，由真菌感染引起，主要为红色毛癣菌，表现为不规则的红斑、鳞屑斑块，伴有毛囊周围丘疹、脓疱和结节，主要发生在腿部。

肥大细胞增生症（mastocytosis）：肥大细胞增殖性疾病，其中最常见的皮肤表现是荨麻疹样丘疹，可能伴有全身症状；这种瘙痒性红斑、红褐色病变（斑疹、丘疹和斑块），主要发生在婴幼儿时期的躯干和四肢。达里尔征（Darier sign）是一个特征性发现，伴有泛发性皮肤划痕症；**肥大细胞瘤**（mastocytoma）：一种皮肤肥大细胞增生症，其特征是由于真皮内肥大细胞的聚集而出现单个或有时多个色素沉着斑片、斑块或结节；摩擦病变会诱发风团（达里尔征阳性）。

黑色素细胞痣（melanocytic naevi）：由黑色素细胞局部增生引起的良性皮损，可能出生时就存在，或在以后逐渐发展；临床上黑色素细胞痣可出现在身体的任何部位，呈着色的、红色或黑色的斑片、斑块或丘疹，大小从几毫米到几厘米不等；**交界痣**（junctional nevi）：通常是褐色、扁平或轻度隆起的病变；**复合痣和皮内痣**（compound and intradermal nevi）：隆起的丘疹/结节，通常比交界痣颜色浅；**非典型痣**（atypical nevi）：代表良性病变，可显示出黑色素瘤的临床或组织病理学特征（大于 5 mm、边界不清、颜色深浅不同等）；尽管大多数黑色素细胞痣是无害的，但一些可能需要切除以排除黑色素瘤。

黑色素瘤（melanoma）：一种常见的皮肤癌，在全球范围内发病率逐渐上升，由黑色素细胞恶性转化产生，不仅发生在皮肤上，还发生在其他部位，如胃肠道、脑和眼睛；危险因素包括黑色素瘤家族史、个人的某些特征（浅色头发、蓝眼睛、Fitzpatrick 皮肤类型为Ⅰ型或Ⅱ型）、慢性日晒暴露、非典型痣综合征等；根据其生长模式，黑色素瘤可以分为浅表扩散型黑色素瘤、结节型黑色素瘤、恶性雀斑样痣黑色素瘤和肢端雀斑样痣黑色素瘤；通常，患者会注意到既存痣的新颜色或颜色变化，病变的直径或高度增加，以及不对称性的生长模式；根据肿瘤深度，可能需要采用安全边缘切除，某些情况下还需要进行前哨淋巴结活检以排除淋巴结转移。

黑甲（melanonychia）：甲板中出现黑色素衍生的黑色或棕褐色色素沉着，在非洲人种中是一种正常现象，也可由局部外伤、药物、甲感染、局部炎症或甲母质痣引起；然而，新发的黑甲也可能是甲下黑色素瘤的征兆，需要进行甲母质活检以确诊。黑甲通常表现为不同直径的弥漫性或纵向甲带。

黄褐斑（melasma）：日晒区域获得性局限性对称性色素沉着，表现为不规则的褐色、融合或散在的斑疹，常累及面部，与化妆品、光毒性药物、激素水平等因素相关。

梅－罗综合征（Melkersson-Rosenthal syndrome）：原因不明的罕见疾病，表现为三联症：反复发作的口腔、面部肿胀（肉芽肿性唇炎），反复发作的面瘫和皱襞舌（裂纹舌）。

梅克尔细胞癌（Merkel cell carcinoma，MCC）：罕见的、高度侵袭性的神经内分泌皮肤恶性肿瘤，与慢性紫外线暴露或多瘤病毒有关，通常发生在老年人的头颈部；在临床上，MCC 呈迅速生长的、无症状的、质韧的、红紫色结节，在光暴露皮肤上出现。由于梅克尔细胞癌通常快速进展，且容易发生淋巴结转移，因此需要进行前哨淋巴结活检。

微囊性附属器癌（microcystic adnexal carcinoma）：一种罕见的恶性肿瘤，起源于汗腺，通常发生在头颈部、光损伤皮肤、之前接受过放疗或免疫抑制的患者；临床上表现为缓慢生长的红斑斑块或结节，容易与基底细胞癌相混淆。

粟粒疹（milia）：含有角质的小囊肿，表现为眼睑、颧骨和额头周围的白色小丘疹。

红痱，白痱（miliaria rubra，miliaria cristallina）：红痱是由表皮中段导管梗阻导致汗液在表皮和真皮中滞留，引起刺激性、红斑瘙痒性丘疹；**白痱**：由表皮最上层导管梗阻导致汗液在角质下层滞留，表现为多发透明、易破裂的水滴状水疱；痱子通常发生在皮肤堵塞或高温环境中。

传染性软疣（molluscum contagiosum）：由痘病毒引起的病毒感染，其特征是在面部、四肢、躯干或生殖器区域出现中央有脐凹的丘疹，通常在幼儿、性活跃的成年人和 HIV 患者中出现，为自限性疾病。

蒙多病/胸壁浅表血栓性静脉炎（Mondor's disease）：一种以胸前壁或身体其他部位浅静脉血栓性静脉炎为特征的疾病，表现为皮下迅速发展、疼痛性、红色条索状病变，可转变为无痛性硬化纤维带或条索，伴局部皮肤回缩。

蒙古斑（Mongolian spot）：骶部特有的良性真皮黑色素细胞病变，表现为均匀的蓝色变色区域，这是由黑素细胞从神经嵴向表皮迁移受阻所致。病变也可出现在臀部、大腿侧面和肩膀上。

硬斑病（局限性硬皮病）［morphea（localized scleroderma）］：皮肤和皮下组织的结缔组织病变，不累及器官，表现为局部光滑、发亮的硬化性斑块，边界不清，伴有硬结；病变早期呈紫红色，伴活动性炎症边缘；根据临床表现和组织受累的深度，硬斑病可分为各种亚型（斑状、线状、泛发性和深部）。

蕈样肉芽肿（mycosis fungoides）：惰性的 CD4 阳性 T 细胞皮肤淋巴瘤，表现为红斑、脱屑、瘙痒、界限清晰的斑片，很难治疗；随着疾病进展，斑片可发展为斑块状病变，并最终发展为外生性皮肤肿瘤，随后向全身扩散，包括淋巴结肿大和肝脾肿大。

（N）

甲疾病（杵状甲、甲条纹、裂片状出血、甲凹点、毛细血管扩张症等）［nail diseases（clubbing, striations, splinter hemorrhage, pitting, telangiectasia, etc.）］：包括甲的炎症性、感染性、代谢性、恶性肿瘤或色素性疾病；一些最常见的甲疾病见表 3.6。

表 3.6　皮肤科常见的甲病变 [1, 3, 24]

甲病变	表现
脱甲病	近端甲板剥离；当累及单个指甲时，通常是外伤所导致的；当累及多个指甲时，可能存在全身性原因（化疗、高热、病毒感染后状态）
甲凹点	甲板上的点状凹陷；在银屑病患者中可见，常伴油滴状改变、甲剥离、甲下碎屑或斑秃
糙甲症	甲变薄、变脆、粗糙，有砂纸感；与斑秃、扁平苔藓有关
真性白甲	甲呈点状或线状（横向或纵向）的白色变色
假性白甲	由于甲床改变，如水肿而导致的甲板外观呈白色；由药物、系统性疾病引起，如 Terry 甲
反甲	甲呈匙形，可为特发性、家族性或与缺铁性贫血相关；临床上表现为甲两侧远端边缘翘起，中央凹陷
博氏线	甲板的横向凹陷，通常是由于外伤或多个指甲受累的全身性原因（化疗、发热等）所导致
纵向黑甲	由于多种潜在原因引起的纵向棕黑色条纹： · 种族易感性（在较深色的皮肤类型中常见） · 外伤（摩擦、修甲等） · 药物摄入（化疗药物、补骨脂素） · 感染后（扁平苔藓、甲真菌病、慢性放射性皮炎） · 痣（甲母质痣） · 肿瘤性：非黑色素细胞性（疣、鲍恩病、甲下角化病）、黑色素细胞性（甲母质黑色素瘤）
脆甲症	甲板普遍变薄、隆起，正常老化或外伤后出现
甲分裂	远端甲板呈层状分裂，是正常老化或由于长期使用局部刺激物的结果
背侧翼状胬肉	近端甲襞向甲床三角形延伸，导致局部甲板缺失，常伴有扁平苔藓
甲襞毛细血管扩张症	在红斑狼疮或 Rendu-Osler-Webe 综合征（遗传性出血性毛细血管扩张症）患者中出现的明显的毛细血管扩张和表皮出血；在自身免疫性疾病如皮肌炎或硬皮病中，通常也可见到扩张的毛细血管环
杵状甲	杵状指甲（近端甲襞与甲板之间的夹角大于 180°），通常与肺支气管病变和心血管疾病有关
裂片状出血	细长的纵向走行的红棕色甲下线，继发于外伤或银屑病
甲下血肿	甲下出现红棕色、黑色斑片，随着甲生长而向远端移动，继发于局部外伤
绿甲	由感染铜绿假单胞菌导致甲呈蓝绿色，通常伴有甲剥离
甲沟炎	甲襞的炎症，表现为红斑、疼痛和脓性分泌物，继发于细菌感染（如葡萄球菌）或病毒感染（如疱疹性指端炎）；慢性甲沟炎的特征是近端甲襞慢性炎症伴角质层脱失
正中甲畸形	由甲母质上方的机械性磨损，导致甲板上出现多个横纹，中央有纵向凹陷
甲髌综合征	指甲发育不全合并三角形甲半月
嵌甲	由排列不齐或药物引起的侧甲襞的疼痛性炎症，伴有肉芽组织的过度生长

续表

甲病变	表现
甲弯曲	甲板极度卷曲、增厚，呈角状外观，通常见于老年人足第一趾
黄甲综合征	多个手指甲和（或）脚趾甲变黄，与慢性淋巴水肿和支气管肺疾病有关
肿瘤性甲病	良性 - 化脓性肉芽肿，甲周纤维瘤，黏液囊肿，疣，黑色素细胞痣，甲下外生骨疣，血管球瘤，甲乳头瘤，甲母质瘤 恶性 - 角化棘皮瘤，鲍恩病，原位黑色素瘤，甲母质黑色素瘤，鳞状细胞癌，疣状癌

类脂质渐进性坏死（necrobiosis lipoidica）：糖尿病患者常见的炎性肉芽肿性疾病，表现为胫骨前区硬化性、边界清晰、发亮、黄色的斑块，由局部胶原变性所致；约 30% 的患者可出现中央溃疡。

神经纤维瘤（neurofibroma）：常见神经鞘膜肿瘤，呈肤色、质软的丘疹或结节，有时带蒂，表面光滑；经典的神经纤维瘤呈“纽扣孔内陷”征，即用手指按压病变可以使肿瘤陷入皮肤内；丛型神经纤维瘤（plexiform neurofibromas）通常出现在躯干或四肢上，与神经纤维瘤病 I 型密切相关，且容易发生恶变。

神经纤维瘤病（neurofibromatosis，NF）：累及皮肤、神经系统、软组织和骨骼的遗传性疾病，可分为 NF1 和 NF2 两型；NF1，也称为 von Recklinghausen 病，其特征是有 6 个或更多咖啡牛奶斑、皮肤皱褶雀斑、虹膜上的 Lisch 结节和多发性皮肤神经纤维瘤；NF2 较为罕见，其特征是脑和脊髓的多发肿瘤和病变；通常首发症状是由肿瘤生长压迫听神经而导致的听力丧失。

太田痣和伊藤痣（nevus of Ota and Ito）：面部（太田痣）和肩颈部（伊藤痣）的先天性或后天性真皮黑素细胞痣，表现为单侧面颊、眼部（太田痣）或胸部（伊藤痣）单侧的深蓝色色素沉着。

鲜红斑痣（葡萄酒色斑）［nevus flammeus（port-wine stain）］：从粉紫红到红色的、边界清晰的斑疹，有时伴血管瘤结节，最常见于头颈部，是皮肤层的先天性毛细血管畸形；当位于前额、眼睑和鼻上方时，可能与眼部异常或 Sturge-Weber 综合征有关。

皮脂腺痣（nevus sebaceous）：毛囊皮脂腺单位的先天性错构瘤，主要发生在头皮、前额、面部或颈部，表现为孤立的、光滑的、黄橙色的无毛斑片，通常呈椭圆形或线形，在一段时间后可能演变为疣状；有时痣内可能长出其他肿瘤，如毛母细胞瘤、小汗腺汗孔瘤、附属器癌或基底 / 鳞状细胞癌。

诺卡菌病（nocardiosis）：由需氧土壤腐生菌引起的感染性、化脓性或肉芽肿性疾病，表现为皮肤型、肺部型和弥散型；皮肤或皮下脓肿是皮肤诺卡菌病的特征；淋巴皮肤综合征表现为原发性脓皮病和多发淋巴结节（孢子丝菌病样诺卡菌病）；在某些情况下，诺卡菌病可能发展为放线菌性足菌肿，表现为结节化脓、沿筋膜扩散，并形成多个引流性瘘管。

钱币状湿疹（nummular eczema）：散在、边界清晰的、钱币状红斑鳞屑斑块，与葡萄球菌感染、局部损伤、皮肤干燥、静脉曲张、接触性皮炎等有关。

（O）

甲剥离（onycholysis）：常见的甲疾病，表现为甲板与甲床的分离，通常表现为边界清楚的白色至不透明的指甲区；可能是特发性的，也可能由局部外伤、炎症性皮肤疾病（银屑病）、甲感染等引起。

甲母质瘤（onychomatricoma）：甲母质的一种罕见的、良性的纤维上皮瘤，表现为生长缓慢、无痛性甲板增厚，伴有甲母质近端的裂片状出血、甲板的过度弯曲及穿透甲板的指状突起，导致在甲板游离边缘下方出现“蛀虫”空洞。

甲癣（onychomycosis）：常见的甲真菌感染，导致甲变色、增厚和甲剥离，主要由红色毛癣菌（Trichophyton rubrum）和趾间毛癣菌（T. interdigitale）引起；可以表现为甲下角化过度、甲远端分离、甲板上的浅白斑片，或甲的完全损毁，可累及一个或多个趾甲或指甲。

甲乳头状瘤（onychopapilloma）：甲母质的良性肿瘤，表现为从甲半月延伸至甲尖端的纵向条纹（红色 - 红甲症，棕色 - 黑甲症，白色 - 白甲症）；甲远端可能出现甲剥离，偶尔会出现甲下角化或甲下裂片状出血。

遗传性出血性毛细血管扩张症（Osler-Rendu-Weber syndrome）：常染色体显性遗传疾病，特征是多发黏膜、皮肤毛细血管扩张，可导致鼻、胃肠道出血和缺铁性贫血；由于这些动静脉畸形可以在多个器官发生，患者可能会出现危及生命的并发症。

（P）

佩吉特病（Paget's disease）（乳房及乳房外）：**乳房佩吉特病**是一种罕见的疾病，更常见于绝经后的女性，表现为湿疹样、红斑、结痂的病变，伴有或不伴有乳头浸润和内陷，通常与导管内癌、原位癌或浸润性肿瘤相关；**乳房外佩吉特病**是一种罕见的腺癌，起源于大汗腺部位的皮肤或附属器，主要出现在外阴、肛周、阴囊、阴茎和腋窝等区域；通常是一种上皮内病变，不伴远处转移癌，临床上表现为红斑斑块，缓慢生长、边界清晰，表面存在细薄鳞屑。

甲沟炎（paronychia）：指甲周围软组织感染，表现为周围组织和甲襞疼痛、化脓性红斑性肿胀，最常由葡萄球菌感染引起；反复发作的病例可能由单纯疱疹病毒感染（疱疹性甲沟炎）引起。

虱病（pediculosis）：由人类头虱、体虱或阴虱引起的寄生虫性皮肤病，可发生在枕部、耳后或生殖器区域；其他局部症状包括微小的出血性丘疹（咬痕）、结痂和继发性脓疱病。

寻常型天疱疮（pemphigus vulgaris）：一种罕见、慢性、复发性自身免疫性皮肤黏膜水疱病，可分为不同亚型（寻常型、增殖型、落叶型、副肿瘤型）；寻常型天疱疮是由表皮皮肤层内的桥粒蛋白 1 和桥粒蛋白 3 产生自身抗体导致的表皮内水疱形成，临床上表现为多发性的口咽黏膜病变，然后出现泛发性大疱疹；水疱易破裂，留下疼痛、裸露、结痂的糜烂面。

黑斑息肉综合征（Peutz-Jeghers syndrome）：一种常染色体显性遗传病，表现为胃肠道息肉（小肠多见），黏膜皮肤色素沉着（口周、嘴唇、眼、颊黏膜周围的色素沉着斑疹）和恶性肿瘤易感性（结直肠癌、胃癌、卵巢癌、乳腺癌）；息肉的存在会导致慢性出血、贫血，还可能引起肠梗阻。

光敏性皮肤病（photodermatosis）：由对紫外线异常反应引起的疾病，可能是光毒性的、对已知光敏剂过敏的，或是特发性的。

毛发囊肿（pilar cyst）：见毛根鞘囊肿的内容。

毛母质瘤（pilomatricoma）：儿童和成年人的良性毛囊肿瘤，表现为单个肤色或紫色丘疹或结节，通常出现在头颈部；当内部有钙化时，可能呈叶状外观，触诊时质韧。

白色糠疹（pityriasis alba）：儿童常见的皮肤疾病，通常与湿疹有关，表现为皮肤、躯干或上肢的界限不清、有鳞屑、色素减退的斑片。

毛发红糠疹（pityriasis rubra pilaris）：一种罕见的慢性炎症性皮肤疾病，表现为角化过度性毛囊丘疹和（或）红斑鳞屑斑块，可导致红皮病，以及掌跖角化过度；在广泛的红斑区域之间散在小片状未受累的皮肤，即特征性"正常皮岛"（"nappes-claires"）。

花斑癣 / 花斑糠疹（pityriasis versicolor）：见花斑癣部分的内容。

玫瑰糠疹（pityriasis rosea）：常见的、自限性的、对称性的皮损，由多个卵圆形、鲑鱼色鳞屑斑片（领圈状皮屑）组成，沿皮纹呈"圣诞树垂枝状"（躯干）分布；皮疹前 1 ~ 2 周常出现先行斑。

结节性多动脉炎（polyarteritis nodosa）：中小动脉血管炎，表现为网状青斑和手指、小腿溃疡及不对称性多关节炎，有时还伴有全身炎症症状（肌痛、发热）。

多形性日光疹（polymorphous light eruption）：对称性、瘙痒性红斑丘疹、斑块或水疱，主要出现在面部、上背、胸部和四肢，出现在暴露于紫外线后。

汗疱疹（pompholyx）：一种发生在手部和足部的湿疹，表现为多个瘙痒性水疱或大疱，主要出现在手指侧面、手掌和足底，常伴有多汗和特应性湿疹。

汗孔瘤（poroma）：起源于末梢汗腺导管的良性附属器肿瘤，表现为手掌和足底的红斑或肉色结节。

迟发性皮肤卟啉病（porphyria cutanea tarda）：最常见的皮肤卟啉病，由肝脏尿卟啉原脱羧酶活性降低，导致卟啉类化合物过多、皮肤光敏性增加，从而导致暴露于阳光区域出现水疱、粟粒疹、瘢痕、皮肤脆弱、多毛和早衰；该疾病可由酒精、铁过载和日晒等外源因素诱发，也见于丙型肝炎和 HIV 感染者。

早老症，又称哈钦森 – 吉尔福德早老综合征（progeria，Hutchinson-Gilford progeria syndrome）：一种遗传病，特征是儿童时期就开始出现加速衰老；患儿表现出特有的面容（突出的眼睛、鹰钩鼻、招风耳），以及脱发、皮下脂肪减少、皮肤早衰和身材矮小；虽然不影响患者的智力发育，但患者容易发生严重的动脉粥样硬化，使其年轻时就面临中风或心血管事件的风险[25]。

痒疹（prurigo）：一种慢性疾病，特征是多个瘙痒性丘疹和结节，可以为原发性或继发于搔抓后出现；单纯性痒疹表现为对称分布的红斑性瘙痒丘疹，有时伴有水疱；结节性痒疹表现为大量质韧的疣状结节，中央可有溃疡或结痂；可能与特应性湿疹、大疱性类天疱疮、慢性肾功能衰竭、霍奇金淋巴瘤和糖尿病等疾病有关。

耳郭假性囊肿（pseudocyst of the auricle）：良性病变，表现为耳郭侧面或前部（舟状或三角窝）的无症状囊肿，有时与外伤有关。

须部假性毛囊炎（pseudofolliculitis barbae）：在经常剃须的患者中，发生在毛发区域的慢性炎症性疾病，表现为周围的毛囊疼痛丘疹和脓疱，有时并发瘢痕和脓肿。该病也与化脓性汗腺炎有关。

弹性纤维假黄瘤（pseudoxanthoma elasticum）：一种遗传性结缔组织疾病，导致真皮中部弹力纤维肿胀和断裂，表现为颈部、腋窝和屈曲部位的皮肤增厚、发黄斑块和松弛，类似于“脱毛鸡”皮；除了影响皮肤，还可能影响血管和眼，患者有罹患高血压、缺血性心脏病，以及胃肠、脑和视网膜出血的风险。

银屑病（psoriasis）：一种慢性皮肤病，特征是角质细胞过度增生，表现为边界清晰、增厚的红斑性斑块，表面有银白色鳞屑，去除后会出血（点状出血现象，Auspitz 征）；主要累及肘部和膝关节周围、臀间皱襞和头皮；银屑病有多种形式：慢性静止型、滴状型、脓疱型和红皮病型，可同时累及甲和关节；银屑病的皮损也可能发生在局部创伤的部位（Köbner 现象）。

紫癜（purpura）：由不同原因（血小板、凝血功能异常或血管病变）导致小血管出血引起的皮肤和黏膜的色素沉着；渗出的血液通常在几周内从紫色、棕色、黄色变为绿色和蓝色；可触及的紫癜通常见于血管炎，由小血管的局部炎症导致。

坏疽性脓皮病（pyoderma gangrenosum）：一种原因不明的罕见溃疡性皮肤病，最初表现为小脓疱，迅速发展为深色、边缘不规则的疼痛性溃疡；通常与其他疾病如炎性肠病、关节炎和自身炎症综合征有关。

化脓性肉芽肿（pyogenic granuloma）：皮肤和黏膜的良性脉管性病变，由局部毛细血管增生引起，继发于外伤，通常表现为较小的、圆顶形的、有时可伴有溃疡的、脆性的丘疹/结节。

（R）

雷诺现象（Raynaud’s phenomenon）：一种血管痉挛性疾病，对寒冷或压力产生过度反应，导致短暂的肢体末端缺血；患者的手指和脚趾会出现三阶段变色（最初由血管收缩而引起的手指苍白，然后由于发绀而呈蓝色，最终因充血和局部再灌注而呈红色）。

赖特综合征/反应性关节炎（Reiter syndrome）：一种主要影响下肢的非对称性血清阴性脊柱关节病，伴葡萄膜炎、宫颈炎、炎症性眼病和黏膜皮肤病变；体格检查可发现足底、脚趾和手部的角化过度病变（淋病性角皮病），类似于银屑病，以及阴茎局部的红斑和脱屑（环状龟头炎）。

落基山斑疹热（Rocky Mountain spotted fever）：由蜱虫叮咬传播的细菌感染（立克次氏立克次氏体），表现为发热、头痛及斑疹，可进展为丘疹、淤点和淤斑。皮疹通常从踝部和腕部开始，然后扩散到掌心和足底、四肢和躯干。

玫瑰痤疮（rosacea）：慢性皮肤病，以面部潮红、红斑、丘疹和脓疱为特征，尤其在热饮、酒精、压力、阳光暴露、某些药物（辛伐他汀、血管紧张素转化酶抑制剂）等刺激后加剧；典型阶段包括最初的面部中央红斑、毛细血管扩张和潮红；然后出现丘疹疱疹；最后是肥大性阶段，表现为鼻子（鼻赘）、下巴、额头和眼睑受累，皮肤增厚，毛孔突出；大约 40% 的病例可能出现眼部受累，包括结膜充血、睑缘炎。

风疹（rubella）：由风疹病毒引起的病毒性疾病，表现为面部出现斑丘疹红斑，并蔓延到躯干，伴有颈枕部淋巴结肿大；妊娠期，特别是在妊娠前 3 个月，可能导致胎儿的先天畸形。

麻疹（rubeola）：由麻疹病毒引起的小儿出疹性疾病，通过空气飞沫传播，表现为从耳后开始的红斑性斑丘疹，逐渐向前额、颈部扩散，然后蔓延到面部、躯干和四肢。几天后，皮疹消退并出现局部脱屑；皮疹出现前通常在颊黏膜上出现麻疹黏膜斑（Köplik 斑）。

（S）

结节病（sarcoidosis）：多系统肉芽肿性疾病，通常累及肺部和淋巴结，但在 25% 的病例中也可累及皮肤；皮肤结节病表现为红斑性结节（小腿上柔软的皮下结节），有时伴有关节炎和肺门淋巴结肿大（Löfgren 综合征），以及散在的棕色丘疹和结节；它还可以累及陈旧性瘢痕（瘢痕结节病）或表现为狼疮冻疮（颜面冻疮样狼疮），累及鼻部、面颊或耳部的浸润性斑块状病变。

疥疮（scabies）：由疥螨（sarcoptes scabiei）引起的传染性疾病，通常与恶劣的生活条件有关，表现为手、腕、臀部、阴囊、阴茎、乳房、腋窝和膝等处散在的、红肿的、抓挠过的丘疹和水疱，伴有剧烈的夜间瘙痒。

猩红热（scarlet fever）：儿童时期的细菌感染，表现为突然发热伴有咽喉痛、淋巴结肿大、草莓舌，以及在发热后 12 ~ 48 小时出现的特征性皮疹；在临床上，皮疹始于耳下区域，蔓延至颈部、胸部、屈侧和皮肤的其他部位；皮肤呈粗糙的砂纸状外观。

神经鞘瘤（schwannoma）：发生在周围神经系统或颅神经的，来源于施万细胞的良性肿瘤；在临床上，神经鞘瘤呈 1 ~ 2 cm 大小的质韧结节，出现在头颈区域；多发性神经鞘瘤通常与神经纤维瘤病相关。

皮脂腺癌（sebaceous carcinoma）：一种罕见的、侵袭性的皮肤癌，起源于位于眼睑水平的睑板腺，表现为下眼睑或上眼睑小、红斑、质韧、生长缓慢的结节，可以扩散到结膜，未及时诊断时还可以播散至区域淋巴结和腮腺；眼外病变可以表现为大小不等的质韧结节。

脂溢性皮炎（seborrheic dermatitis）：一种复发的炎性病变，好发于皮脂腺丰富的区域（头皮、前额、鼻旁区、眉毛、胸前、肩胛间区），表现为局部红色斑块，伴有黄色、油腻的鳞屑。

脂溢性角化病（seborrheic keratosis）：常见的良性皮损，出现在正常皮肤上，呈一个或多个边界清晰的、疣状、黏着、淡色的斑块，多发生在中老年人身上。

带状疱疹（shingles）：见带状疱疹病毒感染的相关内容。

干燥综合征（Sjögren's syndrome）：是一种累及泪腺和唾液腺的自身免疫性疾病，表现为口干、鼻腔干燥、眼睛周围有烧灼感，以及受累腺体肿胀；原发性干燥综合征通常独立发生，而继发性干燥综合征可与其他风湿系统疾病相关，最常见的是红斑狼疮或类风湿关节炎。

蜘蛛痣 / 蜘蛛样血管瘤（spider angioma）：一种孤立的皮损，由扩张的真皮小动脉构成，和表浅毛细血管网相连，外观类似于蜘蛛的身体，中央为集中的小动脉，周围辐射出细长的“蜘蛛腿”；该血管瘤在受到直接压力后可以很容易被压缩，并在释放压力后重新充盈。

孢子丝菌病（sporotrichosis）：由孢子丝菌（sporothrix schenckii）引起的皮肤真菌感染，该真菌通常存在于土壤和植被中；皮肤病变（溃疡性红斑、无痛结节）从抓痕处沿淋巴通道呈孢子丝样传播；患者还可能出现一个或多个关节的炎性关节炎，以及播散性疾病累及器官（眼睛、喉、前列腺、脑）。

鳞状细胞癌（squamous cell carcinoma）：一种常见的非黑色素瘤皮肤癌，起源于表皮角质细胞，主要发生在老年人长期日光损伤的皮肤，但也可见于遗传性皮肤病（着色性干皮病、白化病）、砷暴露、免疫抑制状态、慢性伤口或器官移植者；临床上表现为鳞屑状、角化过度、溃疡的斑块或结节，好发于面部、唇、耳、手、前臂和小腿。

葡萄球菌烫伤样皮肤综合征（staphylococcal scalded skin syndrome，SSSS）：一种与葡萄球菌感染有关的发疱性皮肤病，由细菌释放表皮剥脱性毒素而导致患者面部和屈侧（腋窝、腹股沟）出现斑点猩红热样皮疹，随后扩展至其他部位的皮肤，伴有结膜炎；完整皮肤牵拉试验会引起水疱（尼氏征，Nikolsky 征），表皮可呈薄片脱落，留下大面积的糜烂。

淤积性皮炎（stasis dermatitis）：下肢的炎症性皮肤病，通常与慢性静脉瓣膜功能不全有关，表现为慢性水肿、红斑鳞屑斑片（湿疹样皮炎），由含铁血黄素沉积引起褐色色素沉着，以及多发性静脉曲张。

史蒂文斯 – 约翰逊综合征（Stevens-Johnson syndrome，SJS）：一种罕见的免疫介导的皮肤病，可导致皮肤水疱和广泛的表皮剥脱，通常由药物诱发（抗生素、抗癫痫药等）；患者表现为流感样症状及疼痛性水疱性大疱，迅速剥离形成皮肤糜烂，类似于烧伤；也可存在黏膜受累，患者出现口腔和生殖器溃疡和（或）严重结膜炎；当身体表面超过 30% 受累时，称为中毒性表皮坏死松解症[27]。

妊娠纹（striae）：主要出现在怀孕患者的腹部、乳房和大腿上的条纹状皮损，在长期激素治疗、库欣综合征、体重快速增加等情况下也会出现。

对称性药物相关性间擦部及屈侧疹（symmetrical drug-related intertriginous and fexural exanthema，SDRIFE）：在接触特定药物后，臀部和间擦区域出现对称的斑丘疹红斑或斑块；不累及黏膜。

梅毒（syphilis）：梅毒是一种性传播的梅毒螺旋体病，由梅毒螺旋体引起，其特征是原发性皮疹（生殖器、口腔、肛门上的无痛性硬下疳），继发性累及皮肤和黏膜（掌跖斑丘疹、黏膜斑，全身淋巴结肿大），以及晚期累及皮肤、脏器、骨及中枢神经系统和心血管系统的损害。

汗管瘤（syringoma）：起源于导管结构的良性附属器肿瘤，表现为多发肤色的小真皮丘疹，通常见于下眼睑和脸颊。

系统性硬化症（systemic sclerosis）：一种自身免疫性炎症性疾病，导致广泛纤维化和血管异常，累及皮肤、肺部、胃肠道、心脏和肾脏；临床上表现为进行性手指和脚趾的皮肤增厚、硬化（指端硬化），还会累及其他部位的皮肤，还表现为甲襞异常，以及内脏纤维化和血管损伤。

（T）

休止期脱发（telogen effuvium）：见脱发的相关内容。

特里甲（Terry's nails）：假性白甲，表现为整个甲板呈白色浑浊，远端甲缘有一窄带正常的粉红色甲床，甲半月消失；常见于慢性充血性心力衰竭、肝病、肾衰竭和转移癌等全身性疾病。

血栓性静脉炎（thrombophlebitis）：皮下静脉的炎性血栓，表现为红斑、触痛，并能触及条索状硬结。常见于静脉曲张基础上的局部创伤、静脉留置针穿刺、感染和高凝状态所致的深静脉血栓形成后。

甲状舌管囊肿（thyroglossal duct cysts）：颈部常见的异常，表现为在舌骨到胸骨上切迹之间的中线或中线旁、肤色、柔软的囊性结节；当囊肿与舌骨相连时，囊肿可随吞咽向上移动。

癣（须癣、面癣、头癣、体癣、股癣、足癣）［tinea（barbae，facie，capitis，corporis，cruris，pedis）］：不同皮肤区域的浅表癣菌感染，呈环形、红色的斑块，边缘常移动且有鳞屑，伴有少量结痂，可出现卫星灶。

花斑癣（tinea versicolor）：由亲脂性酵母菌（malassezia furfur）引起的真菌性皮肤感染，主要表现为躯干上的多个圆形、有鳞屑的斑块，呈不同颜色（色素沉着、色素缺失）。

中毒性表皮坏死松解症（toxic epidermal necrolysis，TEN）：急性、潜在致命性皮肤反应，主要由使用药物（磺胺类、青霉素、非甾体抗炎药、抗惊厥药）或感染（支原体、巨细胞病毒）引起；症状包括发热、类似于流感的症状，以及躯干开始的，并在数小时/数天内迅速扩展到面部和四肢的触痛性红斑疹；病变可以是斑点样（弥漫性融合斑）、紫癜样、靶形（类似于多形红斑）或出现水疱，水疱相互融合，并最终导致表皮剥脱，暴露出深层的真皮；中毒性表皮坏死松解症患者出现尼氏征阳性；黏膜通常显著受累，累及眼部（结膜炎、葡萄膜炎）、唇部（唇炎、口炎）、口腔黏膜（口腔溃疡）、咽部、生殖器区域和胃肠道[27]。

毛根鞘囊肿（trichilemmal cyst）：充满角质的头皮囊肿，起源于外毛根鞘，表现为头皮的单个或多个结节（常染色体显性遗传）。毛根鞘囊肿没有中央孔，这一点与表皮样囊肿不同。当发炎时局部可变硬。

毛母细胞瘤（trichoblastoma）：良性的小型毛囊肿瘤，表现为中年人面部和头皮的肤色或棕色丘疹或结节；很少恶变为毛母细胞癌，毛母细胞癌局部侵袭性强，但很少远处转移。

毛发上皮瘤（trichoepithelioma）：起源于毛囊的良性皮肤病变，主要见于头皮、鼻子、额头和上唇区域；可作为Brooke-Spiegler综合征的一部分出现；临床上它们呈微小、质韧、圆形的丘疹/结节，类似于汗管瘤或粟丘疹。

毛囊瘤（trichofolliculoma）：成年人颜面或头皮上的良性、小而孤立的淡红色结节，起源于毛囊。

拔毛癖（trichotillomania）：由于牵拉或拔掉头发引起的外伤性脱发，主要累及顶枕部。

结节性黄瘤（tuberous xanthomas）：黄橙色、边缘清晰的结节，通常出现在膝和肘部，见于高胆固醇血症或其他脂质代谢紊乱的患者。

（U）

眉部瘢痕性红斑（ulerythema ophryogenes）：一种毛发角化病，表现为眉水平的瘢痕样毛囊凹陷和眉毛脱失；通常表现为眉毛、前额和颊部的毛周角化丘疹，随着时间的推移局部可出现萎缩和永久性脱发。

色素性荨麻疹（urticaria pigmentosa）：最常见的皮肤肥大细胞增多症，特征是婴儿早期出现棕色斑片，随着时间的推移逐渐增多并可累及身体的任何部分；病变受到摩擦会出现水疱（达里尔征阳性，Darier 征阳性）；随着时间的推移，病变瘙痒程度减轻，有消失的趋势；当出现在成年人中时，色素性荨麻疹往往持续时间较长，并且可能伴有全身症状（潮红、过敏性休克、腹泻和胃肠道出血），提示有全身性的肥大细胞增生症。

荨麻疹（urticaria）：瘙痒性皮疹，表现为短暂的、边界清晰的粉红色风团，暴露于诱发因素（食物、药物、感染、接触等）后，形状和大小会发生变化。

（V）

水痘（varicella）：由水痘－带状疱疹病毒引起的常见病毒性疾病，表现为急性起病的全身性水疱疹（散在的丘疹和水疱，基底呈红斑状，即表现为"玫瑰花瓣上的露珠"），呈向心性分布并伴有发热。

静脉曲张（varicose veins）：由瓣膜功能不全而导致的皮下静脉网状扩张，表现为明显扩张的、迂曲的线状结构，常伴有慢性静脉功能不全引起的淤血性皮炎和皮肤色素沉着。

血管炎（vasculitis）：由不同刺激（细菌或病毒感染、抗体或补体的激活、药物等）引起的皮肤血管（毛细血管、小静脉、小动脉、淋巴管）的炎症，有时可伴随全身症状；临床表现取决于受累血管的大小：小血管炎（白细胞碎裂性血管炎）表现为可触及的紫癜，中等血管炎表现为结节和网状青斑，而大血管炎主要表现为全身症状。

静脉湖（venous lake）：内皮血管的局部静脉扩张，常见于舌腹面、下唇和颊黏膜，表现为加压后可以变白的蓝色丘疹 / 斑块，如形成血栓可变硬。

下肢静脉性溃疡（venous leg ulcers）：具有不规则边缘和肉芽组织的全层溃疡，通常发生在踝关节上方或踝关节处，由静脉瓣膜功能不全或静脉梗阻引起静脉高压；患有静脉溃疡的患者还会出现水肿、皮肤颜色改变、鳞屑湿疹样改变（淤血性皮炎）、萎缩性硬化斑块（白色萎缩斑）及站立时间过长后疼痛加剧的症状。

白癜风（vitiligo）：自身免疫性疾病，由表皮黑色素细胞被破坏而引起的获得性表皮色素脱失，表现为渐进性色素减少和脱色，边界清晰的斑块，多见于日光暴露区、生殖器和间擦区。

（W）

疣（warts）：良性表皮瘤样增生，由人乳头瘤病毒引起，表现为单个或多个角化斑块，表面粗糙，有黑点（为毛细血管内血栓形成）。

（X）

睑黄瘤（xanthelasma）：单个或多个质软的黄色－橙色丘疹或斑块，常见于眼睑上内侧，多发生于高脂血症患者。

黄色瘤（xanthoma）：高脂血症、内分泌或代谢紊乱患者皮肤和皮下组织中的脂质沉积，表现为黄色－红色圆顶状丘疹。

干燥症（xerosis）：皮肤干燥、粗糙、出现鳞屑，并伴有瘙痒，是衰老、全身性疾病（如肾功能衰竭、营养不良等）、角化障碍、特应性皮炎和皮肤保湿功能障碍的标志。

四、常见的皮肤病学体征

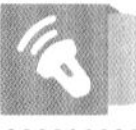

在皮肤病学领域，很多临床体征对某些疾病是特征性的，因此具有很高的诊断价值，这是皮肤病学医师多年观察和记录的结果；这些体征可以是自发出现，也可以由医师诱发。以下段落阐述了一些最常用的体征，这些体征能够用于诊断各种皮肤病或缩小鉴别诊断的范围 [28-29]。

奥氏征 / 点状出血现象（Auspitz sign）：在刮擦或搔抓银屑病的鳞屑后，出现浅表点状出血的现象。

蝶形红斑（butterfly rash）：红斑狼疮患者的典型表现为颧部和鼻梁的红斑。

蝴蝶征（butterfly sign）：见于结节性痒疹患者，由于患者无法够到肩胛中部，因此该区域未被抓挠而没有皮损。

纽扣孔征（buttonhole sign）：在 Ⅰ 型神经纤维

瘤病患者中，神经纤维瘤被手指加压而陷入皮下组织，在放开后重新出现。

珍珠串征（string of pearls sign）：儿童线性 IgA 皮肤病的典型特征，呈外周 / 环状排列的水疱，类似于一串珍珠。

克罗氏征（Crowe's sign）：I 型神经纤维瘤病患者的腋下雀斑。

达里尔征（Darier sign）：在肥大细胞增生症和色素性荨麻疹的患者中，摩擦病变后出现风团、红斑和局部瘙痒。

凹窝征（dimple sign）：用于诊断皮肤纤维瘤；用拇指和示指压迫病变侧面可导致其发生凹陷，因为病变与皮下脂肪相连。

脏颈征（dirty neck sign）：慢性特应性皮炎患者颈部出现的网状色素沉着，由皮肤黑色素失禁引起。

滴痕征（drip sign）：在人为性皮炎患者中出现，由腐蚀性液体引起的灼伤损害与液体滴落区域一致。

感叹号样毛发（exclamation mark hair）：见于斑秃患者，其毛发近端细尖。

Gottron 征（Gottron's sign）：皮肌炎患者的手指关节、髋部、膝和踝部出现对称性紫红色红斑。

向阳征（heliotrope sign）：皮肌炎患者眼周区域呈现紫红色红斑。

Hertoghe 征（Hertoghe's sign）：特应性皮炎（次要诊断标准）、斑秃、甲状腺功能减退症、拔毛癖等患者眉毛外侧 1/3 缺失。

哈钦森征（Hutchinson's sign）：色素沉着向近端或侧方甲周皱襞延伸，常见于肢端恶性黑色素瘤（malignant melanoma，MM）的患者。

哈钦森鼻（Hutchinson's nose）：带状疱疹患者鼻尖出现水疱，提示鼻睫状神经受累，可能累及眼睛。

Leser-Trelat 征（Leser-Trelat sign）：体表突然出现多发性脂溢性角化病，常继发于内脏恶性肿瘤（腺癌、肺癌、黑色素瘤等）。

尼氏征Ⅰ（Nikolsky sign Ⅰ）：在病变远端区域施加剪切力（手指侧向挤压），表皮能够分离，提示在皮肤的真皮 – 表皮交界处存在剥离平面；见于 Stevens-Johnson 综合征、中毒性表皮坏死松解症、寻常型天疱疮和落叶状天疱疮。

尼氏征Ⅱ（Nikolsky sign Ⅱ）：在水疱边缘施加侧向压力可能使水疱扩展到未受影响的皮肤；常见于大疱性类天疱疮。

油滴征（oil-drop sign）：甲床上出现黄红色变色和甲剥离区，常见于累及甲的银屑病。

过敏反应征（pathergy sign）：当存在浅表创伤，如皮肤测试和注射后，产生新病变或现有病变恶化，常见于坏疽性脓皮病和白塞病的患者。

披肩征（shawl sign）：在皮肌炎患者的后肩和颈部出现对称、融合的紫红色红斑。

掌掴脸征（slapped-cheek sign）：见于患有传染性红斑（第五病）的儿童，表现为颊部红斑和融合的斑块。

帐篷征（tent sign）：常见于毛母质瘤的患者，在拉伸覆盖病变的皮肤时，由于病变内部存在钙化区域，会导致病变呈角状，外观类似于帐篷状。

丑小鸭征（ugly duckling sign）：指观察到患者的一个痣与其他痣不相似，应怀疑为黑色素瘤。

V 征（V sign）：在皮肌炎患者上胸部 V 形区域出现光敏性红斑。

五、根据病变形态及受累区域对皮损进行鉴别诊断

皮肤系统是人体最大的器官，覆盖整个身体表面，完全暴露于外部环境因素中。其他医学专科通常涉及 50 ~ 60 种常见病，但皮肤病学领域与其不同，涵盖了影响皮肤及其附属结构的所有病变，因此具有非常广泛的疾病谱（有 1000 ~ 2000 种疾病）[30]。

由于大多数皮肤病都完全暴露于体表，并且可以通过描述清晰的原发性或继发性皮肤损害（参见“皮损的初步评估”）来进行特征描述，因此许多皮肤病可以通过对患者皮肤变化进行充分描述后进行诊断，并缩小鉴别列表。然而，对其他学科的同行来说，这有时可能并不容易。

为此，本章将根据皮损的形态学和解剖分布对最常见的皮肤病进行概述，这可以帮助我们对患者进行诊断定位（图 3.4，表 3.7）。然而，应注意许多皮肤病变在发展过程中会发生演变；因此，某一特定病变在不同阶段可能呈现不同的形态，这就是为什么表格中列出某一疾病可能出现多种形态。

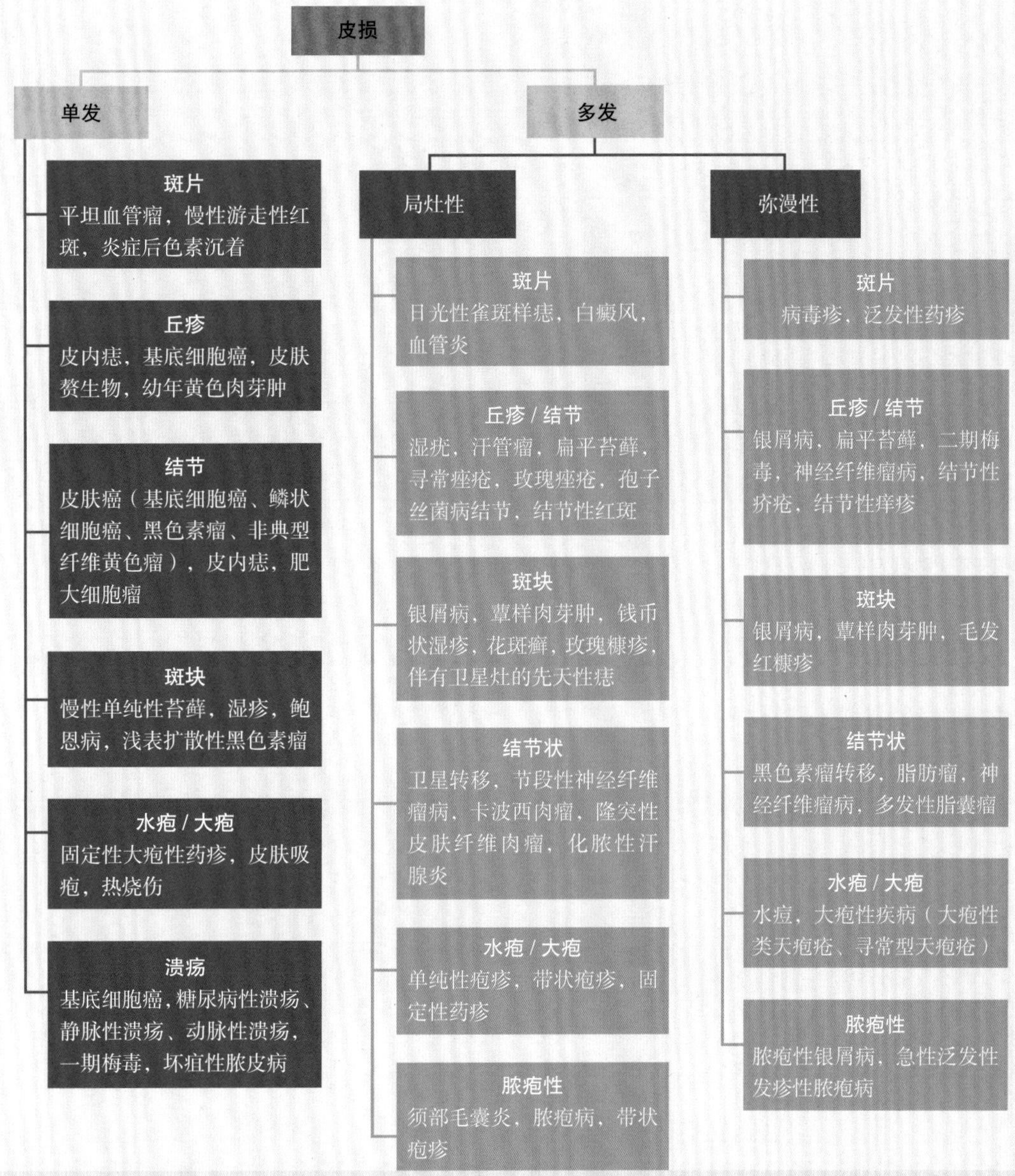

- **皮损**
  - **单发**
    - **斑片**：平坦血管瘤，慢性游走性红斑，炎症后色素沉着
    - **丘疹**：皮内痣，基底细胞癌，皮肤赘生物，幼年黄色肉芽肿
    - **结节**：皮肤癌（基底细胞癌、鳞状细胞癌、黑色素瘤、非典型纤维黄色瘤），皮内痣，肥大细胞瘤
    - **斑块**：慢性单纯性苔藓，湿疹，鲍恩病，浅表扩散性黑色素瘤
    - **水疱 / 大疱**：固定性大疱性药疹，皮肤吸疱，热烧伤
    - **溃疡**：基底细胞癌，糖尿病性溃疡、静脉性溃疡、动脉性溃疡，一期梅毒，坏疽性脓皮病
  - **多发**
    - **局灶性**
      - **斑片**：日光性雀斑样痣，白癜风，血管炎
      - **丘疹 / 结节**：湿疣，汗管瘤，扁平苔藓，寻常痤疮，玫瑰痤疮，孢子丝菌病结节，结节性红斑
      - **斑块**：银屑病，蕈样肉芽肿，钱币状湿疹，花斑癣，玫瑰糠疹，伴有卫星灶的先天性痣
      - **结节状**：卫星转移，节段性神经纤维瘤病，卡波西肉瘤，隆突性皮肤纤维肉瘤，化脓性汗腺炎
      - **水疱 / 大疱**：单纯性疱疹，带状疱疹，固定性药疹
      - **脓疱性**：须部毛囊炎，脓疱病，带状疱疹
    - **弥漫性**
      - **斑片**：病毒疹，泛发性药疹
      - **丘疹 / 结节**：银屑病，扁平苔藓，二期梅毒，神经纤维瘤病，结节性痒疮，结节性痒疹
      - **斑块**：银屑病，蕈样肉芽肿，毛发红糠疹
      - **结节状**：黑色素瘤转移，脂肪瘤，神经纤维瘤病，多发性脂囊瘤
      - **水疱 / 大疱**：水痘，大疱性疾病（大疱性类天疱疮、寻常型天疱疮）
      - **脓疱性**：脓疱性银屑病，急性泛发性发疹性脓疱病

图 3.4　根据皮损的形态和分布进行诊断的流程（根据文献 [4] 修改）

表 3.7　根据病变形态分类的常见皮肤病 [1, 9]

	色素减退	色素沉着	红斑
斑疹	· 晕痣 · 特发性滴状色素减少症 · 麻风病 · 无色痣 · 炎症后色素减退斑 · 结节病 · 花斑癣 · 结节性硬化症 · 白癜风	· 贝克尔痣 · 咖啡牛奶斑 · 雀斑 · 红癣 · 交界痣 · 雀斑样痣（恶性） · 黄褐斑 · 蒙古斑 · 炎症后色素沉着斑 · 紫癜 · 淤积性皮炎	· 药疹 · 幼年类风湿关节炎 · 风湿热 · 二期梅毒 · 病毒疹

续表

斑疹	· 黑癣	
	孤立性丘疹	**丘疹性暴发**
丘疹	· 副乳头 / 副耳屏 · 软纤维瘤（软垂疣、皮赘） · 光线性角化病 · 皮脂腺腺瘤 · 血管纤维瘤 / 血管角化瘤 · 昆虫叮咬 · 基底细胞癌 · 蓝痣 · 樱桃状血管瘤 · 结节性耳轮软骨皮炎	· 寻常痤疮 · 痤疮样玫瑰痤疮 · 杆菌性血管瘤病 · 胆碱能性荨麻疹 · 尖锐湿疣 · 达里尔病 · 皮肌炎 · 黑色丘疹性皮肤病 · 药疹 · 湿疹 · 扁平疣 · 毛囊炎

续表

丘疹	· 皮肤纤维瘤 · 小汗腺汗孔瘤 · 血管瘤 · 角化棘皮瘤 · 黑色素瘤 · 粟丘疹 · 传染性软疣 · 神经纤维瘤 · 痣（真皮） · 珍珠状阴茎丘疹 · 弹性纤维假黄瘤 · 化脓性肉芽肿 · 皮脂腺增生 · 脂溢性角化病 · 鳞状细胞癌 · 乳头状汗管囊腺瘤 · 汗管瘤 · 毛发上皮瘤 / 毛囊瘤 · 静脉湖 · 疣	· 环状肉芽肿 · 卡波西肉瘤 · 毛周角化病 · 扁平苔藓 / 光泽苔藓 · 红斑狼疮 · 淋巴瘤 · 痱子 · 传染性软疣 · 神经纤维瘤病 · 虱病 · 口周皮炎 · 多形性日光疹 · 妊娠瘙痒性荨麻疹性丘疹和斑块病 · 结节病 · 疥疮 · 二期梅毒 · 色素性荨麻疹 · 血管炎 · 病毒性发疹 · 黄色瘤（孤立性、暴发性）
脓疱	· 寻常痤疮 · 念珠菌病 · 皮肤癣菌病 · 药疹（如急性泛发性发疹性脓疱病） · 汗疱疹 · 湿疹 · 嗜酸性毛囊炎 · 新生儿中毒性红斑 · 毛囊炎 · 疖病 · 单纯疱疹，带状疱疹 · 化脓性汗腺炎 · 脓疱病 · 朗格汉斯细胞组织细胞增生症 · 新生儿脓疱病 · 须部假性毛囊炎 · 脓疱型银屑病 · 坏疽性脓皮病 · 玫瑰痤疮 · 角层下脓疱性皮肤病（Sneddon-Wilkinson） · 梅毒 · 水痘	
斑块	· 黑棘皮病 · 光线性角化病	

续表

斑块	· 血管肉瘤 · 基底细胞癌 · 念珠菌感染 · 蜂窝织炎 · 皮肤 T 细胞淋巴瘤 · 隆突性皮肤纤维肉瘤 · 皮肌炎 · 尿布皮炎 · 湿疹 · 红癣 · 环状肉芽肿，面部肉芽肿 · 鱼鳞病 · 扁平苔藓、硬化性苔藓、慢性单纯性苔藓 · 盘状红斑狼疮 · 莱姆病 · 黑色素瘤 · 硬斑病 · 类脂质渐进性坏死 · 皮脂腺痣 · 乳房佩吉特病、乳房外佩吉特病 · 玫瑰糠疹，花斑癣 · 毛发红糠疹 · 银屑病 · 结节病 · 脂溢性皮炎 · Sweet 综合征 · 梅毒 · 体癣、足癣 · 血管炎 · 黄色瘤		
结节与肿瘤	**肿瘤（良性 / 恶性）** ·（血管）脂肪瘤 · 软纤维瘤（软垂疣、皮赘） · 血管平滑肌瘤 · 非典型纤维黄色瘤 · 基底细胞癌 · B 细胞淋巴瘤 · 皮肤纤维瘤	**囊性** · 鳃裂囊肿 · 支气管囊肿 · 皮肤化生性滑膜囊肿 · 囊性淋巴管瘤 · 皮样囊肿 · 指（趾）黏液囊肿 · 耳凹囊肿 · 表皮样囊肿 · 腱鞘囊肿 · 汗囊瘤 · 黏液囊肿 · 藏毛囊肿 · 脂囊瘤	**结节 / 炎性** · 淀粉样变性 · 皮肤钙质沉着症 · 痈 · 结节性耳轮软骨皮炎 · 巴赞氏硬红斑 · 结节性红斑 · 异物肉芽肿 · 疖

续表

结节与肿瘤	· 隆突性皮肤纤维肉瘤 · 婴幼儿血管瘤、先天性血管瘤等 · 卡波西肉瘤 · 角化棘皮瘤 · 脂肪肉瘤 · 皮肤淋巴瘤 · 恶性黑色素瘤(变异型) · Merkel 细胞癌 · 转移瘤 · 蕈样肉芽肿 · 神经纤维瘤 · 神经瘤 · 黑色素细胞痣、先天性痣、后天性痣等 · 皮脂腺痣 · 毛母质瘤 · 多形性真皮肉瘤 · 假性淋巴瘤 · 化脓性肉芽肿 · 皮脂腺腺瘤 · 脂溢性角化病 · 鳞状细胞癌 · 乳头状汗管囊腺瘤 · 疣状癌 · 疣	· 甲状舌管囊肿 · 毛根鞘囊肿 · 毳毛囊肿	· 痛风 · 化脓性汗腺炎 · 注射部位肉芽肿 · 瘢痕疙瘩 · 性病性淋巴肉芽肿 · 皮肤骨瘤 · 脂膜炎 · 压力性结节 · 结节性多动脉炎 · 结节性痒疹 · 类风湿结节 · 疥疮结节 · 孢子丝菌病 · 结节性黄瘤 · 血管炎
水疱 / 大疱	**水疱** · 婴儿肢端脓疱病 · 急性皮炎（中毒性、刺激性） · 大疱性扁平苔藓 · 皮肤念珠菌病 · 达里尔病 · 疱疹样皮炎(Duhring 病) · 多形性红斑	**大疱** · 糖尿病性大疱病 · 大疱性扁平苔藓 · 大疱性类天疱疮 · 烧伤 · 蜂窝织炎 · 冻疮 · 瘢痕性类天疱疮 · 接触性皮炎	

续表

水疱 / 大疱	· 手足口病 · 单纯性疱疹，带状疱疹 · 汗囊瘤 · 自身免疫反应（Id 反应） · 脓疱病 · 色素失禁症 · 昆虫叮咬 · 线状 IgA 皮肤病 · 肥大细胞增生症 · 白痱，红痱 · 落叶型天疱疮 · 急性痘疮样苔藓样糠疹（PLEVA） · 迟发性皮肤卟啉病 · 疥疮 · 暂时性棘层松解性皮肤病（Grover’s 病） · 水痘 · 血管炎	· 获得性大疱性表皮松解症 · 固定性药疹 · 摩擦性水疱 · 移植物抗宿主病 · 脓疱病 · 线状 IgA 皮肤病 · 新生儿吸吮水疱 · 妊娠性类天疱疮 · 寻常型天疱疮 · 冻疮病 · 日光性皮炎 · 汗疱疹 · 葡萄球菌烫伤样皮肤综合征 · 中毒性表皮坏死松解症
糜烂 / 溃疡	**溃疡** · 口疮 · 动脉性溃疡 · 基底细胞癌 · 软下疳 · 压疮 · 糖尿病溃疡 · 深脓疱病 · 类脂质渐进性坏死 · 神经性溃疡 · 压力性溃疡 · 坏疽性脓皮病 · 脓毒症栓塞 · 蜘蛛咬伤 · 鳞状细胞癌 · 淤积性溃疡 · 外伤性溃疡 · 三叉神经性营养综合征 · 营养性溃疡 · 静脉性溃疡	**糜烂** · 大疱性类天疱疮 · 烧伤 · 念珠菌病 · 皮肤癣菌病 · 湿疹类疾病 · 大疱性表皮松解症 · 多形性红斑 · 固定性药疹 · 疱疹性咽峡炎 · 间擦疹 · 扁平苔藓 · 神经性抓痕 · 寻常型天疱疮 · 口角炎 · 梅毒 · 中毒性表皮坏死松解症 · 水疱性大疱性疾病
荨麻疹	· 血管性水肿 · 皮肤划痕症 · 荨麻疹	

续表

荨麻疹	·色素性荨麻疹（肥大细胞增多症） ·荨麻疹性血管炎
裂隙	·手、足皲裂 ·湿疹 ·间擦疹 ·口角炎
萎缩	·老化/衰老 ·皮肌炎 ·盘状红斑狼疮 ·硬化萎缩性苔藓 ·硬斑病 ·类脂质渐进性坏死 ·放射性皮炎 ·妊娠纹 ·局部/皮内注射类固醇
瘢痕	·痤疮 ·烧伤 ·化脓性汗腺炎 ·瘢痕疙瘩 ·卟啉病 ·水痘

一些常见皮肤病的分布特征也为医师诊断及排除特定疾病提供了重要的信息，这些皮损在身体的特定区域更为好发（图 3.5）。

六、皮肤病学相关评分系统

针对不同皮肤疾病已发展出相应的评分系统，这有助于我们确诊或评估疾病的严重程度，并据此制定最佳的治疗方案。此外，这些评分系统也可以用于监测特定治疗方式对各种疾病的疗效，在临床试验中也经常使用这些评分系统。以下是一些相关的评分系统和指数，这些对于皮肤病学的临床实践十分有用。

（一）化脓性汗腺炎（hidradenitis suppurativa，HS）

Hurley 评分：这是临床中首个非定量性的严重程度评分系统，根据瘢痕或窦道的情况将患者分为三类；此外，Hurley 评分系统有助于为患者选择合适的治疗方法：1 期患者适合药物治疗，2 期患者可能适合局部手术，而 3 期患者通常需要广泛切除窦道和大面积的瘢痕[31-33]（表 3.8）。

国际化脓性汗腺炎严重程度评分系统（International Hidradenitis Suppurativa Severity Score System，IHS4）：这是一个新的临床评分系统，能够动态评估化脓性汗腺炎的严重程度，该系统需要识别和计数三种不同类型的病变：结节、脓肿和窦道[34]（表 3.9）。

超声评分（sonographic scoring of hidradenitis suppurativa，SOS-HS）：能够提供化脓性汗腺炎是否存在亚临床受累的重要信息。而这些信息在临床检查中无法获得，其他评分系统也未考虑这些信息，因此往往会低估疾病的严重程度[35]（表 3.10）。

（二）恶性黑色素瘤（malignant melanoma）

Breslow 指数：指测量黑色素瘤的垂直厚度（单位为 mm），从颗粒层到肿瘤最深浸润点的区域；Breslow 厚度是原发性皮肤黑色素瘤患者预后非常重要的因素，其准确性对分期和治疗方法的选择具有重要意义[36]（表 3.11）。

Clark 水平分级：一种组织学分级系统，根据解剖层次描述黑色素瘤的浸润深度[37]（表 3.12）。

（三）银屑病（psoriasis）

银屑病面积和严重程度指数（psoriasis area and severity index，PASI）：用于评估银屑病患者疾病严重程度的工具，同时用于记录治疗后临床改善情况或用于临床试验中；对于每个身体区域，选择具有银屑病病变的代表性区域，并按照严重程度从 0 到 4 的等级评估红斑、脱屑、斑块厚度的严重程度（参数 1）；下一步，需要计算每个身体部位银屑病累及的面积百分比（参数 2），（累及面积从 0 ~ > 90%，对应评分为 0 ~ 6 分）；最后，将严重程度评分和累及面积评分分别乘以预先设定好的对应每个身体部位面积的系数（头部、躯干、上肢和下肢面积系数不同），然后将四个部位的得分相加得到总的 PASI 评分[3，9]（表 3.13）。

甲银屑病严重程度指数（nail psoriasis severity index，NAPSI）：这是一种简单易用的常用于评估甲银屑病严重程度的评分工具，通常用于临床试验中，或用于评估指甲银屑病治疗的反应；甲板被假想的水平线和垂直线分为 4 个象限；在甲的每个象限

面部 / 颈部

良性病变和肿瘤性病变：软纤维瘤，血管瘤，黑色丘疹性皮肤病，粟丘疹，皮内痣，汗管瘤，太田痣，葡萄酒色斑，蓝痣，无色素痣，日光性雀斑，光线性角化病，基底细胞癌，鳞状细胞癌，梅克尔细胞癌，角化棘皮瘤，恶性雀斑样痣（黑色素瘤），鲍恩病，微囊性附属器癌，非典型纤维黄色瘤，化脓性肉芽肿

感染 / 寄生虫病：脓疱病，丹毒，单纯疱疹和带状疱疹，颜面癣，疣，卡波西肉瘤，传染性红斑，皮肤淋巴细胞瘤，利什曼原虫病，寻常狼疮，革兰阴性菌毛囊炎

炎症性疾病：痤疮，玫瑰痤疮，脂溢性皮炎，接触性皮炎，特应性湿疹，单纯苔藓，白色糠疹，口周皮炎，银屑病，囊肿，黄褐斑，嗜酸性毛囊炎

免疫性疾病：红斑狼疮，皮肌炎，硬皮病，CREST 综合征，大疱性类天疱疮，寻常型天疱疮，白癜风

药物性 / 反应性疾病：荨麻疹，血管性水肿，固定性药疹，光敏性药物反应，伴嗜酸性粒细胞增多和全身症状的药物反应，中毒性表皮坏死松解症，SJS（Stevens-Johnson 综合征）

发育异常 / 遗传性疾病：皮样囊肿，凹陷，耳屏附件，甲状腺舌管囊肿，支气管囊肿，Peutz-Jeghers 综合征，Osler-Weber-Rendu 综合征，结节性硬化症，弹性纤维假黄瘤，着色性干皮病

系统性疾病：黄色瘤，Sweet 综合征（急性发热性嗜中性皮病），结节病，黏液水肿，红细胞生成性原卟啉症，系统性淀粉样变性

头发及头皮

脱发：斑秃，生长期脱发，雄激素性脱发，盘状红斑狼疮，额部纤维性脱发，毛发扁平苔藓，梅毒，休止期脱发，头癣，牵引性脱发，拔毛癖

良性病变和肿瘤性病变：光线性角化病，痣（皮脂腺痣，先天性痣，黑色素痣），血管瘤，脂溢性角化病，基底细胞癌，鳞状细胞癌，黑色素瘤，梅克尔细胞癌，微囊性附属器癌，血管肉瘤，皮肤转移瘤

感染 / 寄生虫病：毛囊炎，头癣，脓癣，头虱病，带状疱疹，疖，痈

炎症性疾病：脂溢性皮炎，接触性皮炎，银屑病，颈项部瘢痕性痤疮，毛根鞘囊肿，幼年黄色肉芽肿，结节性痒疹

免疫性疾病：皮肤红斑狼疮，寻常型天疱疮，黏膜类天疱疮，疱疹样皮炎

发育异常：先天性皮肤发育不全，皮样囊肿

口腔黏膜

良性病变和肿瘤性病变：静脉湖，疣，血管瘤，黏液囊肿，雀斑痣，化脓性肉芽肿，光线性唇炎，鳞状细胞癌，黑色素瘤

感染性疾病：脓疱病，单纯疱疹及带状疱疹，念珠菌病，水痘带状疱疹病毒感染，柯萨奇病毒感染，麻疹，口腔毛状白斑病，牙齿窦道，卡波西肉瘤，梅毒性下疳

炎症性疾病：接触性皮炎，扁平苔藓，黏膜白斑病，白塞病，赖特综合征，外伤

免疫性疾病：红斑狼疮，寻常型天疱疮，瘢痕性类天疱疮

药物性 / 反应性疾病：固定药疹，多形性红斑，中毒性表皮坏死松解症

系统性疾病：肉芽肿性唇炎，克罗恩病

腋下

良性病变和肿瘤性病变：雀斑，软纤维瘤，表皮囊肿，鲍恩病，基底细胞癌，黑色素瘤

感染：红癣，真菌及酵母菌感染，间擦疹，体虱病，疥疮，腋毛癣，大疱性脓疱病

炎症性疾病：黑棘皮病，接触性皮炎，Fox-Fordyce 病（大汗腺毛囊角化病），化脓性汗腺炎，慢性单纯性苔藓，痱子

免疫性疾病：大疱性类天疱疮，白癜风，寻常型天疱疮

药物性 / 反应性疾病：对称性药物相关性间擦部及屈侧疹，固定性药疹，急性泛发性发疹性脓疱病，中毒性表皮坏死松解症、Stevens-Johnson 综合征

发育异常 / 遗传性疾病：Hailey-Hailey 病（家族性良性慢性天疱疮），神经纤维瘤病（腋窝雀斑），LEOPARD 综合征，弹性纤维假黄瘤

躯干

良性病变和肿瘤性病变：黑色素痣，脂肪瘤，老年性血管瘤，脂溢性角化病，表皮囊肿，基底细胞癌，鳞状细胞癌，鲍恩病，黑色素瘤，皮肤转移瘤

感染 / 寄生虫病：病毒疹，花斑癣，带状疱疹，体癣，二期梅毒，麻风，传染性软疣，游走性红斑，卡波西肉瘤，水痘

炎症性疾病：痤疮，聚合性痤疮，接触性皮炎，脂溢性皮炎，湿疹，毛囊炎，玫瑰糠疹，银屑病，苔藓样糠疹，毛发红糠疹，红皮病，斑块型副银屑病

免疫性疾病：红斑狼疮，寻常型天疱疮，大疱性类天疱疮，白癜风，疱疹样皮炎，硬皮病，线状 IgA 皮肤病

药物性 / 反应性疾病：发疹性药疹，丘疹性荨麻疹，固定性药疹，急性泛发性发疹性脓疱病，伴嗜酸性粒细胞增多和全身症状的药物反应，中毒性表皮坏死松解症，Stevens-Johnson 综合征

发育异常 / 遗传性疾病：达里尔病，神经纤维瘤病，鱼鳞癣，结节性硬化症，着色性干皮病

系统性疾病：蕈样肉芽肿，Sezary 综合征，结节病，色素性荨麻疹，发疹性黄色瘤，坏疽性脓皮病，环状肉芽肿

手部

良性病变和肿瘤性病变：日光性雀斑样痣，疣，胼胝，鸡眼，化脓性肉芽肿，血管球瘤，黏液囊肿，光线性角化病，鲍恩病，鳞状细胞癌，角化棘皮瘤，梅克尔细胞癌，黑色素瘤，甲母质瘤，甲乳头瘤

感染 / 寄生虫病：疣，脓疱病，单纯疱疹，疱疹性瘭疽，手癣，甲沟炎，二期梅毒，羊痘，类丹毒，疥疮，皮肤幼虫移行症，手足口病，病毒疹

炎症性疾病：接触性皮炎，汗疱疹，银屑病，扁平苔藓，毛发红糠疹，环状肉芽肿

免疫性疾病：皮肌炎，冻疮样红斑狼疮，硬皮病，移植物抗宿主病，白癜风，红斑狼疮，CREST 综合征

药物性 / 反应性疾病：固定性药疹，多形性红斑，光敏性药物反应，放射性皮炎，中毒性表皮坏死松解症、Stevens-Johnson 综合征

发育异常 / 遗传性疾病：多指，获得性指（趾）纤维角皮瘤，大疱性表皮松解症

系统性疾病：蕈样肉芽肿，结节病，迟发性皮肤卟啉病，硬皮病

生殖器区域

良性病变和肿瘤性病变：阴茎珍珠状丘疹，疣，鲍恩样丘疹病，软纤维瘤，血管角化瘤，淋巴管瘤，乳房外佩吉特病，黑色素瘤，鳞状细胞癌，鲍恩病

感染 / 寄生虫病：单纯疱疹与带状疱疹，传染性软疣，念珠菌病，股癣，梅毒，性病性淋巴肉芽肿，湿疣，虱病，疥疮，龟头炎，软下疳，红癣，毛囊炎，疖病，间擦疹，阴虱病，脓疱病，疖

炎症性疾病：脂溢性湿疹，接触性皮炎，尿布皮炎，单纯苔藓，反向银屑病，扁平苔藓，化脓性汗腺炎，肠病性肢端皮炎，毛发红糠疹，赖特综合征，白塞病

免疫性疾病：白癜风，硬化萎缩性苔藓，黏膜类天疱疮，寻常型天疱疮

药物性 / 反应性疾病：固定性药疹，多形性红斑，药物性条纹，急性泛发性发疹性脓疱病，对称性药物相关性间擦部及屈侧疹，丘疹性荨麻疹，中毒性表皮坏死松解症

发育异常 / 遗传性疾病：Hailey-Hailey 病（家族性良性慢性天疱疮），假性黑棘皮病，疣状肢端角化病

系统性疾病：坏疽性脓皮病

足部

良性病变和肿瘤性病变：胼胝，鸡眼，疣，化脓性肉芽肿，小汗腺汗孔瘤，原位黑色素瘤，恶性黑色素瘤，鳞状细胞癌，皮肤转移瘤，鲍恩病，卡波西肉瘤

感染 / 寄生虫病：足癣，二期梅毒，昆虫叮咬，疥疮，甲沟炎，皮肤幼虫移行症，手足口病，窝状角质松解症，病毒疹

炎症性疾病：接触性皮炎，汗疱疹，幼年跖部皮病，银屑病，扁平苔藓，婴儿肢端脓疱病，毛发红糠疹，赖特综合征，环状肉芽肿

免疫性疾病：冻疮样红斑狼疮，硬皮病，大疱性表皮松解症，白癜风

药物性 / 反应性疾病：多形性红斑，中毒性表皮坏死松解症、Stevens-Johnson 综合征

发育异常 / 遗传性疾病：斑点状皮肤角化病，大疱性表皮松解症，疣状肢端角化病

系统性疾病：蕈样肉芽肿，Sezary 综合征，硬皮病，类脂质渐进性坏死，动脉粥样硬化

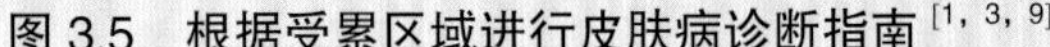

图 3.5　根据受累区域进行皮肤病诊断指南 [1, 3, 9]

表 3.8 Hurley 评分系统

第 1 期	单个或少数的孤立脓肿，无瘢痕或窦道（瘘管、瘘道）
第 2 期	多个区域的复发性脓肿，开始伴有窦道（瘘管、瘘道）形成
第 3 期	多个、广泛的脓肿，伴有相互连接的窦道（瘘管、瘘道）、严重瘢痕并持续渗漏

表 3.9 国际化脓性汗腺炎严重程度评分系统（IHS4）

IHS4（分数）= 结节数 ×1 + 脓肿数 ×2 + 窦道数 ×4
轻度 HS ≤ 3 分
中度 HS 4 ~ 10 分
重度 HS ≥ 10 分

表 3.10 化脓性汗腺炎超声评分（SOS-HS）

分级	描述
Ⅰ	一处积液，仅累及一个身体部位的皮肤改变，无瘘道
Ⅱ	2 ~ 4 处积液或单个瘘道，累及最多两个身体部位的皮肤改变
Ⅲ	≥ 5 处积液，或≥ 2 个瘘道，累及 3 个及 3 个以上身体部位的皮肤改变

中，对甲母质（点状凹陷、白甲、甲半月红斑、碎裂）和甲床银屑病（甲剥离、裂片状出血、甲下角化过度、

表 3.11 用于恶性黑色素瘤的 Breslow 指数；根据 Breslow 厚度预测 5 年和 10 年生存率[36]

Breslow 厚度 /mm	T 分期	厚度（mm）	溃疡状态	5 年生存率（%）	10 年生存率（%）
< 1	T1a	< 0.8	无溃疡	99	98
	T1b	< 0.8 0.8 ~ 1	有溃疡 有或无溃疡	99	96
1 ~ 2	T2a	>1 ~ 2	无溃疡	96	92
	T2b	>1 ~ 2	有溃疡	93	88
2 ~ 4	T3a	>2 ~ 4	无溃疡	94	88
	T3b	>2 ~ 4	有溃疡	86	81
> 4	T4a	> 4	无溃疡	90	83
	T4b	> 4	有溃疡	82	75

表 3.12 Clark 水平分级

Ⅰ	局限于表皮层，又称原位癌
Ⅱ	浸润真皮乳头层
Ⅲ ~ Ⅳ	浸润真皮乳头层和网状层
Ⅴ	浸润皮下

油滴征、色素异常）的特征进行评估，并分为 0 ~ 4 个等级；当没有病变时得分为 0 分，如果病变出现在 1 个象限中得分为 1 分，出现在 2 个象限中得分为 2 分，出现在 3 个象限中得分为 3 分，出现在所有

表 3.13 银屑病面积和严重程度指数（PASI）

	头	躯干	上肢	下肢
皮损严重程度：0 分—无，1 分—轻度，2 分—中度，3 分—重度，4 分—极重度				
红斑	0 ~ 4	0 ~ 4	0 ~ 4	0 ~ 4
浸润度	0 ~ 4	0 ~ 4	0 ~ 4	0 ~ 4
鳞屑	0 ~ 4	0 ~ 4	0 ~ 4	0 ~ 4
总分（A）	上述评分总和	上述评分总和	上述评分总和	上述评分总和
累及范围：0 分：无；1 分：< 10%；2 分：10% ~ 30%；3 分：30% ~ 50%；4 分：50% ~ 70%；5 分：70% ~ 90%；6 分：90% ~ 100%				
累及区域（B）	0 ~ 6	0 ~ 6	0 ~ 6	0 ~ 6
A×B	A×B	A×B	A×B	A×B
矫正系数（C）	0.1	0.3	0.2	0.4
A×B×C	N1	N2	N3	N4
PASI	N1+N2+N3+N4			

（4 个）象限中得分为 4 分；NAPSI 分数是所有受累指甲得分的总和[38]（表 3.14）。

表 3.14　甲银屑病严重程度指数（NAPSI）评分

NAPSI 评分	
甲母质评分（点状凹陷、白甲、甲半月红斑、碎裂）	
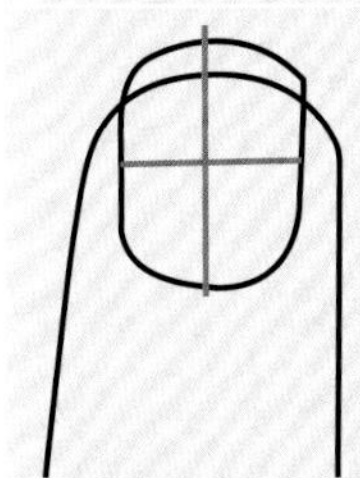	0 分无 1 分存在于 1/4 甲 2 分存在于 2/4 甲 3 分存在于 3/4 甲 4 分存在于 4/4 甲
甲床评分（甲剥离、裂片状出血、油滴征、色素异常、甲下角化过度）	
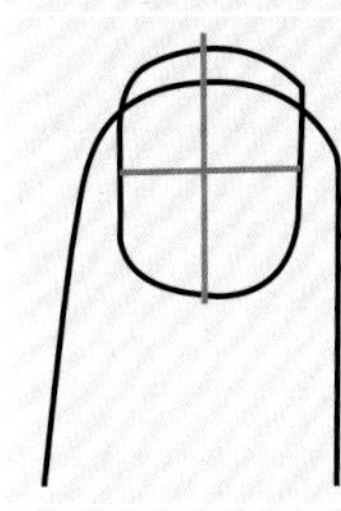	0 分无 1 分存在于 1/4 甲 2 分存在于 2/4 甲 3 分存在于 3/4 甲 4 分存在于 4/4 甲
	= 每个甲的甲母质评分和甲床评分相加，得到每个指甲的总分（0 ~ 8 分） = 将所有甲的分数相加，即为 NAPSI 评分

（四）特应性皮炎（atopic dermatitis）

特应性皮炎评分（scoring atopic dermatitis, SCORAD）：使用最广泛的评估特应性皮炎严重程度和治疗反应的临床工具；该指数通过六项客观指标（红斑、水肿 / 丘疹、抓痕、渗出 / 结痂形成、苔藓样变、干燥）和两种主观症状（瘙痒、失眠）来量化疾病的范围和严重程度；SCORAD 评分将特应性湿疹分为轻度（0 ~ 24 分）、中度（25 ~ 50 分）和重度（51 ~ 103 分）[39]（表 3.15）。

表 3.15　特应性皮炎评分（SCORAD）

A 范围（累及面积所占百分比）	
· 头颈部，9%	· 上肢，每侧 9%
· 下肢，每侧 18%	· 前躯干，18%
· 背部，18%	· 生殖器区域，1%
B 程度（0 分—无，1 分—轻度，2 分—中度，3 分—严重）：	
· 红斑	· 水肿 / 丘疹
· 渗出 / 结痂形成	· 抓痕
· 苔藓样变	· 干燥
C 主观症状（瘙痒及失眠）	
· 瘙痒（0 ~ 10VAS）	· 失眠（0 ~ 10VAS）
总分 =A/5+7B/2+C	

（五）中毒性表皮坏死松解症 / 史蒂文斯 – 约翰逊综合征

中毒性表皮坏死松解症评分（SCORTEN）：用于预测史蒂文斯 – 约翰逊综合征或中毒性表皮坏死松解症患者死亡率的疾病严重度评分系统；评分为 0 ~ 1 分时的死亡率为 3.2%，评分为 2 分时的死亡率为 12.1%，评分为 3 分时的死亡率为 35.8%，评分为 4 分时的死亡率为 58.3%，评分＞ 4 分时的死亡率为＞ 90%[40]（表 3.16）。

表 3.16　中毒性表皮坏死松解症评分（SCORTEN）

预后因素	分值
年龄≥ 40 岁	1
脉搏≥ 120 次 / 分	1
癌（血液系统肿瘤）	1
1 天时累及体表面积≥ 10%	1
血清尿素＞ 10 mmol/L	1
血清碳酸氢盐＜ 20 mmol/L	1
血糖＞ 14 mmol/L	1
= SCORTEN 致死率（%）	

（六）系统性硬化症（systemic sclerosis，SSc）

ACR/EULAR 分类标准：美国风湿病学会（ACR）和欧洲抗风湿联盟（EULAR）制定的系统性硬化症分类标准，用于诊断系统性硬化症。总评分≥ 9 分的患者被分类为明确的硬皮病，灵敏度为 91%，特异度为 92%[41]（表 3.17）。

（七）红斑狼疮

系统性红斑狼疮国际协作组（Systemic Lupus In-

表 3.17　ACR 和 EULAR 制定的系统性硬化症分类标准

项目	子项	分数
双手手指皮肤增厚，延伸至掌指关节近端（确诊标准）	–	9

续表

项目	子项	分数
手指皮肤增厚（仅计算较高的分数）	手指水肿 手指硬皮病（位于掌指关节远端，但位于近端指间关节近端）	2 4
指尖病变（仅计算较高的分数）	指尖溃疡 指尖凹陷性瘢痕	2 3
毛细血管扩张	–	2
异常甲襞毛细血管	–	2
肺动脉高压和（或）间质性肺疾病（最高分数为 2 分）	肺动脉高压 间质性肺疾病	2 2
雷诺现象	–	3
SSc 相关自身抗体（抗着丝点抗体，抗 SCL-70 抗体，抗 RNA 聚合酶 III 抗体）	抗着丝点抗体 抗 SCL-70 抗体 抗 RNA 聚合酶 III 抗体	3

ternational Collaborating Clinics，SLICC）标准：用于诊断系统性红斑狼疮的临床标准和免疫学标准。根据 SLICC 分类标准：如果患者符合至少四条标准，其中至少包含一条临床标准和一条免疫学标准；或者患者肾脏活检确诊为狼疮肾炎，同时检测出 ANA（抗核抗体）或抗 dsDNA 抗体阳性之一；则可以诊断为系统性红斑狼疮[42]（表 3.18）。

表 3.18　系统性红斑狼疮国际协作组（SLICC）标准

临床标准	免疫学标准
1. 急性皮肤狼疮 2. 慢性皮肤狼疮 3. 口腔溃疡：包括上颚 4. 非瘢痕性脱发（弥漫性头发变薄或脆弱，伴有可见的断发） 5. 累及两个或更多关节的滑膜炎，其特征为肿胀或积液，或在两个或更多关节中出现疼痛，以及晨僵持续 30 分钟或更长时间 6. 浆膜炎 7. 肾脏受累 8. 神经系统受累 9. 溶血性贫血 10. 白细胞减少症（至少有一次少于 4000/mm^3） 11. 血小板减少症（至少有一次少于 100000/mm^3）	1. ANA（抗核抗体）数值超过参考值上限 2. 抗 dsDNA 抗体超过参考值上限，（ELISA 法除外，需要两次超过参考值上限） 3. 抗 Sm 抗体阳性 4. 任何一个抗磷脂抗体阳性 5. 低补体（C3，C4，CH50） 6. 在没有溶血性贫血的情况下，直接 Coombs 试验阳性

（薛恒，王佳颖 译）

参考文献

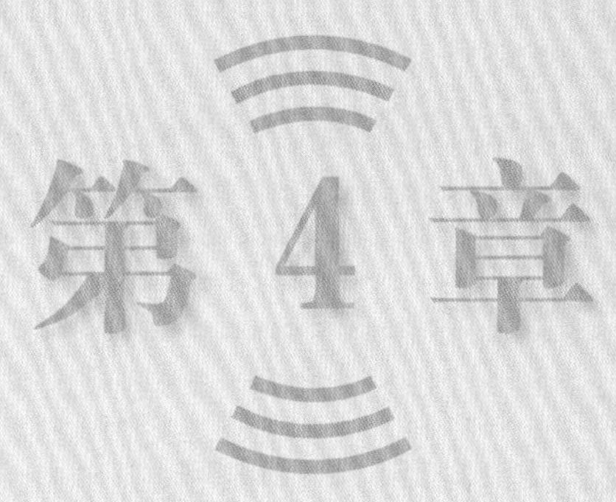

超声成像：基本原理和术语

Diana Gaitini, Yehuda Ullmann, Marcia Javitt

一、引言

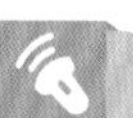

超声是一种独特的医学影像学工具，用于检查皮肤疾病。它能提供实时高分辨率的灰阶图像，从而获得解剖和功能数据，并且无电离辐射。灰阶超声图像可显示病变形态、回声强度、内部结构（如实性、囊性或混合性）、均质或不均质、钙化灶及浸润的位置和深度等信息，还可以测定病变的大小和体积。多普勒超声则可提供血流信息。彩色和频谱多普勒超声能够实时测定血管分布情况，并显示血流模式、方向和速度。此外，超声还可安全引导介入操作，如穿刺针定位，可疑恶性病变活检，积液引流及异物定位和取出。通过超声检查可以获得详细的解剖学信息，有助于制订手术计划。

为获得高质量的诊断图像，我们需要理解声能的发射和组织内界面反射回波之间的相互作用。优化生成超声图像的技术至关重要。成功的诊断需要对临床情况，操作者技能及优化成像信息所需的物理学和仪器知识有所了解。如果操作者熟悉超声技术，则可避免由误解伪像而产生的错误。与其他影像学检查相比，超声是一种安全有效、无创、低成本且广泛应用于诊断和随访的检查方法。

二、声学基础与仪器技术

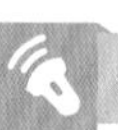

（一）灰阶超声成像

超声成像主要依靠B型模式、灰度和实时显示[1]。B型模式显示的是回声的亮度水平，与反射信号的强度相关。不同振幅的反射信号以不同强度或亮度水平显示。灰阶通过不同的灰度描述从白色到黑色的信号强度。最大强度的信号显示为白色，中等强度显示为灰色，无信号则显示为黑色。这些图像分别被称为高回声（白色）、低回声（灰色）和无回声（黑色）（图4.1）。实时超声通过每秒15 ~ 60的帧频生成二维图像来动态显示器官。

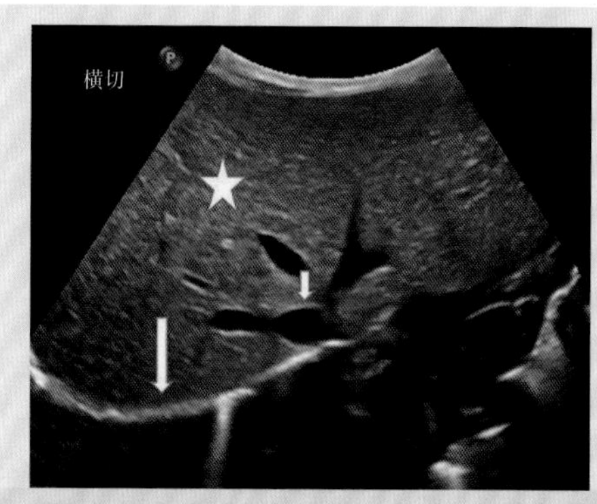

儿童肝脏横切面（轴位）图像。其中，高回声凸线（长箭头）为横膈，代表肝脏和充气肺之间高反射的界面；无回声结构（短箭头）为下腔静脉和肝静脉；而低回声区域（☆）则代表肝实质。

图4.1　B型模式灰阶图像

（二）多普勒超声检查

随着多普勒超声技术的进步，超声显示和描述组织成分微小差异的能力已经得到增强[2]。来自静止目标的反射声波频率与发射声波相同，而来自移动目标的反射声波则具有不同且不断变化的频率。多普勒效应反映了这种频率变化，并与运动目标的速度成正比。进行多普勒测量时，角度必须在与声束成角≤ 60° 条件下进行。当角度为90° 时，无法检测到多普勒频移，因为此时目标没有相对于换能器朝向或远离的运动（cos90° =0）。要准确估算目标速度，则需要在正确角度下精确测量多普勒频移。同时，多普勒频移落在听觉范围内，并通过接收到信号提供关于血流特征的有用信息。

彩色多普勒和能量多普勒通过在灰阶图像上叠加彩色，实时显示了多普勒频移（图4.2）。彩色多普勒模式以标识血流方向的彩色图形式展示了血液流动情况。在通常情况下，红色表示朝向换能器，蓝色表示远离换能器；然而，在机器配置过程中可以调整彩色图的设置。相对速度信息则通过浅颜色来表示较高的速度（图4.3）。能量多普勒模式使用单一颜色的图像来显示多普勒信号的能量或振幅。该模式提高了血流探测的敏感性，但缺乏关于血流方向和速度的信息。能量多普勒能较好地显示低速血流和乏血供的病变。相比之下，彩色多普勒为高速血流和富血供病变提供更详细的信息，因为它可显示血流方向和相对速度。在彩色多普勒模式下，通过优化增益可以将伪像最小化，即降低增益直到只剩下脉冲相关的彩色像素。如果无法检测到病灶内部的血流可能是由于增益设置过低，则可以通过增加增益直到在病变内或周围看到彩色伪像来进行

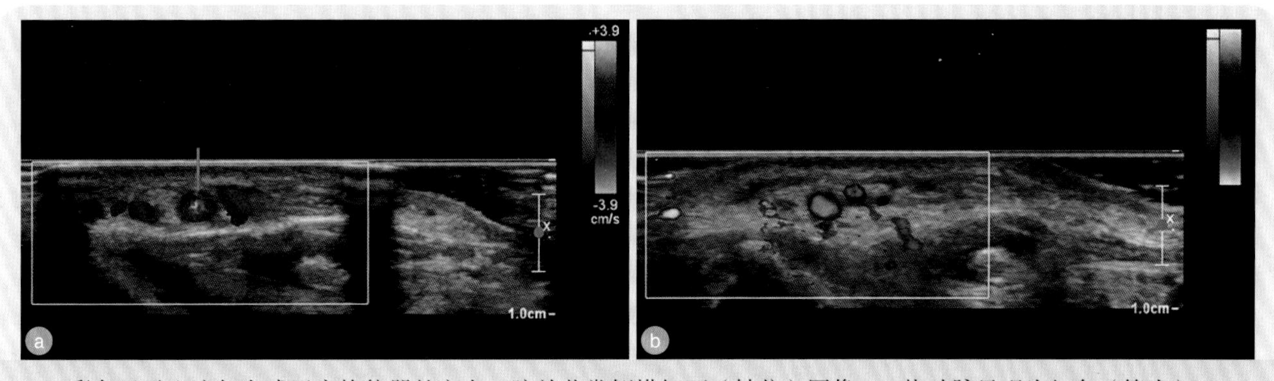

彩色显示血流朝向或远离换能器的方向。腕关节掌侧横切面（轴位）图像。a. 桡动脉呈现为红色（箭头），而动脉两侧的桡静脉则显示为蓝色；b. 能量多普勒显示相同的血管。能量多普勒使用单色图来显示多普勒信号的振幅，增强了对低速血流探测的敏感性，尽管缺乏血流方向和速度信息。

图 4.2　彩色多普勒和能量多普勒超声图像

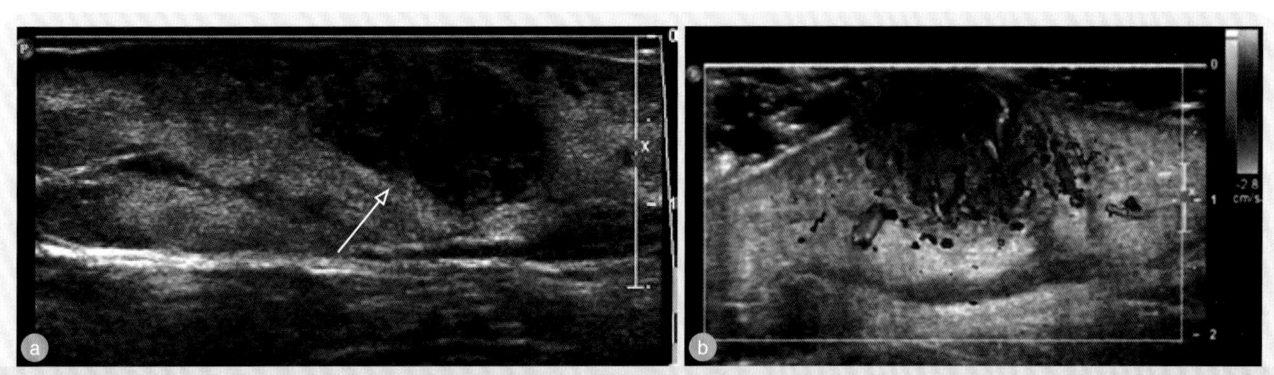

大腿中部皮肤纤维肉瘤。a. 在灰阶图像上，肿瘤回声很低（箭头），周围是水肿的高回声皮下脂肪层；b. 彩色多普勒超声显示该病变血流丰富。红色表示血流朝向换能器，蓝色表示血流远离换能器。

图 4.3　彩色多普勒超声图像

修正。

多普勒频谱（脉冲多普勒；频谱曲线分析）是以图形形式显示血流速度和方向的多普勒频移。通过波形在基线上下垂直方向上的偏移，可以显示出最大收缩期流速、舒张末期流速和平均血流速度等多普勒参数，并计算出搏动性和阻力指数。频谱多普勒能够通过显示血流特征和速度测量来区分静脉和动脉血流（图 4.4）。结合灰阶超声与多普勒超声技术，可以准确识别病变特征，包括内部回声、大小、形状、边缘、深层受累及血流情况。尽管富血供是非特异性的，它在炎症和恶性病变中都有发现，但是多普勒超声有时可能有助于区分血管病变、炎症和肿瘤。

现代高分辨率设备采用高频换能器和极其敏感的能量多普勒技术，可清晰识别浅表结构、灰度特征和血供情况。彩色多普勒超声可提高超声检查在评估局灶性病变方面的特异性。良性肿瘤可能伴有充血和血管扩张，但不伴有明显的新生血管形成。相反，许多恶性肿瘤中存在着血管新生，这可作为预后的重要指标之一。探测多普勒信号是一种简单无创分析血流的方法。肿瘤内部的血流会影响治疗计划、选择及切除范围。原发肿瘤中广泛存在的血流可能提示早期扩散倾向，进而预示预后较差。然而，血流和组织灌注对于化疗和其他治疗方式的渗透具有积极意义。总之，多普勒超声可以检测并确定血流的方向、特征和速度。

（三）超声换能器

超声换能器（也被称为探头）是超声机器的手持部分，可用于产生发射声波和探测反射的超声波。凸阵探头具有较低的频率范围（1 ~ 6 MHz），可实现更深层次的组织穿透，但其分辨率相对较低，主要应用于显示腹部器官等深层结构（图 4.5）。线阵探头则拥有更高的频率范围（6 ~ 18 MHz），穿透力

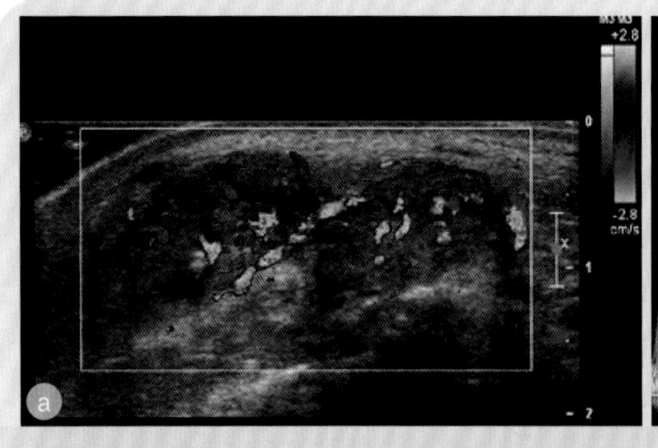
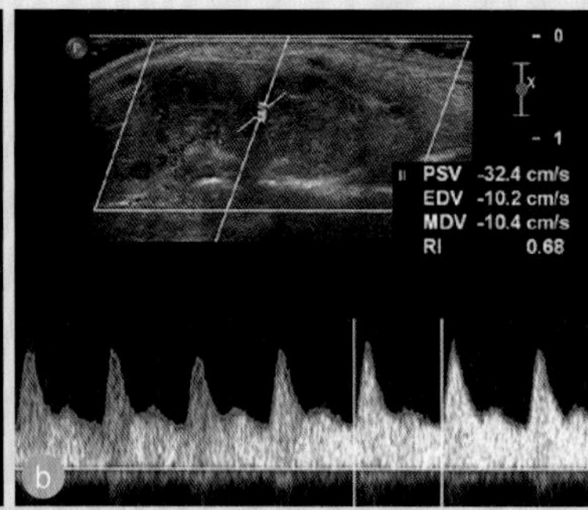

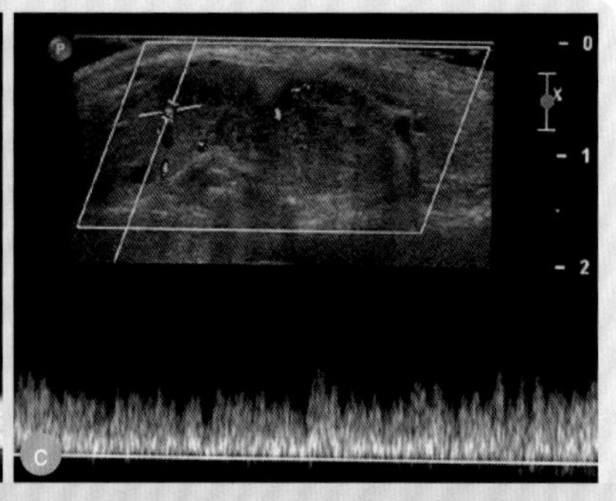

在足背区域观察到一个血流丰富的病变。a. 彩色多普勒通过实时叠加在灰阶图像上的彩色图显示血流和血流方向。红色表示朝向换能器，蓝色表示远离换能器。浅色对应较高的血流速度。彩色标尺位于图像右侧显示。b. 频谱多普勒用于显示动脉血流情况。通过将光标（两条平行线）置于血管内部来显示血流信息。在图像底部显示的频谱上使用垂直线选择一个心动周期，系统会自动计算并显示收缩期峰值流速（PSV）、舒张末期流速（EDV）、平均舒张期流速（MDV）和阻力指数（RI）。c. 频谱多普勒用于显示静脉血流情况，并可根据其特征区分动脉和静脉血流。需要注意的是，在该静脉中，血流方向是朝向换能器，因此显示为红色，并位于基线上方。

图 4.4 彩色多普勒和频谱多普勒超声图像

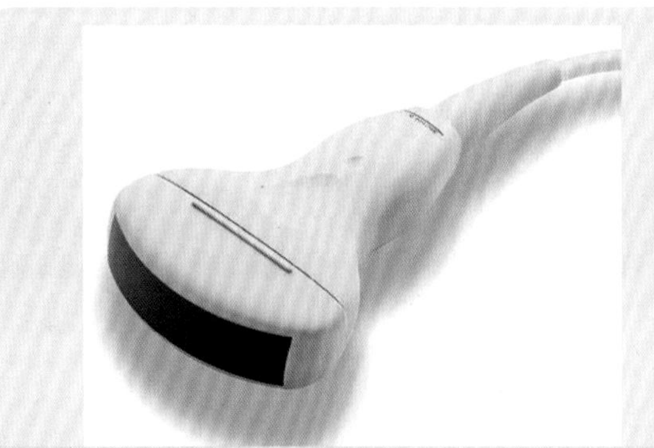

低频（最高 6 MHz）的凸阵探头。凸阵探头常用于显示腹部器官等深层结构，因其具有更强的穿透能力，尽管分辨率相对较低。

图 4.5 凸阵探头

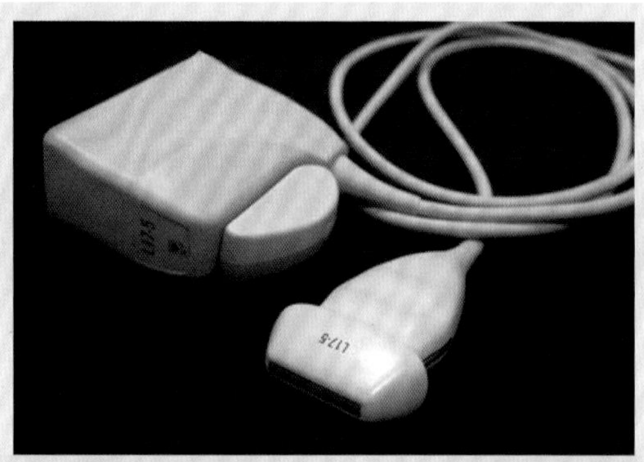

（6.0-18.0 MHz）高变频超声（high variable-frequency ultrasound，HVFUS）线阵探头，相较于凸阵探头，它具有更高的分辨率，但穿透力较低，主要用于浅表检查。

图 4.6 线阵探头

较低，但空间分辨率更高（图 4.6）。高频线阵探头常用于浅表检查，如甲状腺、乳腺、睾丸、浅表血管、肌肉骨骼和皮肤。

现代超声系统采用具有宽广高变频范围或宽带的探头 [1]。目前，用于皮肤成像的高频线阵探头的灰度成像频率范围为 6 ~ 18 MHz，多普勒频率范围为 7 ~ 14 MHz。这种宽频率范围和可调焦距使得回声源在不同深度能够被精确定位。小型轻便且呈“曲棍球杆”形状的 7 ~ 15 MHz 线阵探头可以完全接触皮肤表面，从而减少散射伪像，并改善对移动结构（如舌头），或小附件（如儿童手指）的显示效果（图 4.7）。这种“曲棍球杆”形状的探头是浅表和血管成像的首选。具有可变（可调）频率（6 ~ 18 MHz）的高分辨率线阵探头可以识别亚毫米级别大小至 0.1 mm，并且组织深度可达 60 mm 以上的病变。使用 15 MHz 或更高频率的探头可以清晰地显示皮肤层次结构，包括表皮厚度的变化情况。通过选择发射频率及在特定深度上调整焦距，可变（可调）频率超声探头能够完整显示皮肤和深层结构（如肌肉、肌腱和骨边缘），同时最大限度地减少声能量波弥散（图 4.8）。较高的频段（14 ~ 15 MHz）适用于浅表和真皮层成像，而较低的频段（7 ~ 13 MHz）适用于更深部组织成像。实时复合成像将特定频率的反射与全场自动扫查结果相结合，产生非常清晰的图像。应用多普勒超声技术还可以评估血流情况 [3-7]。

固定（非可变）高频超声探头在单一的高工作频率（20 ~ 100 MHz）下运行，这决定了其分辨率和穿透深度：20 MHz 为 6 ~ 7 mm，75 MHz 为 3 mm。大多数皮肤超声检查的病变位于表皮下结构，在无法显示深层皮下组织的低穿透力设备中是无法观察到的。由固定（非可变）高频超声探头产生的图像是静态图像，缺乏血流和血管模式信息[6]。MRI 的空间分辨率取决于矩阵大小、视野和层厚，而正电子发射计算机断层扫描（positron emission tomography-computed tomography，PET-CT）相对于小器官超声显像来说其空间分辨率通常有限。MRI 和 PET-CT 通常需要静脉注射对比剂，使其成本更高[8]。因此，在所有可用的成像技术中，变频超声具有良好的空间分辨率、理想的聚焦深度及较低的成本，并能提升皮肤层、皮下脂肪、肌腱、肌肉和骨骼等结构的图像质量（图 4.9）。皮肤超声图像是灰阶扫查区域内横断面视图，可显示正常和病理结构的位置、形态、大小和回声强度等特征。

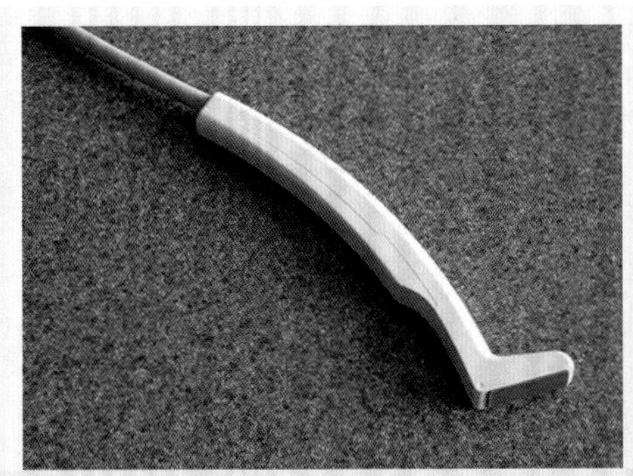

多功能多频（高达 13 MHz）线阵小型“曲棍球杆”探头，具备多普勒和彩色血流高敏感度。该探头采用“曲棍球杆”形状设计，能够完全贴合皮肤表面，有效减少散射伪像，并成为浅表结构包括血管成像在内的首选工具。

图 4.7 “曲棍球杆”探头

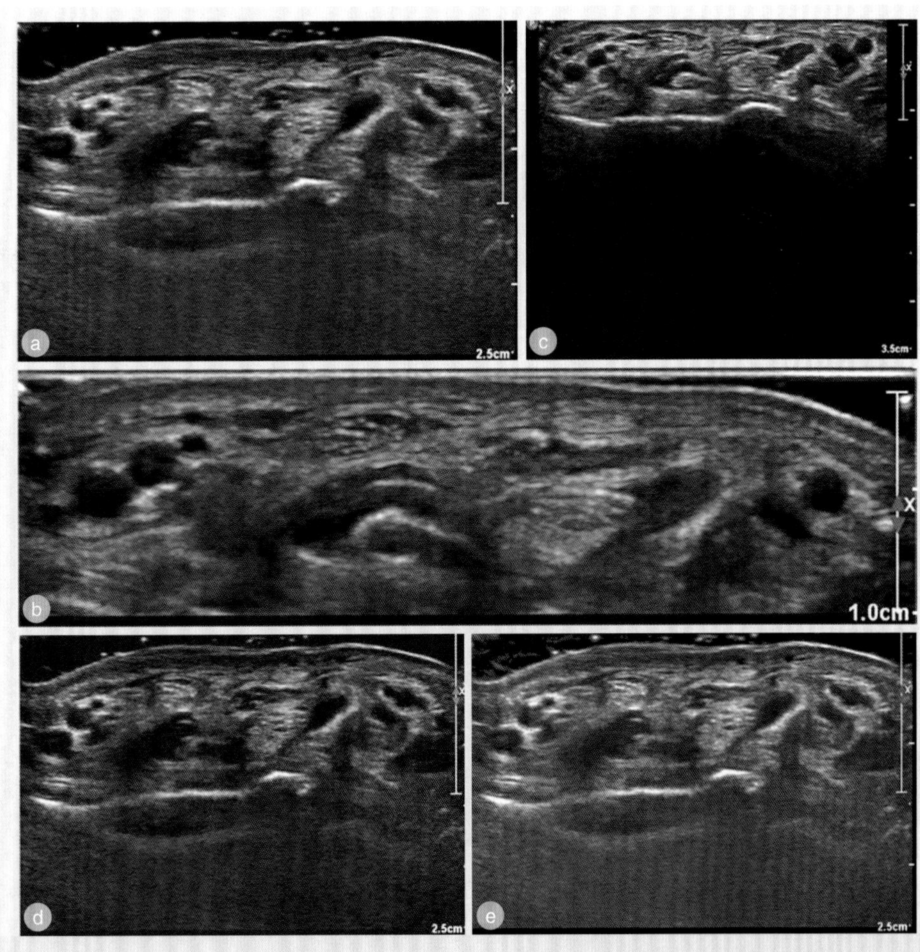

在手腕水平的横断扫查。a. 为了对皮肤和深部结构进行成像，要选择一个正确的深度（本次扫查深度为 2.5 cm）和增益，在感兴趣区域即图像右侧垂直线上进行焦距调节。b. 图片中标明了不正确的深度选择，深度太浅。c. 深度过大。d. 增益选择错误，增益过低。e. 增益过高。

图 4.8 灰阶图像上的增益、深度和焦距调节

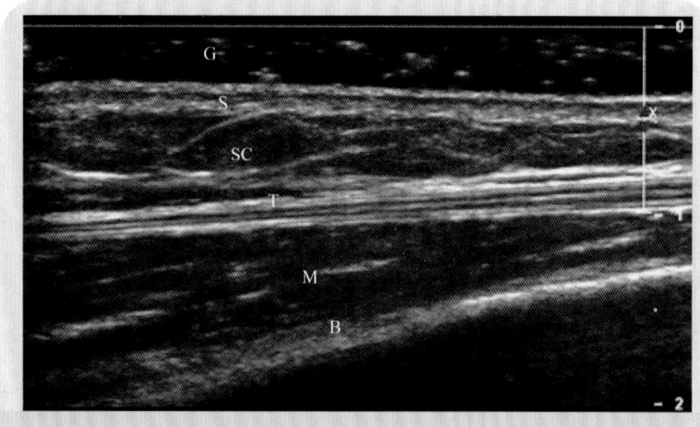

聚焦调节在浅表水平（图像右侧的垂直线），以提高皮肤显示的清晰度。建议在皮肤上涂抹充足的耦合剂（G），避免近场伪像。明确显示了皮肤层次分界（S）。表皮呈薄的高回声线，真皮则是不同厚度的高回声带（前臂较薄，腰部较厚，因为含有丰富的胶原）。低回声的皮下组织（SC）由脂肪小叶组成，周围被高回声的纤维间隔包围。肌肉（M）为低回声，呈平行线排列。骨缘（B）则显现出明显的高回声线。T：肌腱。

图 4.9　皮肤和深层组织的高分辨率图像

（四）软件开发

现代超声设备具有多种功能，如谐波成像、复合成像、扩展视野（extended field of view，EFOV）、弹性成像、3D 超声、对比增强超声成像、微血流成像和融合成像。

1. 组织谐波成像

组织谐波成像（tissue harmonic imaging）是通过处理基频的整倍数（即谐波）来减少浅表伪像并提供更好的灰度对比度。谐波频率是基础发射频率的倍数。当以 3 MHz 为中心发射一个频带时，会产生以 6 MHz、9 MHz、12 MHz 等为中心的谐波频带。生成的图像具有较低的噪声和更高的空间分辨率[9-10]（图 4.10）。我们使用二次谐波来产生图像，因为其他谐波无法生成适当的图像。谐波减少了超声束与浅表结构相互作用或声束边缘畸变引起的伪像。产生伪像的信号能量低，不足以产生谐波。

2. 空间复合成像

空间复合成像（spatial compounding imaging）是通过从多个不同声波角度获取信息，并将其组合成一幅图像。该技术可以提高边界清晰度，减少小型组织反射源引起的超声散射（斑点），从而提高信噪比并生成更高质量的图像[11]（图 4.11）。

3. 扩展视野

扩展视野（EFOV）技术允许获取和显示全景图

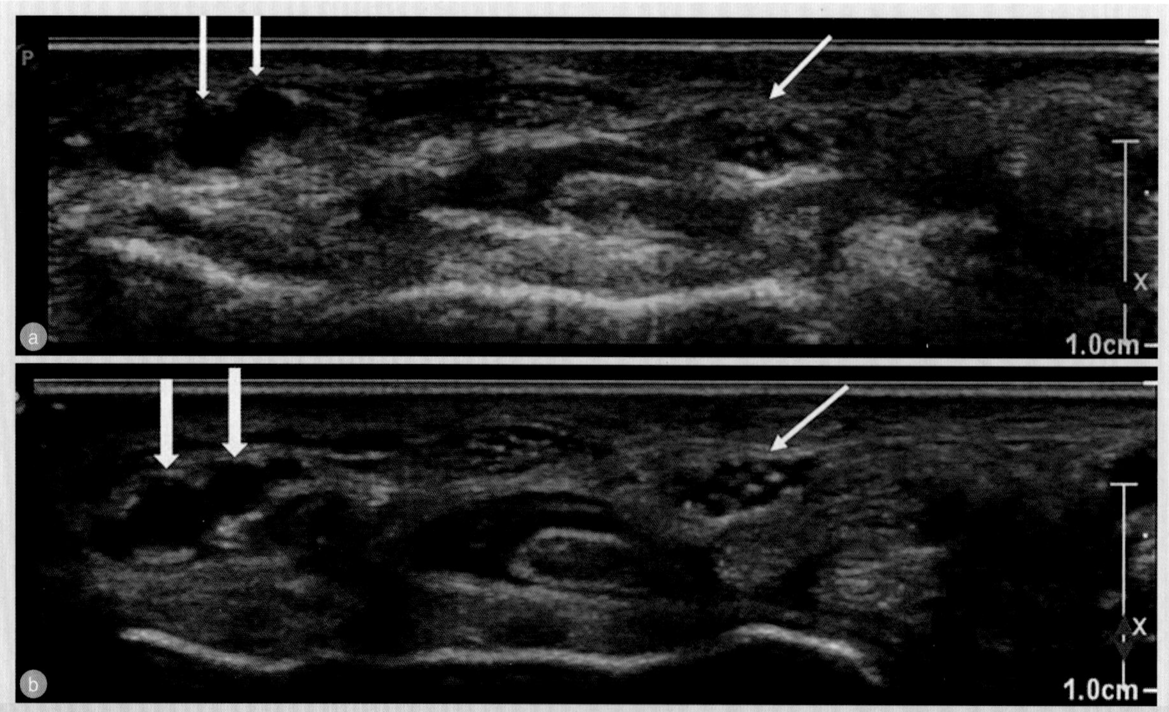

a. 基础扫查未应用任何软件，显示桡血管（直箭头）和正中神经（斜箭头）。b. 谐波成像通过减少声束与浅表结构相互作用引起的近场伪像，降低噪声并提高了空间分辨率。因此，桡血管（直箭头）和正中神经（斜箭头）在生成的图像上更加清晰。

图 4.10　腕部的组织谐波成像

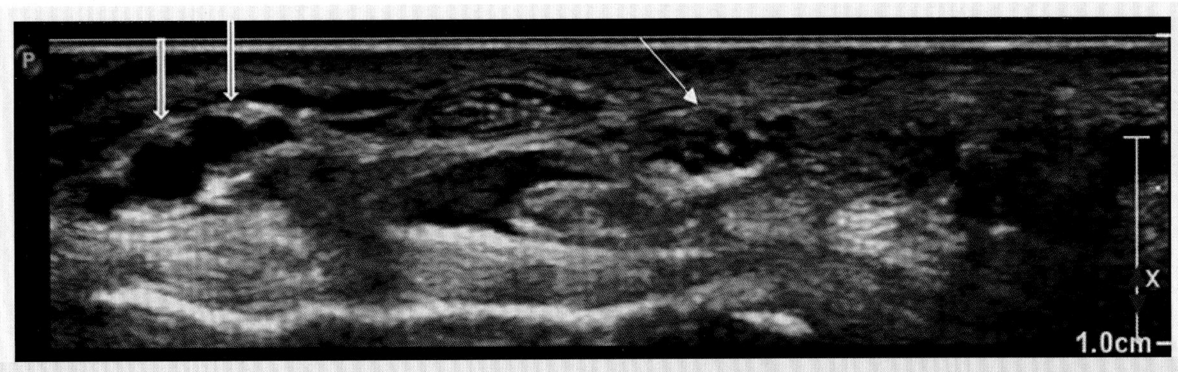

手腕的空间复合成像。通过减少来自小组织反射源（斑点）产生的伪像，复合成像显著改善了信噪比。与图 4.10a 相比，在同一水平上，桡血管（宽直箭头）和正中神经（细斜箭头）的成像效果得到改善。

图 4.11　空间复合成像

像，提供了在不损失分辨率的情况下查看局部解剖结构的可能性[12]。EFOV 应用了一种复杂的计算机处理算法，分析多个实时图像，以产生一幅长的静态图像（图 4.12 和图 4.13）。

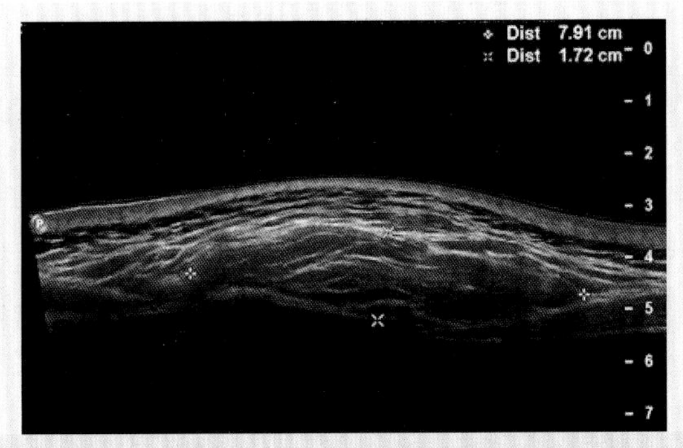

皮下组织中的椭圆形病变，其长度约 8 cm（光标），符合皮下脂肪瘤。通过使用 EFOV 或全景视图，我们可以获取和显示较大结构，以及其与周围组织之间的局部解剖关系，同时保持分辨率。

图 4.12　扩展视野（EFOV）技术（1）

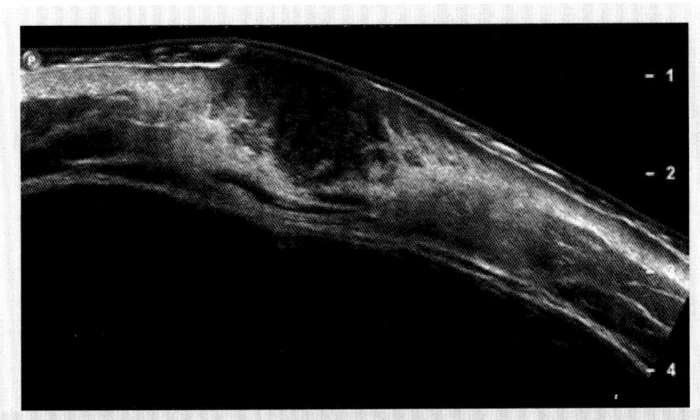

一个低回声、界限不清的皮肤病变，其组织学上被诊断为皮肤纤维肉瘤。全景图像显示了病变在表皮、真皮和皮下脂肪组织中的延伸情况，并呈现出与周围结构之间的关系。

图 4.13　扩展视野（EFOV）技术（2）

4. 三维成像

三维（three-dimensional，3D）成像允许在多个平面上显示体积数据，并可以准确测量病变体积。3D 成像与能量多普勒或对比增强超声成像结合可改善解剖和血管的显示[13]（图 4.14）。

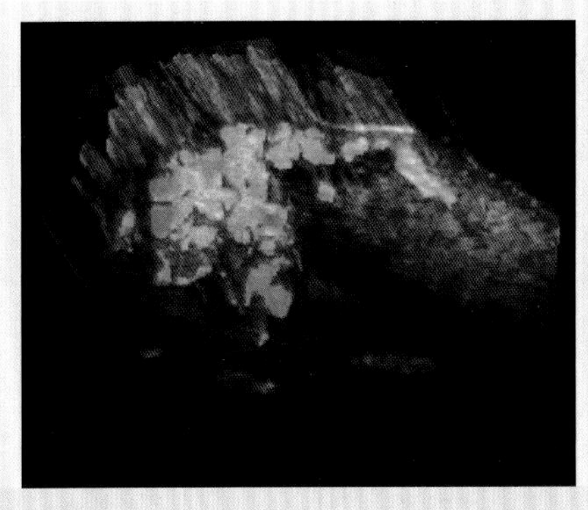

能量多普勒超声技术通过 3D 重建突出显示了病变区域丰富的血流。此外，该图像还可以在单独的平面上进行显示。结合 B 型模式、能量多普勒模式或非线性对比成像，3D 成像技术可以对特定解剖结构的体积和血管密度进行量化。

图 4.14　三维（3D）成像（下唇婴幼儿血管瘤）

（由 Ximena Wortsman 博士提供。）

5. 弹性成像

弹性成像（elastography）技术可以描绘组织的弹性特性和硬度，从而反映疾病的存在或状态。恶性肿瘤通常比周围组织更为坚硬，患病器官也往往比健康器官更硬。纤维化是另一个硬组织的示例。超声弹性成像可生成一张包含硬度信息和解剖图像的对比图[14-15]（图 4.15）。

6. 对比增强超声

对比增强超声（contrast-enhanced ultrasound，

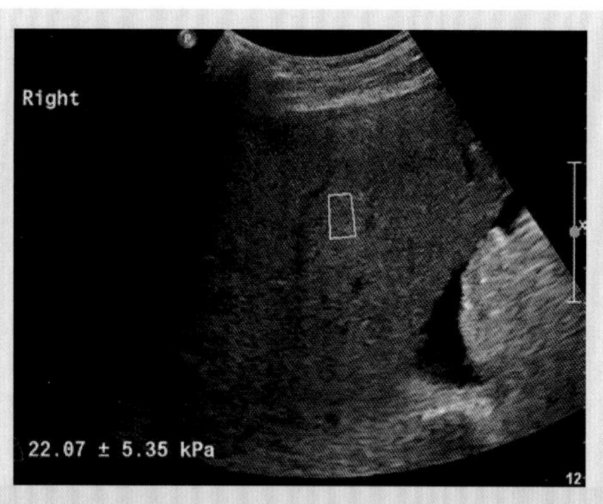

感兴趣区（方框）位于右叶，避开血管的位置进行测量和计算组织弹性值（以 kPa 为单位）。高数值与 F4 级肝衰竭－肝硬化相符。

图 4.15　弹性成像技术在肝脏中的应用

CEUS）的引入重新定义了超声在分析组织血管分布方面的作用[16-20]（图 4.16）。对比增强超声（CEUS）可以帮助描绘出直径为 0.1 ~ 0.3mm 的小型血管结构，并增强低速、小血流量的多普勒信号。超声造影剂有助于描述良性和恶性肿瘤的血管分布情况。在进行常规灰阶和多普勒扫查后，转换为静脉注射信号增强剂进行对比增强成像。恶性肿瘤内部血管分布程度是其主要特征之一，可通过测量血管面积百分比（p.v.a.）来评估。p.v.a. 定义为肿瘤内血管面积与“灰色”部分面积之比。恶性肿瘤与良性肿瘤之间存在显著差异（p=0.01），平均 p.v.a. 值在常规超声和 CEUS 模式下分别为 9.6% 和 18.8%，而良性肿瘤则为 1.1% 和 3.3%。使用微泡造影剂后，利用 p.v.a. 来分析肿瘤内部血管分布的结果优于 B 型模式超声、频谱多普勒超声和血流指数方法。非线性造影剂成像是联合应用三维超声成像时量化相对血管分布和灌注情况的有价值工具。CEUS 被认为是安全可靠的。在本文中，其安全性堪比 MRI 造影剂且优于 CT 扫描中通常使用的碘造影剂。

7. 微血流成像

超微血流成像（superb microvascularity imaging，SMI）是一种新近开发的超声成像应用程序，旨在可视化低速和小直径血管中的血流情况[21]。通过抑制运动伪像引起的噪声而保留低速血流的微弱信号，SMI 相较于彩色多普勒和能量多普勒具有更高的灵敏度（图 4.17）。

8. 融合成像

通过使用同步的实时导航将实时超声与 CT、MRI 或 PET 检查的相关系列进行融合，可以直接展示两种模式之间的解剖和病理相关性[22-25]。融合成像（fusion imaging）对于复杂病例的解释和超声引导操作具有重要意义（图 4.18）。

三、操作者执行情况

超声检查在很大程度上具有操作者依赖性。所获得的信息质量主要取决于检查者的技能和经验。每次超声扫查都需要优化调整技术设置，如深度、焦距和增益（图 4.8）。彩色多普勒和频谱多普勒设置必须根据血流速度进行调整（图 4.3 和图 4.4）。建议在皮肤上使用充足的耦合剂，避免近场伪像（图 4.9）。操作者应避免过度施压探头，因为这可能导致病变消失或假性变薄。超声检查应被记录和报告，最好使用标准化的超声报告模板[26]。欧洲超声医学和生物学联合会（EFSUMB）皮肤超声指导委员会

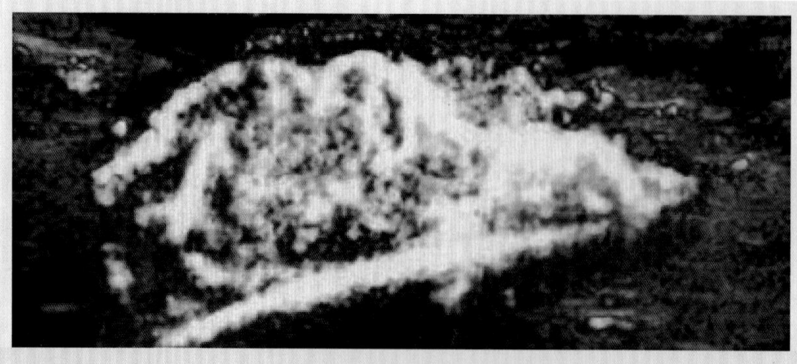

一个儿童顶叶区的血管瘤。通过外周静脉注射 4 mL 微泡造影剂，随后冲入 10 mL 生理盐水。CEUS 技术有效显示直径为 0.1 ~ 0.3 mm 的小型血管结构，并增强低速小血流量的信号。

图 4.16　对比增强超声（CEUS）

（由 Marcio Bouer 博士提供。）

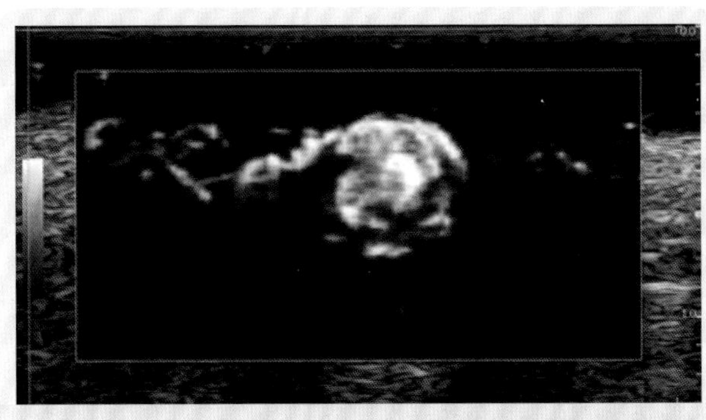

通过 SMI 技术，我们能够清晰地显示手部尺侧血管瘤性皮下病变内的血流。微血流成像清晰地描绘了微小血管。

图 4.17　微血流成像

（由 Ximena Wortsman 博士提供。）

已制定了一系列针对超声技术和实践培训要求的共识立场声明[27]。为了获得正确的超声诊断结果，操作者应了解临床情况和临床问题。除高质量设备外，操作者还需要具备基本的超声物理知识，熟练的超声技术及熟悉患者的临床表现，才能进行高质量的探查并做出正确的诊断。超声可用于引导多种操作，如组织活检、积液引流、异物取出及显示活检针位置[28-30]（图 4.19 和图 4.20）。超声引导操作的成功很大程度上取决于操作者的临床专业知识和培训。推荐采用标准化的超声成像技术来实现正确和可重复的检查结果[31]。

四、未来方向

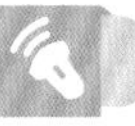

超声造影剂的广泛应用将推动超声在影像诊断和介入中发挥更为重要的作用。超声成像造影剂不仅用于肿瘤显示，还可以作为负荷治疗药物的载体，可能成为一种诊断治疗的途径。因此，超声不仅可以

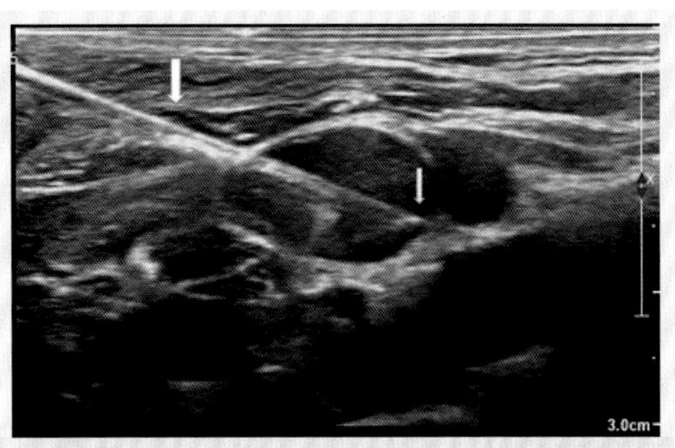

超声引导下活检Ⅳ区——颈内静脉下组（颈深）轻度肿大的颈部淋巴结。针体（粗箭头）和针尖（细箭头）显示为一条强回声线进入目标。需要注意的是，针尖与颈总动脉（左侧）和锁骨下静脉（后方）相邻。

图 4.19　超声引导下活检

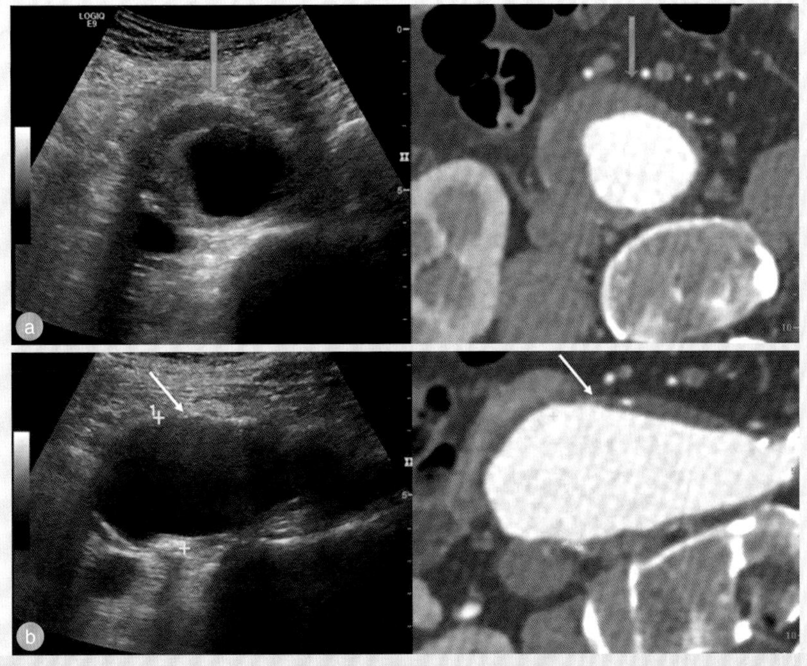

超声与计算机断层血管造影融合，实现了动脉瘤的全面评估。超声（左图）与计算机断层扫描（右图）同时配准。a. 横断面上的动脉瘤（箭头）；b. 矢状面上的动脉瘤（箭头）。通过采用融合成像技术，可以更好地评估梭形动脉瘤，从而为超声检查的监测提供了可能，并且减少了重复暴露于辐射和造影剂。

图 4.18　融合成像

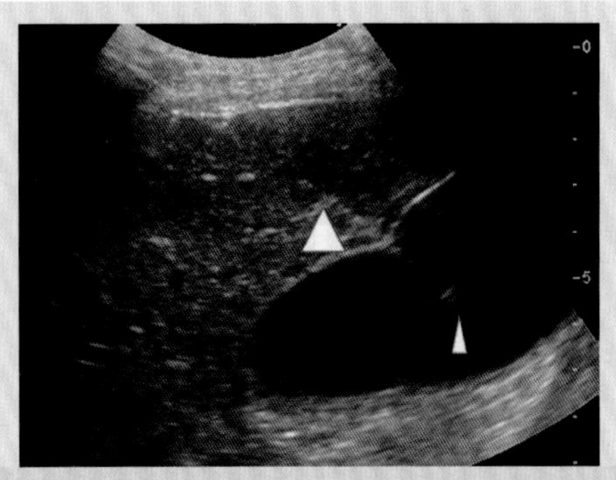

在超声引导下进行胆囊穿刺引流。将猪尾导管置入胆囊（大箭头），可见导管尖端（小箭头）位于胆囊腔内。

图 4.20　超声引导引流

发现肿瘤，还可以治疗肿瘤[32]。利用机器学习中基于大数据、快速处理和智能算法的人工智能技术提供了分割、特征分析，以及对异常情况进行分类的功能，并且这些功能正在实现自动化，甚至无监督计算机深度学习已经变得切实可行。毫无疑问，这将很快成为主流技术，并被广泛应用于超声检查[33]。远程扫查技术的继续使用，在当前冠状病毒大流行期间尤其如此，并有可能在疫情控制后长期延续下去，可能进一步作为紧急和急救指征下超声图像远程传输和解读的方法，并且也可能用于加强家庭照护[34]。

五、技巧和教学要点

（1）超声检查的结果受操作者技术水平的影响。为了优化超声扫查性能，需要实时调整 B 型模式和多普勒技术设置。

（2）在皮肤上应该充分涂抹耦合剂，建议避免过度施压探头。了解临床情况有助于做出准确的诊断。

（3）具备多普勒功能的高变频超声（HVFUS）探头具有出色的空间分辨率（最低可达 0.1 mm），尽管其穿透力相对较弱，但能够清晰地显示皮肤层和更深层次结构，并可显示血管分布模式和血流速度。

（4）能量多普勒对低速血流具有更高的敏感性，因此在检测乏血供或低速血流病变时可表现出更好的效果，但无法提供关于血流方向或速度的信息。

（5）超声引导操作被广泛应用于活检、引流、异物取出和针刺术。

六、超声实用术语

（1）换能器：是一种将一种形式的能量转换为另一种形式的装置。在超声波中，换能器将发射器提供的电能转换为机械能（声脉冲），反之亦然，它还可以将反射回来的声波信号转换为电信号。换能器由薄的压电晶体制成，这些晶体通过膨胀和收缩产生特定频率的声振动。

（2）分辨率：是指超声束能够在路径上区分两个点的能力，这两个点很接近（空间分辨率）或具有相似的回声强度（对比分辨率）。轴向分辨率表示最小厚度，而侧向分辨率则表示可以分辨的最小宽度。更高频率的超声波可以提高空间分辨率，但代价是降低了穿透组织的深度。

（3）伪像：是成像过程中出现的错误，可能会干扰或完全遮挡预定目标的可见性，或暗示存在实际上并不存在的虚假结构。混响伪像、折射伪像和旁瓣伪像是表明实际不存在结构的典型例子。

· 混响伪像：由于超声信号在通常位于探头附近的高反射界面之间进行多次反射所致。

· 折射伪像：由于声束发生折射而偏离轴向，导致目标不在探头轴线上而出现在错误位置。

· 旁瓣伪像：由于在扫查平面外存在强反射体而产生混淆的回声。

· 后方声影伪像：由于超声波在强反射体上发生全反射，导致来自该反射结构深方的组织信息缺失。这种现象通常出现在钙化或骨性结构中。

· 后方回声增强或增强伪像：是由声波在充满液体的结构中传播速度更快引起的。在屏幕上呈现为病变下方的白色带状区域，通常见于囊肿。

· 暴风雪伪像：一种弥漫性混响伪像，通常由硅油（合成填充剂）引起。

· 微彗星尾伪像：一种局灶性混响伪像，其产生通常与聚甲基丙烯酸甲酯（合成填充剂）的存在有关。

（4）灰阶图像：也称为 B（灰度）模式，通过不同亮度的灰阶来描述感兴趣组织的特征，从黑色（无回声）和各种级别的灰色（低回声）到白色（高回声）。B 型模式图像的形成依赖于脉冲回波原理（假设声速保持不变，并通过测量超声波从发射到返回探头所需时间来推断感兴趣目标的位置）。

（5）回声强度：与图像的回波幅度和亮度及周围组织的比较有关。

· 等回声：指反射信号（回波）与周围组织强度或幅度相同，只有在边界清晰时才能观察到病变。

· 低回声：反射信号（回波）为中等强度或幅度，生成不同灰度的低亮度图像。肝、脾、肾实质和肌肉都属于低回声组织。

· 高回声：反射信号（回波）强度或幅度高，生成高亮度（白色）图像。脂肪、纤维组织和骨骼都属于高回声组织。异物和钙化结石则是典型的高回声结构。

· 无回声：无回波或声透，没有反射信号（回波），生成黑色图像。无回声目标包括正常血管、胆囊、膀胱内的尿液及囊肿。

（6）实时：一种移动的横断面图像，由大量相邻的扫描线连续汇合而成，以每秒 15 ~ 60 帧的速度生成 2D 图像。

（7）聚焦：声束聚焦是指将超声波束的横截面聚焦形成一个狭窄的点，称为焦点。在焦点处，超声波束的侧向分辨率达到最高值。通过聚焦技术，可以将超声波束集中于感兴趣的区域。

（8）多普勒效应：指当声波被移动目标散射时，其频率发生变化。多普勒频移可以通过多普勒方程来描述：

$$\Delta F = (Fr - Ft) = 2FtV\cos\theta / c$$

ΔF：多普勒频移。Fr：移动目标反射声波的频率。Ft：探头发射声波的频率。V：目标速度。c：介质中的声速。θ：血流方向与入射超声波束之间的夹角（入射角）。该角度必须保持在≤ 60°。

（9）搏动指数（pulsatility index，PI）：每个完整心动周期组织对血流的阻力。计算方法为 PI = PSV-EDV/ 平均速度。

（10）阻力指数（resistive index，RI）：在收缩期和舒张期组织对血流的阻力。其计算方法为 RI = PSV-EDV/PSV。

（11）谐波：指声脉冲在组织中传播时产生的频率为发射基础频率多倍的波或谐振回波。

（12）复合图像：通过将来自不同扫查角度获得的超声图像叠加而成。

（13）扩展视野（EFOV）：一种通过实时探头沿探头阵列方向手动移动生成全景图像的技术。成像处理技术通过比较连续的图像来估计探头的平移和旋转，并将这些图像组合起来，生成全景图像。

（14）三维超声：由使用基于硬件的图像配准、高密度二维阵列或扫查平面的软件配准的专用三维探头采集的组织体积。

（15）弹性成像：一种现代方法，利用声波评估组织在机械压力下的硬度和弹性。它通过不同病理情况下组织力学特性的差异来实现。弹性成像技术包括剪切波或瞬时弹性成像及应变弹性成像，也称为静态或压缩弹性成像。

（16）对比增强超声造影剂：一种血管内“血池”造影剂，由包裹的气体微泡组成，比红细胞小，并能够在循环中自由流动（“血池”造影剂）。CEUS 试图通过增加移动红细胞的背向散射来增强回波幅度，并同时增加静态组织的衰减。

（17）超微血流成像（SMI）：一种新技术，用于显示小血管的血流。SMI 通过抑制运动伪影引起的噪声，而保留了来自小血管血流的微弱信号，实现了比彩色多普勒和能量多普勒更高的灵敏度。

（18）融合成像：指将实时超声与来自另一方式（如 CT、MRI 或 PET）的参考序列进行融合，通过从参考序列中生成重建平面，并匹配超声成像平面来实现同步实时导航。图像可以以叠加或并排显示的方式呈现。

七、结论

具有彩色多普勒和频谱多普勒功能的灰阶超声是一种实时无创成像技术，是广泛用于临床评估各种情况的首要诊断工具。超声检查不需要静脉注射造影剂，也没有电离辐射。它具有无创性、广泛可用及低成本等特点。此外，它还提供了关于病变特征、疾病范围和血管分布模式等有价值的信息。超声图像中的测量值与病理组织学具有良好的一致性。在超声引导下的操作已被广泛用于活检、引流、异物取出和活检针定位等领域。术前影像学可以通过确定病变的解剖位置和范围，以及亚临床卫星病变的存在来辅助手术计划。随访超声检查可以监测手术效果，特别是对于怀疑肿瘤复发或持续出现疼痛的患者。对药物治疗后的病变进行超声监测可以客观验证治疗效果，并在必要时调整治疗方案。

超声技术也存在一些局限性，主要在于其对检测极薄（< 0.1 mm）病灶的敏感性不足。该技术依赖于操作者的经验和培训水平。在进行超声检查时，必须对 B 型模式和多普勒技术参数进行优化调整。

（姚响芸 译）

参考文献

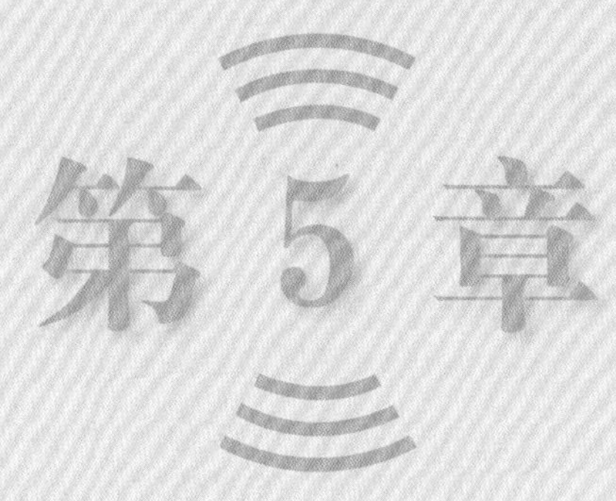

正常皮肤、甲、毛发及其邻近结构的综合超声解剖学

Ximena Wortsman, Camila Ferreira-Wortsman,
Yamile Corredoira, Kharla Pizarro

一、引言

进行超声检查必须具备正常解剖学的知识。本章回顾了皮肤、毛发及其相邻结构的正常解剖，虽然采用不同频率，但是应保持一致的检查方案。

二、皮肤

皮肤由表皮、真皮和皮下（也称皮下组织）三层构成[1-3]。

在声像图上，表皮通常呈现为线状高回声（手掌和足底除外），这是由于皮肤最外层角质层与探头接触处的界面反射所形成的。手掌和足底由于角质层较厚，可呈现出特殊的“双线征”，即两条平行的高回声细线。当频率为 46 ～ 70 MHz 时，表皮角质层高回声线下方会显示一条薄而致密的低回声带，对应非角质层（透明层、颗粒层、棘层和基底层）。当频率提高到 70 MHz 时，在手掌和足底表皮内部可以检测到与汗腺分泌管相对应的微斜行高回声带[4-11]。

真皮呈一条稍高回声带，回声强度取决于能够产生回声的胶原含量。老化和日光暴露会导致糖胺聚糖在真皮浅层沉积，称为弹性组织变性。在暴露于阳光下的区域（如面部、颈部或前臂背侧），光老化迹象会在真皮浅层形成弥漫性低回声带，称为表皮下低回声带（subepidermal low echogenic band，SLEB）。请注意不要将 SLEB 与炎性或浸润性病变相混淆[4-12]。

不同部位的真皮厚度存在显著差异，面部和前臂腹侧相对较薄，而背部和腰部则较厚。这种真皮厚度的差异可以解释为何面部区域的皮肤肿瘤更易累及更深的层次结构，如肌肉或软骨[4-12]。

皮下，也称皮下组织，呈低回声，反映脂肪组织的回声。在脂肪小叶内部，可观察到高回声的线状或波浪状纤维隔。当频率提高至 70 MHz 时，有时，在身体的某些部位能观察到皮下脂肪组织伸入真皮层的突起，也称为真皮乳头。眼睑、唇部及甲周区近端（也称近端甲襞）皮下不含脂肪组织[4-12]。

在频率为 15 ～ 46 MHz 时，仪器通常能够探测到皮下血管分布，但很少能检测到真皮血管。然而，当频率提高至 70 MHz 时，在某些区域可以观察到真皮下层（网状层）的血管。这些血管一般具有较低的流速（≤ 15cm/s）[4-13]（图 5.1 ～图 5.5）。

三、毛发

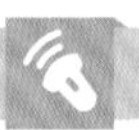

人体毛发由两部分组成，其伸出皮肤外面的部分称

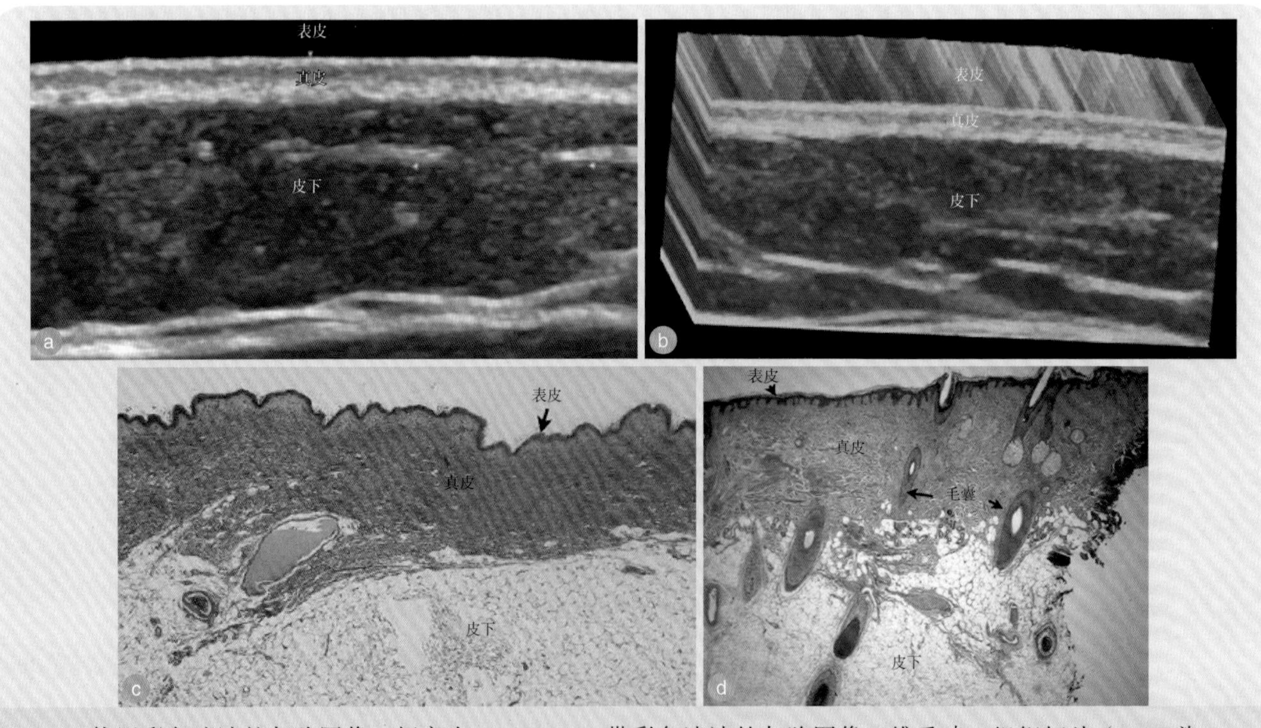

a. 使用彩色滤波的灰阶图像，频率为 18 MHz；b. 带彩色滤波的灰阶图像三维重建；组织切片（H&E 染色）；c. 正常胸部皮肤；d. 正常头皮皮肤。

图 5.1　正常皮肤层次结构

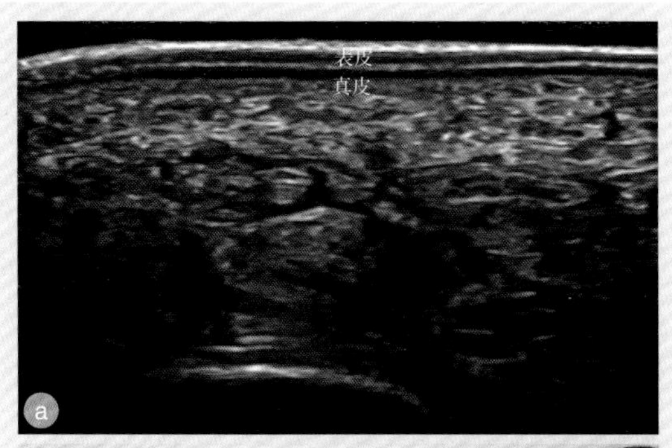

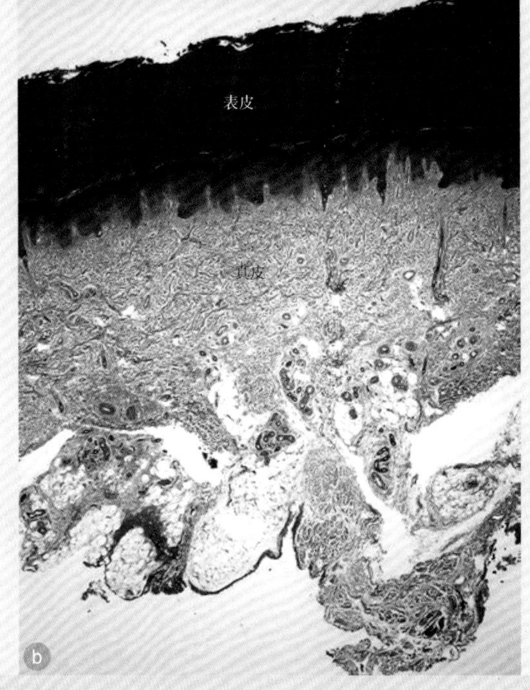

a. 足底皮肤灰阶超声图像，频率为 24 MHz，注意表皮呈双层致密高回声线样结构；b. 足底皮肤组织切片（H&E 染色）。

图 5.2　足底皮肤

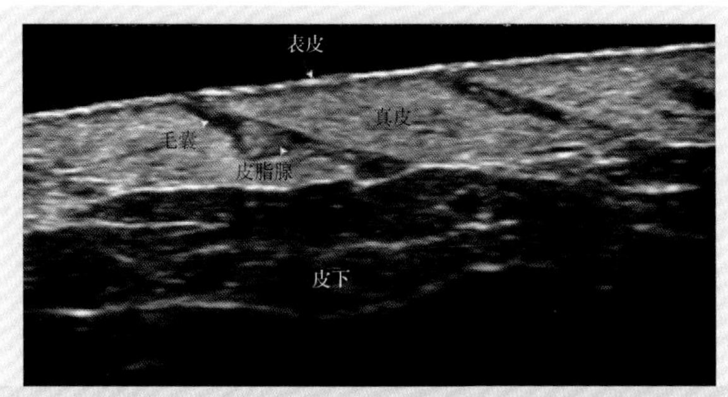

请注意表皮、真皮、皮下、毛囊和皮脂腺的回声结构。

图 5.3　正常皮肤声像图（频率 70 mHz）

为毛干，而位于真皮层的部分称为毛囊[2, 8-9, 11, 14-15]。

声像图显示，毛囊位于真皮内呈斜行低回声带。当频率为 70 MHz 时，在某些区域可检测到位于毛囊内的毛发，即其到达皮肤表面之前的部分。在正常形

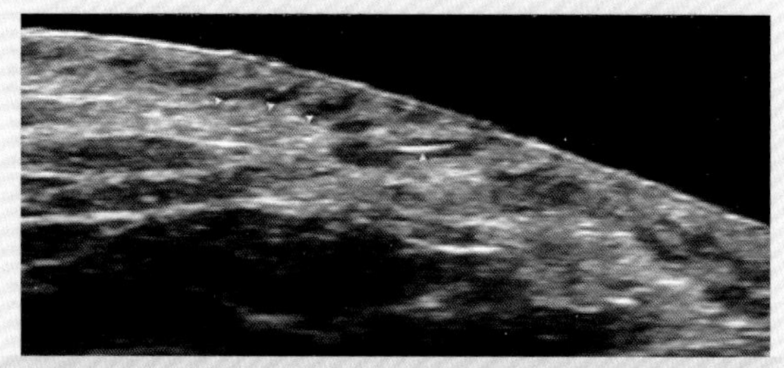

可探及真皮内的微小毛囊（斜箭头）。在其中一个毛囊内，可见一条线性高回声结构，代表毛发束（向上箭头）。

图 5.4　面颊部正常皮肤声像图（频率 70 MHz）

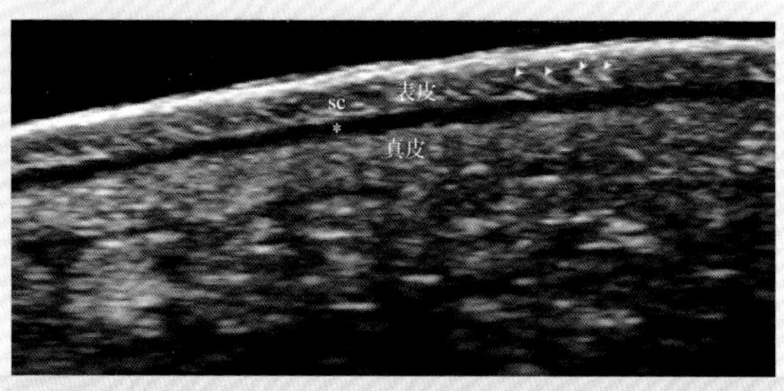

足底皮肤角质层（sc）较厚呈高回声带，下方为一层薄的低回声，对应非角质层（透明层、颗粒层、棘层和基底层）（星号）。请注意表皮中斜行高回声带与汗管相对应（向下箭头）。真皮呈高回声。

图 5.5　足底皮肤声像图（频率 70 MHz）

态下，头皮大多数毛发呈现三层高回声结构，由外层的角质层－皮质复合体和内层髓质组成。身体其他部位的毛发呈双层高回声结构，也被称为“绒毛型”，由外层角质层－皮质复合体组成，并无内层髓质[6, 8-9, 11, 14-15]。

睫毛与眉毛呈现单层高回声结构，在 70 MHz 频率下，可在眼睑中检测到睫毛的毛囊[6-7, 9, 11, 15]。

人体某些部位缺乏毛囊，如手掌和足底，因此在这些区域发生毛发源性病变的情况非常罕见，这对于鉴别诊断至关重要[7, 9, 11, 15]。

头皮的血液供应源自颈内和颈外动脉系统，其血供丰富，且在动静脉之间存在多个吻合支。外周区域的动脉较粗，而中线区域则相对较细[7, 9, 11, 15]。

超声可检测到毛发生长周期的不同阶段，包括生长期、退行期和休止期。在活跃阶段的生长期中，超声显示毛囊末端膨大形成毛球，并通常占据整个真皮及浅层皮下组织。而在静息的休止期中，超声呈现出位于真皮浅层的短小毛囊。退行期则处于中间阶段。通过超声可以识别头皮毛发的存在及所处生

长周期阶段，并为某些毛发疾病的诊断提供重要信息 [6-7, 9, 11, 15]（图 5.6）。

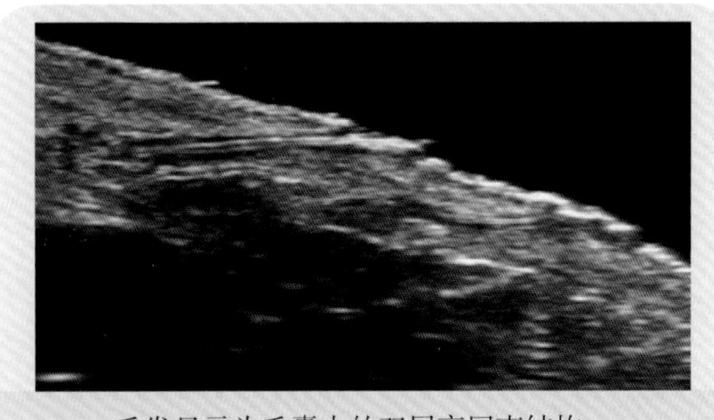

毛发显示为毛囊内的双层高回声结构。

图 5.6 毛囊和毛发

四、超高频（70 MHz）下探测到的其他结构

（一）立毛肌

在 70 MHz 频率下，可以在某些身体区域检测到立毛肌（arrector pili muscle），为斜行低回声带附着于毛囊上 [8]（图 5.7）。

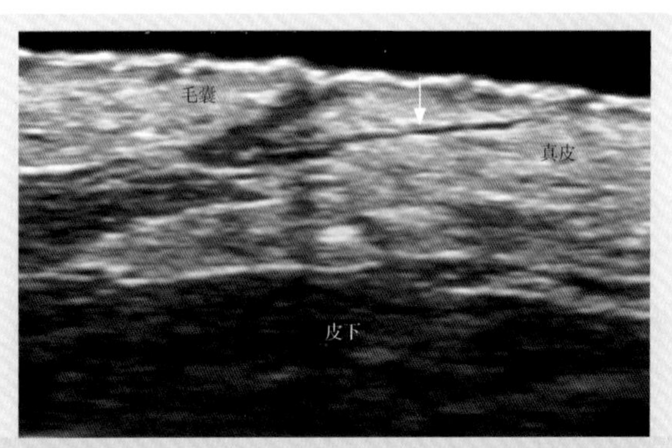

显示为位于毛囊附近的低回声斜带（箭头），频率为 70 MHz。

图 5.7 立毛肌

（二）皮脂腺

在通常情况下，皮脂腺（sebaceous glands）在超高频（70 MHz）时可被显示，呈现为附着于毛囊的椭圆形高回声结构。皮脂腺广泛分布于人体各处，尤其在面部最为显著 [8]（图 5.8）。

（三）乳晕腺 / 蒙哥马利腺

蒙哥马利腺（Montgomery's gland）是乳头乳晕区域的皮脂腺的一种变异；因此在 70MHz 频率下，蒙哥马利腺呈现为簇状分布的椭圆形高回声结构，附着于微小的毛囊上或不附着于毛囊 [8]（图 5.9）。

（四）顶泌汗腺

这些腺体是汗腺，通常位于腋窝和腹股沟区域。在 70 MHz 频率下，可以观察到簇状分布的顶泌汗腺（apocrine glands）。声像图上显示为圆形或椭圆形的混合回声结构，具有低回声区域和微小无回声区域，类似于卵巢的超声外观（“假卵巢”征）[8]（图 5.10）。

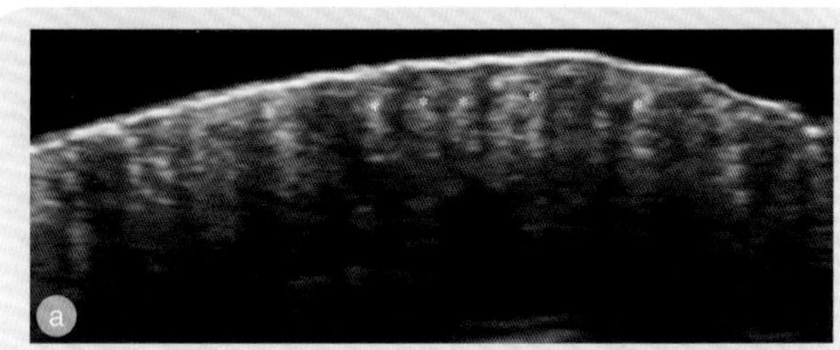

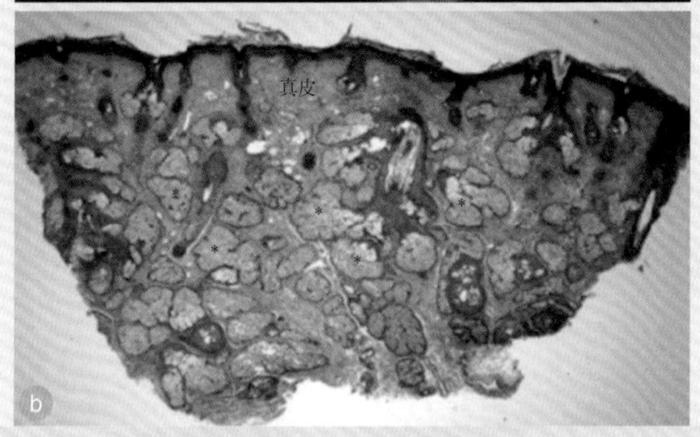

a. 灰阶超声（70 MHz）。皮脂腺表现为真皮内椭圆形高回声结构（*）。b. 鼻部皮肤的组织切片（H&E 染色），注意突出的皮脂腺（*）。

图 5.8 皮脂腺

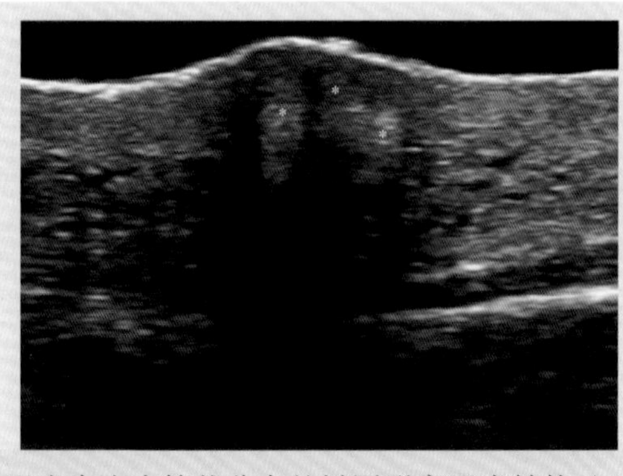

呈现为真皮内簇状分布的椭圆形高回声结构（*），其周围没有明显的毛囊（70 MHz）。实际上，它们是皮脂腺的变异体，通常位于乳晕区域。

图 5.9 蒙哥马利腺

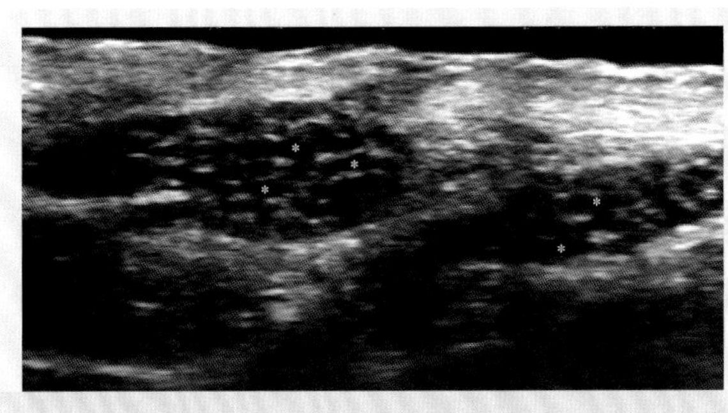

注意位于真皮下部的圆形和卵圆形低回声结构，其内可见微小的无回声区（星号），类似于卵巢结构，被称为"假卵巢"征（70 MHz）。

图 5.10　顶泌汗腺

五、甲

甲属于皮肤附属器，在声像图上主要由三部分组成：甲板、甲床及甲周区域[5-7，9，16-19]。

在频率为 15 ~ 45 MHz 的声像图上，甲板通常呈现双层线状强回声结构，分别代表外层的背侧甲板和内层的腹侧甲板，两者之间的无回声区表示两层甲板之间的间隙。当频率高于 46 ~ 70 MHz 时，甲板间隙呈现高回声特征，但其回声强度仍低于背侧和腹侧甲板。甲板内不同类型的角蛋白会导致超声图像回声强度的差异，这种差异在更高频率下更为明显[5-7，9，19]。

甲床显示为一个低回声间隙，在近端甲母质区域呈稍高回声[5-7，9，19]。

甲襞是指包绕甲周围的皮肤皱襞，分为近端甲襞和侧甲襞，与其他身体部位的皮肤具有相同的表皮和真皮层结构；然而，与显示明显脂肪组织的指腹相反，甲襞缺乏脂肪组织[7，9，19]。

在甲床深面为线状强回声，代表远节指骨的骨面[7，9]。

在近端，可以观察到远端指（趾）间关节的无回声间隙和伸肌腱远端止点呈高回声纤维状外观[7,9]。

指甲的血液供应来自手指的指动脉，在超声检查中，通常可以在甲床下 2/3 区域靠近骨面处检测到丰富的血流信号。当频率为 18 ~ 46 MHz 时，通常无法在甲床的上 1/3 区域检测到血流信号。这是由于设备的检测阈值的限制，一般只能检测速度 > 2 cm/s 的血流。然而一些高端设备可以探测到甲床表面较浅部位的血管情况，通过使用能量多普勒、超声血管成像或微血流成像可以使血流显示得更明显。

根据周围血管收缩的程度，甲和甲周区域的血管分布也存在差异，这在足部尤为明显。因此，超声显示足趾甲的血供可能比手指甲更具挑战性。使用加温耦合剂可能有助于解决这一问题。

虽然超声无法直接显示甲母质细胞，但通过观察甲床近端的回声变化，我们可以推测其大致位置。此外，甲母质细胞也存在于被称为侧翼的侧面部分。因此，侧翼的受累情况，在一些影响甲板位置的疾病中可能具有重要意义[5-7，9，16，18-19]（图 5.11 和图 5.12）。

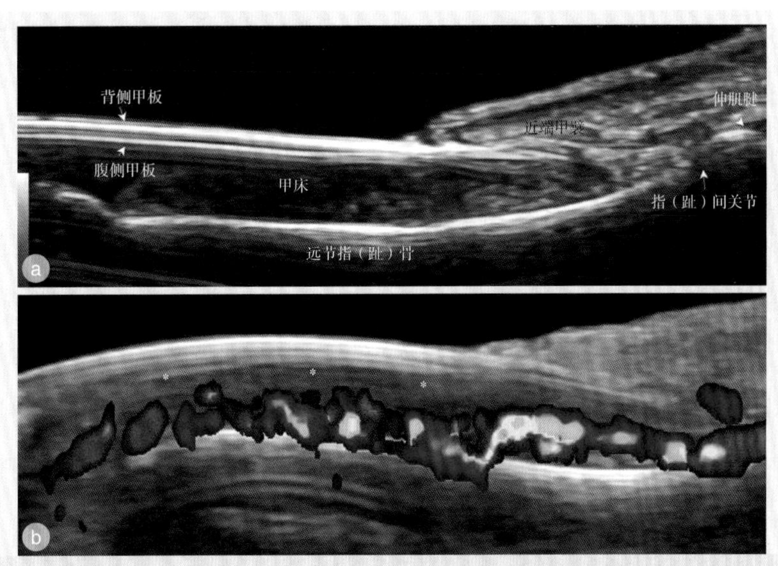

a. 灰阶超声显示甲的各个部分；b. 彩色多普勒显示甲床内的血流信号。需要注意的是，甲床浅部区域通常没有血流信号（星号），这是因为甲的血管通常位于甲床下 2/3 区域，更靠近远节指（趾）骨面。

图 5.11　正常的甲解剖结构（纵切面）

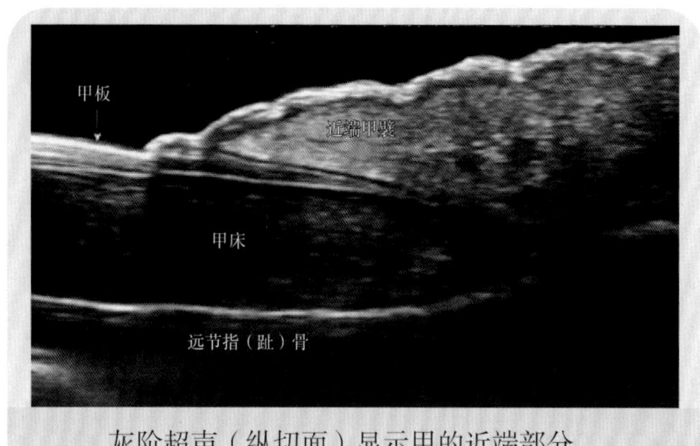

灰阶超声（纵切面）显示甲的近端部分。

图 5.12　甲的声像图（频率 70 MHz）

六、邻近的正常结构

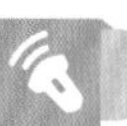

（一）淋巴结

淋巴结声像图呈椭圆形混合回声结构，其外周区域为低回声的皮质，中心区域为高回声的髓质。

在彩色多普勒或能量多普勒上，淋巴结呈向心性的血流分布，主要位于髓质和内层皮质，血管分布规则，偏心的门结构可见低速的动脉和静脉血流（图 5.13）。

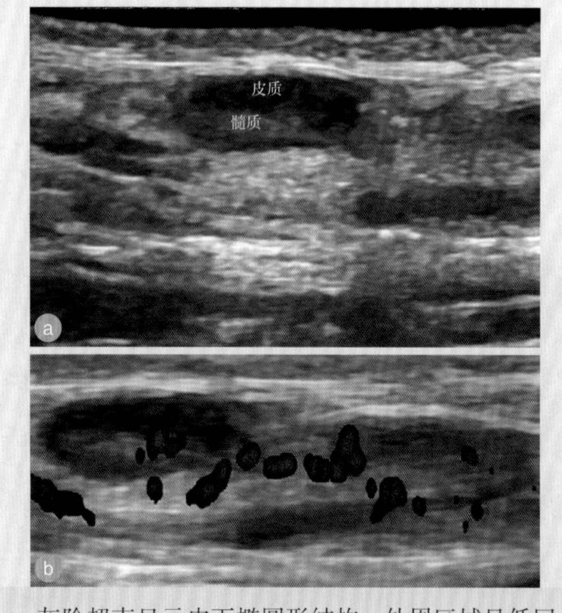

a. 灰阶超声显示皮下椭圆形结构，外周区域呈低回声（皮质），中心区域呈高回声（髓质）；b. 彩色多普勒显示血流的中心分布（彩色）。

图 5.13　正常淋巴结

（二）肌肉

肌肉声像图呈现以低回声为主的结构，可观察到低回声的肌纤维及其间的呈线状高回声的纤维间隔。应掌握肌肉的相关正常解剖及变异特征，如副肌[9, 21]（图 5.14）。

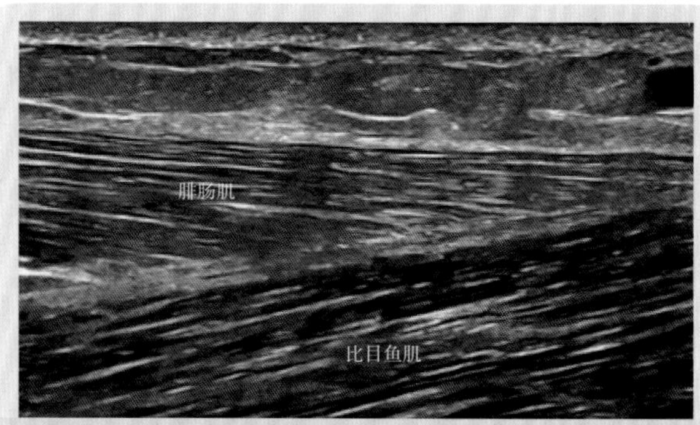

注意肌肉的低回声结构，在低回声的肌纤维之间可见高回声的纤维间隔。

图 5.14　肌肉

（三）肌腱

肌腱由平行致密的胶原纤维构成，因此在声像图上呈现为高回声的纤维样结构。需要注意识别一些肌腱附属物，如腱鞘，其通常表现为低回声的薄鞘。跟腱没有真正意义上的腱鞘，而是被腱周组织包绕[7, 9, 21-22]（图 5.15）。

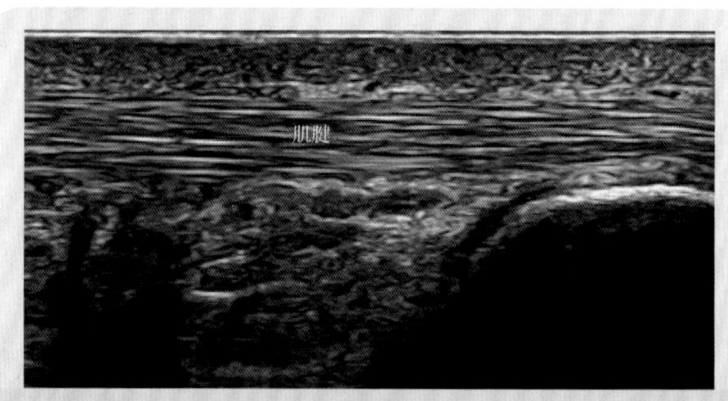

与肌腱对应的高回声纤维带，本例为位于踝关节后部的跟腱。

图 5.15　肌腱

（四）关节

关节声像图呈无回声间隙，被强回声的骨边缘包围。在某些关节中，常存在 1 ～ 2 mm 薄层的积液，除非这些特征伴有症状和不对称，否则不应被视为异常。探查关节侧方隐窝异常的积液至关重要，特别是在手和足部位[7, 9, 21]（图 5.16）。

（五）滑囊

这些囊状结构旨在防止关节和肌腱的损伤，并且通常具有特定的解剖位置。然而，在一些部位，

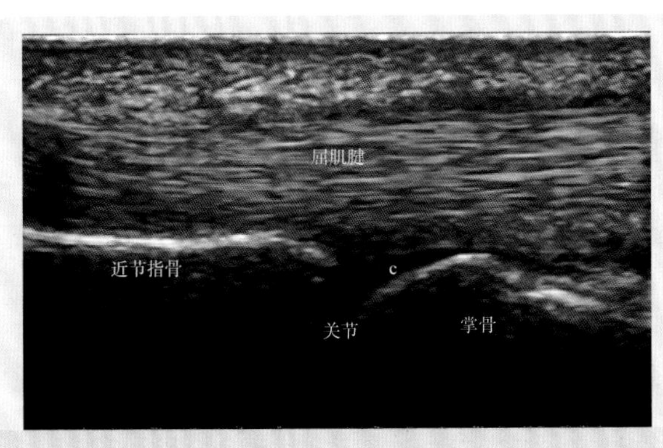

两骨之间的无回声腔隙。注意附着于掌骨远端骨骺的无回声曲面区域，对应关节软骨（c）。

图 5.16　正常关节

可能会出现获得性滑囊，尤其是反复摩擦或创伤部位[7, 9, 21]。在正常情况下，通常无法检测到滑囊的存在（图 5.17）。

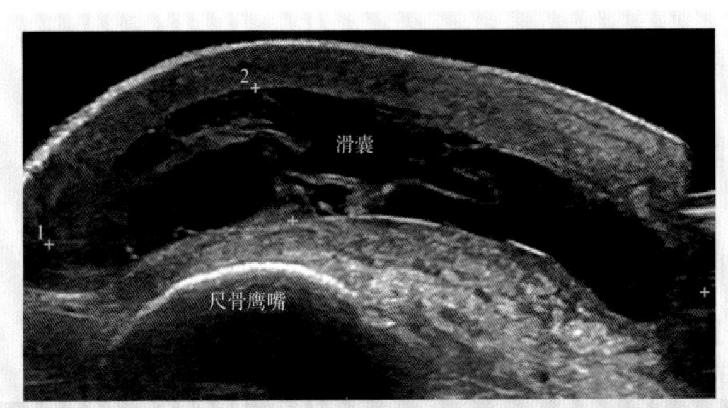

尺骨鹰嘴滑囊炎患者声像图，正常情况下无法观察到滑囊。请注意无回声的囊状结构，并可见内部多发分隔（测量标识之间）。

图 5.17　滑囊

（六）神经

神经在长轴切面上表现为混合回声的条索状结构，内部有纵向排列的低回声区和高回声区，类似于神经纤维的走向。在横切面上，神经显示为椭圆形结构，内部散布着低回声点和高回声点。主要的神经有已知的解剖位置[7, 9, 21, 23]（图 5.18）。

（七）软骨

软骨声像图显示为边界清晰的低回声带，通常呈波浪状。软骨无血管，营养来自周围组织[7, 9, 21, 24]（图 5.19）。

（八）血管

血管典型的声像图表现为走行于皮肤的无回声管状结构。有时，在动脉内壁可观察到稍高回声线，对应于内膜层。然而，除非应用 50 ~ 70 mHz 探头，否则很难在皮肤上观察到动脉的内膜层。频谱多普

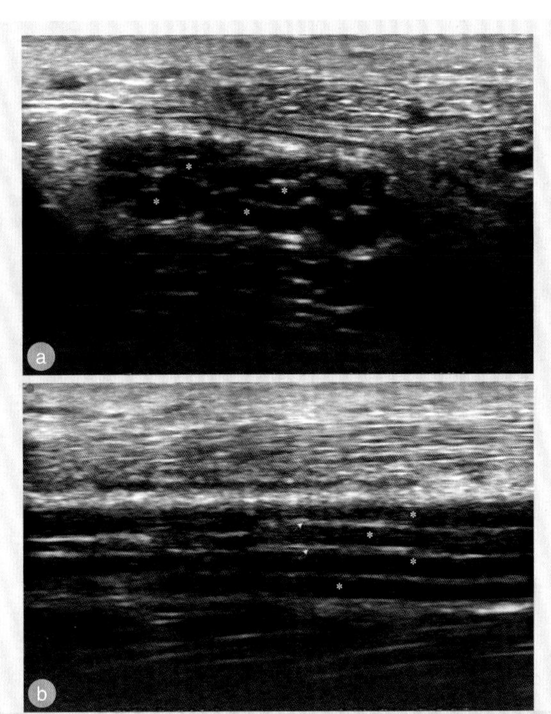

灰阶超声频率为 70 MHz 时，正中神经的横切面图像（a）和长轴切面图像（b）。需要注意的是，低回声区域表示神经束（星号），而高回声间隔（箭头）则代表神经束之间的束膜。

图 5.18　神经

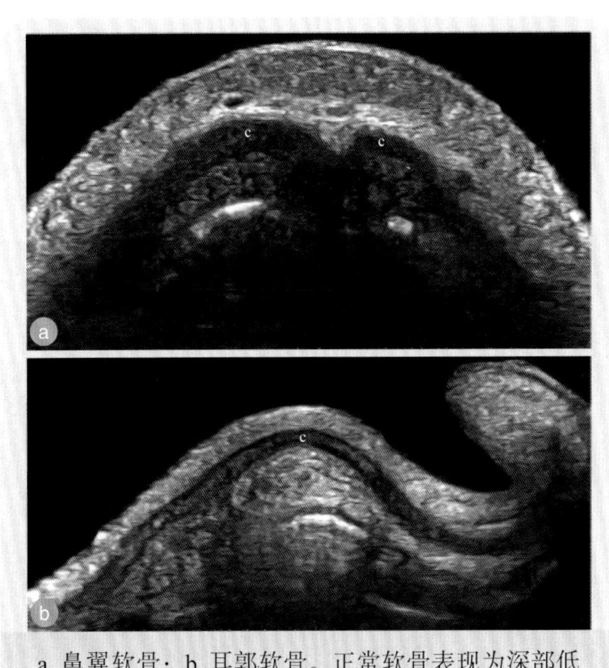

a. 鼻翼软骨；b. 耳郭软骨。正常软骨表现为深部低回声结构，呈柔软的波浪状。c：软骨。

图 5.19　软骨

勒可以分析收缩期和舒张期的血流，并测量收缩期峰值流速（cm/s）。静脉通常可压缩，频谱呈单相型[7, 9, 25-26]（图 5.20）。

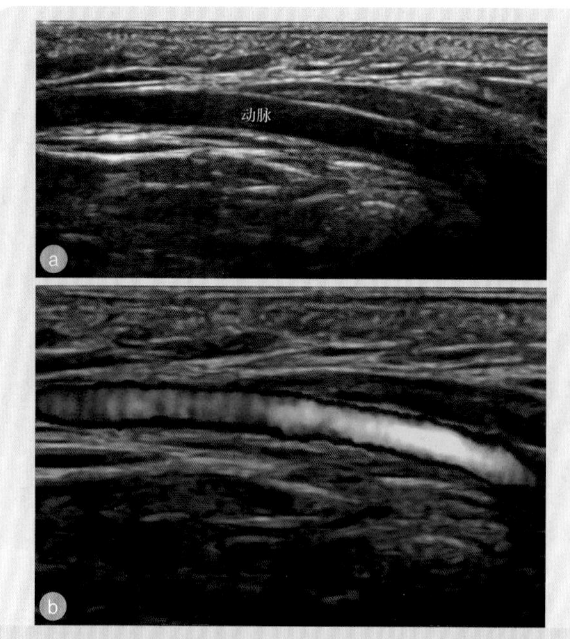

a. 颞动脉的灰阶图像；b. 彩色多普勒图像。颞动脉呈无回声的管状结构。彩色多普勒，血管内可见血流充盈（彩色区域）。

图 5.20　血管

（九）腺体

皮肤病变常累及的腺体包括泪腺、腮腺和颌下腺。声像图通常呈轮廓规则的稍高回声结构。泪腺的血供主要来自泪腺动脉，为颈内动脉的分支。而腮腺的血供主要来自耳后动脉和颞浅动脉，为颈外动脉的分支。颌下腺的血供主要来自颏下动脉、舌下动脉（面动脉的分支）和舌动脉。

唇黏膜下层有小唾液腺，超声上显示为圆形或椭圆形低回声结构。

此外，还有一些变异情况，如副腮腺，通常位于咬肌上 1/3 的浅方，位于腮腺导管走行区。有时，腮腺内侧面也有可能突出，并覆盖咬肌上 1/3 的部分。了解这些变异是必要的，特别是对于面部手术的患者[7, 9, 27-28]（图 5.21）。

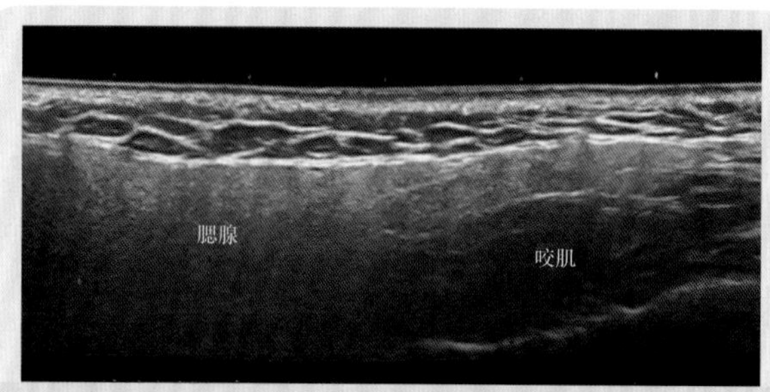

腮腺的灰阶超声（横切面）图像。腺体呈均匀的高回声。

图 5.21　腺体

（十）乳腺

异位的乳腺纤维腺体组织可能被误认为软组织肿块，并且可与某些皮肤病变相混淆。异位的乳腺组织常位于腋窝区域，可以表现为乳腺在腋尾区向腋窝底部突出或仅存在于腋窝的孤立腺体。在男性中，乳晕区存在乳腺纤维腺体组织称为男性乳腺发育。在声像图上，纤维腺体组织呈高回声和低回声相间，通常位于皮下层。这些成分之间的比例可因人而异，在女性患者中，我们可以将其回声结构与乳房的腺体组织相比较。

在正常位置的乳腺中，可以观察到乳晕深方无回声的导管系统，然而在异位腺体中可能无法观察到该现象[7, 9, 11]（图 5.22）。

（十一）骨钙

骨性结构和钙质沉积呈强回声，并产生后方声

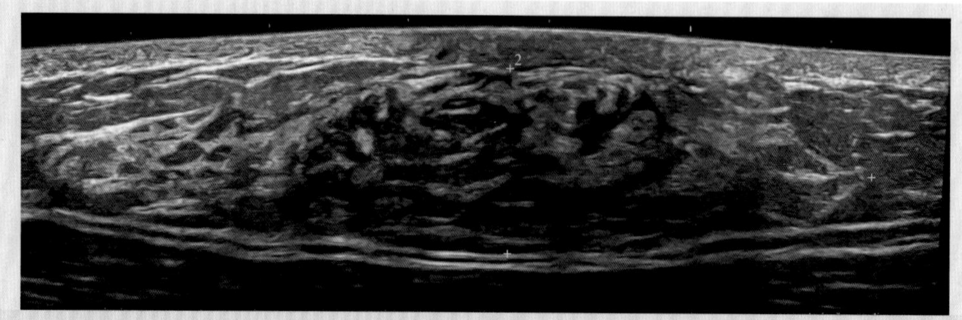

声像图呈高低回声相间的结构（测量标识之间），对应于乳腺纤维腺体组织。

图 5.22　乳腺

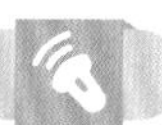

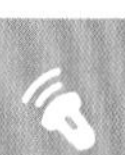

影伪像。这是因为钙质可导致超声波的传播受阻。在声像图上，骨骼呈线样强回声，钙质沉积呈点状强回声。微小的钙质沉积，后方声影伪像可能不明显。对于小的钙化结构，增加探头频率可有助于识别其后方声影伪像[7，9，11，29]（图 5.23）。

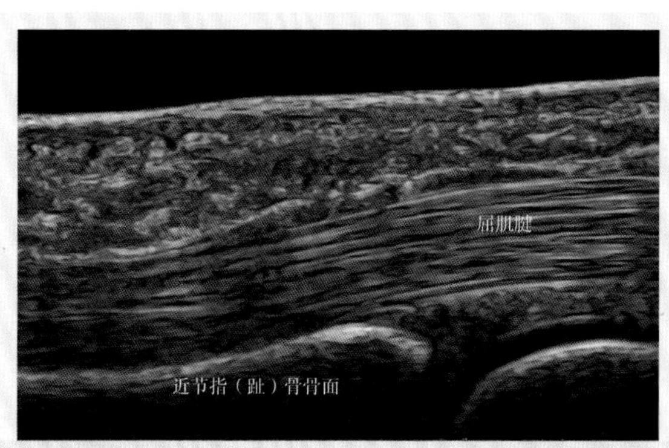

骨皮质呈线状强回声，后方回声衰减；本例显示了近节指（趾）骨的骨面。

图 5.23　骨

七、结论

了解皮肤和邻近结构的正常解剖结构是必要的，有助于发现组织的异常病变。

（刘士榕 译）

参考文献

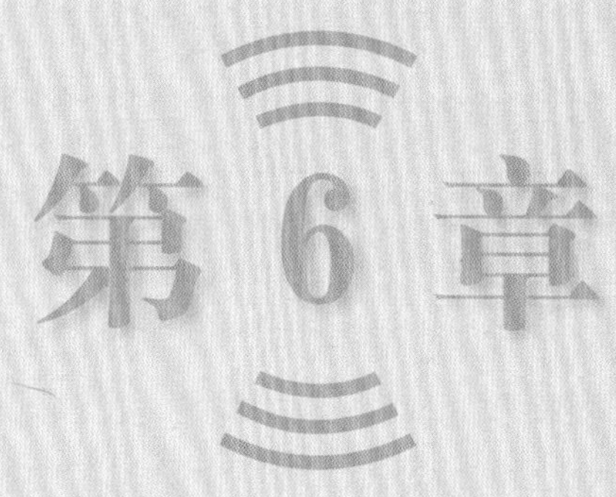

第6章

头部相关局部解剖、解剖变异和风险区

Ximena Wortsman, Camila Ferreira-Wortsman

一、引言

本章节分析了头部解剖学中最相关的内容，尤其是面部解剖和下颌下区域。此外，我们着重强调了在外科手术或美容操作中可能累及或损伤的解剖结构。

二、头部相关局部解剖

面部解剖

面部解剖知识对于皮肤科相关操作至关重要。这是由于面部常受到多种皮肤病影响，包括皮肤癌及常见的面部美容操作。因此，应该回顾一些关键解剖区域，如面部肌肉、眼睑、鼻、唇和耳。

表面解剖学知识对于理解衰老的病理生理学和进行超声检查的临床沟通也至关重要。此外，有必要牢记面部主要的表情纹和皱纹（图 6.1）及面部主要解剖层次（图 6.2）。

1. 面部肌肉

面部的肌筋膜层包含多块肌肉，其中一些非常薄，如轮匝肌或口周肌；也有较厚的肌肉，如咬肌。面部最重要的肌肉及其起止点见表 6.1。用于观察这些肌肉的超声探头位置及其超声图像见图 6.3 ~ 图 6.15。

所有肌肉在超声上都呈现为低回声、厚度不一的带状结构。扫查这些肌肉时，有必要找到它们的肌肉轴线以便正确放置探头[1-19]。

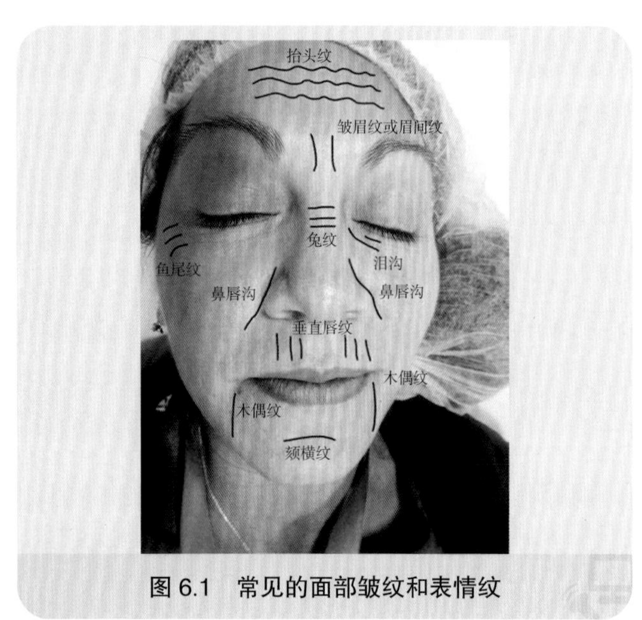

图 6.1　常见的面部皱纹和表情纹

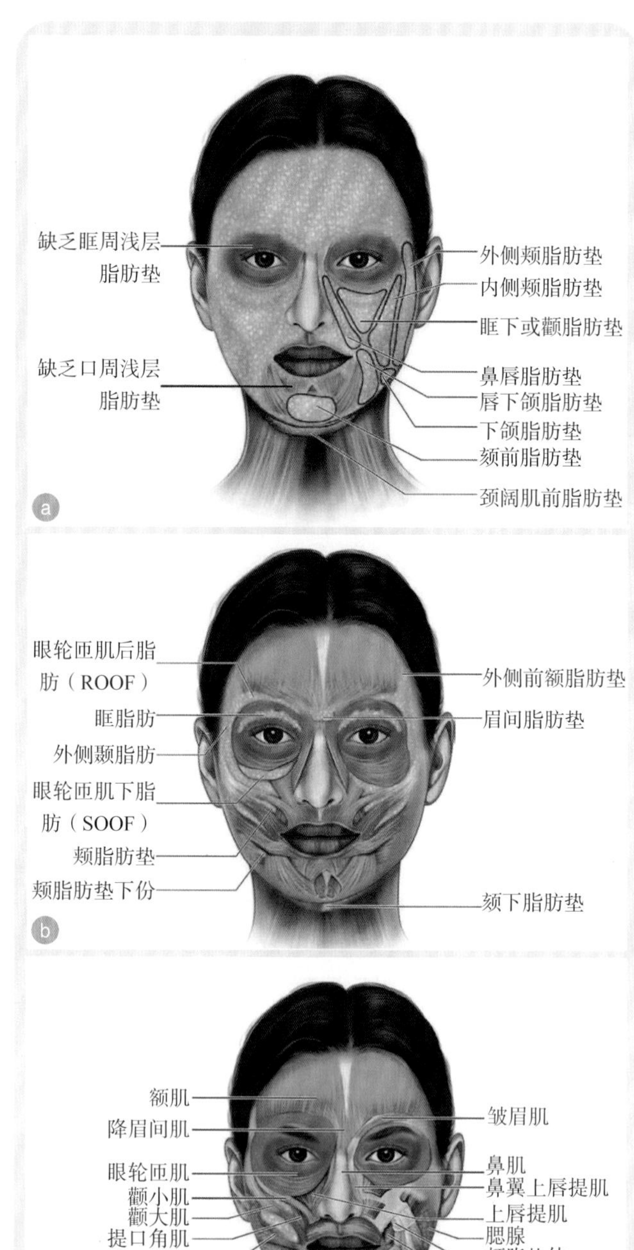

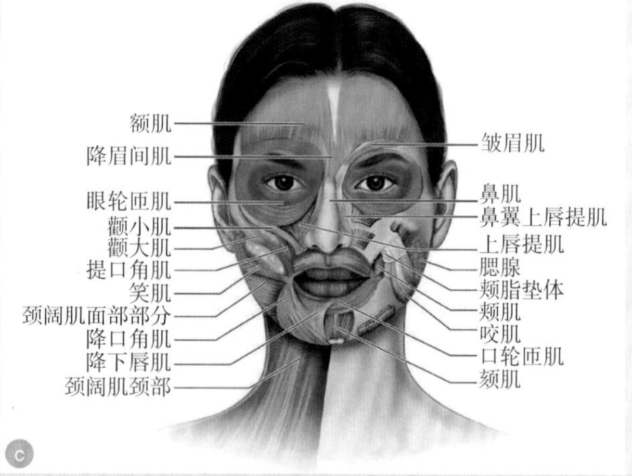

a. 面部浅层脂肪垫；b. 面部深层脂肪垫；c. 面部肌肉。眼轮匝肌后脂肪（retroorbicular fat，ROOF），眼轮匝肌下脂肪（suborbicularis oculi fat，SOOF）。

图 6.2　面部解剖结构示意

2. 眼睑

上下眼睑是复杂的结构。出于教学目的，它们各自可以分为三层。前层由表皮和真皮构成，并有一些毛囊，毛囊在上眼睑中更为常见。中层是眼轮匝肌，后层也称为睑板，主要包含多组睑板腺的腺泡结构。

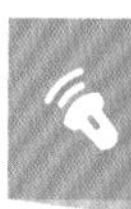

表 6.1　面部主要肌肉的起点、止点和作用

肌肉名称	起点	止点	作用	备注	皱纹
额肌或颅顶肌	帽状腱膜	眼轮匝肌，降眉间肌	提眉	无骨性附着	额横纹
				88% 的个体有分叉现象	
				在这 88% 的个体中，有 46% 在分叉及更远处存在镜下可见的肌肉纤维	
皱眉肌	46% 位于眶上内侧缘	眉部皮肤的内侧半部分	皱眉，生气表情	使眉毛内侧拉紧	垂直眉间纹或皱眉纹
	31% 额骨内侧缘				
	17% 眶下缘内侧				
	7% 上鼻甲				
眼轮匝肌	额骨	眼睑纤维脂肪组织	眼眶部：自主闭眼	分三部分	鱼尾纹
	上颌骨		眼睑部分：非自主闭眼睑	眶部轮匝肌：椭圆形，外侧	泪沟
			反射性眨眼	睑部轮匝肌：上眼睑和下眼睑	鼻颧沟
			泪腺部：压迫泪囊	泪腺轮匝肌或睑板张肌	
				拮抗肌：上睑提肌	
降眉间肌	鼻骨上方筋膜	纤维脂肪性眉间组织、额筋膜	向下皱眉	牵拉眉毛内侧向下	水平状或兔纹
			非常愤怒的表情	张大鼻孔	
颧大肌	颧骨	口角	微笑	向上向外拉嘴角	鼻唇沟纹
				34% 的人可以在颧小肌外侧分叉	中颊纹或皱纹
颧小肌	颧骨	纤维脂肪皮下组织	悲伤表情	上唇向后、向上、向外，主要为纤维成分	鼻唇沟纹
上唇提肌	眶下内侧缘	口轮匝肌	抬高上唇	部分纤维与降眉间肌融合	垂直上唇纹
		上唇纤维脂肪组织			鼻唇沟纹
上唇降肌	鼻骨	鼻翼外侧纤维脂肪组织	扩张鼻孔	与鼻肌纤维融合	鼻颊沟
鼻翼肌		上唇	抬高上唇	由于它的作用，它被称为“猫王肌”，以此纪念歌手猫王经常做出的表情，它附着于上颌骨的内侧部分	

续表

肌肉名称	起点	止点	作用	备注	皱纹
			抬高鼻翼		
提口角肌	上颌骨犬齿窝	口角	微笑时抬高上唇	也称犬齿肌	
笑肌	腮腺筋膜	口角	侧向微笑，向后牵拉嘴角	含有明显纤维成分的薄束可能部分覆盖咬肌	
	咬肌筋膜，颈阔肌				
口轮匝肌	上颌骨，下颌骨	唇部纤维脂肪组织	噘嘴，亲吻	在口角区域连接到其他肌肉的环形肌肉	垂直上唇纹
降口角肌	下颌结节	口角	嘴角下移外拉，表达悲伤的情绪	也称为三角肌	木偶纹
降下唇肌	下颌斜线	下唇纤维脂肪组织	悲伤时下拉下唇	也称为方肌纤维，与口轮匝肌融合	
颏肌	下颌骨前部	下唇纤维脂肪组织	下唇前突，抬高颏部软组织，噘嘴表情	成对肌肉	颏部皱纹
咬肌	颧弓，颧骨上颌突	下颌骨支外侧面及下颌角，冠突	咀嚼	闭口时下颌骨抬高	
				肌肉肥大影响下脸部外侧面轮廓	
颈阔肌	锁骨下区域和肩峰区域的脂肪纤维组织	下颌骨前部及侧部、颏部的纤维脂肪组织	下颌骨及嘴角下移、面部及颈部表现出紧张或压力表情	覆盖胸锁乳突肌的薄层肌肉	木偶纹
				胸大肌和三角肌	颈部内侧垂直纹
			悲伤的表情		颏横纹或颏凹
鼻肌	上颌骨内侧面	鼻骨	扩鼻孔	由两部分组成	
			下压鼻尖	横部：覆盖鼻梁	
			夹住鼻梁	翼部：附着于鼻翼软骨	

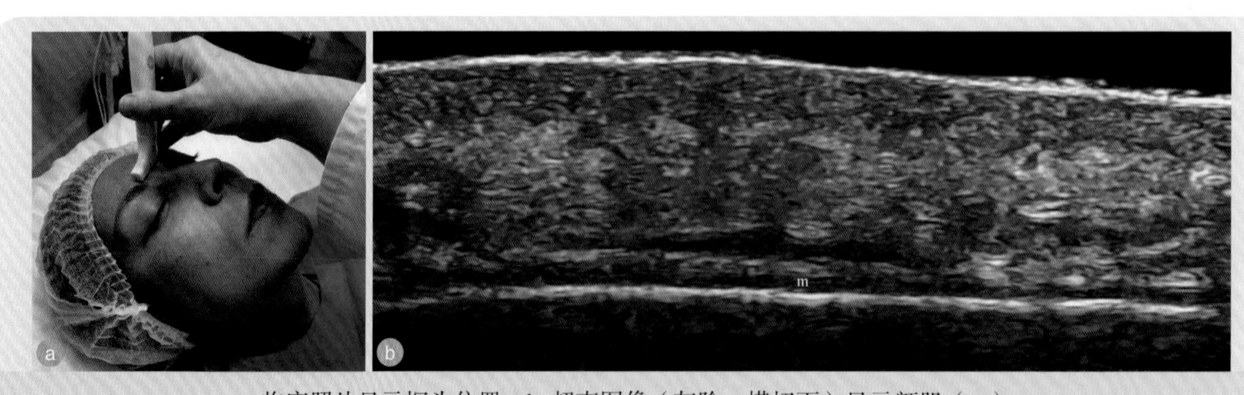

a. 临床照片显示探头位置；b. 超声图像（灰阶，横切面）显示额肌（m）。

图 6.3　额肌

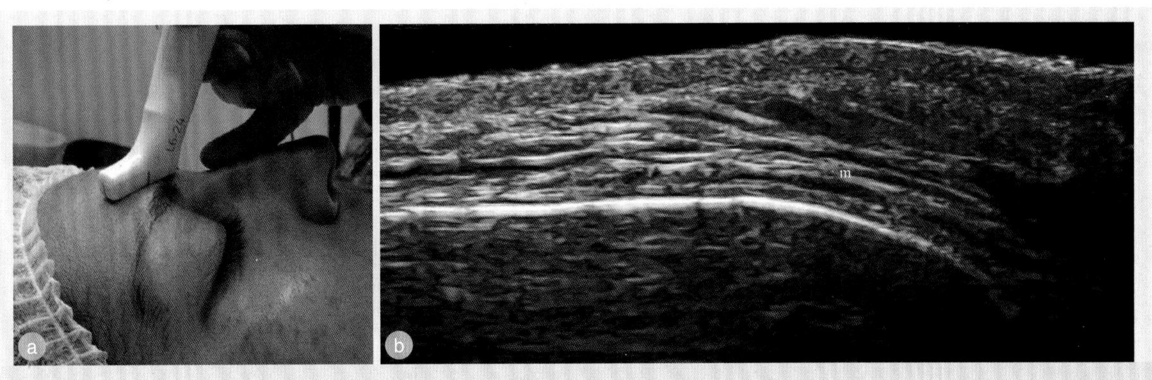

a. 临床照片显示探头位置；b. 超声图像（灰阶，斜切面）显示了皱眉肌（m）。

图 6.4　皱眉肌

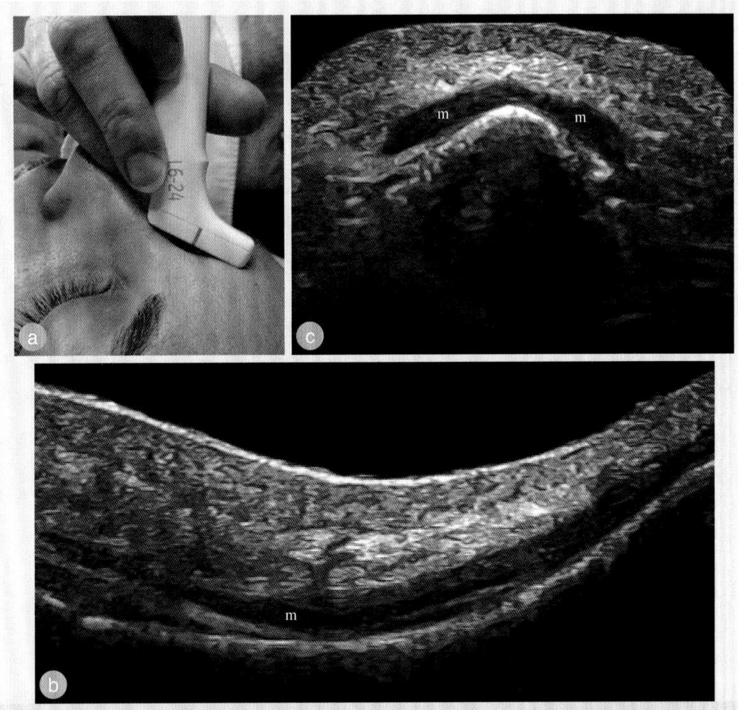

a. 临床照片显示探头位置；b. 纵切面灰阶超声图像显示降眉间肌（m）；c. 横切面灰阶超声图像显示降眉间肌（m）。

图 6.5　降眉间肌

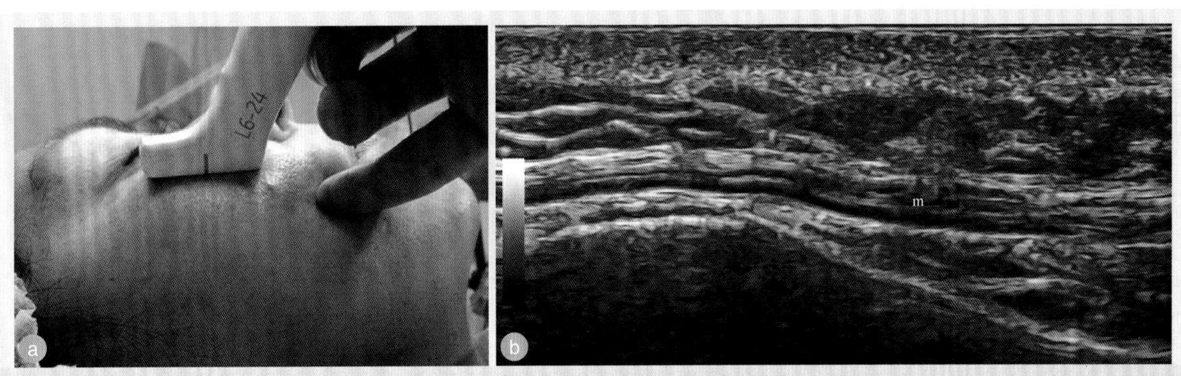

a. 临床照片显示探头位置；b. 超声图像显示颧大肌（m）。

图 6.6　颧大肌

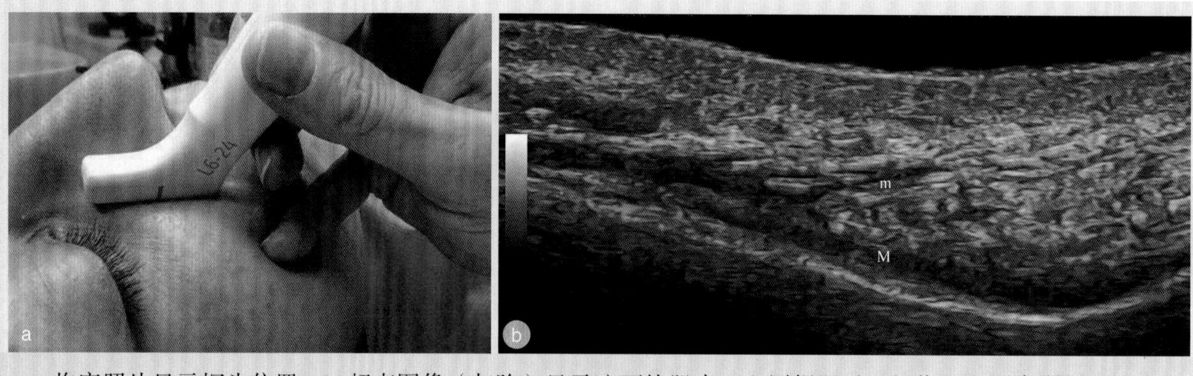

a. 临床照片显示探头位置；b. 超声图像（灰阶）显示这两块肌肉。上唇提肌（M）位于上唇鼻翼提肌（m）深层。

图 6.7　上唇提肌和上唇鼻翼提肌

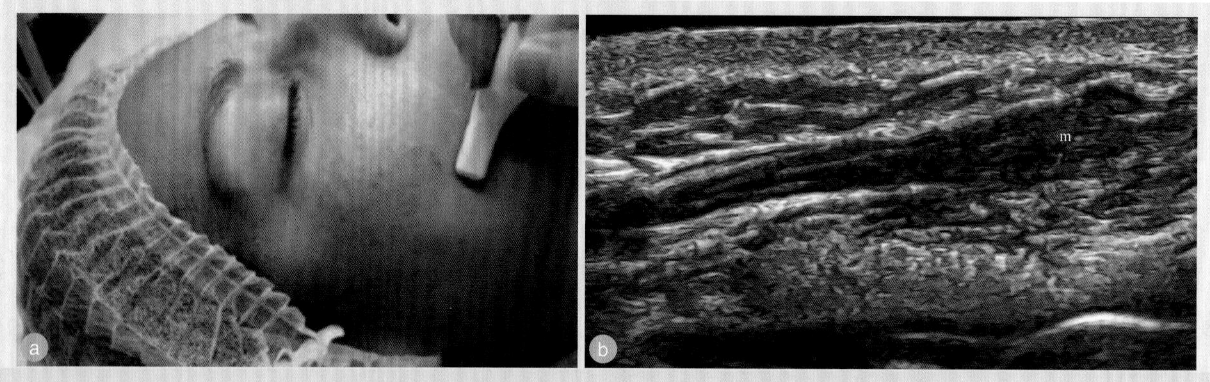

a. 临床照片显示探头位置；b. 超声图像（灰阶）显示口角区（m）。这是多块肌肉的汇集区域，包括颧大肌、颊肌、颈阔肌口角部、口轮匝肌边缘部、提口角肌、颏肌、降下唇肌、降口角肌、笑肌。

图 6.8　口角区

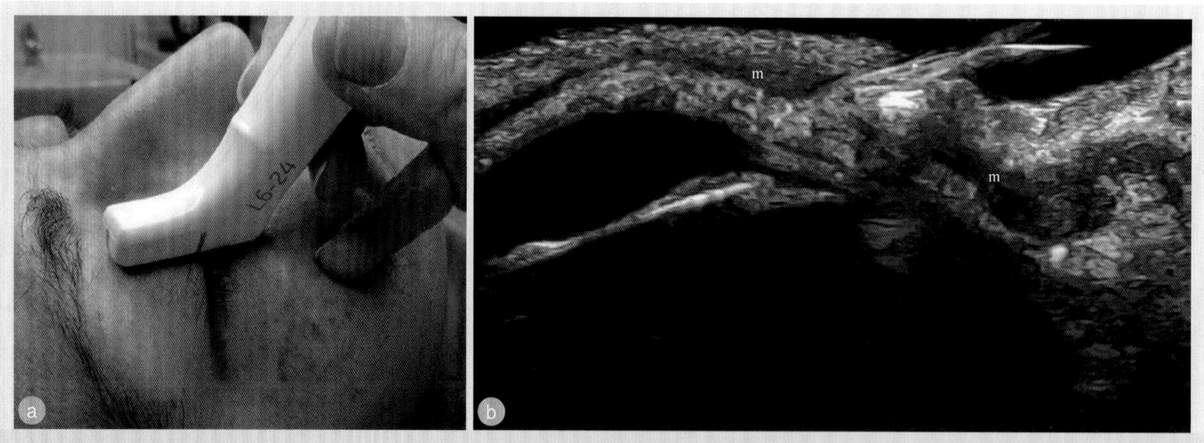

a. 临床照片显示探头位置；b. 超声图像（灰阶，纵切面）显示上（左）下（右）眼睑的眼轮匝肌（睑部）。m：眼轮匝肌。

图 6.9　眼睑的眼轮匝肌

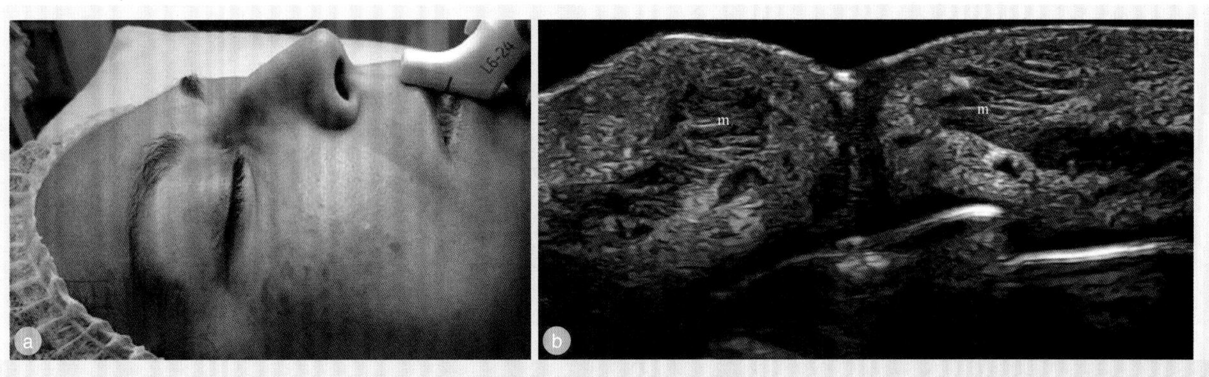

a. 临床照片显示探头位置；b. 超声图像（灰阶，纵切面）显示唇部上（左）下（右）口轮匝肌（m）。

图 6.10　唇部的口轮匝肌

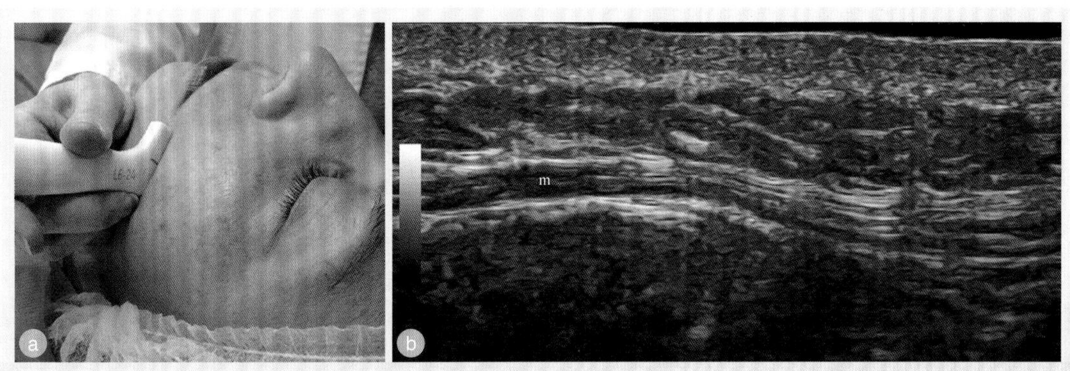

a. 临床照片显示探头位置；b. 超声图像（灰阶，肌肉长轴方向）显示笑肌（m）。

图 6.11　笑肌

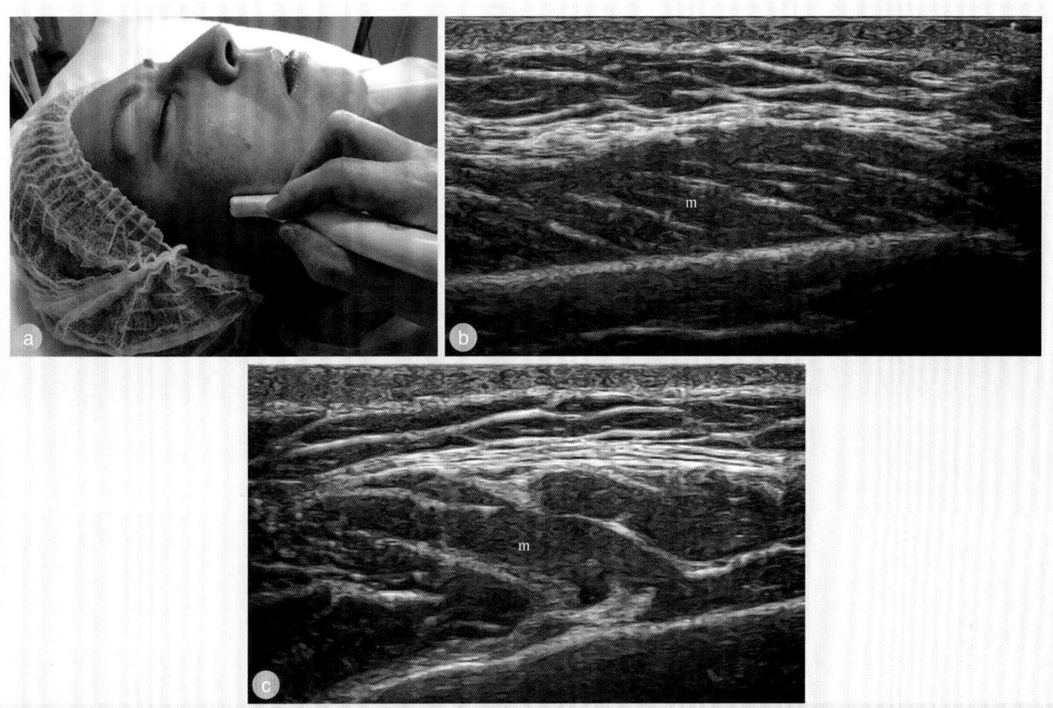

a. 临床照片显示用于获取超声图像；b. 纵切面超声图像显示位于下颌骨上方的咬肌（m）；c. 横切面超声图像显示位于下颌骨上方的咬肌（m）。

图 6.12　咬肌

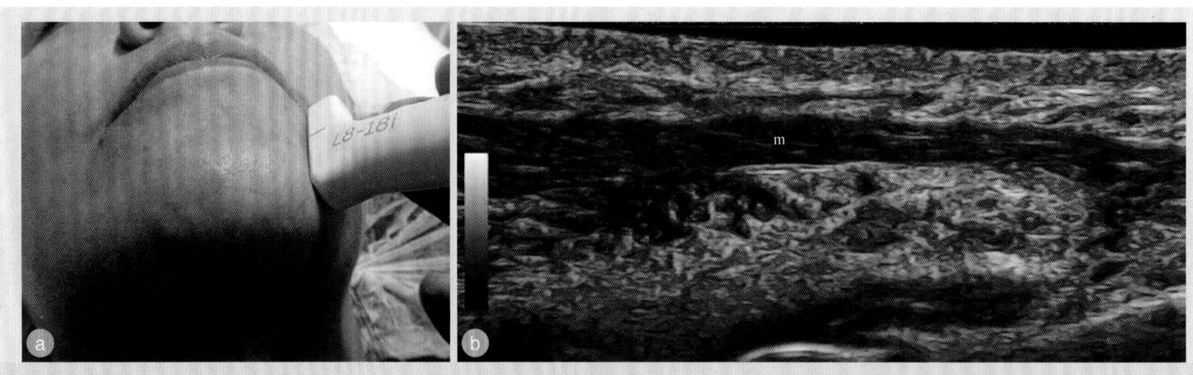

a. 临床照片显示探头位置；b. 超声图像（灰阶，肌肉长轴方向）显示降口角肌（m）。

图 6.13 降口角肌

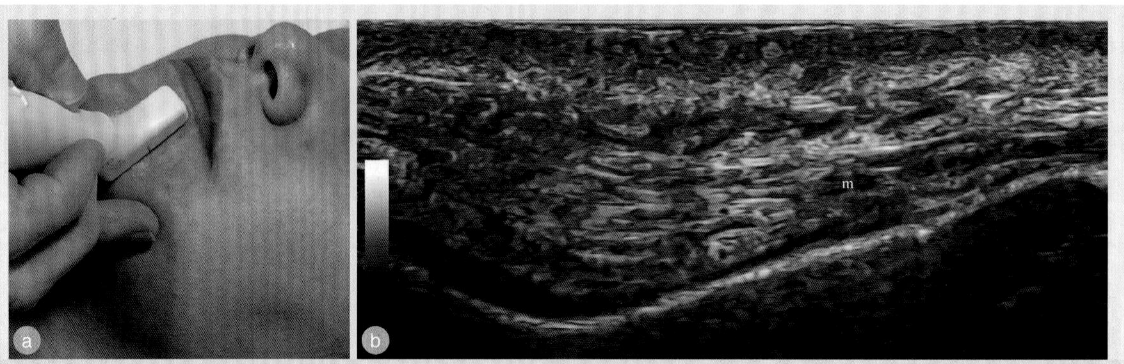

a. 临床照片显示探头位置；b. 超声图像（灰阶，肌肉长轴方向）显示降下唇肌。降下唇肌和降口角肌围成“V”形。降下唇肌是“V”形的内侧部分。

图 6.14 降下唇肌

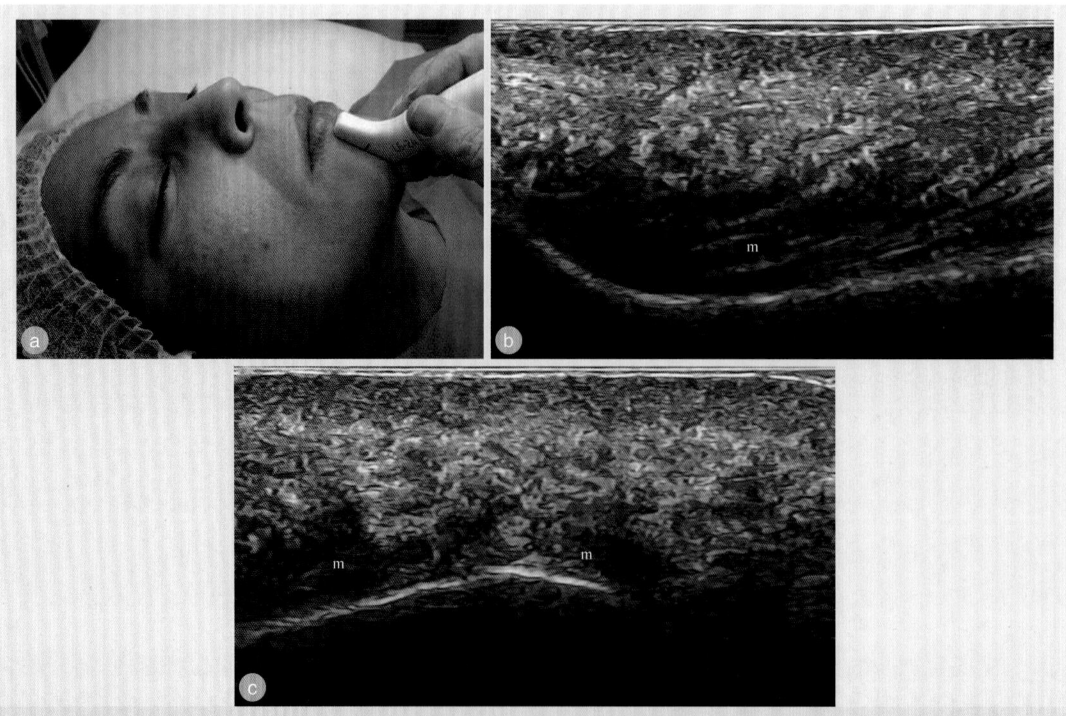

a. 临床照片显示探头位置；b. 颏肌的纵切面超声图像；c. 颏肌的横切面超声图像。m：颏肌。

图 6.15 颏肌

表皮、真皮和毛囊的超声结构在之前章节已经描述过。

眼轮匝肌在超声图像上表现为围绕眼睛的低回声带。在肌肉收缩时，该带可以表现出向上的位移。睑板腺表现为一排排垂直排列的高回声椭圆形结构。在眼睑内侧部分，可以探测到上下泪小管，它们将泪液引流至位于上下眼睑内侧部的泪囊。泪小管在 70 MHz 的超声频率下或是在扩张时会更加明显，表现为无回声的管状结构。

眼睑的血液供应来自颈内动脉通过眼动脉的终末分支（眶上动脉、滑车上动脉、鼻背动脉）和泪腺动脉与来自颈外动脉系统的终末支吻合，汇集来自面动脉、内眦动脉、颞浅动脉、眶下动脉的血管分支。在颞浅动脉的四大主要分支（面横动脉、额支、颞中动脉、顶支）中，眼睑大部分的血液由面横动脉与额支提供，并与对侧相应分支及眶上动脉吻合（图 6.16）。

3. 鼻

鼻子可以分为 3 个部分，每个部分超声图像上的显像特征不同。这 3 个部分的皮肤层次与前面描述的一致，但皮下组织的结构与其他部位不同——脂肪小叶不明显，更多是纤维脂肪层。鼻尖部分的真皮较厚，回声略低于鼻子的近端和中部。

鼻部的近端可以看到由降眉间肌形成的两条低回声纵带。在其深方，近端部分还有一个由鼻骨形成的凸起状强回声层。

在鼻背上，有一对肌肉，称为鼻肌，在大多数人的超声图像中，这块肌肉表现为非常薄的、几乎难以察觉的低回声层。鼻肌分为两部分，一部分主要位于鼻背，称为横部；另一部分位于鼻翼区域，称为翼部。翼部也被称为后鼻孔扩张肌。

在鼻肌的深层，有两条低回声凸起的带状结构，对应的是上鼻软骨。

在鼻子的远端部分，也称为鼻尖，两条凸起的低回声带状结构是鼻翼软骨。

软骨通常定义为无血管结构，而血管分布围绕在软骨周围。鼻尖最下方称为鼻小柱，包含了鼻翼软骨的下部，以及大部分的纤维组织（图 6.17 ~ 图 6.21）。

外鼻的血液供应来自面动脉的分支，如内眦动脉、鼻翼动脉和鼻背动脉。少数分支也来自眶上动脉和眶下动脉，为外鼻上部供血[19-26]。

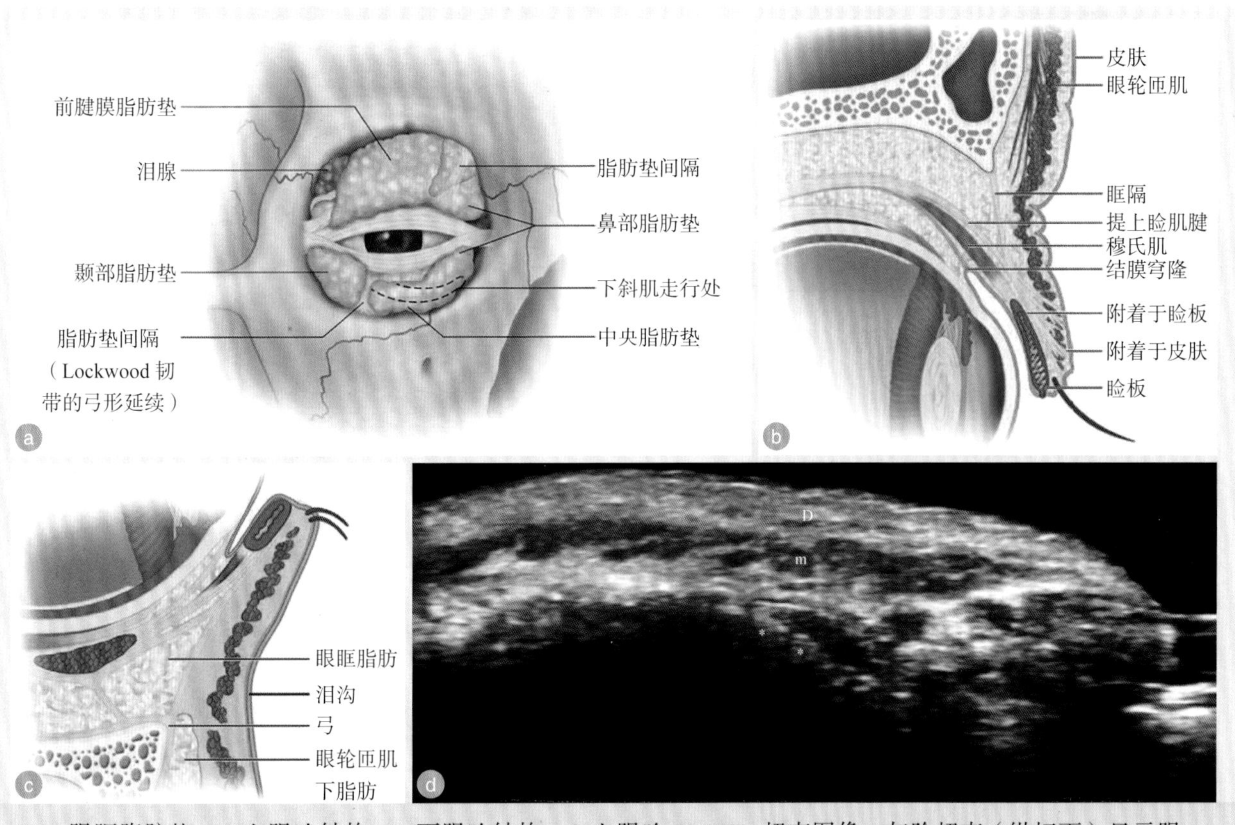

a. 眼眶脂肪垫；b. 上眼睑结构；c. 下眼睑结构；d. 上眼睑 70 MHz 超声图像。灰阶超声（纵切面）显示眼睑的层次结构。D：真皮，m：眼轮匝肌，*：睑板（含睑板腺）。

图 6.16　眼眶脂肪垫、眼睑解剖结构示意及上眼睑 70 MHz 超声解剖结构示意

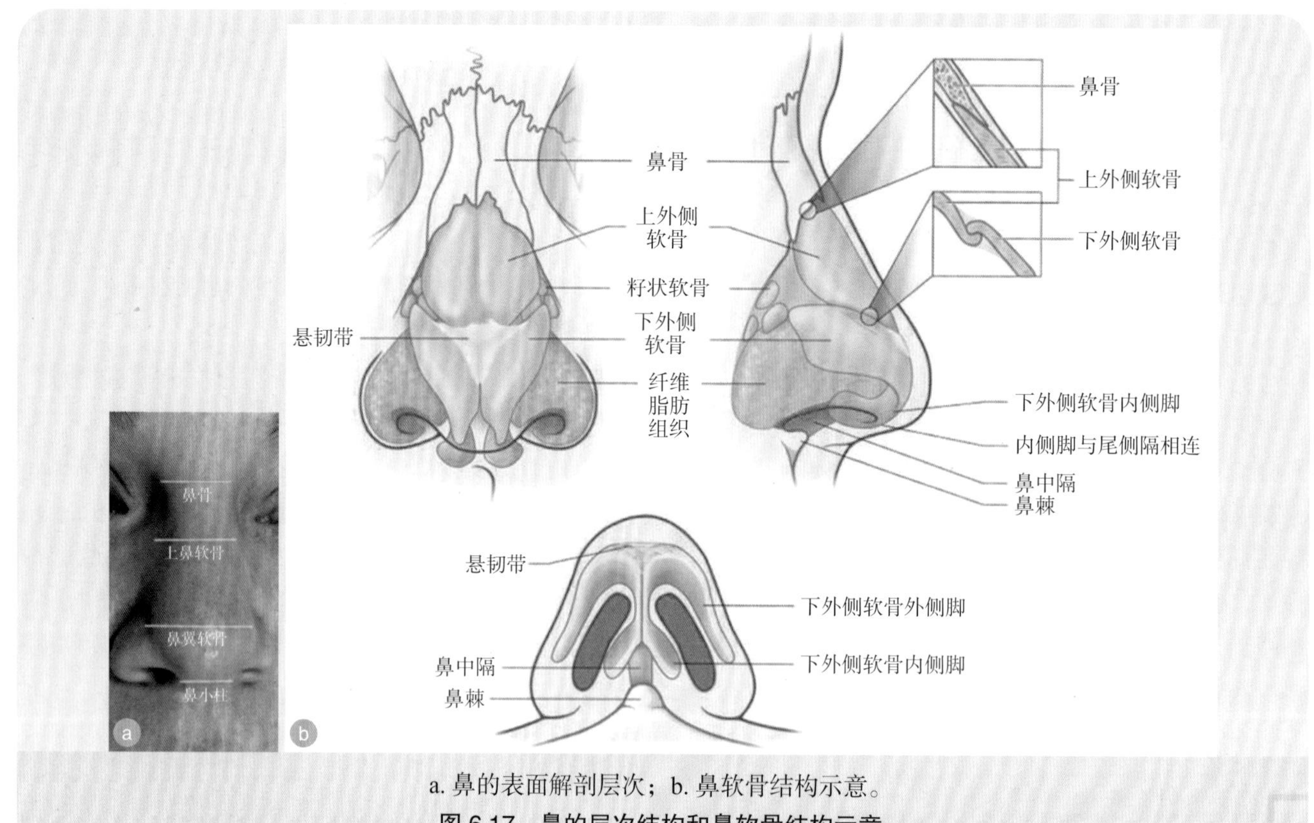

a. 鼻的表面解剖层次；b. 鼻软骨结构示意。

图 6.17　鼻的层次结构和鼻软骨结构示意

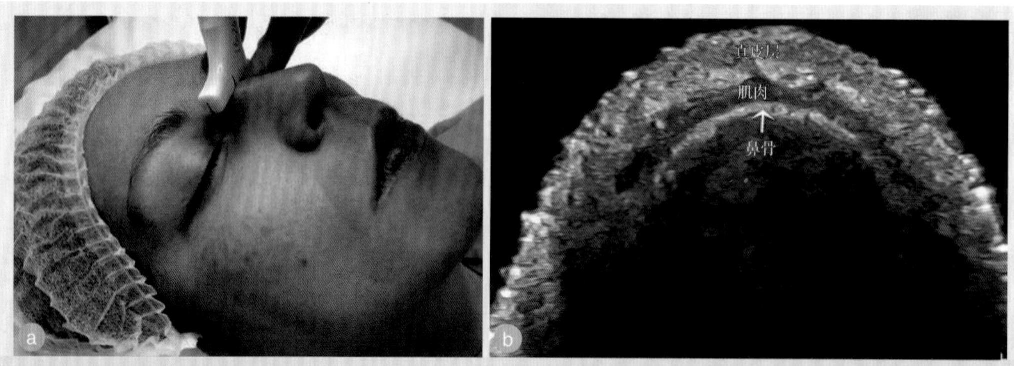

a. 临床照片显示超声探头放置位置；b. 超声图像（灰阶，横切面）显示鼻骨。鼻骨（箭头）的上方是肌肉（降眉间肌）和真皮层。

图 6.18　鼻骨

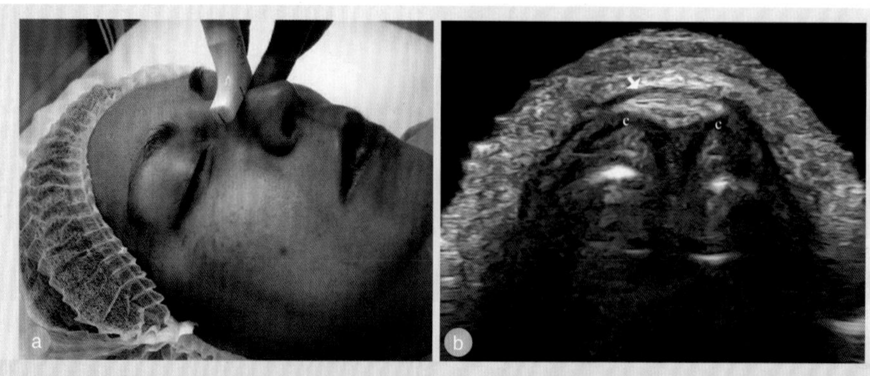

a. 临床照片显示超声探头放置位置；b. 超声图像（灰阶，横切面）显示上鼻软骨（c）和鼻肌（箭头）。

图 6.19　鼻背、上鼻软骨

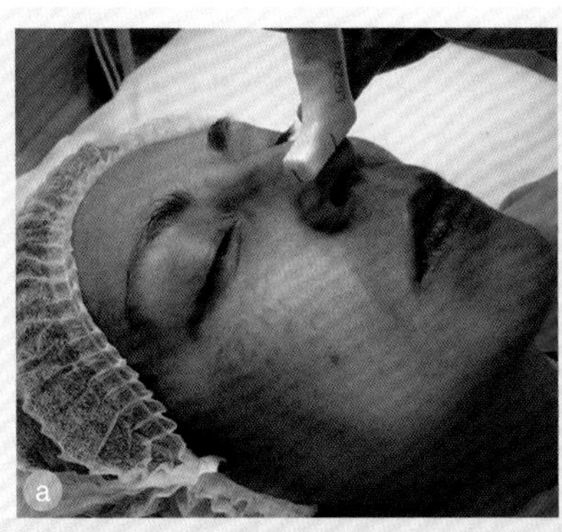

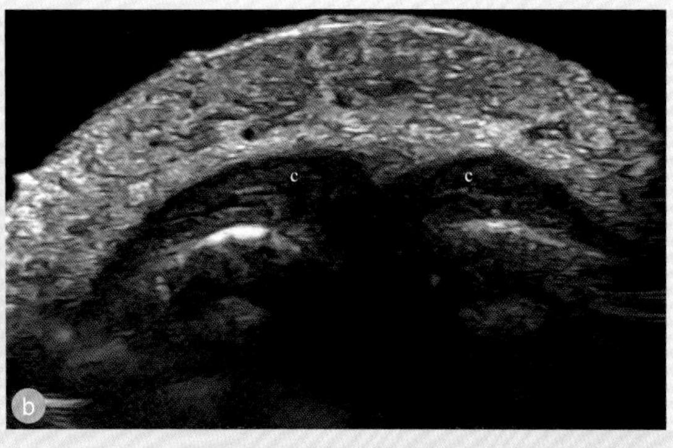

a. 临床照片显示超声探头放置位置；b. 超声图像（灰阶，横切面）显示鼻翼软骨；c：鼻翼软骨。

图 6.20　鼻尖、鼻翼软骨

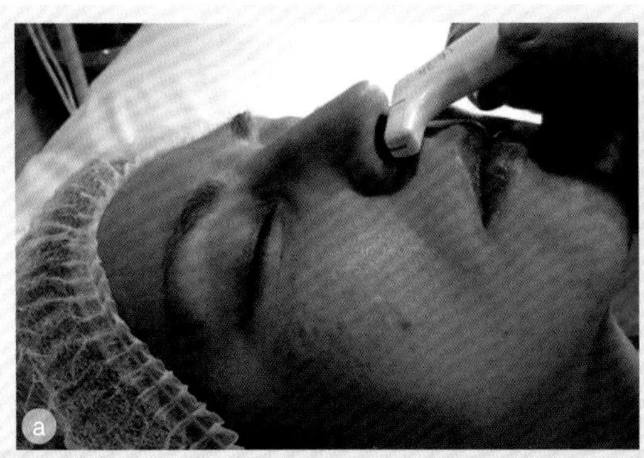

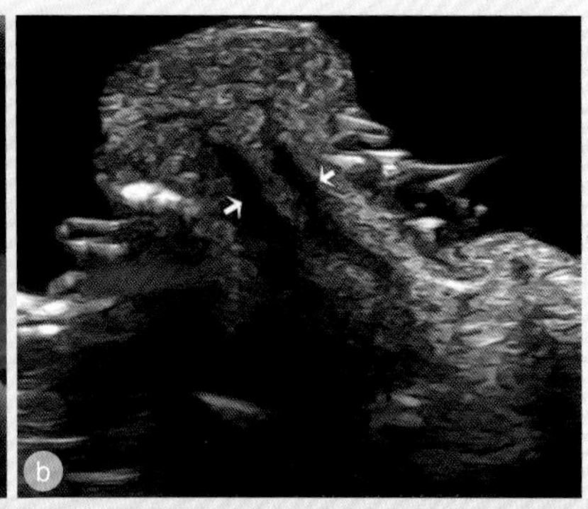

a. 临床照片显示了超声探头放置位置；b. 超声图像（灰阶，横切面）显示鼻翼软骨的下部（箭头）。

图 6.21　鼻尖、鼻小柱

4. 唇

上下唇的表皮和真皮呈现与之前描述的相似模式。口轮匝肌表现为一层低回声带，位于围绕口腔开口的皮肤和黏膜下层之间。

唇部的血液供应由上唇动脉和下唇动脉提供，它们是面动脉的分支。这些动脉往往沿着外周皮下层走行，然后深入口轮匝肌[19，25，27-30]（图 6.22 和图 6.23）。

5. 耳

耳郭的上 2/3 和下 1/3（也称为耳垂）有着不同的解剖结构。主要区别在于上 2/3 的皮下组织没有脂肪，而下 1/3 没有软骨。

在上 2/3 的部分，表皮和真皮与先前描述的回声结构相同。耳软骨表现为混合的凸凹不平的低回声带。耳郭的外缘凸起称为耳轮，内缘凸起称为对耳轮。

在耳垂部分，有表皮、真皮和皮下组织，它们都显示了先前描述的特征。在这一部分也可以发现一些毛囊，特别是在成年人和老年人中[19，26，29，31]（图 6.24）。

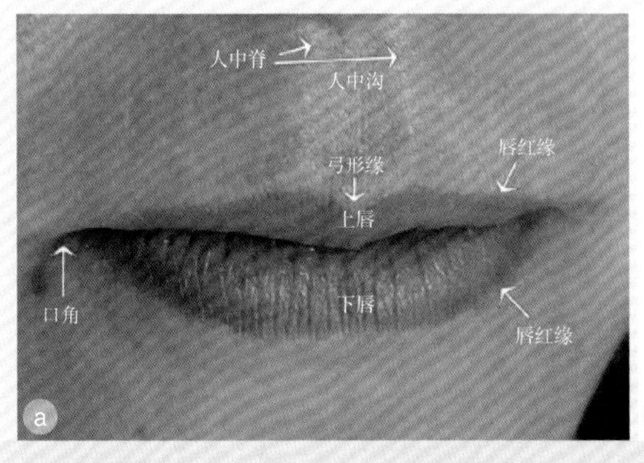

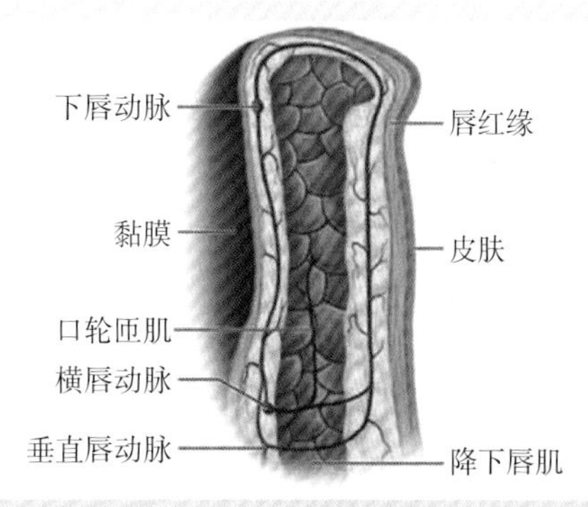

a. 唇的表面解剖；b. 下唇解剖结构示意。

图 6.22　唇部解剖

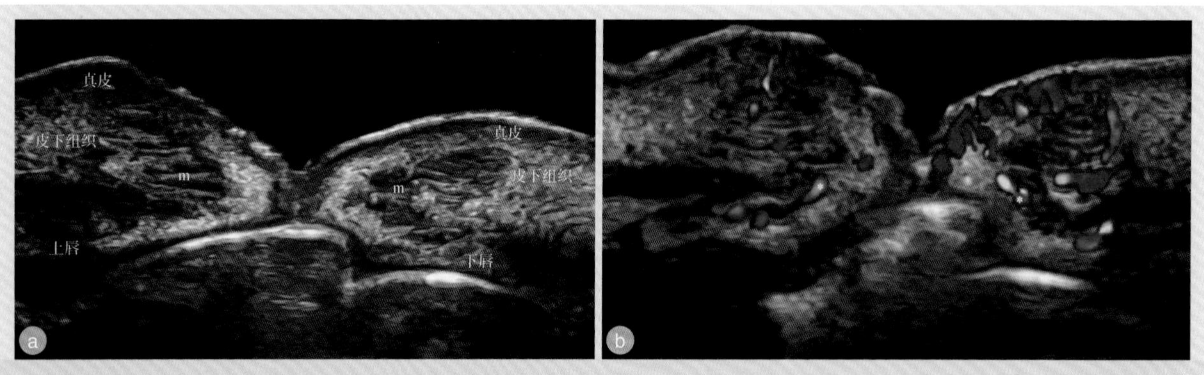

a. 灰阶超声；b. 彩色多普勒超声。显示唇的主要层次及其正常的血管分布。m：口轮匝肌，*：唇动脉。

图 6.23　上下唇超声图像（纵切面）

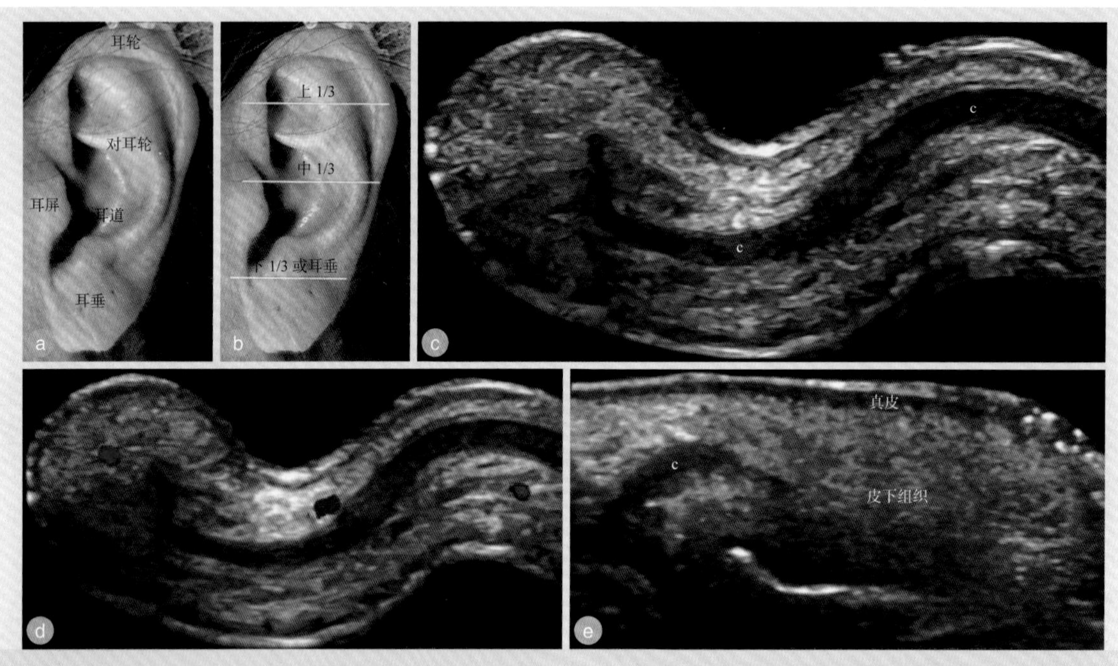

a. 表面解剖；b. 分层；c. 上 1/3 横切面灰阶超声图像；d. 中 1/3 横切面彩色多普勒超声图像；e. 耳垂的横切面灰阶超声图像。

图 6.24　耳郭

三、解剖变异

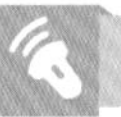

（一）唾液腺

最常见的变异包括位于颊部的副唾液腺，也称为副腮腺。副腮腺通常位于咬肌上 1/3 处的上方。它们的回声特征与腮腺相似。

另一种变异是腮腺的前部明显延伸，覆盖了咬肌的上 1/3。

这些腺体变异沿着腮腺导管轴分布，与整形美容手术密切相关，如果操作者不了解它们的存在，很可能造成损伤[19，26，32-33]。

在口腔中，多个小的唾液腺在超声上表现为黏膜下微小的结节状低回声结构（图 6.25 ~ 图 6.29）。

（二）主要动脉：面动脉、内眦动脉、唇动脉、鼻翼动脉、滑车上动脉、眶上动脉、眶下动脉

许多动脉会对操作过程造成潜在风险。此外，面部主要动脉的分布、形态和直径也存在多种变异[1，23，34-39]（图 6.30 ~ 图 6.39）。寻找某些动脉的一个技巧是寻找骨缘对应的切迹。

口周区域的常见变异之一是面动脉浅表环，向皮肤侧走行，通常到达皮下层上部或真皮 – 皮下交界处（图 6.40）。

唇部的常见变异为恒径动脉，该分支进入皮肤层时不似一般动脉逐渐变细[11，19，25-27，37，40-42]（图 6.41）。

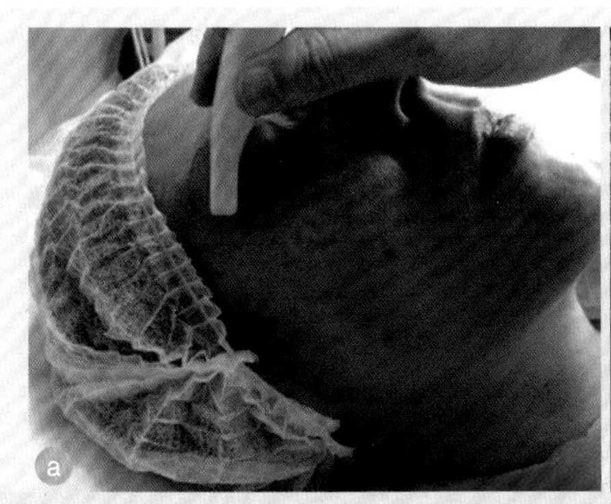

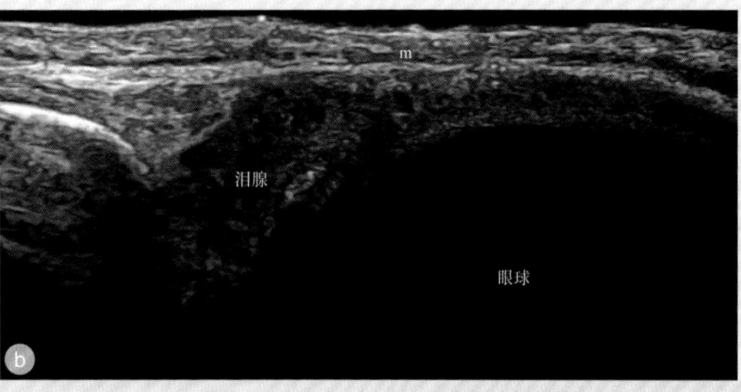

a. 临床照片显示探头位置；b. 超声图像（灰阶）显示泪腺。m：眼轮匝肌。

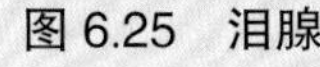

图 6.25　泪腺

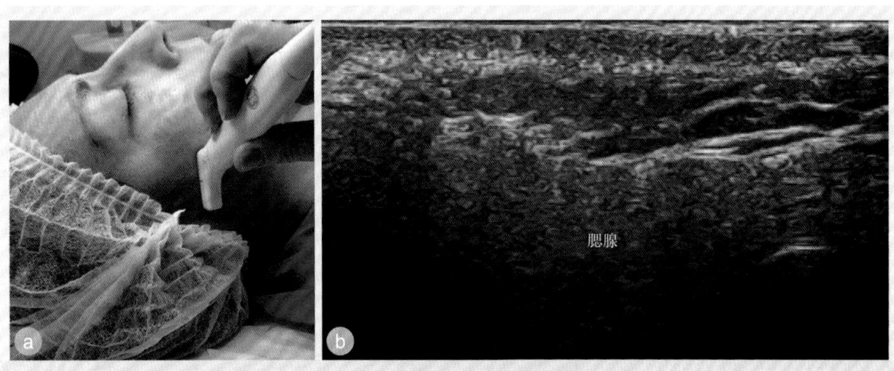

a. 临床照片显示探头位置；b. 超声图像（灰阶、横切面）显示腮腺。

图 6.26　腮腺

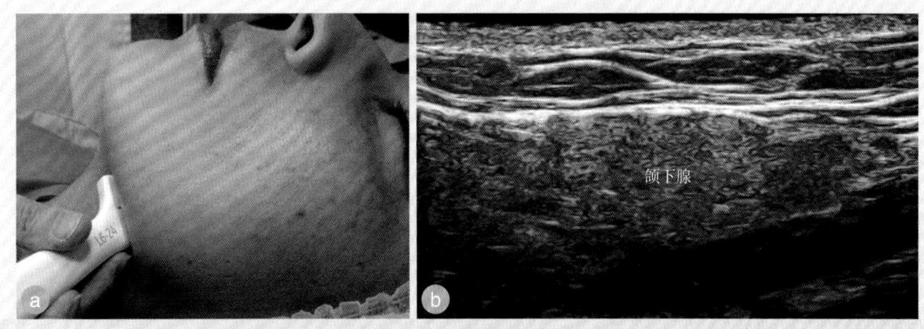

a. 临床照片显示探头位置；b. 超声图像（灰阶、斜切面）显示颌下腺。

图 6.27　颌下腺

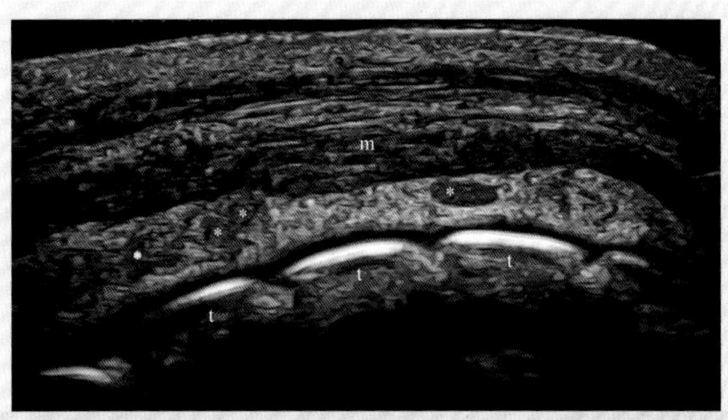

超声图像（灰阶、横切面、上唇）显示圆形和椭圆形结构（*），对应于位于黏膜下区域的小唾液腺。m：口轮匝肌；t：牙齿。

图 6.28　小唾液腺

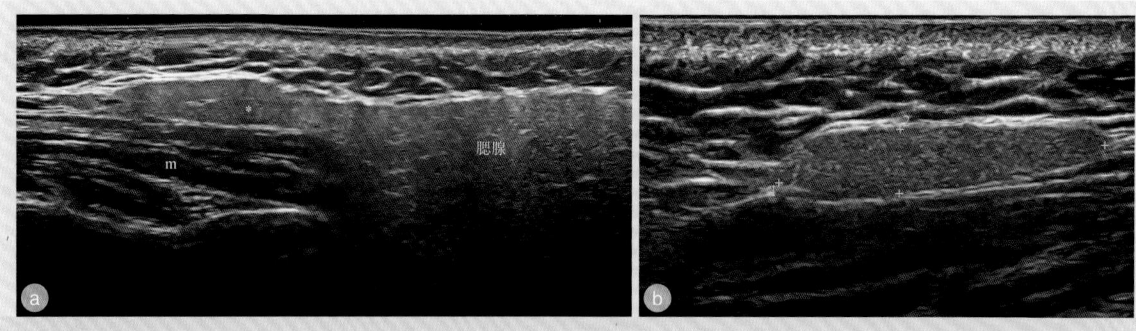

a. 腮腺的前部突出（*）；b. 腮腺导管轴线附近的副唾液腺（标志之间），位于咬肌上 1/3 的上方。

图 6.29　腺体解剖变异（灰阶、横切面）

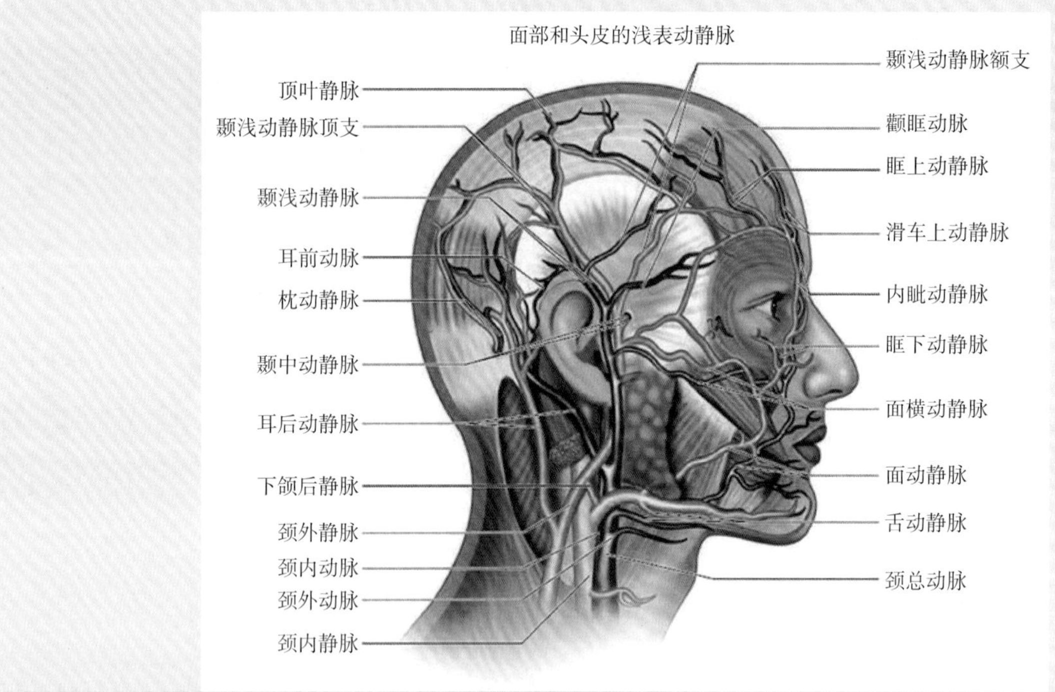

图 6.30　面部和头皮的主要血管（矢状面）

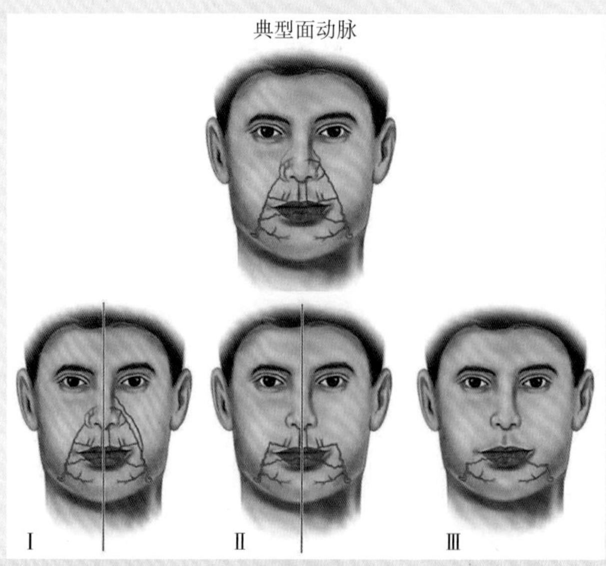

图 6.31　面部和唇部动脉的典型走行及其解剖变异（Ⅰ～Ⅲ型）

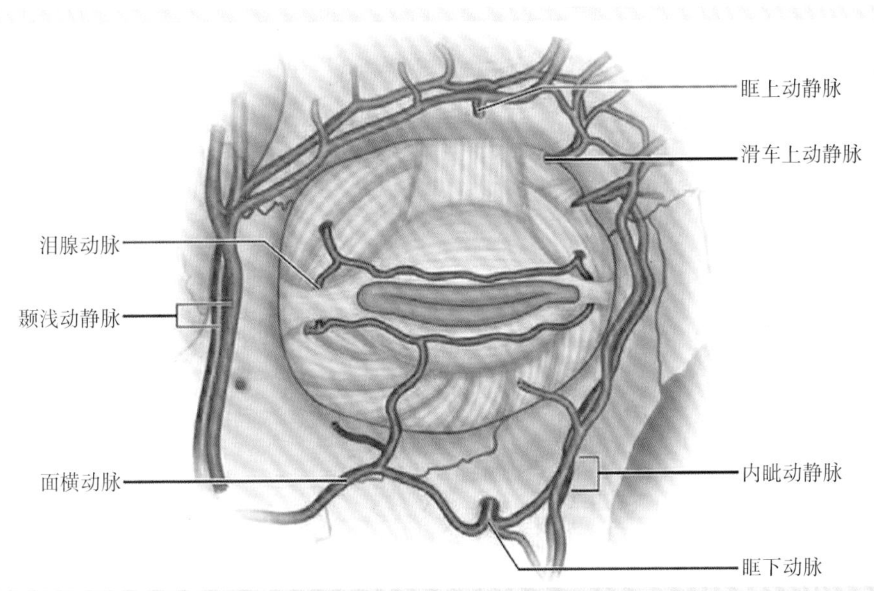

图 6.32　眼眶主要血管图解

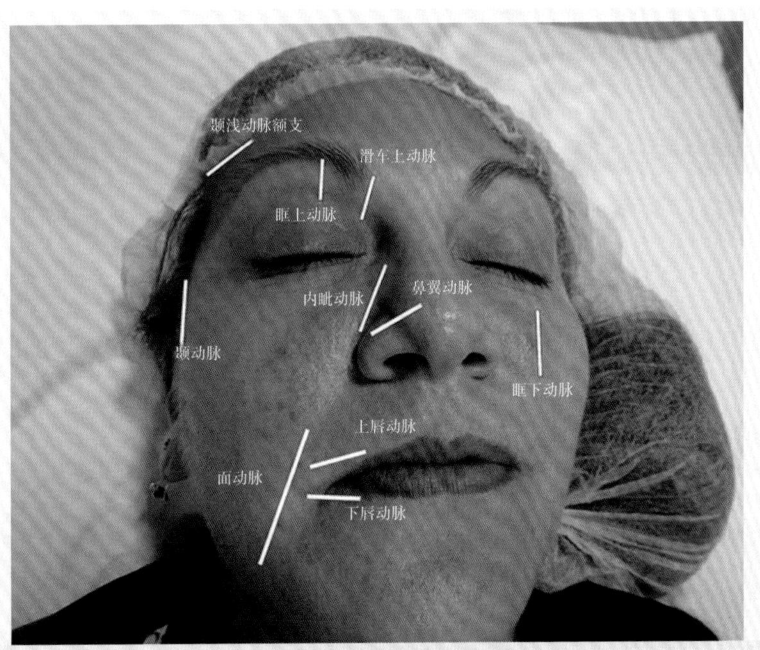

图 6.33　面部主要动脉探头位置示意

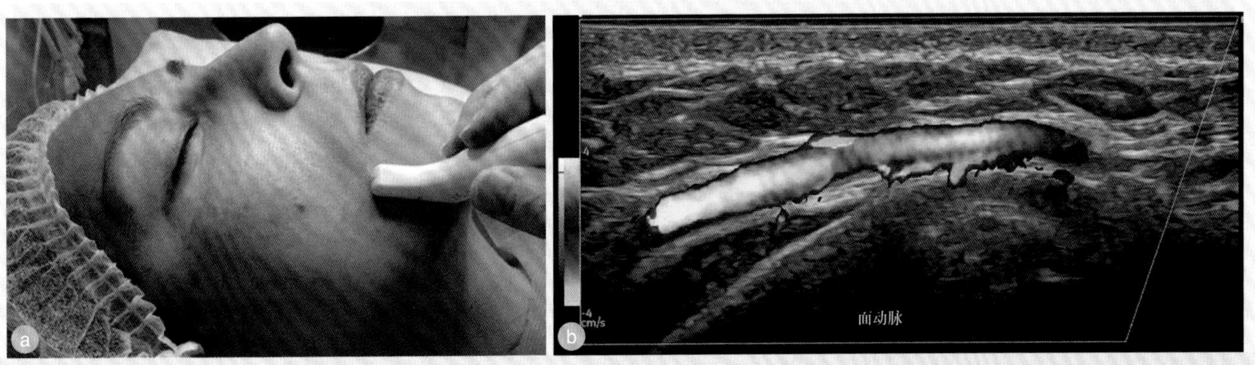

a. 临床照片显示探头位置；b. 彩色多普勒超声图像以彩色显示动脉。

图 6.34　面动脉

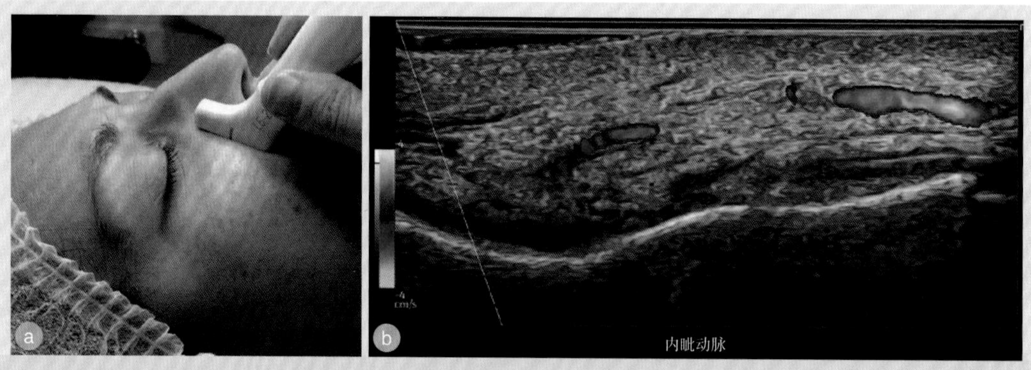

a. 临床照片显示探头位置；b. 彩色多普勒超声图像显示内眦动脉的走行。

图 6.35　内眦动脉

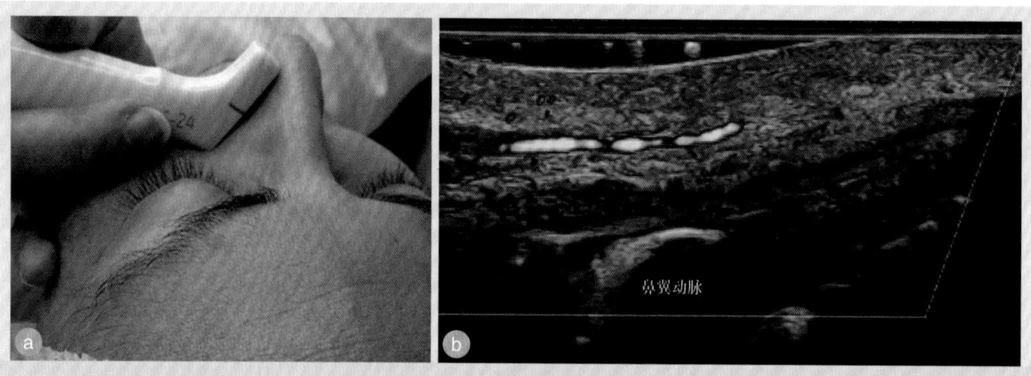

a. 临床照片显示探头位置；b. 能量多普勒超声显示鼻翼动脉（彩色）。

图 6.36　鼻翼动脉

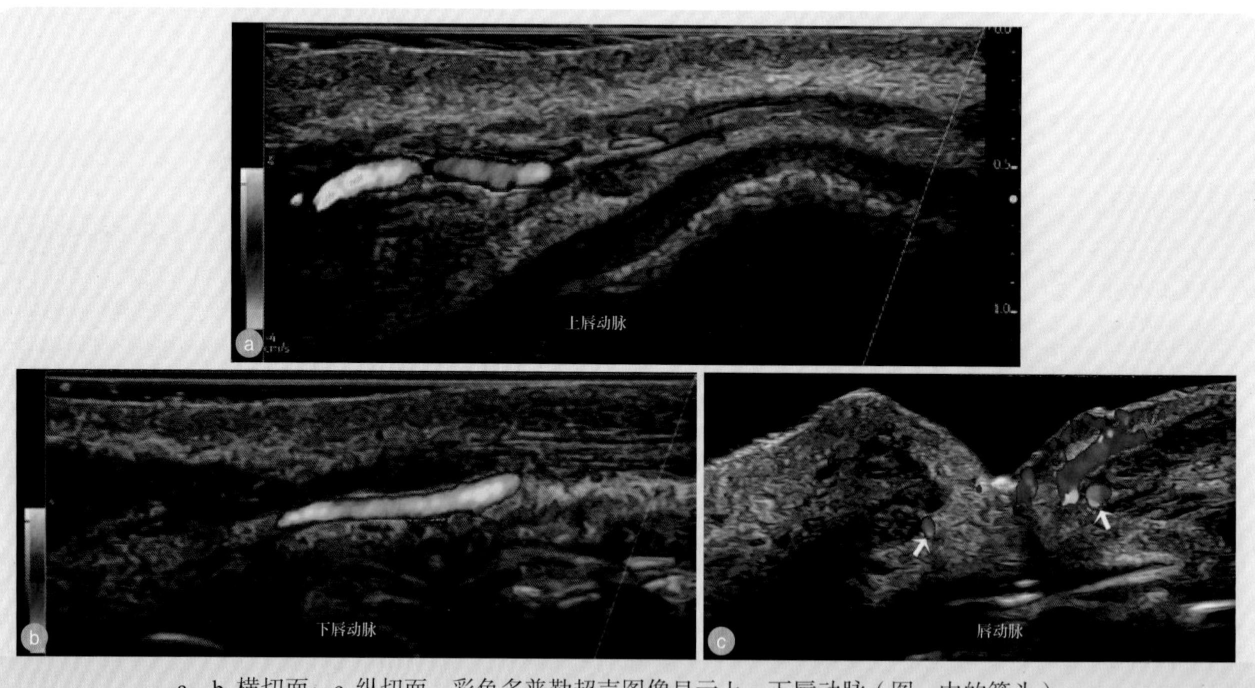

a、b. 横切面；c. 纵切面。彩色多普勒超声图像显示上、下唇动脉（图 c 中的箭头）。

图 6.37　唇动脉

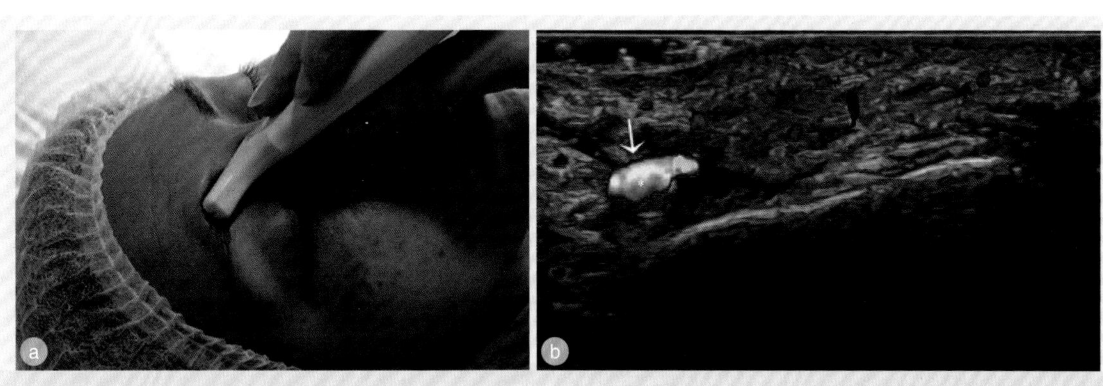

a. 临床照片显示探头位置；b. 彩色多普勒超声图像（横切面）显示滑车上动脉（箭头和 *）。

图 6.38　滑车上动脉

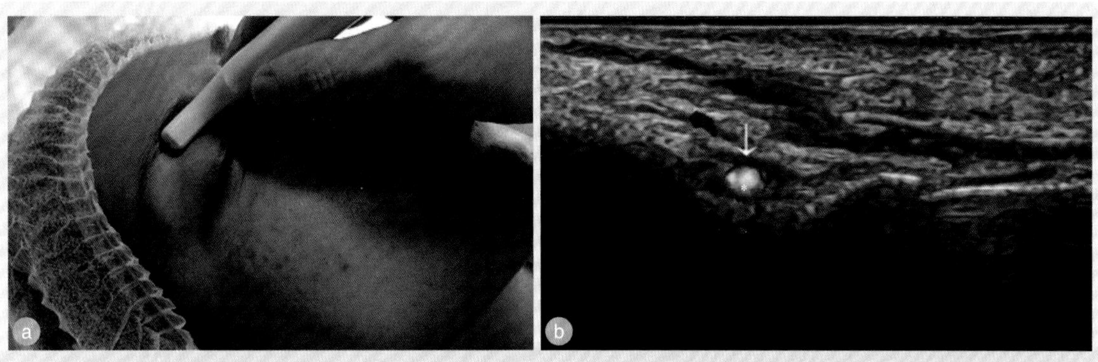

a. 临床照片显示探头位置；b. 彩色多普勒超声图像（横切面）显示眶上动脉（箭头和 *）。

图 6.39　眶上动脉

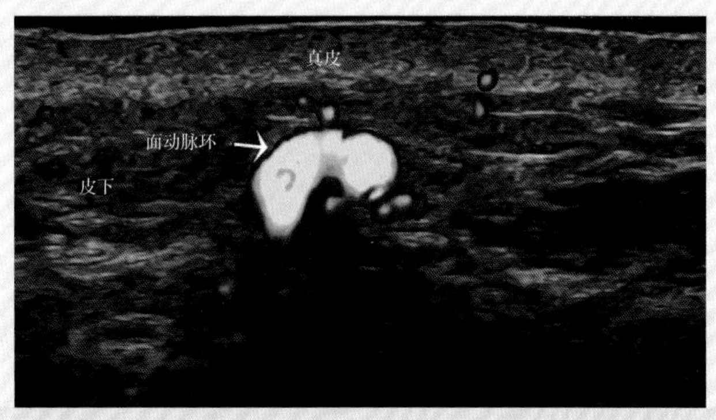

能量多普勒超声（横切面）显示此环更接近真皮层。

图 6.40　口周区域面动脉浅表环

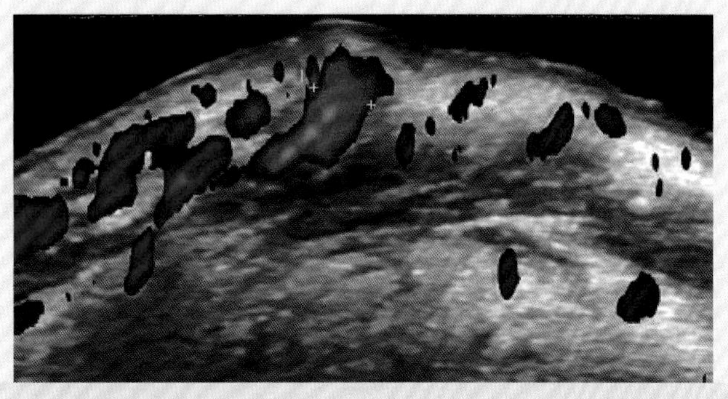

彩色多普勒超声（横切面）显示下唇真皮层有一条异常的粗大动脉（在标记之间）。

图 6.41　唇恒径动脉

四、头部相关风险区

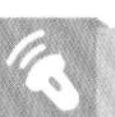

头部是一个复杂的区域，诸多解剖结构易于术中受损。该区域存在重要血管、神经，在美容或外科手术中需要避免损伤[11, 19, 25-26, 28, 30-31, 38, 43-45]。

（一）眉间区

该区域发生严重并发症（包括失明）的风险概率最高，因为它汇集了易受损的重要且相互吻合的动脉。其中包括滑车上动脉、眶上动脉和鼻背动脉[1, 5, 11, 19, 25-26, 28, 30-31, 38, 43-45]。

（二）颞区和额区外侧

该区域的主要风险在于颞动脉额支和顶支的损伤[1, 5, 11, 19, 25-26, 28, 31, 38, 43-45]。

（三）顶颞区

该区域可见走行于腱膜下层的颞动脉顶支[1, 5, 11, 19, 24-26, 28, 31, 38, 43, 45]。

（四）耳前区

该区域的风险主要是颞部血管（包括动脉和静脉）的损伤。该区面神经和三叉神经走行复杂，超声难以识别[1, 5, 11, 19, 24-26, 28, 31, 38, 43, 45]。

（五）眶下区

该区域可见眶下动脉，该血管于眶下缘贴近骨面走行[1, 5, 11, 19, 24-26, 28, 31, 38, 43, 45]。

（六）鼻唇沟区

该区域可识别内眦动脉，为面动脉的分支。内眦动脉为面动脉的延续，是在鼻翼动脉发出后更名。它沿着鼻唇沟走行[1, 5, 11, 19, 24-26, 28, 31, 37, 38, 43, 45]。

（孟颖 译）

参考文献

第二部分

常见皮肤病的超声特征

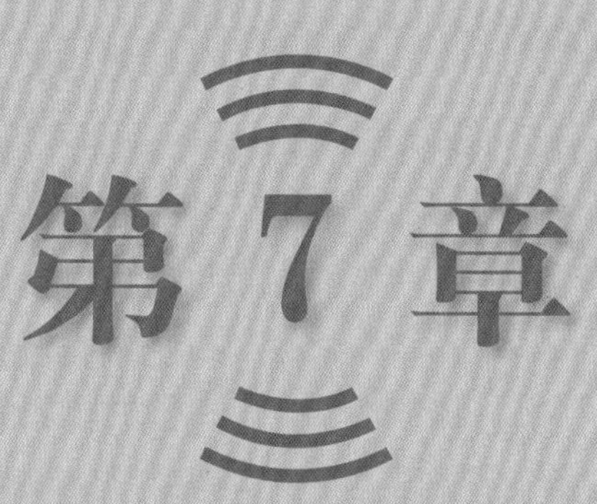

先天性皮肤病的超声检查

Ximena Wortsman, Kharla Pizarro, Yamile Corredoira, Claudia Morales, Laura Carreño

一、引言 

本章回顾了最常要求超声检查的先天性皮肤病变，这些疾病在儿童人群中很常见，但也可能在成年期发现。出于学术目的，这些肿物根据来源进行分类，并通过代表性病例突出了每种疾病的主要超声特征。

二、先天性皮肤病变 

（一）脉管源性

1. 先天性血管瘤

先天性血管瘤（congenital hemangiomas）在出生时就已经完全发育，它们缺乏葡萄糖转运蛋白 1（glucose transporter 1，GLUT1）。与此不同，婴幼儿血管瘤通常在出生后的几周内开始生长，并呈 GLUT1 阳性 [1-3]。有关婴幼儿血管瘤的更多信息将在专门介绍儿科皮肤病学的章节中提供（第 23 章）。

临床实践中，快速消退型先天性血管瘤和部分消退型先天性血管瘤通常表现为单发的大面积红斑或紫色肿块，有时中央部位会有凹陷。另外，不消退型先天性血管瘤则多呈现为更厚的斑点、斑块或肿块，周围有苍白晕。不过，这三种类型的血管瘤有时在临床表现上存在重叠 [1-3]。

因此，在最新的国际脉管异常研究学会（International Society for the Study of Vascular Anomalies，ISSVA）分类标准中，根据先天性血管瘤的临床表现，将其划分为三种类型 [4]：

（1）快速消退型先天性血管瘤

快速消退型先天性血管瘤（rapidly involuting congenital hemangioma，RICH）在出生时已经完全发育，并在接下来的几个月内迅速进入消退阶段。通常在 1 ~ 1.5 年后，这些血管瘤的尺寸会显著缩小或完全消失。在早期阶段，它们可能会出现出血或形成溃疡 [1-3]。

在超声检查中，这些血管瘤在出生时主要表现为低回声和丰富的血流，与婴幼儿血管瘤相比，其静脉血管更为突出和扭曲；然而，它们也可能显示出动脉血流。它们的生长位置可以是真皮层或皮下层，较少累及更深层次的组织。随着消退过程的进行，这些血管瘤的组织成分会变得不均匀，逐渐转化为高回声结构。它们的尺寸和血流会迅速减低，最终完全消失；但在组织内可能留下一些残留的低流量血管和不均质的回声（图 7.1）[2, 5-7]。

（2）不消退型先天性血管瘤

不消退型先天性血管瘤（non-involuting congen-

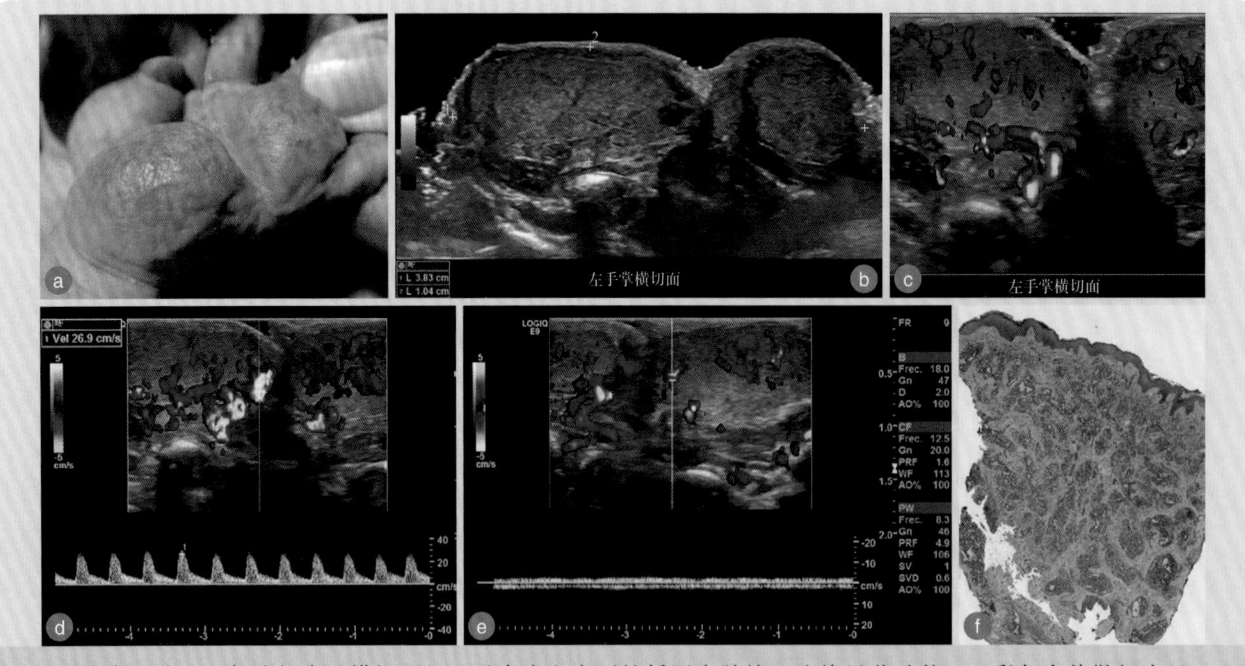

a. 临床照片；b. 灰阶超声（横切面）显示真皮和皮下的低回声肿块，边缘呈分叶状；c. 彩色多普勒超声显示肿块内血流丰富；频谱曲线分析（脉冲多普勒）显示血管瘤内动脉（d）和静脉（e）血流；f. 组织学（H&E 染色，×20）：在明显的纤维化真皮中有小而致密、细胞丰富的塌陷毛细血管小叶。

图 7.1　快速消退型先天性血管瘤（RICH）

ital hemangioma，NICH）在出生时已经完全发育，并在随后的时间里保持其大小和特征，或略有增长。在超声检查中，它们通常呈现为不均质结构，以高回声为主，并伴有丰富的血流信号。这些血管瘤包含动脉血流和静脉血流，并含有扭曲和扩张的静脉血管。与婴幼儿血管瘤相比，静脉血流更明显。此外，这些血管瘤通常可连接到皮下或更深层的血管（图 7.2）[2, 5-7]。

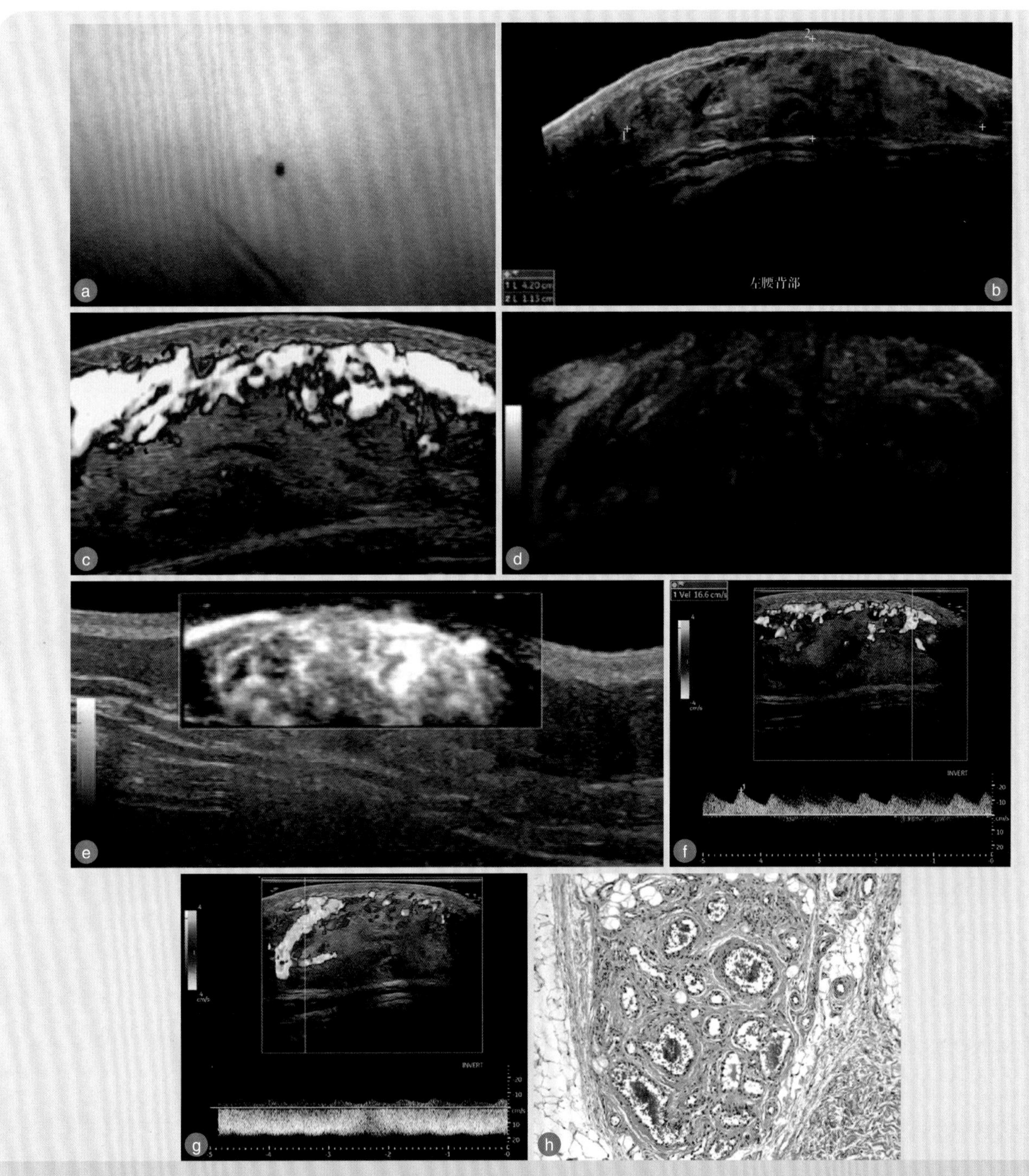

a. 临床照片。b. 灰阶超声（横切面）显示皮下不均质的、高回声为主的肿块，内有明显、迂曲和扩张的血管。肿块大小为 4.2 cm（横向）× 1.13 cm（厚度）。能量多普勒超声图像（c）、超声血管成像（d）及微血流成像软件（e）显示病变内血流丰富。频谱曲线分析显示病变中的动脉（f）血流和静脉（g）血流。h. 组织学（H&E 染色，×20）：大的小叶伴有明显的小叶间纤维化，形态良好的扩张毛细血管是 NICH 的特征。内皮细胞肥大并突出到管腔内。

图 7.2　不消退型先天性血管瘤（NICH）

（由 Isabel Colmenero 博士提供。）

（3）部分消退型先天性血管瘤

部分消退型先天性血管瘤（partially involuting congenital hemangioma，PICH）呈现出中等程度的消退。它们被视为 RICH 和 NICH 的混合体。在临床上，它们的特性更接近于 RICH，但经历了部分消退。

在超声检查中，这些血管瘤的表现是多样的，可能会显示出 RICH 和 NICH 的特征。此外，这些血管瘤还具有明显的动脉血管和静脉血管，以及扭曲和扩张的静脉管道 [2，5-7]。

（4）先天性血管瘤的其他超声特征

在我们的经验中，钙化在低流量静脉脉管畸形中更为常见 [6，7]。一些报告提到先天性血管瘤中存在钙化的情况 [8]，但这种情况并不普遍。此外，一些研究者已经探索了先天性血管瘤的弹性成像特性（定性），发现其硬度略低于婴幼儿血管瘤 [5]。

2. 脉管畸形

脉管畸形（vascular malformations，VMs）是形态发生上的缺陷，在出生时就已存在。随着时间的推移，它们保持着其临床特征和大小；然而，在某些生命阶段，如青春期和孕期，它们可能会出现增长 [6-7，9，10]。

脉管畸形可以分为动脉型、静脉型、淋巴管型、毛细血管型或混合型 [4，6，7，9，10]。有时候，这些类型的脉管畸形可能同时出现在同一个病例中。此外，这些脉管畸形既可以单独出现，也可能与其他先天性综合征相关 [6，7，9，11]（表 7.1）。

在超声检查中，这些脉管畸形通常表现为无回声的管状或腔隙区，和（或）真皮和皮下回声局灶性异常。这些脉管畸形也可能延伸至更深层次，如筋膜、肌肉或腺体。

在静脉畸形中，血栓形成的静脉石和管腔内的低回声物质较为常见 [6-7]。

淋巴管畸形则常表现为无回声的囊性区域，且这些囊性区域无法检测到血流 [6-7]。

为了区分不同类型的脉管畸形，进行频谱曲线分析是必要的步骤 [6-7]。在进行评估时，建议至少使用六条曲线（纵向三条，横向三条）来分析病变内部的血流类型和速度 [6-7]。

动脉畸形在脉冲多普勒中显示出具有收缩期和舒张期的典型曲线。

静脉畸形呈单相曲线，而毛细血管畸形由于受到超声仪器检测阈值的限制，可能无法检测出血流。通常，超声仪器能够检测到速度≥ 2 cm/s 的血流 [6-7]。此外，Valsalva 动作和压缩 / 释放操作可能有助于检测静脉血流 [6-7，10]。

表 7.1　与脉管畸形相关的先天性综合征

综合征	脉管畸形
Sturge-Weber 综合征	静脉
节段性脊髓血管畸形	静脉
骶骨静脉畸形	静脉
先天性毛细血管扩张性大理石样皮肤	静脉
色素血管性斑痣性错构瘤病	静脉
Von Hippel-Lindau 综合征	静脉
蓝色橡皮泡痣综合征	静脉
Mafucci 球形细胞静脉畸形	静脉和动脉
Klippel-Trenaunay 综合征	混合 小静脉 – 静脉 – 淋巴管
Proteus 综合征	混合 小静脉 – 静脉 – 淋巴管
Parkes-Weber 综合征	混合小静脉 – 静脉 – 动静脉瘘
Rendu-Osler-Weber 综合征	动静脉
Mafucci 综合征	静脉或混合 静脉 – 淋巴管
Gorham 病，CLOVES 综合征	静脉和淋巴管

淋巴管畸形无论病灶大小，通常都无法检测到血流；然而，当发生炎症时，周边部分可能会检测到静脉血流和动脉血流 [6-7，10]。

混合的动脉和静脉畸形通常表现出动静脉瘘样的血流和来回型（to-and-fro）频谱曲线 [6，7]。

混合脉管畸形有多种类型，其中一些类型可能包含所有类型的管道（图 7.3 ~ 图 7.7）[6-7]。

（二）伴有脉管畸形的先天性综合征

一些先天性综合征表现出脉管畸形，并且与某些身体部位的过度生长有关。其中，大部分与低流量的脉管畸形相关；然而，也有一些表现为兼具高低流量特征的混合性脉管畸形 [11]。

在这些综合征中，有一些属于 PIK3CA 相关过度生长谱范畴。这是一组罕见的遗传性疾病，其特点是因 PI3K-AKT-mTOR 通路中的体细胞镶嵌突变所引起的非对称性过度生长。这个通路与过度生长的发生有关。该谱系包括 CLOVES 综合征、K-T 综合征、巨脑畸形 – 毛细血管畸形、发育不良性巨脑畸形、纤维脂肪组织增生或过度生长、半侧肢体肥大并多发性脂肪瘤综合征、纤维脂肪浸润性脂肪瘤，以及一些巨指（趾）畸形的病例[6-7, 11-14]。

此外，还有几种与脉管畸形相关的先天性综合征：Sturge-Weber 综合征、Proteus 综合征（海神综合征）、蓝色橡皮泡痣综合征、Maffucci 综合征和 Osler-Weber-Rendu 综合征（遗传性出血性毛细血管扩张症）等[6, 7, 11-14]。

CLOVES 综合征包括先天性脂肪瘤过度生长、脉管畸形、表皮痣，以及骨骼和脊柱异常，如脊柱侧弯。此外，据报道，在 CLOVES 综合征患者中，肾母细胞瘤的发生率为 3.3%，显著高于一般人群（图 7.8）[6-7, 11]。

Klippel-Trenaunay 综合征（Klippel-Trenaunay syndrome，KTS）的特点是不对称的肢体肥大、局部毛细血管畸形及先天性下肢静脉曲张。毛细血管畸形通常出现在肥大的肢体上。肢体长度的显著差异通常与潜在的软组织生长、长骨肥大和淋巴管畸形有关。此外，静脉曲张通常出现在肢体的外侧。在这些病例中，据报道存在两条开放的胚胎静脉：侧缘静脉（有时被称为 Servelle 静脉）和坐骨静脉（图 7.9）[6-7, 11-12, 14-16]。

Parkes Weber 综合征是由 *RASA1* 基因突变引起的，其特征是皮肤脉管畸形（包括毛细血管、静脉、淋巴管和动静脉畸形）和过度生长。它可以影响上肢或下肢，包括盆腔血管。我们可以通过高流量畸形将其与 KTS 区分开来，因为 KTS 仅有低流量脉管畸形[6-7, 11]。

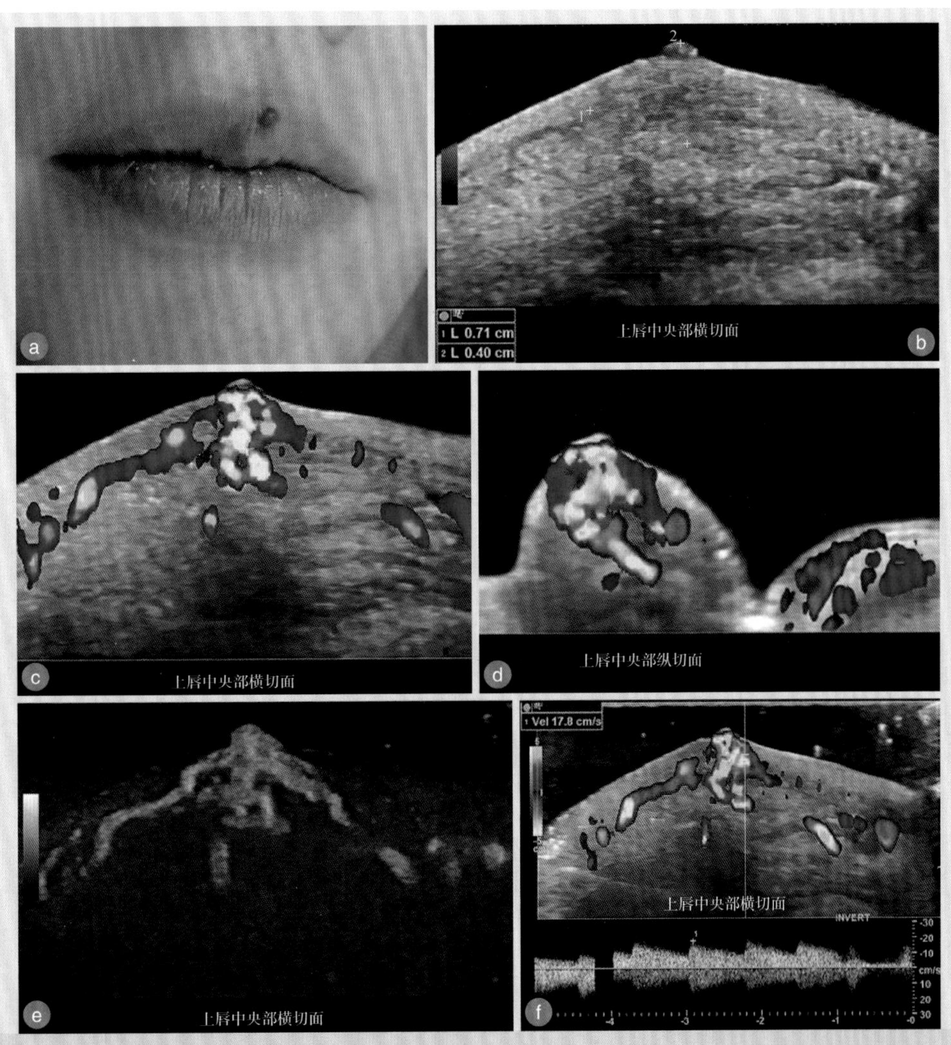

a. 临床照片。b. 灰阶超声（横切面）显示上唇中部（标记内）的真皮和肌肉内局灶性低回声。横切面（c）及纵切面（d）彩色多普勒超声图像显示上唇的真皮和口轮匝肌血流丰富。e. 超声血管成像（横切面）清晰地描绘了血管。f. 频谱曲线分析显示中等流速的动脉血流。

图 7.3　高流量动脉畸形

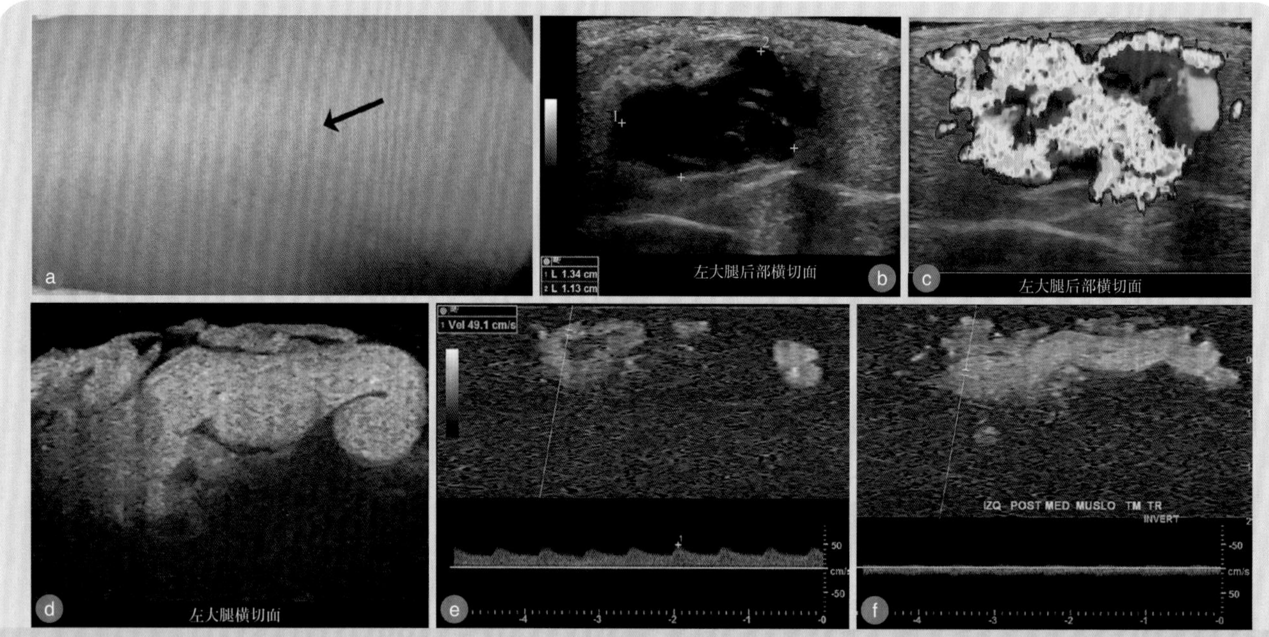

a. 临床照片（箭头所指为病变）。b. 灰阶超声（左大腿后部横切面）显示皮下的无回声病变。彩色多普勒（c）和超声血管成像（d）显示了丰富的血流，这些血管扭曲、扩张。注意由于病变中的湍流引起的混叠伪像。频谱曲线分析显示出了病变内的动脉（e）血流和静脉（f）血流。收缩期的峰值流速较高，可达到 49.1 cm/s。

图 7.4 高流量动静脉畸形

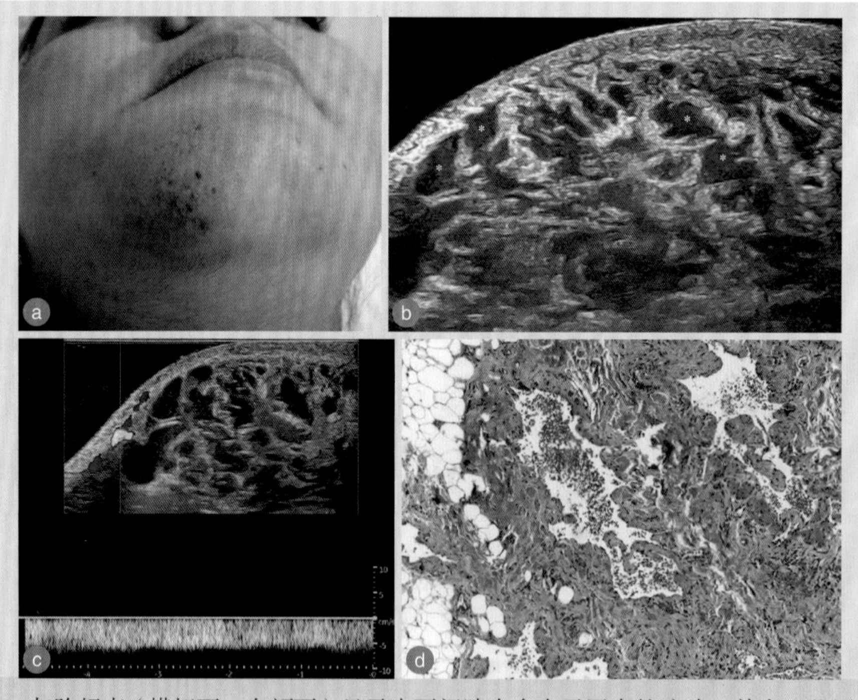

a. 临床照片。b. 灰阶超声（横切面；右颏下）显示皮下间隙内多个无回声的腔隙；其中一些用 * 标记。c. 频谱曲线分析显示一些无回声腔隙内有静脉血流，而另一些腔隙内则无静脉血流，这是由于这些血管管腔内的血流流速太低（< 2 cm/s）。d. 组织学（H&E 染色，×100）：扩张充血的薄壁血管。注意血管壁内存在肌肉组织。

图 7.5 低流量静脉畸形

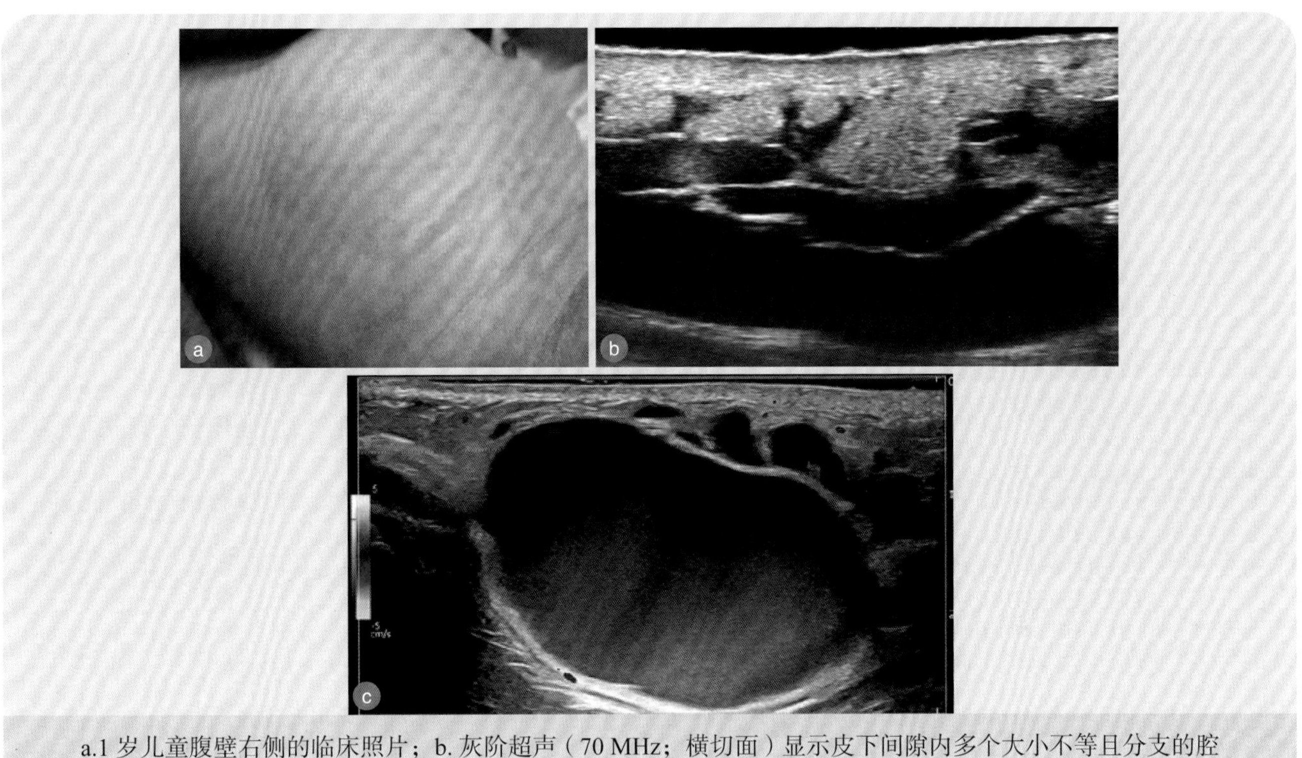

a.1 岁儿童腹壁右侧的临床照片；b. 灰阶超声（70 MHz；横切面）显示皮下间隙内多个大小不等且分支的腔隙；c. 彩色多普勒超声（24 MHz）显示腔隙内没有血流。

图 7.6　低流量淋巴管畸形

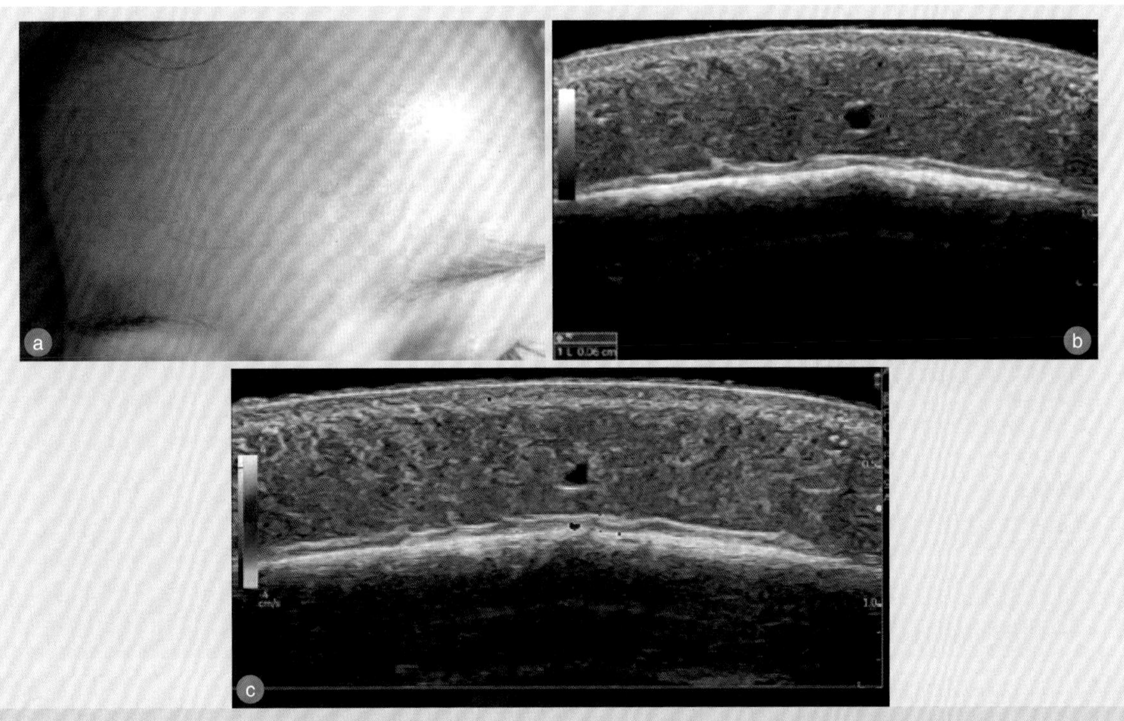

a. 临床照片；b. 灰阶超声（横切面）显示额部真皮层回声轻度减低；c. 彩色多普勒超声显示未见血流增多的表现。

图 7.7　低流量毛细血管畸形

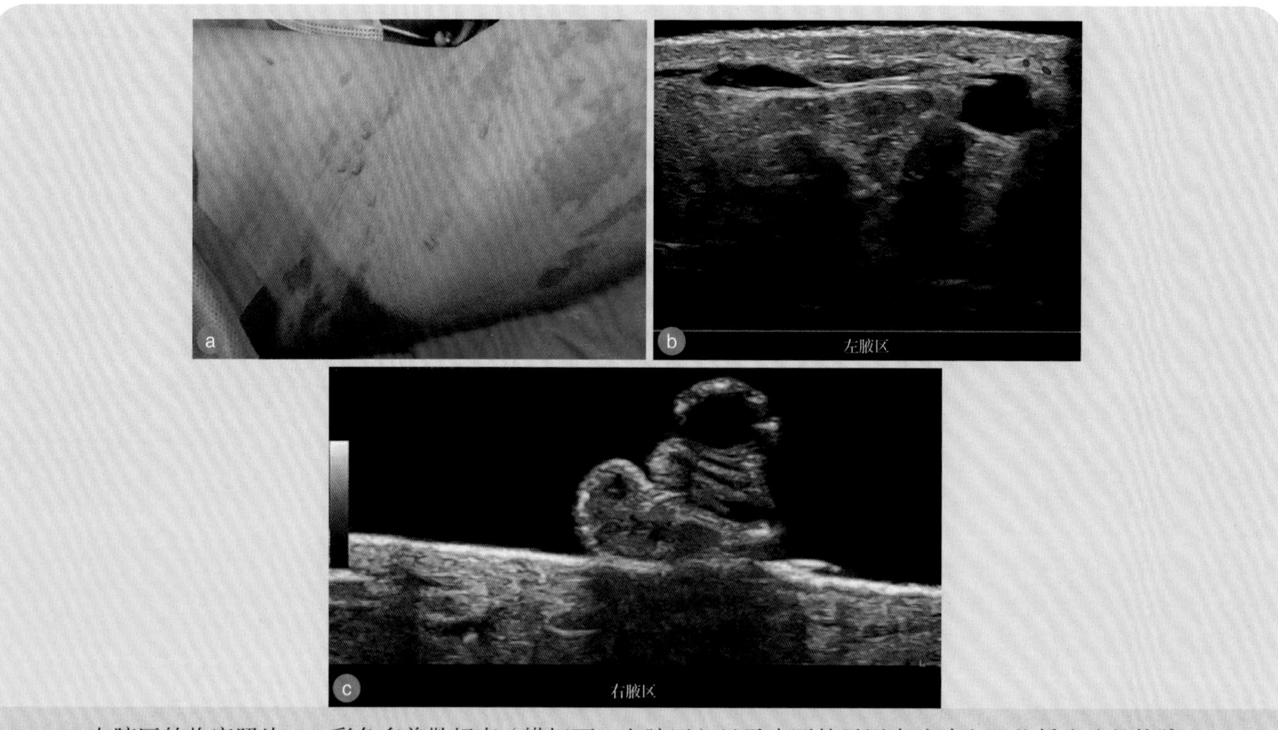

a. 左腋区的临床照片；b. 彩色多普勒超声（横切面，左腋区）显示皮下的无回声腔隙和一些低流速的静脉血管（蓝色）；c. 灰阶（右腋区）超声显示了突出表皮和真皮内的无回声和低回声结构，这与淋巴管畸形相符。

图 7.8　CLOVES 综合征伴有低流量静脉和淋巴管畸形

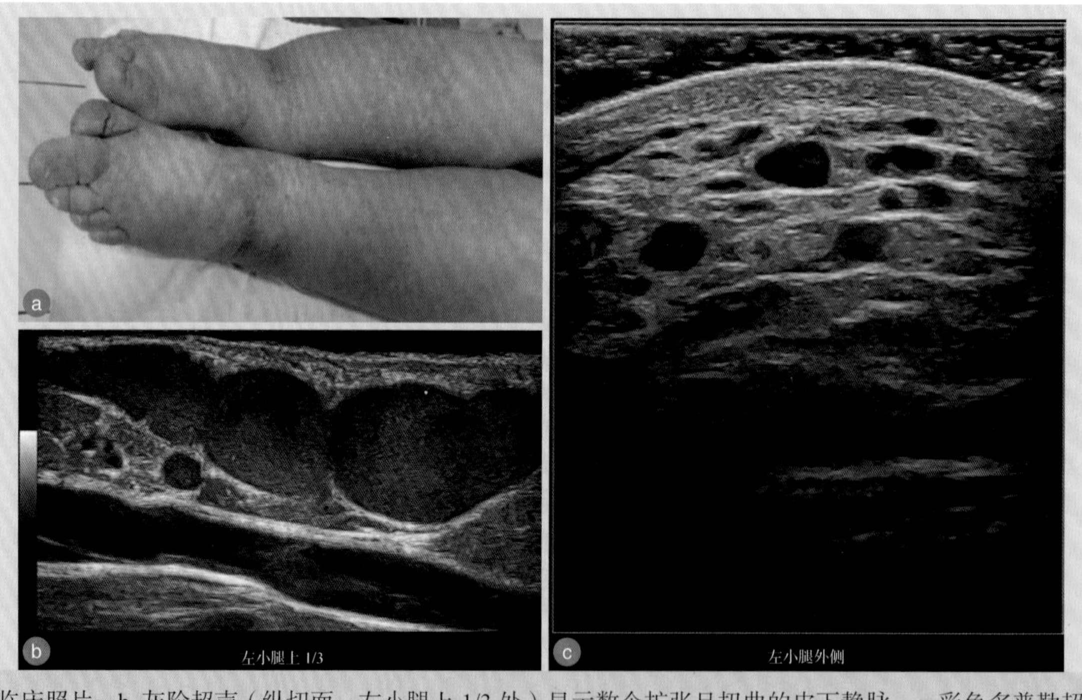

a. 临床照片；b. 灰阶超声（纵切面，左小腿上 1/3 处）显示数个扩张且扭曲的皮下静脉；c. 彩色多普勒超声（横切面，左小腿外侧）显示多个无回声腔隙，无回声部分无法检测到血流，是由于血流速度低，< 2 cm/s。

图 7.9　Klippel-Trenaunay 综合征

Osler-Weber-Rendu 综合征，也称为遗传性出血性毛细血管扩张症，是一种常染色体显性遗传病，它表现为动静脉畸形，可累及皮肤、黏膜和内脏器官。出血在这些病例中很常见，也是诊断此病的早期预警信号之一（图 7.10）[6-7, 11]。

Sturge-Weber 综合征是一种神经皮肤的先天性疾病，它同时包含了影响面部和影响大脑、眼睛的脉管畸形。这种病症的特点是面部毛细血管畸形（葡萄酒色斑）及大脑和眼睛的毛细血管 – 静脉畸形。然而，有报道指出，动静脉畸形可能也与该病有关；同时，也可能存在低流量脉管畸形（图 7.8）[6-7，11，13]。

Proteus 综合征表现为局部过度生长、先天性脂肪瘤病、低流量脉管畸形、结缔组织痣，以及表皮痣（图 7.11）[6，7，11]。

Maffucci 综合征表现为四肢远端的脉管畸形和内生软骨瘤 [6-7，11]。

（三）囊肿

在超声图上，囊肿（cysts）可以区分出以下几种先天性囊性病变：

1. 鳃囊肿或瘘管

鳃囊肿（branchial cysts）或瘘管（fistulas）也被称为鳃裂囊肿（branchial cleft cysts），它们是由第一至第四咽囊产生的先天性残留物。在耳朵至下颈部的区域有四个鳃囊分布。这些囊性结构或瘘管通常穿过真皮、皮下组织和肌腱膜层。最常见的是来自第二鳃裂的囊肿或瘘管（40% ~ 95%）[6-7，17-22]。

第一鳃裂囊肿或瘘管可以通过 Work 分类系统进行亚分类。Work Ⅰ型仅包含外胚层，表现为耳前肿块或窦道，位于外耳道的前方和内侧。Work Ⅱ型囊

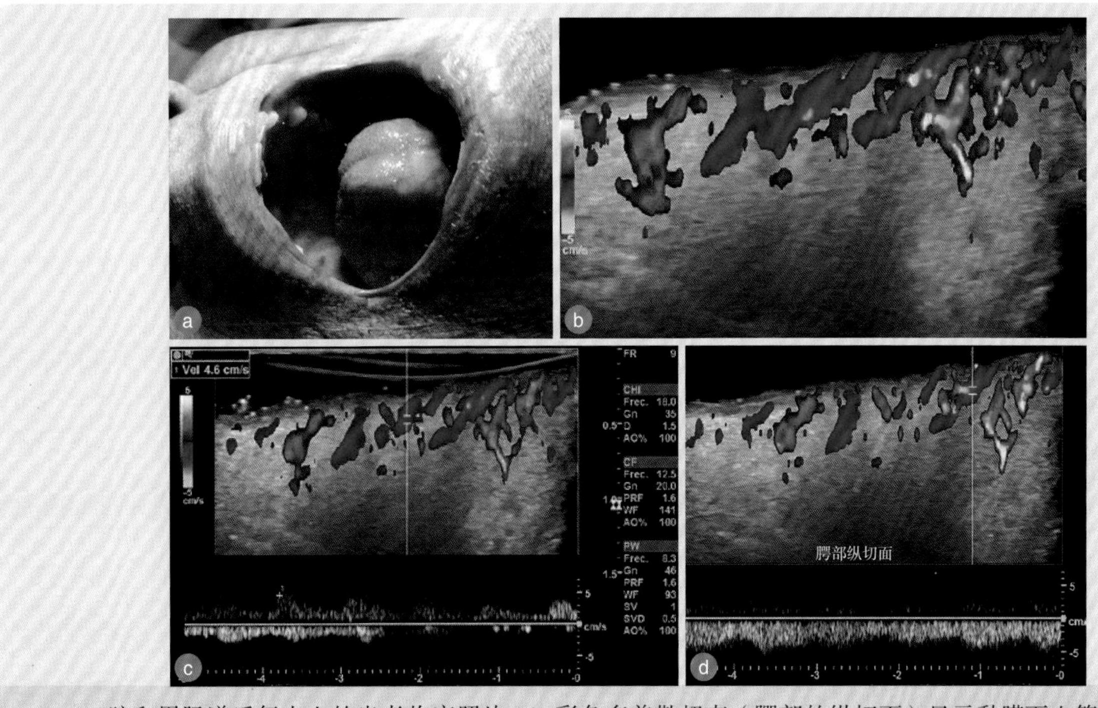

a. 口腔和胃肠道反复出血的患者临床照片；b. 彩色多普勒超声（腭部的纵切面）显示黏膜下血管增多。频谱曲线分析显示丰富血管区内的动脉（c）血流和静脉（d）血流。

图 7.10　Osler-Weber-Rendu 综合征

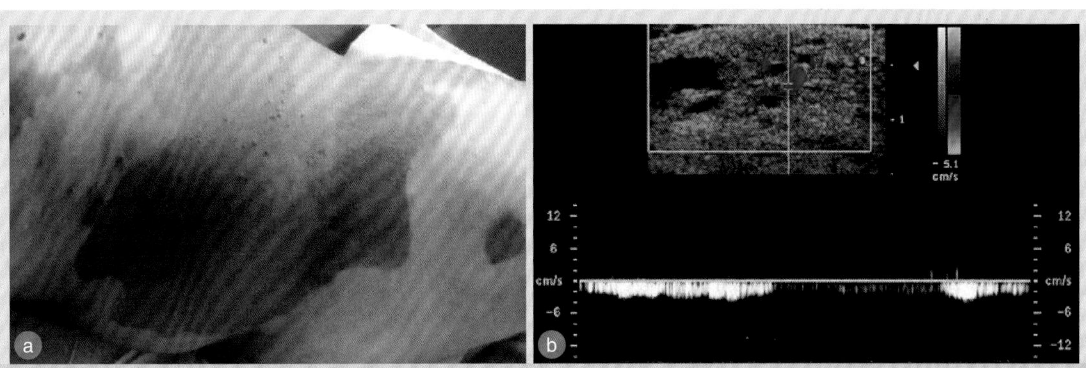

a. 临床照片；b. 右侧腹壁的彩色多普勒超声频谱曲线分析显示皮下有多个腔隙和管状区域，在其中一些区域内有静脉血流。

图 7.11　Proteus 综合征

肿更常见，包含外胚层和中胚层。它们位于下颌角或颌下区[20]。

第二鳃裂囊肿或瘘管，这是最常见的一种，通常位于颈部皮肤处。它开口于胸锁乳突肌（sternocleidomastoid，SCM）的前内侧，通常走行于颈阔肌深方，位于颈内外动脉之间，在舌咽神经和舌下神经的浅方，连接到扁桃体窝。通常，先天性通道的一部分会保持开放[20]。

第三鳃裂囊肿或瘘管的开口位于颈部 SCM 前方的中下 1/3 处。这个通道走行于颈阔肌深方，颈内动脉的后方，在舌咽神经和舌下神经之间，靠近喉上神经，连接到喉部的梨状窝[20]。

第四鳃裂囊肿或瘘管的开口位于 SCM 的内下方靠近边缘处，然后走行于颈总动脉深方，有时靠近主动脉弓或锁骨下血管。最后，它们走行于喉返神经和舌下神经浅方，终止于喉部梨状窝的顶部[20]。

在组织学上，它们内衬有复层鳞状上皮，并含有角质碎片。在某些情况下，囊壁内衬有纤毛柱状上皮，导致囊肿内有更多的黏液成分。淋巴组织通常位于上皮内衬周围[20]。

在超声图像上，囊肿往往呈椭圆形、圆形或囊状形态，瘘道呈扭曲的带状结构。它们的回声强度会根据囊肿或瘘管的周边或内部的炎症程度而变化。因此，它们可能呈完全无回声、低回声或混合回声。彩色多普勒超声显示低流量血管结构周边不同程度的血流信号（图 7.12 和图 7.13）[6-7，18-19，21-22]。

2. 甲状舌管囊肿

甲状舌管囊肿（thyroglossal cysts）又称甲状舌管残余囊肿，是甲状腺管的残留物，连接舌根的盲孔至甲状腺的最终位置，位于气管前下颈部中线。这是一种最常见的颈部病变之一，发病年龄有 2 个高峰期，即第一个 10 年和第五个 10 年。男女患者的发病率相同；然而，在儿童患者中男性更为多见，而在成年患者中女性更为多见。约有 10% 的病例会发生感染和形成瘘管，其中 3% 可出现恶性转化的迹象，主要为甲状腺乳头状癌[7，10，19，23-24]。

在临床上，它表现为可移动、无痛的颈中线肿块，通常位于舌骨下方。其中 60% 位于甲状腺和舌骨之间，其余 40% 分布在舌骨上方、胸骨上方和舌内区域[7，19，22-24]。

在组织学上，它们表现为呼吸道上皮、鳞状上皮或两者的结合，囊壁或其周围组织的炎性浸润，以及显微镜下的异位甲状腺组织[22，25-26]。

在超声上，它们通常显示为皮肤中线上边界清晰的椭圆形或圆形无回声或低回声囊性结构，后方回声增强。在该结构内偶尔可以见到漂浮的回声和

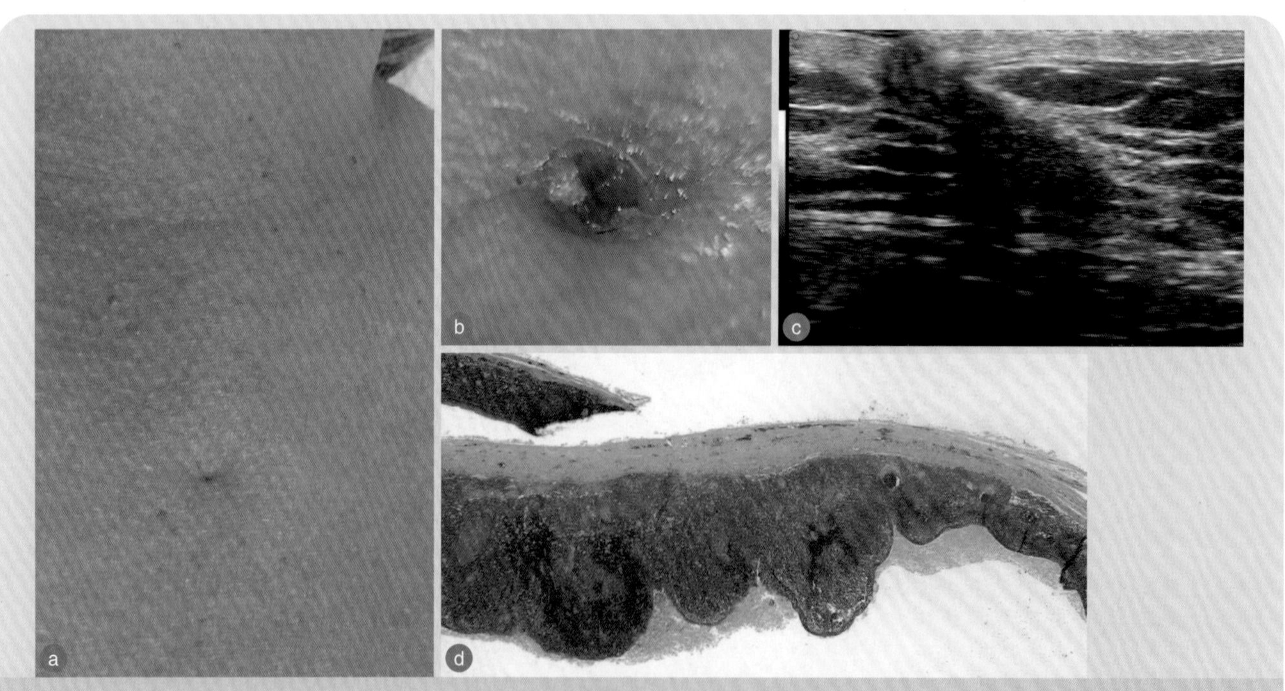

a. 临床照片；b. 皮肤镜检查照片；c. 灰阶超声显示皮下和真皮层斜行的低回声带；d. 组织学（H&E 染色，×25）：囊肿由无颗粒层的鳞状上皮衬覆。有明显的炎性淋巴细胞浸润，形成具有生发中心的淋巴滤泡。

图 7.12 鳃裂囊肿（1）

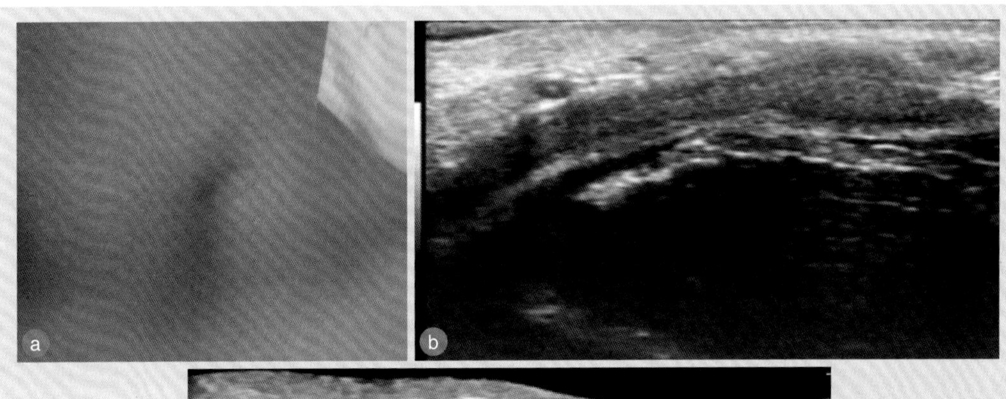

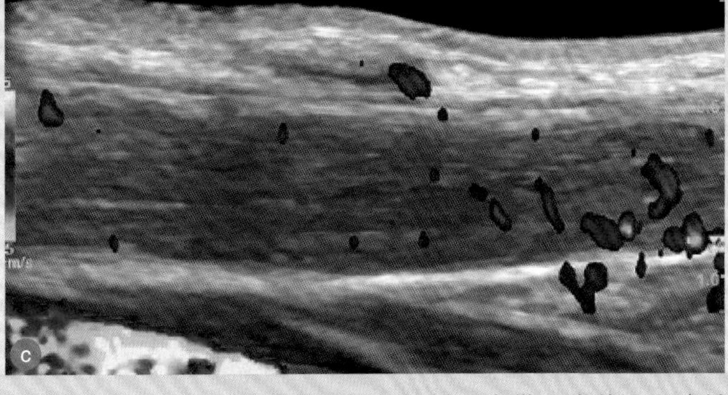

a. 临床照片；b. 灰阶超声（70 MHz）显示肌腱膜下斜行的低回声带，附着于左胸锁乳突肌表面；c. 彩色多普勒超声（纵切面，18 MHz）显示了瘘管周围有一些血流，但在病变内部没有血流信号。胸锁乳突肌位于瘘管下方，可见少量血流。

图 7.13　鳃裂囊肿（2）

分隔。当患者吞咽时，可以发现囊肿与舌头会同步运动。在炎症和感染情况下，囊壁可能变得不规则，边界不清。在 25% 的病例中，囊肿周围可能存在无回声通道，通常连接到下方肌肉层 [7，10，19，22-25]。

在彩色多普勒超声上，根据炎症程度或继发感染的存在，可以在囊肿的周围检测到不同程度的血流信号，然而，在囊肿内部通常没有血流（图 7.14）[7，10，19，22-25]。

如果在囊肿内部或周围检测到低回声实性组织和丰富的血流，这表明存在残余的异位甲状腺组织或可能性较小的情况是恶性转化发展 [7，10，19，22-25]。

3. 皮样囊肿

皮样囊肿（dermoid cysts）是由在胚胎发育过程中闭合的骨缝处隔离的异常外胚层组织引起的先天性囊肿。它们通常沿着颅骨融合线（如前囟门、额外侧区、眉尾部或下颌下区）被发现。皮样囊肿表现为非痛性、较硬的结节，其大小随时间而变化。最常见的位置是眉尾部，但除了其他不常见的部位，在面部、颈部、头皮也有报道 [7，10，19，24]。

在超声检查中，它们倾向于发生在腱膜下，靠近骨缘和融合线。最常见的表现形式是界限清晰的、椭圆形的、无回声或低回声结构，通常包含明显的高回声毛发碎屑，在更高频率下更为明显。有时，在囊肿内部可检测到低回声脂肪样圆形或椭圆形结构，称为弹球征（“sac-of-marble” sign）。在皮样囊肿内部还可以发现钙沉积，表现为高回声沉积物，并随挤压动作而移动。此外，还可能发现下方骨缘的凹痕 [7，10，19，24]。

在彩色多普勒超声上，囊肿周围通常有一些低速血流，但内部通常没有血流信号（图 7.15 和图 7.16）[7，10，24]。

这些囊肿可能发炎、增大并发生内部回声的改变。囊肿也可能破裂，导致囊壁不规则，内部和周围回声增强和血流增多 [24]。

4. 耳小凹和耳瘘管（窦道）

耳小凹（auricular pits）和耳瘘管（窦道）[fistulas（sinuses）] 通常位于耳郭上升支前缘和外耳道前缘的耳前区域。然而，也有一些罕见的变异位于耳甲和耳后区域。耳小凹和耳瘘管起源于耳郭发育过程中耳丘融合不完全或外胚层上皮被困，并含有角质样碎屑。这些凹陷通常是表浅的，由真皮囊状结构组成。而瘘管，也称为窦道，是指较深的囊或通道，经常通过相似的位置穿过真皮和皮下组织 [7，27-28]。

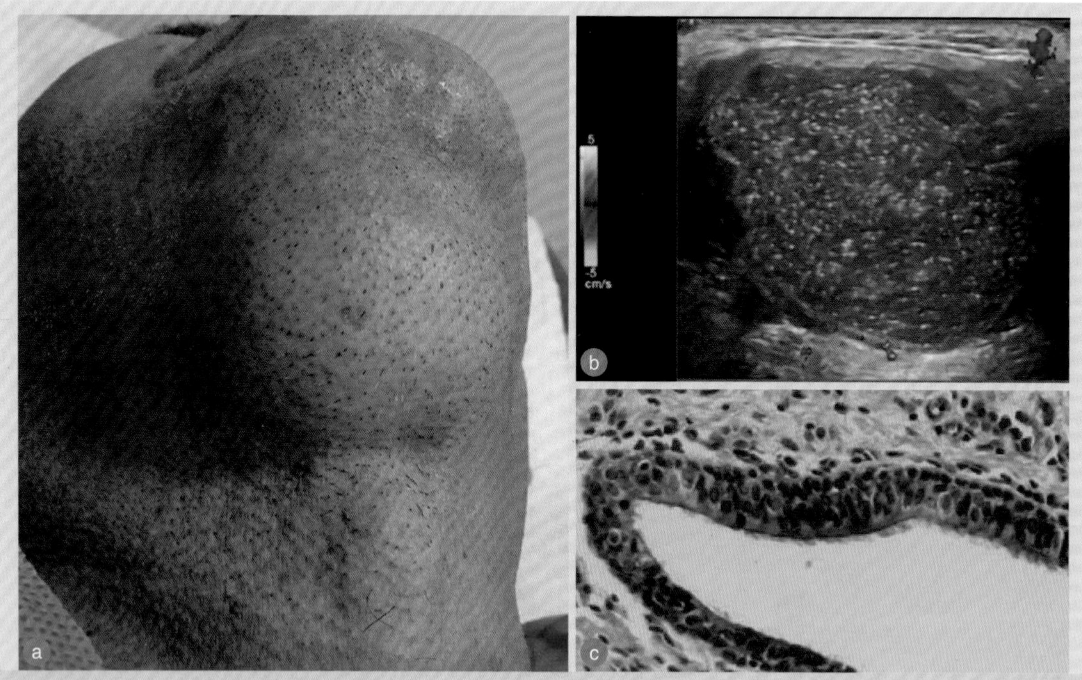

a. 颈前的临床照片。b. 彩色多普勒超声（横切面，颈前）显示肌腱膜下边界清晰的椭圆形低回声结构，伴有一些明亮的点状回声，内部无血流信号。c. 组织学（H&E 染色，×400）：囊肿由假复层纤毛柱状上皮覆盖。在基质中，可以观察到甲状腺滤泡。

图 7.14　甲状舌管囊肿

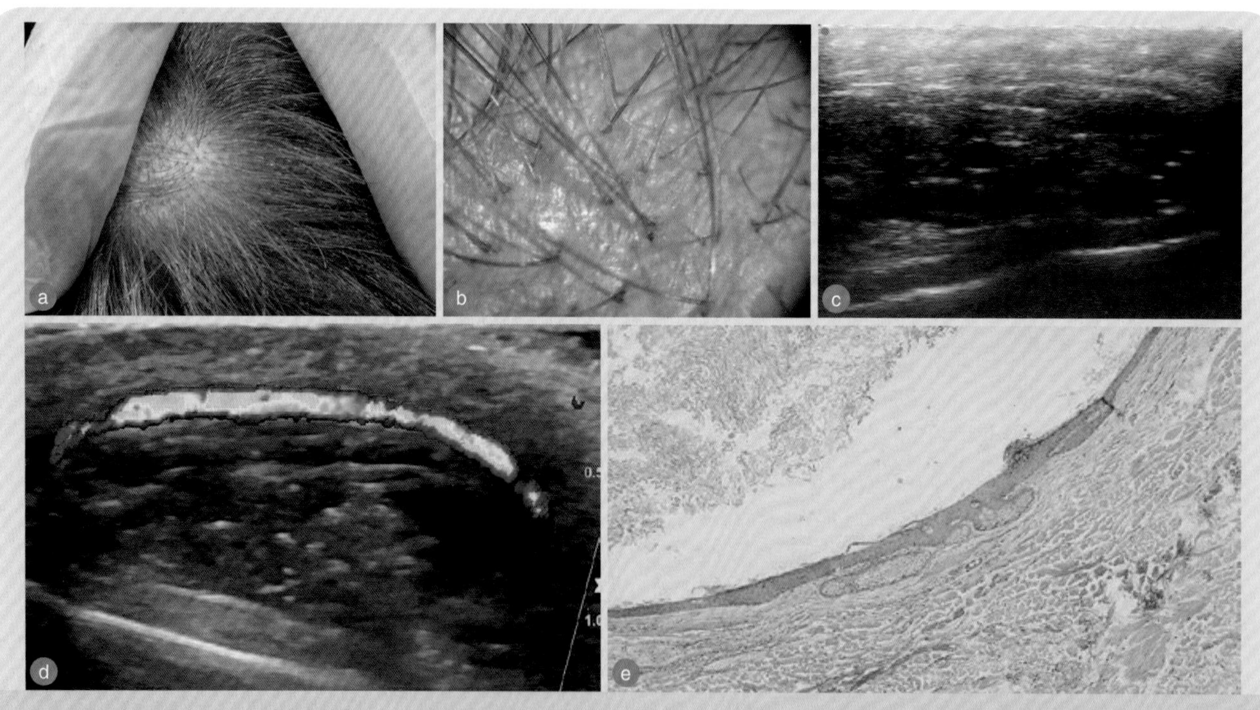

a. 临床照片；b. 皮肤镜图像；c. 灰阶超声（头皮横切面）显示肌腱膜下椭圆形、边界清晰的低回声和无回声结构，其中一些线样强回声与毛发碎屑相对应；d. 彩色多普勒超声（纵切面）显示该结构内无血流，顶部有一条动脉血管；e. 组织学（H&E 染色，×50）：囊性病变由成熟的鳞状上皮覆盖，产生层状嗜酸性角蛋白，壁具有皮脂腺单位和纤维化改变。

图 7.15　皮样囊肿（1）

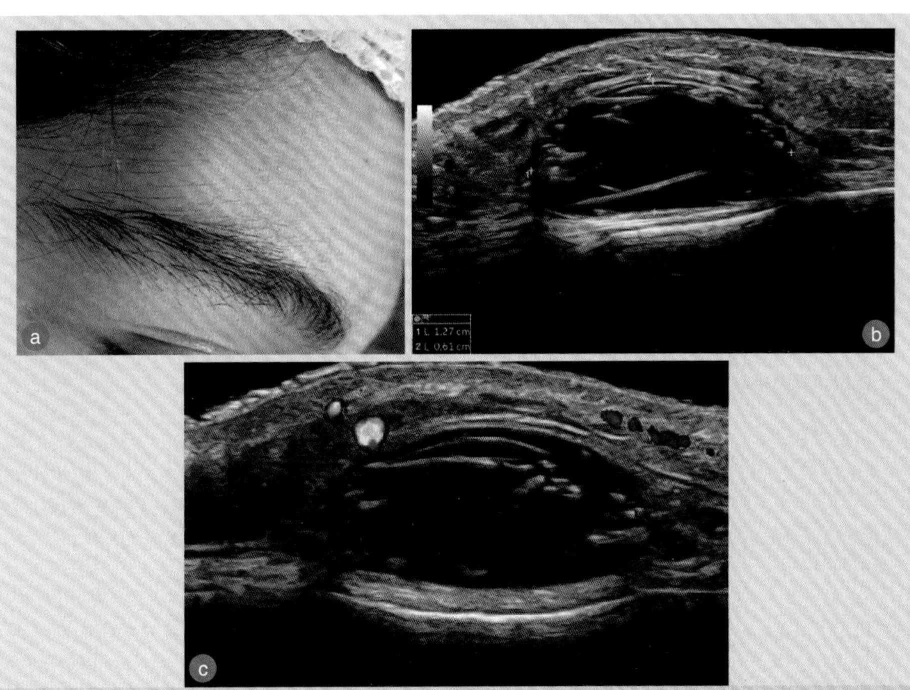

a. 额部靠近眉尾附近的临床照片；b. 灰阶超声（横切面）显示肌腱膜下椭圆形、边界清晰的结构，包含与毛发碎屑相对应的线状强回声；c. 彩色多普勒超声显示病变内无血流分布，病变顶部可见颞浅动脉的额支（红色）。

图 7.16　皮样囊肿（2）

在临床上，这些凹陷和瘘管可能会发炎和感染，并排出干酪样物质[7，27-28]。一般有 3% ~ 10% 的耳前窦道与复杂疾病相关联，如耳聋和鳃耳肾（branchio-oto-renal，BOR）综合征；因此，应考虑进行听力测试和肾脏超声检查[7]。

在超声检查中，耳凹显示为皮肤层的无回声或低回声囊状结构。瘘管呈无回声，或混合了无同声和低回声的囊状或带状结构。然而，瘘管的深部往往更宽，并附着在耳郭软骨表面（图 7.17）。在彩色多普勒上，它们的周围可以显示出不同程度的血流信号，并伴有低速的动脉和（或）静脉血流。

在发炎的情况下，软骨可能受累，回声增高，血流增多[7，28]。

（四）先天性皮肤发育不全

先天性皮肤发育不全（aplasia cutis congenita，ACC）是一种以局部皮肤（表皮、真皮或皮下组织）缺失为特征的疾病，估计发病率为每 1 万活产中有 3 例。在 70% 的病例中，ACC 可能表现为孤立的状态，余下 30% 与颅骨和脑血管畸形有关。ACC 病例中，86% 累及头皮，最常见的是顶部区域，其中 20% ~ 30% 影响深层骨骼[29]。

在临床上，ACC 可能表现为皮肤溃疡或糜烂，可能扩展到更深的组织，如肌肉或骨骼，或在出生时呈现为萎缩性瘢痕[29]。

头皮 ACC 有两种主要的临床变异：膜性和非膜性。膜性 ACC 倾向于呈小的椭圆形或圆形的萎缩性斑块，表面呈膜状。它们可能伴有或不伴有发圈征（hair collar sign），在病变周围通常有较长、较深的毛发。膜状覆盖物可能充满液体或血液，呈现为大疱状或血腥状。也可能看到增生性瘢痕样的病变。非膜性 ACC 通常显示较大的病变，呈不规则或星状的糜烂或溃疡，愈合后表面呈瘢痕状，并保留有皮肤附属器的区域[29-30]。

对于具有发圈征、中线顶点位置、直径大于 5 cm、有血管斑纹和结节的 ACC，应高度怀疑潜在的中枢神经系统缺陷。超声检查可用于 6 个月以下儿童中枢神经系统受累的诊断，而对于 6 个月以上的儿童，则需用 MRI 进行检查[29-30]。

在超声检查中，ACC 病变可见表皮、真皮、皮下组织或更深层次的厚度缺乏或减少，有时还伴有局部毛囊缺失。在彩色多普勒上，这些病变可能显示出一些低流速的动脉血流和静脉血流（图 7.18）[7]。

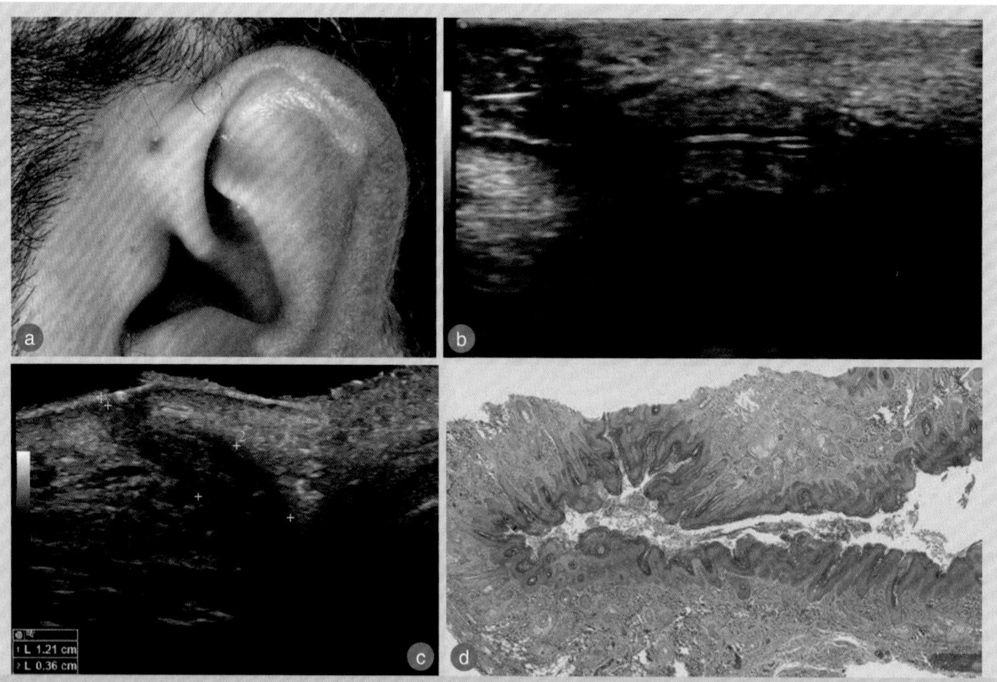

a. 临床照片；b. 灰阶超声（70 MHz；左侧耳前区上部）显示真皮层的低回声带及中央的高回声双层结构；c. 灰阶超声（18 MHz）显示位于耳郭前软骨内侧真皮和皮下的斜行低回声带；d. 组织学（H&E 染色，×25）：皮肤管道被覆鳞状上皮，棘层增生，毛囊和慢性炎症改变。

图 7.17　耳瘘管

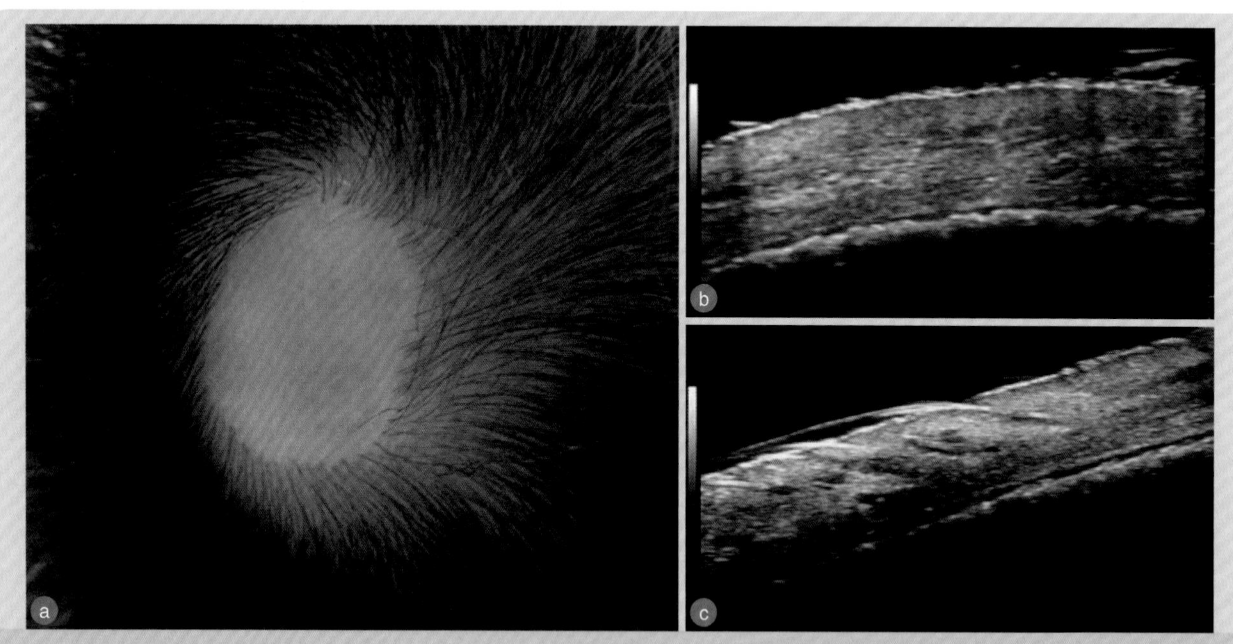

a. 临床照片；b. 灰阶超声（70 MHz）注意病变区的真皮层和皮下脂肪组织缺乏毛囊；c. 比较病变区（图片右侧）与周围组织（过渡区），突出了毛囊在不同区域之间的差异。

图 7.18　先天性皮肤发育不全

（五）Jadassohn 皮脂腺痣

Jadassohn 皮脂腺痣（nevus sebaceous of Jadassohn，NSJ）是一种错构瘤性疾病，被认为是一种器官样痣，常见于儿童头部，最常见于头皮；然而，它也可能出现在其他部位。据报道，这是 Ras 蛋白家族的后合子体细胞突变的结果 [31，32]。

在出生时，病变通常呈现为肥厚、红斑、线状或斑片状、肤色或黄色的无发斑块，外观类似于橘皮。随着时间的推移，它变得更像疣状物[32]。此外，NSJ 与一些继发性肿瘤相关，包括成年期常见的皮肤癌。皮肤肿瘤包括毛母细胞瘤、乳头状汗管囊腺瘤、基底细胞癌和鳞状细胞癌[33]。

在 18 ～ 24 MHz 的超声检查中，它表现为真皮低回声或不均质性增厚。在 70 MHz 下，它表现为对应于皮脂腺的真皮层内簇状的椭圆形高回声结构，以及一些低回声的扭曲的毛囊皮脂腺单位。彩色多普勒超声显示血供程度不同，呈低速血流（图 7.19 和图 7.20）[34]。

（六）神经纤维瘤病

神经纤维瘤病（neurofibromatosis，NF）属于斑痣性错构瘤病（外胚层组织的遗传性发育异常）。它形成周围神经鞘膜瘤，表现为散布于皮肤和深层的错构瘤。至少有八种不同的 NF 亚型；其中 NF-1 和 NF-2 最为常见，占 99%。NF-1（von Recklinghausen 病）是最常见的表现形式，表现为多发的皮肤咖啡牛奶斑、周围神经纤维瘤和虹膜色素错构瘤（Lisch 结节）。NF-2 占 10%，除累及皮肤外，它主要影响中枢神经系统，表现为双侧听神经瘤、脑膜瘤和脊髓肿瘤[7，35-36]。

在形态上，皮肤神经纤维瘤有三种表现形式：局限型、丛型和弥漫型。局限型，也称为孤立性神经纤维瘤，超声上呈椭圆形或梭形低回声结节。在约 50% 的局限型神经纤维瘤中，可以观察到结节中央位置的传入神经和传出神经的分支。相比之下，神经鞘瘤显示为偏心位置的传入束和传出束[7，35]。

在彩色多普勒超声上，神经纤维瘤的血供是可变的，可以从少血流到多血流，其中少血流型更为常见。此外，血流增多可能与内部出血和炎症有关。神经纤维瘤内的出血表现为结节内的无回声区[7]。

丛型神经纤维瘤累及长段神经及其分支，肿瘤呈蛇形结构，也称为“虫袋样”。在超声检查中，受累的神经和其分支呈多条迂曲的低回声束，并伴有结节区。通常在彩色多普勒超声上，这些病变区域显示为少血流。丛型通常累及皮下或更深层组织[7，35-36]。

弥漫型神经纤维瘤表现为神经组织的局部过度生长。超声上，它们通常在真皮和（或）皮下局灶性区域呈现多个无回声或低回声的管状和扭曲相互连接的管道和（或）结节，被高回声组织包围，形

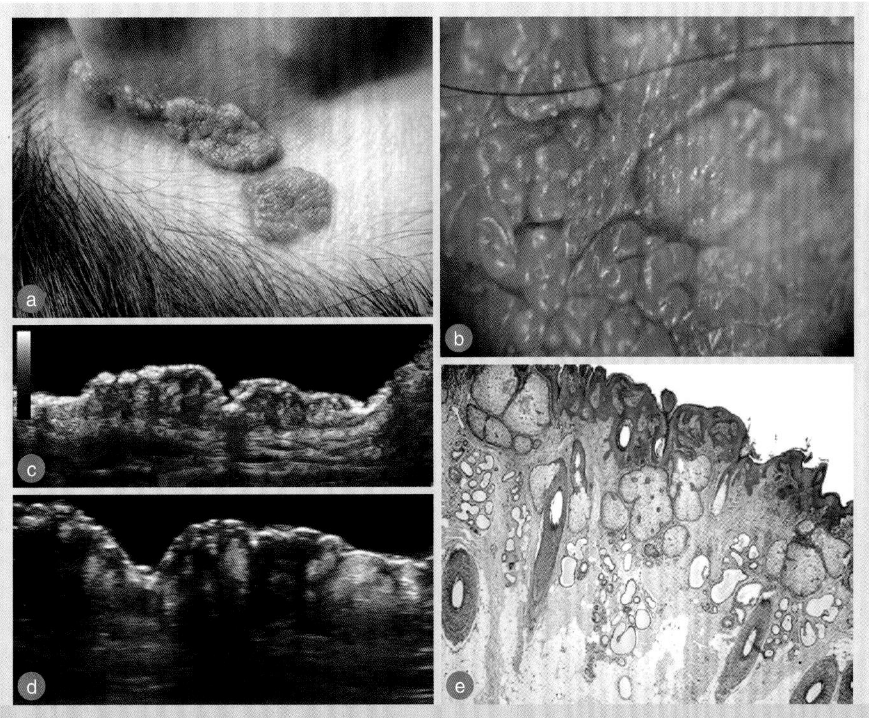

a. 临床照片。b. 皮肤镜图像。横切面右侧耳后区 24 MHz（c）和 70 MHz（d）灰阶超声显示不均质真皮斑块，表皮向上移位。注意病变内对应于皮脂腺的高回声椭圆形结构。e. 组织学（H&E 染色，×20）：小而扭曲的毛囊皮脂腺单位，乳头瘤样增生和大量的顶泌汗腺。注意异常形状的原始毛囊（*）。

图 7.19　皮脂腺痣（1）

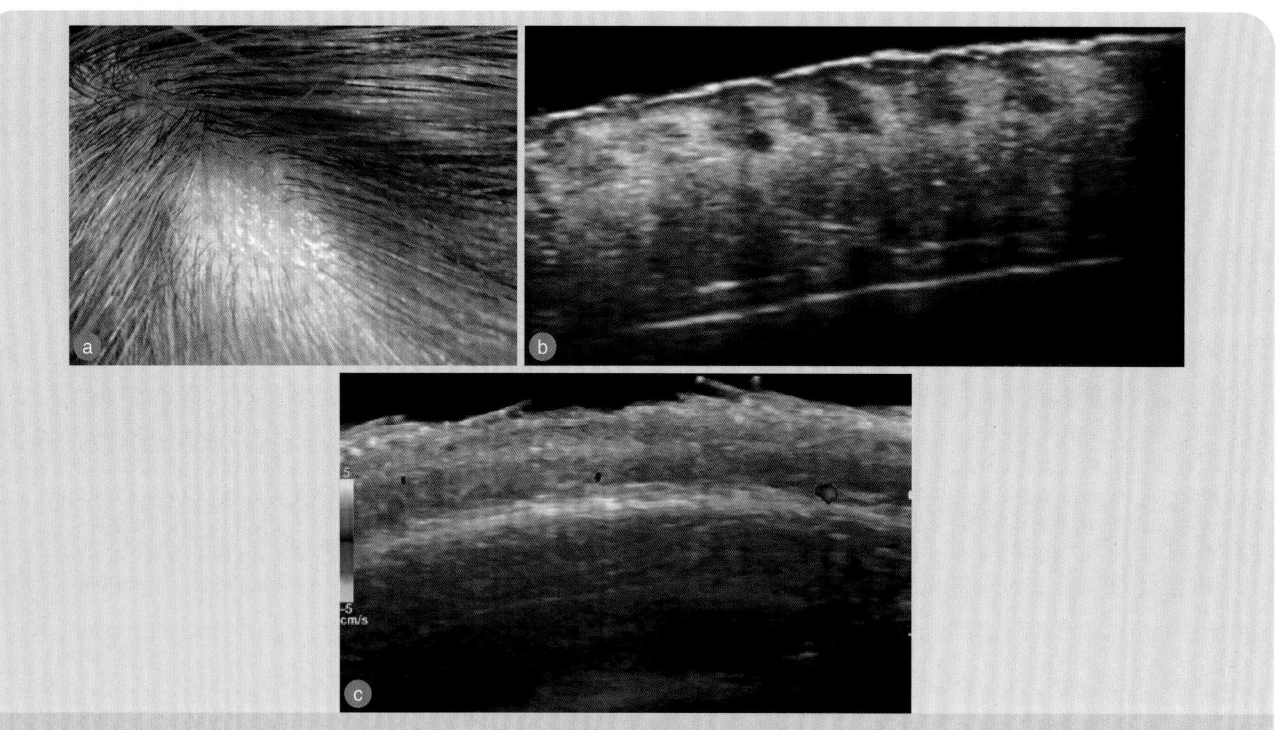

a. 临床照片；b. 灰阶超声（70 MHz，头皮病变的横切面）显示真皮层的低回声扭曲的毛囊皮脂腺单位；c. 彩色多普勒超声（18 MHz，横切面）显示病变区域血流不丰富。

图 7.20　皮脂腺痣（2）

成一种斑块状结构。在彩色多普勒超声上，血供可变，可以从少血流到多血流，其中少血流型更为常见（图 7.21 和图 7.22）[7，35]。

在组织学上，神经纤维瘤病（NF）可显示出黏液样基质、神经细胞和成纤维细胞，偶尔有明显的血管。在弥漫型 NF 中，不典型短梭形施旺细胞散布在均匀的胶原基质中[7]。

还有一些混合型，在同一患者中可能同时出现多种亚型[7]。当结节突然生长或血流增多时，可能提示恶性转化的风险；然而，神经纤维瘤的恶性转化极为罕见。NF 恶性转化的迹象包括肿瘤大小≥ 7 cm、分叶、不均匀、轮廓不规则、血流丰富、肿瘤内囊性变及周围组织水肿伴周围组织回声增强[37]。

（七）脂肪纤维瘤性错构瘤

脂肪纤维瘤性错构瘤（lipofibromatous hamartoma）也被称为神经错构瘤、神经纤维脂肪瘤性错构瘤、神经纤维脂肪瘤病和神经内脂肪瘤。其特征是神经束周围存在纤维脂肪浸润。它可能影响任何神经，但在腕部和手部特别是在正中神经中更常见。这些病例因神经周围软组织和皮肤增厚而表现为手指增大，可能导致巨指畸形[7，38-39]。

在超声上，神经增粗、神经束之间存在高回声组织。高频超声（high-frequency ultrasound，HFUS）横切面扫查时，神经束更为明显，在神经结构内产生低回声的点。在软组织神经弥漫受累的情况下，真皮和（或）皮下组织中有多条弯曲的低回声束。彩色多普勒超声显示该病变通常低血供（图 7.23）[7，38]。

（八）鱼鳞病

鱼鳞病（ichthyosis）是一组罕见的异质性角化障碍性疾病，其特征包括全身皮肤干燥、脱屑和过度角化，以及红皮病[40-41]。

板层状或先天性常染色体隐性遗传鱼鳞病在出生时即可见，这种病症通常意味着染色体上至少有三个基因位点的突变，不会影响寿命。然而，还有其他影响寿命的表现形式[7，40-41]。

临床上，患儿出生时皮肤外层带有一层额外的膜，基底为红皮细胞，也称为“火棉胶膜”。皮肤的结构更僵硬，这通常会引起其他问题，如慢性睑外翻和唇外翻[7，40-41]。

此外，还可能检测到手掌和足底皮肤增厚（掌趾角化病）和指（趾）甲营养不良等变化。有时，这些变化可以在产前检查中被检测到[42]。

在超声检查中，可以观察到表皮增厚、所有手指和脚趾的甲板均不规则弥漫性增厚（图 7.24）[7，40-41]。

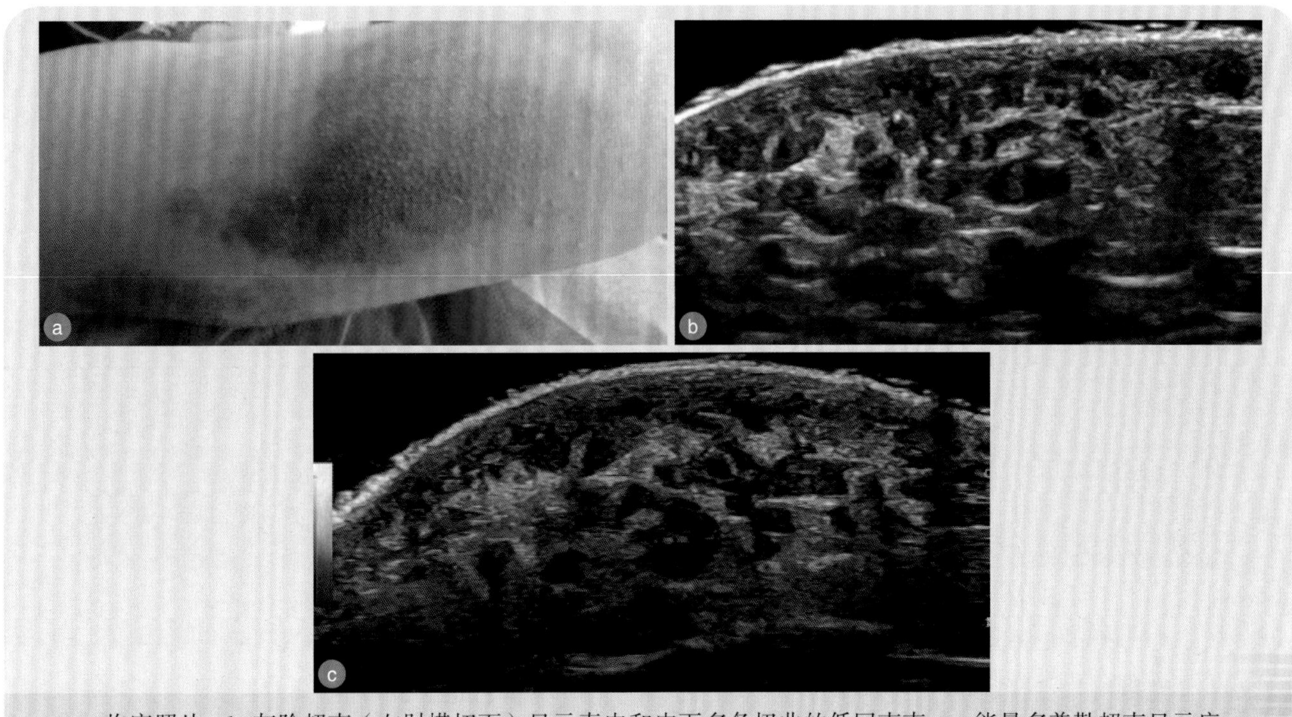

a. 临床照片；b. 灰阶超声（左肘横切面）显示真皮和皮下多条扭曲的低回声束；c. 能量多普勒超声显示病变区域血流不丰富。

图 7.21　神经纤维瘤病（1）

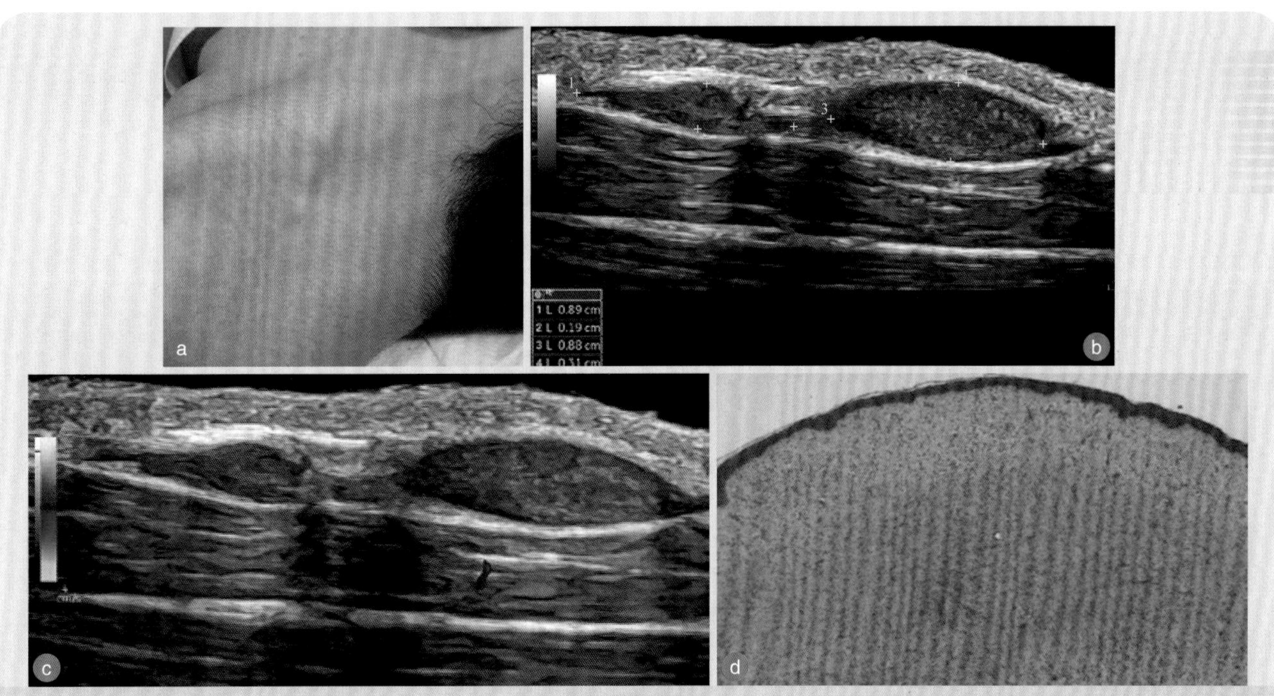

a. 颈部左侧有肿块的临床照片；b. 灰阶超声（纵切面）显示皮下的 2 个界限清晰的椭圆形低回声结节，通过一条细的低回声带相连；c. 彩色多普勒超声（纵切面）显示结节内血供不丰富；d. 组织学（H&E 染色，×50）：真皮结节性增生，融合细胞呈逗点状核和纤维状细胞质，无分裂象。基质中有大量毛细血管和胶原束，表皮变薄。

图 7.22　神经纤维瘤病（2）

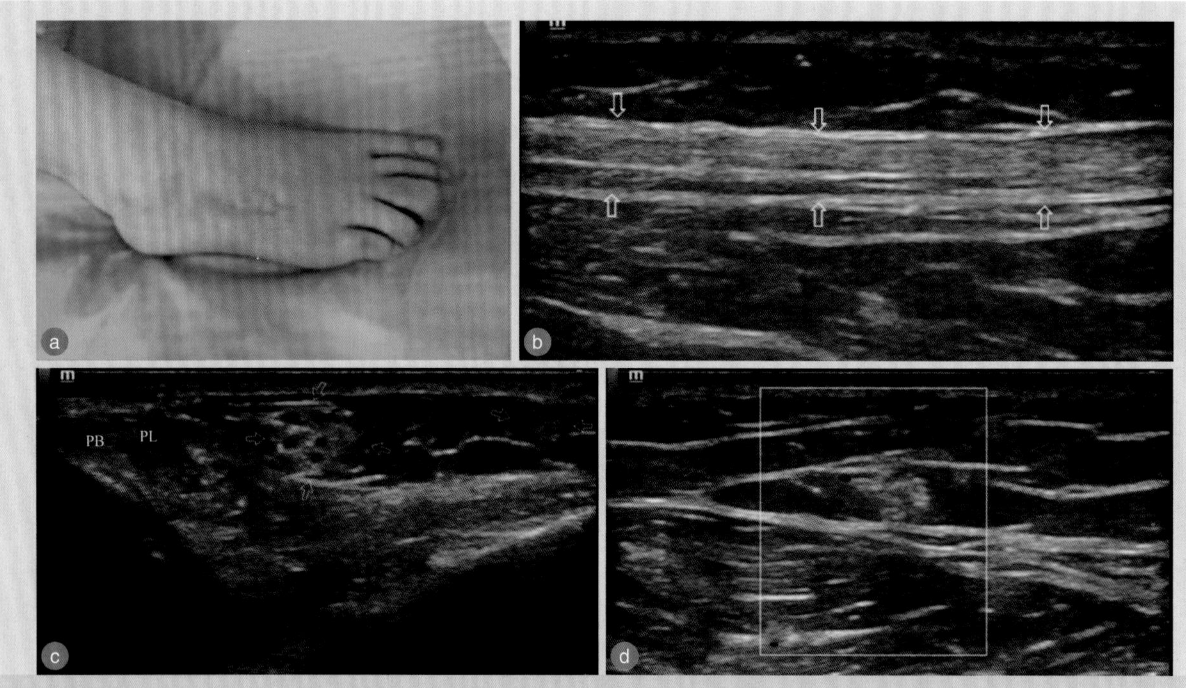

a. 临床照片，右外踝处包块，伴有足趾轻微疼痛麻木，第三趾肥大。纵切面（b）和横切面（c）灰阶超声显示腓肠神经增粗（箭头），高回声为纤维脂肪组织，低回声为神经纤维束。d. 彩色多普勒超声（横切面）显示增粗神经内未见明显血流信号。PB：腓骨短肌；PL：腓骨长肌。

图 7.23　腓肠神经纤维脂肪瘤性错构瘤

（译者注：原书图片有误，本病例为译者添加，来源于微信公众号“华斌的超声世界”。）

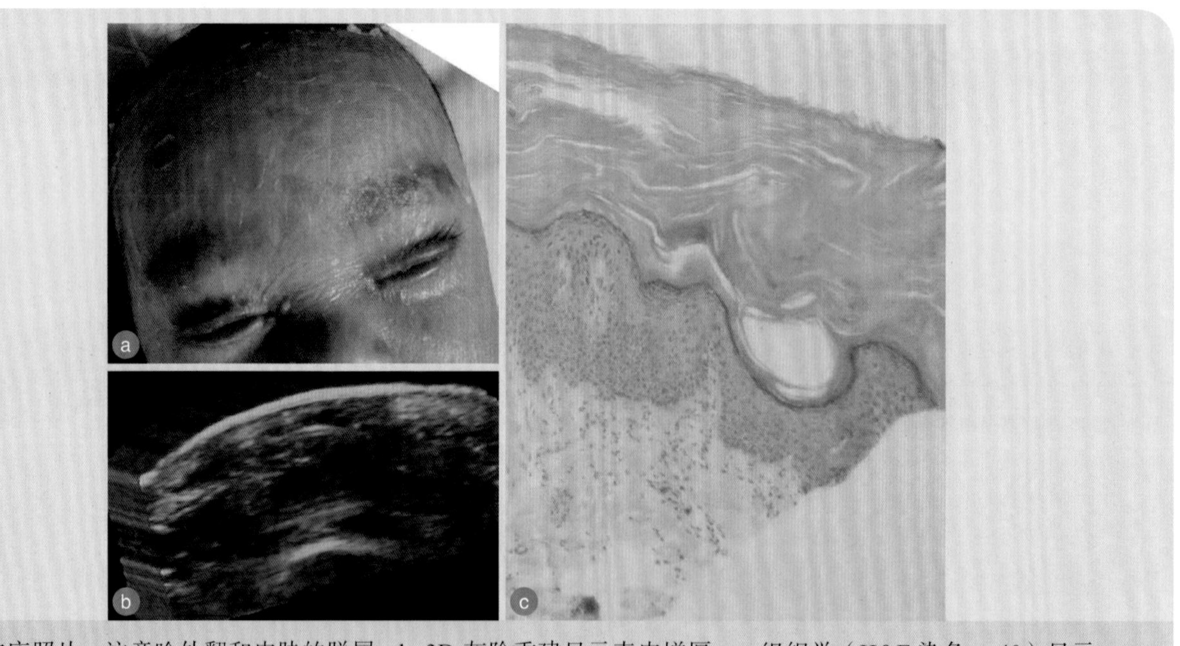

a. 临床照片；注意睑外翻和皮肤的脱屑；b. 3D 灰阶重建显示表皮增厚；c. 组织学（H&E 染色 ×40）显示表皮增厚，无炎症征象。

图 7.24　鱼鳞病

（贾莹 译）

参考文献

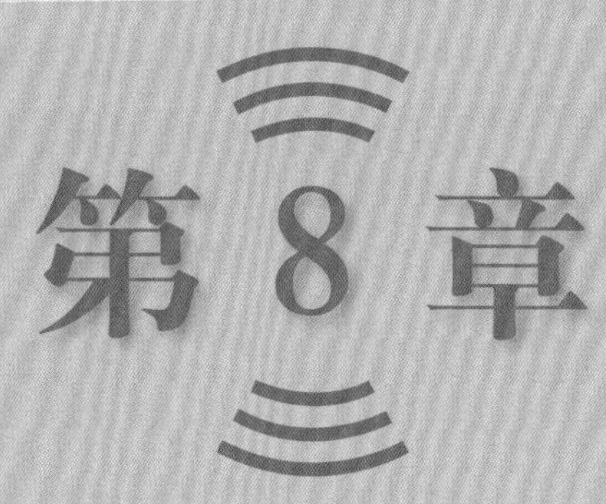

非脉管源性良性肿瘤和假性肿瘤的超声检查

Ximena Wortsman, Kharla Pizarro, Yamile Corredoira, Laura Càrreño, Claudia Morales

一、引言

超声在皮肤病学中最重要的应用之一是用于辅助诊断常见良性肿瘤和假性肿瘤。此外，这类疾病有许多难以鉴别的相似病变。在本章中，读者可以找到与临床、超声和组织学诊断相关的鉴别诊断要点。

出于学术目的，病变被分为囊性和实性两类，每类都显示了最常见的病变。

二、非脉管源性良性肿瘤和假性肿瘤

（一）囊性病变

1. 表皮或包涵囊肿

表皮或包涵囊肿（epidermal or inclusion cyst）这些病变是进行超声检查时最常见的一类。此外，表皮囊肿和包涵囊肿也被称为角质囊肿和漏斗部囊肿。称之为皮脂腺囊肿是不准确的，因为病变内并没有真正的皮脂腺存在。囊肿内衬复层鳞状上皮，并伴有颗粒层，且含有角蛋白，在感染时可能会发生破裂[1-9]。

完整表皮囊肿在超声图像上呈现出边界清晰的无回声或低回声、圆形或椭圆形结构，位于真皮和（或）皮下，且后方回声增强。在一些病例中，一个细小的无回声管道（中央孔）将囊肿与表皮下层连接起来。在表现为低回声的病例中，由于存在胆固醇结晶，在囊肿内可以观察到多个无回声条带。高回声斑点伴后方声影少见，对应该结构内的钙沉积（图 8.1）[1-9]。

以下是一些表皮囊肿的不同声像图类型。

假睾丸样：椭圆形低回声结构伴有带状无回声，形似一个睾丸（图 8.2）[7-8]。

洋葱皮样：圆形或椭圆形结构伴有高回声的同心圆状角蛋白层（图 8.3）[7-8]。

在感染情况下，囊肿胀大，部分或全部破裂，角蛋白内容物扩散到周围组织[5-6]。

部分破裂的表皮囊肿：表现为一个真皮和（或）皮下低回声结构，边界模糊或不清晰，周围不清晰的低回声物质对应角蛋白。部分囊肿仍保留原有结构和后方回声增强伪像。通常真皮回声减低，而周围皮下回声增强（图 8.4）[3-14]。

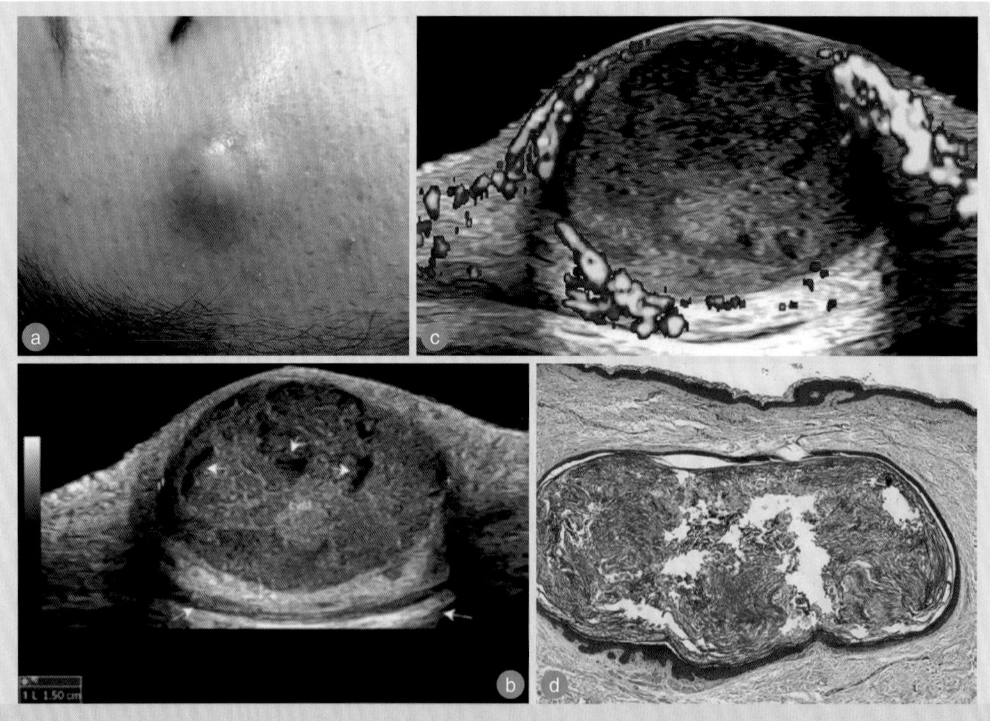

a. 临床照片。b. 灰阶超声（右脸颊）；纵切面显示边界清晰、圆形低回声真皮和皮下结构，伴有无回声带（向下、向右、向左的箭头）和后方回声增强伪像（底部斜箭头）。c. 能量多普勒超声显示由炎症导致囊肿周围的血供增加。d. 组织学（H&E 染色，×4）：囊性病变衬覆含颗粒层的复层鳞状上皮，管腔充满角蛋白。囊壁不含有小汗腺、皮脂腺或毛囊。

图 8.1 完整表皮囊肿（包涵囊肿）

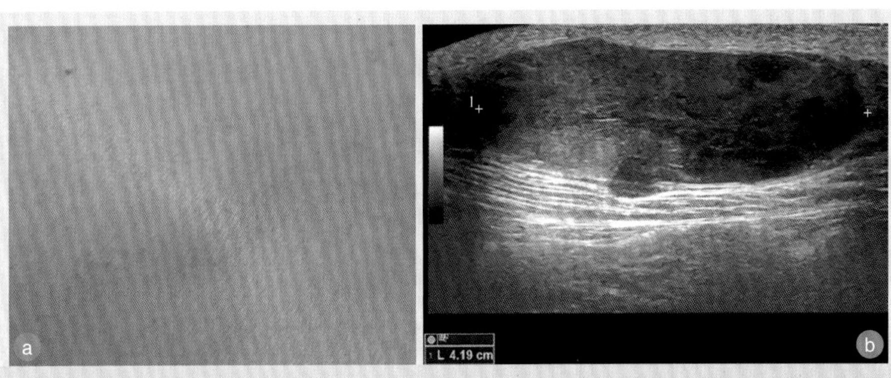

a. 临床照片；b. 灰阶超声（背部，横切面）显示一个长 4.19 cm、边界清晰、椭圆形的低回声皮下结构，并伴有后方回声增强。

图 8.2　具有假睾丸样外观的表皮囊肿

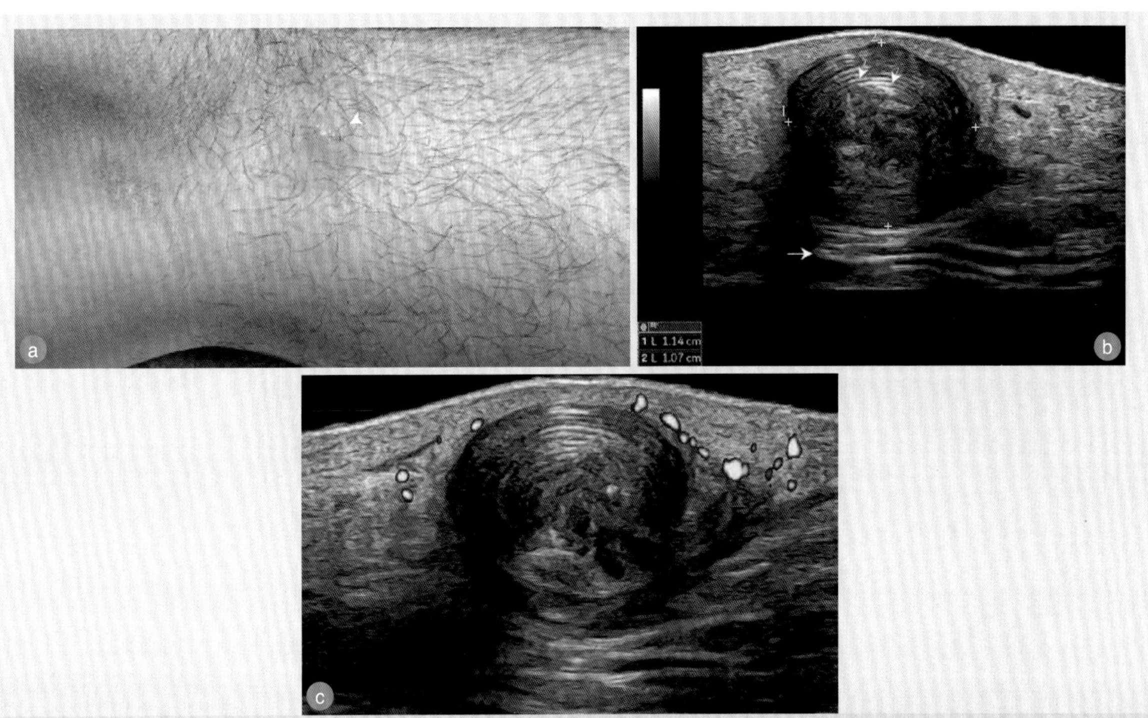

a. 临床照片，病变如箭头所示。b. 灰阶超声（左腿上 1/3 内侧；纵切面）显示 1.14 cm（长）× 1.07 cm（厚）、边界清晰、呈圆形低回声的真皮和皮下结构（测量标记），病变后方回声增强（水平箭头）。请注意类似洋葱的高回声同心层（向下箭头）。c. 能量多普勒超声显示病变周围血供增加。

图 8.3　具有洋葱皮样外观的表皮囊肿

完全破裂的表皮囊肿：表现为一个边界不清的真皮和（或）皮下低回声结构，通常保留后方回声增强伪像。囊肿周围常见真皮回声减低和皮下回声增强[3-14]。

在彩色多普勒模式上，囊肿通常无血流信号。而在炎症和破裂的情况下，囊肿周围会出现不同程度的血供增加，并伴有低速的动脉和（或）静脉血流（图 8.5）[5-9]。

超高频超声（ultrahigh-frequency ultrasound，UHFUS）设备通常可用于识别表皮囊肿的囊壁，其工作探头的频率通常≥ 50 MHz。这对于破裂的囊肿非常重要，因为如果组织内残留有囊壁碎片，囊肿复发的风险将大大增加。

2. 毛根鞘囊肿

毛根鞘囊肿（trichilemmal cyst）也被称为毛发囊肿或峡部 – 退行期囊肿，源自毛囊的外鞘，最好发的部位是头皮。其囊壁衬覆立方上皮细胞，与表皮囊肿相比，缺乏颗粒层。这些囊肿可单发，也可多发，临床上表现为局部脱发部位的肿块。它们可能会引起炎症和破裂[1, 7-8, 15-16]。

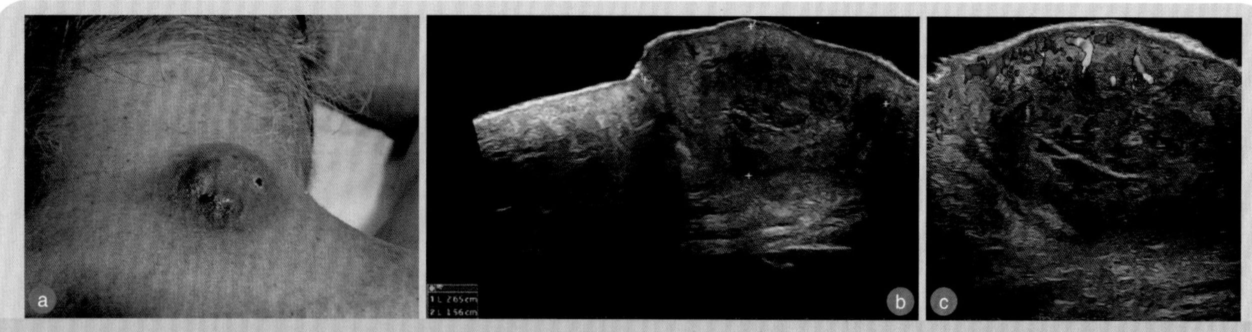

a. 临床照片；b. 灰阶超声（颈后部，横切面）显示 2.65 cm（横径）× 1.56 cm（厚）低回声椭圆形的真皮和皮下结构，部分边界不清晰，并伴有后方回声增强；c. 彩色多普勒超声（横切面）显示病变周围血供增加，主要集中在真皮部分。

图 8.4 部分破裂的表皮囊肿

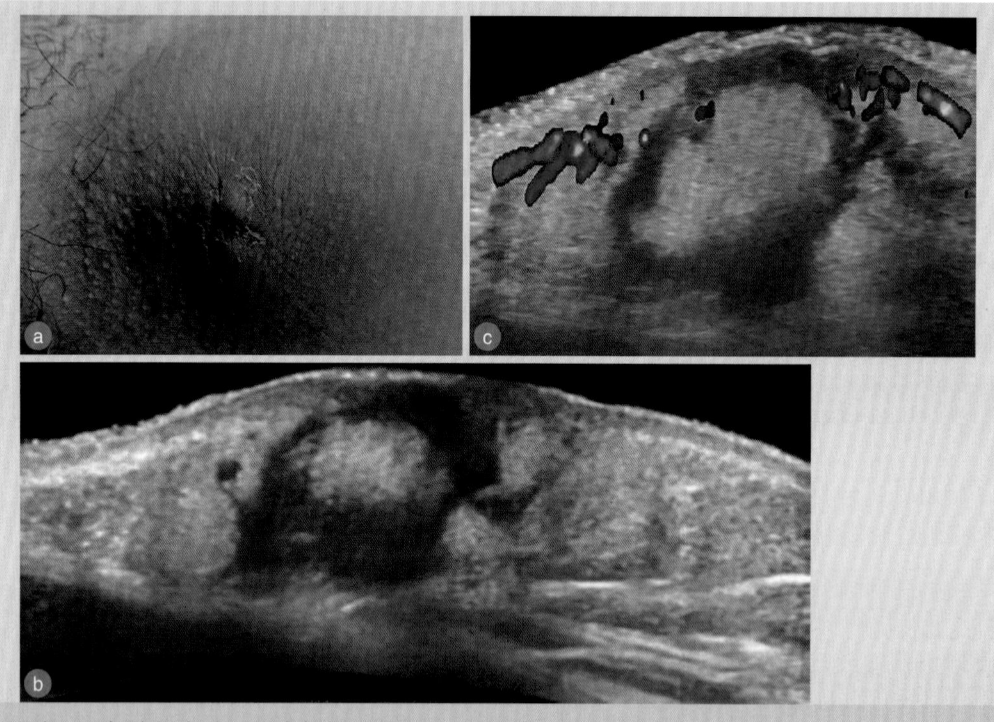

a. 临床照片；b. 灰阶超声（左腿内侧，纵切面）显示边界不清的低回声真皮和皮下病变，并伴有轻微的后方回声增强伪像；c. 彩色多普勒超声显示病变周围血供增加。

图 8.5 完全破裂的表皮囊肿

毛根鞘囊肿罕见增生和恶变，分别被称为增生性毛根鞘囊肿和恶性毛根鞘囊肿[7-8, 15-17]。

在声像图上，这些囊肿通常表现为边界清晰的圆形或椭圆形结构，呈无回声或低回声，位于真皮和（或）皮下。它们可能含有提示钙化的高回声点，并伴后方声影伪像，对应于毛发碎片的小线性高回声结构，及一些漂浮回声。这些囊肿往往可被探头压缩，并产生后方回声增强伪像[7-8, 15-16]。有时，它们充满稠密的角蛋白，并呈现出低回声边缘和高回声中心的混合结构。后者的影像表现可能类似于毛母质瘤，在这种情况下需要寻找后方回声增强征象[7-8, 18]。当囊肿发生炎症和破裂（部分或全部）时，其表现可能类似于表皮囊肿，邻近区域显示低回声物质、真皮回声减低及皮下回声增强[7-8]。

在彩色多普勒模式中，这些囊肿无血流信号。而在炎症情况下，周围有不同程度的血流增多，流速缓慢。

支持毛根鞘囊肿恶变的征象包括非头皮部位病变、生长迅速、大小≥ 5 cm、边界不清晰且呈分叶状、内部存在低回声结节和血供丰富（图 8.6 ~ 图 8.8）[7-8, 15, 17]。

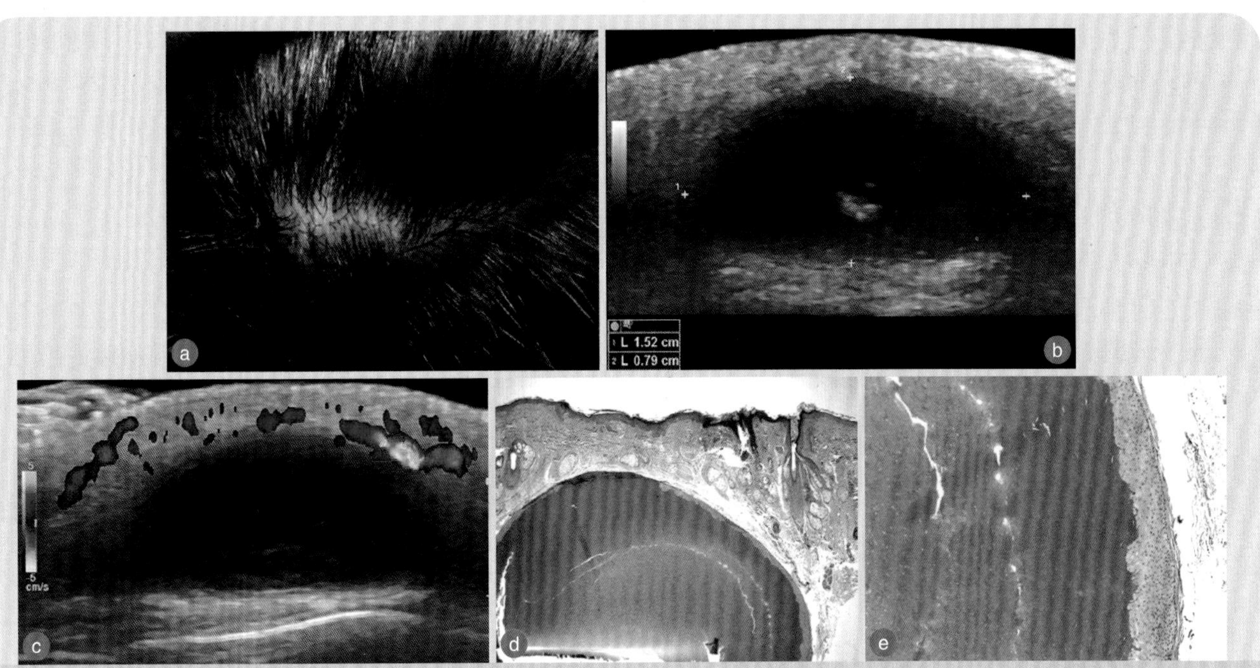

a. 临床照片；b. 灰阶超声（顶部头皮，纵切面）显示一个 1.52 cm（长）×0.79 cm（宽）边界清晰的椭圆形无回声结构，内部有一些回声和后方回声增强伪像；c. 彩色多普勒超声显示病变周围的血流增多，主要在真皮层；d、e. 组织学（图 d，H&E 染色，×25；图 e，H&E 染色，×100）：真皮毛囊囊肿内衬复层鳞状上皮，同时在毛囊峡部还可见到稠密的角蛋白。

图 8.6　毛根鞘囊肿（也称为毛发囊肿）（1）

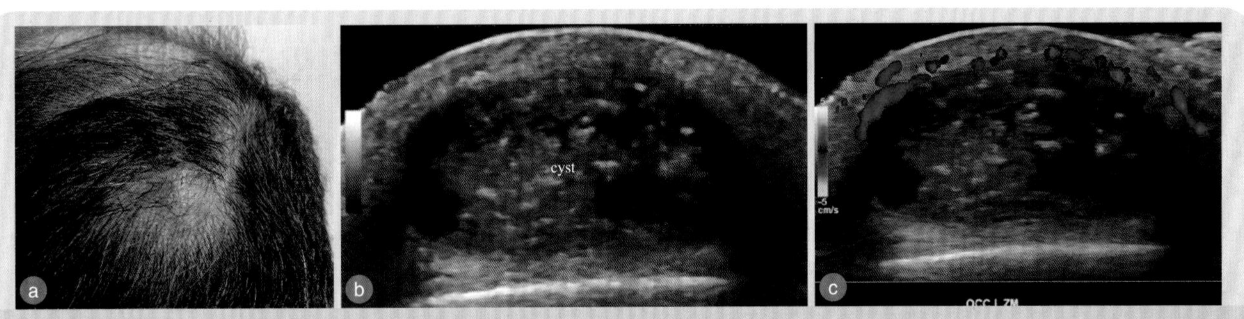

a. 临床照片；b. 灰阶超声（头皮顶枕区，纵切面）显示边界清晰的椭圆形低回声和无回声的皮下结构，并伴后方回声增强伪像；c. 彩色多普勒超声显示病变周围血供增多。cyst：囊肿。

图 8.7　毛根鞘囊肿（2）

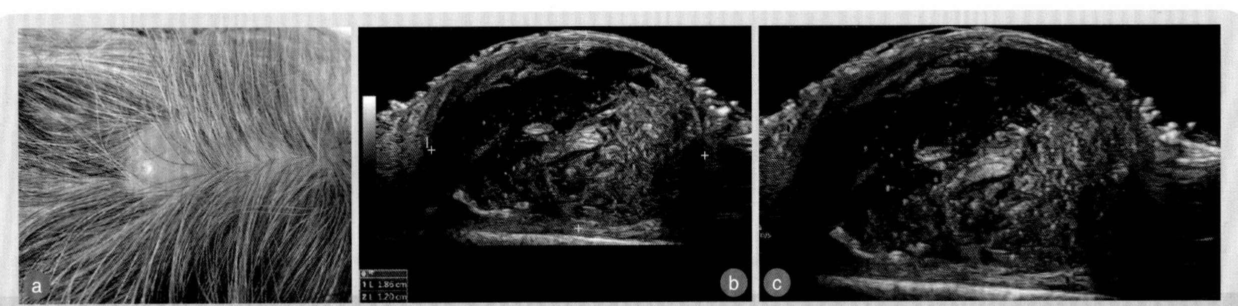

a. 临床照片；b. 灰阶超声（顶枕部头皮，纵切面）显示 1.86 cm（长）×1.20 cm（厚）边界清晰的无回声和低回声结构，位于真皮和皮下。注意病变无回声区内的回声；c. 彩色多普勒超声显示该结构周围的血供稍增多。

图 8.8　毛根鞘囊肿（3）

3. 藏毛囊肿

藏毛囊肿（pilonidal cyst）是假性囊肿，其起源尚有争议。过去有一种假说认为，这些囊肿是由毛发嵌入真皮层引起的。最近的报道指出它们可能是化脓性汗腺炎的一种局灶性变异。最好发的部位是臀间区，临床上可表现为肿块和（或）红斑性排液性病变[7-8，19-20]。

在声像图上，它们表现为低回声的真皮和（或）皮下结构，通常包含多个高回声的线状毛发片段。其形态可为囊状或带状，可以以纵向、斜向或横向于臀间线方位出现，并与扩张的毛囊基底部相连。根据炎症程度的不同，真皮回声减低而皮下回声增强。

在彩色多普勒超声图像上，周围可观察到不同程度的低速血流增多，其程度取决于炎症的严重程度（图 8.9 和图 8.10）[7-8，19-20]。

4. 结节性汗腺瘤

结节性汗腺瘤（nodular hidradenoma）是起源于汗腺的良性肿瘤。其临床和皮肤镜表现通常具有非

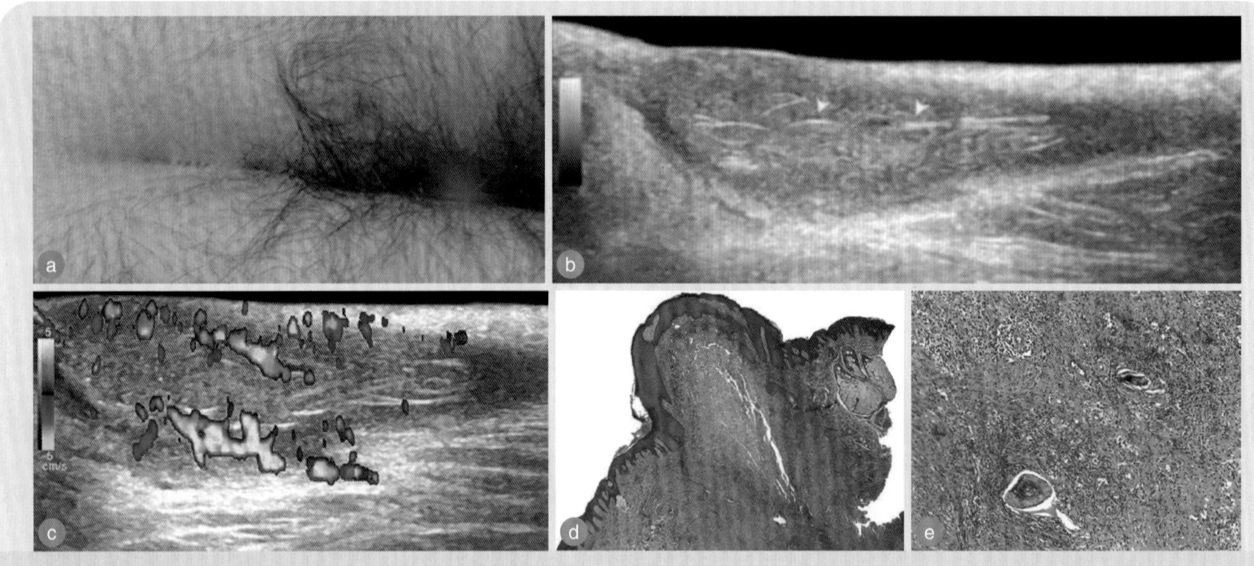

a. 临床照片；b. 灰阶超声（臀间区，带彩色滤波的纵切面）显示一个低回声的真皮和皮下囊状结构，其中包含高回声的线状影，提示存在毛发片段（箭头）；c. 彩色多普勒超声显示病变周围血供增多，内部也有一些血流；d. 组织学（H&E 染色，×25）：慢性真皮炎症上方的增生表皮，并伴有肉芽组织、异物肉芽肿反应、含铁血黄素及毛干和无上皮衬覆的窦道；e. 组织学（H&E 染色，×100）：慢性炎症，伴有异物多核巨细胞、陈旧肉芽组织、出血和毛干。

图 8.9 藏毛囊肿（1）

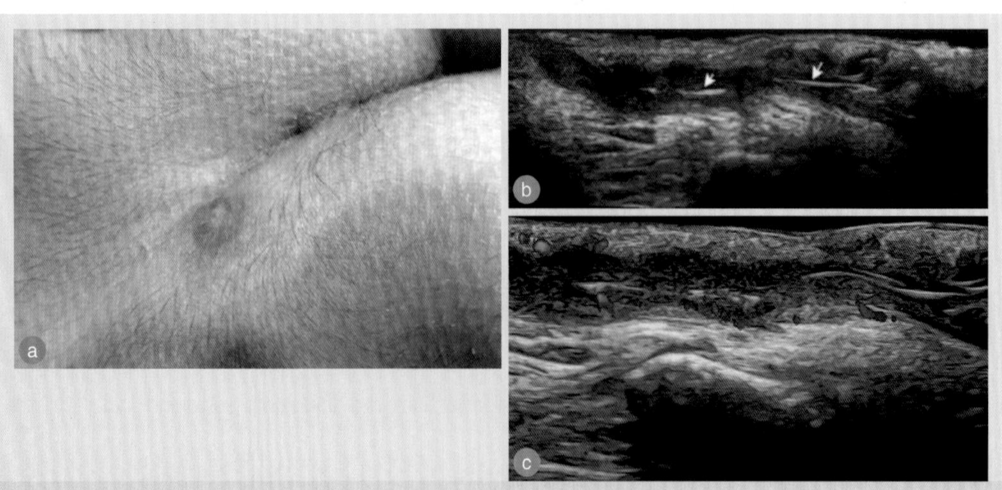

a. 临床照片；b. 灰阶超声（臀间区，纵切面）显示低回声的真皮和皮下带状结构，内含有高回声的线段，提示毛发片段；c. 彩色多普勒超声显示病变周围血供增多。

图 8.10 藏毛囊肿（2）

典型特征，可能与其他疾病相似。临床上，它们可呈现为红斑、发紫性肿胀或隆起[21-23]。

声图像上显示为边界清晰的混合性真皮和（或）皮下结构，具有腔隙性无回声区，低回声边缘和厚薄不一的低回声分隔。它们表现为由无回声 – 低回声内容物组成的液 – 液平面征，呈线性分隔，其中低回声部分位于底部。此外，还可观察到腔隙性无回声区域内移动的落雪征象，这些回声通常沿声波的轴向移动，类似于降雪。这些特征是由黏液和（或）出血性内容物引起的[23]。

彩色多普勒超声可能观察到在周边及内部分隔显示的血流信号（图 8.11 和图 8.12）[23]。

5. 汗囊瘤

汗囊瘤（hidrocystoma）也被称为 Moll 囊肿（Moll's cyst），源自汗腺，好发部位为眼睑或眼周区域[7-8，24-25]。

超声表现为真皮层内边界清晰的无回声结构，表皮层向上移位，并且后方回声稍增强[7-8，24-25]。彩色多普勒超声显示这些结构通常是无血流信号的（图 8.13）。

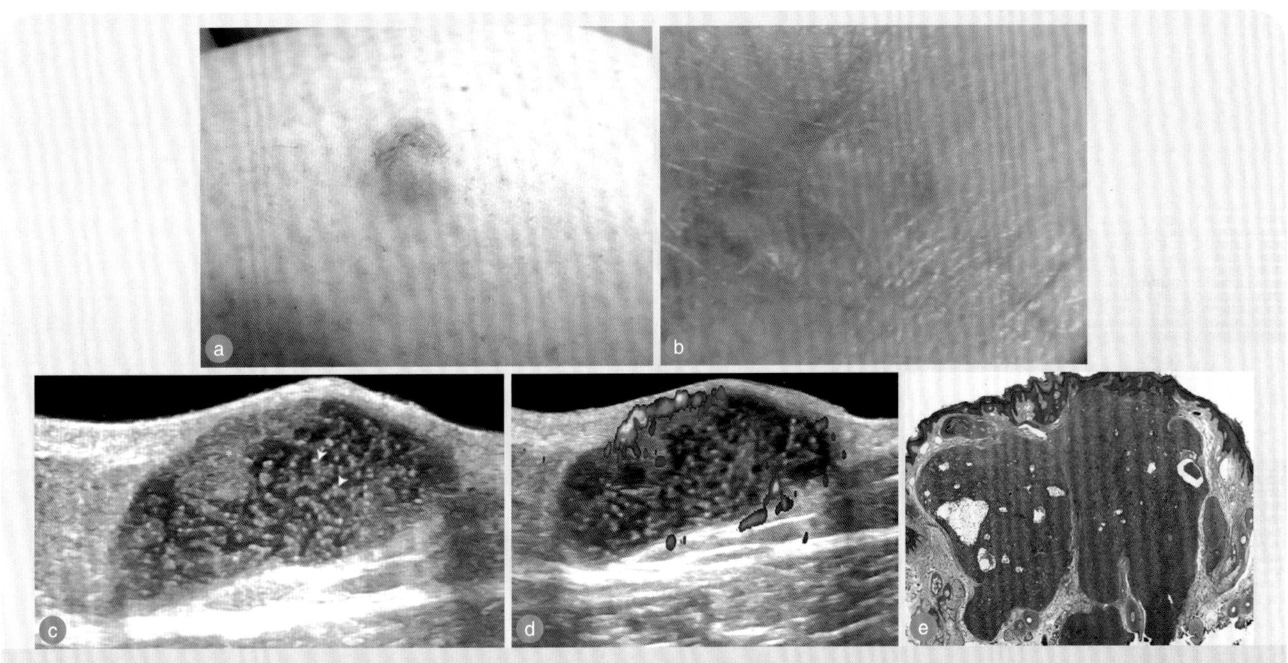

a. 临床照片。b. 皮肤镜图像。c. 灰阶超声（左腿上 1/3 的外侧，带彩色滤波的纵切面）显示位于真皮和皮下层的椭圆形无回声和低回声混合结构。请注意息肉样的低回声部分（*）和高回声的"落雪征"伪像。d. 彩色多普勒超声显示病变周围血供轻度增多，并且在病变内的息肉样部分存在一些血流。e. 组织学检查（H&E 染色，×25）显示实体上皮肿瘤，其中囊性区域含有嗜酸性分泌物。

图 8.11　结节性汗腺瘤（1）

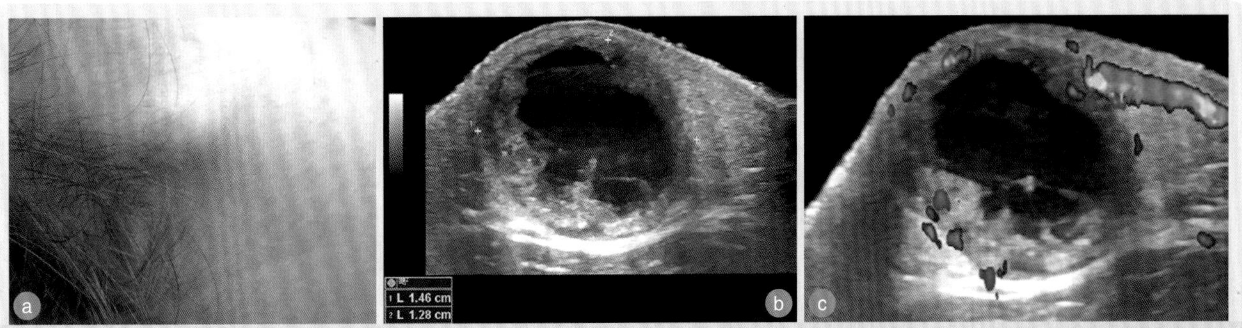

a. 临床照片。b. 灰阶超声（右侧颈部，横切面）显示一位于真皮和皮下的圆形结节，大小为 1.46 cm（横径）×1.28 cm（厚径），边界清晰、内部为无回声和低回声混合。请注意结节内可见分隔及厚壁。c. 彩色多普勒超声显示病变周边和低回声壁内可见少量血流信号。

图 8.12　结节性汗腺瘤（2）

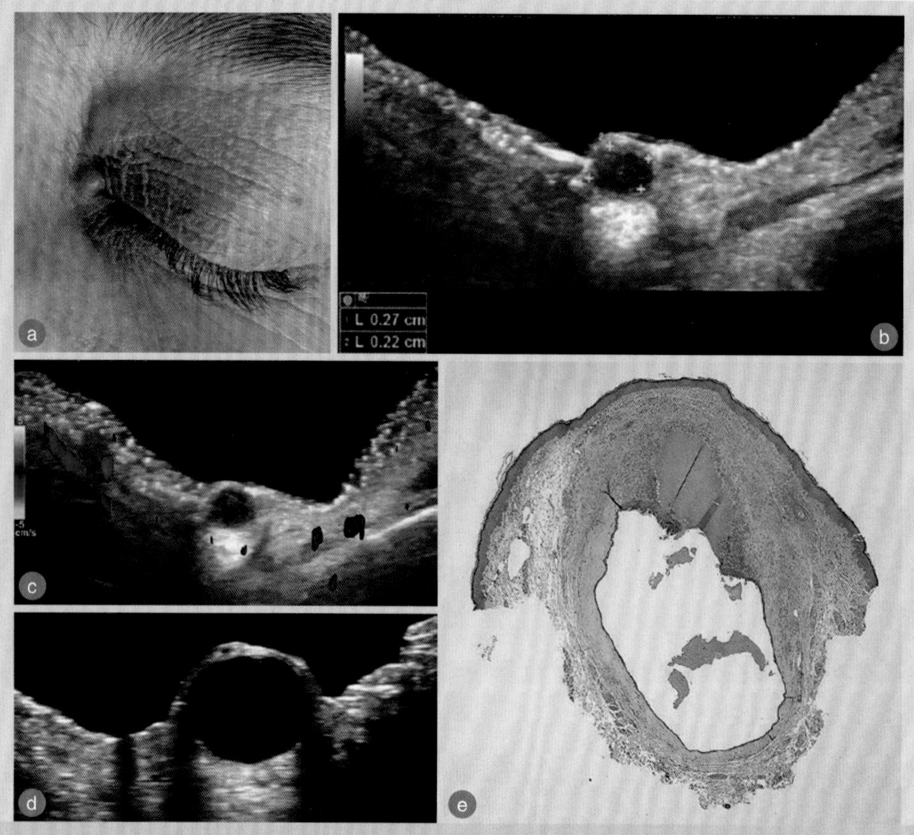

a. 临床照片。b. 灰阶超声（内眦，18 MHz 横切面）可见一大小为 2.7 mm（横向）× 2.2 mm（厚度），轮廓清晰、无回声的圆形病变，位于真皮层内（卡尺内标记）。c. 彩色多普勒超声显示病变无血流信号。d.70 MHz 灰阶超声（横切面）呈现出更好的效果：病变边界清晰、无回声。e. 组织学（H&E 染色，×2）显示真皮内大的单房囊腔，内衬双层上皮细胞：外层为扁平的肌上皮细胞，内层为具有顶浆分泌功能的高柱状细胞。

图 8.13　汗囊瘤

6. 睑板腺囊肿

睑板腺囊肿（chalazion）是位于眼睑后部（睑板）的脂肪肉芽肿，形成隆起或红肿 [7-8, 26]。

在超声上，它们呈现为圆形或椭圆形的低回声或不均质结构。在彩色多普勒超声图像中，根据炎症程度，病变周围血流增多，并且病变内部也存在一些血流（图 8.14 和图 8.15）[7-8]。

7. 多发性脂囊瘤

多发性脂囊瘤（steatocystoma multiplex）是一种源于毛囊皮脂腺连接处的错构瘤，可能具有遗传性或散发性。已有报道指出，该疾病与角蛋白 17 基因突变有关，并呈常染色体显性遗传模式 [7, 27-29]。

临床上表现为圆顶状、红斑状或淡黄色结节。组织学上，它们具有一层嗜酸性角质层，不含颗粒层，并通常包含角蛋白、毛发片段、皮脂、皮脂腺和平滑肌片段 [7, 27-29]。

在超声上，它们呈现为一簇位于真皮和皮下，边界清晰的圆形或椭圆形低回声结节，后方回声增强。这些结节可能会发生炎症并破裂，导致其内容物扩散到邻近组织中 [7, 27-29]。

在彩色多普勒超声图像中，根据炎症程度，这些病变在周边可能显示血流，表现为低速动脉和静脉血流。在一项关于该疾病的研究中，33% 的多发性脂囊瘤与化脓性汗腺炎（一种炎症性皮肤病）相关（图 8.16 和图 8.17）[7, 27]。

（二）实性病变

1. 脂肪瘤

脂肪瘤（lipoma）是最常见的软组织肿瘤，由成熟的脂肪组织构成，通常与纤维组织（纤维脂肪瘤）或毛细血管（血管脂肪瘤）混合。在临床上，它们可以单发或多发，并呈现为肿块。血管脂肪瘤更常出现压痛或疼痛 [2, 4, 7-8, 11-14, 30-34]。

在超声上，它们的外观会根据附着在脂肪细胞上的组织而不同。纤维脂肪瘤通常表现为边界清晰的椭圆形低回声皮下结构，并具有高回声线性纤维隔，

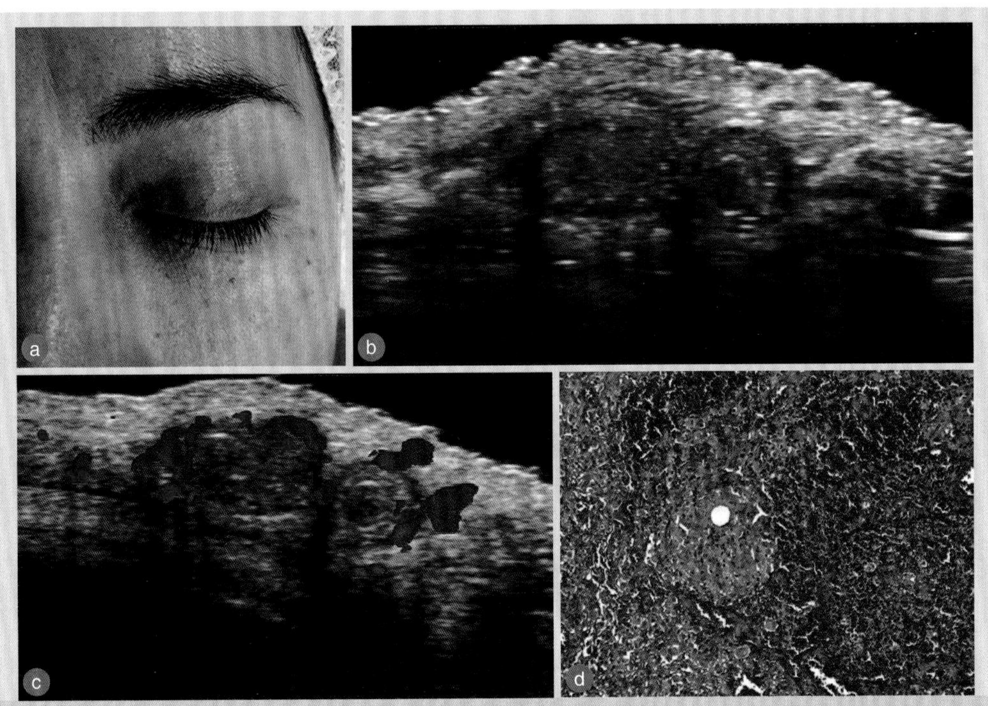

a. 临床照片；b.70 MHz 灰阶超声（下眼睑，横切面）显示下眼睑睑板内 2 个边界清楚的圆形低回声结节；c. 彩色多普勒超声显示周围血供丰富；d. 组织学（H&E 染色，×100）显示肉芽肿性炎症，伴有上皮样组织细胞、脂质空泡和出血。

图 8.14　睑板腺囊肿（1）

（病理由 Juan Carlos Garcés 博士提供。）

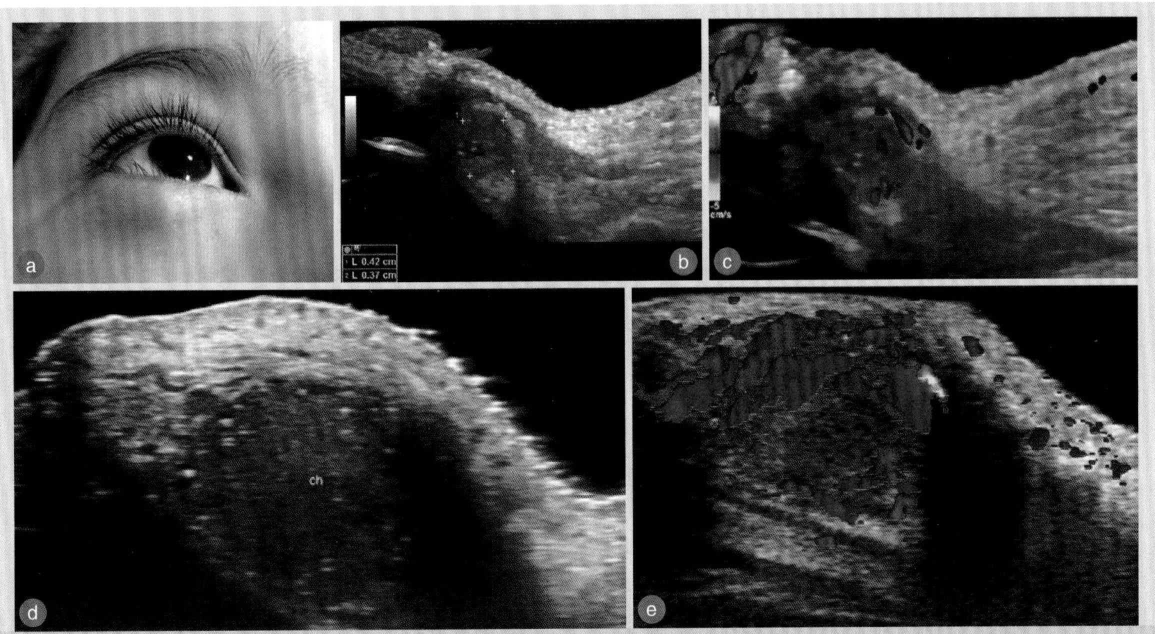

a. 临床照片；b.18 MHz 灰阶超声（纵切面，右下眼睑）显示眼睑后部（睑板）有一个 4.2 mm（长）×3.7 mm（厚），边界清楚的圆形低回声结节；c.18 MHz 彩色多普勒超声（右下眼睑，纵切面）显示结节周边血供稍丰富；d.70 MHz 灰阶超声能够更好地显示该结节；e.70 MHz 彩色多普勒超声显示外周和病变内均有血流，以外周为主。ch：睑板腺囊肿。

图 8.15　睑板腺囊肿（2）

倾向于沿皮肤层轴线方位生长。有时，纤维脂肪瘤可能会疝入周围的皮下组织和真皮，分别产生分叶状或脐形病变。血管脂肪瘤则通常表现为边界清晰的圆形或椭圆形高回声皮下结构[2, 4, 7-8, 11-14, 30-34]。

在彩色多普勒超声图像中，脂肪瘤通常呈现无血流或仅显示少量低速动脉血流或静脉血流信号[7, 8]。

恶变的超声征象包括病变大于 5 cm、内部回声不均匀及明显的内部血流信号（图 8.18 ～图 8.21）[7, 8]。

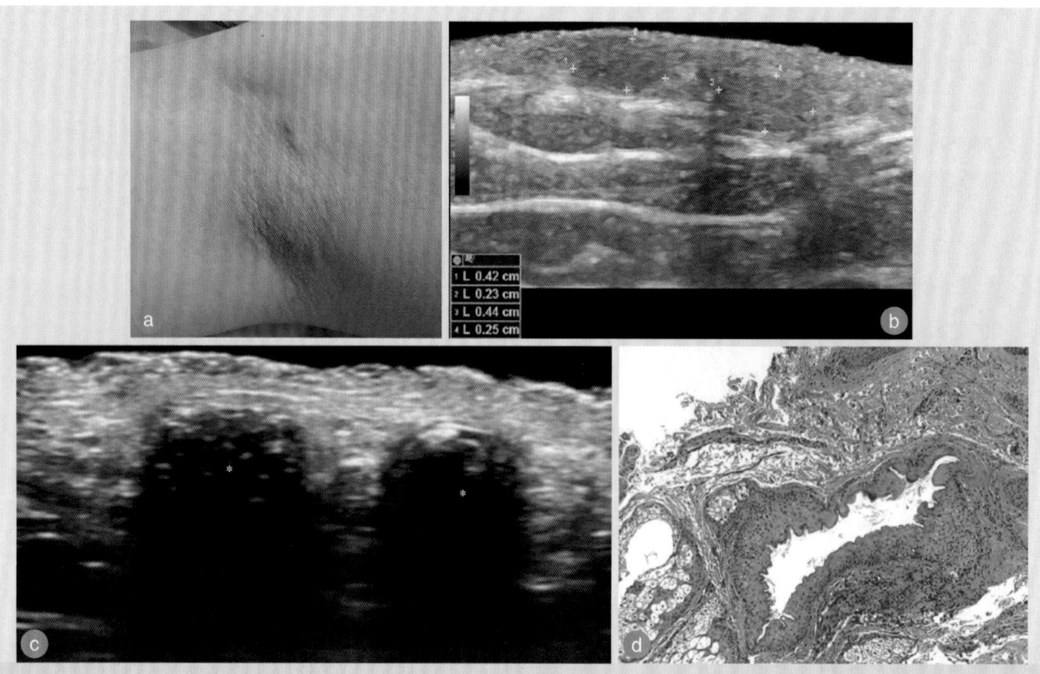

a. 临床照片；b.18 MHz 的灰阶超声（右腋窝区域，横切面）呈现 2 个边界清晰的圆形低回声结节，位于真皮层内，最大直径分别为 4.2 mm 和 4.4 mm；c.70 MHz 灰阶超声呈现出 2 个边界清晰的圆形无回声结构（*），并伴有一些内部回声；d. 组织学（H&E 染色，×100）显示真皮囊肿内衬鳞状上皮，管腔表面有波纹状厚嗜酸性角质层，周围有皮脂小叶。

图 8.16　多发性脂囊瘤（1）

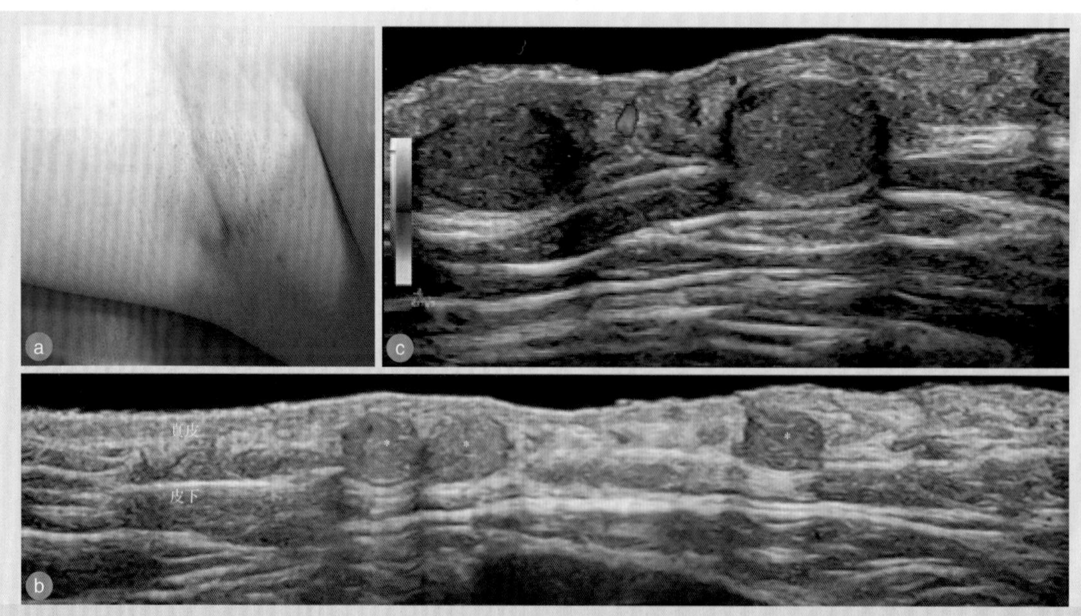

a. 临床病灶。b. 灰阶超声（右腋窝区域，横切面，18 MHz）呈现 3 个边界清晰的圆形低回声结节（*），累及真皮和浅层皮下组织，尤其是真皮区域。请注意结节的后方回声增强。c. 彩色多普勒超声（横切面）显示结节周围真皮血流稍增多。

图 8.17　多发性脂囊瘤（2）

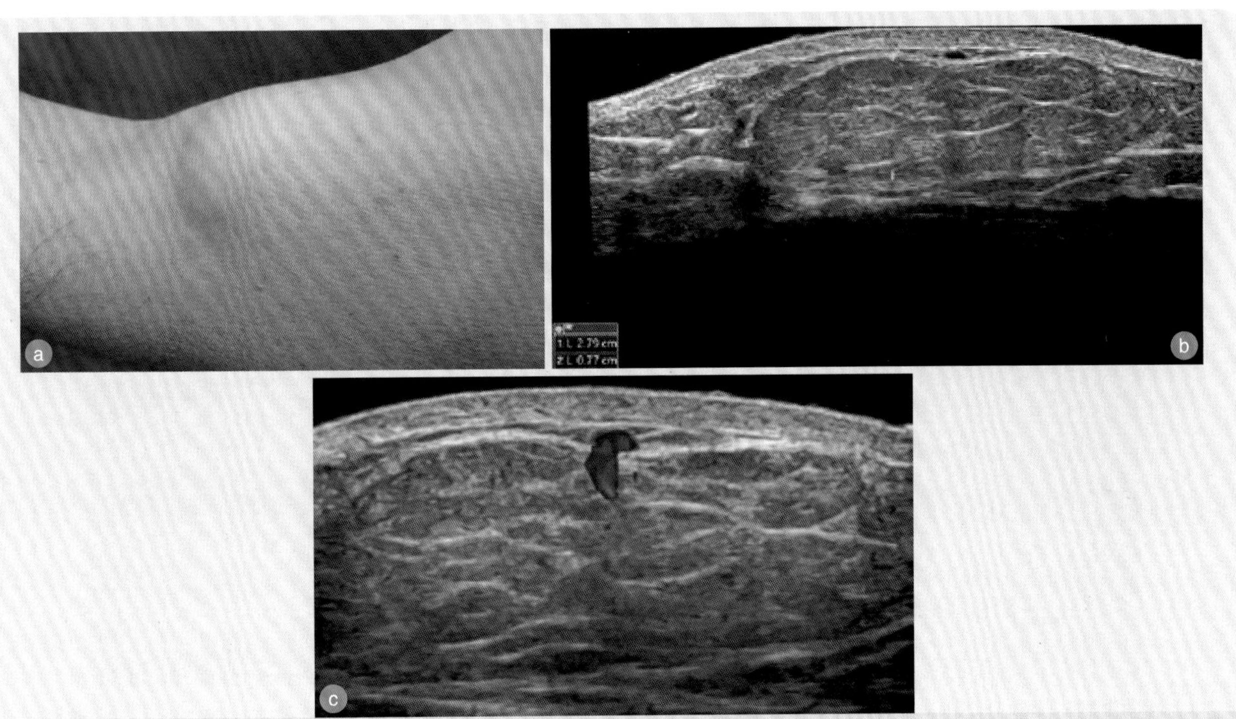

a. 临床照片；b. 灰阶超声（左臂下 1/3 的内侧，纵切面）显示 2.79 cm（长）× 0.77 cm（厚）、边界清晰、椭圆形、低回声皮下结节（卡尺内标记），沿皮肤层轴线方位生长；c. 彩色多普勒超声显示该病变内无明显血流信号，但贴着病变表面有一条血管。

图 8.18　纤维脂肪瘤

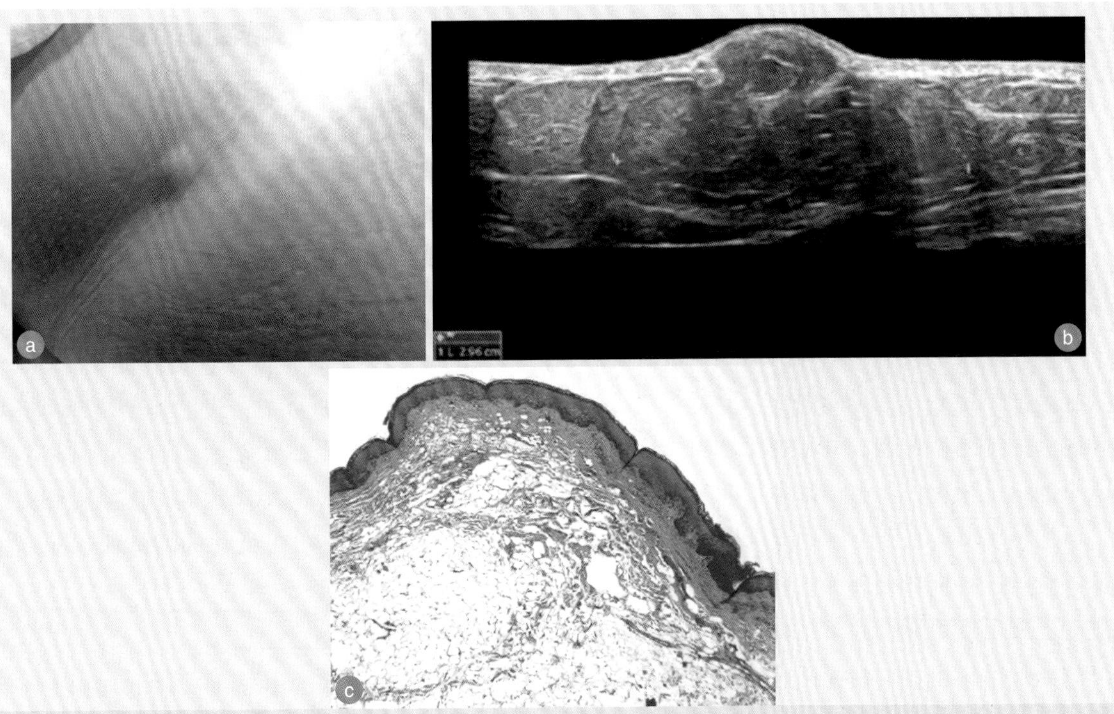

a. 临床照片；b. 灰阶超声（右侧腹股沟区域，纵切面）显示 2.96 cm（长）的椭圆形低回声皮下结构，中央向真皮突起；c. 组织学（H&E 染色，×25）显示成熟脂肪细胞与结缔组织束在真皮内增殖。

图 8.19　纤维脂肪瘤向真皮突出

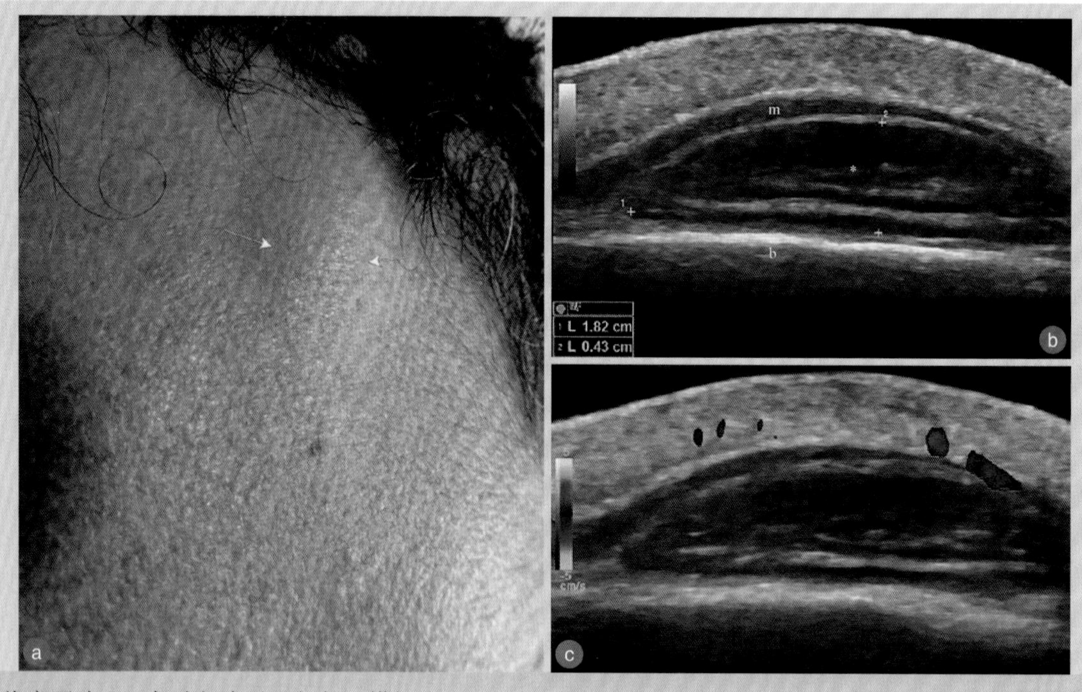

a. 临床照片。b. 灰阶超声（左额部，横切面）显示位于颅顶肌和深筋膜之间的边界清晰、椭圆形、低回声的结构（*）。请注意颅顶肌的向上移位（m）。c. 彩色多普勒超声显示该病灶内无血流，周围可见少量血流信号。

图 8.20　帽状腱膜下纤维脂肪瘤

2. 毛母质瘤

毛母质瘤（pilomatrixoma/pilomatricoma）又称 Malherbe 钙化上皮瘤（calcifying epithelioma of Malherbe），源自毛囊的毛基质细胞。在临床上，由于其与表皮样囊肿或其他病变相似，误诊率高达 56%。这些病变可以单发也可多发，并且更常见于儿童 [5-8, 35-41]。

在声像图上，最常见的表现形式是靶型，表现为位于真皮和（或）皮下的圆形或椭圆形结构，具有低回声边缘和高回声中心。毛母质瘤的主要特征是存在钙化，表现为内部高回声点，并伴有后方声影伪像。有时，微小的钙沉积物中后方声影并不明显。在这些情况下，增加频率可能有助于显示该伪像 [5-8, 35-41]。

毛母质瘤的一种变异表现为囊性或大疱样，其特征是真皮和（或）皮下混合回声结构，具有无回声区和高回声的局灶性钙沉积。在无回声区内，可以观察到低回声间隔。这种情况与既往创伤有关 [5-8, 41]。

在彩色多普勒超声图像上，毛母质瘤可呈现不同程度的血供分布，可能表现为无血流、少量血流或血流丰富。这些血流丰富的病例在临床上可能与脉管源性肿瘤类似，如血管瘤（图 8.22 和图 8.23）[5-8, 41]。

3. 皮肤纤维瘤

皮肤纤维瘤（dermatofibroma），亦称纤维组织细胞瘤，据推测是创伤或昆虫叮咬引起的反应性病变。临床上，其表现为红斑或褐色隆起，四肢是最常见的部位 [7-8, 14, 42-46]。

皮肤纤维瘤的一种罕见变异是萎缩型，表现为真皮层局灶性低回声病变 [7-8, 45-46]。

在超声检查中，皮肤纤维瘤最常见的形式为结节型，表现为局灶性真皮增厚和低回声，有时呈梭形。病变的中心部分通常回声更低，并且可导致局部毛囊变形。其下方皮下组织的回声通常正常 [7-8, 14, 42-46]。

在彩色多普勒超声图像上，此类病变的血供程度从低度到中度不等，呈低速的动脉和（或）静脉血流。（图 8.24 和图 8.25）[7-8, 14, 43, 45-46]。

4. 结节性筋膜炎

结节性筋膜炎（nodular fasciitis）是一种反应性纤维瘤样病变，可突然出现肿胀或隆起。在超声检查中，它表现为一个大多为椭圆形的低回声皮下结构，通常附着在下方的筋膜上。

彩色多普勒超声显示其血供情况多样，从少血供到中等血供的低速动脉和（或）静脉血流（图 8.26）。

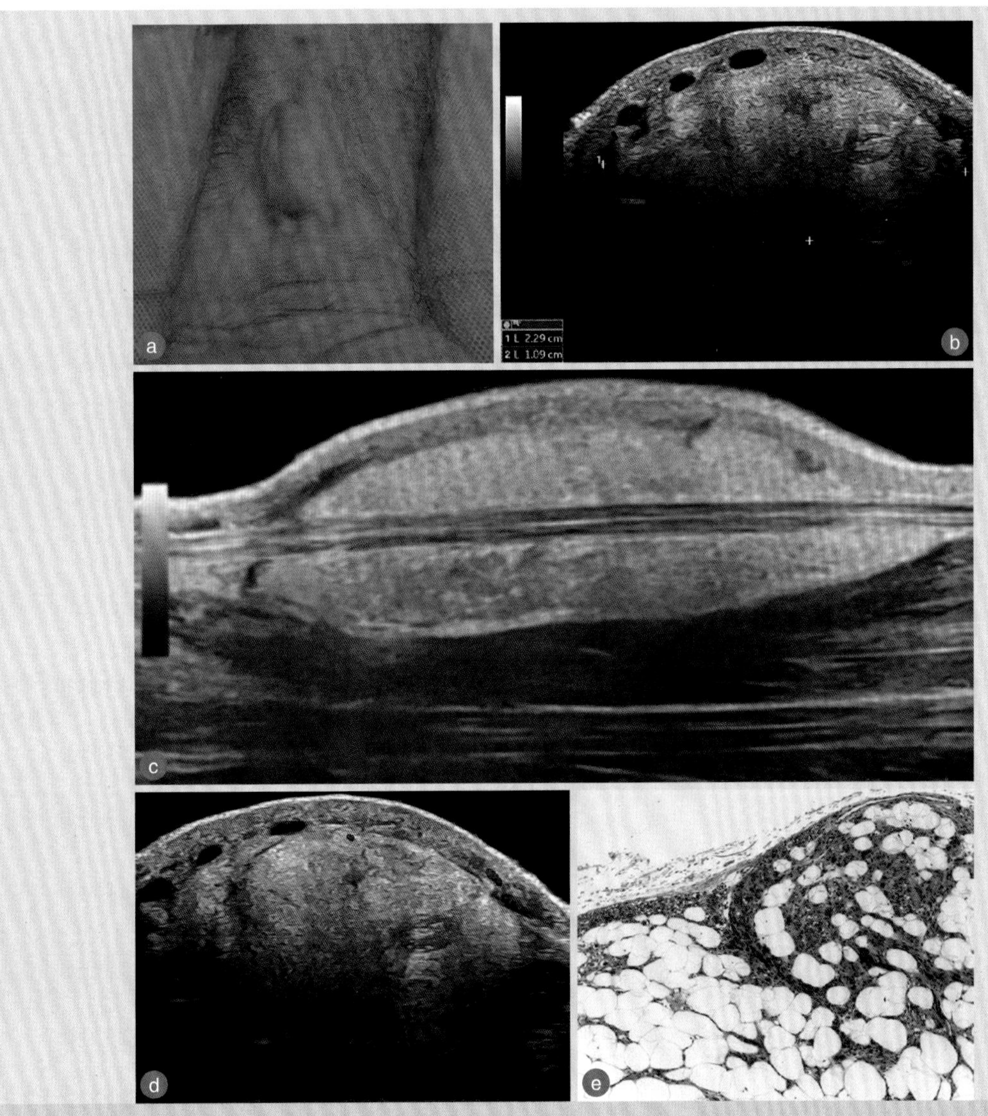

a. 临床照片；b. 灰阶超声图像（右前臂腹侧远端，横切面）；c. 带有彩色滤波的纵切面，显示围绕掌长肌腱边界清晰的椭圆形高回声皮下结构；d. 彩色多普勒超声（横切面）显示病变内无血流，周围可见少量血流信号；e. 组织学（H&E 染色，×100）：成熟脂肪细胞增生，包膜下存在不规则的小毛细血管团块，伴有纤维蛋白栓。

图 8.21　血管脂肪瘤

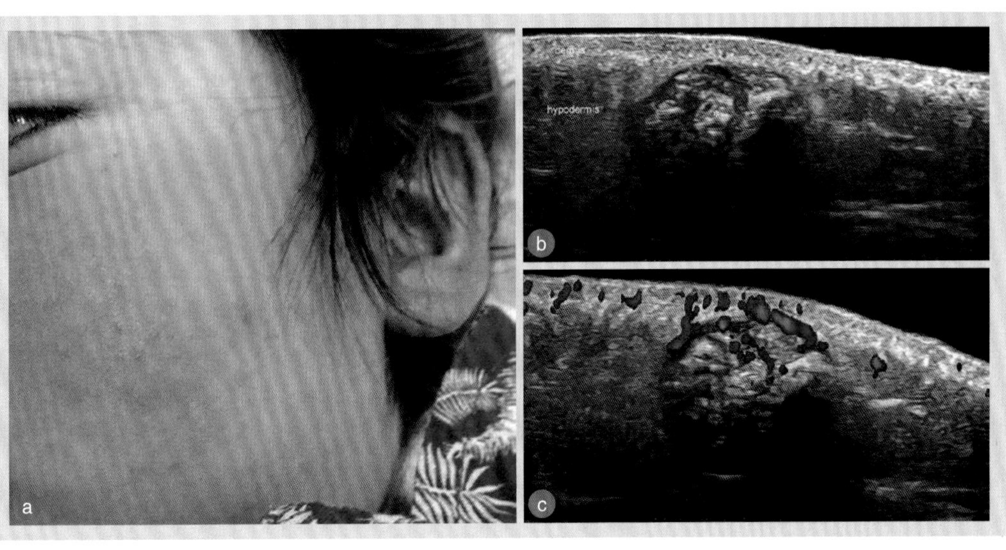

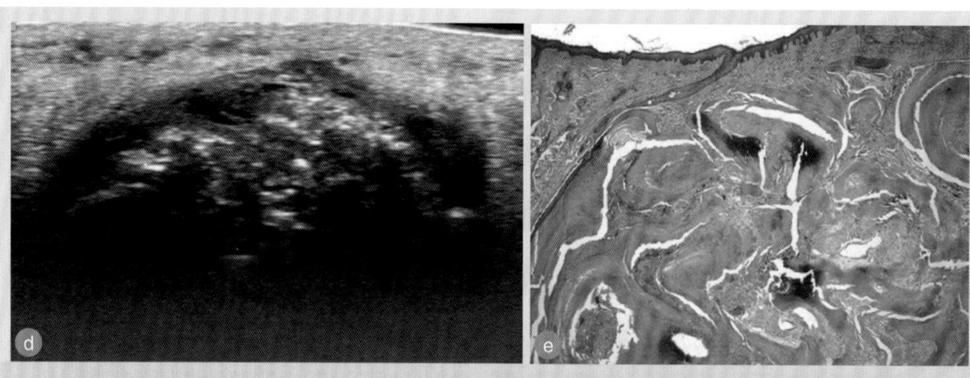

a. 临床照片。b.24 MHz 灰阶超声（左脸颊，横切面）显示边界清晰的圆形皮下结构，突出到真皮层。请注意结节边缘呈低回声、中心呈不均质高回声，其中包含多个强回声的局灶性钙沉积（*）。病变周围皮下组织回声轻微增强。c. 彩色多普勒超声显示病变上部和周围组织有中等程度的血流信号。d.70 MHz 灰阶超声（横切面）放大图像显示了病变表面的情况。e. 组织学（H&E 染色，×25）：真皮结节，伴有角化基质上皮钙化灶和局灶肉芽肿性炎症。dermis：真皮；hypodermis：皮下。

图 8.22　毛母质瘤（靶型）

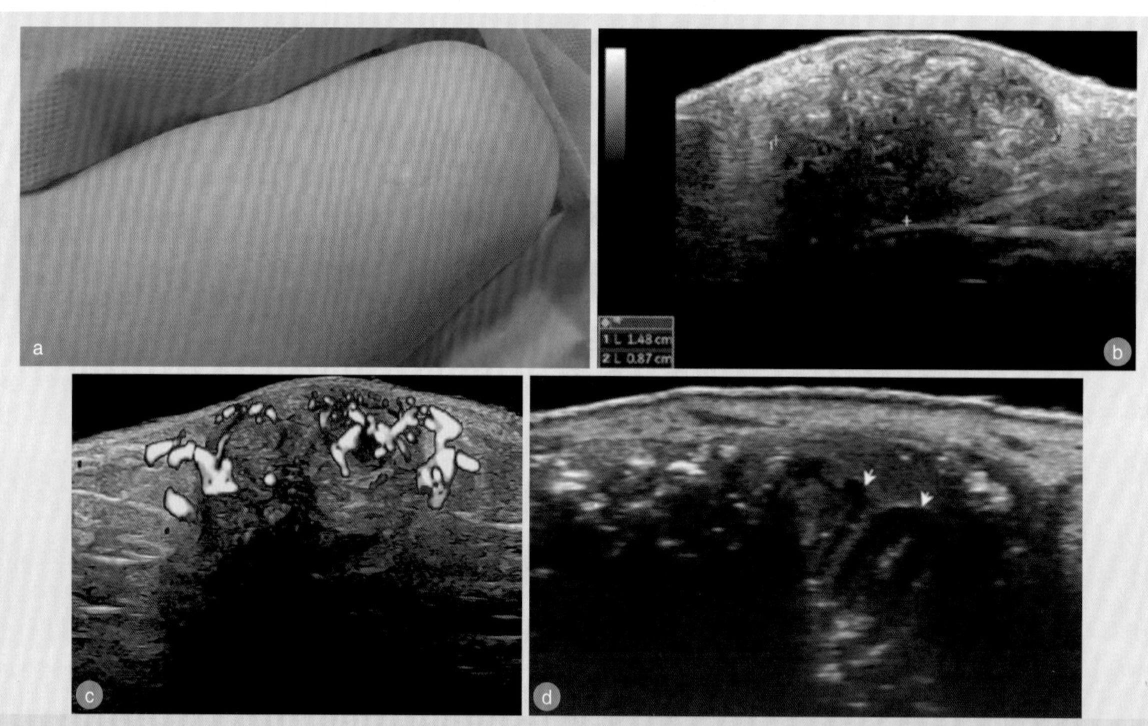

a. 临床照片；b. 灰阶超声（左上臂背侧，纵切面）显示边界清晰的椭圆形的真皮和皮下结构，内部回声不均匀；c. 能量多普勒超声显示病变区域和周围组织内有中等程度的血流信号；d.70 MHz 灰阶超声显示多个高回声局灶性沉积物，提示病变左侧存在钙化，低回声环（箭头）则对应于基质上皮区域。

图 8.23　毛母质瘤

5. 结节性假性淋巴瘤

结节性假性淋巴瘤（nodular pseudolymphoma）又称皮肤淋巴细胞瘤、皮肤淋巴样增生，被认为是一组异质性的反应性多克隆淋巴增殖。它们可能在外伤、药物、感染或昆虫叮咬后发生。根据免疫组织化学中主要淋巴细胞类型（B 细胞、T 细胞或混合型），可以对其进行分类。组织学上，这些病变通常与炎症浸润相关[47-48]。

结节型是最常见的表现形式，呈现为单发红斑隆起或结节，通常位于头部和颈部。这些结节可能与其他良性和恶性皮肤肿瘤（包括淋巴瘤）相似[47-48]。

在超声检查中，它们表现为低回声真皮和（或）

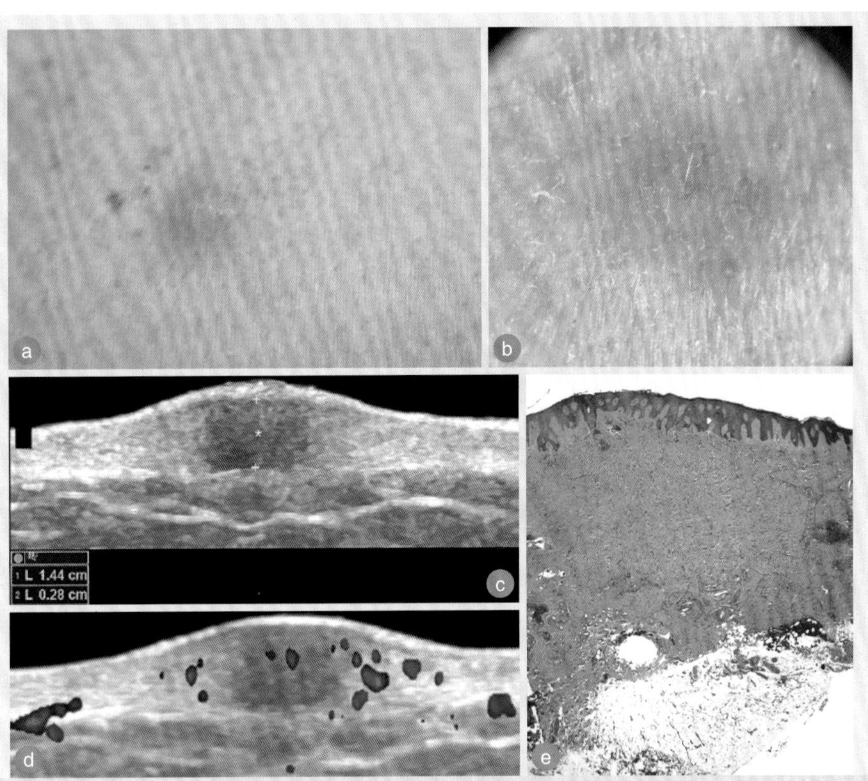

a. 临床照片；b. 皮肤镜图像；c. 灰阶超声（右侧前胸壁，横切面）显示边界不清、低回声的局灶性真皮区呈梭形增厚（用卡尺标记），并伴有中央更低回声的区域（*）；d. 彩色多普勒超声显示病变内可见少许血流信号；e. 组织学（H&E 染色，×25）：表皮银屑病样增生伴基底层黑色素沉着和真皮梭形细胞增殖。

图 8.24　结节型皮肤纤维瘤（1）

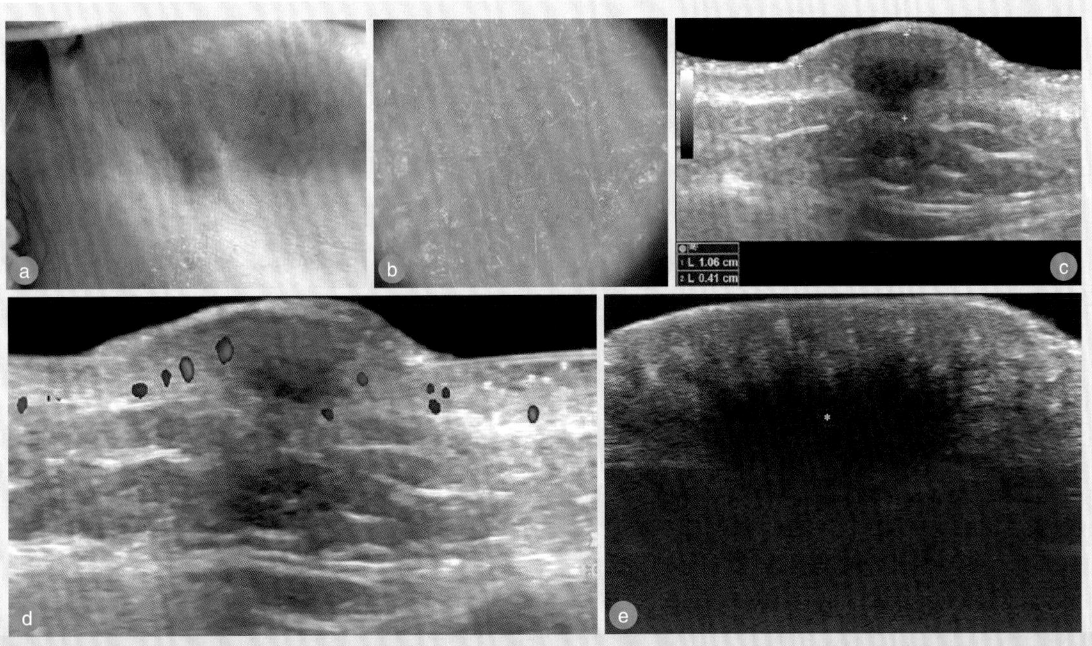

a. 临床照片。b. 皮肤镜图像。c ~ e. 横切面超声图像（c. 灰阶图像；d. 彩色多普勒超声图像，18 MHz；e. 灰阶超声图像，70 MHz）显示真皮局部增厚（图 c 中用卡尺标记的区域），伴有中央低回声区（图 e 中的 *），该区域延伸至浅层皮下组织。值得注意的是，局部毛囊变形和病变边界不清晰，这在图 e 中更为明显。彩色多普勒超声图像（d）显示结节区域可见少量血流信号。

图 8.25　结节型皮肤纤维瘤（2）

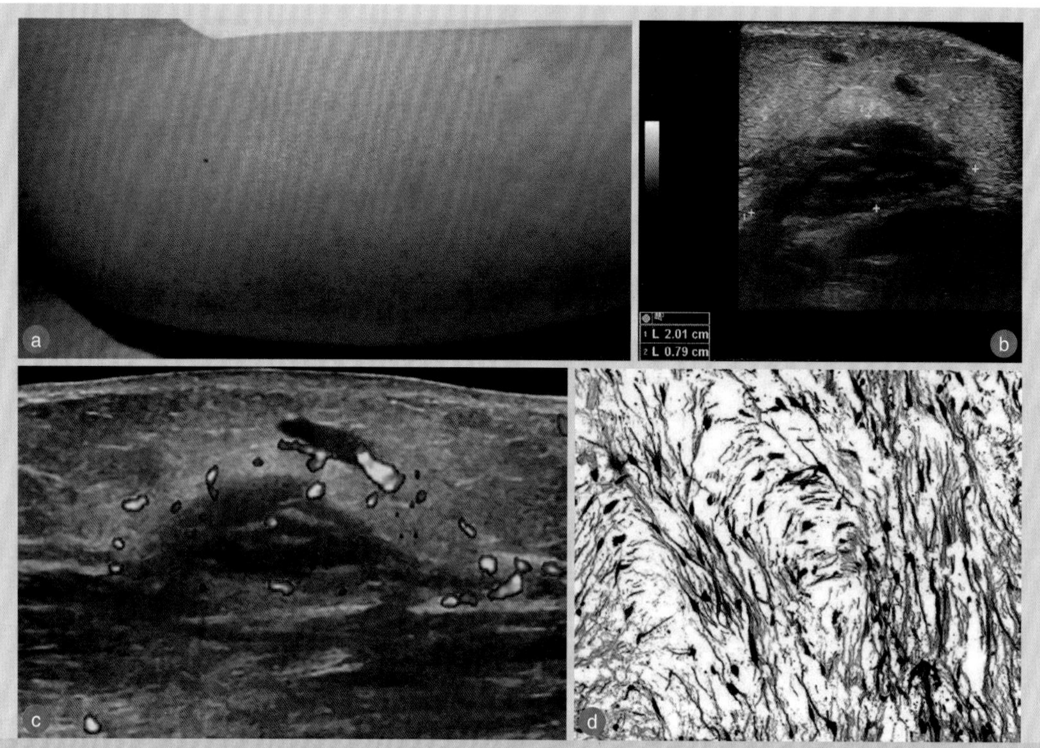

a. 临床照片；b. 灰阶超声（左前臂近端尺侧，横切面）显示 2.01 cm（横径）× 0.79 cm（厚）深层皮下低回声结构（卡尺标记）附着于筋膜上，且邻近皮下组织呈现回声增强；c. 彩色多普勒超声显示病灶内和周围存在中等程度的血供；d. 组织学（H&E 染色，×100）：致密细胞增生，由具有深染细胞核的细长梭形细胞构成。

图 8.26 结节性筋膜炎

（病理由 Juan Carlos Garcés 博士提供。）

皮下结构。据报道，假性淋巴瘤有两种超声征象，即球状征和泪滴征，这在使用超高频超声（如 70 MHz）时更为明显。球状征是指假结节性局限性低回声区域，而泪滴征则为形似泪滴形状的低回声三角形区域。

在彩色多普勒超声图像中，该病表现出不同程度的血供，可以在无血流、少血流和多血流之间变化，并呈现低速动脉和（或）静脉血流（图 8.27）。

6. 瘢痕疙瘩

瘢痕疙瘩（keloids）为增生性瘢痕，其尺寸比原始瘢痕更大。在组织学上，它们由厚的胶原束构成[7，49-50]。

在超声上，瘢痕疙瘩表现为局限性真皮增厚，呈现出沿着皮肤层轴向的低回声和不均质的层状结构。有时，在瘢痕疙瘩下方可见低回声的瘘道通向表皮[7，49-50]。

在极少情况下，可以观察到病变内伴后方声影的点状高回声钙化[7，50]。

在彩色多普勒超声图像上，可以通过检测病变内血流的存在来评估瘢痕疙瘩的活动性。通常，活动性瘢痕疙瘩表现为丰富的低速动脉血流和静脉血流信号（图 8.28）[7，50]。

三、结论

超声可以辅助诊断常见皮肤非脉管源性良性肿瘤和假性肿瘤。图 8.29 总结了对主要肿瘤和假性肿瘤进行超声诊断的流程。

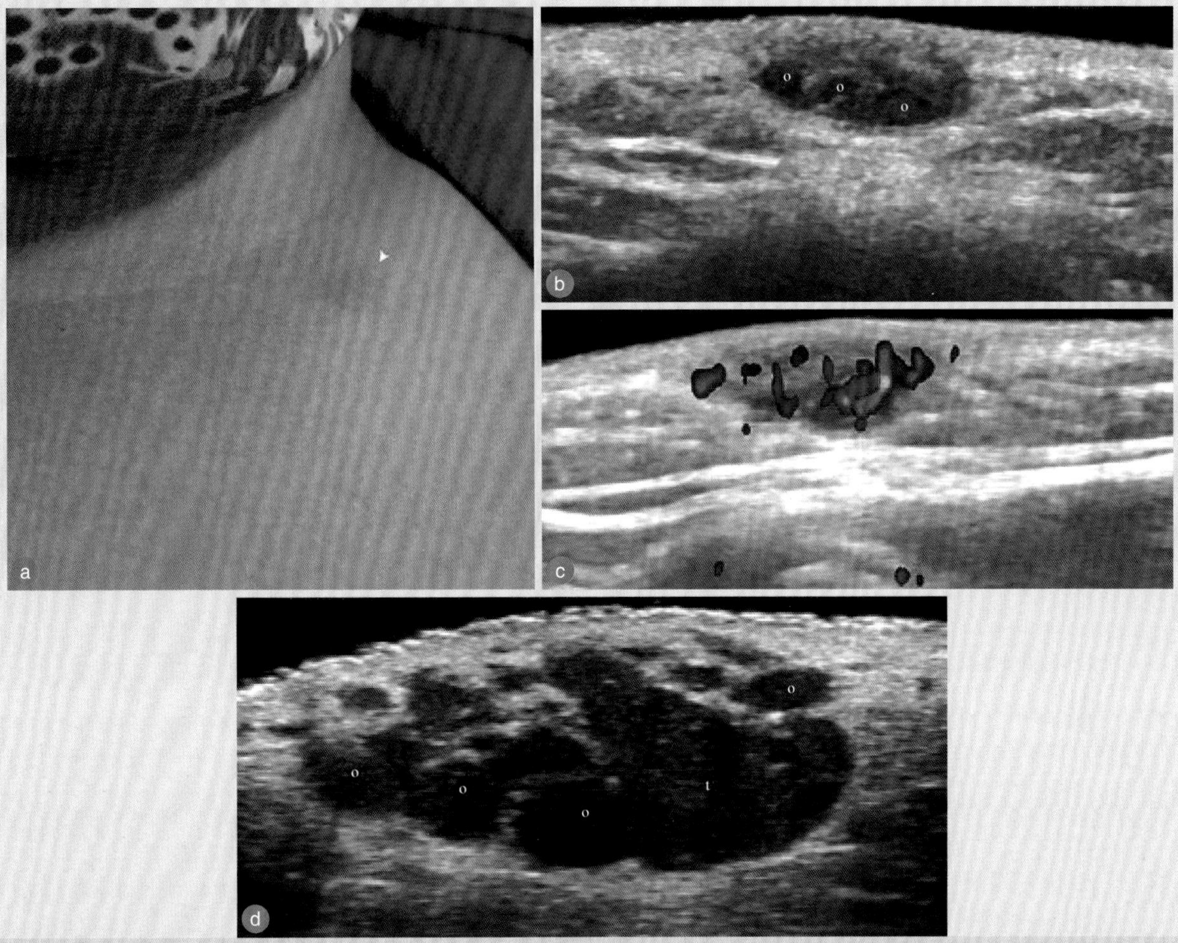

a. 临床照片前胸部肿物（箭头）；b ~ d. 前胸部超声图像（b. 灰阶超声图像，18 MHz；c. 彩色多普勒超声图像，18 MHz；d. 灰阶超声图像，70 MHz）显示真皮和浅层皮下低回声病变，伴有球状（o）和泪滴状（t）区域，在 70 MHz 上显示更清晰。请注意病变内血流丰富（c）。

图 8.27　结节性假性淋巴瘤

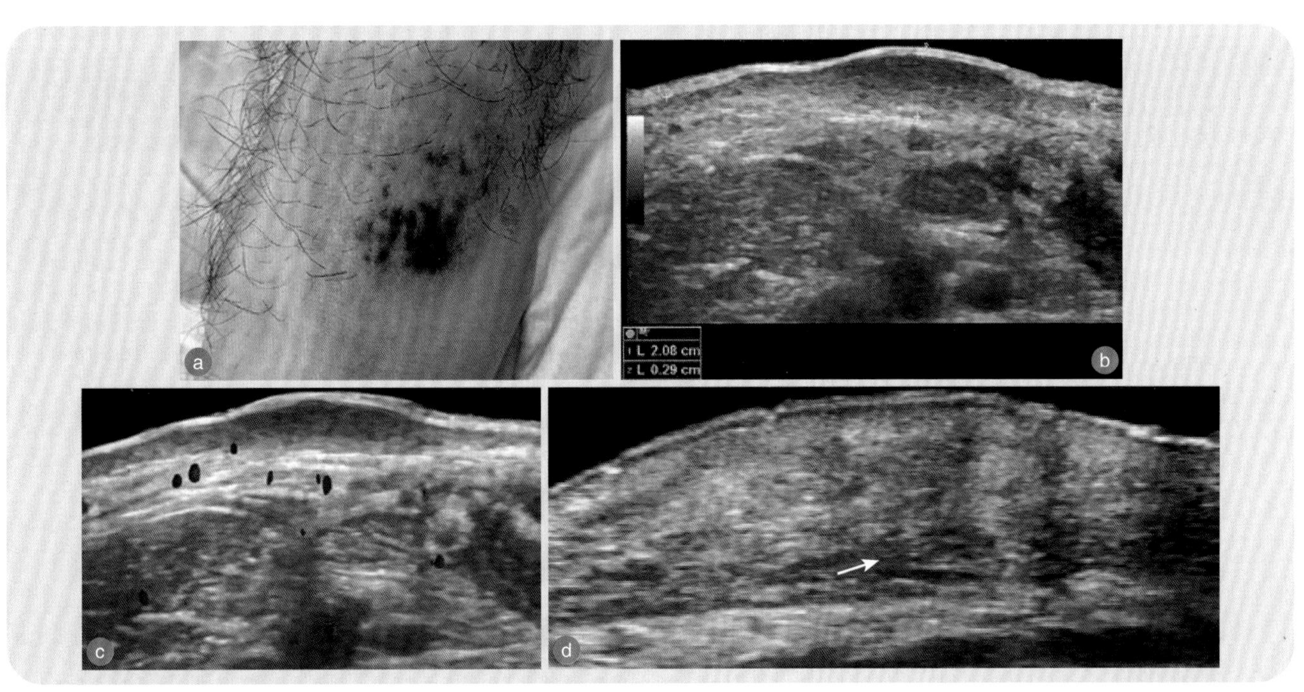

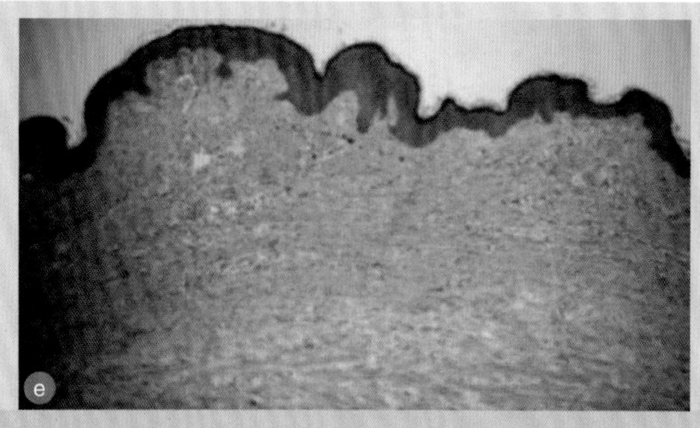

a. 临床照片；b ~ d. 超声图像（b. 右腿远端前侧的灰阶横切面超声图像，18 MHz；c. 彩色多普勒超声图像，18 MHz；d. 横切面灰阶超声图像，70 MHz）显示 2.08 cm（横径）×0.29 cm（厚）低回声带，伴有真皮增厚和真皮层向上移位。注意病变的层状模式（图 d 中用箭头标记）；e. 组织学（H&E 染色，×5）：真皮内致密、粗大、明显的嗜酸性和玻璃样杂乱排列的胶原纤维束。

图 8.28　瘢痕疙瘩

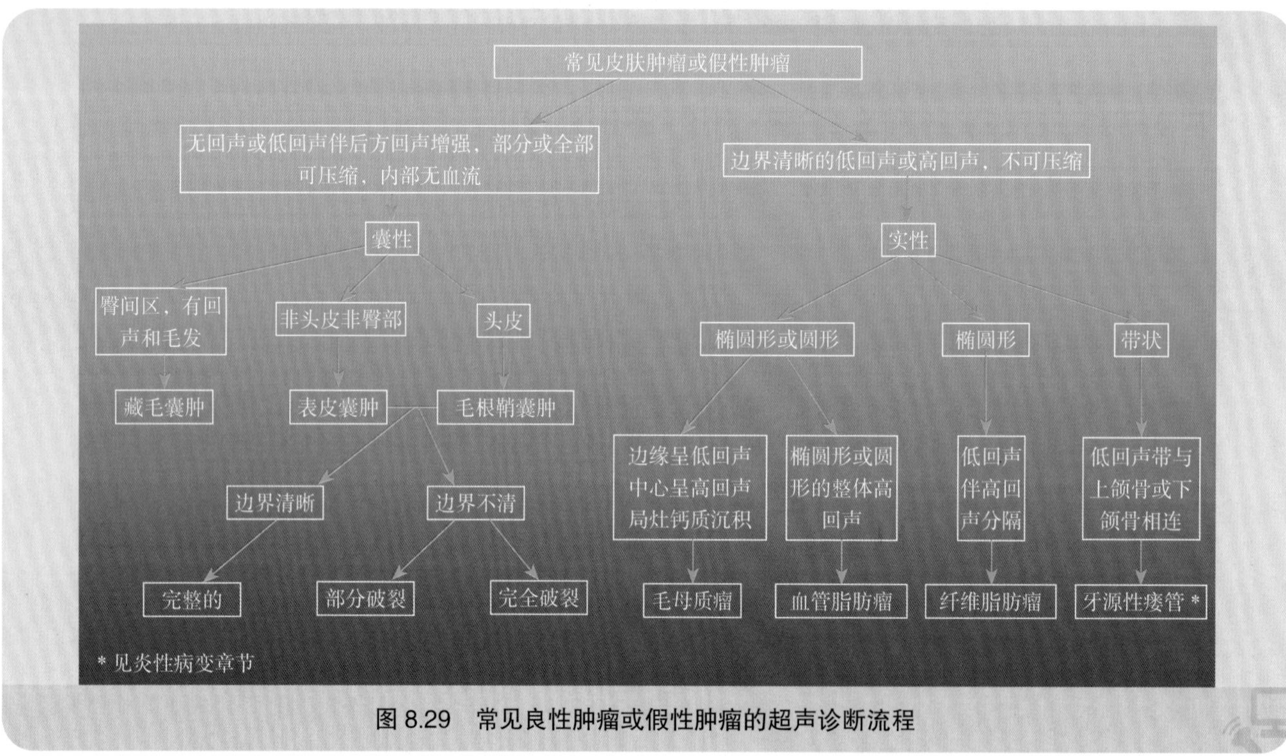

图 8.29　常见良性肿瘤或假性肿瘤的超声诊断流程

（姚响芸，付颖 译）

参考文献

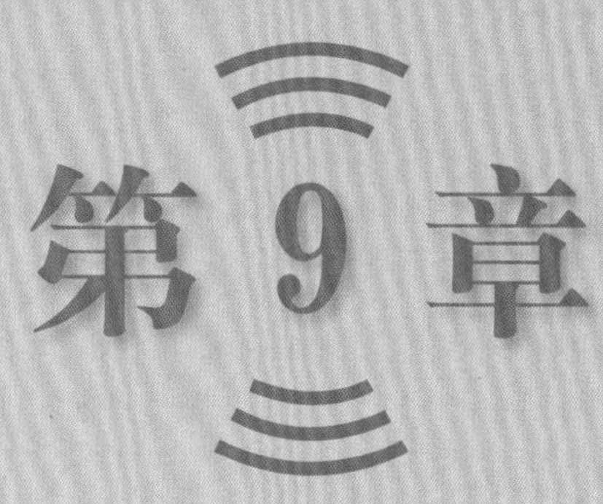

第 9 章 皮肤癌超声检查的基本概念

Ximena Wortsman, Kharla Pizarro, Yamile Corredoira, Laura Carreño, Claudia Morales

一、引言

超声的主要优势之一是可以评估皮肤癌[1-5]。超声的作用是可以诊断原发性肿瘤及检测肿瘤范围（包括深度），以及进行局部分期[1-6]。这一点尤为重要，因为到目前为止，超声是唯一一种可以明确肿瘤深度而不存在穿透问题的成像技术[1-7]。相比之下，皮肤镜、共聚焦显微镜和光学相干断层扫描（OCT）受到光线穿透性的限制，对于厚度超过200 μm或2 mm的肿瘤，很难观察到其深方边界[1-3]。另外，与频率≥ 15 MHz的超声波相比，PET-CT和MRI的轴向空间分辨率较低[1-3，8-10]。后一点尤其重要，因为并非所有的超声设备都能用于原发肿瘤或其局部区域分期的研究。事实上，进行这类检查必须满足最低要求，包括适当的设备和接受过培训的操作人员[11-12]。缺乏这些因素可能会降低检测的灵敏性[11-12]。此外，超声设备的质量也很重要，因使用5年以上的旧设备可能无法与新机器相媲美。这些特点可以解释为什么一些综述或报告不认为超声是研究皮肤癌的精准成像方式。这些情况通常是由于超声设备未推荐或不清晰，以及缺乏训练有素的操作人员[13]。

因此，到目前为止，超声是观察和测量原发肿瘤（包括所有径线）并进行局部区域分期的首选成像方式[1-3，6，14-15]。

皮肤癌可分为非黑色素瘤和黑色素瘤[3-4，6]。最常见的非黑色素瘤皮肤癌是基底细胞癌和鳞状细胞癌[3-4，6]。其他不太常见的非黑色素瘤肿瘤包括隆突性皮肤纤维肉瘤、皮肤淋巴瘤、梅克尔（Merkel）细胞癌和脂肪肉瘤[3-4]。

尽管最常见的非黑色素瘤皮肤癌通常不会致命，但可造成显著的毁容，并严重影响患者的自尊[1-4，16]。

本章遵循实用性原则，结合临床、超声和组织学特征，阐述了皮肤癌超声表现的基本概念。

二、非黑色素瘤皮肤癌

（一）基底细胞癌

基底细胞癌（basal cell carcinoma，BCC）也被称作基底细胞上皮瘤或基底细胞瘤，是最常见的皮肤癌，85%的患者好发于面部等阳光暴露部位[1-4，16-19]。在超声检查中，BCC表现为低回声的椭圆形或带状病灶，内常伴有高回声斑点，累及真皮层，有时也可累及皮下和深层结构[1-4，6，14，16，18-33]。其他少见的形态包括不对称形、沙漏形、隆起形、蝶形或不规则形[16]。

高回声斑点的存在是诊断BCC的重要征象，因为在鳞状细胞癌或黑色素瘤中尚未见报道。这些高回声斑点与BCC组织学亚型的复发风险有关[16,31,33]。因此，在侵袭性更强的亚型中，如微结节型、硬斑病样型、硬化型、化生型和浸润型，高回声斑点的数量更多（≥ 7个）[33]。而大结节型或结节型、浅表型、腺样囊性型和Pinkus纤维上皮瘤等组织学亚型则具有较低的复发风险[33]。

尽管部分高回声斑点与钙沉积和角质囊肿相关，但在苏木精－伊红（H&E）染色的组织学切片中，大多数并不能被检出。因此，推测它们可能是致密的肿瘤细胞巢或分子沉积物，产生了这种超声图像特征[33]。在皮肤镜下，非色素性BCC往往可见多个黄白色球状物聚集，这些聚集可能与高回声斑点相关，因为据报道，在高复发风险的BCC组织学亚型中，存在大量黄白色球状物聚集[34]。

在一些与BCC病变类似的毛母质瘤中也可能检测到这些高回声斑点[4]。此外，软骨样汗管瘤的钙化灶可能需要鉴别诊断，但软骨样汗管瘤呈现出不同的形态学特征并且常邻近软骨组织。

在同一病变中包含低复发风险和高复发风险的混合肿瘤并不少见[35]。在这种情况下，超声除了辅助诊断，还能帮助选择最佳活检部位。

彩色多普勒超声图像显示，BCC的血供多变，范围从低血供到中等血供[16]。部分病例中，BCC病灶周围存在炎症，这可能导致略微高估病灶大小[21]，但若使用70 MHz等超高频探头时，高估的情况会减少。

BCC深层组织受累的超声检查意义重大，对面部病变而言尤为重要，因其易于侵袭肌肉层，如眼睑或唇部的轮匝肌及鼻软骨。此类信息对手术方案的制定至关重要，其目标是达到肿瘤切除的目的，兼顾良好的美容效果（图9.1 ~图9.4）[1-4，30-33，35]。

（二）鳞状细胞癌

鳞状细胞癌（squamous cell carcinoma，SCC）

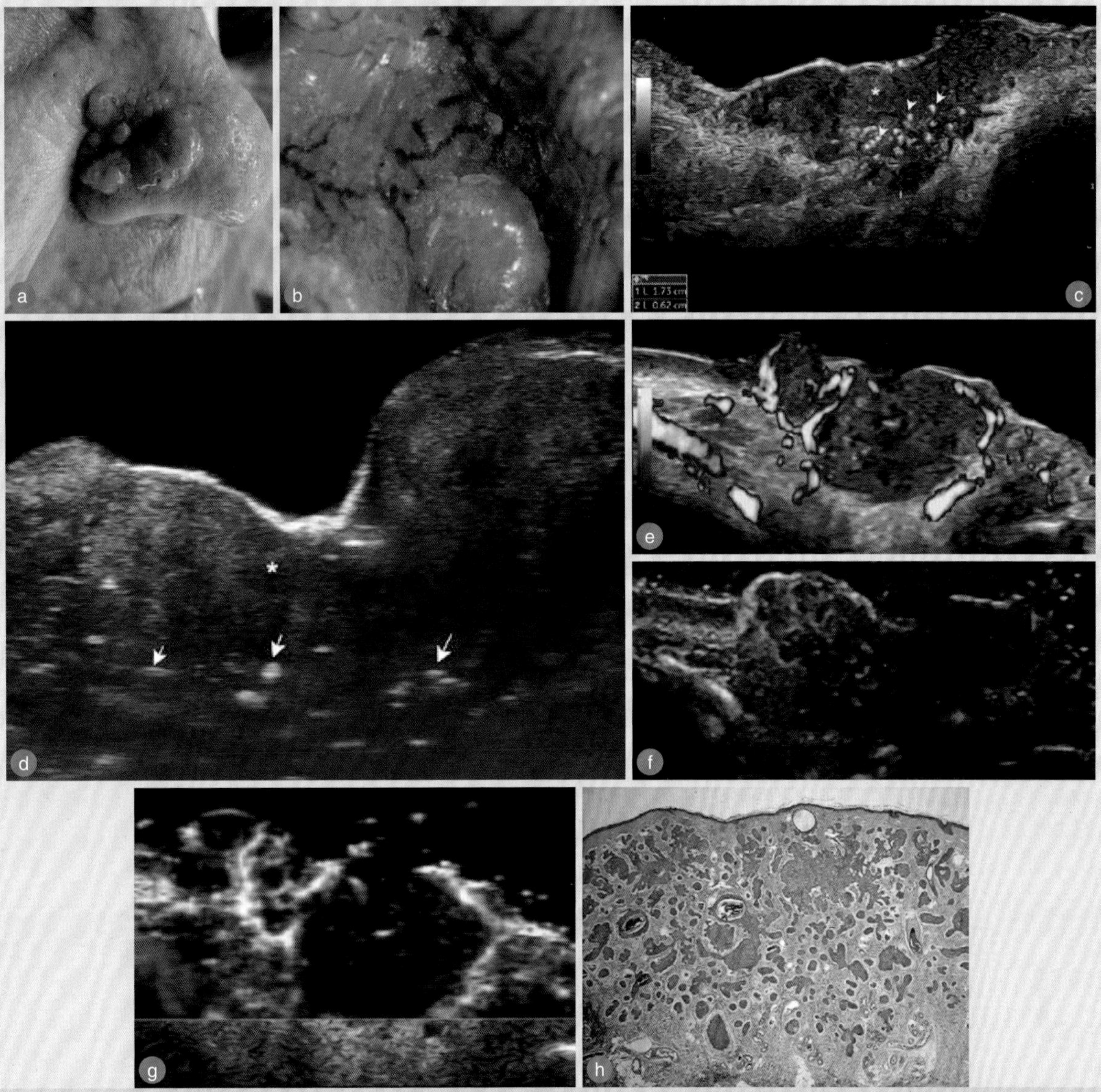

a. 临床照片。b. 皮肤镜检查图片。c ~ g. 横切面超声图像（c. 灰阶超声图像，24 MHz；d. 灰阶超声图像，70 MHz；e. 能量多普勒超声图像；f. 超声血管成像；g. 微血流成像）显示大小为 1.73 cm（横径）× 0.62 cm（深度）、边界不清的真皮和皮下低回声病变（星号），深方有多个高回声斑点（箭头）。注意内部血供（f、g）。h. 组织学（H&E 染色，×40）显示基底细胞增生呈中、小巢状排列。肿瘤巢延伸至真皮乳头层和网状层。基底细胞癌巢内可见钙化区域。

图 9.1　基底细胞癌（高复发风险亚型）(1)

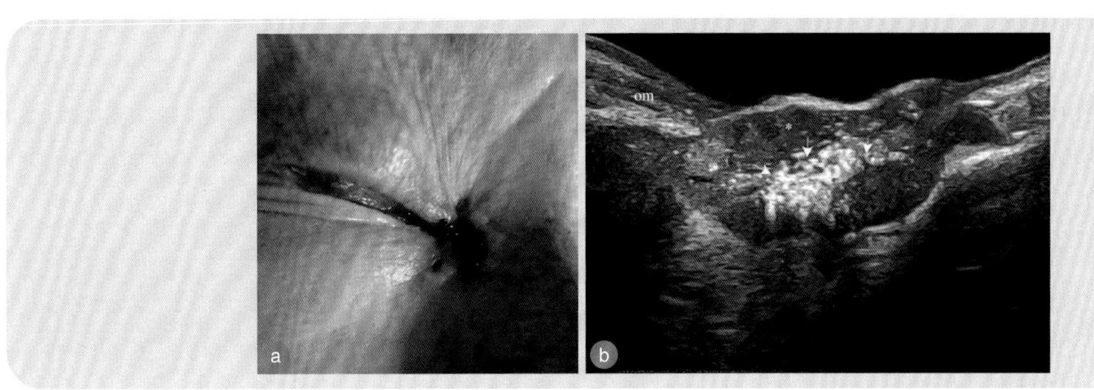

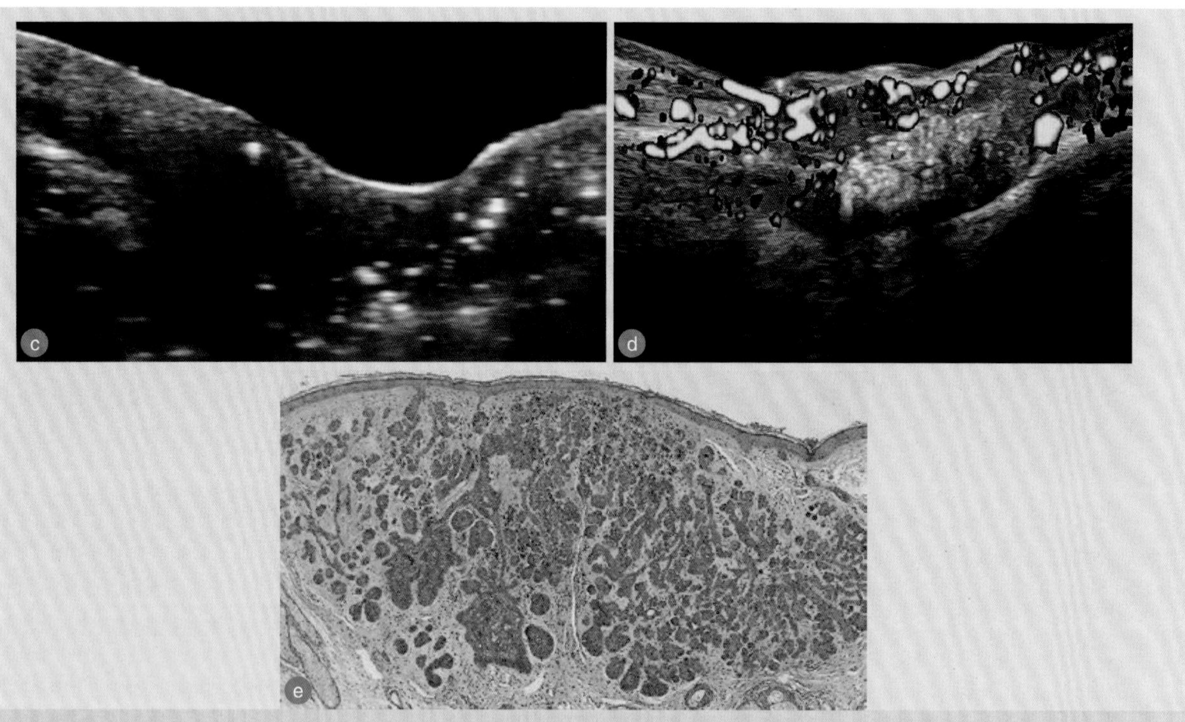

a. 临床照片。b ~ d. 横切面超声图像（b. 灰阶超声图像，24 MHz；c. 灰阶超声图像，70 MHz；d. 能量多普勒超声图像）显示真皮和皮下低回声病变（*），边界不清，伴多个高回声斑点（箭头），累及眼轮匝肌（om）内侧部分。e. 组织学（H&E 染色，×50）显示真皮乳头层和网状层内中、小基底样细胞巢增生。部分结节可见周边栅栏及裂隙样改变，并有黑色素沉积。

图 9.2 基底细胞癌（高复发风险亚型）（2）

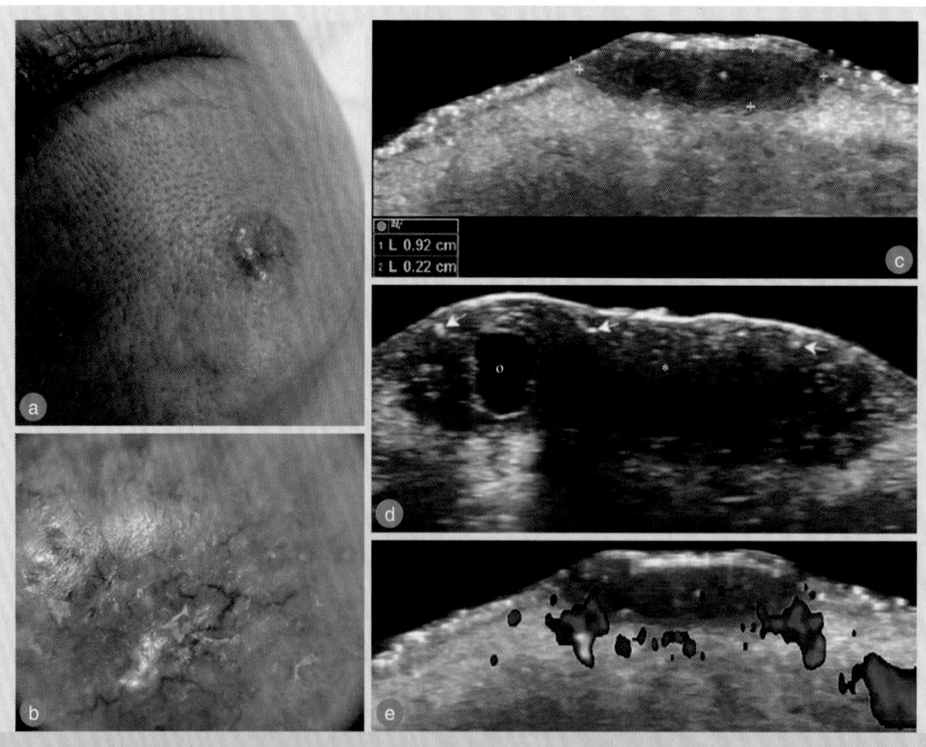

a. 临床照片。b. 皮肤镜检查图片。横切面灰阶超声图像（c、d）及彩色多普勒图像（e）显示 0.92 cm（横径）× 0.22 cm（深度）低回声病变、位于真皮层（*，c 图中标记之间）。注意孤立的高回声斑点（箭头）、无回声的假性囊肿区域（o），和主要位于病变下方区域的稍增多的血流信号（e）。

图 9.3 基底细胞癌（低复发风险亚型）（1）

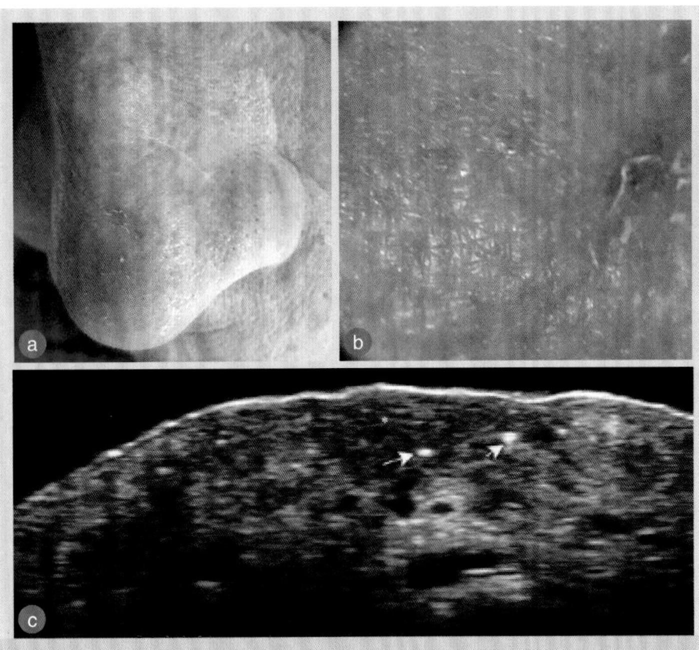

a. 临床照片；b. 皮肤镜检查图像；c. 超声图像（灰阶横切面）显示真皮层低回声病变（*）边界不清，伴有少量高回声斑点（箭头）。

图 9.4　基底细胞癌（低复发风险亚型）(2)

又称为棘细胞癌、棘细胞上皮瘤、棘皮瘤，发病率低于 BCC，但常见于相似的体表区域，如面部或头皮等[3-4, 6, 28, 36]。在超声检查中，表现为真皮层内局灶性椭圆形或带状低回声病灶，可浸润皮下层和深层组织，呈分叶状或边缘不规则[3-4, 6, 28, 36]。通常表现为表皮不规则和增厚。相较于 BCC，SCC 更易侵犯肌肉和软骨[3-4, 6, 36]。尽管缺乏研究 SCC 的指南，但在这些情况下进行区域性分期仍然很重要，因为它们更具侵袭性甚至可能累及区域淋巴结。

部分情况下，SCC 可见于瘢痕部位，或发生在免疫抑制状态下，影响非日晒的身体区域。

在彩色多普勒超声图像上，SCC 的血供程度不一，但其往往较 BCC 血供更丰富（图 9.5 ~ 图 9.7）[3-4, 6, 36]。

（三）隆突性皮肤纤维肉瘤

隆突性皮肤纤维肉瘤（dermatofibrosarcoma protuberans，DFSP）的局部复发率高，转移风险低[37]。在超声检查中，DFSP 表现为边界不清的混合回声病变，具有真皮低回声帽和高回声伪足，有时边缘呈分叶状，并浸润皮下层[3-4, 38-39]。DFSP 的边界不清晰，可向上推移表皮，部分病例呈现假结节外观。原发肿瘤周边可能会出现卫星状低回声结节[3-4, 38-39]。

DFSP 在彩色多普勒超声图像上表现为中等程度的血供，伴有低速的动脉和（或）静脉血流（图 9.8 ~ 图 9.10）[3-4]。

（四）Merkel 细胞癌

Merkel 细胞癌（Merkel cell tumor）是一种侵袭性恶性神经内分泌肿瘤，来源于梅克尔细胞，好发于老年人，常见于头部。其局部复发率及淋巴结和远处转移的发生率都很高[40-43]。

局部疾病患者的 5 年生存率为 64%，区域淋巴结受累患者 5 年生存率为 39%，而远处转移患者的 5 年生存率仅为 18%[42-43]。

在超声检查中，表现为真皮层内或深部组织的低回声病灶，通常呈隆起状，血供丰富伴低速的动脉血流。由于深层受累情况并不罕见，因此评估这些病例中深层组织是否受累至关重要（图 9.11）[40-41, 44-45]。

（五）原发性皮肤淋巴瘤

原发性皮肤淋巴瘤（primary cutaneous lymphoma，PCL）是第二大常见的结外非霍奇金淋巴瘤，在西方国家年发病率约为 1/100000。PCL 与其他部位的结内淋巴瘤和原发性结外淋巴瘤有很大不同，因为它们往往长期局限于皮肤，病程较为缓慢，预后比其他部位类似组织学亚型的淋巴瘤要好得多。

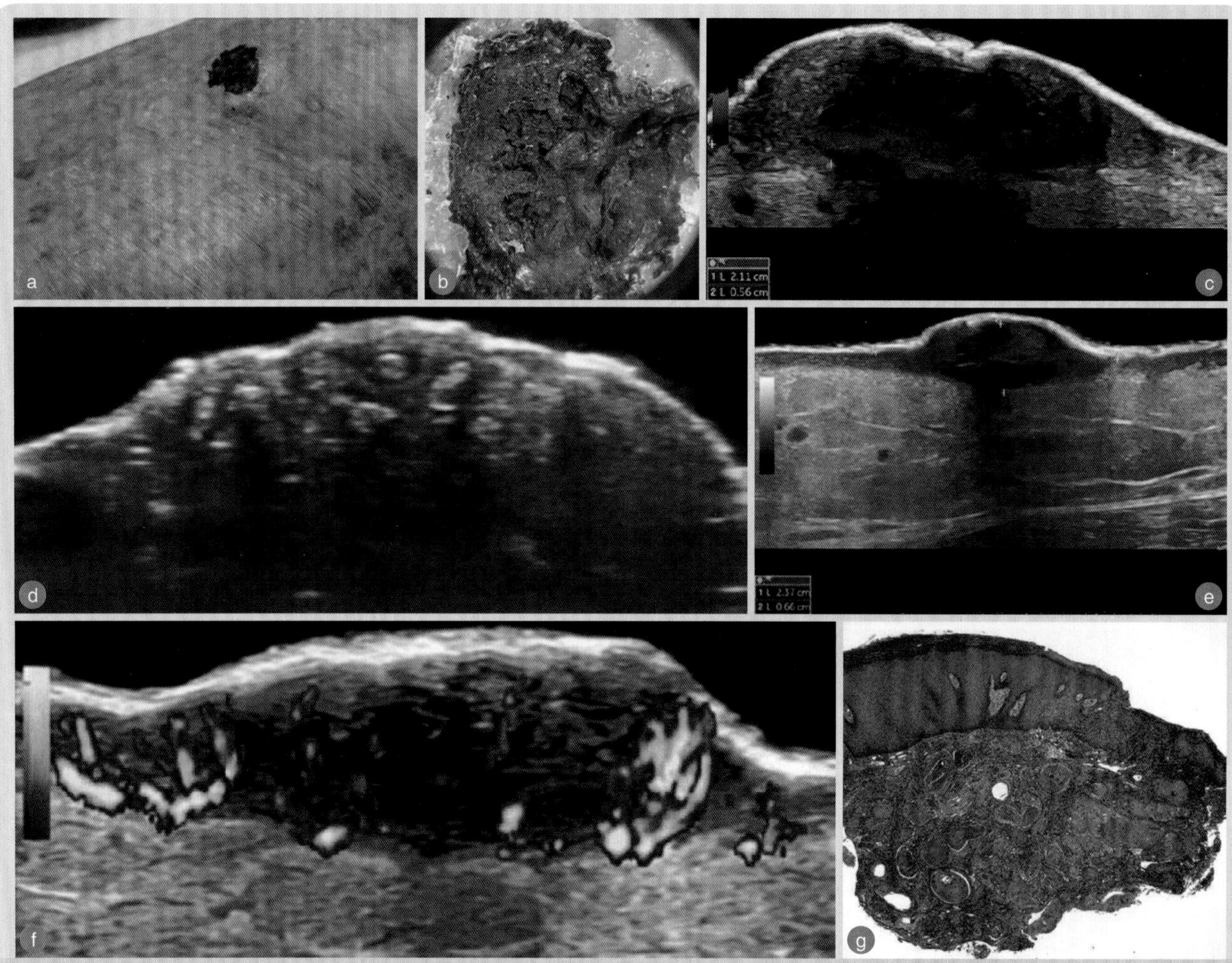

a. 右腿前侧病灶的临床照片。b. 皮肤镜检查图像。纵切面灰阶超声图像（c ~ e）和能量多普勒超声图像（f）显示 2.37 cm（长）× 0.66 cm（深）的低回声不均质真皮病变，表皮增厚且不规则，病灶内血供丰富。g. 组织学（H&E 染色，×25）显示增生的表皮覆盖在真皮之上，真皮内可见大量浸润性嗜酸性角化上皮团块。注意高分化鳞状细胞癌所特有的同心性角化特征。

图 9.5　鳞状细胞癌（1）

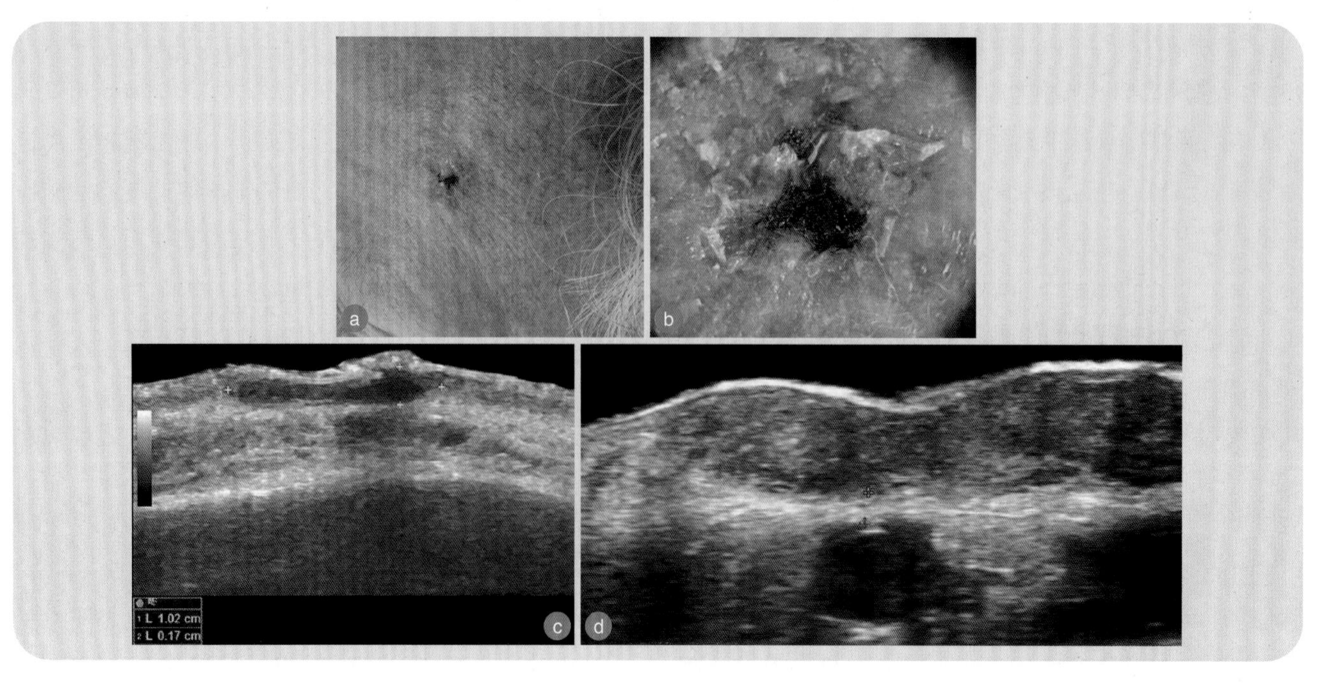

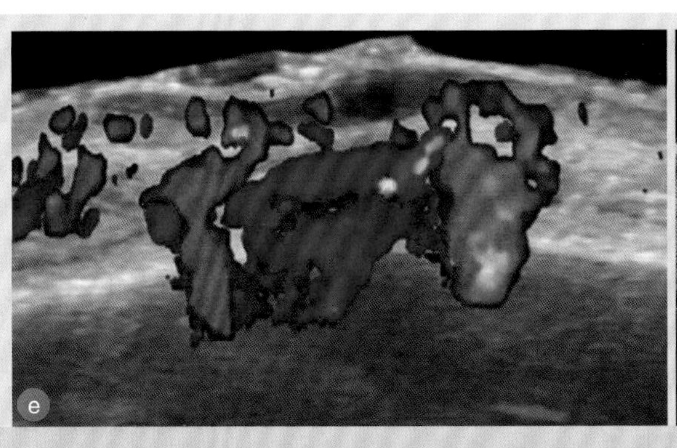

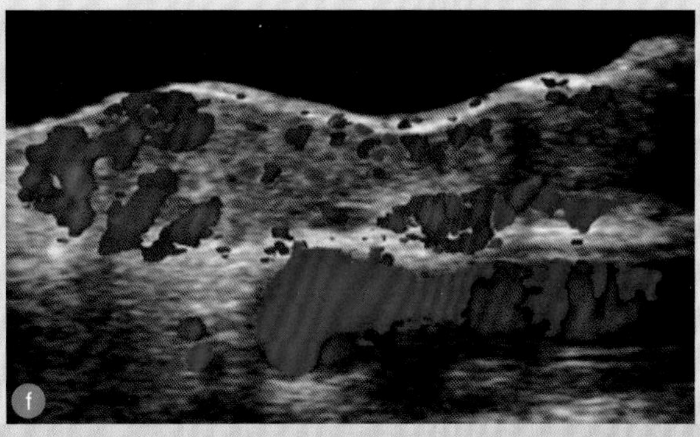

a. 左额部病变的临床照片。b. 皮肤镜检查图像。c ~ f. 超声图像（c. 灰阶超声图像，18 MHz；d. 灰阶超声图像，70 MHz；e. 彩色多普勒超声图像，18 MHz；f. 彩色多普勒超声图像，70 MHz）显示真皮内病变呈低回声，表皮增厚，呈波浪状改变。彩色多普勒超声显示病灶内血供丰富。

图 9.6　鳞状细胞癌（2）

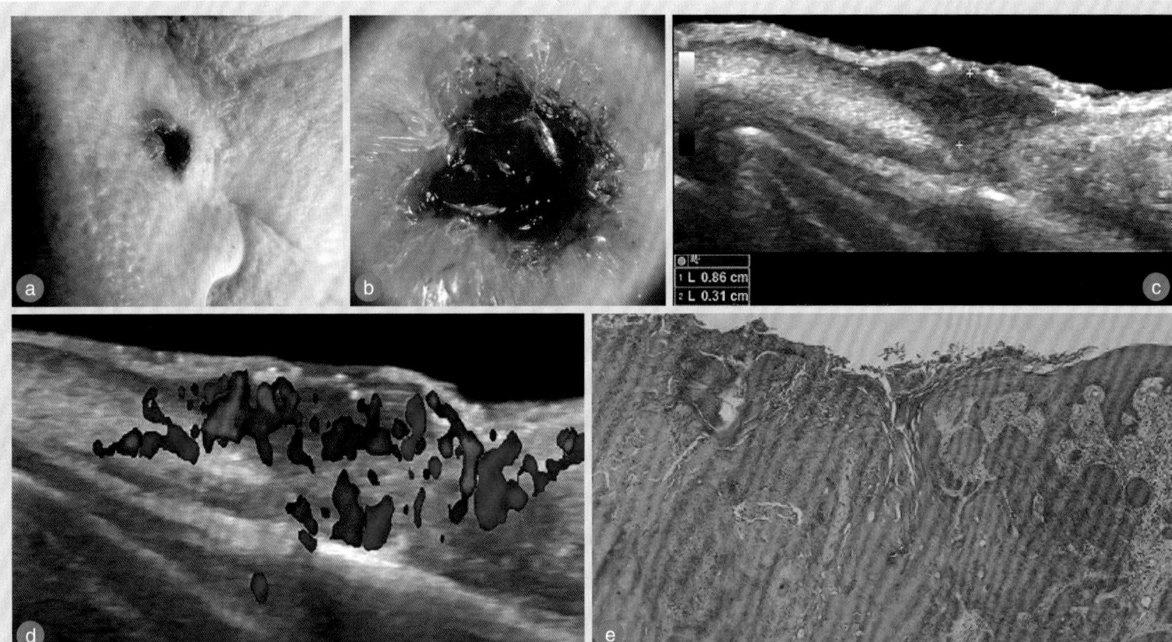

a. 左侧鼻部病灶的临床照片。b. 皮肤镜检查图像。横切面灰阶超声图像（c）和彩色多普勒超声图像（d）显示位于真皮和皮下的低回声病灶（标记之间），大小 0.86 cm（横径）×0.31 cm（深度），边界不清、表皮增厚、不规则。彩色多普勒超声显示，病变内部及其周边血供丰富。e. 组织学（H&E 染色，×50）显示源自表皮并延伸至真皮的鳞状上皮细胞巢。恶性细胞体积较大，胞质丰富，呈嗜酸性。

图 9.7　鳞状细胞癌（3）

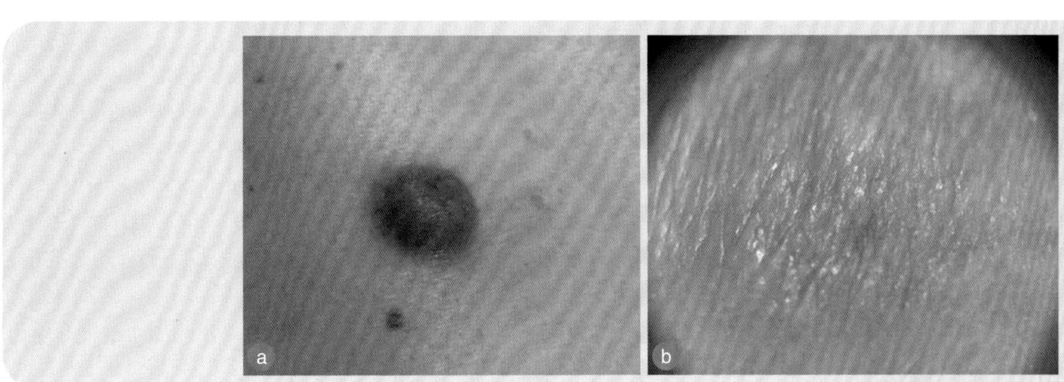

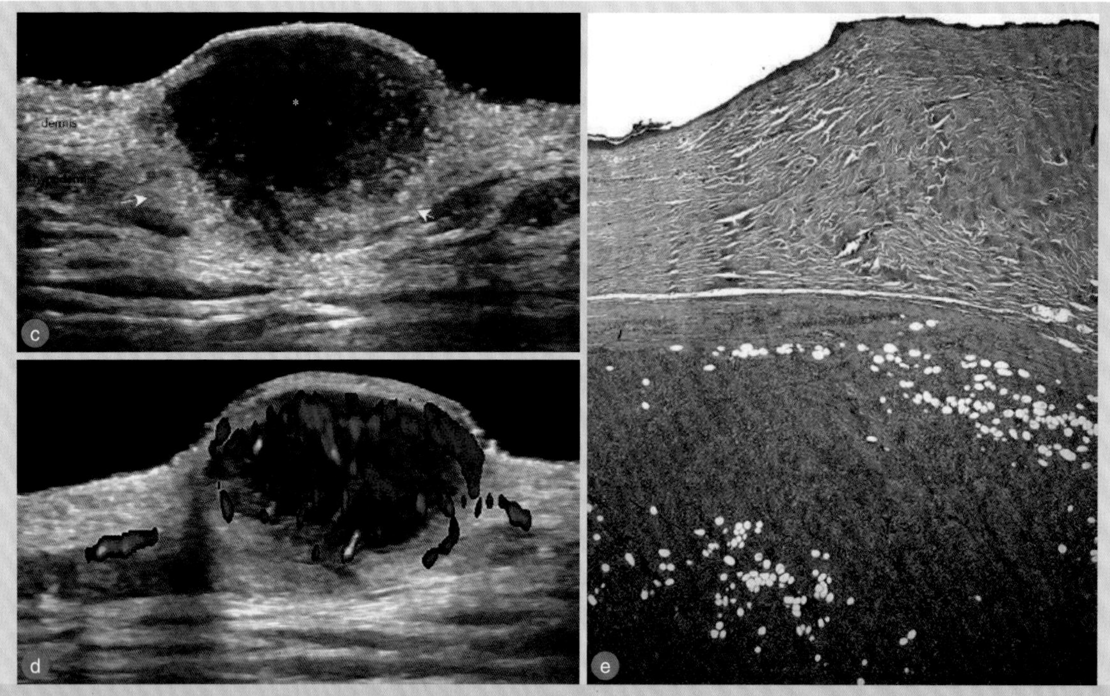

a. 病变临床照片。b. 皮肤镜检查图像。横切面灰阶超声图像（c）彩色多普勒超声图像（d）显示真皮病变（*）呈低回声，边界不清，表皮向上移位，深方皮下组织边界不清，周边呈高回声（箭头）。彩色多普勒超声显示，病变区域内血供丰富。e. 组织学（H&E 染色，×25）显示真皮深层和皮下脂肪层内有浸润性实性梭形细胞增生。皮下脂肪组织浸润形成网状外观，一些脂肪细胞被肿瘤细胞清晰地勾勒出来。

图 9.8 隆突性皮肤纤维肉瘤（1）

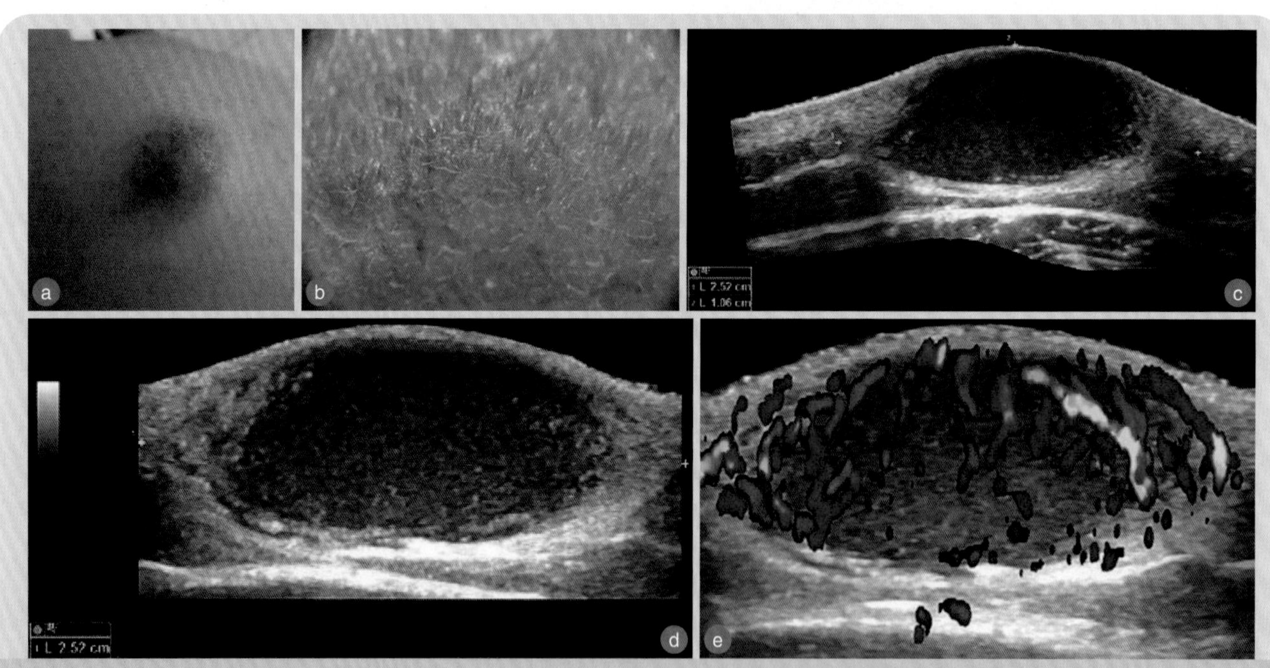

a. 右肩病变的临床照片。b. 皮肤镜检查图像。灰阶全景超声图像（c）、放大灰阶超声图像（d）、彩色多普勒超声图像（e）显示位于真皮和皮下的低回声病变，大小约 2.52 cm（横径）×1.06 cm（深度）。注意病灶边界不清，略呈分叶状，皮下深方结构回声增强。彩色多普勒超声显示病变内血供丰富。

图 9.9 隆突性皮肤纤维肉瘤（2）

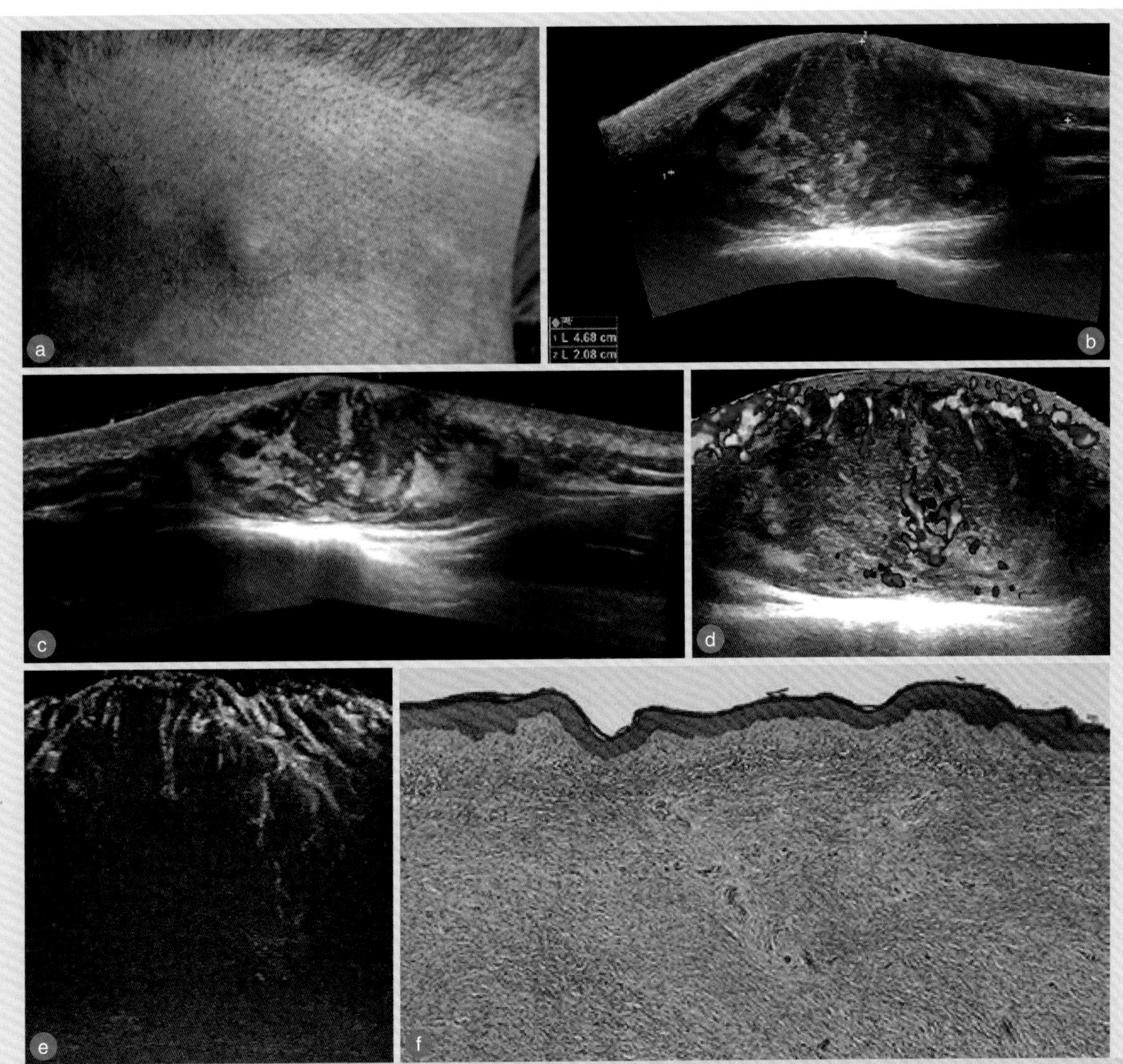

a. 颈后侧病灶的临床照片。灰阶超声图像（b、c）、彩色多普勒超声图像（d）及超声血管成像（e）显示位于真皮和皮下的不均质结构，大小 4.68 cm（横径）× 2.08 cm（深度）。彩色多普勒和超声血管成像显示，该结构内部和周边血供丰富。f. 组织学（H&E 染色，×50）显示界限不清的肿瘤，由真皮中单一形态梭形细胞增生构成。

图 9.10　隆突性皮肤纤维肉瘤（3）

根据淋巴瘤的起源，可将其分为 T 细胞淋巴瘤、B 细胞淋巴瘤和自然杀伤（natural killer，NK）细胞淋巴瘤。皮肤 T 细胞淋巴瘤（cutaneous T cell lymphomas，CTCL）是最常见的类型，占所有淋巴瘤的 75% ~ 80%，是一个异质性群组 [46-52]。

在 CTCL 中，蕈样肉芽肿（mycosis fungoides，MF）是最常见的亚型，约占 80%。MF 起源于外周亲表皮性 T 细胞，特别是记忆 T 细胞（CD45RO+），它们表达 T 细胞受体和 CD4+ 免疫表型。还有一些较少见的亚型，如亲毛囊性 MF（folliculotropic MF，FMF），其中恶性 T 细胞浸润毛囊上皮 [46-47，49-53]。

原发性皮肤 B 细胞淋巴瘤（primary cutaneous B-cell lymphoma，PCBCL）包括一组罕见的非霍奇金淋巴瘤，诊断时仅局限于皮肤部位。这类淋巴瘤约占 25%，由多种亚型组成 [48，50-52]。

皮下脂膜炎样 T 细胞淋巴瘤（subcutaneous panniculitis-like T-Cell lymphoma，SPTCL）是一种罕见的原发性皮肤淋巴瘤（PCL），由类脂膜炎样具有细胞毒性的 α-β T 细胞组成 [54]。

在临床上，皮肤淋巴瘤可表现为斑块、丘疹、结节的混合性皮肤病变，颜色从红到紫 [52，55]。

在超声检查中，淋巴瘤往往累及真皮和皮下组织，边界不清。淋巴瘤通常呈低回声，表现为假结节状或结节状低回声区 [4，52，55]。

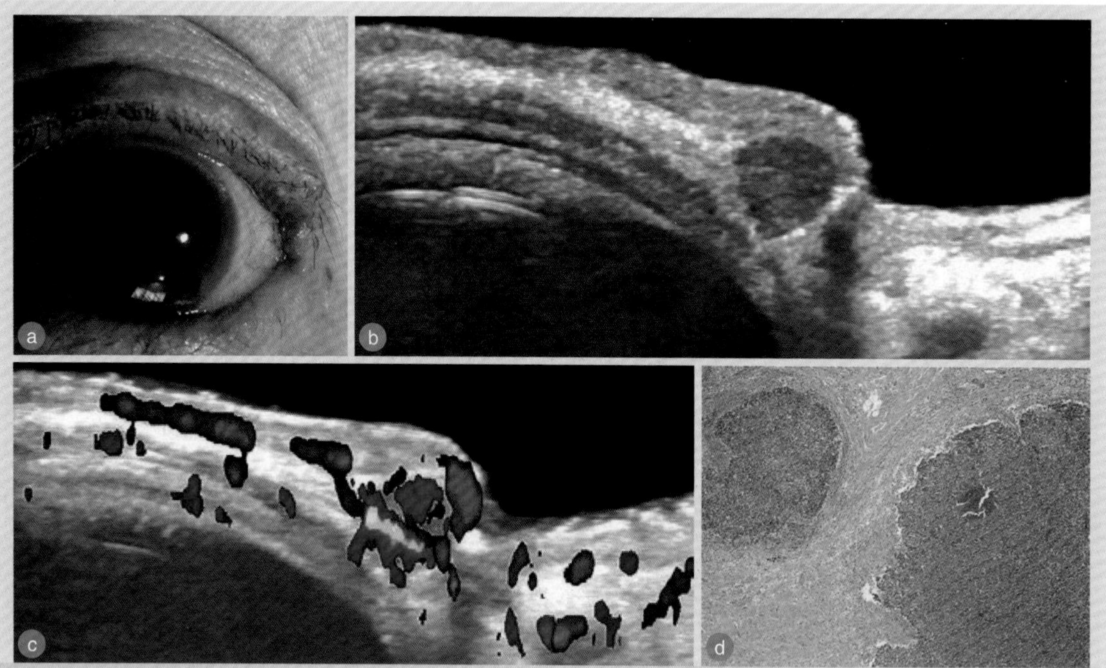

a. 上眼睑病变的临床照片。纵切面灰阶超声图像（b）及彩色多普勒超声图像（c）显示真皮和肌肉内低回声、富血供的结节突出到眼睑的睑板中。d. 组织学（H&E 染色，×40）显示真皮内结节状浸润性肿瘤，由单一圆形肿瘤细胞组成。肿瘤细胞嗜碱性，细胞核圆形深染，染色质细颗粒状，核质比高。

图 9.11　Merkel 细胞癌

在皮下脂膜炎样 T 细胞淋巴瘤病例中，皮下组织回声增强，间隔低回声增厚，确实类似于脂膜炎的表现[4，52，55-56]。

在彩色多普勒超声图像上，它们往往表现为中度到高度丰富的血流信号，流速低[4，55-56]。

鉴别诊断之一是假性淋巴瘤，这是一组与炎症相关的异质性多克隆反应性淋巴增生症。在超声检查中，结节性假性淋巴瘤的边界通常比较清晰，病变内有[57-58]低回声的小球和泪滴征[59]。鉴别假性淋巴瘤与淋巴瘤的另一个潜在方法是，假性淋巴瘤炎症征象（富血供）主要出现在真皮层，形态多为梭形。而淋巴瘤常累及皮下层，血供比假性淋巴瘤更丰富，而且往往边界不清（图 9.12 ~ 图 9.14）[59]。

（六）脂肪肉瘤

脂肪肉瘤（liposarcomas）为恶性间叶组织肿瘤，由脂肪母细胞组成，可呈现不同的外观[57-58，60-61]。脂肪肉瘤是第二最常见的恶性软组织肿瘤。这种肿瘤在病理学上可分为四种亚型：高分化型、黏液型、去分化型和多形性型。

据报道，在超声检查中，脂肪瘤恶性转化的征象是大小＞5 cm、回声不均匀、边界不清晰和血供丰富。高分化脂肪肉瘤表现为等回声，伴有细小的线样高回声，低血供。黏液型脂肪肉瘤表现为混合性低回声和无回声病灶，中等血供。去分化型脂肪肉瘤表现为高回声和低回声区域混合分布的特定双相模式，并伴有丰富血供。据报道，多形性脂肪肉瘤呈现特有的、脑回样混合性高回声和低回声区（图 9.15 和图 9.16）[4，62]。

三、黑色素瘤

黑色素瘤（melanoma）是一种源于黑色素细胞的恶性肿瘤，是最具致死性的皮肤癌[63]。重要的是，超声可以提供黑色素瘤的厚度（超声 Breslow 指数），并辅助局部区域分期[3-4，64-69]。

在超声检查中，黑色素瘤是低回声病变，主要呈梭形，累及真皮和（或）皮下及深层。但深部黑色素瘤的形状可能不规则，皮下组织回声增强。浅表原位黑色素瘤可能不会出现超声改变。如果黑色素瘤位于肢端区域，有时可能会导致表皮双层高回声结构消失。请记住，超声检查的局限性在于无法检测到原位病变和色素（如黑色素）[3-4，64-69]。

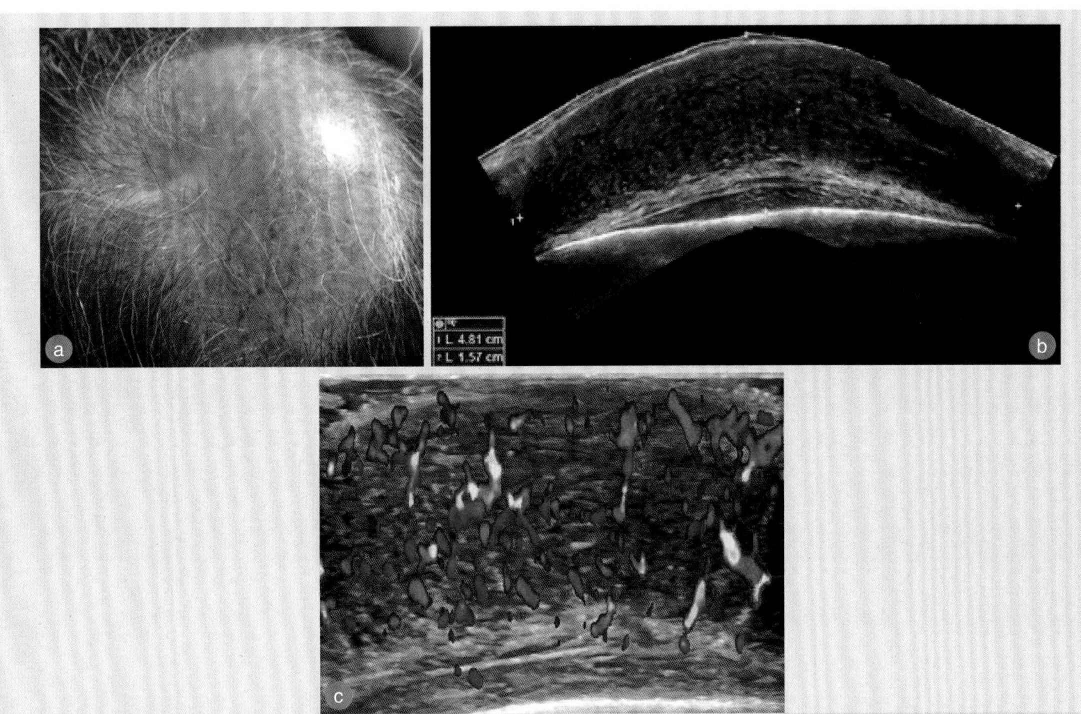

a. 病变位于头皮的临床照片。灰阶超声图像（b）及彩色多普勒超声图像（c）显示真皮和皮下病变，大小 4.81 cm（横径）× 1.57 cm（深度），呈低回声，伴轻度内部回声不均，血供丰富。

图 9.12　T 细胞淋巴瘤

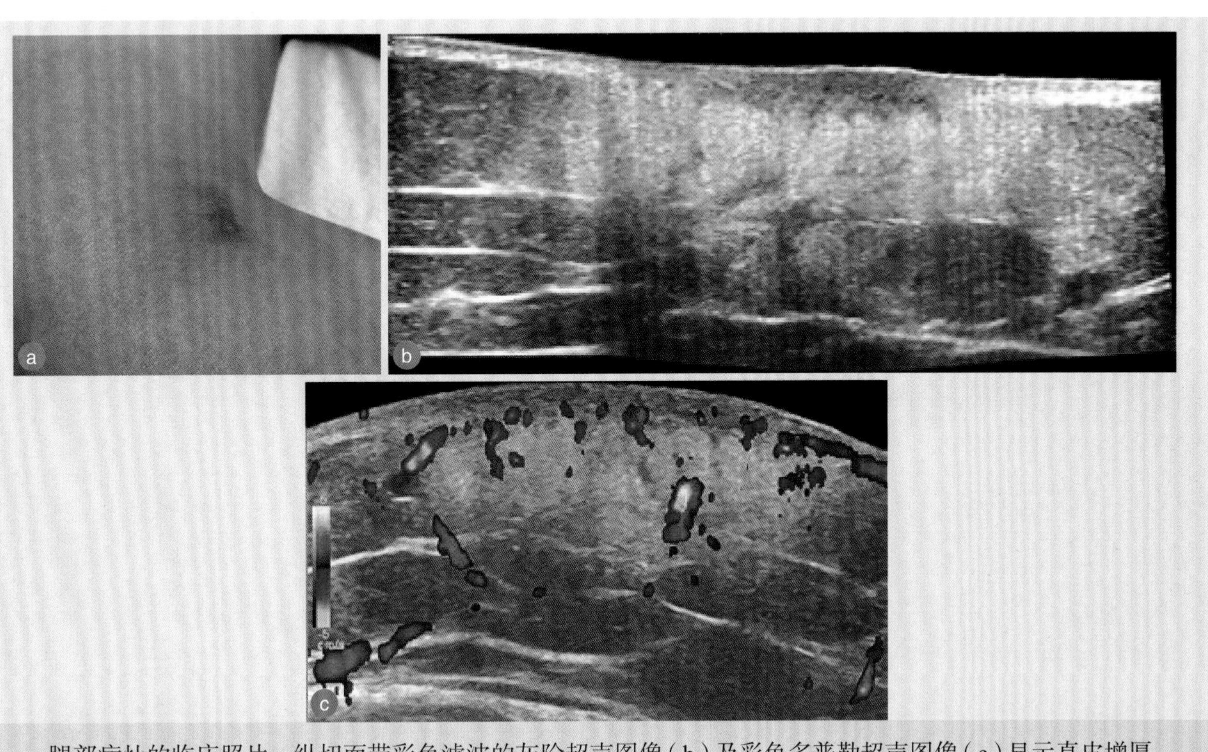

a. 腿部病灶的临床照片。纵切面带彩色滤波的灰阶超声图像（b）及彩色多普勒超声图像（c）显示真皮增厚，回声减低，皮下组织回声增强。皮下间隔也有轻微增厚，呈低回声。彩色多普勒超声显示真皮和皮下血供丰富。

图 9.13　脂膜炎样 NK 细胞淋巴瘤

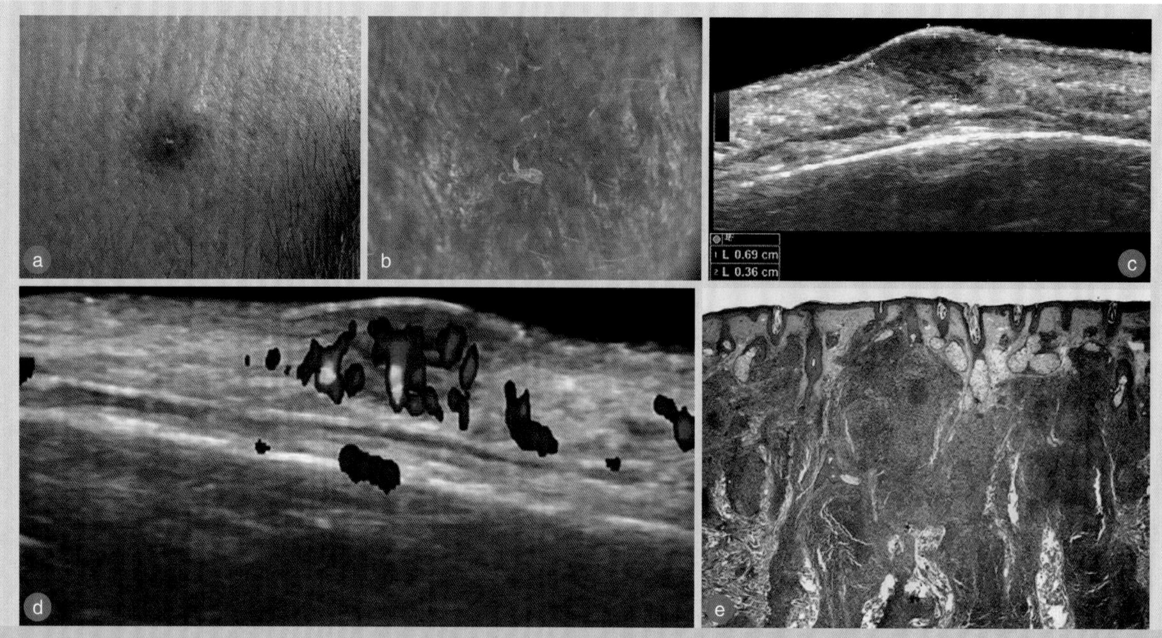

a. 额部病变的临床照片。b. 皮肤镜检查图像。横切面灰阶超声图像及彩色多普勒超声图像（c、d）显示真皮及皮下 0.69 cm（横径）×0.36 cm（深度）的不均质低回声病变。彩色多普勒超声显示病变内血供丰富。e. 组织学（H&E 染色，×25）显示真皮浅层和深层均有圆形细胞增生的结节状肿块，真皮乳头（Grenz 区）和表皮未受累。淋巴细胞浸润区可见一些缺乏明确界限的滤泡。

图 9.14　B 细胞淋巴瘤

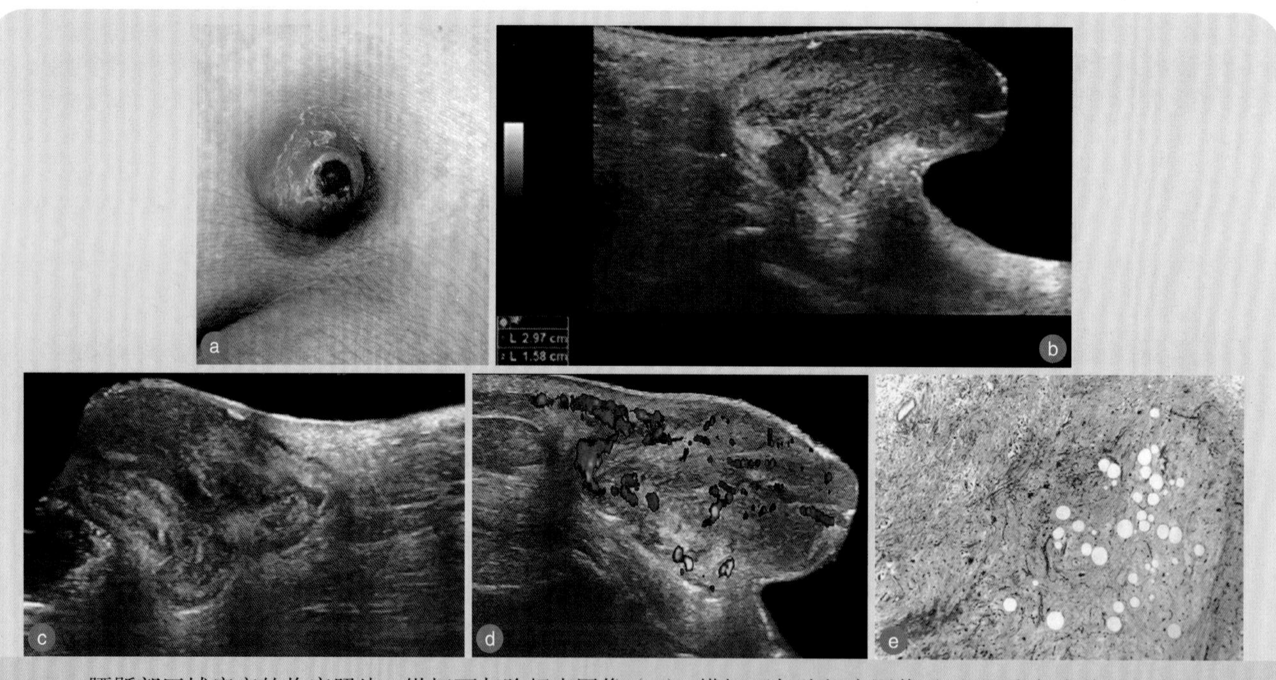

a. 腰骶部区域病变的临床照片。纵切面灰阶超声图像（b）、横切面灰阶超声图像（c）及彩色多普勒超声图像（d）显示 2.97 cm（横径）×1.58 cm（深度）真皮和皮下的不均质结构，边界不清，表皮向上移位，彩色多普勒超声显示血供丰富。e. 组织学（H&E 染色，×100）显示在黏液基质中存在少量单泡脂肪母细胞和多形性深染脂肪母细胞，区域细胞稀少，并伴有丛状细小毛细血管。

图 9.15　脂肪肉瘤

通常，黑色素瘤在彩色多普勒超声上表现为血供丰富，伴有低速的动静脉血流（图 9.17 ~ 图 9.19）[3-4, 64-69]。通过超声可排除卫星灶（距原发肿瘤< 2 cm）、移行转移（距原发肿瘤≥ 2 cm）和淋巴结转移 [3-4, 7, 66-85]。可通过超声进行局部区域分期，检查从原发肿瘤或其瘢痕开始，然后沿着原发淋巴引流区域进行 [3-4, 7, 67, 69-70, 72-75, 80-81, 83-84]。卫星灶和移行转移表现为低回声结节，有时边缘呈分叶状，呈现中度或高度血供（图 9.20 ~ 图 9.23）。偶尔，由于肿瘤细胞巢高度聚集，转移灶可能显示无回声区，但不对应坏死和类似脓肿。淋巴结浸润的征象包括：形状从椭圆形变为圆形；髓质消失，淋巴结完全呈低回声；皮质或髓质内部出现不对称的低回声结节；皮质杂乱的丰富血供。据报道，淋巴结大小> 1 cm 也被认为是恶性的可疑征象，但需要结合其他恶性的超声表现综合判定（图 9.24）[3-4, 7, 67, 69-70, 72-75, 80-81, 83-84]。

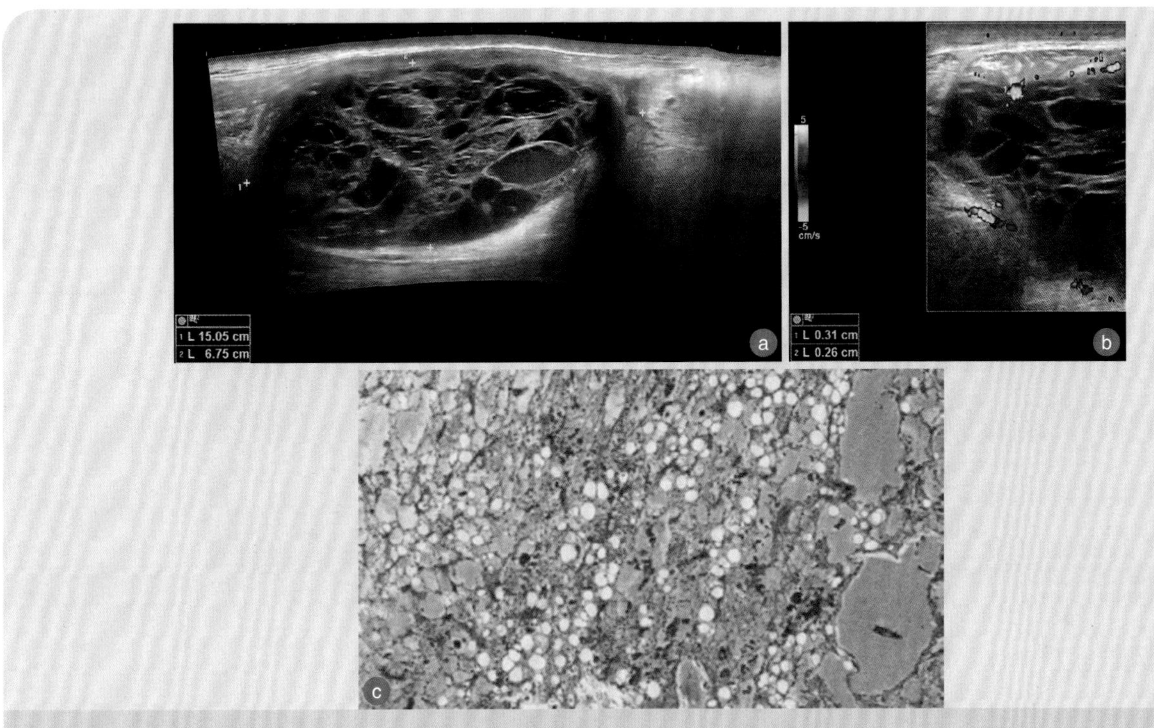

左侧大腿后侧纵切面灰阶超声图像（a）及彩色多普勒超声图像（b）显示 15.05 cm（长）× 6.75 cm（深）的椭圆形不均质皮下结构，其中包含多个无回声假囊区、分隔和低回声区。注意周围皮下组织回声增强。彩色多普勒超声显示周边及部分隔上可见少量血流信号。c. 组织学（H&E 染色，× 40）显示增生的梭形细胞和黏液样区域伴明显的丛状（“铁丝网”）血管。

图 9.16　黏液样脂肪肉瘤

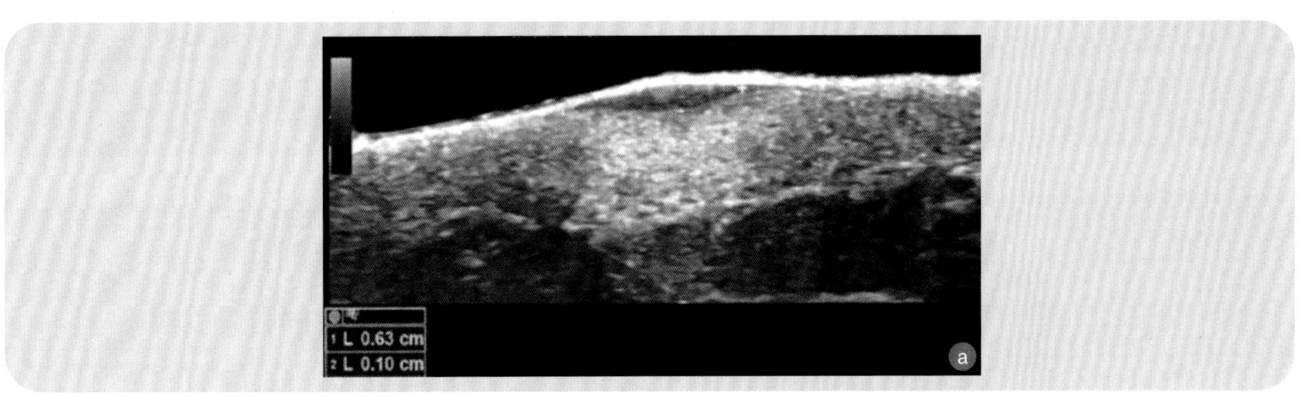

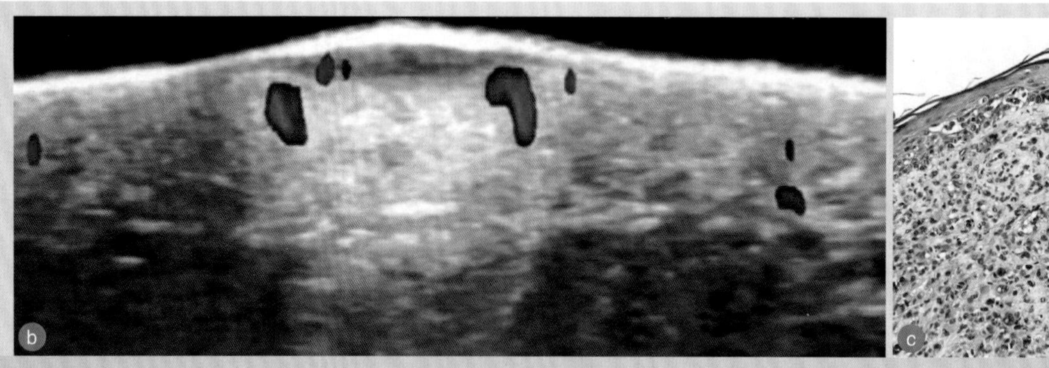

灰阶超声图像（a）及彩色多普勒超声图像（b）显示真皮内梭形低回声病变，大小 0.63 cm（横向）× 0.10 cm（深度），血供丰富。c. 组织学（H&E 染色，×200）显示侵袭性皮肤黑色素瘤的真皮内有非典型黑色素细胞，细胞核有明显异性性，细胞浆内黑色素颗粒稀少。请注意真皮 – 表皮交界处上方表皮内存在散布的非典型黑色素细胞。

图 9.17　原发性黑色素瘤（1）

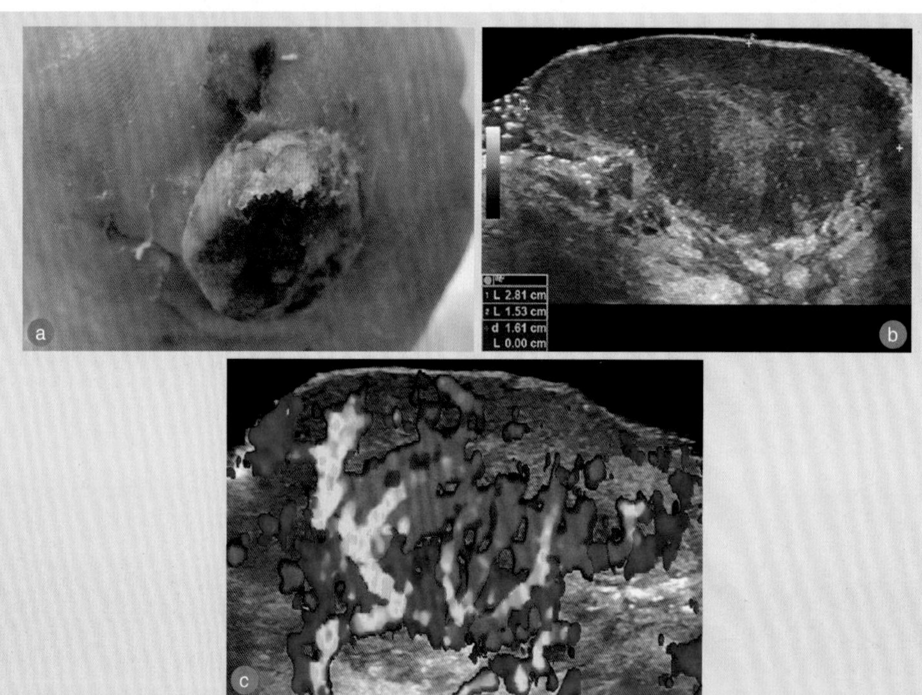

a. 左足底病变的临床照片。横切面灰阶超声图像（b）和纵切面彩色多普勒超声图像（c）显示真皮和皮下低回声病灶，大小 2.81 cm（横径）× 1.53 cm（深度），边界不清。注意病变周边皮下组织回声增强及病灶内的丰富血供。

图 9.18　原发性黑色素瘤（2）

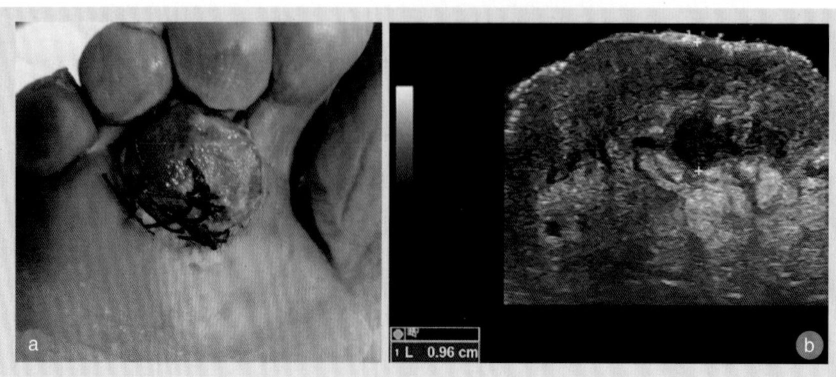

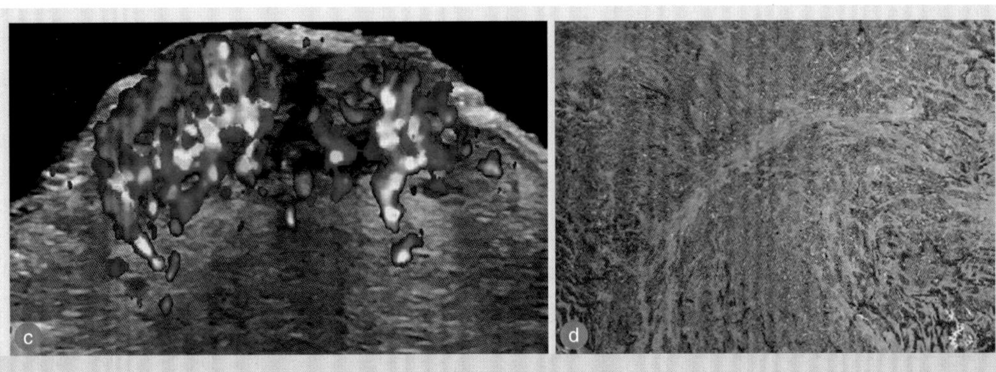

a. 临床病变。患者活检后接受了超声检查。横切面灰阶超声图像（b）和彩色多普勒超声图像（c）显示低回声的真皮及皮下病变，边界不清，表皮向上移位。病变厚度为 0.96 cm。彩色多普勒超声显示病变内部及其周边血供丰富。d. 组织学（H&E 染色，×40）显示黑色素细胞增生，由细胞质稀少、核呈圆形至椭圆形的核深染的小细胞组成。肿瘤细胞在纤维基质内聚集成细长的扩张性巢状或弥漫性片状浸润。

图 9.19　原发性黑色素瘤（3）

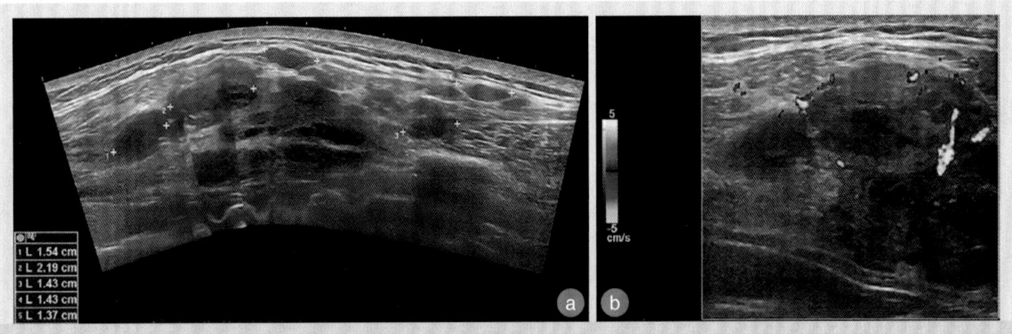

左腰部区域横切面灰阶超声图像（a）和彩色多普勒超声图像（b）显示位于皮下和肌肉筋膜层（标记之间）的多个低回声结节。彩色多普勒超声显示结节周围血流信号增加。

图 9.20　黑色素瘤转移（1）

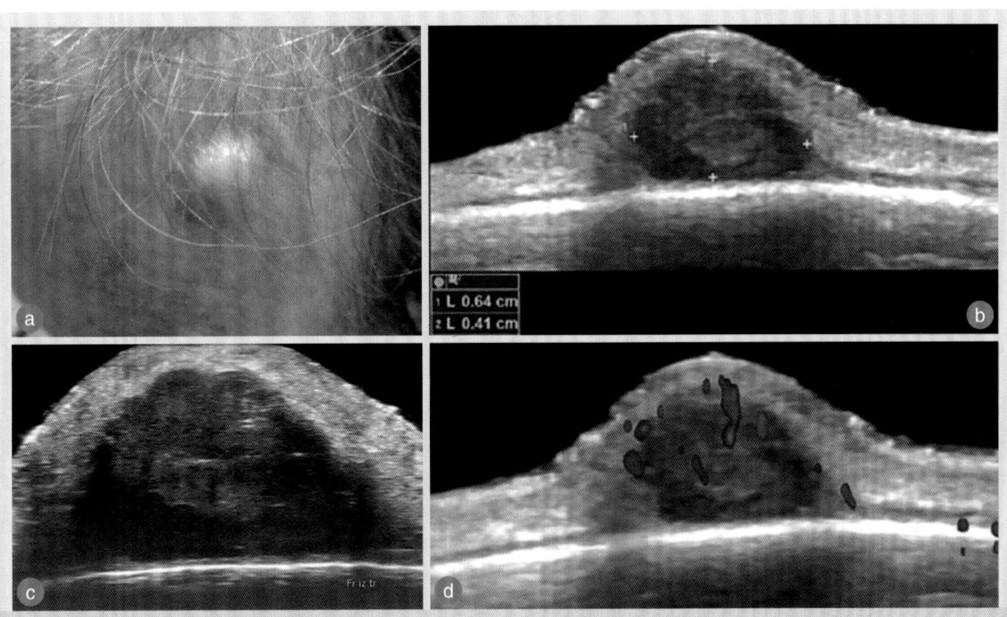

a. 额部病灶的临床照片。b ~ d. 横切面超声图像（b. 灰阶超声图像，18 MHz；c. 灰阶超声图像，70 MHz；d. 彩色多普勒超声图像）显示真皮及皮下低回声结节，大小为 0.64 cm（横径）×0.41 cm（深度），边缘略呈分叶状，血供丰富。

图 9.21　黑色素瘤转移（2）

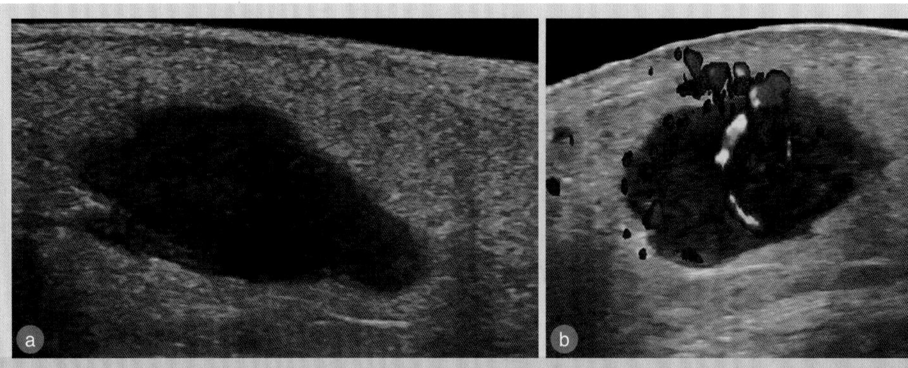

右腿纵切面灰阶超声图像（a）和彩色多普勒超声图像（b）显示低回声椭圆形皮下结构，边缘呈分叶状，内部血流信号增多。注意邻近皮下组织回声增强。

图 9.22　黑色素瘤转移灶（3）

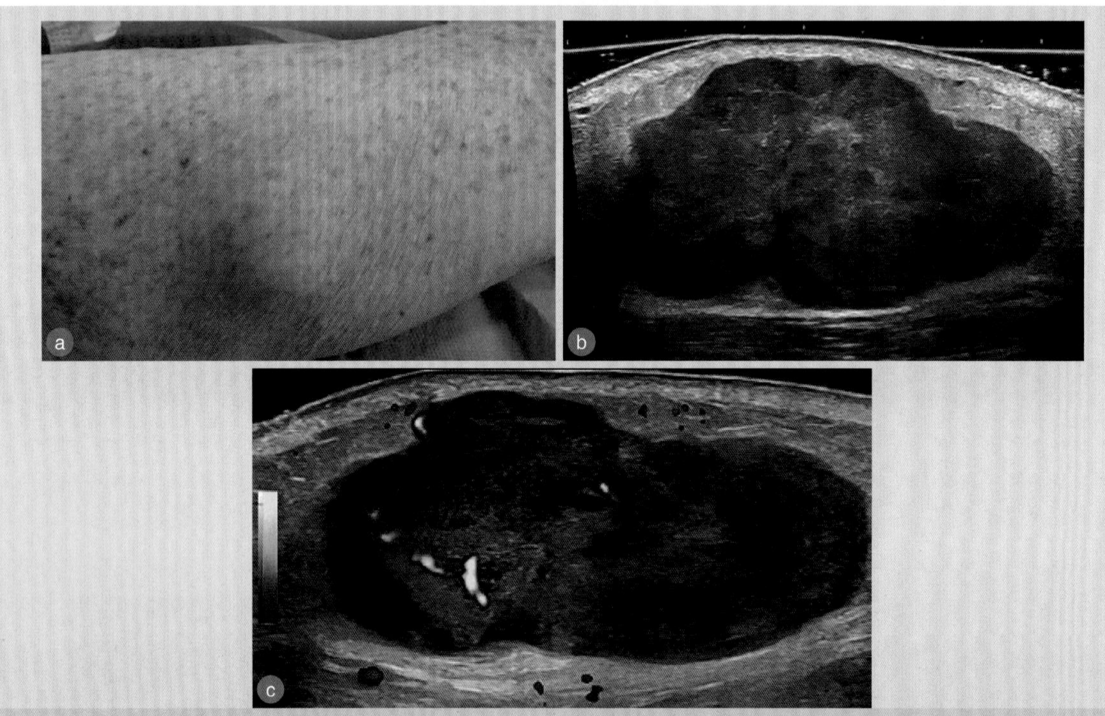

a. 右臂肿块的临床照片。纵切面灰阶超声图像（b）和能量多普勒超声图像（c）显示皮下椭圆形低回声病灶，边缘呈分叶状，内有一些小的无回声区。彩色多普勒超声图像显示，病灶内可见丰富血流信号。

图 9.23　黑色素瘤转移灶（4）

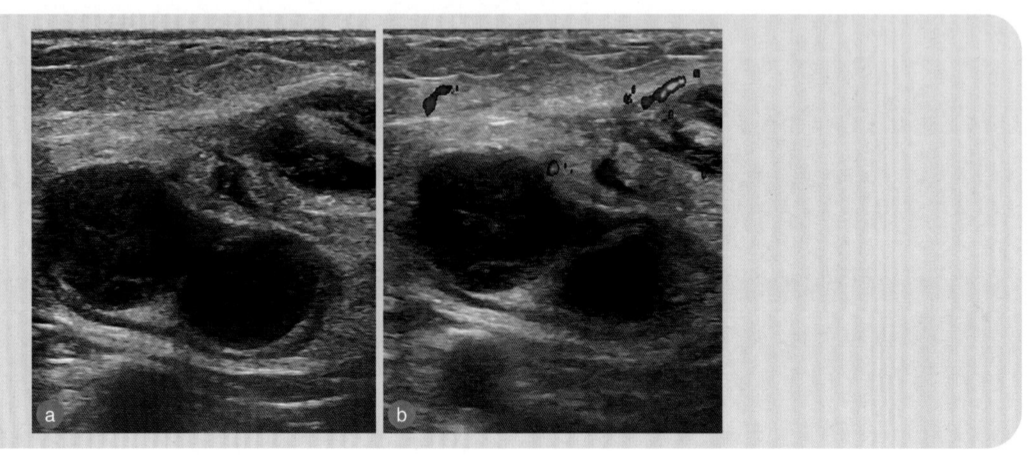

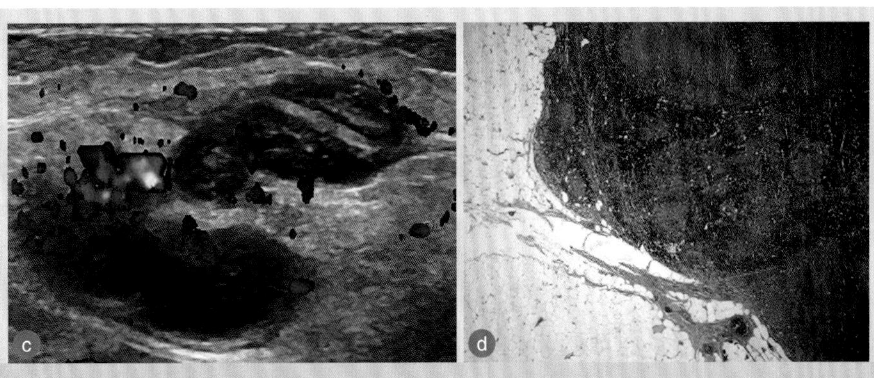

横切面皮下浸润性淋巴结的灰阶超声图像（a）及彩色多普勒超声图像（b、c）显示淋巴结高回声髓质结构消失及内部结节，皮质增厚。请注意图 c 中淋巴结内杂乱丰富的血流信号。d. 组织学（H&E 染色，×25）显示非典型黑色素细胞呈实性致密团块状，黑色素分布不规则，破坏淋巴结的正常组织结构。

图 9.24　黑色素瘤淋巴结转移

（姜彬彬，胡晓娟 译）

参考文献

第 10 章

皮肤黑色素瘤的超声检查：原发肿瘤评估和局部区域分期

Orlando Catalano

为了纪念黑色素瘤超声专家 Christiane Voit

缩 写

CLND	complete lymph node dissection	完全淋巴结清扫术
CT	computed tomography	计算机断层扫描
EFOV	extended field-of-view	扩展视野
FNAC	fine needle aspiration cytology	细针穿刺细胞学检查
L/T	longitudinal-to-transverse ratio	纵横比
PET	positron-emission tomography	正电子发射断层扫描
SLN	sentinel lymph node	前哨淋巴结
SLNB	sentinel lymph node biopsy	前哨淋巴结活检
US	ultrasound	超声

一、引言

早期（Ⅰ期和Ⅱ期）皮肤黑色素瘤的大多数患者总体预后良好。目前，90% 的病例在诊断时无转移，其肿瘤特异性的 10 年生存率为 75% ~ 95%[1]。然而，一旦黑色素瘤扩散到内脏器官，这种癌症会迅速危及生命。尽管近年来在治疗转移期黑色素瘤方面取得了显著进展，但主要是通过降低紫外线辐射暴露和增加人群中的防晒措施，以及早期检测和适当处理皮肤局限型黑色素瘤病变来提高生存率的[2]。包括超声在内的诊断性影像学检查，在黑色素瘤的早期诊断中扮演着次要角色；但最新研究试图将高分辨率的超声波应用于取代皮肤肿瘤的切除活检[3]。影像学在黑色素瘤的分期和随访及转移性疾病的治疗后评估中起着重要作用[4]，主要用于帮助评估疾病的范围，评估预后，确定治疗反应并监测复发。

本章重点介绍了超声在评估原发性黑色素瘤病变、卫星灶 / 移行转移和淋巴结转移中的应用和价值。

二、皮肤黑色素瘤的流行病学和临床特征

（一）患病率和死亡率

黑色素瘤是一种皮肤中产生色素的黑色素细胞的恶性增生。黑色素细胞病变通常是良性的（黑色素痣），并影响许多个体。黑色素瘤在男性常见癌症中位列第五，在女性常见癌症中位列第七。尽管其患病率在不同国家和不同族群之间存在巨大差异，但其发病率在全球范围内仍然大幅上升。恶性黑色素瘤的年发病率在地中海欧洲国家为 3 ~ 5/10 万，在北欧国家为 12 ~ 35/10 万，在美国为 20 ~ 30/10 万，在澳大利亚和新西兰为 50 ~ 60/10 万[1, 5]。皮肤黑色素瘤的发病风险在 25 岁后呈线性增加，直至 50 岁后开始下降。黑色素瘤虽然罕见，但也可能在儿童时期发生。女性在年轻人群中更常见，而男性在 55 岁以后更常见[6]。

皮肤黑色素瘤的主要风险因素包括皮肤白皙、过度暴露于阳光（尤其是高强度间歇性暴露）、暴露于人工紫外线辐射（光疗、日光浴等）、儿童或青少年时期的晒伤史、大量的普通痣或较大的先天性痣、发育不良痣、黑色素瘤家族史及免疫抑制[6-7]。约 25% 的黑色素瘤发生在既存痣上，而 75% 是新发的。

尽管黑色素瘤在所有皮肤癌中所占比例不到 5%，但它却是导致大多数与皮肤癌相关死亡的原因。黑色素瘤每年在美国导致 9000 人死亡，在全球导致 55500 人死亡[8-9]。主要影响预后的因素包括组织学上的原发肿瘤深度（Breslow 厚度）、原发肿瘤的溃疡情况及在初次诊断时区域淋巴结的状况[7]。

（二）病理学和分类

Breslow 指数

皮肤黑色素瘤是一种异质性疾病。最常见的临床和病理亚型是表浅扩散型黑色素瘤，占所有病例的 41% ~ 70%[1]。其他亚型包括结节型黑色素瘤、恶性雀斑样痣黑色素瘤、肢端雀斑样痣黑色素瘤（包

括甲床黑色素瘤）、无黑色素（无色素）性黑色素瘤和结缔组织增生性黑色素瘤[1，7]。从侵袭性来看，黑色素瘤分为原位黑色素瘤（局限于表皮内）和侵袭性黑色素瘤（黑色素细胞逐渐侵犯真皮）[1]。交界性病变包括 Spitz 痣和发育不良痣。不典型 Spitz 痣的处理方式与黑色素瘤相同。在 2018 年的 WHO 会议上[10]，黑色素瘤被分为与日晒相关和与非日晒相关的两类，这是通过它们的突变特征、解剖部位和流行病学来确定的。暴露于阳光的皮肤上的黑色素瘤，根据周围皮肤相关的日光弹力纤维沉积的组织病理学程度进一步划分为低累积日晒损伤黑色素瘤（包括表浅扩散型黑色素瘤）和高累积日晒损伤黑色素瘤（包括恶性雀斑样痣黑色素瘤和结缔组织增生性黑色素瘤）。“非日晒损伤”类别包括肢端黑色素瘤、一些先天性痣中的黑色素瘤、蓝痣中的黑色素瘤、Spitz 黑色素瘤、黏膜黑色素瘤和葡萄膜黑色素瘤。

Breslow 指数，即通过手术活检标本（组织测量）组织学染色后测量肿瘤的垂直厚度，是临床局限性皮肤黑色素瘤最重要的单一预后指标。确定原发肿瘤瘢痕扩大切除的必要性和范围以及前哨淋巴结活检（SLNB）手术的必要性是患者管理的一个关键方面。Breslow 指数以 mm 为单位表示，定义为表皮颗粒层顶部与肿瘤宽基底（真皮 / 皮下）最深浸润性肿瘤细胞之间的最大距离[11-13]。在肿瘤溃疡的情况下，测量从溃疡的底部开始。肿瘤垂直方向的深层延伸，如果与肿瘤基底垂直，通常被认为是围绕附属器生长，不计入 Breslow 厚度。在黑色素瘤中，可能会同时出现不同程度的炎症浸润和伴随痣。

（三）生长模式和扩散模式

大多数皮肤黑色素瘤经历了两个阶段的演变。在第一个阶段，早期病变能表现为色素斑或斑块，沿着水平轴大致按照不规整圆的半径在皮肤内扩展。在随后的阶段中肿瘤形成，它可能浸润到真皮内或隆起表皮形成一个垂直生长的结节。结节型黑色素瘤从一开始就是一个突起的结节[1，10]。

生长后的皮肤黑色素瘤具有特定的扩散方式。约 30% 的转移是血源性转移，扩散到深部器官，并将皮肤作为主要目标之一。在大多数情况下，约 70% 的转移通过淋巴管发生。通过这条途径，黑色素瘤细胞可以在原发肿瘤周围或黑色素瘤已被切除的瘢痕处生长为真皮或皮下结节。距离肿瘤 2 cm 以内的结节称为卫星转移。在其他情况下，黑色素瘤病灶沿着通往区域淋巴结的路径上，在距离肿瘤更远的地方生长，这些结节称为移行转移。然而，卫星转移和移行转移都代表了疾病的淋巴内扩散，如Ⅲ期疾病，因此在实际临床中，对这两者再细分并单独分类的意义并不大。最后，肿瘤可能到达区域淋巴结。在某些情况下，卫星 / 移行转移单独发展；在其他情况下，它们与转移性淋巴结肿大同时存在；最后，在某些转移情况下，大部分转移直接到达淋巴结，没有合并的卫星病灶或移行病灶[1，13]。

（四）诊断与管理

皮肤黑色素瘤的诊断通常由家庭医师或皮肤科医师在临床上做出。皮肤镜检（dermoscopy）可以提高临床评估的敏感性和特异性。组织学确诊是必不可少的，需要通过切除活检整个原发病变来进行。对于临床怀疑的病变，需要做全层厚度切除活检，以确保没有将病变在深部截断，并包含整个病变宽度，同时拥有临床阴性切缘[13]。然而，与此同时，手术切缘也必须足够窄（通常 1 ~ 3 mm），以免在前哨淋巴结活检（SLNB）手术之前损害黑色素瘤淋巴引流区[5]。

在组织学上，还需要确定肿瘤的垂直厚度（Breslow 指数），这是进一步确定患者病情和最终预后的关键因素。评估病变的肿瘤厚度对确认是否需要重新切除及确定所需切除范围至关重要。在完成初始活检后，进行更广泛和深入的局部切除，以确保完全切除病变，确认组织学上切缘阴性，并降低局部复发的风险[13]。推荐对于原位黑色素瘤进行 0.5 cm 的安全边缘切除，对于 Breslow 厚度≤ 2 mm 的肿瘤进行 1 cm 的切除，对于更厚的肿瘤进行 2 cm 的切除[5]。

除了重新切除，对于肿瘤厚度大于 0.8 mm 或肿瘤厚度小于 0.8 mm 但有溃疡的患者（pT1b 或更高的黑色素瘤），应进行 SLNB[5]。根治性、预防性的（选择性的）淋巴结清扫手术不再是可接受的选择，SLNB 被认为是当前的标准[5]。引入 SLNB 作为选择性淋巴结清扫的替代方法，使大约 80% 的没有区域淋巴结受累的患者免受了不必要的根治性淋巴结清扫[14-15]。前哨淋巴结（SLN）状态是已知的最强预后标志[7, 13, 16]。在确认淋巴结受侵犯的临床（宏观）Ⅲ期疾病后，通常进行完全淋巴结清扫术（CLND）。必须注意的是，根据当前的指南，在最坏的情况下，患者需要接受三次手术，首先是 SLN 切除活检，然后是原发肿瘤和 SLNB 的再次切除，最后是 CLND。

三、皮肤黑色素瘤超声检查的技巧要点

（一）技术要求

超声仪必须配备高分辨率的多频线阵探头。理想情况下，应该有 2 个线阵探头，它们的区别在于探头长度和频率范围。或者，建议使用具有宽频率范围的探头。对于原发黑色素瘤和浅表转移（真皮），发射频率必须高于 15 MHz。相比之下，深层异常（皮下层和淋巴结）需要 7.5 ~ 15 MHz 的频率[17-18]（图 10.1）。使用较高频率可以更好地显示较小的真皮或皮下病变，同时使用更高频率可以将较小的低回声结节确认或显示为良性（表皮囊肿、手术后积液等）（图 10.2）。大量的超声耦合剂或导声垫有助于优化声束聚焦（图 10.3）。这对于非常靠近皮肤表面的超浅病变尤为有用，不仅对于 B 型模式扫查，而且对于多普勒成像和弹性成像评估也很重要。

应该在超声仪中设置一个专门用于皮肤的预设。根据实时观察到的图像特征，这个基准规则在检查

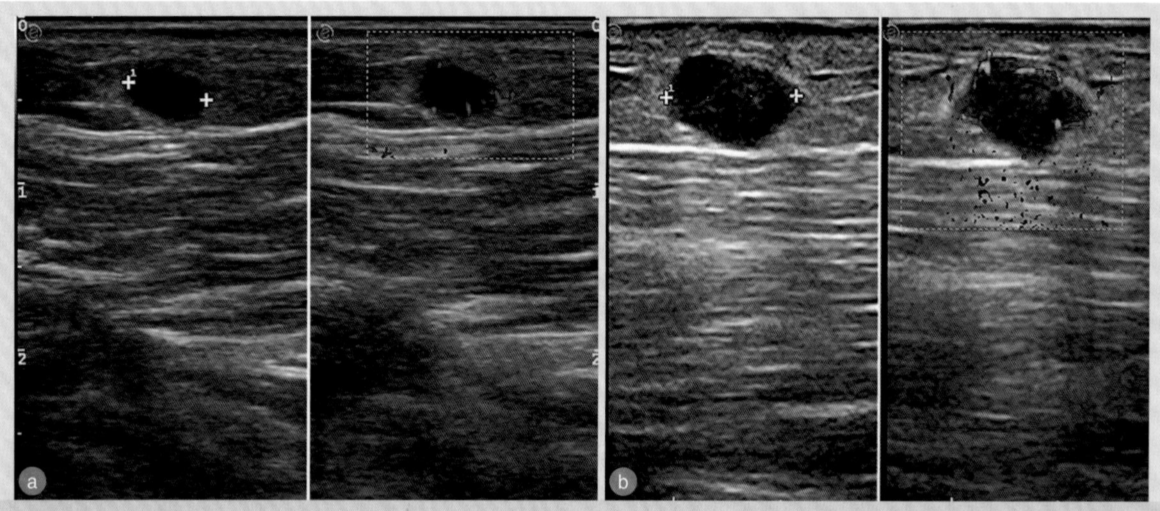

直径为 6 mm。两种不同频率 13 MHz（a）和 22 MHz（b）的图像。在更高的频率下，有更好的分辨率。

图 10.1　肘部皮下黑色素瘤移行转移

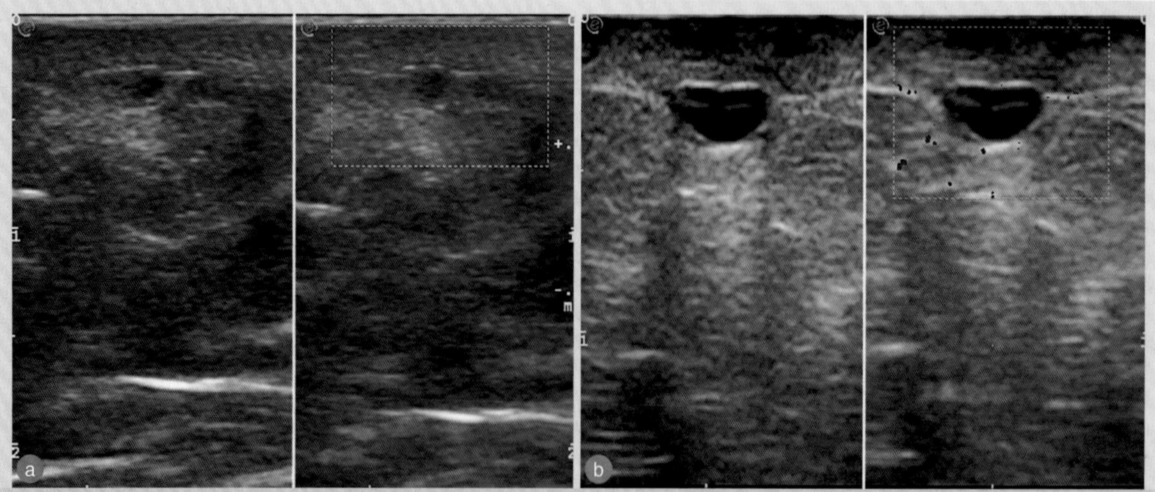

a. 使用 13 MHz，黑色素瘤瘢痕旁小的非特异性低回声图像；b. 使用更高的频率（22 MHz），可以显示可疑病变的无回声内容。

图 10.2　术后血清肿

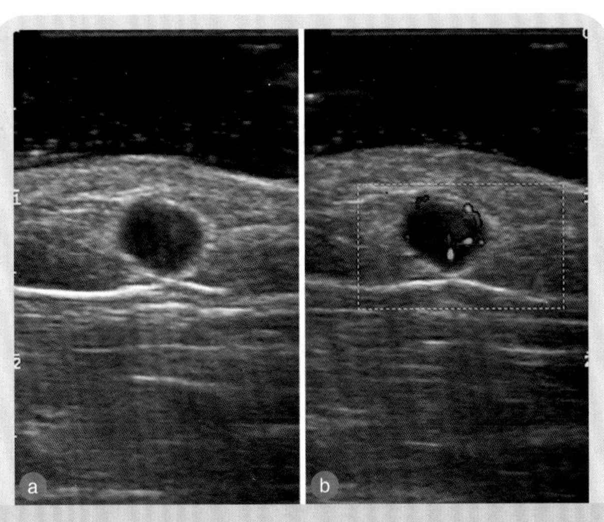

使用大量耦合剂在 13 MHz 下以最佳方式显示皮下结节。

图 10.3　黑色素瘤移行转移

过程中应动态修改。为了最大限度地提高清晰度，超声波束应在目标区域的正下方进行电子聚焦[21]。特别注意调节信号放大和时间增益补偿曲线[21-22]。这可以避免在无回声结构内产生伪像回声，并抑制低回声结构中的微弱回声。调整时间增益补偿曲线，使其随深度逐渐增加，使皮下脂肪组织在所有深度都具有相同的回声强度。设置动态范围是必要的。如果太窄，低回声病变将呈无回声，而如果太宽，病变可能呈等回声，可能在超声上无法检测到。总增益会放大不恰当动态范围调节的影响[21]。

实时、扩展视野（EFOV）或全景视图图像可用于全面显示目标区域。EFOV 扫查可帮助在连续扫查过程中改善图像相关性，并为外科医师提供更易读、解剖定位准确的图像。这些图像还有助于测量多个结节之间或结节与给定解剖标志之间的距离[23]。

彩色多普勒成像需要调整超声仪设置至适合检测浅表慢速血流的模式，这包括高多普勒频率、低脉冲重复频率、低或无壁滤波及刚好低于噪声阈值的彩色增益[19-20]，把彩色框限制在目标区域内，将超声波束焦点放在其正下方。在大多数超声仪中，对慢速血流更敏感的能量多普勒模式优先于彩色多普勒模式[24]。如果可以，最近引入的用于微血管评估的高帧率模式是首选[19]。注意避免探头对皮肤的过度压力，这可能会抑制小的和浅表病变的血流信号。使用导声垫或大量耦合剂有助于将目标区域放在视野内的最佳深度，以改善血流检测[25]（图 10.4）。

（二）原发瘤检查

在原发黑色素瘤超声检查中，操作者将探头顺时针和逆时针各旋转 180 度，以检查肿瘤的整个表面，来确认黑色素瘤的最大直径和厚度[26]。超声探头必须以非常轻柔的方式握持。无论是对于 B 型模式显示还是多普勒显示，都应避免过度按压探头导致肿瘤变扁。建议使用大量的超声耦合剂。

使用严格标准化的方式测量肿瘤厚度是非常重要的[27]。通过将视野聚焦在前几厘米内来调节深度。建议使用电子缩放扫描。波束焦点必须是单一的，并放在肿瘤的正下方。调整 B 型模式增益和时间增益补偿曲线以实现最佳对比度。以完全垂直的方式将电子卡尺放在冻结的清晰图像上，在最大肿瘤垂

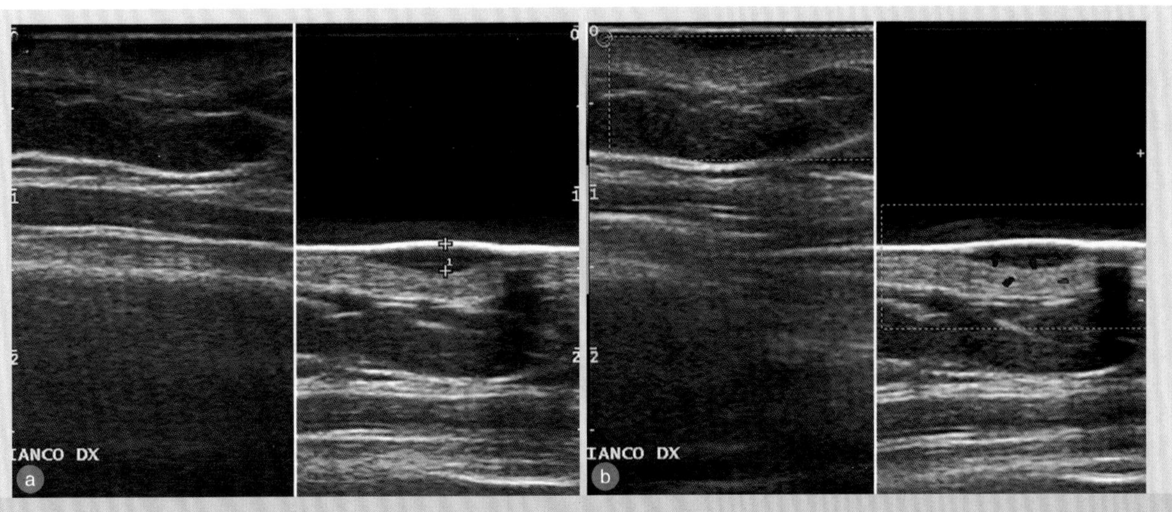

B 型模式（a）和能量多普勒（b）表现的比较，使用和不使用导声垫。

图 10.4　胁腹部原发性皮肤黑色素瘤

直范围的点上跟踪测量。建议测量三次厚度并计算平均值。测量中不包括肿瘤上方的薄回声表皮线，因为超声无法区分不同的上皮层。

Andrekute 等通过使用单元素聚焦探头获取射频信号[28]，能够使肿瘤边界更为明显，并实现了黑色素瘤皮肤肿瘤厚度的自动测量。自动测量的超声厚度与 Breslow 指数之间的相关性明显优于人工测量。

（三）局部区域检查

在进行超声扫查之前，应详细了解患者的手术史。体格检查的临床报告也应该是可用的。必须询问患者是否在自行触诊时感觉到任何变化。

使用超声扫查原位黑色素瘤周围或其术后瘢痕周围 5 ~ 10 cm 的皮肤区域，以检测任何卫星病变[17，29]。然后，沿着淋巴管病变的可能走向，主要是以横向方式移动探头，来识别移行转移[30-31]。对于躯干黑色素瘤患者，需要扫查腋窝（患者仰卧或坐在床上时）和腹股沟区域的皮肤部分。对于四肢黑色素瘤的患者，探查至少在原发病变所在的隔室（前隔室或后隔室）皮肤朝向区域淋巴。除了屏幕上显示的内容，还需要注意探头在皮肤移动时感觉到的任何微小的不规则改变。

在患者仰卧时，探查所有淋巴结区域。患者坐姿时有助于评估锁骨上、枕部和耳后淋巴结。对于躯干黑色素瘤，探查锁骨上和腋窝淋巴结，以及胸肌深层和锁骨下淋巴结。当原发黑色素瘤位于头部或颈部时，探查双侧颈部淋巴结区和锁骨上淋巴结区。对于上肢和上躯干黑色素瘤，检测范围包括锁骨上和锁骨下淋巴结区。当原发黑色素瘤位于四肢时，分别检查腋窝和腹股沟淋巴结的状态，也要检查对侧（腋窝或腹股沟）淋巴结的情况，尽管在四肢黑色素瘤中对侧淋巴结病变相当罕见，但对侧淋巴结是有效的参考，因为两侧之间的任何显著相关差异都被视为可疑[17，32]。

所有淋巴区必须广泛扫查，因为淋巴结可能位于相当反常的位置。特别是在 SLNB 和 CLND 之后，淋巴引流可能会发生显著变化，在患者随访期间必须考虑这些变化。对于颈部黑色素瘤，不仅要探查前颈和侧颈淋巴区，还要探查所有可能的扩散部位，包括枕部、耳后和腮腺内淋巴结。对于面部黑色素瘤，要探查面颊、前颏下区和颈部。在腋窝水平，主要血管的内侧和外侧腔室都要进行检查，脊柱背阔肌肌肉、上臂起始点、腋下区域和乳房方向也要包括在内。腹股沟区域，扫查浅表和深层淋巴结，介于股动脉内外侧，将扫查延伸到大腿方向和腹股沟韧带以上的腹壁上，还应努力评估最浅的髂外淋巴结。

为了排除任何间隔性淋巴结病变（沿着黑色素瘤扩散途径的任何非区域淋巴站），对于前臂或手部原发黑色素瘤的患者，应扫查肘窝区域；对于腿部或足部原发瘤，应扫查腘窝区域[33-35]。

一旦确定了淋巴结，就需要仔细评估是否存在转移侵犯。要注意沿着淋巴结的长轴“切”淋巴结，因为倾斜的视图可能会引起对于不对称皮质增厚的错误看法。有时淋巴结，特别是脂肪性的淋巴结，可能呈不规则的分叶状，这可能导致错误的图像解读或不正确的测量。测量异常淋巴结的大小按照 2 个相互垂直的平面进行。测量包括病变的最大径（病变长度或纵向径）和垂直于前者的最大径（病变厚度或横向径），可以计算出它们的比率，即纵横比（L/T）。

四、原发性皮肤黑色素瘤：超声表现

原发性黑色素瘤呈现为浸润真皮层的明显低回声病变[24]，这一超声图像特点适用于所有浅表和深层黑色素瘤，一方面是由于和许多其他肿瘤一样，病变细胞密度高；另一方面是由于黑色素本身的回声反射性[4]。肿瘤回声均匀或近似均匀，内部有少量低回声[22，36]。形状通常为椭圆形、锯齿状或线性，但可能相当不对称，具有不同厚度[26，37]。肿瘤的厚度与肿瘤的形状相关，在椭圆形病变中最大，在锯齿状病变中居中，在线形病变中最小。最大直径和最大厚度之比在椭圆形肿瘤中较低，在锯齿状肿瘤中居中，在线形肿瘤中较高[26]（图 10.5 和图 10.6）。

通常，边缘清晰。除非存在肿瘤溃疡，否则黑色素瘤病变上总能识别出表皮的薄回声线。在后一种情况下，表皮可能是不规则的或不连续的，并且可能发现周围皮下组织的回声增强[24，38]。在大多数情况下，特别是在结节病变中，肿瘤深部组织可表

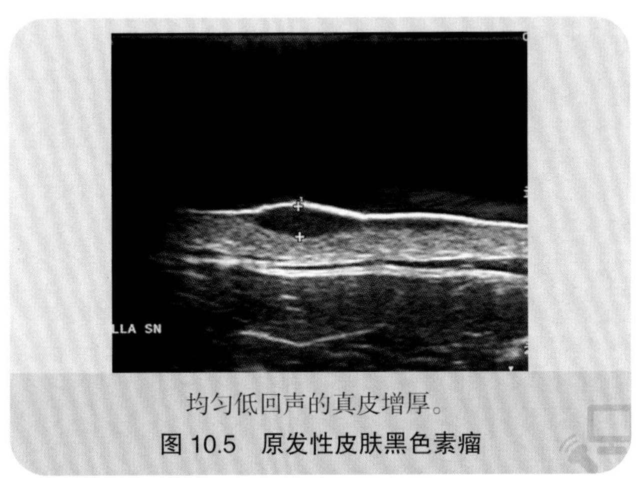

均匀低回声的真皮增厚。

图 10.5　原发性皮肤黑色素瘤

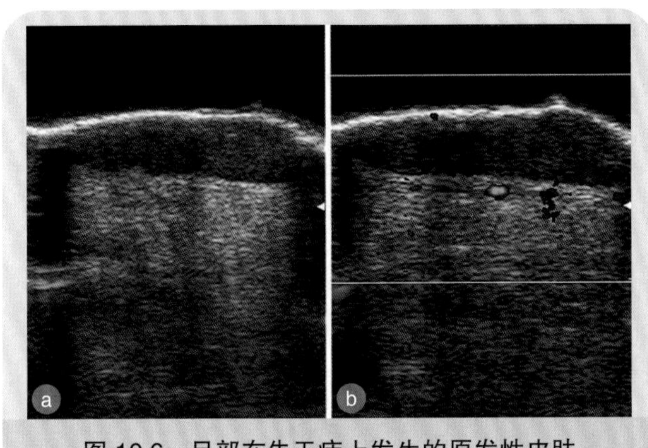

图 10.6　足部在先天痣上发生的原发性皮肤黑色素瘤

现出均匀的回声增强。与皮肤癌不同，黑色素瘤病变中不会出现后方声影[4, 36]。

非常薄的黑色素瘤可能根本无法识别[24]。尤其是老年人暴露在阳光下的区域，其中生理学的表皮下低回声带（SLEB）很显著，掩盖了肿瘤。

在彩色多普勒或能量多普勒上采用低流速的设置，通常可以识别肿瘤内的血流。血流通常是中等到丰富的，无序且多极化的[4, 26, 36]（图 10.7 ~ 图 10.9）。Botar Jid 等发现 Breslow 指数与血流程度和血管蒂数量之间存在显著相关性[39]。薄的肿瘤可能表现出少或无血流。

在应变弹性成像上，皮肤黑色素瘤呈中等至高的硬度[3, 26, 40]。然而，这一发现并非特异，大多数皮肤恶性肿瘤都会有这种特征[4]。椭圆形黑色素瘤的弹性成像硬度比值较高（3.26），锯齿状黑色素瘤居中（2.76），线性黑色素瘤较低（2.40）[26]。Botar Jid 等[39]展示了应变弹性成像定性表现与原发性黑色素瘤的血供之间的强相关性，以及应变弹性成像定性表现与血管蒂数量之间的强相关性。经统计学证实，肿瘤在应变弹性成像下的表现与超声检查中肿瘤厚度、病变与真皮的应变比及病变与皮下组织的应变比之间存在显著相关性[3]。

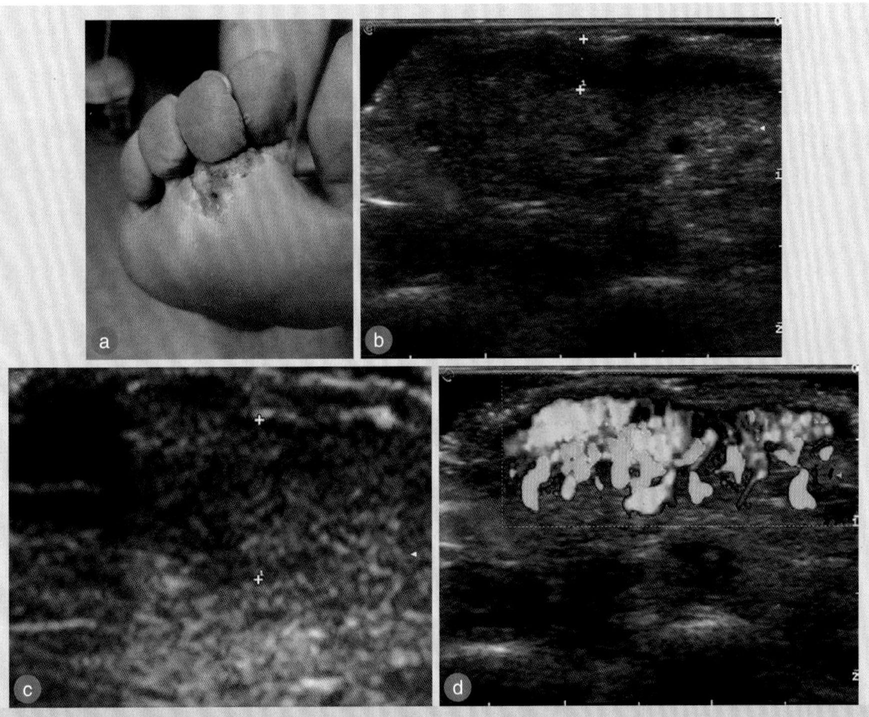

a. 临床照片；b. 在 13 MHz 下测量，厚度为 3.3 mm；c. 在 22 MHz 下测量，厚度为 3.4 mm；d. 能量多普勒成像显示丰富的血流。

图 10.7　足部原发性皮肤黑色素瘤

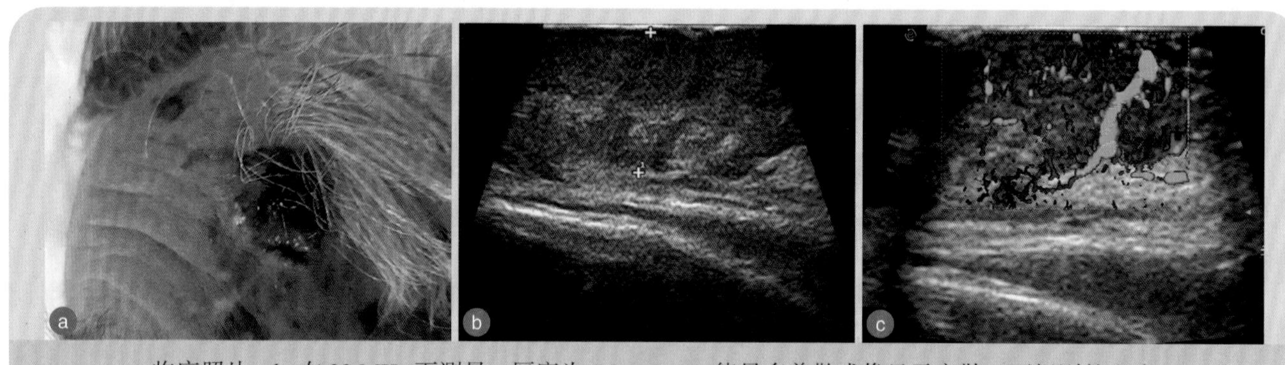

a. 临床照片；b. 在 22 MHz 下测量，厚度为 7.9 mm；c. 能量多普勒成像显示离散、不规则的血流。

图 10.8　额头原发性皮肤黑色素瘤

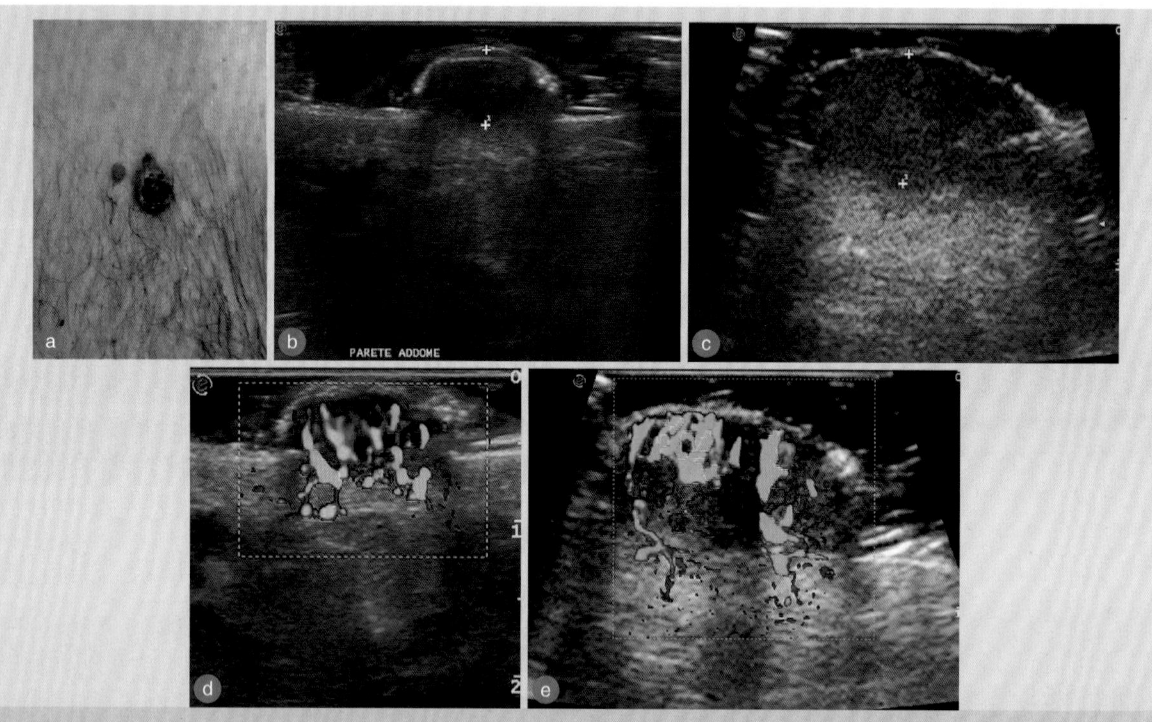

a. 临床照片。b. 在 13 MHz 下测量，厚度为 5.4 mm。c. 在 22 MHz 下测量，厚度为 5.5 mm。频率为 14.3 MHz（d）和 17 MHz（e）能量多普勒成像显示离散、不规则的血流。

图 10.9　腹壁原发性皮肤黑色素瘤

五、超声在原发性皮肤黑色素瘤中的作用

（一）鉴别诊断

当前，超声的作用还不是获得黑色素瘤的无创诊断，也就是说，它不能将黑色素瘤和其他临床表现相似的病变区分开来，例如基底细胞癌 / 鳞状细胞癌、痣、角化病、雀斑样痣、毛细血管血栓和色素性组织细胞纤维瘤[41]。2018 年发表的系统性综述[42]发现了 20 个使用高分辨率超声（20 MHz 或更高）诊断黑色素瘤的数据，得出的敏感性至少为 83%。在两项研究中，具有低回声、均匀和边界清晰的 3 个特征的组合表现出 100% 的敏感性，特异性分别为 33% 和 73%。鉴于研究之间的异质性、方法学质量不明确或较低及有限的证据，作者表示他们无法得出任何实践意义的结论。该文章得出结论称，目前关于超声在黑色素瘤诊断中的潜在价值尚无足够的数据。然而，需要再次强调的是，目前超声检查的重点并不是黑色素瘤的诊断。

在临床实践中，最常见的问题是如何区分黑色素瘤和非典型痣。由于痣和黑色素瘤病变主要是低回声、相对均匀、对称，并且通常与相邻的真皮界限清晰，因此超声表现基本上重叠。交界痣很薄，

而真皮痣较厚。

超声可帮助区别良性色素性病变和黑色素瘤的诊断特征，包括位置、回声、均匀性、形状、边界、后方回声增强及后方声影。黑色素瘤通常被描述为比其他病变更均匀且边界清晰[43]。Harland 等[44]采用了声影、病灶内声反射和表面声反射特征的客观测量。他们报告称，与良性病变相比，黑色素瘤的衰减较小，均匀性较脂溢性角化病变更高。此外，与良性皮肤异常相比，黑色素瘤的肿瘤直径与厚度之比较高[36]。

除了 B 型模式标准，血流信息也可用于怀疑恶性病变，检测到病灶内血流会增加确诊黑色素瘤的可能性。然而，尽管具有良好的特异性，迄今为止血流检测尚未被证明具有足够的敏感性，这是由于过去几年中多普勒技术，尤其是可用的设备，无法显示薄型黑色素瘤中存在血流信号。当在厚度超过 2mm 的低回声病变中检测到血流信号时，对恶性肿瘤的识别力很强；相反，在厚度小于 2mm 的病变中缺乏血流信号并不足以确认良性。

使用应变弹性成像的初步经验是令人鼓舞的。在 Hambardzumyan 和 Hayrapetyan 的系列研究中[36]，26 个黑色素瘤的硬度为 2.95 ± 0.18，显著高于 35 名良性皮肤异常患者的硬度（0.96 ± 0.59）。

一些研究人员已经使用超声造影剂来区分黑色素瘤和良性色素性病变[41]。截至目前，还没有可用的数据。

（二）测量肿瘤厚度

多年来发表的各种研究表明，使用超声测量原发性黑色素瘤厚度（称为声测量）与 Breslow 指数的相关性差异很大[45-47]。较早的文章使用较低频率探头得出相关性不佳，而近期研究使用性能更好的超声仪和探头获得了更有价值的结果[19]。一些研究者建议通过使用高达 100 MHz 的超高频率的探头来提高声学测量的准确性，但并非所有诊断中心都有这些探头[48-49]。有趣的是，12 ~ 15 MHz 的超声扫查可以可靠地区分原发性黑色素瘤的厚度大于 1 mm 还是小于 1 mm[50]。

超声测量与 Breslow 指数之间的相关性较高，但并不理想，特别是对于小于 1 mm 的病变。超声倾向于高估原发性黑色素瘤的厚度[22]。这也是因为超声在体内测量肿瘤，而病理学家在脱水和固定的材料上进行测量[24]。由于超声无法区分病变的不同成分，肿瘤下方的炎症浸润和伴随痣也可能解释差异[11]。黑色素瘤和正常组织中声速的差异可能是超声高估肿瘤厚度的另一个解释[51]。

已有关于使用超声作为肿瘤管理替代方法的初步经验报道。Caput 等最近发表了一项对 99 名黑色素瘤患者进行 20 MHz 超声成像的回顾性系列研究[52]。在 78 名患者中，基于超声测量的厚度，肿瘤被一次性切除。在 5 名患者中，切缘过大，而在 2 名患者中，切缘不足。结论是使用超声测量黑色素瘤的厚度可以使肿瘤在一次而不是两次被切除，在至少 82% 的病例中可以获得足够的切缘。

至少基于超声的测量可以作为一种有价值的补充工具，用于较大和（或）位于具有挑战性的解剖部位（如面部或肢端可能无法进行切除活检）的病变。

（三）预后

除了黑色素瘤的诊断，血管生成的数量已被证明具有预后价值，与淋巴结受累的风险和 5 年生存率相关[53-54]。

六、皮肤黑色素瘤分期

2017 年，美国癌症联合委员会发布了关于皮肤黑色素瘤的第八版分期系统[16, 55]。

T 分期基本上依赖于 2 个标准，即垂直肿瘤厚度（Breslow 指数）和是否溃疡（在肿瘤的任何部分上都完全缺乏表皮，伴有宿主反应）。这是因为原发肿瘤的厚度和溃疡是黑色素瘤特异性生存力的最强预测因子。T1 包括≤ 1.0 mm 的肿瘤。亚类别包括 T1a，适用于＜ 0.8 mm 的肿瘤，以及 T1b，适用于＜ 0.8 mm 但存在溃疡或大小在 0.8 ~ 1.0 mm 的肿瘤。T2 类别包括 1.1 mm 到 2.0 mm 之间的肿瘤，分为没有溃疡（T2a）或有溃疡（T2b）两种亚类。T3 肿瘤范围在 2.1 ~ 4.0 mm，也分为没有溃疡（T3a）或有溃疡（T3b）两种亚类。T4 肿瘤厚度＞ 4.0 mm，如果没有溃疡则分类为 T4a，如果有溃疡则分类为 T4b[16, 55]。

N 分期取决于是否累及区域淋巴结及非淋巴结的局部区域部位。后者包括微卫星灶（病理检查时在肿瘤附近或深处发现的微小皮肤或皮下转移灶）、卫星灶（临床上可见的皮肤或皮下转移灶，距离原发肿瘤 2 cm 以内），以及移行转移［临床上可见的皮肤和（或）皮下转移灶，位于肿瘤和区域淋巴结第一梯队之间超过 2 cm 的远处］。

N0 表示未检测到区域性转移。如果仅累及 1 个淋巴结，或发现有移行转移、卫星灶或微卫星转移而未发现合并淋巴结转移，则归为 N1。N2 表示受累的淋巴结为 2 个或 3 个，或者任何移行转移、卫星灶或微卫星转移与一个转移性淋巴结共同存在。最后，当存在 3 个以上的转移性淋巴结时，或者移行转移、卫星灶和（或）微卫星转移与 1 个以上的转移性淋巴结一起出现时，应分类至 N3。与 T 参数一样，N 参数有多个亚类别，但这超出了本章的讨论范围[16，55]。

M 参数在不存在远处转移时为 M0，在存在远处转移时为 M1。M1 包括 4 个类别。M1a 从本章的角度来看很重要，因为它指的是皮肤、软组织（包括肌肉）和（或）非区域淋巴结的转移[16]。

临床分期包括原发性黑色素瘤的微分期——通常在原发性黑色素瘤活检后作为标准操作进行——以及用于评估区域和远处转移的临床 / 放射学评估，以及根据需要进行的活检，以评估区域和远处转移[16]。当 T 是 T1a 且 N 是 N0 时，临床组分期为Ⅰ A。当 T 是 T1b 或 T2a 且 N 是 N0 时，疾病分期为Ⅰ B。当 T 是 T2b 或 T3a 且 N 是 N0 时，分期为Ⅱ A。当 T 是 T3b 或 T4a 且 N 是 N0 时，分期为Ⅱ B。当 T 是 T4b，而 N 是 N0 时，分期为Ⅱ C。当 N 是 N1 ～ N3 时，分期为Ⅲ（无论 T 参数是什么）。最后，当 M 是 M1，即存在一个或多个远处转移时，无论 T 和 N 参数如何，分期均为Ⅳ。

对于低风险的黑色素瘤（pT1a），不需要额外的检查。在其他 pT1b-pT4b 阶段，可用超声检查局部转移、CT、PET-CT 作为在手术治疗和 SLNB 之前的肿瘤扩展评估的选项[5]。

七、前哨淋巴结活检

（一）概念方面

区域淋巴结是黑色素瘤患者最常见的转移部位。前哨淋巴结（SLN）是第一个引流皮肤区域的淋巴结，因此也是肿瘤细胞在给定淋巴引流区到达的第一个淋巴结。如果前哨淋巴结没有肿瘤浸润，那么其他淋巴结（非前哨淋巴结）受累的概率相当低。在前哨淋巴结受累的情况下则反之。因此，手术切除活检时前哨淋巴结的状态是早期黑色素瘤患者预后的最强预测因子[13，56]。在前哨淋巴结活检（SLNB）结果为阴性的情况下，区域淋巴结复发的风险≤ 5%[57]。

（二）操作步骤

术前采用放射性纳米胶体淋巴显像技术绘制皮肤黑色素瘤向淋巴结站的淋巴引流图[58]（图 10.10）。此外，可以皮内注射活性蓝染料，使外科医师能够在手术过程中追踪染料至前哨淋巴结[13]。在三重技术中，一是在前哨淋巴结活检（SLNB）手术的 24 小时内进行淋巴显像；二是在手术中注射专利蓝染料；三是在手术过程中使用手持 γ 探测器检测锝 -99 硫胶体[13]（图 10.11）。解剖的前哨淋巴结会被 H&E 染色并进行常规病理检查，在必要的条件下，也可以使用 S100 蛋白、Sox10 和 HMB45 抗原的免疫组化标志物检测转移灶的存在。SLNB 的发病率为 10%，假阴性率为 4% ～ 20%[15]。

小于 0.8 mm 厚度的黑色素瘤患者中，只有不到 5% 的患者前哨淋巴结转移；0.8 ～ 1.0 mm 厚度的患者中，这一比例为 5% ～ 12%。因此，对于具有 T1b 期原发肿瘤的患者，尤其是在存在其他不良预后因素时，才会建议进行 SLNB，而对于 T1a 期肿瘤患者则通常不会进行[59]。具有阳性 SLN 切除的患者约占所有中等厚度原发性黑色素瘤患者的 20%[60]。这些Ⅲ期患者，10 年黑色素瘤特异性生存率明显低于中等

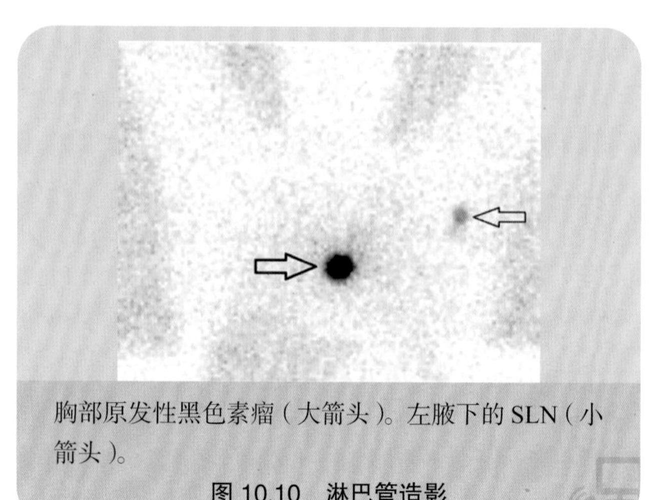

胸部原发性黑色素瘤（大箭头）。左腋下的 SLN（小箭头）。

图 10.10　淋巴管造影

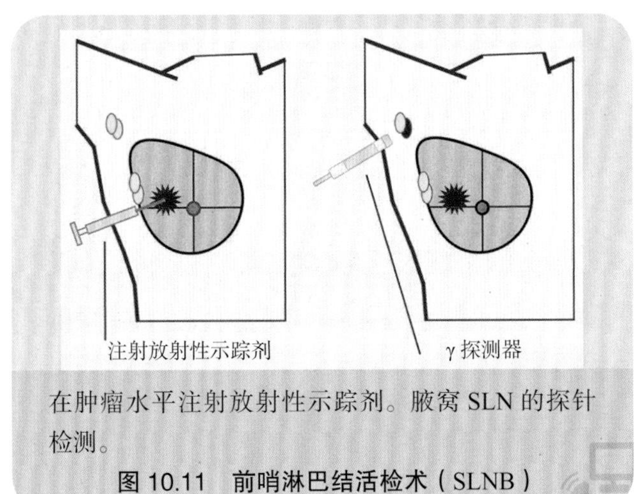

在肿瘤水平注射放射性示踪剂。腋窝 SLN 的探针检测。

图 10.11　前哨淋巴结活检术（SLNB）

厚度黑色素瘤的 SLN 阴性患者 [56]。根据 Rotterdam 标准对 SLN 肿瘤负荷进行分类（最大肿瘤沉积＜ 0.1 mm 或 0.1 ~ 1.0 mm 或＞ 1.0 mm）。它明显影响黑色素瘤的预后，因为 SLN 转移＜ 0.1 mm 的患者具有良好的生存率，尽管与 SLNB 阴性患者相比，仍然存在更高的复发风险 [61-62]。假阴性的 SLNB 可能是核医学、外科手术或病理学的缺陷造成的 [63-64]。

（三）前哨淋巴结活检后患者管理

目前，前哨淋巴结活检（SLNB）被认为是一种仅具有诊断和预后意义的外科分期手术，因为其对患者生存的治疗作用尚未得到确认 [15, 60, 65]。在黑色素瘤特异性生存方面，MSLT-I 研究并未证明 SLNB 相对于观察具有更明显的治疗优势 [56]。

大多数外科医师仍然建议在 SLNB 呈阳性的患者中进行完全淋巴结清扫术（CLND），尽管其对死亡率的实际影响目前存在激烈争论 [5, 13]。CLND 会切除该淋巴区域内的所有其他淋巴结。在 8% ~ 33% 的病例中，非前哨淋巴结在组织学上存在肿瘤阳性 [66-67]。非前哨淋巴结转移已被证明是独立的预后因素 [68]。CLND 改善了分期和区域疾病控制，尽管其生存益处尚未得到证实 [69-70]。对于阳性 SLNB 患者，现有使用超声和辅助治疗进行主动淋巴区域监测的选择作为 CLND 的替代方案。这尤其适用于 SLN 微转移瘤患者。当 SLN 肿瘤负荷高、阳性 SLN 数量较多和（或）原发性皮肤黑色素瘤具有不良组织学特征时，CLND 可能仍然是合理的 [7, 13, 69]。无论如何，在进行 CLND 之前，必须进行详细的全身检查，以免不必要的手术。

（四）超声和前哨淋巴结活检

超声扫查不能替代前哨淋巴结活检（SLNB）切除。然而，超声可以帮助减少需要接受 SLNB 的患者数量，SLNB 昂贵、具有侵入性（全身麻醉和手术并发症）且对手术操作方面要求较高 [62, 71]（图 10.12）。

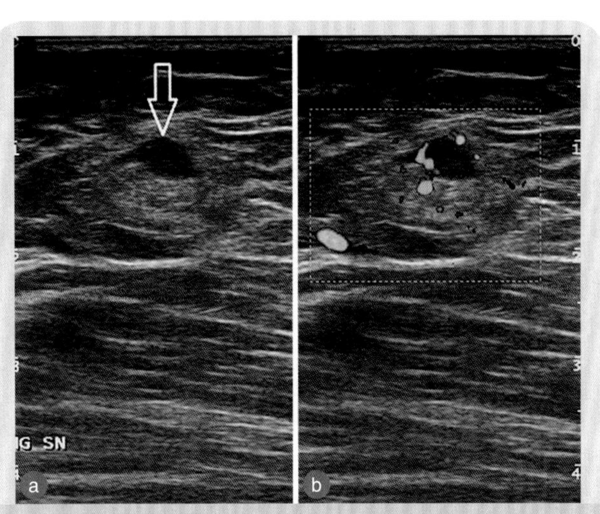

在其他方面正常的淋巴结中发现小的肿瘤沉积（箭头）。

图 10.12　前哨淋巴结活检前超声

前哨淋巴结活检前超声筛查淋巴结的结果呈现异质性 [14]，这可能是因为多年来超声仪器的不同质量，在灰阶扫查中是否增加多普勒成像，采用不同的诊断标准及操作人员参差的培训水平 [72] 所致。有效区分正常淋巴结和转移性淋巴结需要有充足的经验和专业的技能。一些研究 [73] 表明超声在前哨淋巴结活检前对淋巴结进行评估的敏感性不够。超声假阴性主要是由微转移造成的假阴性。然而，有趣的是，超声假阴性与肿瘤负荷较低和总体生存状况较好相关 [74]。

Chai 和同事在进行前哨淋巴结活检手术前评估了 325 名患者 [73]。超声显示 34% 的敏感性，86% 的特异性，36.5% 的阳性预测值和 84% 的阴性预测值。随着 Breslow 深度的增加，敏感性和特异性略有改善。对于颈部，敏感性最高，而对于腹股沟，特异性最高。在有限的研究队列中，在前哨淋巴结活检手术前检测转移性淋巴结方面，超声比 PET-CT 更准确 [75]。在 Olmedo 等的回顾性研究中 [76]，在黑色素瘤患者（≥ T1b）中，对于检测难以触及的转移性淋巴结，超声的敏感性为 46%，特异性为 76%。使用超声避免了 6% 的患者进行前哨淋巴结活检。假阴性更常见于 60 岁以上的患者和黑色素瘤的厚度＜ 2 mm。

采用超声和前哨淋巴结活检的分期方案，其成本效益比仅使用前哨淋巴结活检的方案低（8095.24 欧元 *vs.* 28605.00 欧元）。

有两种主要的改善前哨淋巴结活检手术前超声低敏感性的策略。第一种策略是系统地对在区域淋巴的超声扫查中发现的任何可疑或不定淋巴结使用细针穿刺细胞学检查（FNAC）。在 van Rijk 的研究中[77]，前哨淋巴结活检手术前超声的敏感性和特异性分别为 34% 和 87%。结合 FNAC 后，敏感性和特异性分别为 5% 和 100%。参考这些数据结果的特征，认为超声不足以成为常规诊断工具用于选择适合接受前哨淋巴结活检的患者。作为替代方案，一些数量不多的研究揭示了在进行前哨淋巴结活检手术前评估淋巴结时使用超声造影剂的有效性[78]。改善超声准确性的第二种可能性是所谓的靶向超声，在淋巴显像后，核医学医师已经确定了前哨淋巴结并在皮肤上进行标记，然后进行超声和 FNAC[79–84]。Voit 等进行的研究表明，靶向超声和 FNAC 敏感性为 51%，特异性为 99%[84]。相反，Sanki 和合作者在前哨淋巴结活检手术前的靶向超声具有 97% 的特异性和 24% 的敏感性[79]。前哨淋巴结活检手术前靶向超声和 FNAC 被认为具有成本效益，也可以避免患者进行不必要的手术和由此导致的不良并发症[85]。真正的问题是实际受益于这种方法的患者数量。此外，必须记住，靶向超声实践需要最佳的组织协调（在淋巴显像和手术之间的时间段内进行超声和 FNAC），需要许多不同的操作者共同参与。必须牢记，即使这样做，超声仍然会遗漏微小转移。

2019 年发表的一篇 Cochrane 综述[86]评估了 11 项关于前哨淋巴结活检手术前超声的研究。单独超声的综合敏感性为 35%，特异性为 94%。将超声与 FNAC 结合的综合敏感性为 18%，特异性为 100%。根据以上数据，假设有 1000 人符合前哨淋巴结活检手术资格的队列时，其中 237 人有淋巴结转移（中位数患病率），那么超声与 FNAC 的结合可能使 43 人直接接受辅助治疗，而无须首先进行前哨淋巴结活检手术。然而，这导致 2 名假阳性结果患者因此进行错误治疗。研究者得出结论称，在前哨淋巴结活检手术前使用超声结合 FNAC 进行成像可能能够识别约 1/5 淋巴结疾病的患者，但置信区间较宽，进一步的工作被认为是必要的，以确定真实的成本效益。

除了前哨淋巴结活检手术前的筛查，对于符合前哨淋巴结活检手术要求但未接受该手术或该手术不成功的患者，超声检查可以用于监测其区域淋巴结[13]。

八、黑色素瘤卫星灶、移行转移和淋巴结转移的超声表现

（一）卫星 / 移行转移的超声成像

卫星转移、移行转移以及血源性黑色素瘤皮肤转移，表现为实性结节，相对于周围脂肪呈低回声，位置在真皮或皮下[87]（图 10.13）。明显的低回声是由高细胞密度和黑色素的声反射过低，而不是肿瘤坏死引起的[17, 37]。形状呈圆形、椭圆形或分叶状，轮廓通常清晰[38]。大多数病变具有均匀的内部回声。有时，在直径大于 6 mm 的结节中可能会出现微小的液性区。边缘清晰，只有相对较大的病变轻微不规则。结节通常表现出良好的透声（图 10.14）。显著的低回声和后方回声增强的组合可能会类似囊样，如血清肿。

Solivetti 等[31]在 63 名患者中检测到 95 个卫星或移行转移病灶，平均结节数为 1 ~ 4 个。有 6 名患者的多个病灶沿着同一淋巴管排列，最大的病灶距离原发肿瘤部位最远。直径范围从 4 ~ 17 mm（平均 8 mm），只有 4 个病灶直径超过 1 cm。由于移行转移结节沿着淋巴管生长，有时可以观察到 1 个低回声带从一侧进入转移病灶并从另一侧离开，这是充满黑色素瘤细胞的扩张的淋巴管的直接影像（“尾征”）。

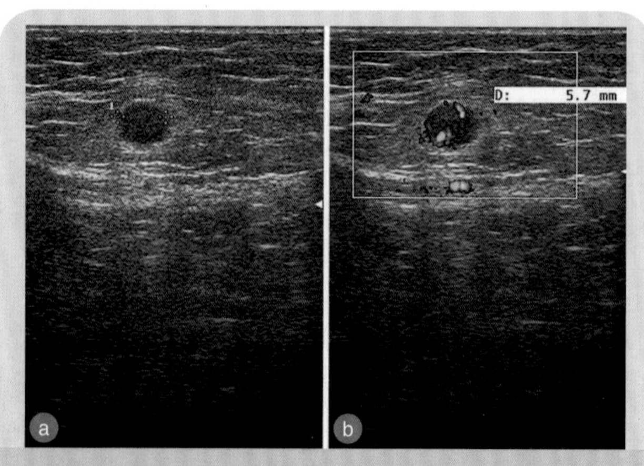

小的低回声皮下结节，在能量多普勒成像中显示出血流信号。

图 10.13 黑色素瘤移行转移（1）

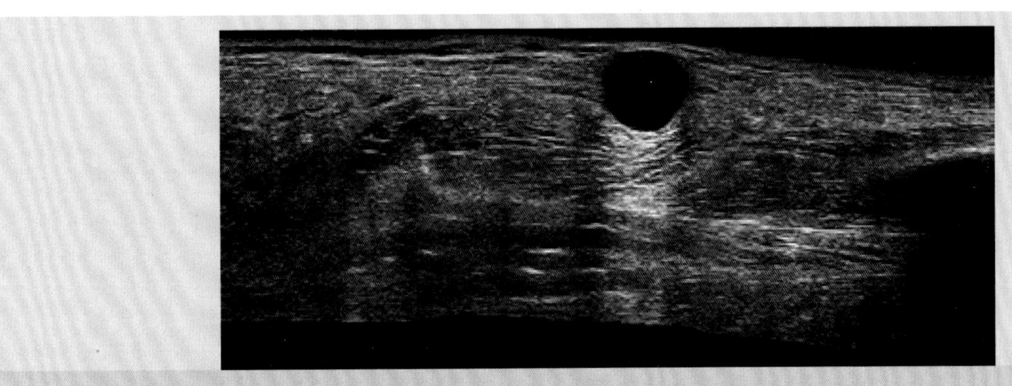

扩展成像。明显低回声结节，后方回声明显增强。

图 10.14　黑色素瘤移行转移（2）

有时，充满肿瘤细胞的淋巴管连接多个排列整齐的移行转移病灶（“串征”）[88]（图 10.15）。

黑色素瘤的转移灶在血供上存在差异，范围从稀少的外周血流到弥漫而密集的血流[87-89]。需要注意的是，尽管血流信号的存在有助于证明某种异常是实质性的，但缺乏血流信号并不能帮助排除黑色素瘤的转移灶。当发现 1 个小的皮下病变，可能表示卫星病变或移行转移结节时，即使是检测到微小的血流信号，也可以有效区分其他异常，如小的血清肿和囊肿（图 10.16）。然而，即使使用高灵敏度的超声仪和低流速设置，小的黑色素瘤转移灶可能不显示任何内部血流。在 Solivetti 的研究中[31]，53 个病变中有 6 个没有显示任何内部血流信号，只有直径大于 7 mm 的病变在能量多普勒成像中显示了血流。

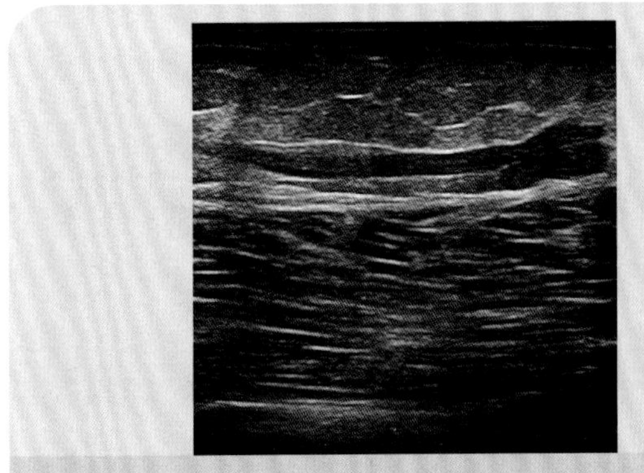

图 10.15　肿瘤细胞充满扩张的、低回声的淋巴管

迄今为止，还没有关于弹性成像评估黑色素瘤移行转移的特定研究。然而，与大多数恶性软组织病变一样，黑色素瘤转移在应变弹性成像评估中可表现出较高的硬度[90-91]。这种高硬度可以是均匀的或不均匀的（图 10.17）。

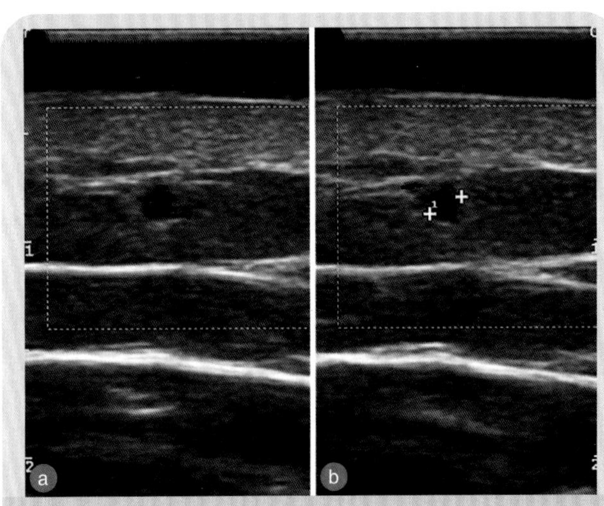

显示这个直径为 1.7 mm 的低回声结节内的血流信号，以确认其为恶性。

图 10.16　黑色素瘤移行转移（3）

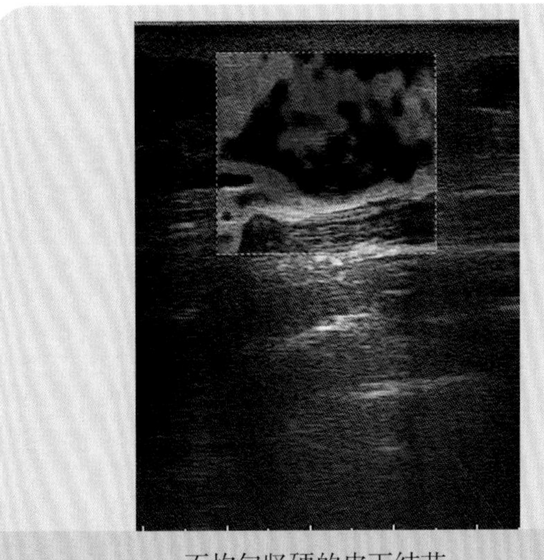

不均匀坚硬的皮下结节。

图 10.17　黑色素瘤移行转移（弹性成像）

（二）淋巴结转移的超声成像

操作者应充分了解正常淋巴结、反应性增生淋

巴结、退行性肿大淋巴结（脂肪变性）、炎症性淋巴结（急性和慢性淋巴结炎）和肿瘤性淋巴结的超声表现。还应该知道正常淋巴结的形态可能因不同的淋巴区域（颈部、腋窝和腹股沟区）而有所不同。例如，腋窝和腹股沟淋巴结可能显示出包膜下窦呈波浪状（马蹄形淋巴结），而正常的颈部淋巴结可能显示出小而偏心的高回声窦或无窦[14]。

淋巴结评估基于分析大小、形状、边界、内部回声和血流（图 10.18）。已经描述了多种指示恶性的特征，操作者应始终寻找灰阶模式和多普勒的组合[79, 92]。一项系统回顾显示，使用超声检查对黑色素瘤淋巴结转移的各种已发表研究采用了相当不同的标准。在一些文章中，甚至没有描述诊断标准[72]。

淋巴结大小本身并不重要。显然，具有非特异性外观（例如，皮质略增厚）的淋巴结如果还很大，就变得更可疑。小的淋巴结有时可能呈现圆形或显示出高回声门结构消失或皮质增厚。但是，如果这些变化不明显，它们仍然被认为是良性的。相反，如果这些变化在大淋巴结中是明显的，将被认为是可疑的。当淋巴结的形状为椭圆形时，甚至当为圆形（“气球状”）时更为可疑，而长形更为令人安心[93]。一些作者认为 L/T 比＜ 2 是可疑的，而其他人认为 L/T 比＜ 1.5 是可疑的[22, 72]。对大小标准而言，1.5 的阈值会增加原本较低的特异性。

对皮质的变化应该给予更多关注，皮质变化表明淋巴结转移的早期阶段（图 10.19 和图 10.20）。淋巴管传播的肿瘤细胞首先到达淋巴结边缘窦的周边区域。因此，转移病灶首先在皮质内生长，随后扩展到淋巴结的其余部分。表现为弥漫性但对称性

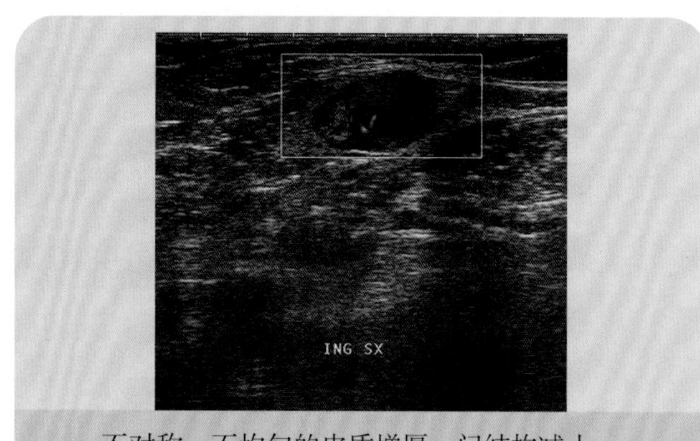

不对称、不均匀的皮质增厚，门结构减小。

图 10.19　转移性淋巴结（1）

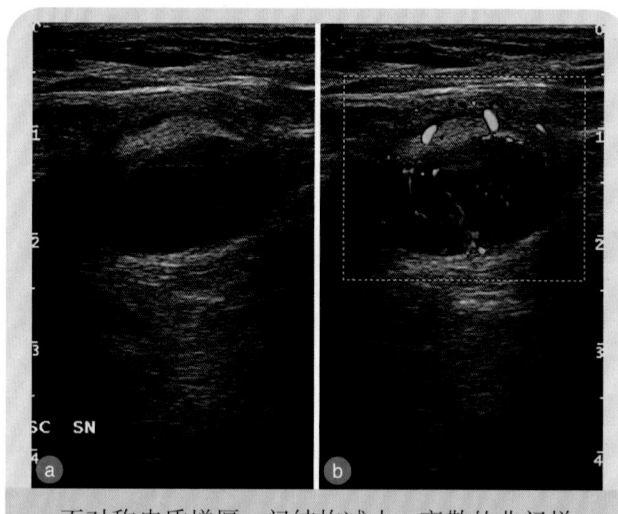

不对称皮质增厚，门结构减小，离散的非门样血流。

图 10.20　转移性淋巴结（2）

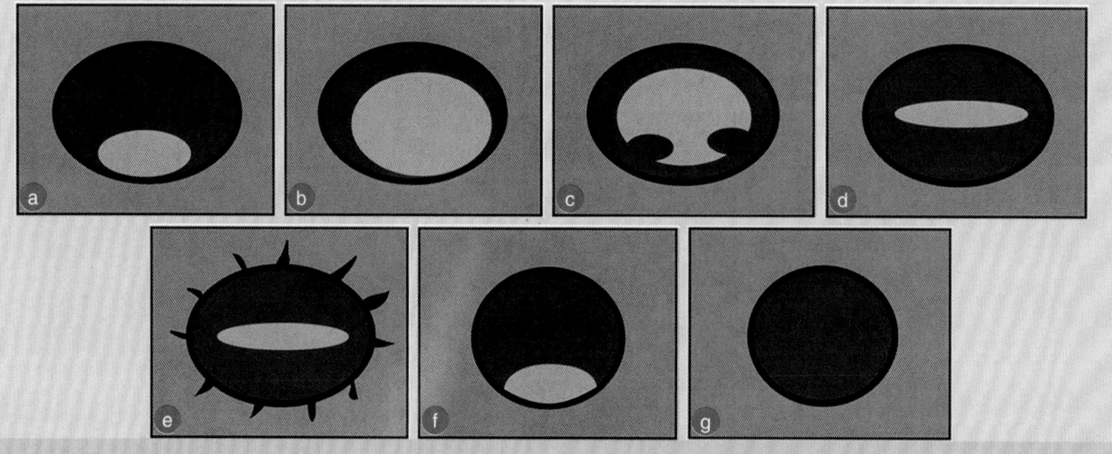

a. 显著的、不对称的皮质增厚，伴有小的门结构；b. 局限但不对称的皮质增厚；c. 伴有局灶性肿瘤沉积的皮质增厚；d. 明显的、对称的皮质增厚，伴有小的门结构；e. 淋巴结周围脂肪组织的浸润；f. 圆形淋巴结，伴有小的门结构；g. 圆形淋巴结，门结构缺失。

图 10.18　淋巴结的可疑改变

（周缘性）皮质增厚的淋巴结应被视为不确定。相反，皮质不对称（单侧）增厚的淋巴结高度怀疑转移性病变。厚度越大，可疑性就越高，尤其是在皮质呈隆起状的情况下[75]。皮质局灶性、最终呈结节状增厚的淋巴结是明显转移性的[92-93]。这个“结节内的结节”可以与皮质的其余部分相比呈等回声或低回声。如果是低回声，表明部分转移，而如果是等回声，那么它是可疑的，特别是在多普勒成像中较大和（或）富血供的情况[22，92-93]。局灶转移可以发生在形状非常狭长（不仅仅是椭圆形）、具有明显门结构和其他区域皮质非常薄的淋巴结中，但该淋巴结仍然可以被有把握地诊断为转移性[94]。其他肿瘤也会导致淋巴结轮廓的局部突起，但这些结节通常与其余皮质等回声。黑色素瘤可能导致局部沉积，这些沉积通常与皮质相比呈低回声（“无回声岛”）[95]。这些局部变化可以通过靶向 FNAC 或造影剂注射进行进一步评估[96]（图 10.21 和图 10.22）。

除了评估皮质的外观，还必须考虑中央的高回声“门”结构的变化。门可能会出现移位，缩小，明显不均匀，或完全被取代[97]。小的门可能是一种非特异性的发现，但是由于皮质的不对称或局部增厚，或者由于门部分或全部被低回声组织替代而引起的门的移位，都表明存在转移[92]。通过适当设置的超声仪，我们通常能够识别侵及部分或整个淋巴结的黑色素瘤转移所致的明显低回声。这种低回声是黑色素瘤转移相当典型的声像。软组织中的圆形或椭圆形结节状低回声图像可能与正常或异常血管、密集的瘢痕、液体积聚（如血清肿、血肿、淋巴囊肿）、囊肿、脓肿和良性肿瘤有关。然而，通过患者的病史，结合 B 型模式和彩色多普勒的发现，通常能够进行充分的鉴别。

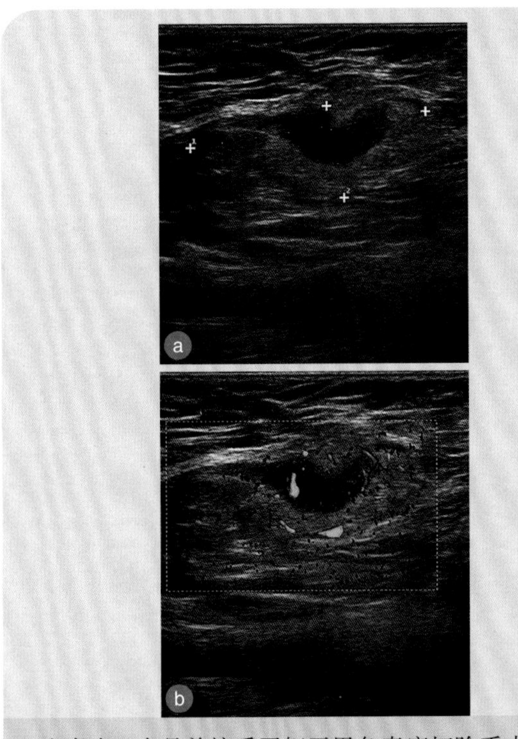

患者在 2 个月前接受了躯干黑色素瘤切除手术。a. 腋下淋巴结出现局灶性低回声肿瘤沉积；b. 方向能量多普勒成像显示异常血流。

图 10.21　转移性淋巴结（3）

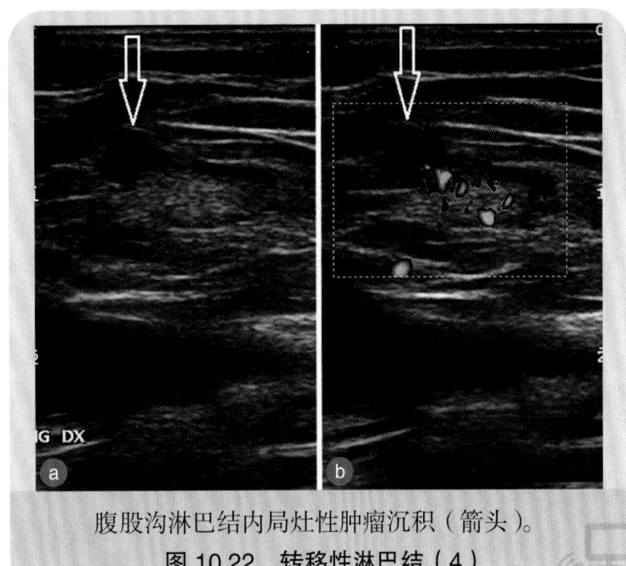

腹股沟淋巴结内局灶性肿瘤沉积（箭头）。

图 10.22　转移性淋巴结（4）

在淋巴结显示一些细微异常的情况下，例如皮质略厚或稍不对称，寻找在相同淋巴区和对侧淋巴区外观相似的淋巴结可能是有帮助的。显然，这不是一种严谨的做法，但同样明显的是，当在多个淋巴结中发现类似的变化，尤其是当这些其他淋巴结位于与原发肿瘤对侧时，恶性的怀疑会大大减少（Catalano 等，2010）。

对于任何异常淋巴结，都要进行彩色多普勒和能量多普勒成像。良性淋巴结显示单极血流，血管进入淋巴结门，并规则地分布到周边（不达到淋巴结皮质）。在恶性淋巴结中，这个“彩色门”消失或位移，而多条血管穿过淋巴结被膜进入淋巴结，呈无序分布（被膜血流或“周围灌注”）[15，92-93]。多普勒超声在一些不确定的情况下尤其有帮助，可提高操作者怀疑恶性的信心。当淋巴结显示皮质弥漫性增厚（门回声的尺寸小于正常），若检测到门内血流则可降低怀疑，若检测到异常的血流分布则需要进一步检查。此外，当 B 型模式成像显示淋巴结皮质等回声不对称增厚或皮质局部隆起时，多普勒技术能够显示可疑区域与淋巴结其余部分相比，血供会更高还是更低，或者清楚显示与该区域直接相关的被膜血管（Catalano等，2010）。

有研究探讨了弹性成像在评估恶性黑素瘤患者可疑淋巴结中的作用。显示了淋巴结硬度与恶性侵犯之间存在显著相关性。Hinz[98] 对 36 名因可疑的超声发现或计划前哨淋巴结活检（SLNB）手术而安排进行淋巴结切除的患者进行了评估。在应变弹性成像中，90.5% 的转移性淋巴结显示出 3、4 或 5 的模式（根据淋巴结内高硬度区域的百分比），而所有良性淋巴结中，76% 显示 1 或 2 的模式。灰阶和能量多普勒超声的敏感性和特异性分别为 81% 和 76%；弹性成像的敏感性和特异性分别为 90.5% 和 76%；组合评估为 95% 和 76%。Ogata 等 [99] 评估了 12 名黑素瘤患者中的 13 个转移性淋巴结和 7 个反应性淋巴结。评分截断值为 3 时敏感性和特异性分别为 100% 和 71%，评分截断值为 4 时敏感性和特异性分别为 92% 和 100%；B 型模式超声为 77% 和 57%。

超声造影已被证明可以有效地区分正常淋巴结内局灶性低回声皮质改变的性质。Rubaltelli 等的一项针对 44 个淋巴结的研究显示 [96]，在其他方面正常的淋巴结中，29 例局部增厚区域的对比增强效果与剩余皮质相似，而在其余 15 例中则是低增强。与 FNAC 相比，超声造影显示出 100% 的敏感性和 93.5% 的特异性。

九、皮肤黑色素瘤随访

对于任何肿瘤，都应该制定一种基于个体复发风险的监测策略。然而，对于黑色素瘤患者，进行定期随访不仅是为了检测肿瘤复发，还是为了识别任何新的原发性黑色素瘤。90% 的黑色素瘤转移发生在手术后的前 5 年。然而，晚期转移确实会发生 [1]。值得注意的是，高达 62% 的局部、卫星 / 移行转移和区域性淋巴结复发是由患者自己发现的 [100-101]。还有许多是由医师发现的。

黑色素瘤的复发可能发生在原发性肿瘤瘢痕处、瘢痕周围的皮肤及区域淋巴结站、区域淋巴结水平，或者在深部脏器（图 10.23 ~ 图 10.27）。后者不在本书的讨论范围之内。在 Franken 的研究中，首次复发的黑色素瘤中有 13% 是局部复发、17% 是移行转移、46% 是区域淋巴结转移，24% 是远处转移 [101]。

关于对黑色素瘤患者进行随访的频率、时机和持续时间，以及在病史、临床检查和血液检测之外是否使用超声，目前国际上尚无共识。随访策略应该是按阶段而定的，并且尽可能根据年龄、个体风险等因素进行个体化定制。全球范围内的随访规则各异，频率从每年 2 ~ 4 次，持续时间从 3 ~ 10

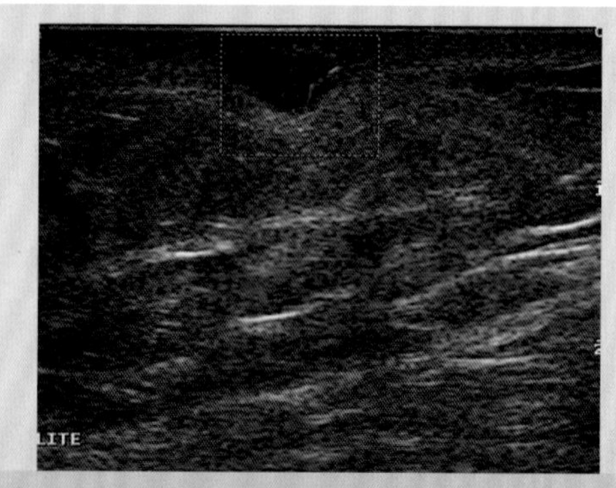

在真皮和皮下组织交界处的小的低回声、有血供的结节。

图 10.23 瘢痕旁黑色素瘤复发（1）

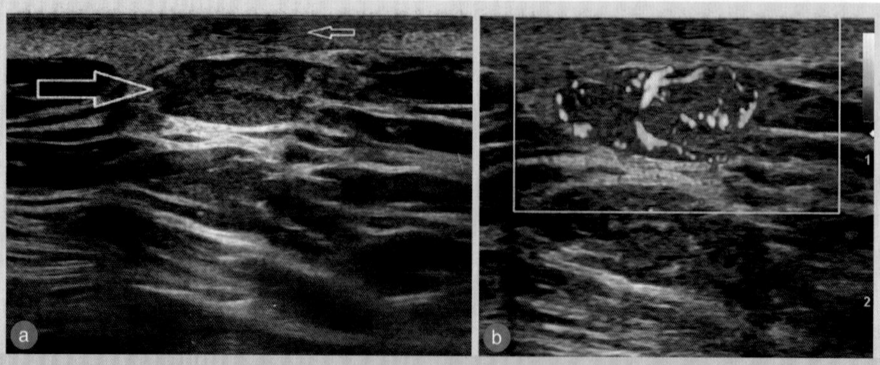

a. 瘢痕（小箭头）下方的低回声结节（大箭头）；b. 微血流成像显示丰富、不规则的血流信号。

图 10.24 瘢痕旁黑色素瘤复发（2）

年[1，13]。通常在前 5 年选择更密切的监测，而在随后的 5 年中通常采用较低的频率。一些医疗机构根本不使用超声，一些医疗机构将超声限制在区域淋巴结检查，还有一些医疗机构将超声扩展到瘢痕、淋巴管系统、区域淋巴结，甚至是非区域淋巴结。最近的欧洲多学科指南建议在手术后的前 3 年进行淋巴结的超声检查[1]。与触诊相比，超声更敏感、更特异[22，97，102–104]，尽管其对患者生存的益处尚未得到证实。超声相对于 CT 和 PET-CT，似乎是检测淋巴结疾病的最佳成像方法[1]。

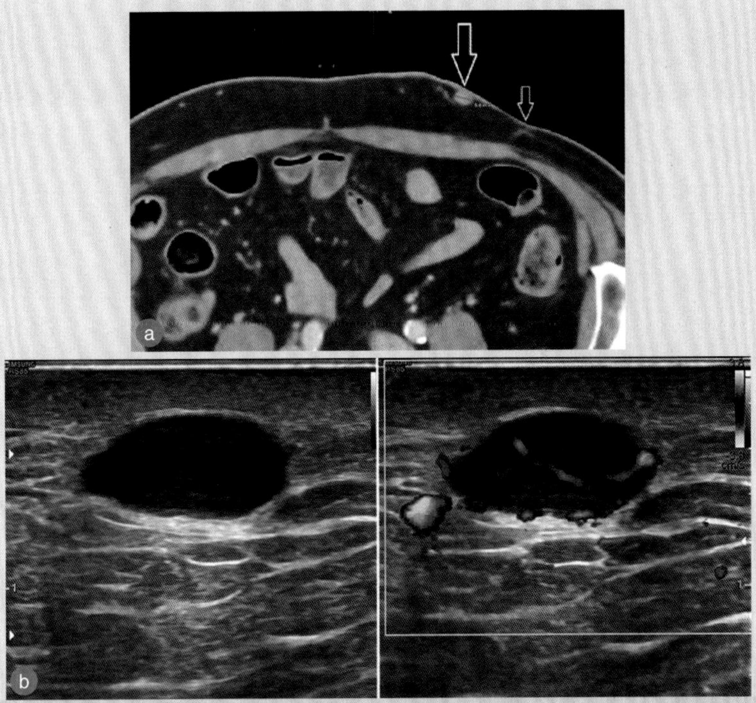

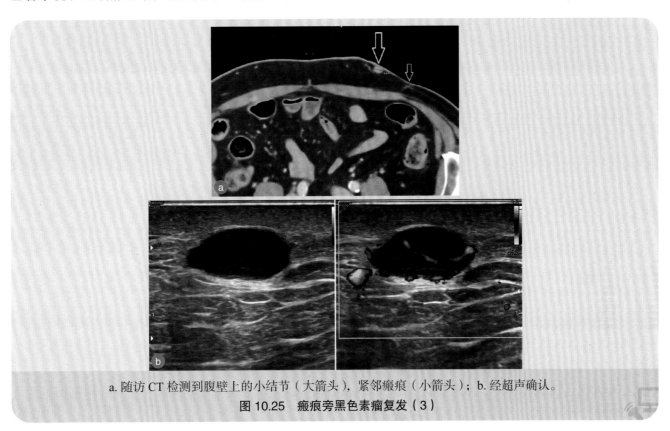

a. 随访 CT 检测到腹壁上的小结节（大箭头），紧邻瘢痕（小箭头）；b. 经超声确认。

图 10.25　瘢痕旁黑色素瘤复发（3）

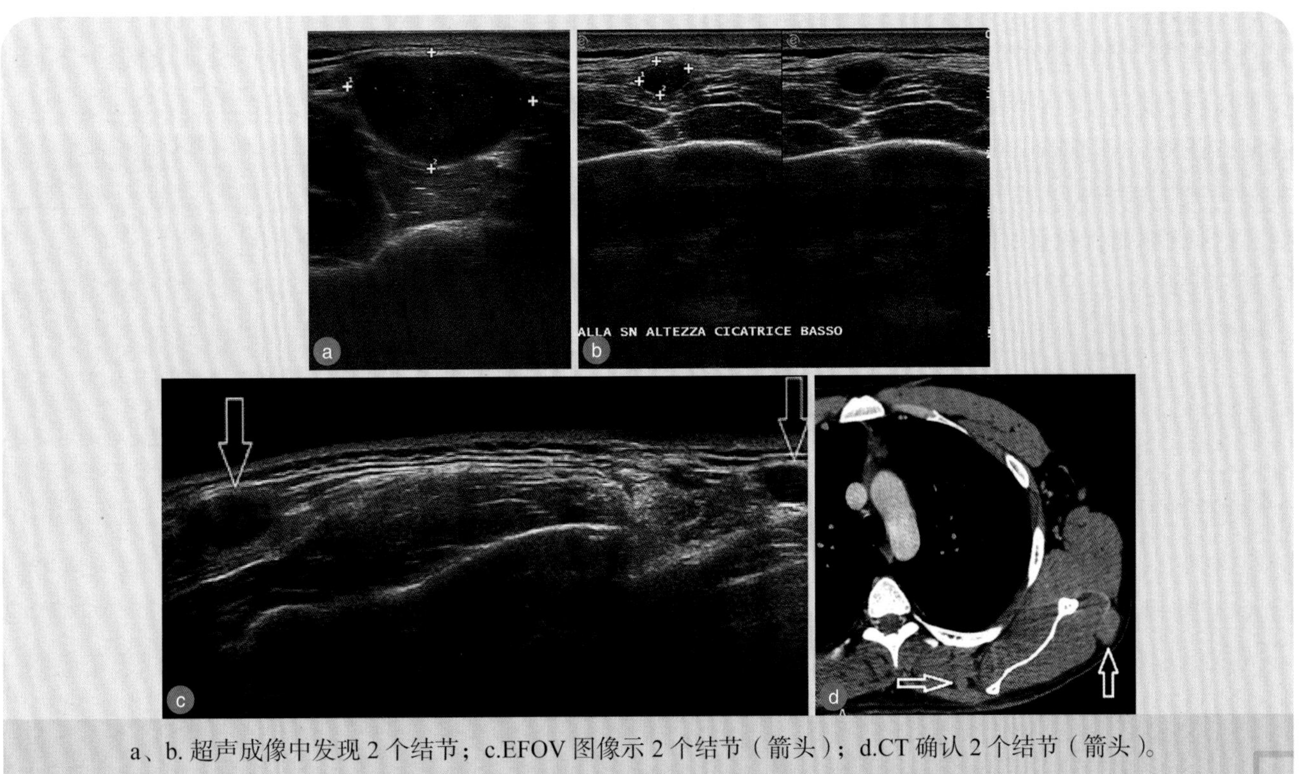

a、b. 超声成像中发现 2 个结节；c.EFOV 图像示 2 个结节（箭头）；d.CT 确认 2 个结节（箭头）。

图 10.26　超声随访期间检测到的黑色素瘤移行转移

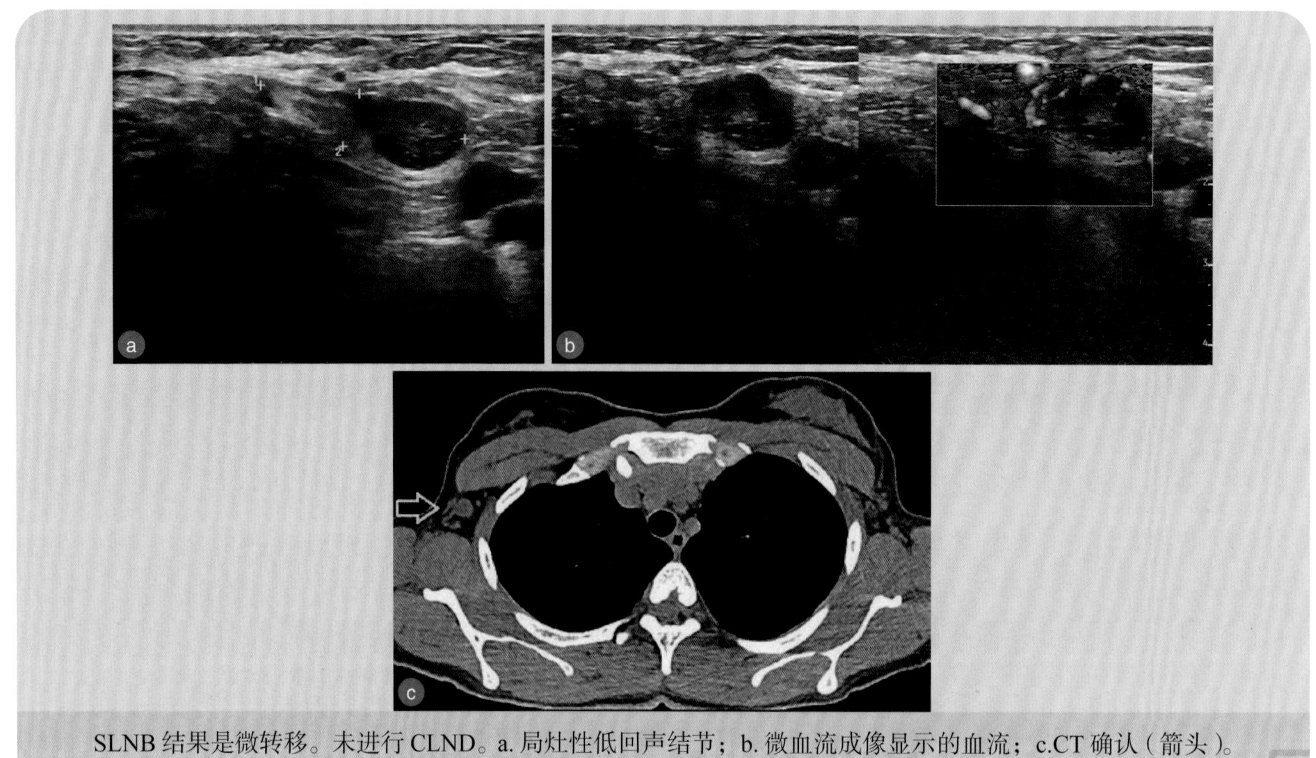

SLNB 结果是微转移。未进行 CLND。a. 局灶性低回声结节；b. 微血流成像显示的血流；c.CT 确认（箭头）。

图 10.27　在 SLNB 手术后 2 年检测到的腋窝淋巴结黑色素瘤转移

对黑色素瘤患者进行准确的超声检查，仔细探查区域淋巴结、瘢痕及两者之间的皮肤是耗时的 [105]。此外，其对患者生存的实际影响尚不清楚。通过分析两组早期黑色素瘤患者队列（Ⅰ B- Ⅱ A 阶段）的前瞻性研究，Ribero 等 [106] 发现，与基于临床的随访相比，基于超声的随访并未改善无远处转移生存期、无病间隔期、无淋巴结转移生存期和黑色素瘤特异性生存期。基于超声的随访未提高Ⅰ B- Ⅱ A 阶段患者的生存率 [107]。然而，根据最新的国际指南，建议对美国癌症联合委员会 T1b 阶段及 T1b 阶段以上的黑色素瘤患者进行超声检查以评估淋巴结状态 [1]。新治疗方法的引入（靶向药物和免疫疗法）可能有利于未来早期诊断复发的需求 [13]。

在黑色素瘤患者的随访中，超声是一种敏感而适度特异的评估表浅淋巴结的方法，比触诊更为准确 [13]。一项单中心前瞻性研究 [108] 通过体格检查和超声评估了 1288 名黑色素瘤患者在 4435 次随访中的 6328 个淋巴引流区域。超声的敏感性和特异性分别为 89% 和 100%，而临床检查的敏感性和特异性分别为 71% 和 100%。在锁骨上区、腋窝区和锁骨下区，临床检查的敏感性最低。在检测淋巴结转移方面，超声优于 CT、PET 和 PET-CT[109]。当在前哨淋巴结活检结果阳性后选择淋巴结观察作为替代CLND时，超声随访尤为重要。在这些患者中，尽管再次强调，尚无生存获益的证据，但连续的超声扫查可以检测到区域淋巴结位置的肿瘤复发。

在超声发现异常的情况下，细针穿刺细胞学检查（FNAC）具有较高的阳性预测值。Solivetti 等 [110] 评估了 480 名皮肤肿瘤患者，其中大多数是黑色素瘤，这些患者接受了超声引导下疑似复发淋巴结的 FNAC。在 336 名超声阳性的患者中，有 231 名（69%）在细胞学上呈阳性。在 144 名超声阴性患者中，有 132 名（92%）在 FNAC 中呈阴性。因此，超声的阴性预测值为 92%，阳性预测值为 69%。

FNAC 在诊断黑色素瘤转移至皮肤方面具有相当高的准确性。对于临床上疑似肿块且有黑色素瘤病史的患者，超声联合 FNAC 是首选方法 [111-112]。2013 年关于触诊和超声引导下 FNAC 的荟萃分析发现其综合敏感性为 97%，综合特异性为 99%[112]。导致假阴性结果的原因包括样本不足、肥胖、穿刺区域操作困难、明显纤维化或先前有瘢痕、病变较小或可疑病变边缘不清晰。使用超声引导减少了这些因素的影响。假阳性结果最常见的原因是继发性恶性肿瘤，特别是在细胞涂片较少的情况下。假阳性结果产生的原因可能是反应性成纤维细胞的过度解读及来自结节性筋膜炎的梭形细胞病变，以及可能模仿黑色素瘤细胞的非典型组织细胞[112]。超声引导下的 FNAC 对临床上误诊的黑色素瘤转移也是有帮助的[113]。

十、超声引导下诊断和治疗

实时超声是黑色素瘤患者经皮穿刺活检的最佳引导方式。超声引导的 FNAC 比触诊引导的 FNAC 更有效[114]。超声引导通过指示给定区域内最可疑的淋巴结，将针引向小而不可触及的目标，且显示针尖实际位于淋巴结内，从而减少了假阴性结果的数量[22, 114]。超声引导以靶向方式使用，将针引向淋巴结的最可疑区域，如皮质的低回声局部增厚或皮质最厚且血流最丰富的区域。这可以避免穿刺到坏死风险较高的区域，例如，回声非常低且没有多普勒流信号的区域。

通常，采用徒手操作的方式进行，对于浅表病变使用连接 10 mL 塑料注射器的细针（21 号、22 号），对于较深的病变则使用 22 号脊椎穿刺针（Catalano 等 2010e）。一些操作者更喜欢使用 25 ~ 27 号的针[14, 113]。使用较大的针并不会增加肿瘤播散的风险，在患有黑色素瘤的患者进行淋巴结 FNAC 后通常不会发现肿瘤播散；相反，较大的针可以采集稍多一些的样本，从而减少重复取样的需要。当针尖在目标内可见时进行主动抽吸。然而，一些操作者依赖于被动抽吸（毛细作用），除非目标非常小[14]。在目标内进行来回、多方向的针刺移动对于获得最佳结果是必要的（图 10.28）。

如有可能，FNAC 样本将由现场细胞病理学家对带有快速 Romanowsky 染色的空气干燥玻片进行即时评估。在出现不确定 / 不具代表性的涂片或在临床、超声和细胞学结果之间存在差异的情况下，立即重复穿刺。经巴氏染色的最终细胞病理学评估将确认初步诊断（图 10.29 和图 10.30）。细胞病理学评估包括免疫细胞化学分析，特别参考黑色素细胞标志物 HMB-45。对于具有不确定 FNAC 结果的罕见情况，可以进行组织学评估。作为替代方案，一些作者在评估黑色素瘤患者的可疑淋巴结时使用了针芯活检而不是 FNAC[115]。敏感性为 98%，特异性为 100%。

超声可以用于手术前定位黑色素瘤转移灶。对

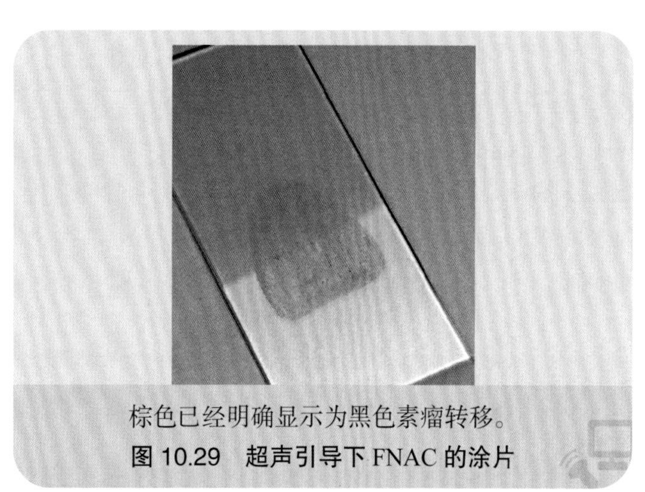

棕色已经明确显示为黑色素瘤转移。

图 10.29　超声引导下 FNAC 的涂片

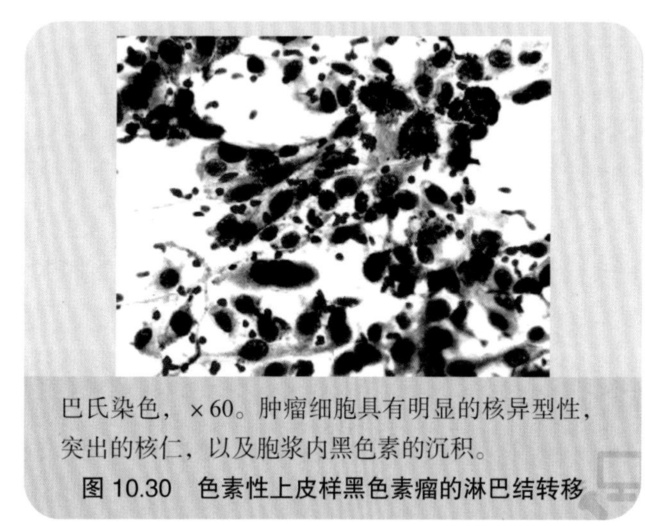

巴氏染色，×60。肿瘤细胞具有明显的核异型性，突出的核仁，以及胞浆内黑色素的沉积。

图 10.30　色素性上皮样黑色素瘤的淋巴结转移

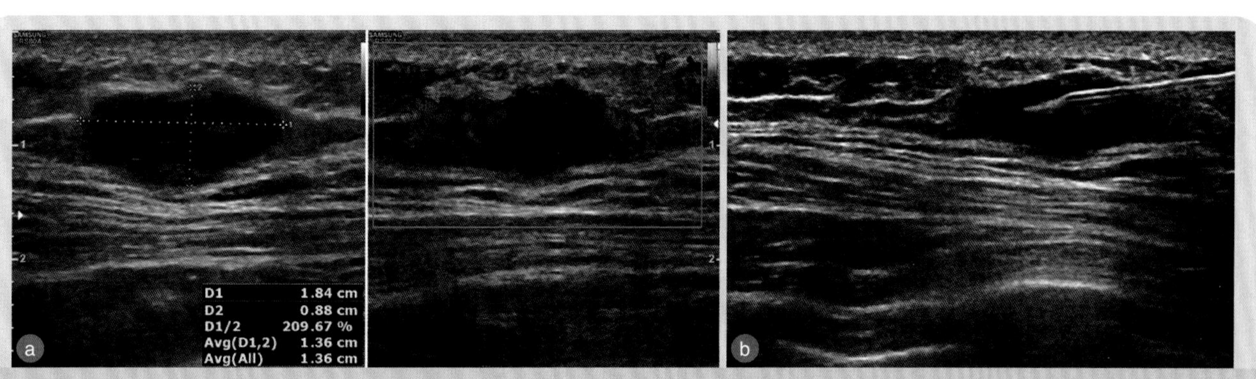

a. 淋巴结的 B 型模式测量，异常血流的能量多普勒评估；b. 使用针进行采样。

图 10.28　超声引导下对腹股沟转移性 19 mm × 9 mm 淋巴结进行 FNAC

于深部和（或）小的局部转移灶，可以使用笔在皮肤上标记，或者在术前放置经皮导丝[116-117]。市面上有各种各样的导丝，其中一些可以在放置位置不理想时重新定位，而另一些则不能。在黑色素瘤病灶靠近易损结构的情况下，使用导丝也是有帮助的。

电化疗是一种局部、非热疗法，它将电脉冲与抗癌药物的静脉或肿瘤内注射结合起来，以实现局部肿瘤的控制。电化疗是一种安全有效的治疗方法，但基本上是用于治疗皮肤和皮下黑色素瘤转移的姑息治疗[118-119]。在非可触及结节内准确放置电极需要术中超声引导[119-120]。Solivetti 等[105] 评估了 15 名计划接受电化疗治疗的黑色素瘤患者，用于处理移行转移。超声可以检测到所有 52 个病变，PET-CT 检测到其中 43% 的病变，而远程热成像只检测到 28% 的病变。PET-CT 还出现了 4% 的假阳性率。

十一、对治疗的反应

新型抗血管生成和靶向治疗用于转移性黑色素瘤，需要早期评估治疗反应，以区分对治疗有反应和无反应的患者。传统的尺寸标准［RECIST（Response Evaluation Criteria in Solid Tumors，实体肿瘤的疗效评价标准）1.1 版］很适用于常规化疗，但新药物需要进行功能评估，因为它们对病变的影响首先是失活，然后才是缩小。一些关于超声造影剂在成像黑色素瘤移行转移上的初步经验取得了有趣的结果，显示病变良好治疗反应的指标是血行阻断[41，121]。

肿瘤内免疫治疗已被批准用于ⅢB-Ⅳ期黑色素瘤。RECIST 不允许使用超声进行病变测量，因为这种方式依赖于操作者，并且难以标准化。然而，在实践中，对于一些皮下病变，超声可能是唯一的选择。因此，新开发的 itRECIST 在没有其他病变可供定量评估时允许使用超声测量。在可行的情况下，应该由同一操作者在所有复诊患者中使用相同的设备和采集参数执行超声，以相似的方向捕获病变图像，并使用解剖标志与之前的扫查对齐[122]。

十二、皮肤黑色素瘤的超声检查：具有挑战性的方面和基本要求

在 2018 年，欧洲癌症组织（European Cancer Organisation，ECCO）发表了关于黑色素瘤患者优质癌症护理的基本要求[7]。专家小组确定了许多黑色素瘤护理中的挑战。其中，与影像学（包括超声检查）有关的挑战如下。

· 对于卫星或移行转移的检测和治疗缺乏足够的知识和经验。

· 局部区域分期和随访使用超声技术需要更新的超声仪和操作者的专业技能。可能导致超声诊断淋巴结和细针穿刺结果的观察者间差异性。

· 根据当地设备的情况或因为不遵循指南，而对 PET-CT 等诊断工具的使用过度或使用不足。患者人群中转移病例的比例相对较低。广泛使用成像方式对早期病变进行分期和随访可能带来高昂的费用、假阳性结果、辐射暴露及潜在的造影剂相关毒性和过敏反应。

ECCO 文章[7] 还列出了专家认为必不可少的一些要求。关于放射学成像，包括超声在内的专家的建议如下：

· 放射科医师必须了解黑色素瘤淋巴扩散的特殊模式（卫星灶，移行转移，淋巴结转移）及血行扩散的方式（包括不常见的扩散部位）。

· 在执行 / 解释影像学检查时，放射科医师必须了解患者病史；必须了解原发性黑色素瘤部位、前哨淋巴结活检（SLNB）定位（若实施）、SLNB 结果、任何早先或同时存在的转移部位及任何先前或正在进行的治疗。

· 放射科医师必须与患者互动——由于许多浅表肿瘤部位是自我触诊的，因此任何微小的症状或发现都必须被考虑。

· 放射科医师必须具备最新的设备。这包括皮肤科探头（＞ 15 MHz）和超声的彩色多普勒模式，CT 的多层探测器扫描仪（≥ 16 排探测器），高磁场扫描仪（≥ 1.5 T），肝特异性对比剂，磁共振成像（MR）的扩散加权成像模式，以及用于 CT 和 MR 图像处理的工作站。

· 必须使用高分辨率超声和多普勒评估检测局部及区域性转移。双期肝脏采集（动脉期和门脉期）CT 对于提高评估肝脏病变的敏感性和特异性都是必要的。胸部扫描必须包括颈部，而盆腔扫描必须包括腹股沟区。在 CT 结果不确定或不一致时，或者计划进行放疗时，必须进行 MRI 检查，特别是

脑 MRI。

· 放射科医师必须具备进行超声或 CT 引导的经皮穿刺的专业知识，包括细针细胞学、放置术前导丝和抽吸淋巴囊液。

· 评估治疗反应的放射科医师必须了解正在进行的治疗（免疫疗法、靶向疗法、隔离肢体灌注、化学灌注、电化学疗法等）。必须熟悉与创新疗法相关的特殊现象（假性进展等）及主要相关的并发症。

十三、结论与未来展望

尽管多年来已经发表了几篇文章，但是结果不一致，超声在初步诊断原发性皮肤黑色素瘤中尚未成为常规工具。治疗仍然基于原发性肿瘤外科活检和 SLNB 手术[13, 56]。然而，基于手术的治疗是一个多步骤的过程。在最糟糕的情况下，例如，黑色素瘤厚度大于 1 mm 并且 SLNB 阳性，患者需要进行三次手术：原发性肿瘤活检，再切除加 SLNB，以及 CLND。从理论上讲，基于超声的治疗将实现单步处理。事实上，原发性肿瘤的超声测量能显示大于 1 mm 的厚度，而区域淋巴的超声探查（加 FNAC 取样）能显示阳性淋巴结，促使进行根治性淋巴结切除。还需要进一步的研究来了解在多大比例的患者中，这种治疗在临床实践中具有可行性。然而，首先需要改变思维方式。

超声在皮肤黑色素瘤患者的局部区域分期、术前 SLNB 淋巴结筛查和随访中发挥着越来越重要的作用。对于所有原发性皮肤黑色素瘤 pT1b 及 pT1b 以上，建议对局部区域淋巴结进行超声检查[1]。此外，作为比体格检查更为敏感和特异的方法，超声已纳入大多数黑色素瘤患者的监测指南。超声也是 FNAC、针芯活检和术前导丝放置等经皮穿刺实时引导的首选方法。最后，超声对于监测皮肤局限性黑色素瘤转移患者的治疗反应也很有用。

为了使超声在黑色素瘤患者中发挥作用，需要先进的设备、专业的操作人员培训、仔细的检查和跨学科的合作[13]。

（杨诗源，孟颖 译）

参考文献

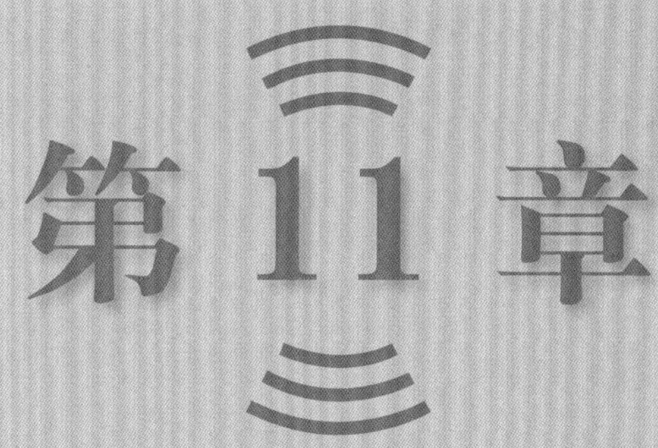

皮肤淋巴瘤的超声检查

Anitha Mandava

缩略词

18F-FDG PET	F-18 fuorodeoxyglucose positron-emission tomography	18F- 氟代脱氧葡萄糖正电子发射断层扫描
CD	cluster of designation	分化簇 / 簇分化抗原 / 白细胞分化抗原
CT	computed tomography	计算机断层扫描
EBV-MCU	epstein-barr virus-positive mucocutaneous ulcer	EB 病毒阳性黏膜皮肤溃疡
EORTC	European Organisation for Research and Treatment of Cancer	欧洲癌症研究与治疗组织
HRUS	high-resolution ultrasound	高分辨率超声
IHC	immunohistochemistry	免疫组织化学 / 免疫组化
IPI	International Prognostic Index	国际预后指数
ISCL	International Society for Cutaneous Lymphomas	国际皮肤淋巴瘤学会
LDH	lactate dehydrogenase	乳酸脱氢酶
MF	mycosis fungoides	蕈样肉芽肿
NHL	non-Hodgkin's lymphoma	非霍奇金淋巴瘤
NK	natural killer	自然杀伤
PCBCL	primary cutaneous B-cell lymphoma	原发性皮肤 B 细胞淋巴瘤
PCL	primary cutaneous lymphoma	原发性皮肤淋巴瘤
PCTCL	primary cutaneous T-cell lymphoma	原发性皮肤 T 细胞淋巴瘤
SES	Sézary syndrome	Sézary 综合征
TNM	tumor, node, metastases	肿瘤、区域淋巴结、远处转移
UV	light ultraviolet light	紫外线
WHO	World Health Organization	世界卫生组织

原发性皮肤淋巴瘤（PCL）是结外非霍奇金淋巴瘤（NHL），其特征是在初次诊断和诊断后 6 个月内，以局限于皮肤的恶性淋巴细胞为特征性表现，没有任何皮外疾病的表现，即淋巴结、骨髓或内脏受累，可以通过适当的分期程序进行评估[1-2]。皮肤是结外非霍奇金淋巴瘤的第二大受累部位，仅次于胃肠道系统，占结外淋巴瘤的 19%，年发病率约为 1 ∶ 100 000[3-4]。继发性皮肤淋巴瘤很少见，是结节性或全身性恶性淋巴瘤累及皮肤的继发表现。PCL 与继发性皮肤淋巴瘤显著不同，因为它们在遗传、临床、组织学和免疫表型特征上都截然不同[1, 5-6]。区分这两种淋巴瘤类型对于其治疗至关重要，因为它们具有完全不同的治疗方法和预后。

与通过全身化疗治疗的继发性皮肤淋巴瘤不同，PCL（除非范围广泛）的病变可通过皮肤定向疗法进行治疗，包括紫外线疗法、局部用药、病变内注射类固醇激素或干扰素、局部放疗和手术切除[1, 7]。此外，与继发性皮肤淋巴瘤相比，PCL 表现为缓慢、惰性的病程和更好的预后[1, 8-9]。PCL 还应与皮肤病、淋巴瘤前期状态和反应性淋巴细胞增生引起的“假性淋巴瘤”相鉴别，因为这些疾病在消除致病因素和对症治疗后会自行消退。

目前，PCL 根据 2017 年的 WHO 分类进行分类，2018 年出版了 WHO-EORTC 分类的更新版。根据起源细胞的不同，PCL 大致可分为两大类：①原发性皮肤 T 细胞淋巴瘤（PCTCL），占 65% ~ 75%；②原发性皮肤 B 细胞淋巴瘤（PCBCL），占 25% ~ 35%[6]。最常见的 T 细胞淋巴瘤是蕈样肉芽肿（MF），约占所有病例的 50%，以及 Sézary 综合征（SES），一种罕见但侵袭性很强的 PCTCL 亚型。除此之外，在 2017 年的 WHO 分类中，还纳入了一种与免疫抑制有关的新分类，即 EB 病毒阳性黏膜皮肤溃疡（EBV-MCU）[6]。

PCBCL 多见于中老年患者（诊断时平均年龄为 60 岁），女：男比例为 0.6 ：1，该病的特点是病程缓慢，存活期较长 [3-4, 10]。欧洲和亚洲的流行病学数据表明，PCBCL 的发病率在过去 20 年中显著增加，与 PCTCL 相比，更多发生在老年人群中 [3-4]。

PCL 的临床表现多种多样，病变可表现为单发或多发红斑、斑块、丘疹、痤疮样病变、结节和肿瘤 [3, 6]。T 细胞淋巴瘤常表现为多发性湿疹样和（或）红斑样斑块，或同时伴有躯干、四肢和头颈部斑片、斑块和肿瘤的混合体 [3, 6]。它们经常出现溃疡，很少伴有蜂窝织炎 / 脂膜炎样外观和瘤样淋巴结。B 细胞淋巴瘤表现为红色至紫红色丘疹、斑块或结节，好发于头颈部和四肢，尤其是手臂，而溃疡并不常见 [3]。多发性病变在 T 细胞淋巴瘤（90%）比 B 细胞淋巴瘤（50%）更常见，后者通常局限于一个身体部位 [11-12]。

PCL 的诊断需要通过细针穿刺或切开 / 切除活检获得的组织病理学检查来确定。大多数病例为新生病灶，淋巴瘤浸润通常累及真皮层，无亲表皮性，常延伸至皮下组织 [1, 10]。浸润大多是单形性的（大或小细胞），由一条称为 Grenz 区的胶原带与表皮分开 [1]。恶性淋巴细胞表达特定的簇分化抗原（CD）标记，用于确定皮肤淋巴瘤的细胞谱系。免疫组织化学（IHC）是皮肤淋巴瘤诊断和分类的关键，通过检测是否有特定的 T 细胞标志物（CD2、CD3、CD5、CD7、CD4、CD8 和 CD45RO）、NK 细胞标志物（CD56）、B 细胞标志物（CD19、CD20、CD21、CD79a 和 PAX5）和其他标志物的存在来明确分类 [13-14]。还需要 IHC 来排除继发性皮肤淋巴瘤和其他皮肤肿瘤。

影像学研究在皮肤淋巴瘤的诊断、定位和分期方面发挥着重要作用。虽然彩色多普勒超声是最常用的成像方式，但有关皮肤淋巴瘤的具体超声声像图特征的详细资料却很有限，这可能是由这种疾病的罕见性及高分辨率超声（HRUS）在皮肤病变评估中的应用不足所致。

在对疑似 PCL 的皮肤病变进行评估时，通常使用标准设置下 6 ~ 22 MHz 范围的高频线阵探头，当然，也可以使用超高频率。所有病例均采用彩色多普勒和能量多普勒技术进行血流评估。HRUS 检查包括对病变进行完整的形态评估，包括描述回声、边缘、横径及厚度的测量、病变内和病变周围的血流，同时尽可能进行频谱分析 [15]。

1997 年，Giovagnorio 首次对 PCL 进行详细的超声研究中，将其超声表现分类为边界清楚的结节（Ⅰ型）、由多个结节形成的多分叶低回声病变（Ⅱ型）、真皮弥漫性均匀高回声增厚（Ⅲ型）、真皮和皮下组织弥漫性不均匀增厚（Ⅳ型）[16]。尽管这项研究报道称 B 细胞淋巴瘤常见局灶性病变，T 细胞淋巴瘤常见弥漫性病变，但就目前的研究表明，PCL 超声表现多种多样，并不总是与组织学诊断相关 [16-17]。2020 年，Mandava 等描述了 PCL 的以下四种类型超声声像图 [17]：①“局灶浸润性”病变表现为真皮和皮下小灶性浸润性不规则低回声病变（图 11.1）；②边界清晰的低回声“结节”（图 11.2）；③边界不清的多分叶状局灶性低回声病变，呈现“假结节”

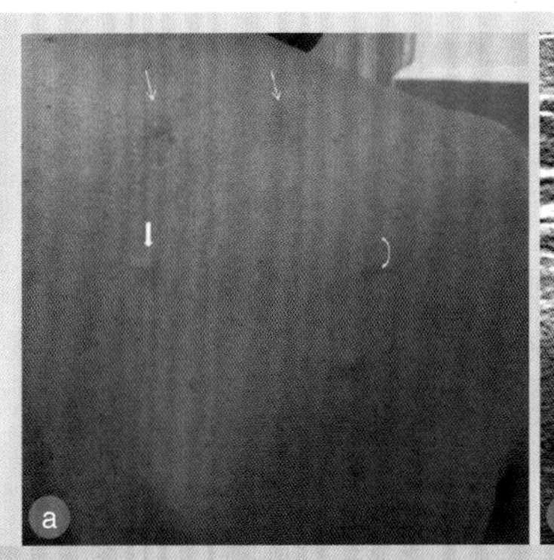

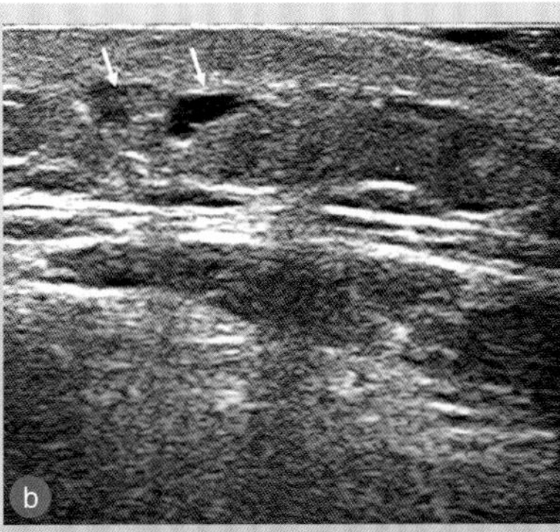

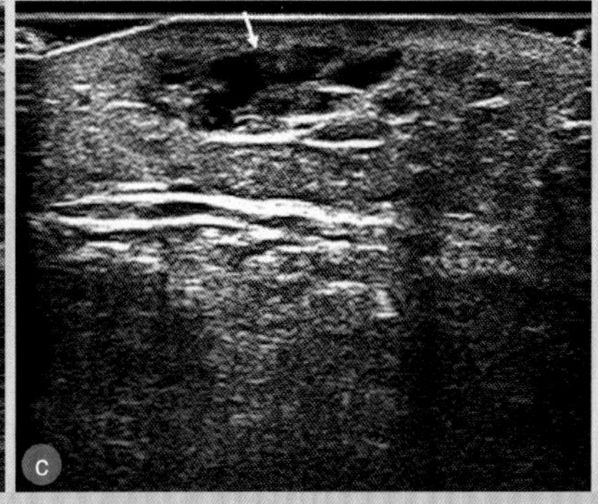

a.61 岁男性，临床照片显示躯干上的丘疹（弯箭头）、斑块（细箭头）和小结节（粗箭头）；b、c.HRUS 图像中的丘疹表现为真皮层和皮下组织中界限不清的低回声局灶性浸润性病变（箭头）。

图 11.1　原发性皮肤 B 细胞淋巴瘤（1）

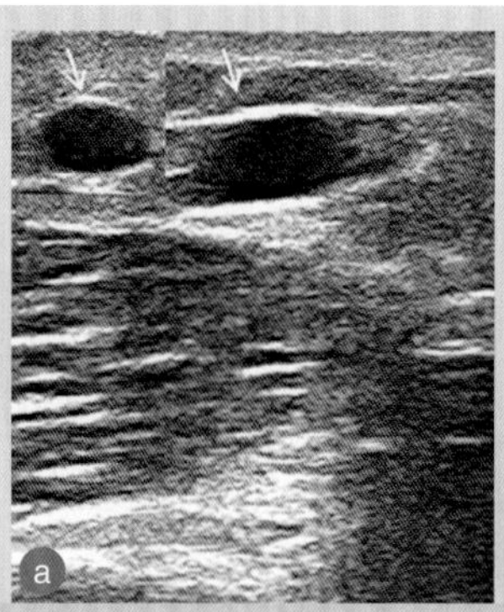
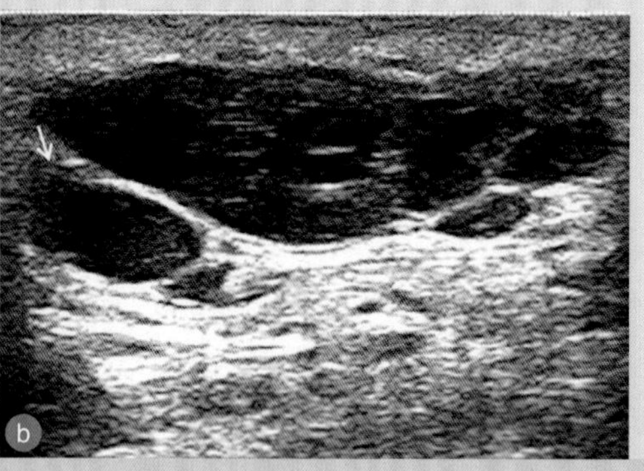

真皮和皮下组织中大小不一、界限清晰的低回声结节（箭头）。

图 11.2　皮肤结节的 HRUS 图像（1）

征象（图 11.3）。

真皮和皮下组织“弥漫性浸润性”低回声脂膜炎样病变（图 11.4）。在 HRUS 上，皮肤丘疹最初表现为小的局灶性真皮内浸润性病灶，随后会聚集形成结节性病变和弥漫真皮内浸润性病变 [17]。皮肤结节可表现为边界清楚的低回声结节或多分叶状的不均匀低回声假结节（图 11.5），脂膜炎样皮肤斑片和斑块表现为真皮和皮下组织弥漫性不均匀低回声增厚。明确的低回声结节或假结节在 B 细胞淋巴瘤中更常见，而结节状和界限不清的弥漫性浸润性低回声病变在 T 细胞淋巴瘤中均可见 [17-18]（图 11.6）。PCL 的病变具有典型的边缘浸润性，无任何内部坏死、钙化和后方声影表现 [11，17-18]。

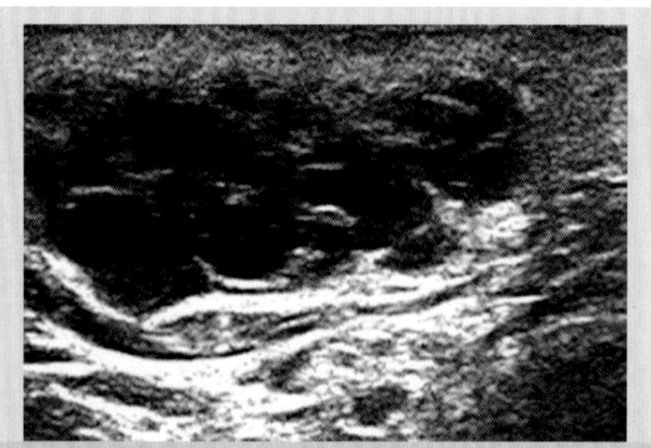

“假结节”病变，呈边界不清的多分叶状低回声结节。

图 11.3　皮肤结节的 HRUS 图像（2）

在彩色多普勒超声检查中，局灶浸润性病灶的早期表现为无血流或少血流，随着病灶的增大，结节性、假结节性和弥漫浸润性病灶出现血流信号，这证实了结节的生长与内部血管的生成密切相关 [19]（图 11.7）。病灶的彩色多普勒频谱分析显示，与邻近组织的正常血流相比，瘤内血流的阻力指数相对较低。与其他皮肤和皮肤下软组织肿瘤相比，PCL 的病变血供非常丰富，大多数增生血管来自门部或中央区域 [18，20]（图 11.8）。与其他富血供性肿瘤（如血管外皮细胞瘤）不同，PCL 不会出现动静脉短路 [18，20]。

虽然高分辨率超声对 PCL 的局部评估具有较高的灵敏度，但其特异性较低，因此需要进行组织学活检才能确诊 [11]。高分辨超声的其他局限性包括对

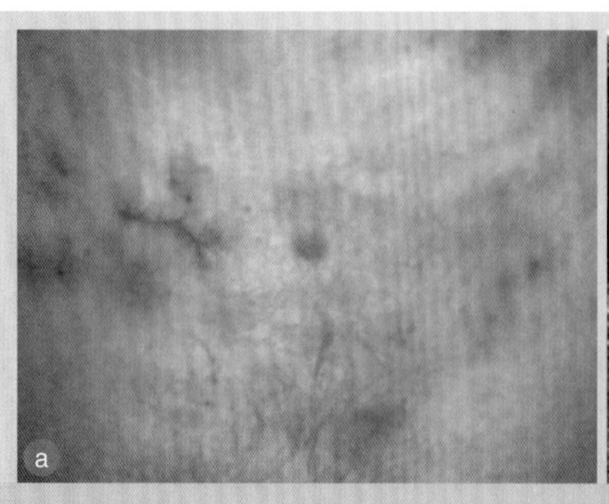
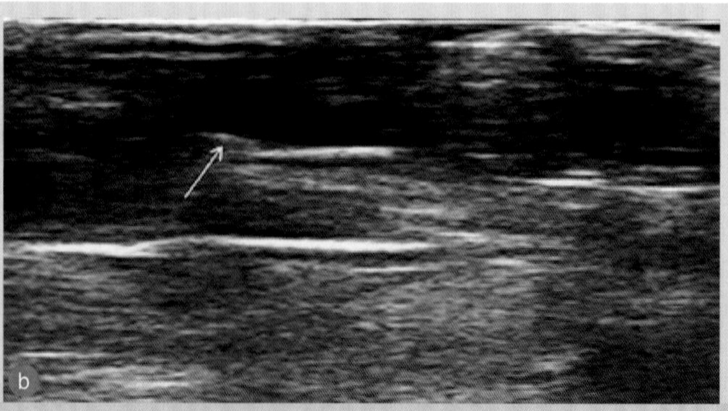

a.58 岁男性，临床照片显示胸部红斑和斑块；b. 斑块的 HRUS 图像显示真皮和皮下组织中的不均匀低回声弥漫浸润性病变，边界不清（箭头）。

图 11.4　原发性皮肤 T 细胞淋巴瘤（1）

多灶性肿瘤的疾病风险估计不足，以及无法描述原发浅表皮损以外的疾病进展情况。

影像学手段对于显示原发部位以外的疾病进展至关重要，因为皮肤外疾病和全身转移的出现会导致治疗方法的明显改变，并显著影响预后[21-22]。约有 25% 的 PCL 在确诊时表现为皮肤外受累。国际皮肤淋巴瘤研究合作组 – 欧洲肿瘤研究组织（ISCL-EORTC）推荐的 PCL 的 TNM 系统分期评估包括完整的病史、体格检查、全血细胞计数、全面的血清生化检查、血清乳酸脱氢酶（LDH）、颈部超声、胸部和腹部对比增强 CT 或全身 18F-FDG PET/CT 及骨髓活检和穿刺[22-23]。大多数 PCL 表现为 FDG 阳性；因此，建议将 PET/CT 用于初始分期、监测和治疗后再分期[22, 24]（图 11.9）。

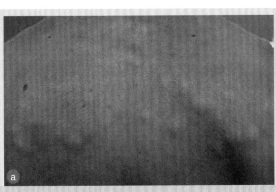

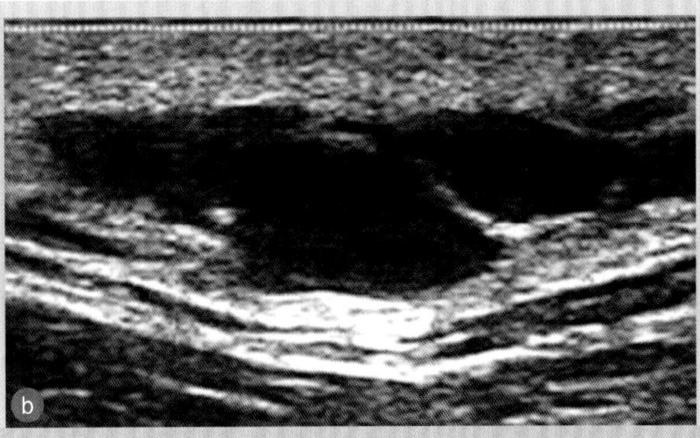

a.59 岁男性，临床照片显示患者躯干上出现多个皮肤结节；b. 病变部位的 HRUS 图像显示，真皮和皮下组织中出现分叶状、轮廓清晰的低回声结节。

图 11.5　原发性皮肤 B 细胞淋巴瘤（2）

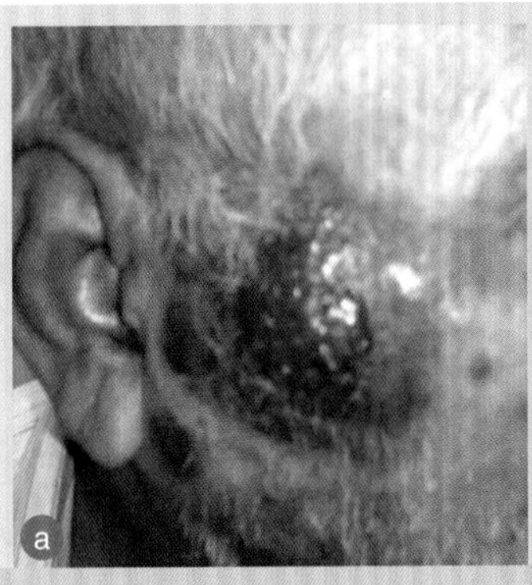

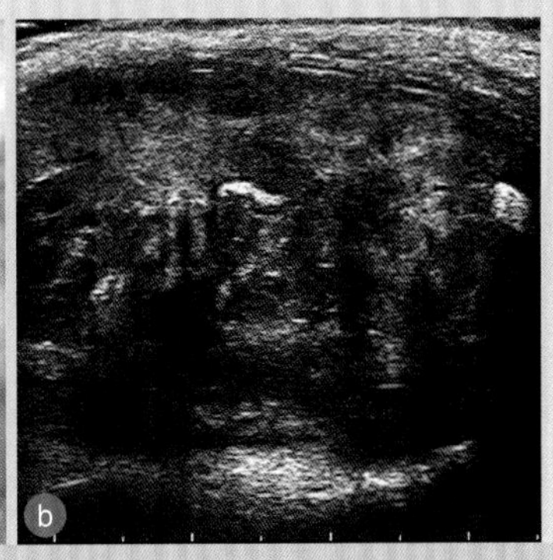

a.72 岁男性，临床照片显示面部紫色皮肤结节；b. 大结节的 HRUS 图像在真皮和皮下组织中显示出界限相对清晰的不均匀低回声结节。

图 11.6　原发性皮肤 T 细胞淋巴瘤（2）

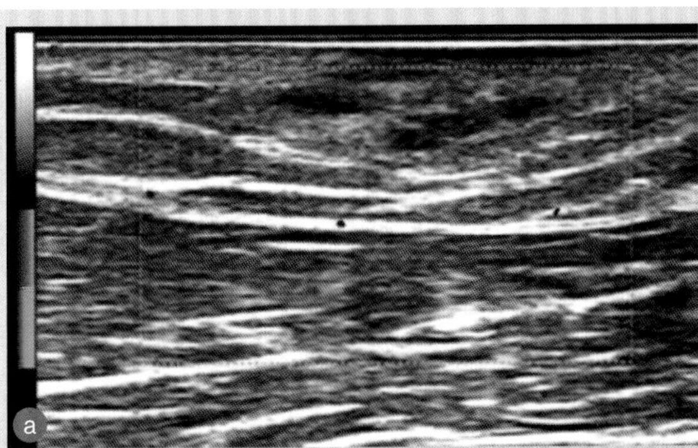

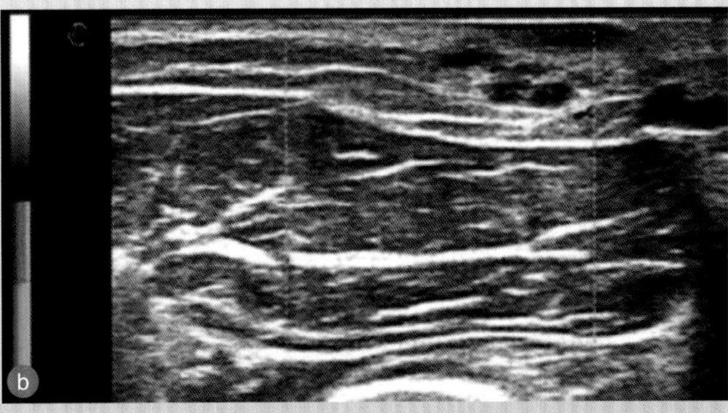

a. 彩色多普勒 HRUS 图像，表现为边界不清的低回声小病变，内部无任何血流信号；b.2 周后的彩色多普勒 HRUS 图像显示病变扩大，内部出现少量血流信号。

图 11.7　原发性皮肤 B 细胞淋巴瘤初期皮肤病变

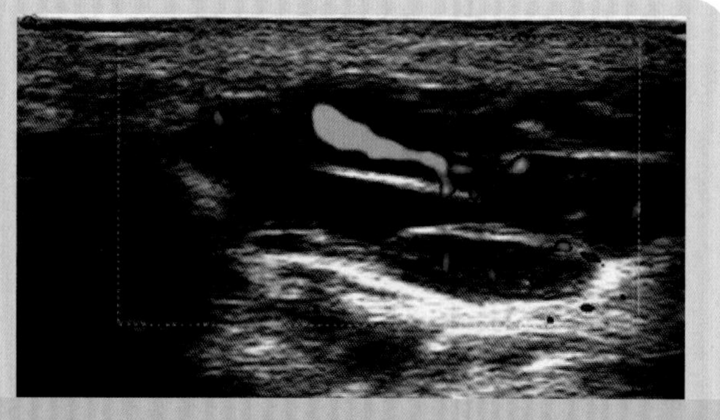

图像显示多分叶结节内血流丰富，有多支中心血管形成。

图 11.8 原发性皮肤 B 细胞淋巴瘤病例中皮肤结节的彩色多普勒 HRUS

PCL 病程缓慢，易复发，但病死率低，平均 5 年生存率在 89% ~ 96%[9]。根据相应病变的存在将疾病分为 3 个临床阶段（斑片期、斑块期和肿瘤期），其形态学分类与预后有很好的相关性[25]。细胞形态学和免疫学表型是最重要且独立的预后因素。多发病灶、病灶位于腿部、病灶超出 1 个身体区域与预后较差有关[10-11]。国际预后指数（IPI）可用于评估所有非霍奇金淋巴瘤亚型的预后，根据该指数，预示预后较差的参数包括患者年龄小于 60 岁、血清 LDH 升高、广泛的区域性疾病（T2b）或全身皮肤受累（T3）、累及预后不良的身体区域及侵袭性疾病的生物学、分子学和遗传学标志物[6]。

最近的研究表明，HRUS 在监测皮肤淋巴瘤，尤其是蕈样肉芽肿对近距离治疗的疗效评估方面有很大价值[26-27]。HRUS 还有助于评估局部淋巴瘤的治疗反应和皮肤定向治疗的疗效，因为它能对病变进行无创、可重复的、定量的评估。

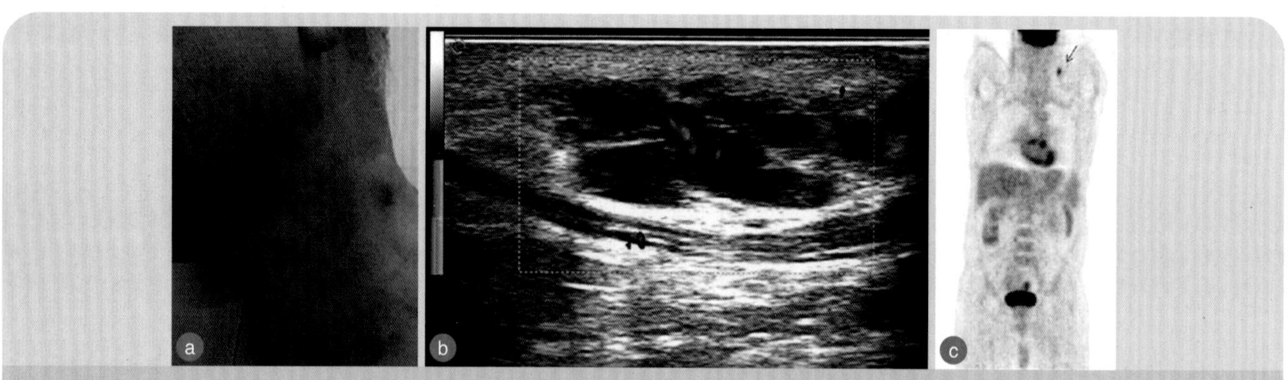

a.63 岁男性，临床照片显示颈部单发结节；b. 彩色多普勒 HRUS 图像显示多分叶结节，内部可见血流信号；c. 全身 18F-FDG-PET 扫描图像显示颈部皮下高代谢结节（箭头），身体其他部位无明显病变。

图 11.9 原发性皮肤 B 细胞淋巴瘤（3）

结论

PCL 最常见的表现是皮肤斑片、斑块和结节，而且经常是多灶性的。不同于继发于结内淋巴瘤和其他皮肤癌的皮肤病变，PCL 的临床、细胞组织学、免疫表型和影像学特征都很独特。对于出现快速生长的皮肤结节的患者，应始终怀疑 PCL 的可能性。高分辨率超声（HRUS）对 PCL 的形态评估和确定病变在皮肤层的浸润程度具有重要价值。高分辨率超声检查可提示诊断，免疫组织学活检可确诊，PET/CT 是 PCL 分期和随访的首选方式。

（于鑫亮 译）

参考文献

第 12 章

超声在冷冻手术治疗中的应用

Paola Pasquali, Myrto-Georgia Trakatelli

一、引言

角质细胞癌（keratinocyte carcinomas，KC）是白种人中最为常见的恶性肿瘤，其全球发病率逐年攀升。其中，基底细胞癌（BCC）是最常见的类型。造成这一现象的可能因素有急性紫外线暴露和长期紫外线暴露的增加，以及人口老龄化趋势的加剧，因为这些肿瘤主要好发于老年人群[1]。

事实上，全球的预期寿命比以往任何时候都要高：自1900年以来，已经翻了一倍多，现在更是超过了70岁[2]。然而，随着人类寿命的不断延长，恶性肿瘤的总数也在逐渐增加，但治疗这些肿瘤所需的专家数量却在减少[3]。面对KC发病率不断上升的情况，我们迫切需要更多、更好且更经济的治疗选择，因为实际疾病带来的经济负担依然沉重[4]。

对于低风险的BCC，微创治疗包括破坏性手术切除（如冷冻疗法和刮除/电凝术）和非手术方式［如光动力疗法（photodynamic therapy，PDT）和咪喹莫特和5-氟尿嘧啶等局部治疗］。当手术存在禁忌或不适宜进行时，这些方法可以用于治疗低风险的BCC[5]。不过，这些方法的不足在于缺乏肿瘤切除的组织学管理，因此常被视作“盲目”方法。

非侵入性成像技术（non-invasive imaging techniques，NIIT）在皮肤癌的诊断中扮演着举足轻重的角色。它们的正确使用和图像解读，不仅可以减少不必要的活检，还能提供关键的信息，帮助医师为患者制订最佳的治疗方案。在诊断皮肤癌时，临床检查通常是第一步。而一张清晰的临床照片，能够直观地展现肿瘤的外观、大小、位置及其与解剖区域的关系，对于诊断具有极大的帮助。皮肤镜检查作为最常用的多功能NIIT，其灵敏性已经得到了广泛的验证[6]。这项技术能够识别肿瘤组织学的结构特征[7]，在BCC亚型的术前预测及肿瘤对局部治疗反应的非侵入性评估方面，都展现出了其独特的价值[8-9]。然而，研究证据有限，在面对一些不确定的病变时，我们仍需要通过组织病理学评估来准确判断BCC的亚型[10]。

然而，皮肤镜检查只能提供肿瘤的二维信息，即表面长度和宽度。至于深度和形状（体积）的评估，超声技术则显得尤为有用和全面。高频超声（HFUS）设备配备了不同频率的探头，其频率范围从15～100 MHz不等。在皮肤恶性肿瘤的检查中，通常选择使用22 MHz的探头，这样的频率足以清晰地观察表皮、真皮和部分皮下组织的结构。这种探头具有约72 μm的分辨率，其穿透深度可达8～10 mm，足以显示大多数皮肤KC的体积、形状和实际大小。这些信息对于制定治疗决策至关重要。例如，对于原位鳞状细胞癌（SCC）和浅表型BCC等浅表性肿瘤，我们可以通过非手术方法进行治疗，并且仍然可以获得满意的肿瘤学效果。相较于提供深度和体积类似信息的光学相干断层扫描（OCT），高频超声（HFUS）更为经济实惠，因为OCT设备通常价格更高。HFUS不仅成本较低，还具有其独特的优势：对于KC的诊断，学习曲线陡峭，因为它基本上是基于识别肿瘤，测量其深度和长度，观察形状，并识别其组织学性质的颗粒等结构[11]。HFUS能够清晰显示表皮下结构，这对于外科医师确定手术切除的边缘或识别混合肿瘤（具有一种以上组织学亚型的肿瘤）非常有帮助。

为了正确决定如何处理每种类型的肿瘤，我们需要对每个病例都进行个体化分析，包括三要素：患者—肿瘤—治疗方式（图12.1）。

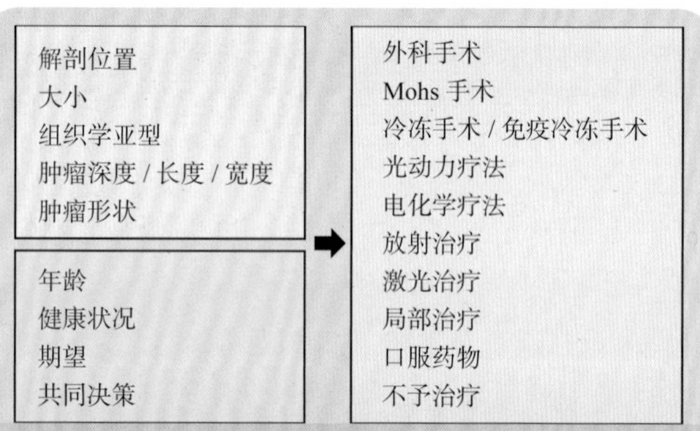

解剖位置
大小
组织学亚型
肿瘤深度/长度/宽度
肿瘤形状
年龄
健康状况
期望
共同决策
外科手术
Mohs手术
冷冻手术/免疫冷冻手术
光动力疗法
电化学疗法
放射治疗
激光治疗
局部治疗
口服药物
不予治疗

图12.1　在对皮肤恶性肿瘤作出治疗决定之前，必须掌握所有可能的信息，包括患者信息（左下方框）、肿瘤信息（左上方框）和所有可能的治疗方式（右侧方框）

二、治疗方法的多样性需求及HFUS的作用

随着皮肤癌患者数量的不断增加，为患者提供多样化的外科手术和非外科手术治疗选择变得越发重要，特别是在治疗低风险KC时[12]。有些患者可能由于各种原因而不愿接受手术治疗[13]。因此，共同决策显得尤为重要，因为它可以让医师有机会解释肿瘤特征和每种治疗方案的风险，然后让患者参

与选择最适合自己的方案。

对于低风险肿瘤，患者应该明白手术并非肿瘤切除的唯一途径，同时手术也存在一定的风险。由于大多数 KC 发生在老年人中，因此为他们提供低发病率和低风险的治疗选择显得尤为关键。对于那些患有糖尿病、凝血功能障碍、血源性感染、行动不便（轮椅或卧床患者）、对局部麻醉过敏、多发性病变及有其他合并症的患者，选择替代治疗方案可能更为合适，同时能确保获得满意的肿瘤学和美容效果。

HFUS 提供了观察肿瘤形状的可能性。一般来说，大多数结节型 BCC 呈现圆形或椭圆形的外观，通过简单的临床 / 皮肤镜观察，我们很容易就能确定其边缘。然而，一些 SCC 随着向深层发展，其体积也会相应增大，呈现出所谓的“冰山型”特征。了解病变的形状对于我们制订最佳治疗方案非常有帮助。

肿瘤的厚度与其组织学亚型有着密切的关联。在最近进行的一项研究中（未发表的数据），我们对 72 例 BCC 患者进行了 HFUS 检查。在组织学上，这些病例中，有 15 例患者是浸润型的，17 例患者是结节型的，26 例患者是浅表型的，而另外 14 例患者则没有明确的亚型报告。通过 22 MHz 的 HFUS 检查，我们测量了每种亚型的平均厚度。结果显示，浸润型 BCC 的平均厚度为 1843 μm，结节型 BCC 的平均厚度为 2393 μm，而浅表型 BCC 的平均厚度仅为 569 μm。对于那些未报告亚型的肿瘤，其平均深度为 2348 μm。值得注意的是，在后一组肿瘤中，虽然病理学家排除了浅表型 BCC 的可能性，但由于样本大小的限制，我们无法在浸润型或结节型之间作出更具体的区分（图 12.2）。

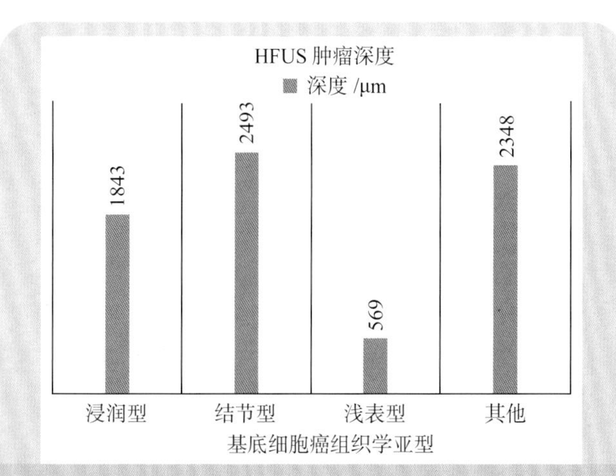

图 12.2　HFUS 肿瘤厚度与组织学亚型有关。浅表型 BCC 的厚度小于 600 μm

此外，HFUS 在观察混合型肿瘤方面也发挥着至关重要的作用。混合型肿瘤指的是具有一个以上组织学亚型的 BCC，例如同时呈现结节型和浅表型特征的 BCC。

三、冷冻疗法是角质细胞癌的一种治疗选择

冷冻手术是外科手术技术中最为通用的一种。它的学习曲线陡峭，其成本低廉且易于掌握，特别是对于低风险 BCC 的治疗，冷冻手术的肿瘤学效果与传统手术方法相比毫不逊色。此外，冷冻手术通过次级愈合来实现创面愈合，这一特性使其成为难以手术操作的区域（如鼻孔和耳垂）的理想治疗选择。然而，冷冻手术在破坏皮肤癌组织的同时，也会在治疗区域留下色素减退的瘢痕，有时还可能伴有色素沉着的晕圈。在治疗较深色皮肤类型和可见区域的肿瘤时，记住这一点很重要。

在治疗皮肤癌时，通常需要进行两次冻融循环以确保治疗效果。肿瘤的周边和内部所需的温度应低于 −55℃，这样才能有效破坏恶性细胞 [14]。在第一次冻 – 融循环中，冰球的中心区域由于温度最低，组织破坏主要集中在这里，这种破坏主要是由细胞坏死引起的。快速冷冻的低温会导致周围血管受损。在第一次冻融循环期间，细胞内和细胞外冰的形成及渗透性的变化会导致细胞破裂。那些在第一次冻融循环中存活下来的细胞部分受损，在第二次冻融循环中，它们内部会形成冰晶，这会导致细胞进一步破裂和死亡。除此之外，还有其他机制可能导致细胞死亡，如凋亡（通常发生在解冻后的约 8 小时）以及由树突状细胞介导的 T 细胞免疫反应。这种免疫反应是由残留的肿瘤肿块引起的（表 12.1）。

众所周知，癌细胞需要 −60 ~ −50℃才能被破坏。我们可以通过热电偶或最新使用的红外温度计表面测量来监测治疗区域的温度。随着冷冻前沿在皮肤中推进，就形成了一个半球形的冰块。温度在等温线上扩展 [15]（图 12.3）。因此，它可以在 5 mm 边缘的边界处测量，这个位置的温度将与其深处的温度相同。只有通过红外测温计的测量，冷冻外科医师才能准确知道达到的温度，而只有通过 HFUS，才可以确认冷冻前沿的扩展。

表 12.1 冷冻手术在不同的时间段内会对组织产生多种类型的损伤，并以不同的方式影响组织

	机制	时间	位置
直接损伤	细胞外和细胞内冰晶形成＋凝固型坏死	冷冻期	冷冻损伤中心
血管损伤	微循环功能衰竭＋缺血性坏死	解冻期	冷冻损伤周围
凋亡	凋亡引起细胞死亡	复温后 8 小时内	冷冻损伤周围
免疫反应	由树突细胞介导的 T 细胞反应	后期	整体

注：该表显示了组织损伤类型（直接损伤 / 血管损伤 / 凋亡 / 免疫反应）、机制、时间和位置。

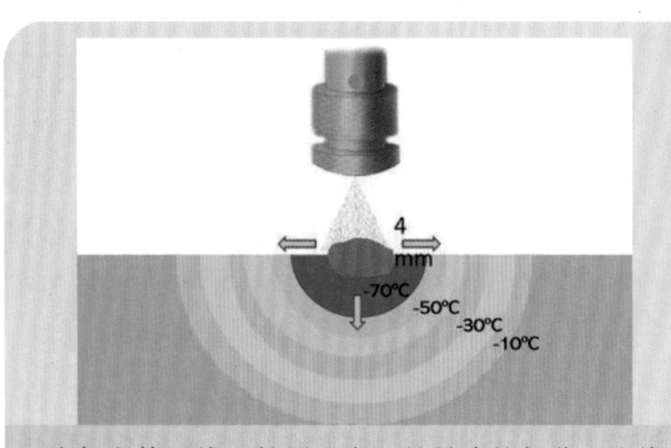

冷却在等温线上扩展，中心是最冷的部分，边缘是最暖的部分。要破坏癌细胞，需要将其在 -50℃以下进行双重冷冻。因此，复发的高风险区域位于边缘，因为温度达不到标准可能会使癌细胞存活。

图 12.3 皮肤冰球就像一个半球体

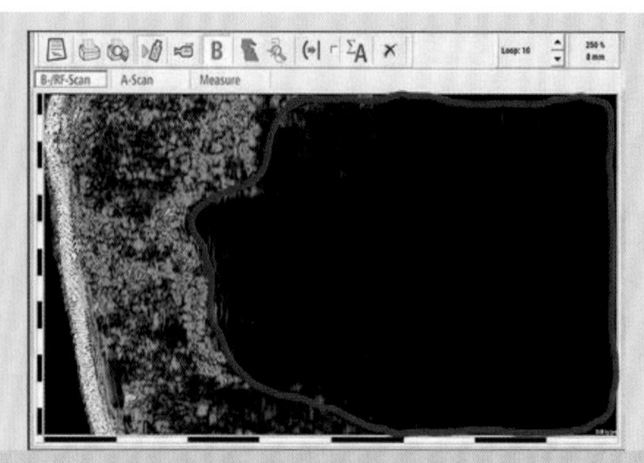

图 12.4 在冷冻后和解冻期间，可以看到冰块位于最深处（红线内的黑色区域）

（一）冷冻手术过程中的 HFUS 监测

一旦肿瘤被成功冻结，HFUS 就可以用来显示冷冻界面的深度[16]。在冷冻后，由于超声波无法穿过冰块组织，因此获得的图像将呈现完全黑色。随着时间的推移，被治疗区域的表面会逐渐开始解冻，而较深处的组织仍然保持冷冻状态，因此在超声图像上仍显示为黑色（图 12.4）。我们可以随着时间的推移观察到解冻的进展，因为可见的组织范围会逐渐变深。一旦组织完全解冻，治疗区域就会出现水肿。肿瘤看起来会更加密集，其边界也不那么清晰（图 12.5a，图 12.5b）。

（二）冷冻活检和离体 HFUS

冷冻活检是用冷冻刀从先前冷冻的可疑病变上获取切片活检的技术。这项技术的主要优势在于，低温可以对该区域产生部分“麻醉”效果，使得在刮取组织时患者不会感到疼痛。因此，它的一个显著优点就是无须使用局部麻醉。实际上，局部冷冻本身就可以起到麻醉的作用。对于那些对局部麻醉剂过敏、害怕注射的患者，以及在敏感区域（如鼻子和生殖器）

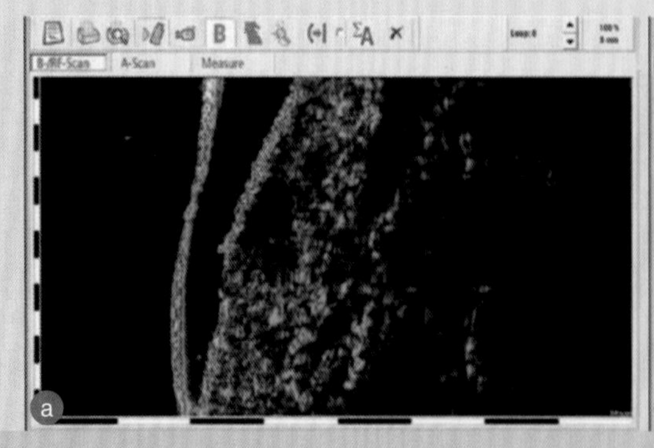

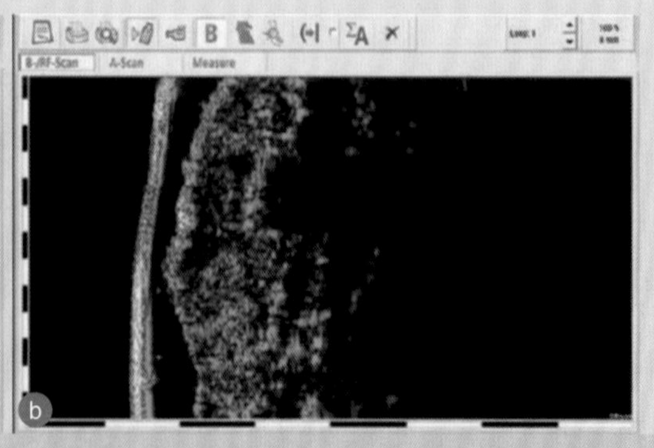

图 12.5 a.（左侧）显示了一个小的 BCC，后来接受了冷冻手术治疗；b.（右侧）与图 a 同一病变，冷冻手术后立即拍摄，显示了术后水肿的证据

进行活检的情况，冷冻活检无疑是一个理想的选择。而且可以节省时间和费用，因为不需要使用注射器和麻醉剂。

对于小肿瘤，切片活检足以将其完整切除。在完成切片后，我们可以将取得的样本放置在纱布上，然后对提取的组织进行 HFUS 检查。HFUS 将帮助我们确认肿瘤是否已完全切除[17]（图 12.6a，图 12.6b）。

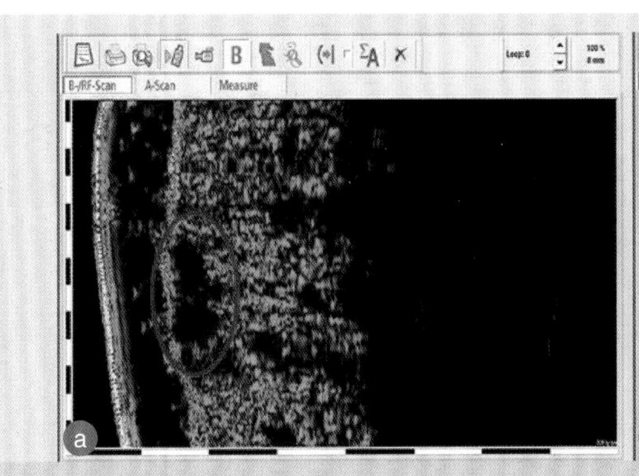

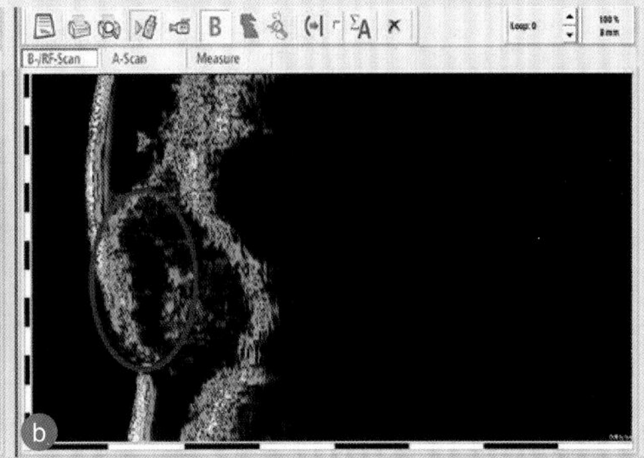

图 12.6　一个小的 BCC（a）被冷冻并刮除。将提取部分的组织样本，进行离体 HFUS（b）显示整个肿瘤被健康组织包围。红色圆圈：BCC 病灶

（三）禁忌证

冷冻手术虽然是一种有效的治疗方法，但其并非总是能够对受损组织进行组织学检查。这主要是因为冷冻手术本质上具有破坏性，可能会对组织造成一定的损伤。此外，由于冷冻的穿透力有限，或者在某些情况下，如深部冷冻[5]，可能会因为组织瘢痕的存在而无法达到肿瘤的深处。通常情况下，在 BCC 中，由于我们无法完全排除癌细胞对深层组织的侵袭可能性，对于那些存在亚临床扩散或局部复发风险增加的情况，以及有复发和转移风险的侵袭性 SCC，我们都应避免使用“盲目”技术。

四、结论

随着 KC 发病率的持续上升，特别是在老年人群中的普遍存在，寻找替代手术的治疗方法变得越发迫切。在治疗决策过程中，纳入患者的选择显得日益重要。在全面考虑各种可能的治疗方案时，我们不仅要基于肿瘤的具体情况，还应充分尊重患者的意愿和选择，共同确定最合适的治疗方法。将冷冻手术与 HFUS 相结合，应用于低风险 KC，可以提供一种微创性的破坏性治疗方法，同时避免了冷冻疗法通常具有的“盲目性”，这种结合方法能够同步实时探查肿瘤的形状和体积。此外，对熟练掌握这种组合方法的医师来说，他们可以通过精确控制冷冻手术的冰块深度，或者通过对离体组织进行细致的检查，来获取更多有关肿瘤的信息。然而，在应用这种疗法时，仔细筛选候选患者至关重要。因为这种疗法对老年患者中的低风险癌症来说，是一种非常理想的替代治疗方法。但是，对于那些存在高肿瘤复发和转移风险的患者，我们应当避免采用这种疗法。

（柴红丽 译）

参考文献

第 13 章

使用 20 MHz 和 75 MHz 高频超声检查基底细胞癌

Artur Bezugly

缩　写

BCC	basal cell carcinoma	基底细胞癌
HFUS	high-frequency ultrasound	高频超声
ICC	intraclass correlation coefficient	组内相关系数
SCC	squamous cell carcinoma	鳞状细胞癌

一、引言

恶性皮肤肿瘤是比较常见的恶性肿瘤[1-3]。

肿瘤进展的分期直接影响治疗效果。因此，现代科学文献认为，早期、及时诊断和晚期诊断的治疗结局是不同的[4-5]。

在肿瘤发展的早期阶段——原位阶段或T1、N0和M0阶段进行诊断是至关重要的。在早期阶段，正确选择治疗方法可以保证极高的完全治愈率[6-7]。

许多皮肤病变是可以通过肉眼发现的。然而，对病变进行鉴别诊断给初级保健医师、肿瘤学家和皮肤科医师带来了较大的困难[4，7]。

皮肤肿瘤的主要诊断手段是对皮肤上的病变进行肉眼观察。视觉评估的主要目的是研究和描述皮肤肿瘤的外观，并识别其形态特征。由于某些皮肤肿瘤有其好发的部位［如面部的基底细胞癌（BCC）］，因此还需考虑局部因素[1-2，7]。

使用皮肤镜和视频皮肤镜可以提升对皮肤肿瘤的视觉评估。根据目前研究数据显示，皮肤镜检查显著提高了诊断的准确性和特异性，这一点得到了组织学检查结果的证实[8]。高频超声（HFUS）可在正常和病理情况下评估皮肤内部结构，这提高了皮肤科医师和肿瘤科医师对皮肤肿瘤的诊断效能。高频检查可以实时、准确、快速地辨别表皮、真皮和皮下组织。这一技术有助于发现肉眼看不到的病变。高分辨率被用来准确可视化和测量皮肤损伤[9-10]。术前明确肿瘤边界和浸润深度对于提高治疗效果和降低复发风险至关重要[2，10]。

HFUS的频率范围为20～75 MHz，分辨力为80～21 μm，HFUS所获取的皮肤影像更接近组织学。许多研究显示皮肤肿瘤的超声和组织学深度测量结果具有良好的相关性。

然而HFUS和组织学测量尚未达到精确匹配，这是因为超声评估是在体测量，而组织学检查是在用福尔马林和染料处理过的离体组织上进行的。

此外，组织学标本中无血流充盈和静水压力。由于甲醛固定和染料浸渍，离体组织体积会出现缩小。因此，组织学检查结果通常略低于使用HFUS在体测量的结果。

二、文献综述

1987年，Schwaighofer等报道了26例恶性黑色素瘤HFUS评估结果，结果显示超声测量的最大肿瘤厚度与术后组织学测定的最大肿瘤厚度之间存在高度相关性[11]。

Hoffmann等（1989年）报道了236例HFUS对皮肤肿瘤厚度及边界的评估。HFUS在确定黑色素瘤厚度和BCC侵袭深度方面具有较好的准确性[12]。

1990年，Hoffmann等报道了BCC在20 MHz HFUS下的特征。BCC边界清晰，内部回声较低，有时可呈无回声[13]。作者描述了肿瘤结构的不均质性及病灶后方回声增强，并指出BCC组织学和超声图像之间存在明显相关性。

Gassenmaier等（1990年）对72例原发性恶性黑色素瘤进行研究，发现术前20 MHz HFUS与术后组织学测定的肿瘤厚度有很强的相关性（$r = 0.97$）[14]。

Bahmer等（1990年）用HFUS测量了30个不同形状的良恶性皮肤肿瘤的垂直厚度，发现肿瘤体积与其最大垂直厚度之间的相关系数$r = 0.77$[15]。

Harland等（1993年）报道了组织学和超声在最大肿瘤深度测量方面具有很高的相关性（$r = 0.96$，$p < 0.0001$），而在最大宽度测量上的相关性略低（$r = 0.84$，$p < 0.0001$），可能是因为切除过程中组织的弹性收缩[16]。

Gupta等（1996年）通过组织学测量的BCC厚度与40 MHz HFUS测量结果之间存在显著相关（$p = 0.0004$，$r = 0.92$）[17]。

Krähn 等（1997 年）在 20 MHz 超声下针对黑色素细胞性皮损进行研究，并在术前测量了肿瘤厚度。结果显示 HFUS 与组织学之间高度相关，痣（$r = 0.93$）和黑色素瘤（$r = 0.95$）[18]。

Lassau 等（1999 年）研究了 27 例黑色素瘤在 20 MHz 超声下的表现，并进行了 13 MHz 的多普勒超声检查。HFUS 所得肿瘤厚度在 0.3 ~ 8.0 mm，而 Breslow 组织学结果所得肿瘤厚度在 0.26 ~ 8.0 mm，两者有很强的相关性（$r > 0.95$）[19]。将彩色多普勒超声结果与微血管密度（抗Ⅷ因子抗体进行免疫组化检测）进行比较，结果显示两者显著相关。

2002 年，Serrone 等报道了 20 MHz HFUS 与组织学对黑色素瘤厚度测量之间的相关性差异。该研究纳入了 193 例患者经组织学证实的黑色素瘤。HFUS 与组织学结果具有高度相关性（$r = 0.95$），绝对差值为（0.32 ± 0.03）mm（均值 ± 标准差），平均相对差值为27.2%（95%可信区间为23% ~ 31.4%）。当黑色素瘤厚度≥ 1.51 mm 时相关性最高，≤ 0.75 mm 时相关性最低。20 MHz 高频超声可用于确定厚度≥ 0.76 mm 的病变的手术切缘 [20]。但 20 MHz 超声对厚度 HFUS ≤ 0.75 mm 的黑色素瘤的术前分期准确性有限。

2003 年，Pellacani 和 Sedenari 用 20 MHz 的 HFUS 分析了 40 例黑色素瘤，结果显示组织学厚度和超声厚度之间有很好的相关性（$r = 0.89$；$p < 0.001$）。然而，15% 的薄病灶（≤ 1 mm）厚度被高估，而只有 7% 的厚病灶（> 1 mm）厚度被低估 [21]。

2008 年，Guitera 等报道了 52 例黑色素瘤在 75 MHz 的 HFUS 下的厚度与 Breslow 组织学测量结果，显示两者具有高度的相关性（$r = 0.908$，$p < 0.001$）。根据这项研究的结果显示，厚度薄的黑色素瘤的超声检查频率应该高于 20 MHz，并肯定了 75 MHz 超声在这种病变中的优势 [22]。

作为最常见的皮肤恶性肿瘤，BCC 在过去的几十年里一直是 HFUS 重点的研究对象。主要目标之一是在治疗前准确评估 BCC 浸润深度和边缘，并在治疗计划中纳入这些信息作为参考。

Desai 等（2007 年）用 20 MHz 频率超声对 50 个浅表型和结节型 BCC 进行检查，在手术切除前勾画出肿瘤边缘，结果显示超声与组织学评估所得长度和宽度均具有良好相关性（$r = 0.71$ 和 $r = 0.79$）。50 例患者中 45 例患者在组织学上切缘无肿瘤细胞，仅有 5 例患者在组织学上表现为切缘阳性 [23]。

在一些研究中，HFUS 对 BCC 的特征进行了详细的研究，并将这些信息用于 BCC 的无创分型以及制订合适的治疗计划。Uhara 等（2007 年）针对 30 例患者 BCC 使用 15 MHz 和 30 MHz 超声进行研究，并描述了肿瘤结构中的高回声斑点。然后将 HFUS 图像与手术切除后肿瘤的组织学切片进行对照。高回声斑点被认为与 BCC 癌巢中心的钙化、角囊或凋亡细胞簇有关，该征象也被认为是鉴别 BCC 和黑色素瘤的特征 [24]。

Bobadilla 等（2008 年）针对 27 例患者面部可疑 BCC 病变使用 15 MHz 频率超声进行研究 [10]。除了临床上可见的病灶，通过超声还发现了 2 个亚临床卫星病灶。经 HFUS 评估后，29 个病灶均被切除，经组织学证实 BCC 诊断，所有切除病灶切缘均无肿瘤组织。HFUS 与组织学 BCC 厚度测量通过组内相关系数（ICC）比较，显示 27 例患者的 ICC ≥ 0.9，仅 2 例患者高估了肿瘤厚度。

Crisan 等（2013 年）使用 20 MHz 频率超声研究了 18 例患者 BCC，检查后进行手术切除和组织学检查 [1]。所有病灶均经组织学证实被完整切除。

Hernández 等（2014 年）总结了 HFUS 的一些关键作用，例如，对 BCC 亚型进行分类，治疗前测量肿瘤侵袭深度，以及为手术切除提供准确的边缘勾画。他们指出，在 HFUS 检查确定边界后切除的 BCC 切缘无肿瘤细胞的比率高达 95%（该比率为在低风险且容易获得 HFUS 图像的皮肤部位，对非侵袭性 BCC 亚型的最高检出率）[25]。HFUS 测量的肿瘤大小，特别是长度和宽度的高估，可以用组织学制备过程中组织的离体收缩来解释。HFUS 在 BCC 的评估中仍存在一些困难和限制，例如，难以检查高危部位（鼻翼和褶皱、耳朵和眼睑），以及对于高度不规则的病变难以明确肿瘤边缘。尽管有上述局限性，HFUS 仍被认为是评估 BCC 和其他皮肤肿瘤的有力工具 [25]。

目前进一步的研究阐明了不同临床分型和形态类型的 BCC 的鉴别诊断特征。Wortsman 等（2015 年）研究了 373 例患者经组织学证实的 BCC 内部高回声斑点，并评估了其与肿瘤的组织亚型和低（大结节型、浅表型、腺样囊性型）或高（微结节型、硬化型、浸润型、硬斑病样型和化生型）复发风险的关系。15 MHz 和 18 MHz 的 HFUS 检查结果显示[2]，高回声斑点与恶性程度有关。高复发风险亚型的高回声斑点数目（平均 8 个；范围 4 ~ 81 个）明显高于低复发风险亚型（平均 5.5 个；范围 3 ~ 25 个）。因此，高回声斑点的出现与组织学高危 BCC 亚型之间存在显著的相关性（$p = 0.023$）。微结节型 BCC 高回声斑点数量最多，其次为硬化型和硬斑病样型 BCC 亚型。微结节型 BCC 的高回声斑点数量明显多于大结节型。以≥ 7 个高回声斑点数区分高复发风险和低复发风险的 BCC，其敏感性为 79%，特异性为 53%。本研究为临床特征相似的 BCC 鉴别诊断和高危组织学亚型的无创术前预测提供了新的途径，对选择合适的治疗方案具有重要意义。HFUS 对肿瘤边缘的勾画有助于提供无肿瘤切缘的切口。

Pasqui 等（2016 年）的研究提出了一种原创的 BCC 术后切缘的 HFUS 检查方法。84 例患者 BCC 切除后即刻使用 22 MHz 的 HFUS 在体内和体外测量浸润深度和边缘，并进行组织学检查[26]。在 81 例患者中，HFUS 结果和组织学结果相符（77 例患者阴性，4 例患者手术切缘阳性）。在另外 3 例患者中，体外 HFUS 有 1 例患者手术切缘显示不确定，2 例患者超声显示手术切缘阴性，而组织学检查显示手术切缘呈阳性。

Hernández-Ibáñez 等（2017 年）对 156 例不同组织学亚型的 BCC 进行 HFUS 检查并行穿刺活检，并将诊断结果与切除活检进行比较[27]。结果表明，HFUS 的总诊断率（73.7%：敏感性 74.5%，特异性 73%）与穿刺活检（79.9%：敏感性 76%，特异性 82%）相近。

不同的 BCC 亚型有一些特定的 HFUS 特征[1-2, 13, 16, 23-25, 28-32]。

浅表型 BCC 表现为表皮下平坦的不均匀低回声区，常呈细长形，边界清晰（较少见不规则），无低回声延伸至皮下组织。

结节型 BCC 以圆形或椭圆形的低回声区为特征，表现为弥漫性不均匀低 – 无回声，侧缘和下缘边界清楚，没有突起延伸至周围真皮。

硬斑病样型（硬皮病样型）表现为形态不规则的不均匀低回声区，真皮层呈浸润性改变。肿块周围回声的增强与肿瘤常见的水肿和纤维化的增加有关。

微结节型 BCC HFUS 具有高度的特异性，由低回声 / 无回声病灶和多个高回声斑点组成。形态细长，下缘不规则，可见伪足状浸润皮下组织。

一些针对 BCC 的 HFUS 研究进行了 12 MHz、15 MHz、18 MHz、20 MHz、22 MHz、30 MHz、50 MHz 和 75 MHz 频率的研究[1, 28-29, 31-34]。

根据欧洲超声医学和生物学联合会（EFSUMB）的建议，皮肤检查的最低频率为 15 MHz，更高的换能器频率可能会提供更多相关信息[35]。建议使用彩色多普勒 / 能量多普勒和脉冲频谱多普勒（存在血管异常的情况下）来明确皮肤和附属器的炎症状态及皮肤病变新生血管的形成。

在我们的临床实践中，我们使用了具有 18 MHz 彩色多普勒/能量多普勒功能的线阵探头和 22 MHz、33 MHz、50 MHz 和 75 MHz 单晶线阵探头进行皮肤超声检查。这种有意义的组合可以应用于所有的皮肤病变检查，并且该组合不可缺少，因为频率的选择取决于检查目的及肿瘤深度。

15 ~ 18 MHz 彩色多普勒 / 能量多普勒成像有助于发现真皮和皮下病变，成像深度可达 35 mm，可用于评估肿瘤血管形成、炎性病变及血管畸形。

20 ~ 33 MHz 的频率范围更适合真皮和浅层皮下组织的成像，换能器的焦点深度可达 10 ~ 15 mm，分辨率为 80 ~ 48 μm。

频率为 50 ~ 75 MHz 时，最高分辨率为 31 ~ 21 μm。该频率可用于评估表皮、真皮和皮肤附属器的早期或浅表病变。例如，对于厚度超过 10 mm 的 BCC，14 ~ 18 MHz 的频率范围可能是最有意义的。

对于厚度为 4 ~ 10 mm 的肿瘤，20 ~ 33 MHz 的频率范围通常是最佳的。对于厚度达 3 ~ 4 mm 的浅表小结节型、硬皮病样型和微结节型的 BCC，50 MHz 或 75 MHz 的频率可精确识别表皮和真皮的异常。即使是厚度为 50 ~ 100 μm 的 BCC，也可以在超高频超声下进行观察和测量。

偏振光和非偏振光视频皮肤镜检查与 HFUS 检查相结合，是一种复合多模态皮肤病变无创诊断方法[18, 21, 36-37]。如今，大多数皮肤科医师都十分熟悉皮肤镜，并将其用作常规诊断工具。因此，皮肤镜和 HFUS 联合对临床医师，尤其是在皮肤癌的早期诊断和治疗方面具有实际价值和积极意义。皮肤镜图像有助于黑色素细胞和非黑色素细胞病变的鉴别和诊断，HFUS 能够检测肿瘤的大小、边缘和病理过程中涉及的组织。

三、临床病例 

病例 1

患者男性，63 岁，临床诊断为鼻尖结节型 BCC，进行了视频皮肤镜和 HFUS 检查，超声检查频率分别为 22 MHz 和 50 MHz，彩色多普勒超声检查频率为 18 MHz。在视频皮肤镜下，可见弯曲线状、不规则（迂曲）小球样血管、蓝色卵圆形巢、白色斑点和线状白色区域。在超声上，真皮和浅层皮下组织可见 6.1 mm × 3.9 mm 的椭圆形不均匀低回声区，后方回声增强。肿瘤周边可见一些高回声斑点。彩色多普勒超声检测到肿瘤底部和肿瘤下方较丰富血流信号。

手术切除病灶，病灶切缘清晰。组织学诊断（Mohs45 法）证实为结节型 BCC。在本例中，肿瘤位于真皮和浅层皮下组织，因此 22 MHz 的频率更适合测量 BCC 完整的大小和侵袭深度。高回声斑点（图 13.1a ~ 图 13.1c 中的箭头）与非典型 BCC 的瘤巢相关，Wortsman 等在 2015 年描述了这一现象。在本例中，高回声斑点在 18 MHz、22 MHz 和 50 MHz 可见，但在 50 MHz 下高回声斑点的结构更弥漫，在视觉上与组织学图像中的基底样大结节相匹配（图 13.1）。

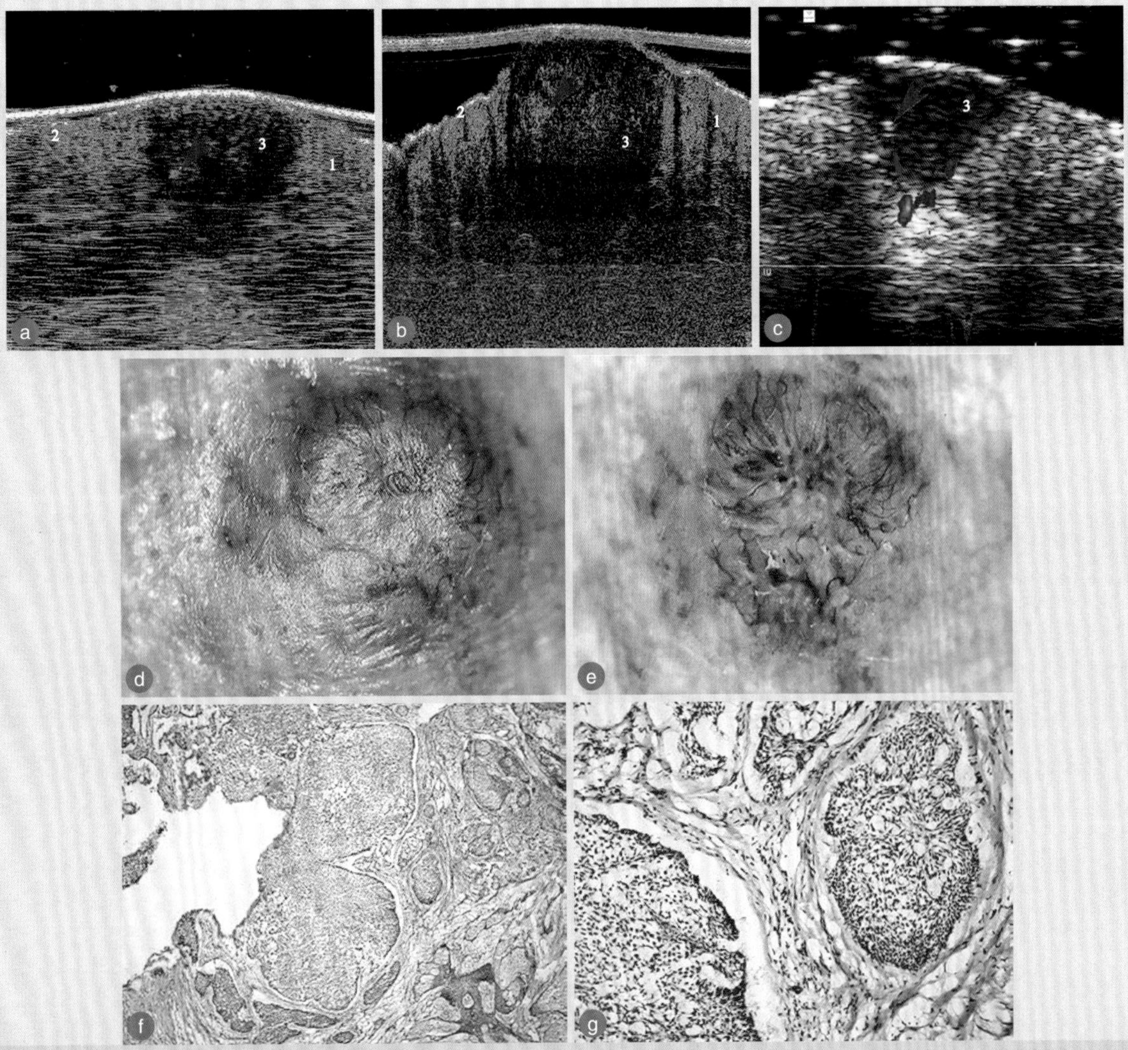

a.22 MHz 超声扫查；b.50 MHz 超声扫查；c. 能量多普勒超声；d、e. 非偏振和偏振光视频皮肤镜；f. 组织学图像 H&E，染色 ×50；g. 组织学图像 H&E 染色，×200。1：真皮；2：表皮；3：肿瘤；箭头：高回声斑点。

图 13.1　结节型 BCC（1）

病例 2

患者男性，58 岁，临床诊断为鼻尖结节型 BCC，进行了视频皮肤镜和 HFUS 检查，超声检查频率分别为 22 MHz 和 50 MHz，彩色多普勒超声检查频率为 18 MHz。视频皮肤镜下可见线状和不规则血管、蓝灰色卵圆形巢和周边叶状色素结构。

超声显示真皮乳头层和网状层椭圆形低 – 无回声区，大小为 4.9 mm × 2.3 mm，后方回声稍增强，未穿透皮下组织。能量多普勒检查未发现明显血流。手术切除病灶，病灶切缘清晰。

组织学诊断（Mohs 法）显示为结节型 BCC。在本例中，病灶主要位于表皮，而真皮乳头层和网状层有少部分浸润，因此 50 MHz 的频率是准确显示 BCC 边缘和侵袭深度的最佳频率（图 13.2）。

病例 3

患者女性，47 岁，临床诊断为左侧颞区结节型 BCC，进行了视频皮肤镜和 HFUS 检查，超声检查频率分别为 22 MHz 和 50 MHz，能量多普勒模式为 18 MHz。在视频皮肤镜下，可见细短线状和树枝状血管、多发蓝色小球和周边半透明浅褐色区域。超声显示表皮下真皮乳头层均匀低回声区，大小为 8.8 mm × 0.4 mm，与皮下组织分界良好。感兴趣区内可见多个低 – 无回声毛囊。将病灶 50 MHz 图像与对侧区域图像进行对比，用于区分毛囊和 BCC 侵犯所形成的蒂。手术切除病灶，病灶切缘清晰。组织学诊断（Mohs 法）显示为浅表型 BCC。本例肿瘤位于表皮和真皮乳头层，侵袭深度为 0.4 mm。50 MHz 是能够准确描绘 BCC 边缘和测量侵袭深度的最佳频率（图 13.3）。

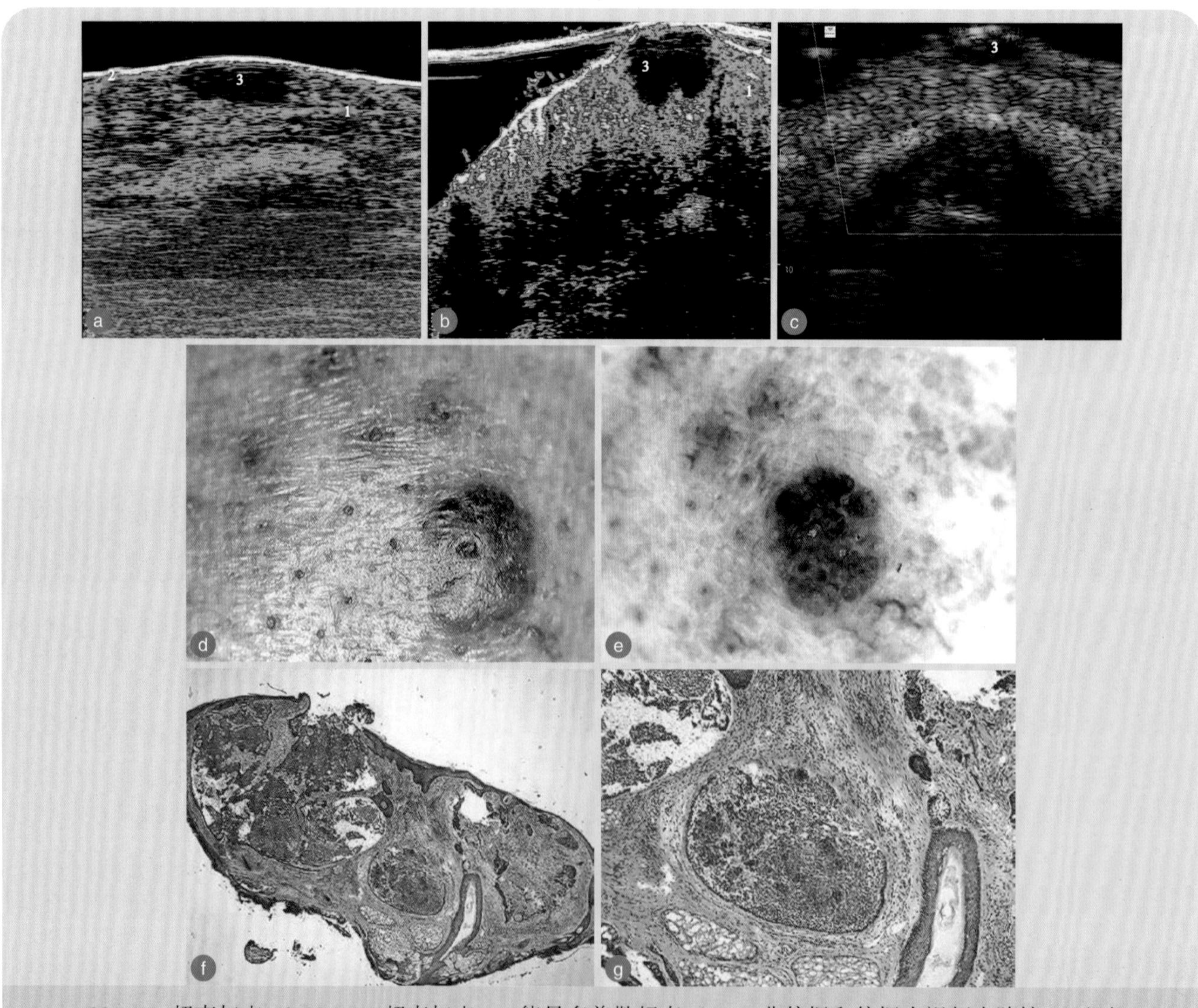

a.22 MHz 超声扫查；b.50 MHz 超声扫查；c. 能量多普勒超声；d、e. 非偏振和偏振光视频皮肤镜；f. 组织学图像 H&E 染色，× 50；g. 组织学图像 H&E 染色，× 200。1：真皮，2：表皮，3：肿瘤。

图 13.2 结节型 BCC（2）

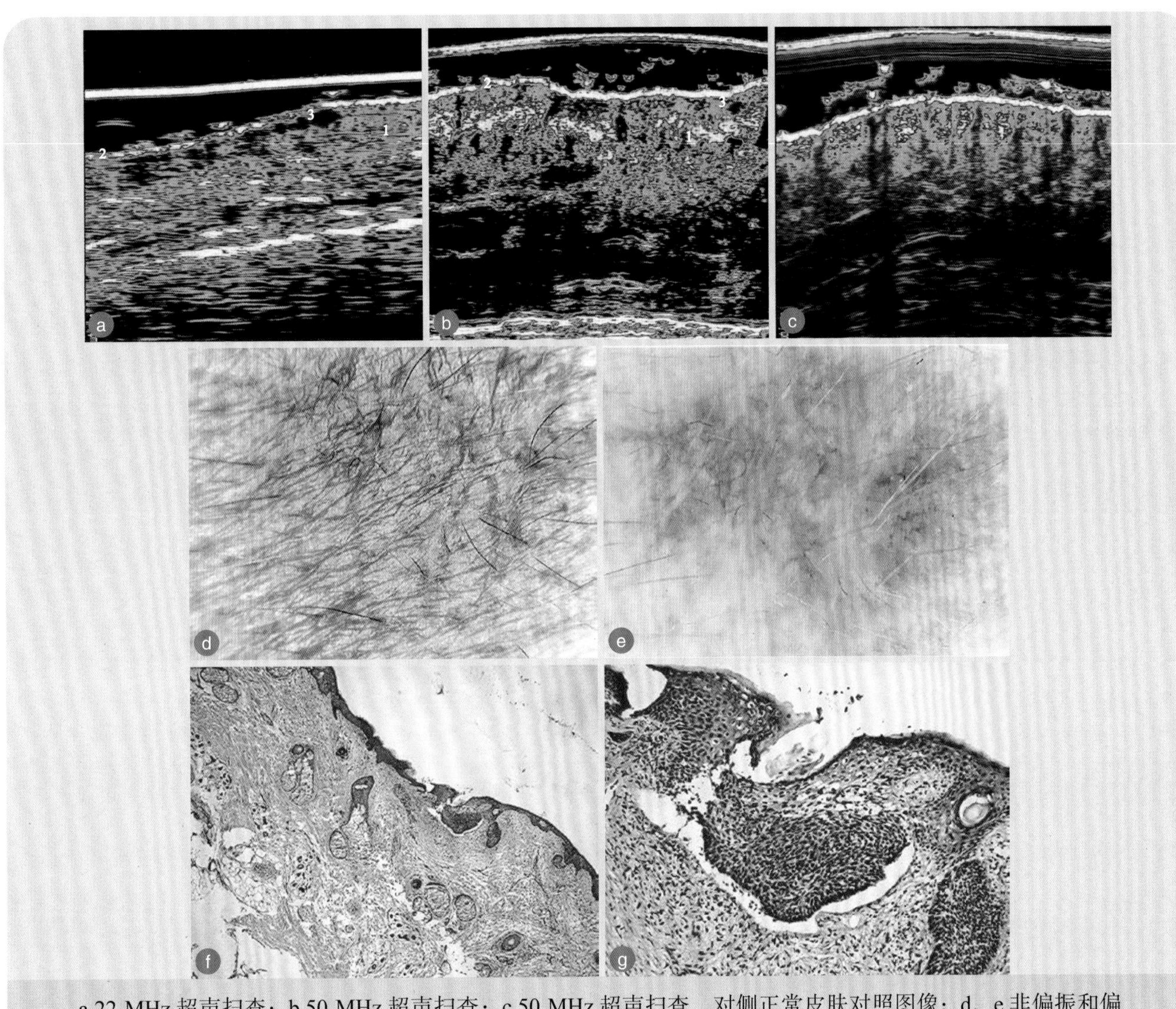

a.22 MHz 超声扫查；b.50 MHz 超声扫查；c.50 MHz 超声扫查，对侧正常皮肤对照图像；d、e 非偏振和偏振光视频皮肤镜；f. 组织学图像 H&E 染色，×50；g. 组织学图像 H&E 染色，×200。1：真皮，2：表皮，3：肿瘤。

图 13.3　浅表型 BCC

病例 4

患者女性，37 岁，临床诊断为额部浅表型 BCC，采用视频皮肤镜和 HFUS 检查，超声检查频率分别为 22 MHz 和 50 MHz，彩色多普勒超声检查频率为 18 MHz。在视频皮肤镜下可见多条分支血管、均匀白色区域和短白色条纹。超声显示真皮乳头层和网状层可见大小 12.5 mm×0.9 mm 的不规则不均匀低回声区。多发低回声区类似生长的芽，浸润皮下组织。彩色多普勒检查未见明显血流。

根据皮肤镜和 HFUS 表现，认为该分型为浸润性微结节型或硬斑病样型。

手术切除病灶，病灶切缘清晰。组织学检查（Mohs 法）显示为浸润性微结节型 BCC。在这个病例中，肿瘤位于表皮、乳头层，尤其是真皮网状层。50 MHz 探头可清晰显示肿瘤的细微结构及不规则的下缘。病灶浸润至真皮下的小低回声区与微结节复合体相对应（图 13.4）。

病例 5

患者女性，49 岁，临床诊断为左眼内眦至鼻翼间结节型 BCC，采用视频皮肤镜和 HFUS 检查，超声检查频率分别为 22 MHz 和 50 MHz，彩色多普勒超声检查频率为 18 MHz。视频皮肤镜下可见多条分支血管、白色斑点、白色线状结构和白色鳞屑。超声显示真皮乳头层和网状层椭圆形低－无回声区，大小 6.8 mm×2.5 mm，伴有后方回声增强，下缘和侧缘与周边分界清晰。病灶中心及周边可见少量高回声斑点。病灶下方 0.5 mm 处 5 点钟方向可见 3.7 mm×

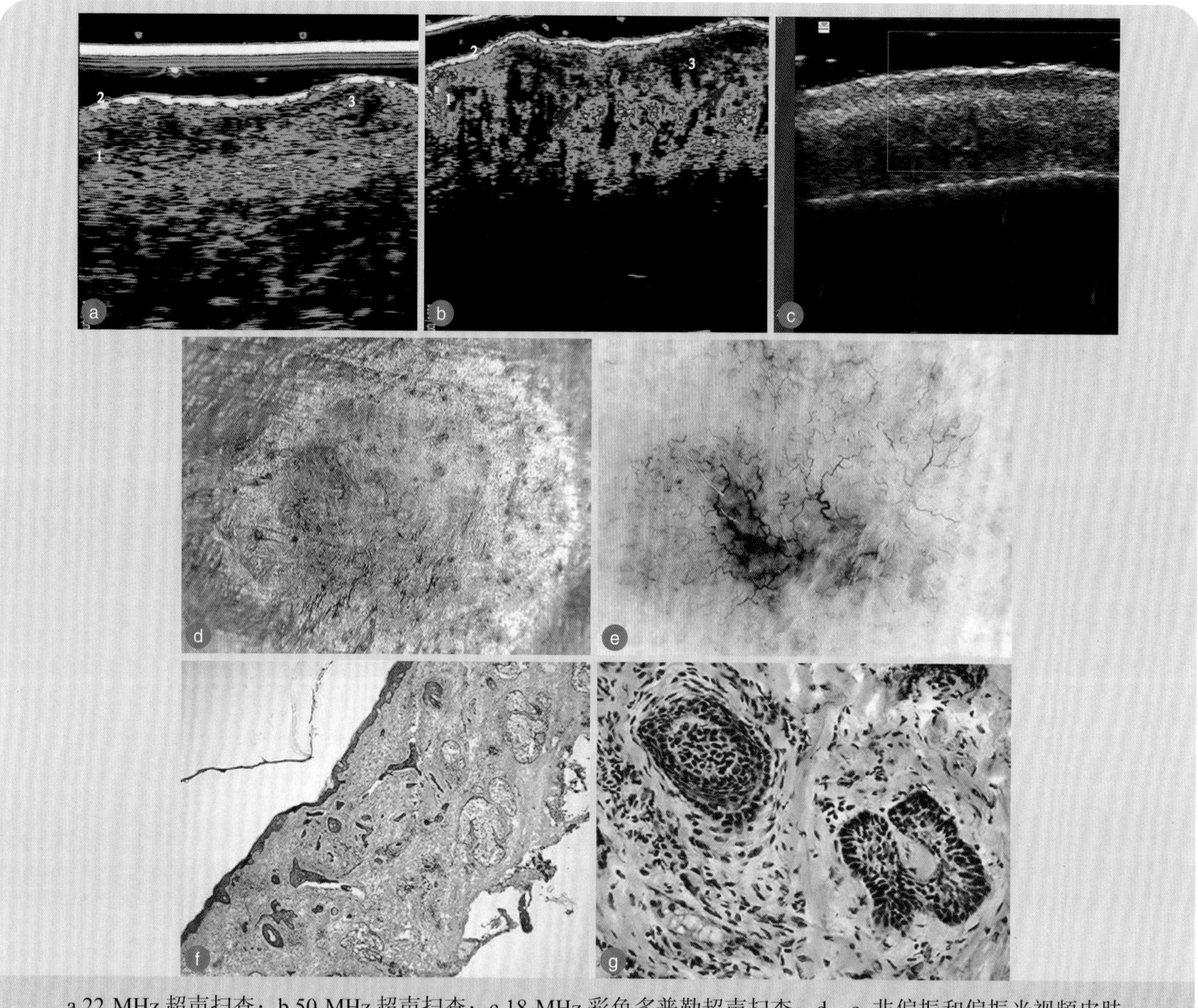

a.22 MHz 超声扫查；b.50 MHz 超声扫查；c.18 MHz 彩色多普勒超声扫查；d、e. 非偏振和偏振光视频皮肤镜检查；f. 组织学图像 H&E 染色，×50；g. 组织学图像 H&E 染色，×200。红箭头：浸润。1：真皮，2：表皮，3：肿瘤。

图 13.4　浸润性微结节型 BCC

1.2 mm 的椭圆形低回声区。该区域与内眦动静脉体表投影部位相对应。在这一区域进行彩色多普勒扫查可以看到两条血管，将该发现告知了手术医师。手术切除病灶，病灶切缘清晰。组织学检查（Mohs 法）显示为结节型 BCC。动脉周围软组织也被切除，随后的组织学检查并没有发现这些组织中存在肿瘤细胞。在这个病例中，常规 HFUS 和多普勒超声可以检测到非常临近的结节型 BCC 和内眦动脉的相对位置。这一诊断信息有助于安全切除肿瘤并降低动脉损伤风险（图 13.5）。

病例 6

患者女性，79 岁，临床诊断为左颊角化棘皮瘤，行视频皮肤镜和 HFUS 检查，超声检查频率分别为 22 MHz 和 18 MHz，彩色多普勒超声检查频率为 18 MHz。在视频皮肤镜下，病灶中心可见大块痂皮，毛囊内可见多个环形结构，以及不规则线状迂曲血管。在 22 MHz 的 B 型超声下，位于病灶顶部的痂吸收了声束的能量，导致后方组织无法显示。18 MHz 扫查，真皮和皮下脂肪层可见大小 21.1 mm × 8.6 mm 的不均匀椭圆形低回声区，侧缘和下缘与周边分界清楚，无后方声影。肿块被一些高回声线样结构分隔成数个腔室。在彩色多普勒超声模式下，肿块周围可见少量血流信号。手术切除病灶，病灶切缘清晰。组织学检查（Mohs 45 法）提示为角化棘皮瘤。因为病灶较大及痂皮对 HFUS 声束的反射，22 MHz 和 50 MHz 的超声无法完成检查。18 MHz 超声扫查和彩色多普勒超声检查有助于肿瘤大小测量及边缘的勾画（图 13.6）。

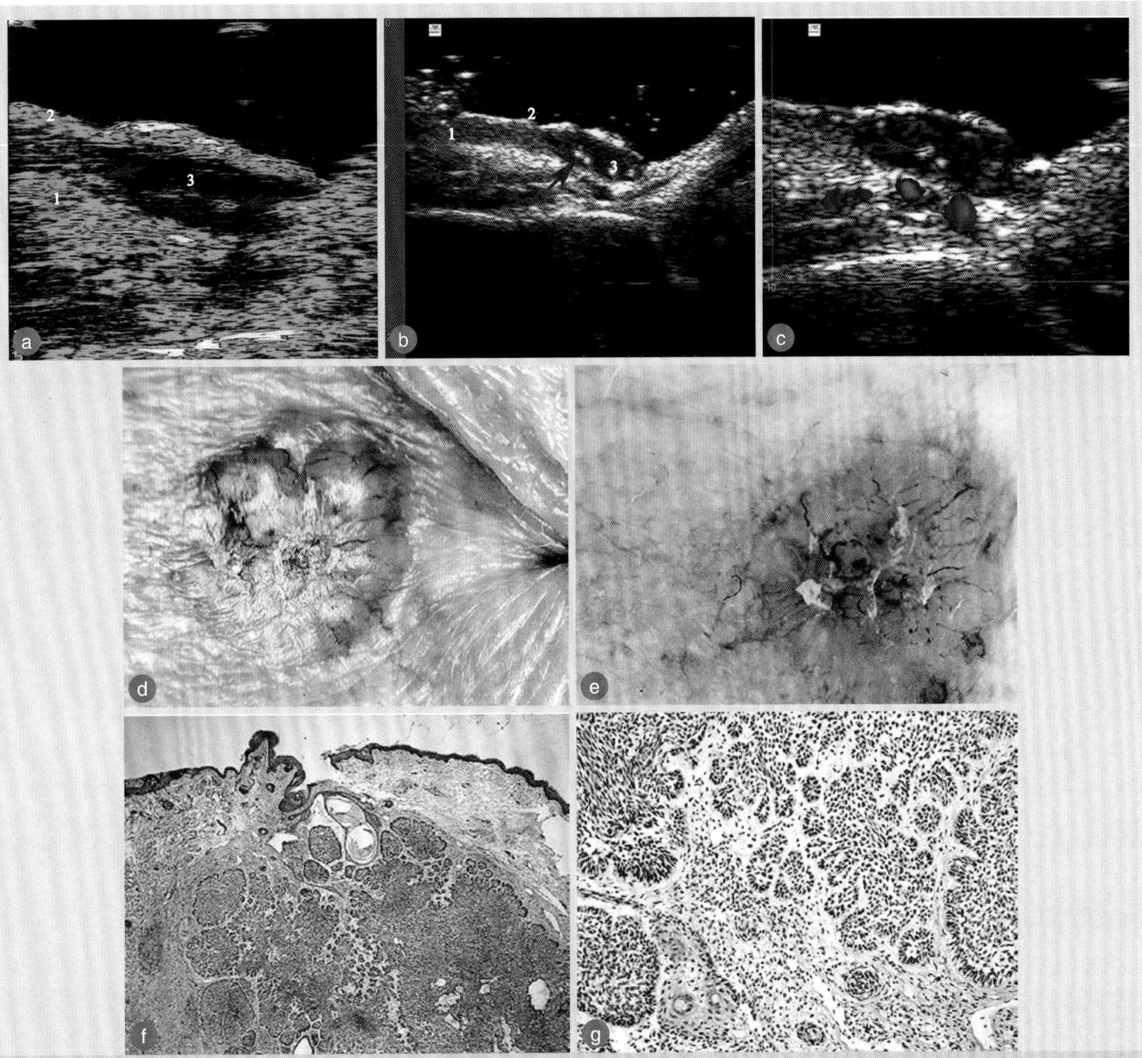

a.22 MHz 超声扫查；b.18 MHz 超声扫查；c.18 MHz 彩色多普勒超声；d、e. 非偏振和偏振光视频皮肤镜检查；f. 组织学图像 H&E 染色，×50；g. 组织学图像 H&E 染色，×200。红箭头：高回声斑点。1：真皮，2：表皮，3：肿瘤。

图 13.5　结节型 BCC（3）

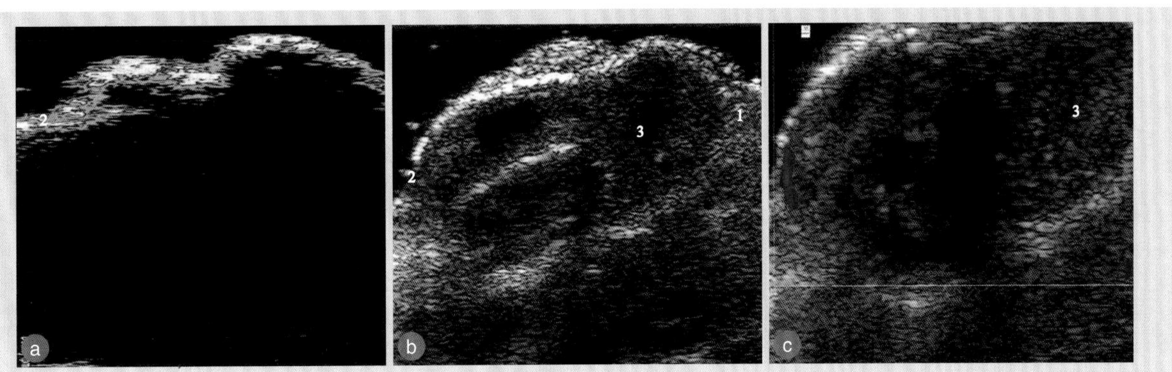

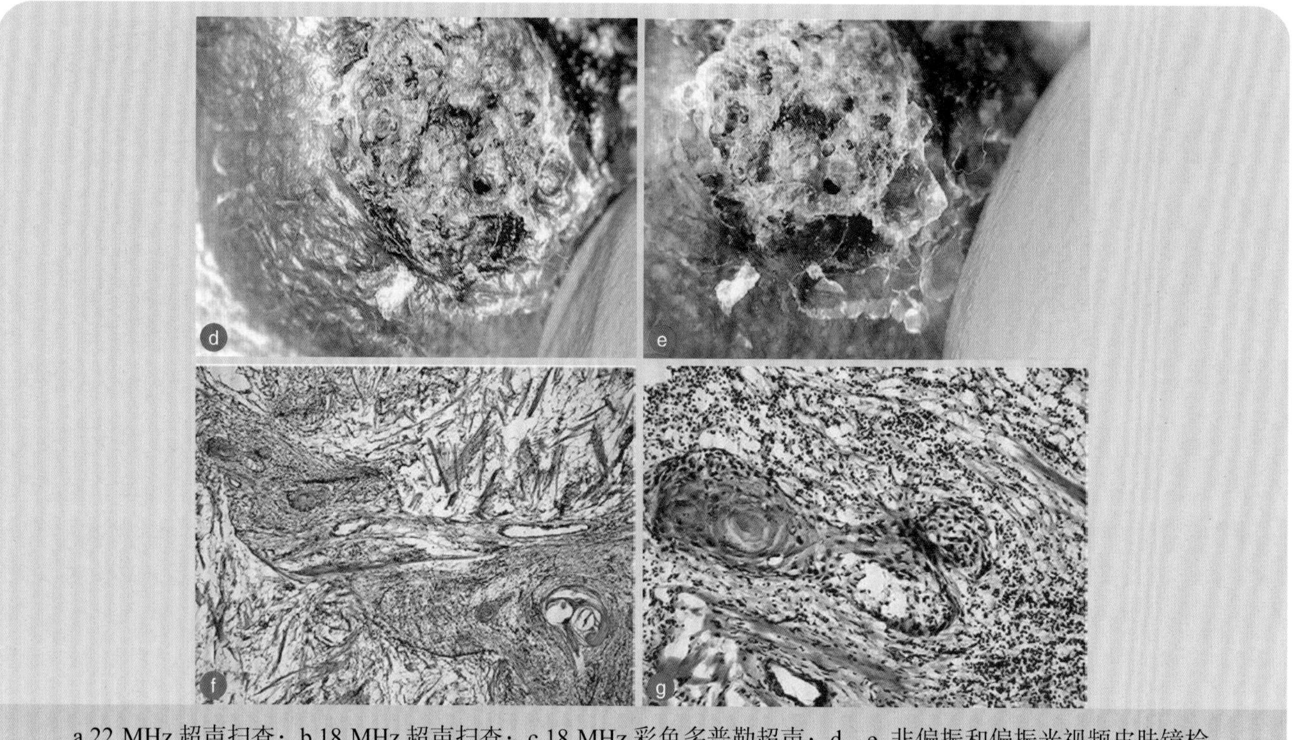

a.22 MHz 超声扫查；b.18 MHz 超声扫查；c.18 MHz 彩色多普勒超声；d、e. 非偏振和偏振光视频皮肤镜检查；f. 组织学图像 H&E 染色，×50；g. 组织学图像 H&E 染色 ×，200。1：真皮，2：表皮，3：肿瘤。

图 13.6 角化棘皮瘤

四、结论

HFUS 是检查非黑色素细胞皮肤癌的重要工具。HFUS 可精确评估肿瘤大小和位置、评估侵袭深度及勾画肿瘤边缘。根据我们的临床实践经验，应根据病变的大小和深度使用不同的频率进行超声检查。对于位于表皮和真皮（深度不超过 3 ～ 4 mm）的浅表小病变，最佳检查频率为 50 ～ 75 MHz。对于深度≤ 10 mm 的病灶，20 ～ 33 MHz 的频率有利于诊断。如果病变深度和大小≥ 10 mm，应使用 15 ～ 18 MHz 甚至更低的频率进行检查。

结合视频皮肤镜（皮肤镜）和 HFUS 的多模态皮肤肿瘤检查方式提高了诊断的准确性。针对不同类型皮肤癌描述的皮肤镜表现具有很高的敏感性和特异性，这是大多数皮肤科医师和肿瘤学家所熟知的。HFUS 对肿瘤的术前 / 治疗前评估及治疗策略的选择具有重要意义。此外，HFUS 可以显示皮肤肿瘤与组织学相关的内部特征，在多数情况下可以鉴别黑色素瘤、BCC 和 SCC。经验丰富的专家甚至可以根据超声征象识别出 BCC 的组织学亚型。我们希望 HFUS 能够尽早成为皮肤科和肿瘤科的常规临床工具。

（张哲元 译）

参考文献

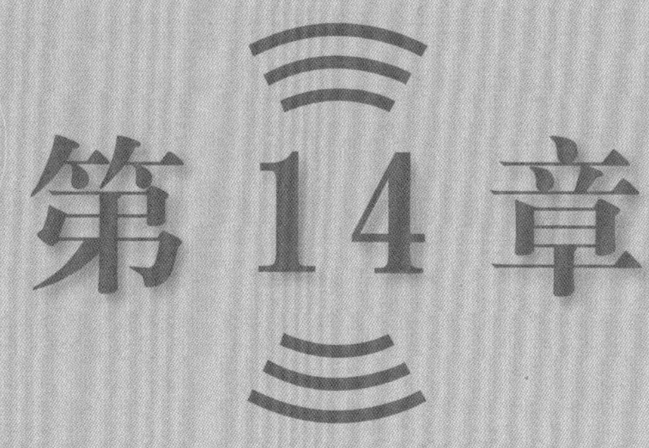

50 MHz 超声在皮肤癌中的作用

Jie Liu, Yu-Kun Wang, Qing-Li Zhu

皮肤癌或皮肤恶性肿瘤，是全世界各种族人群中最常见的恶性肿瘤，主要分为两类，即非黑色素瘤皮肤癌（non-melanoma skin cancer，NMSC）和恶性黑色素瘤（malignant melanoma，MM）[1-2]。其中，基底细胞癌（BCC）和鳞状细胞癌（SCC）在临床上的发病率分别居第一位和第二位[3]。MM 相对罕见，但由于它是致死率最高的皮肤癌，且发病率持续上升，因此仍备受关注[4]。

如前所述，高频超声（HFUS）已成功用于精准检查和诊断 BCC、SCC 和 MM 病变。一般来说，频率在 15 ~ 30 MHz 的高频线阵探头最常用于皮肤病评估。频率越高，空间分辨率越高，但穿透力会降低（75 MHz 时为 3 mm，100 MHz 时为 1 mm）。不过，变频探头可减少这种穿透力的损失。值得注意的是，探查真皮深层和皮下组织至关重要，尤其是在评估皮肤癌时，因为皮肤癌往往会侵犯深层结构。此外，小的病灶可能与相应的主要病灶不相连，如果使用频率过高的探头，超声就会漏诊。但是，对于已排除深部侵犯的浅表皮肤癌，较高频率的探头可为临床医师提供更详细的信息，了解小病灶的形态特征及浅表皮肤结构的细微改变，有助于准确评估、差异诊断和组织病理学亚型推测。因此，建议操作者在进行超声检查时，先用较低频率范围的超声对受累区域进行全面评估，排除更深层次的侵犯，然后再切换到较高频率的超声来观察病变和感兴趣区的细节[5]。

此外，最近的研究探讨了 HFUS 在原发性皮肤淋巴瘤（PCL）中的应用，PCL 是一种特殊的皮肤恶性肿瘤，尤其是蕈样肉芽肿（MF）。本章主要讨论 50 MHz 的 HFUS 在 BCC、SCC、MM 和 MF 中的应用价值和优点。

一、基底细胞癌

在 HFUS 扫查下，基底细胞癌（BCC）病变通常表现为真皮层内边缘略不规则或可延伸至皮下组织的椭圆形或带状低回声结构，伴有高回声斑点[6-7]（图 14.1 和图 14.2）。组织学上推测，这些高回声斑点与 BCC 病变的多个内在特征有关，包括角化、黑色素、微钙化及基底细胞巢中心的凋亡细胞团，但确切的机制尚未确定[8-9]。

有多项研究将 50 MHz 的 HFUS 用于评估 BCC

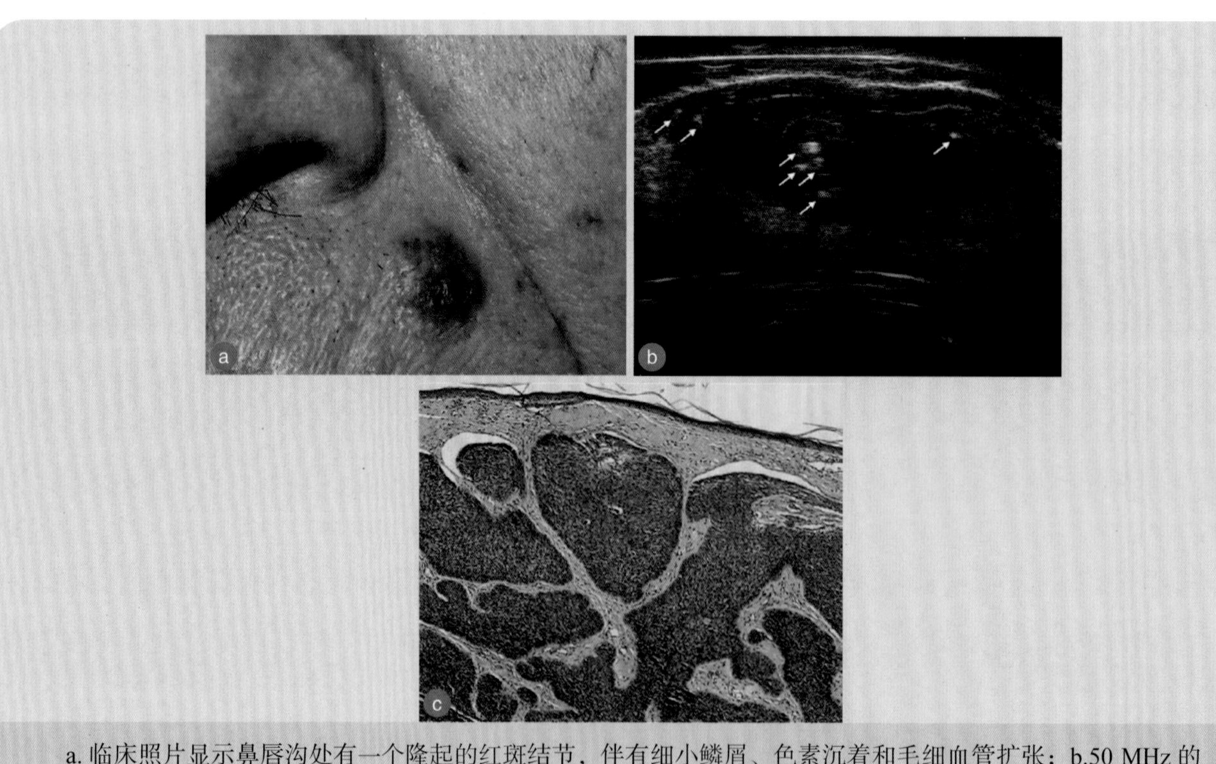

a. 临床照片显示鼻唇沟处有一个隆起的红斑结节，伴有细小鳞屑、色素沉着和毛细血管扩张；b.50 MHz 的 HFUS 显示真皮层内边界清晰、略不规则的低回声结构，并伴有多个高回声斑点（箭头）；c. 组织病理检查确诊为结节性 BCC，显示真皮层有多个大的基底细胞巢（H&E 染色，×25）。

图 14.1　低复发风险型基底细胞癌（组织病理学为结节型）

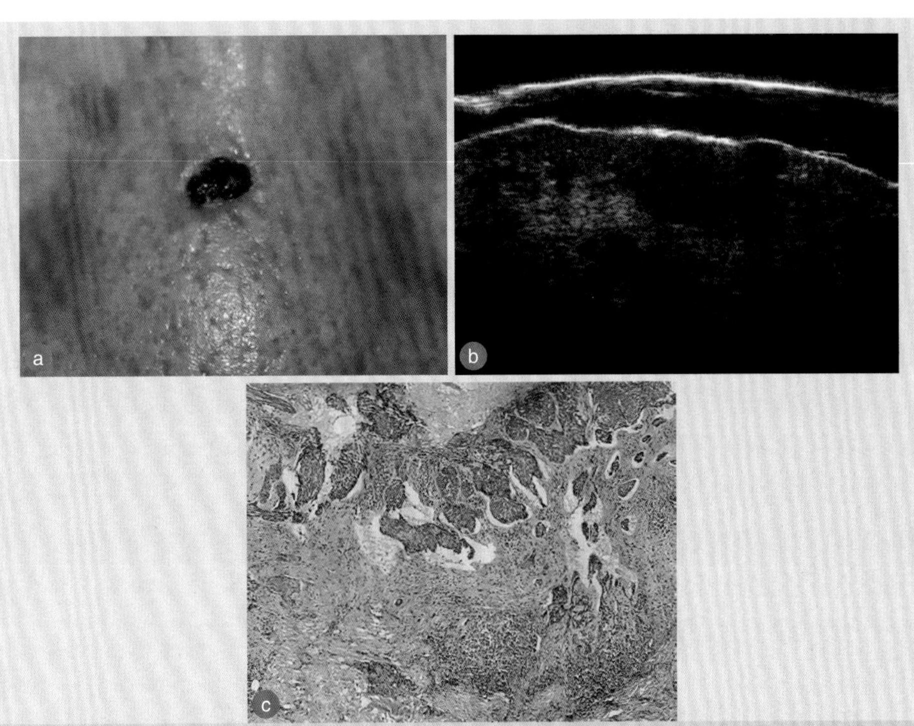

a. 临床照片显示鼻背有边缘锐利的溃疡；b.50 MHz 的 HFUS 显示一个边界不清、形状不规则的低回声结构延伸到皮下组织，并伴有大量的高回声斑点；c. 组织病理诊断为浸润性 BCC，肿瘤细胞有时呈不规则的链状排列，并有累及深层的趋势（H&E 染色，×25）。

图 14.2　高复发风险型基底细胞（组织病理学为浸润型）

病变[10-12]，其中更高分辨率更好地揭示了不同组织病理学亚型的声像图形态细节和特征[11]。结节型 BCC 表现为不规则、椭圆形或带状的低回声区，大多边界清晰，内部回声不均匀（有时内部存在无回声区），并可见高回声斑点。浅表型 BCC 表现为界限清楚的均匀带状低回声区，内部呈无回声。微结节型 BCC 表现为界限不清的小型真皮低回声结构，伴有高回声斑点和后方回声增强。浸润型 BCC 表现为界限不清、不规则的真皮下区域，伴有许多高回声斑点。基底鳞状细胞癌表现为界限不清的真皮层及皮下结节，病变内部有多个高回声斑点和无回声区。至于复发风险高低的区别，低复发风险病灶往往形态规则，边界清楚，内部回声均匀，局限于表皮下和真皮；而高复发风险病灶通常不规则、界限不清，并向皮下组织深层浸润。此外，高回声斑点的存在和数量与 BCC 病变的复发风险有关。以 7 个高回声斑点为临界值，可以预测并将病变分为低复发风险（< 7 个高回声斑点）与高复发风险（≥ 7 个高回声斑点）[9]。此外，50 MHz 超声还能检测到亚临床 BCC 病变。这包括横向上肉眼难以识别的小病灶，以及与主瘤块毗邻的垂直方向上较深的卫星病灶，这类病变很容易被忽视[11]。使用 50 MHz 的 HFUS 对 BCC 病变进行术前评估是确定肿瘤边缘的有效工具。然而，50 MHz 的 HFUS 测量的病变深度与组织病理学肿瘤厚度仅有中等程度的相关性，50 MHz 的 HFUS 往往会高估深度测量值，这可能是由周围炎症浸润所致[10]。

50 MHz 的 HFUS 还能帮助鉴别诊断 BCC 和其他皮肤肿瘤。为了区分 BCC 病变和良性肿瘤，如黑色素细胞痣（melanocytic nevi，MN）和脂溢性角化病（seborrheic keratosis，SK），研究发现皮下组织受侵、形状不规则、边界不清晰、存在无回声区、高回声斑点及表皮回声中断在 BCC 病变中更为常见。以前有学者认为 BCC 中高回声斑点的存在和数量有助于将 BCC 与 SCC 和 MM 区分开来，但这一特征也出现在其他皮肤肿瘤中，如 MN、SK 和毛发上皮瘤[8, 12]。

二、鳞状细胞癌

皮肤鳞状细胞癌（SCC）包括原位皮肤 SCC（鲍恩病，Bowen’s disease，BD）和侵袭性皮肤 SCC。一般来说，BD 病变表现为轻度波浪状表皮下方扁平

或略微隆起的带状低回声结构（图 14.3），而浸润性 SCC 病变表现为相对不均匀的低回声结构，边缘不规则，有深部浸润倾向（图 14.4）[7, 13-14]。之前有一项使用 40MHz 的 HFUS 术前评估侵袭性 SCC 和 BCC 肿瘤大小的研究发现，该方法对于 Mohs 手术前表皮或皮下组织亚临床扩展的肿瘤临床作用不大，但对于面积大于中位数 1.74cm² 且亚临床真皮受累的大型肿瘤的边缘预测有潜在帮助，准确性在可接受范围内 [15]。与 BCC 不同，SCC 有更高的区域侵犯和远处转移风险。因此，在评估 SCC 患者时，有必要对真皮深层和皮下组织及局部淋巴结进行 HFUS 探查。在这种情况下，HFUS 可以很容易地发现体积增大、圆形、存在坏死和钙化的浅表异常淋巴结，而位于深部的淋巴结应使用频率较低的超声或结合其他成像技术进行检查 [13]。

有一项研究应用 50 MHz 的 HFUS（在本章中称为超声生物显微镜，ultrasound biomicroscopy，UBM）评估 BD 病变 [16]。他们发现，BD 最明显的超声特征是在表皮和真皮的上部之间有一层边界清晰的表浅低回声层，有时还伴有“波浪征”。病变表面的波浪状形态与表皮的角化堆积相对应，而界限清晰的浅层低回声区表明病变位于表皮内，基底层完整。同时，如果低回声区浸润真皮层，病变表面角化较厚，则应考虑诊断为侵袭性 SCC。

三、恶性黑色素瘤

自超声被引入皮肤恶性黑色素瘤（MM）术前评估以来，最常用的频率是 20 MHz 或更低频率的 HFUS[17-23]。MM 病变表现为均质低回声，扁平或椭圆形至梭形结构，浸润真皮和（或）皮下组织。在 MM 病变内部高回声斑点并不常见（图 14.5）。HFUS 有助于评估肿瘤浸润深度和检测卫星灶或移行转移灶 [23-25]。此外，HFUS 还可用于前哨淋巴结定位，引导细针穿刺和活检手术 [26]。

MM 患者的预后与原发病灶的深度（Breslow 指数）或侵犯的皮肤层（Clark’s 水平分级）密切相关，可根据这些标准以及是否存在溃疡、有丝分裂率、淋巴结受累或转移等情况考虑不同的治疗策略。以往的文献报道中，在 20 MHz 或更低频率下通过 HFUS 测量的肿瘤厚度与组织病理学检查之间存在中度到极佳的相关性。Pilat 等在 20 MHz 和 50 MHz 频率下

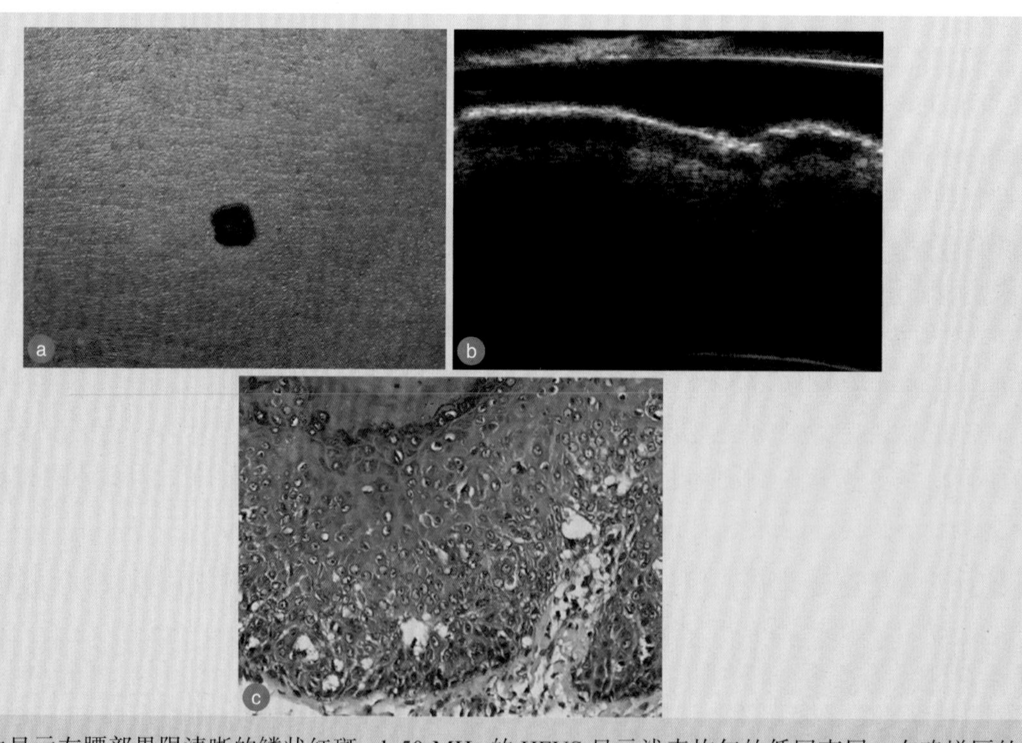

a. 临床照片显示左腰部界限清晰的鳞状红斑；b.50 MHz 的 HFUS 显示浅表均匀的低回声层，在略增厚的表皮和深方的真皮之间有清晰的边界；c. 组织病理学上，表皮增厚并伴有明显的非典型增生（H&E 染色，×100）。

图 14.3　鲍恩病

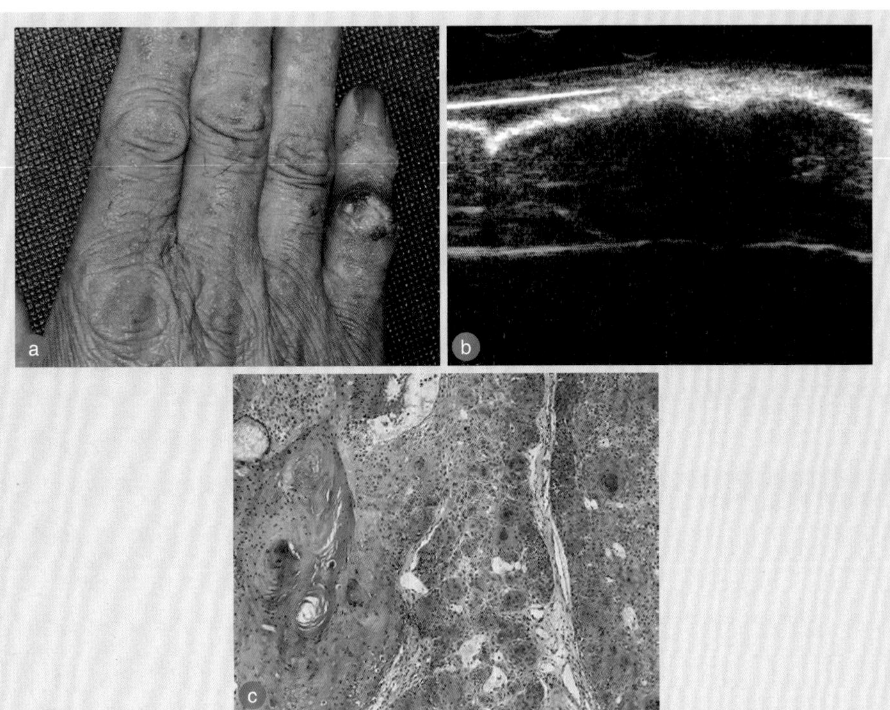

a. 临床照片显示手指关节上可见中心和周边角化的火山口状溃疡；b.50 MHz 的 HFUS 显示，真皮层和皮下组织可见一个界限不清、回声均匀的低回声结构；c. 组织病理学显示多簇分化良好的角化肿瘤细胞侵犯真皮层（H&E 染色，×50）。

图 14.4　侵袭性鳞状细胞癌

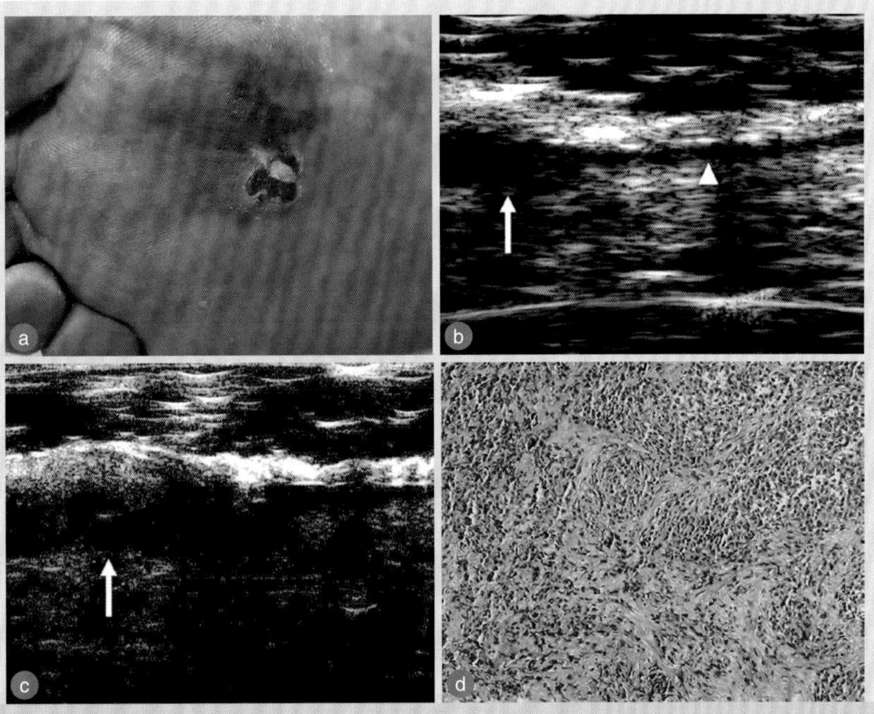

a. 临床照片显示，患者足底出现不对称、不规则的深褐色斑点，并伴有溃疡形成。b.20 MHz 的 HFUS 显示出一个低回声区域（长箭头），累及真皮层和皮下组织，边界不清，回声尚均匀。相邻的正常皮肤（三角箭头）。c. 与 20 MHz 的超声相比，50 MHz 的 HFUS 能更清晰地显示肿瘤特征（箭头）。d. 组织病理学显示广泛的非典型黑色素瘤细胞浸润，有时呈巢状排列（H&E 染色，×100）。

图 14.5　恶性黑色素瘤（肢端雀斑样痣黑色素瘤）

评估了 MM 厚度，并将其与组织病理学检查获得的厚度值进行比较。他们发现组织病理学检查和 HFUS 检查中的 MM 测量值之间存在令人满意的相关性。在统计学上，20 MHz 和 50 MHz 没有明显的差异。HFUS 的低估或高估的情况仅发生在极少数病例中。然而，这种低估最终并未影响相应患者的正确 TNM 分期，组织病理学评估与超声评估之间的数值差异也很小。同时我们推测，超声的高估可能与炎症浸润和标本组织收缩有关，尤其是位于躯干内的病灶。

四、原发性皮肤淋巴瘤

原发性皮肤淋巴瘤（PCL）被定义为一组异质性的 T 细胞淋巴瘤和 B 细胞淋巴瘤，在诊断时出现在皮肤上，且没有皮肤外疾病[27]。HFUS 在 PCL 中的应用数据不足。最近的研究有所增加，并显示了 HFUS 在评估蕈样肉芽肿（MF）病变方面的价值[27-34]。皮肤 B 细胞淋巴瘤病变通常表现为边界清晰的分叶状低回声结节[28, 30]。MF 是最常见的皮肤 T 细胞淋巴瘤类型，其特征是在表皮和真皮交界处存在一条带状低回声区，这反映了异型 T 细胞的浸润，HFUS 检查中这条带的厚度已被证实与组织病理学检查中肿瘤细胞浸润的深度密切相关[29, 31, 33]。此外，HFUS 还可以通过评估表皮下低回声带（SLEB）厚度的减少情况，定量监测 MF 患者在光疗期间的治疗效果[29]。

50 MHz 的 HFUS 分辨率较高，除了能显示低回声带及其厚度和浸润的层次，还能显示 MF 病变的形态学变化和内部回声[33]。这些超声参数对 MF 的准确分类和分期具有重要意义。具体来说，对比斑片状病灶，斑块状病灶的表皮可呈波浪形。如果低回声带具有均匀的内部回声，形态规则，边界清晰，局限于真皮 – 表皮交界处，则 MF 病变往往处于早期，而晚期的征象包括延伸至真皮浅层甚至更深层次的不规则低回声带，边界不清，内部回声不均匀。此外，50MHz 或更高频率的 HFUS 似乎有助于早期 MF 与银屑病和湿疹等炎症性皮肤病的鉴别诊断[32, 34]。与银屑病和湿疹相比，早期 MF 病变表皮和低回声带厚度较小（截断值分别为 0.2375mm 和 0.2655mm）（图 14.6 和图 14.7）。

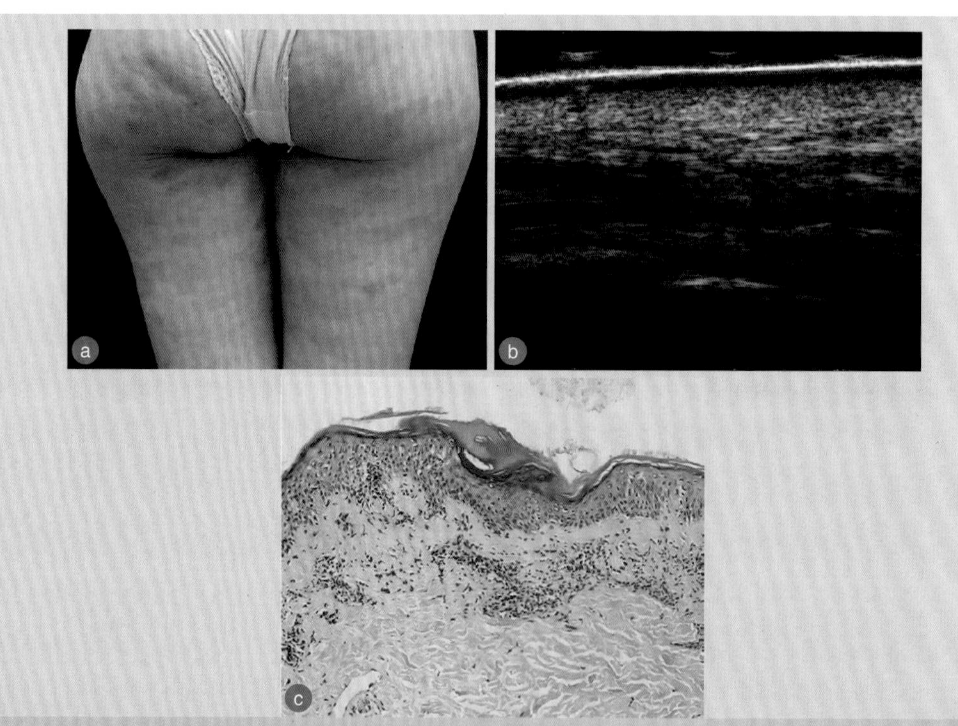

a. 临床照片显示多个界限清楚的红斑，表面覆盖细小鳞屑和散在色素沉着；b.50 MHz 的 HFUS 显示薄的表皮下低回声带，边界清晰，内部回声均匀；c. 组织病理学显示浅层异型淋巴细胞浸润，并有明显的亲表皮性，以及 Pautrier 微脓肿形成（H&E 染色，×100）。

图 14.6　蕈样肉芽肿（斑片期病变）(1)

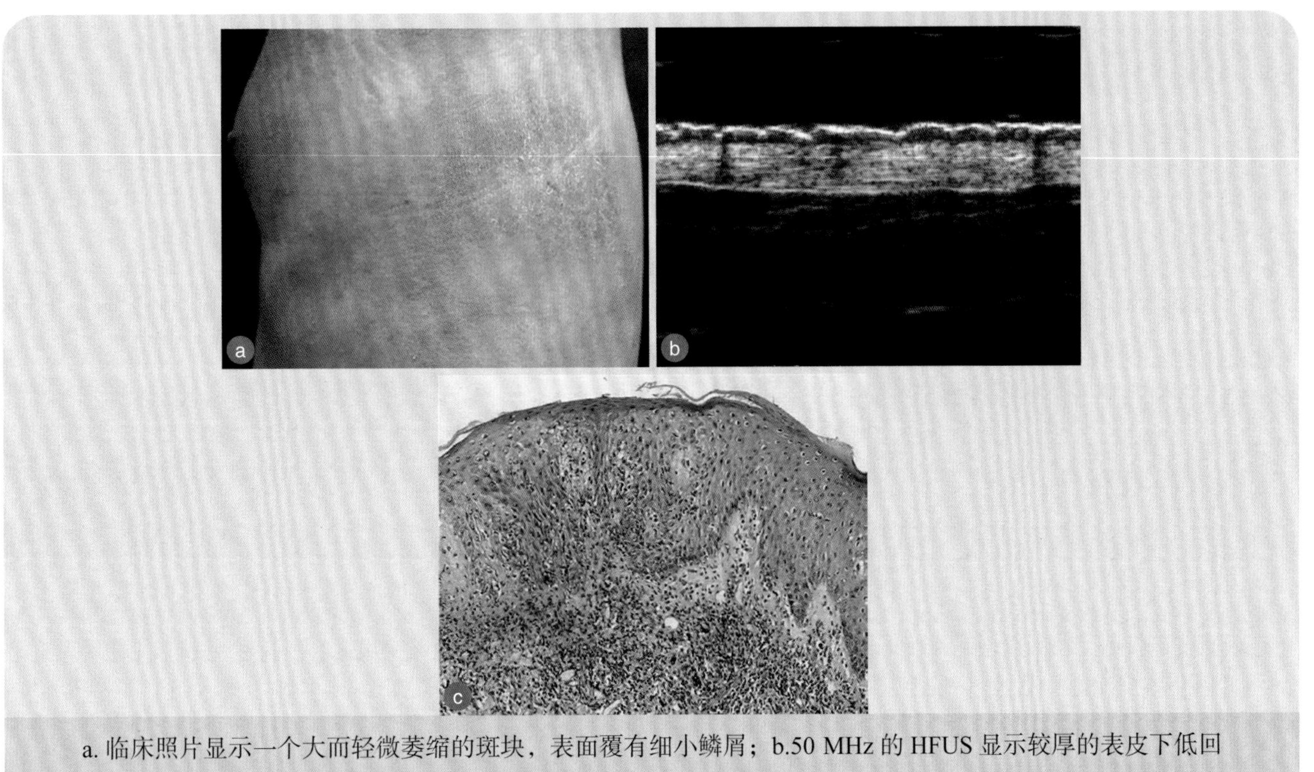

a. 临床照片显示一个大而轻微萎缩的斑块，表面覆有细小鳞屑；b.50 MHz 的 HFUS 显示较厚的表皮下低回声带，并伴有表皮波浪状改变；c. 组织病理学显示表皮增生及异型淋巴细胞密集浸润，伴有明显的亲表皮性，并形成 Pautrier 微脓肿（H&E 染色，×100）。

图 14.7　蕈样肉芽肿（斑块期病变）(2)

（于鑫亮 译）

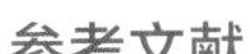

参考文献

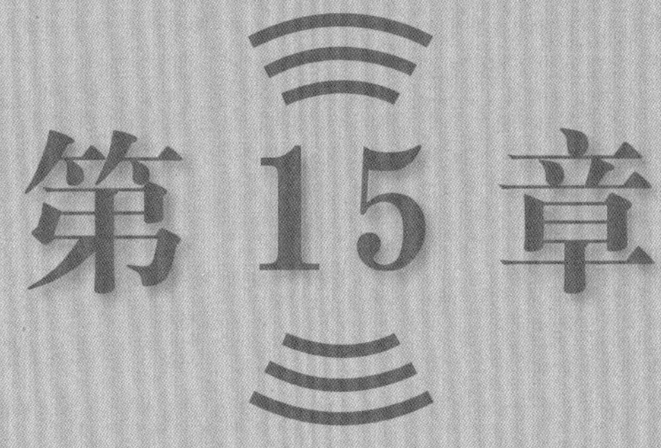

第 15 章

70 MHz 超声在皮肤癌中的作用

Teresa Oranges, Valentina Dini, Marco Romanelli

一、引言

超高频超声（UHFUS）由于其超高的分辨率（70 MHz）可以用于详细研究皮肤癌。本章将列举利用 UHFUS 研究过的最常见皮肤癌类型，并介绍它们在超声检查中的表现。

二、黑色素瘤

皮肤恶性黑色素瘤（MM）是侵袭性最强的恶性皮肤肿瘤之一，也是皮肤恶性肿瘤的主要致死原因[1]。

由于转移性 MM 的死亡率仍然很高，因此早期诊断和彻底手术切除对患者的生存至关重要[2]。手术切缘的范围由 Breslow 厚度（如果病变溃疡达到最大深度，则应从颗粒层或溃疡基底测量）决定，这是最重要的预后因素[3]。

如果 Breslow 厚度 ≥ 0.8 mm 或较薄的溃疡型 MM，建议进行前哨淋巴结活检[4]。

皮肤镜是区分黑色素细胞痣（melanocytic nevi，MN）和 MM 的有效工具，并提高了对较薄 MM 的检测能力[5]，但对于评估与 Breslow 厚度相对应的病变最大深度并无帮助。高频超声（HFUS）（＞ 15 MHz）和光学相干断层扫描（OCT）可帮助临床医师在术前评估最大深度，但可能难以区分 MN 和 MM[6-8]。

在 HFUS 检查中，MM 表现为椭圆形 / 梭形低回声区，通常血流丰富[9]。在淋巴转移的情况下，也可检测到卫星灶（距原发 MM 2 cm 以内）和移行转移（距原发 MM ＞ 2 cm），表现为真皮内或皮下组织内界限清晰的低回声区[10-11]。

Corvino A、Corvino F 等描述了代表充满 MM 细胞的淋巴管的两种超声征象："尾"征和"串"征[11]。

其中，"尾"征由移行转移的纤细低回声延长部分组成，而"串"征由连接移行转移的多条延长部分组成[11]。

最近，在超声引导下对晚期不可扪及的 MM 患者进行溶瘤病毒病灶内注射，并对其安全性和可行性进行了研究，取得了良好的效果[12]。

在 MM 检查中，HFUS 的主要局限性在于检测色素、瘤周炎性浸润及非常薄的病灶内的血流信号[10, 13]。

特别是使用 HFUS 可能很难检测到厚度小于 2 mm 的黑色素瘤的血流[14]。

最近，一种新型 UHFUS 系统在 7 例结节性 MM 病例中的应用表明，超声厚度与 Breslow 厚度呈正相关[15]。

此外，Chauvel-Picard J、Cinotti E 等描述了 UHFUS 与皮肤镜和共聚焦显微镜结合使用的可能性[32]。

这种新型 UHFUS 配备了 3 个不同的探头（22 MHz、48 MHz 和 70 MHz），空间分辨率为 30 μm，即使在皮肤病变较小的情况下也能获得高质量的超声图像。

在某些黑色素瘤患者病例中，使用 48 MHz 探头可能会有所帮助，因为使用较低频率探头可以帮助获取肿瘤的完整延伸范围，例如体积较大的 MM 或皮下转移灶[13]。例如，Liso F.G、LucPerrot J 等描述了 48 MHz 探头下血肿样转移瘤的外观，即皮下组织中界限清晰的类圆形低回声结节，周围是高回声区，内部回声较低[16]。

使用 UHFUS 的潜在局限性在于，如果出现超声无法辨别的小的恶性细胞巢，则可能会低估 MM 的厚度；如果出现伴发痣（图 15.1a ~ 图 15.1c）或淋巴细胞浸润，则可能会高估 MM 的厚度，因为伴发痣及淋巴细胞浸润也表现为低回声，因此无法与 MM 区分开来[17-18]。

Faita F、Oranges T 等使用这种新设备检查了 20 个 MM 和 19 个 MN，在处理超声图像时使用了机器学习方法来区分 MM 和 MN。在这项研究中，MN 和 MM 表现为低回声梭形或椭圆形不均匀病变，对超声图像进行处理后，计算出 8 个形态参数和 122 个纹理参数。病灶内血供不同，MM（85%）中的血供普遍高于 MN（26%），但病灶内血供作为一个单独的参数不足以区分 MM 和 MN。组织学分析仍是"金标准"，但通过自动分析图像所获得的特征可以用于训练和验证基于机器学习算法的分类器，从而提高区分 MM 和 MN 的可能性[33]。

在 UHFUS 下，MM 表现为带状 / 椭圆形 / 梭形低回声区。在某些病例中还可以看到病灶内毛囊，但无法根据这些特征或病灶内结构来帮助临床医师区分 MM 和其他不均匀低回声的皮肤肿瘤。

使用 UHFUS（彩色速度设置：1.9 cm/s）对 MM 病灶内和病灶下的血管进行彩色多普勒超声评估可能是一个有用的参数，因为使用该设备也有可能检测到非常薄的病灶的血流信号，这与常规的 HFUS 不同。不过，考虑到 MM 的病变内血流并非总能检测

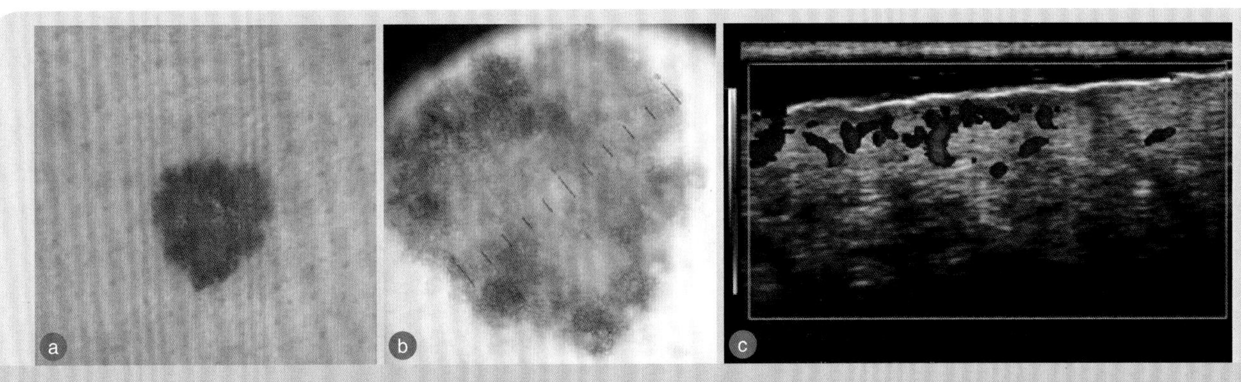

a. 临床照片；b. 皮肤镜检查特征；c. 超声检查特征（Breslow 深度：0.4 mm）。在超声检查（c）中，病变呈带状低回声区，彩色多普勒超声评估显示血流信号增多。

图 15.1　70 MHz 探头下的神经相关性皮肤黑色素瘤

到，并且也可能受良性病变的几个特征（如患者年龄）的影响，因此使用多种特征进行评估有助于对 MM 和 MN 进行更可靠的鉴别诊断。

利用 UHFUS 对 MM 进行术前定位可以帮助临床医师在出现血流信号丰富等可疑特征时快速、彻底地进行手术切除，从而减少诊断延误。UHFUS 引导的手术方法可精确显示肿瘤边缘，有助于在疑似组织受累的情况下获得阴性切缘。此外，在确诊后，该设备还可用于检查原发 MM 解剖部位和区域淋巴结之间的皮肤和皮下组织，并用于对晚期不可切除的 MM 患者进行超声引导下病灶内药物注射。

三、非黑色素瘤皮肤癌 

非黑色素瘤皮肤癌（non-melanoma skin cancers，NMSC）最常见的两种亚型是基底细胞癌（BCC）和鳞状细胞癌（SCC），前者的潜在转移风险极低，后者的转移率和相关死亡率较高 [19-20]。

BCC 表现为各种亚型，有的表现为惰性（如结节型、浅表型和腺样型），有的表现为较强侵袭性（如硬斑病样型、浸润型、微结节型、化生型和基底鳞状细胞型）[19, 21]，后者复发或转移的风险较高。

使用 HFUS 可以评估肿瘤的形态、深度和血流 [24-26]。HFUS 还有助于术前确定手术边缘 [22-23]。

HFUS 显示 BCC 呈规则或不规则的低回声区（高危 BCC 较低危病灶形态更不规则），边界清晰或不清晰。病变内部或底部可检测到血流信号 [9, 24]。病变可能出现内部回声增强或高回声斑点，这通常出现在非浅表型 BCC 中 [34]。

高回声斑点的性质尚未明确，但推测可能与角化囊肿、色素沉着、细胞凋亡、坏死或钙化有关 [24, 35]。

Wortsman X、Vergara P 等推测，高回声斑点可能是由于声透射增加及随之而来的高回声后方回声增强所致，例如，致密的不典型基底样细胞巢 [25]。

在使用 70 MHz 探头进行 UHFUS 检查时，BCC 表现为椭圆形不均匀低回声病变，如果出现溃疡，浅层高回声线可能会中断。在彩色多普勒超声检查中，病灶通常表现为血流信号增多，并可显示瘤内结构。

特别是已经描述的高回声斑点在 70 MHz 探头下清晰可见，但也可能出现等回声椭圆形区域和无回声椭圆形区域。

我们推测如果出现无回声区，这些结构可能与角质囊肿或黏液样囊肿相关；如果出现多个内部椭圆形等回声区，则与细胞巢相关（图 15.2）。皮肤镜和超声检查特征之间的潜在关联可能成为 BCC 管理的新型联合方法。

组织学上分化良好的 SCC 亚型包括角化棘皮瘤和疣状癌，其特点是转移潜力低 [26]。其他亚型的 SCC（如促结缔组织增生型和腺鳞癌）具有高度浸润

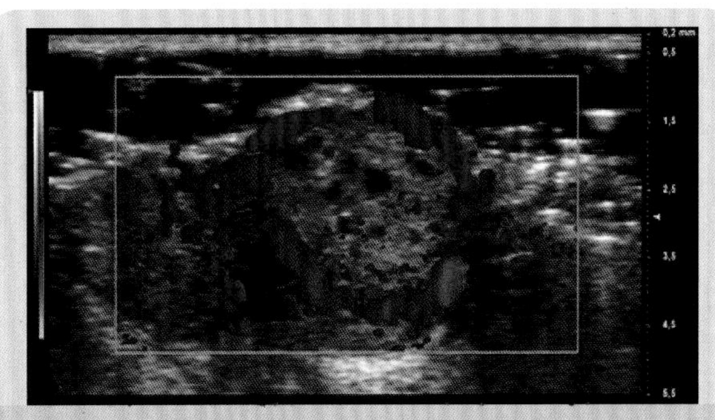

图像显示不均匀低回声区，内部多个无回声区。病灶血流丰富，尤其是在周边。

图 15.2　70 MHz 探头下基底细胞的超声图像

性，局部复发和转移的风险较高[26]。

在 HFUS 成像中，SCC 表现为边缘不规则的低回声病灶，病灶内（尤其是周边）可见血流信号，无点状高回声[25]。

使用 UHFUS，SCC 表现为不均匀的低回声区，常伴有后方声影（图 15.3），在彩色多普勒超声评估时血流信号极丰富（图 15.4）。

由于角化过度，“波浪征”经常出现在 SCC 中，与表层高回声层的锯齿状改变相对应。正如 Li M、X、Wang Q 等在鲍恩病中描述的那样[27]，HFUS 也能检测到这一征象。

对于 UHFUS，原位 SCC（鲍恩病）表现为不均匀的带状低回声区，血流丰富（图 15.5a）；角化棘皮瘤表现为边界不清的不均匀低回声区，在彩色多普勒超声检查时通常血流信号丰富[28]，常伴有后方声影（图 15.5b）。

在角化过度的情况下，后方声影伪像（部分结构吸收超声波造成后方的信号缺失）会限制对下层真皮的良好评估。在皮肤表面涂抹凡士林，或使用“剥离”技术去除表层角化过度，有助于减少回声信号衰减。

在 NMSC 病例中使用 UHFUS 有助于确认诊断假设、检测亚临床病变，并可通过超声协助术前定位减少复发，并能监测非侵入性治疗后的变化。

四、皮肤淋巴瘤

皮肤 T 细胞淋巴瘤（cutaneous T-cell lymphomas，CTCL）包括多种淋巴瘤，其特征是肿瘤性 T 淋巴细胞浸润皮肤。蕈样肉芽肿（MF）是最常见的一种，其临床表现因疾病阶段而异。在早期阶段患者表现为

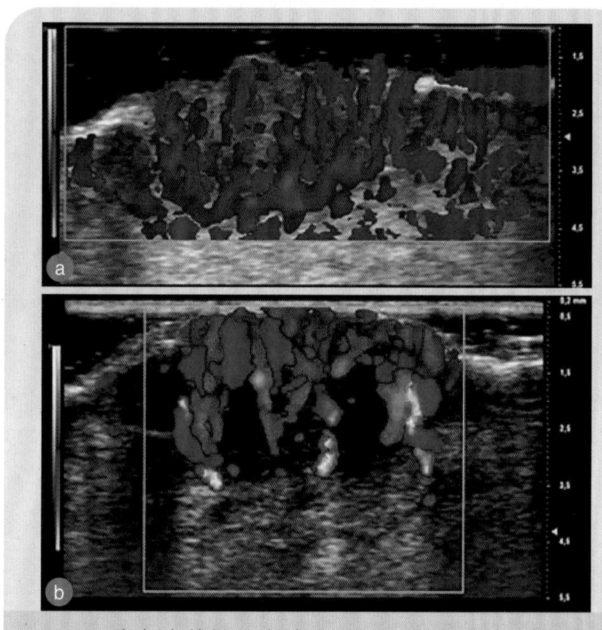

a、b. 彩色多普勒超声检查显示血流丰富的 SCC。

图 15.4　70 MHz 探头下彩色多普勒超声显示的鳞状细胞癌（SCC）

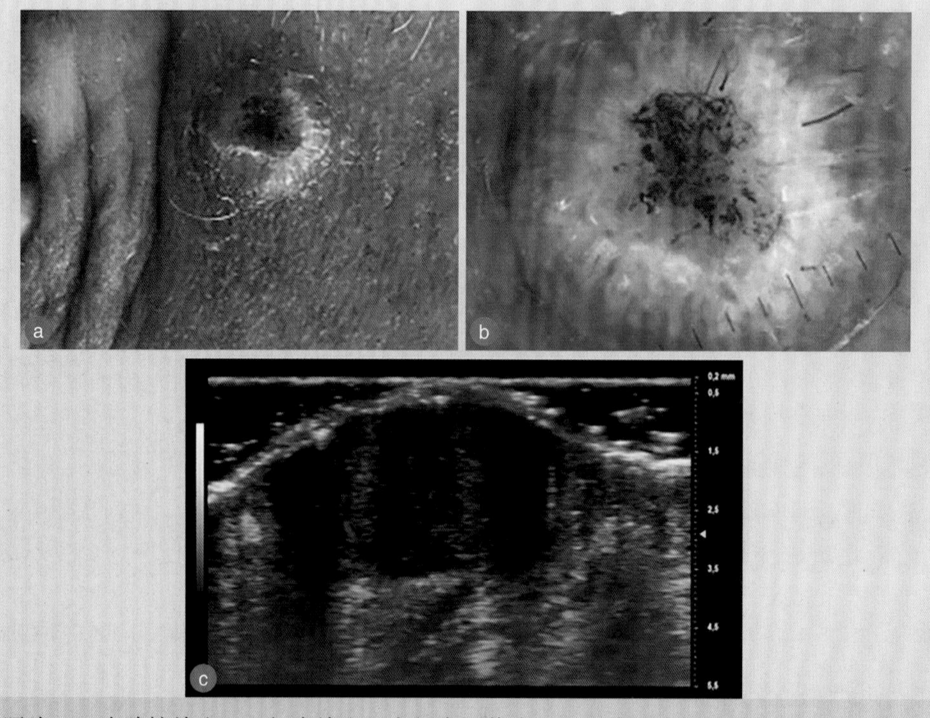

a. 临床照片；b. 皮肤镜检查；c. 超声检查。在超声图像中（c），病变表现为椭圆形不均匀低回声区。

图 15.3　70 MHz 探头下鳞状细胞癌的图像

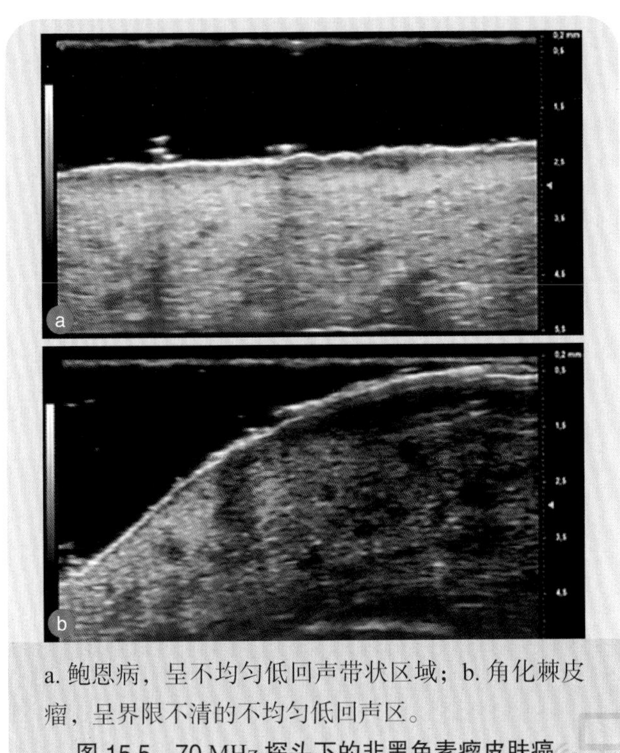

a. 鲍恩病，呈不均匀低回声带状区域；b. 角化棘皮瘤，呈界限不清的不均匀低回声区。

图 15.5　70 MHz 探头下的非黑色素瘤皮肤癌

红色鳞屑性斑块；晚期可能出现厚浸润性斑块或结节。由于临床表现各异，与炎症性皮肤病的鉴别具有很大困难。使用 70 MHz 线阵探头进行超声评估，显示表皮下可见一条低回声带（图 15.6）。表皮厚度、表皮下低回声带和真皮厚度的测量结果显示，与特应性皮炎相比，CTCL 和银屑病患者的表皮厚度有所增加；此外，与 CTCL 患者相比，银屑病患者的真皮厚度略有增加 [29]。

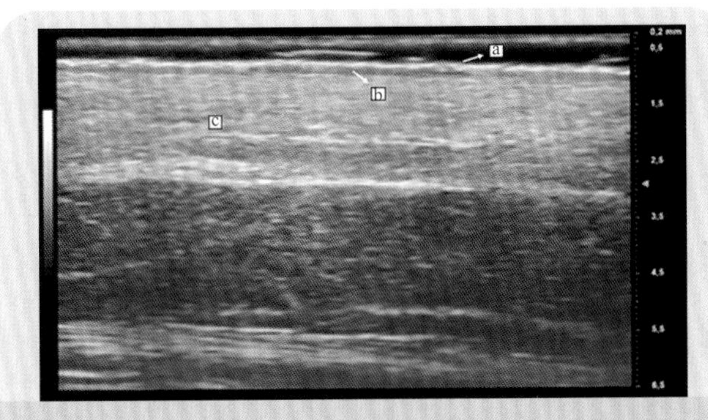

表皮浅层部分（a）、表皮下低回声带（b）、真皮（c）。

图 15.6　蕈样肉芽肿

五、隆突性皮肤纤维肉瘤

隆突性皮肤纤维肉瘤（DFSP）是一种罕见的成纤维细胞肉瘤，是临床诊断的难题。它起初为坚硬的斑块，慢慢变成结节状或多结节状病变。它具有局部侵袭性，复发率高。HFUS 可以识别三种形态：水母形，具有椭圆形真皮主体，界限不清，侵犯皮下组织，呈触手状突起；分叶形，椭圆形主体伴有一个或多个周边分叶状突起；规则的椭圆形，无分叶。据报道大多数 DFSP 病例血流信号丰富，但血流信号正常并不能排除诊断 [30]。使用 70 MHz 探头进行 UHFUS 检查可发现 DFSP 累及的真皮层表现为低回声区，同时伴有高回声区，高回声区呈线状向深部组织延伸（图 15.7）。70 MHz 探头有助于术前定位和早期诊断复发。

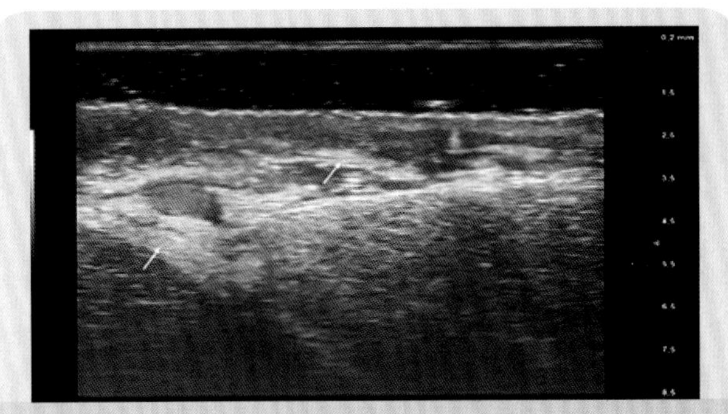

真皮层呈低回声，真皮内有高回声区，线状高回声突起（箭头）延伸到深层组织。

图 15.7　隆突性皮肤纤维肉瘤

六、Jadassohn 皮脂腺痣

Jadassohn 皮脂腺痣（nevus sebaceous of Jadassohn，NSJ）是一种可能伴有恶性病变的皮肤错构瘤。它表现为淡黄色无毛斑块，逐渐变厚，呈乳头状或疣状外观。用 70 MHz 探头进行 UHFUS 评估显示，该瘤呈低回声带状结构，表皮和真皮厚度增加，表皮有轻微起伏。真皮中存在多个高回声皮脂腺。Wortsman X、Ferreira-Wortsman C 等描述，在病变评估中有 89% 测到多个扭曲和低回声的毛囊皮脂腺单位 [31]。

此外，还描述了与毛囊皮脂腺单位相邻的小椭圆形真皮结构，具有混合性低回声区和无回声区（假卵巢外观），与异位顶泌汗腺有关。在 Wortsman X、Ferreira-Wortsman C 等使用 70 MHz 观察到的患者中，100% 的病变表现为部分无毛囊，部分区域有细小稀疏的毛囊 [31]，同时可见低速血流信号。UHFUS 有助于区分皮脂腺痣和继发性肿瘤病变，尤其是基底细胞癌。

七、结论

UHFUS（70MHz）有助于评估皮肤癌，具有非常高的分辨率。与较低频率联合使用可以对范围更广、更深的肿瘤进行完整的深度检测。

（于鑫亮，邹品飞 译）

参考文献

第 16 章

脉管源性肿瘤的超声检查

Ximena Wortsman

一、引言

本章主要介绍文献中已发表的常见脉管源性肿瘤。出于学术目的，这些疾病被分为良性和恶性。

二、良性肿瘤

（一）血管瘤

血管瘤（hemangiomas）有多种类型，但最常见的是婴幼儿型和先天型。儿科皮肤病一章（第 23 章）对这些类型的血管瘤进行了详细讨论。因此，我们将在本章中着重介绍一些要点。

1. 婴幼儿血管瘤

婴幼儿血管瘤（infantile hemangiomas）是婴幼儿最常见的软组织肿瘤[1-2]，它们在出生后迅速生长，然后在接下来的 2 年中缓慢消退。这些是真正的内皮增生，可发生在浅表部位或深层，且内皮组织标志物葡萄糖转运蛋白 -1（GLUT-1）检测呈阳性[1-4]。它们可能是染色体畸形综合征的征兆，如 PHACES 综合征（后颅窝畸形、颈面部血管瘤、动脉异常、心脏异常、眼部异常，有时伴胸骨缺损）。婴幼儿血管瘤可能与主要脑动脉血管异常、视神经发育不全和视网膜血管异常有关。中线血管瘤更容易与其他畸形联系在一起，尤其是在大脑和脊柱。婴幼儿血管瘤的并发症包括溃疡、出血、感染和瘢痕[1-4]。临床上，血管瘤可分为浅表型、深部型、混合型、网状型和顿挫型 / 微增型或其他，其形态可分为局灶型、多灶型、节段型或不确定型（国际脉管畸形研究学会分类 -ISSVA，2018 年）。

在超声检查中，它们表现为界限不清的真皮和（或）皮下肿块，血管瘤会随着时间（数月）的推移改变其回声和血流丰富程度。血管瘤的主要特征之一是其对邻近组织的占位效应，因此可与脉管畸形进行鉴别诊断。超声的重要作用除了支持诊断和确认范围，关键是辨别血管瘤的分期[1, 3-13]。

在增殖期，血管瘤主要是低回声和富血供。血流显示动脉血流和静脉血流，有时还显示动静脉短路。动脉血管的收缩期峰值流速可能不同，但在有些情况下可能与颈动脉血流速度一样高（图 16.1）[3-4]。

在部分消退期，血管瘤呈混合回声，既有低回声区，也有高回声区，并伴有中等程度的血供[3-4]。

在完全消退期，血管瘤表现为完全高回声和乏血供。但该区域仍可能残留一些低流量血管。在某些情况下，皮下脂肪会伴有脂肪营养不良，表现为脂肪的肥大或萎缩[3-4]。

常见的情况是，婴幼儿血管瘤的大小、动脉血管的收缩期峰值流速及动静脉短路的存在都会随着时间的推移而减低[3-4]。

超声可以辅助婴幼儿血管瘤的治疗，例如决定开始、暂停、维持或增加普萘洛尔或噻吗洛尔治疗[1, 3-4, 7, 11-12, 14-17]。

此外，还可以检测到可能导致血管瘤消退困难或消退速度减慢的相关异常情况，如存在来自中型动脉的直接传入分支[18]。

这些解剖细节无法通过肉眼观察到。

超声还可以帮助诊断溃疡型婴幼儿血管瘤，因为它们生长迅速[19]。

对出现≥ 5 个皮肤血管瘤的儿童应进行筛查，以排除肝血管瘤[3-4, 20]。

2. 先天性血管瘤

先天性血管瘤（congenital hemangiomas）在出生时发育完全，内皮组织标志物葡萄糖转运蛋白 -1（GLUT-1）检测阴性[3-4]。根据 ISSVA，这些血管瘤可分为快速消退型先天性血管瘤（RICH）、不消退型先天性血管瘤（NICH）或部分消退型先天性血管瘤（PICH）。RICH 在数月或第一年内迅速消退。NICH 的大小或特征不会发生明显变化，但可能会因内部血栓形成或血管扩张而增大。PICH 介于二者之间，在一定程度上缓慢退化[3-4]。

在超声检查中，它们可表现为位于真皮和（或）皮下的低回声、高回声或混合性肿块。与婴幼儿血管瘤不同的是，它们往往表现为明显迂曲和扩张的静脉血管。不过，它们也会出现动脉血流（图 16.2）[3-4, 21-22]。

与 NICH 和 PICH 相比，RICH 通常是血供最丰富的病变，前二者往往表现出少血供[3-4]。RICH 可在产前就被诊断出来[23]。

有研究表明，超声检查发现有静脉湖的 RICH 更容易发生出血、心力衰竭和溃疡；然而，这种关联仅对心力衰竭具有统计学意义[22, 24]。

与婴幼儿血管瘤不同，先天性血管瘤可能会出现钙化[22, 24]。

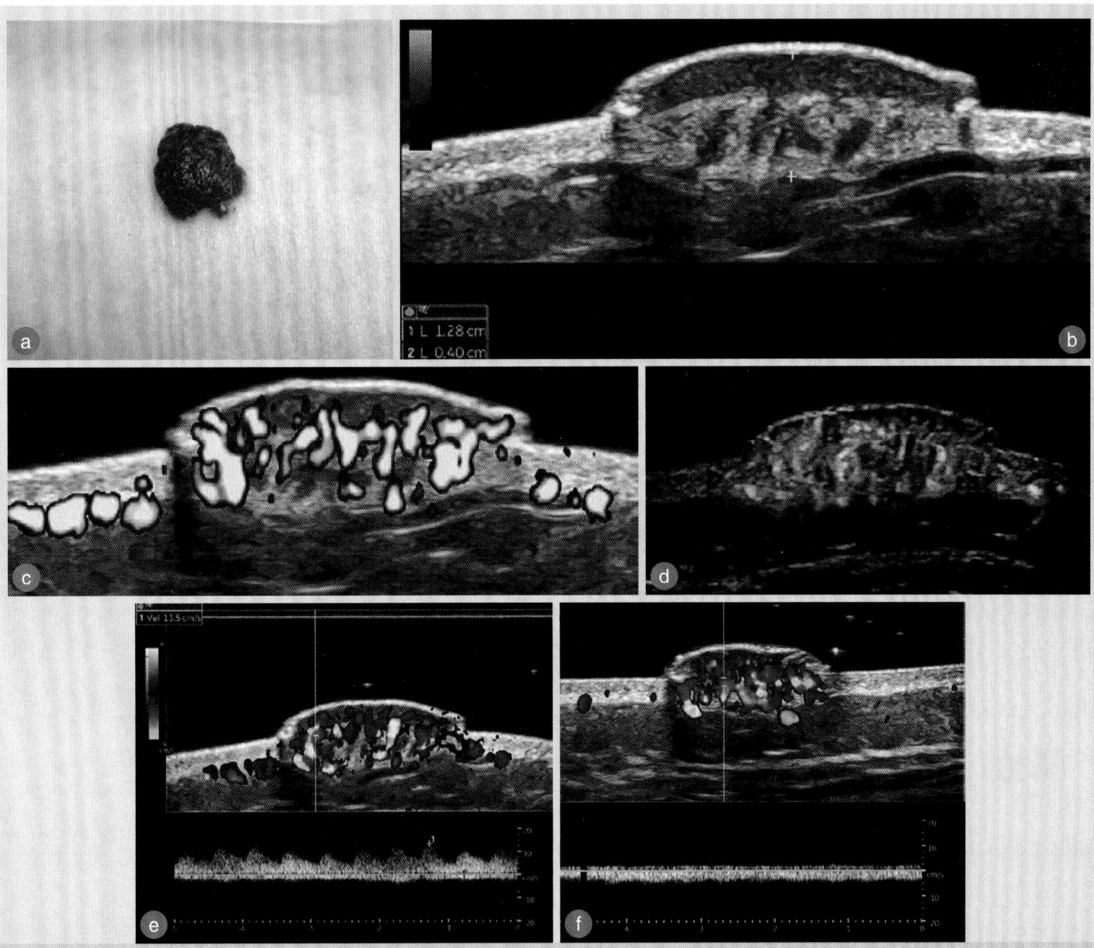

a. 临床照片。横切面灰阶超声图像（b）、能量多普勒超声图像（c）、超声血管成像（d）及频谱曲线分析显示真皮低回声病变，血流信号丰富，表皮向上隆起。注意，该结构内有动脉（e）和静脉（f）血流。

图 16.1　婴幼儿血管瘤（增殖期）

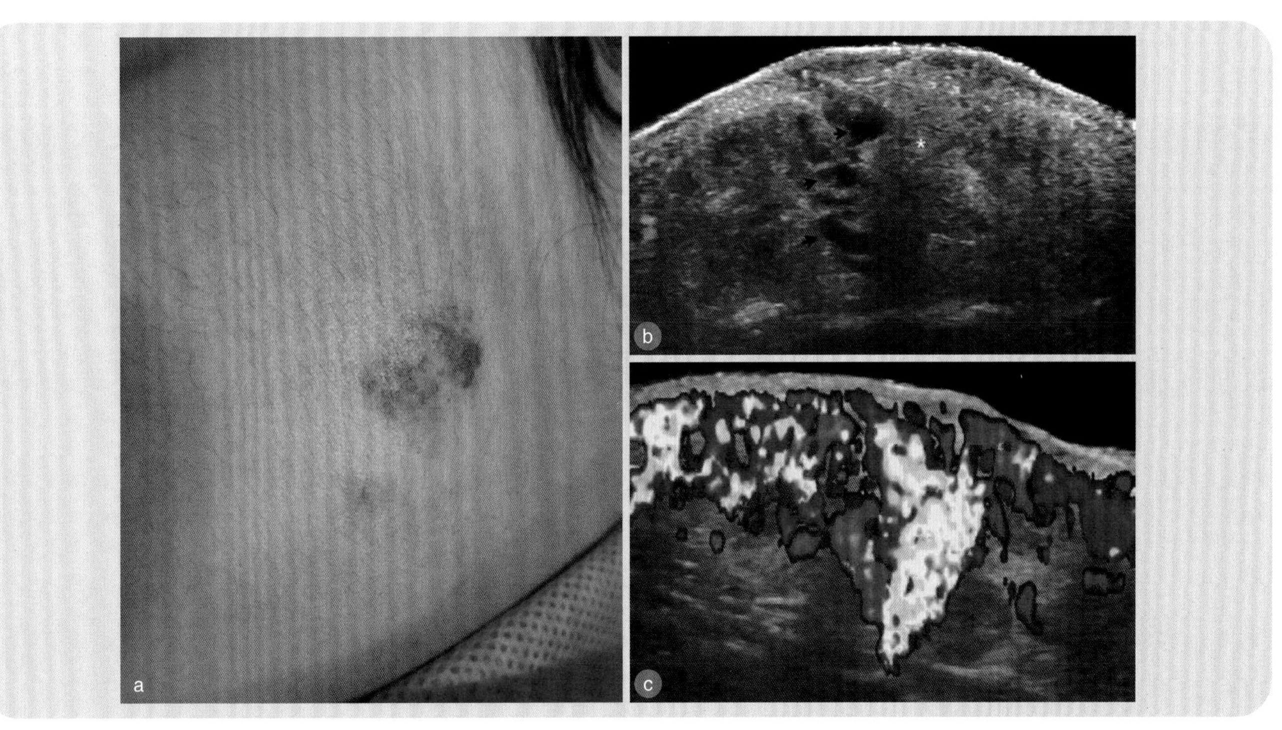

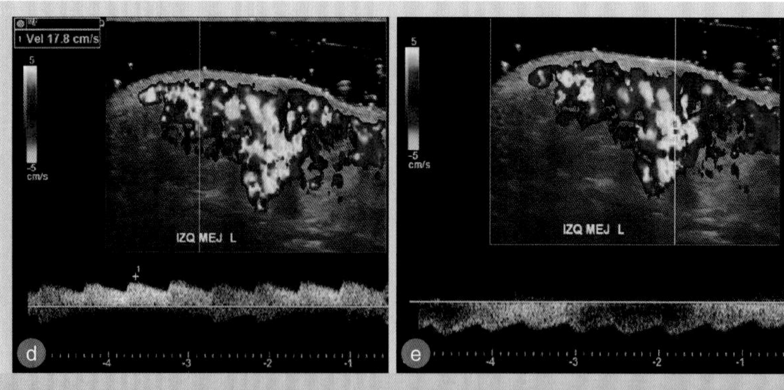

a. 临床照片。灰阶超声图像（b）、彩色多普勒超声（c）及频谱曲线分析显示高回声结构（*），扩张无回声结构（箭头）。彩色多普勒超声显示该结构（c）内有丰富的血流信号，有动脉（d）血流和静脉（e）血流。

图 16.2 先天性血管瘤（NICH）

（二）血管角化瘤 – 疣状血管瘤

血管角化瘤 – 疣状血管瘤（angiokeratoma-verrucous hemangioma），是良性脉管结构，在组织学上与脉管腔和角化过度相似，但它们可累及不同的层次[25-27]。

血管角化瘤累及表皮和真皮，当皮下组织也受累时，名称就变为疣状血管瘤[4，25-27]。

在临床上，它们表现为疣状的淡红色丘疹或斑块。血管角化瘤可以是单发的（孤立性血管角化瘤），也可以是多发的（弥漫性躯体性血管角化瘤）[4，25-27]。

在超声检查中，血管角化瘤表现为表皮增厚和不规则，真皮回声减低。由于角化过度，有些区域会出现后方声影伪像（图 16.3）。疣状血管瘤除具有其他特征外，还表现为界限不清的真皮下高回声区域。

在彩色多普勒超声图像中，这些病灶因其主要是毛细血管血流而表现为少血供[3-4]。

（三）血管球瘤 – 球形血管瘤 – 球形细胞静脉畸形

1. 血管球瘤

血管球瘤（glomus tumor）源自神经肌动脉丛，主要临床症状是疼痛剧烈和对寒冷刺激敏感。最常见的发病部位是甲床，这一点已在相应的甲章节中进行了

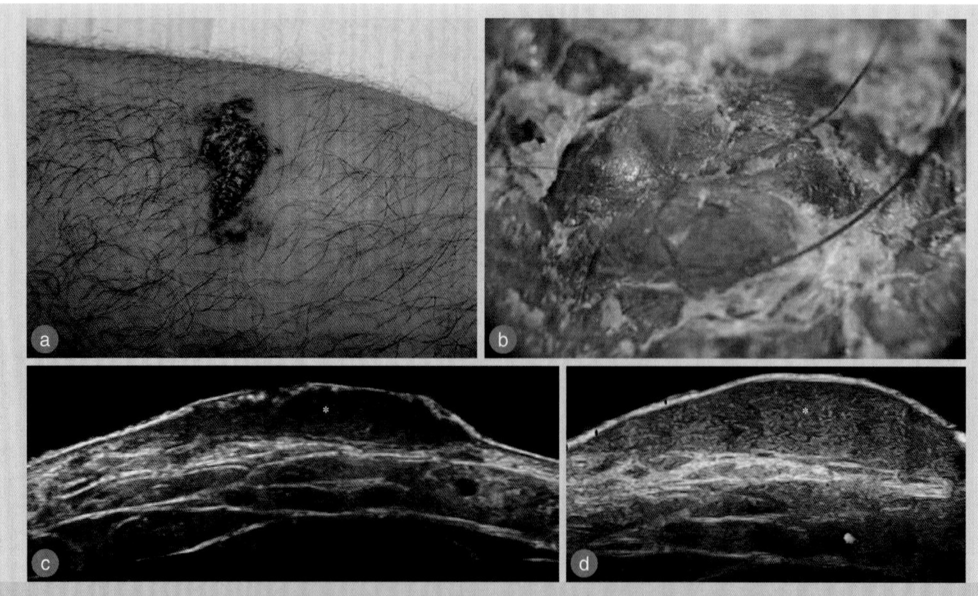

a. 临床照片。b. 皮肤镜检查。左小腿横切面灰阶超声图像（c）和彩色多普勒超声图像（d）显示表皮增厚并向上隆起，伴有真皮层低回声增厚（*）。深方皮下组织无明显异常。注意图 c 中更好地显示了表皮的一些不规则性。病灶内未发现明显血流信号（d）。

图 16.3 血管角化瘤

叙述。不过，指（趾）外血管球瘤并不少见[3-4，28-33]。

通常，在超声检查中，指（趾）外血管球瘤表现为真皮和（或）皮下椭圆形的低回声结节，血流信号丰富，呈低速的动静脉血流（图 16.4）。当血管球瘤位于甲内时，远节指骨的骨质边缘会出现额外的扇形变形，有时甲板会向上隆起[3-4，28-33]。

2. 球形血管瘤

球形血管瘤（glomangioma）是血管球瘤的变种，在病理学上，它们含有更多的静脉血管，与血管球瘤相比，很少出现包膜。它们可能出现于甲外的区域，在年轻人群中更为常见[4]。其中一些病例为多发性，无痛或有轻微压痛。在超声检查中，它们往往表现为真皮和（或）皮下结节状或假结节状低回声，其血流程度不一，从乏血供到富血供都有[4]。

3. 球形细胞静脉畸形

球形细胞静脉畸形（glomuvenous malformation）是由血管平滑肌中的血管球细胞构成的错构瘤性病变[34]。在超声检查中，它们表现为界限清晰的浅层真皮和（或）皮下的假结节样混合回声结构，有低回声和混杂回声区，以及假囊管状和裂隙状无回声。彩色多普勒超声显示少许动脉和静脉血流；因此，“球形细胞静脉畸形”的名称是不准确的。（图 16.5）[34]。

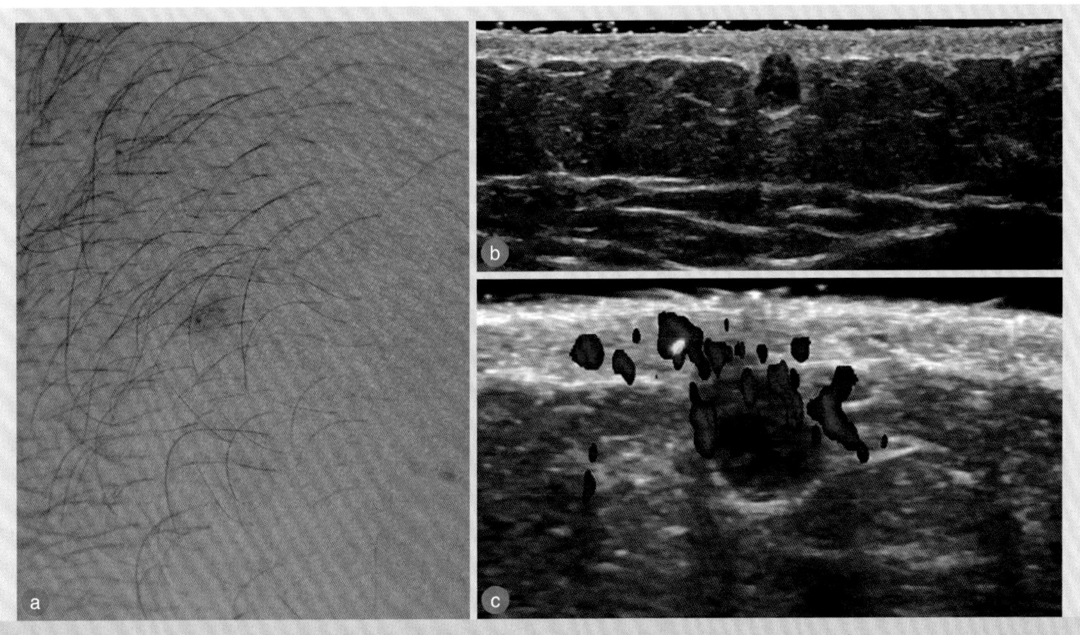

a. 临床照片。患者病变部位（左侧腹部）疼痛剧烈。横切面带彩色滤波的灰阶超声图像（b）和彩色多普勒超声图像（c）显示位于浅层皮下突入真皮的低回声结节。彩色多普勒超声显示病灶内有丰富的血流。

图 16.4　指（趾）外血管球瘤

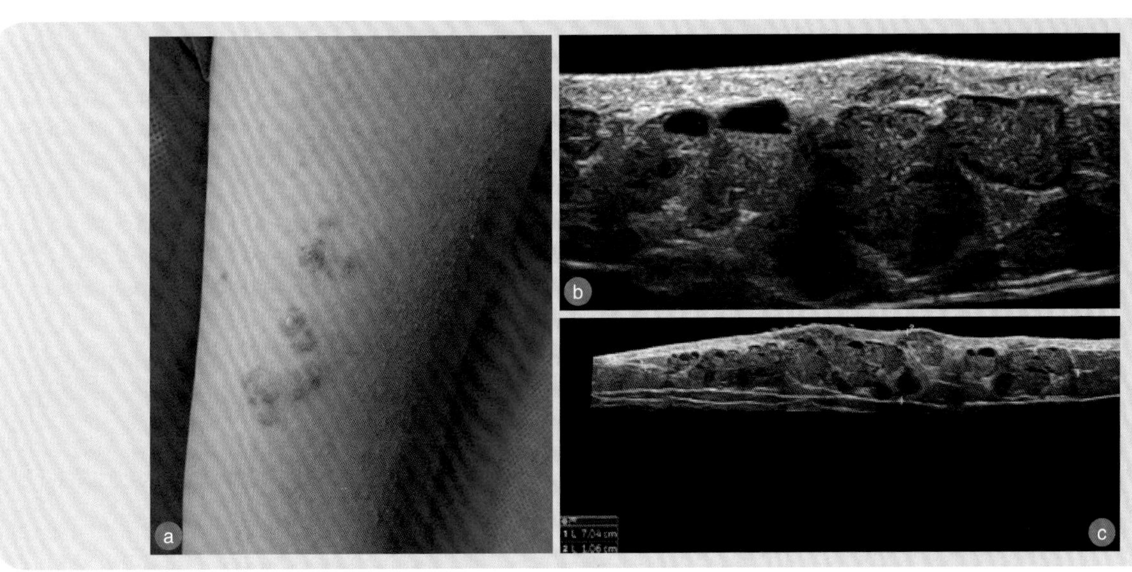

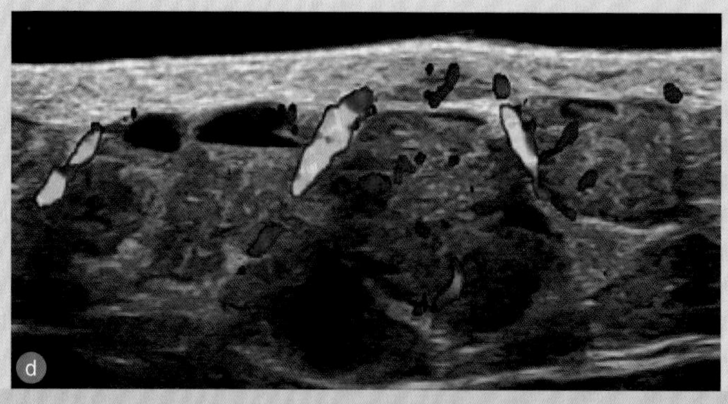

a. 临床照片。左臂纵切面灰阶超声图像（b）、灰阶全景超声图像（c）和彩色多普勒超声图像（d）显示位于真皮和皮下的多个腔隙性无回声和低回声结构，其中以皮下为主。彩色多普勒超声显示周围有一些低速动脉血流。在对病灶进行频谱曲线分析时，有些区域有缓慢的静脉血流，而有些区域则检测不到血流，这与血流的检测阈值（通常为 2 cm/s）相对应。

图 16.5 球形细胞静脉畸形

（四）化脓性肉芽肿

化脓性肉芽肿（pyogenic granuloma）这种脉管病变也称为毛细血管扩张性肉芽肿和分叶状毛细血管瘤，具有反应性，多见于儿童和孕妇。它表现为快速生长的红斑性肿物或息肉样病变，通常会出血并有溃疡倾向[4, 35]。

在超声检查中，它表现为表皮、真皮和（或）皮下界限清楚、低回声的息肉状或界限不清的组织，主要是外生的。这种病变通常会使表皮向上隆起。彩色多普勒超声显示具有丰富血流信号，伴有中速或低速动脉和静脉血流（图 16.6）[4, 36]。

（五）嗜酸性粒细胞增多性血管淋巴样增生

嗜酸性粒细胞增多性血管淋巴样增生（angiolymphoid hyperplasia with eosinophilia，ALHE），又称上皮样血管瘤，是一种不常见的良性血管增生性疾病。临床表现为单发或多发丘疹、结节或斑块样区域，常见于头颈部[37]。好发部位为耳郭和耳周区域及头皮[38]。

在超声检查中，它表现为真皮和浅层皮下多个

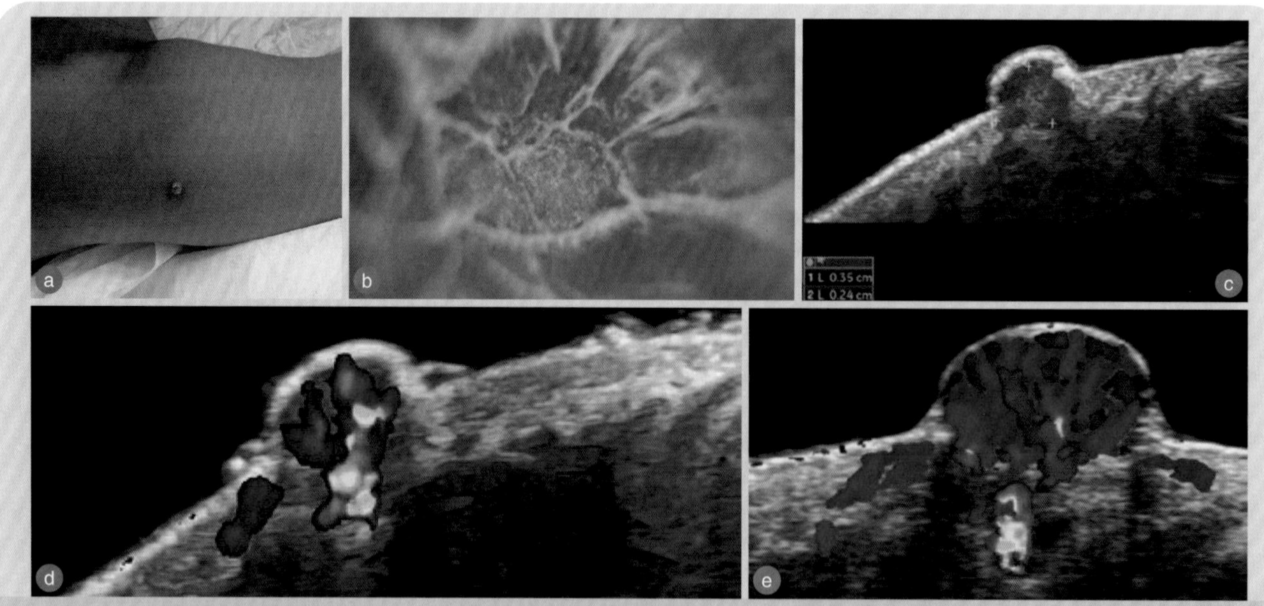

a. 临床照片。b. 皮肤镜检查。c ~ e. 超声图像（c. 灰阶超声图像；d. 彩色多普勒超声图像，24 MHz；e. 彩色多普勒超声图像，70 MHz）显示低回声的外生性息肉样真皮结构，使表皮向上隆起。彩色多普勒超声显示病灶内有丰富的血流信号。

图 16.6 化脓性肉芽肿（毛细血管扩张性肉芽肿）

低回声区或斑块，通常呈假结节状和外生性外观。还可发现表皮起伏、真皮回声减低和厚度增加[38]。一些学者报道了絮状模式[39]和具有低回声边缘和高回声中央部分的病变[40]。

彩色多普勒超声显示病变内有丰富的动静脉血流信号，常伴有连接血管（图 16.7）。

（六）卡波西样血管内皮瘤

卡波西样血管内皮瘤（kaposiform hemangioendothelioma）是一种局部侵袭性脉管肿瘤，主要发生于儿童。它起源于皮肤，但会通过浸润性生长影响深层组织；不过，目前还不知道它是否会发生远处转移[41-42]。

临床表现为单个或多个淡红色结节或软组织肿胀，迅速生长并浸润软组织，多数病例伴有消耗性凝血功能障碍（Kasabach-Merritt 综合征）和淋巴管瘤病[4，41-42]。

在超声检查中，表现为边界不清的真皮和（或）皮下不均匀回声区，这些区域可能累及肌肉层。

彩色多普勒超声显示它们的血流程度不一，可以从乏血供到富血供（图 16.8）[4，41-42]。

三、恶性肿瘤

（一）血管肉瘤

血管肉瘤（angiosarcoma）是一种罕见的侵袭性软组织肉瘤，起源于淋巴管或血管内皮细胞，预后较差。在临床上，它们表现为快速生长的红紫肿胀、结节或斑块，有时伴有溃疡。

在超声检查中，它们表现为真皮和（或）皮下界限不清、偶尔呈分叶状的低回声组织或肿块，血流丰富且杂乱。可累及筋膜或肌层等深层组织（图 16.9）[4，43-44]。

（二）卡波西肉瘤

卡波西肉瘤（Kaposi's sarcoma，KS）是一种恶性血管瘤性病变，常见于免疫抑制患者。它可累及皮肤、淋巴结和内脏器官。它与人类疱疹病毒 -8（HHV-8）有关，在组织学上表现为梭形细胞（也称为 KS 肿瘤细胞）、炎症细胞和新生血管的形成[4，45-46]。

据报道，有四种临床类型。

（1）经典型 KS，又称地中海型 KS，多发于地中海和犹太血统的中年男性。

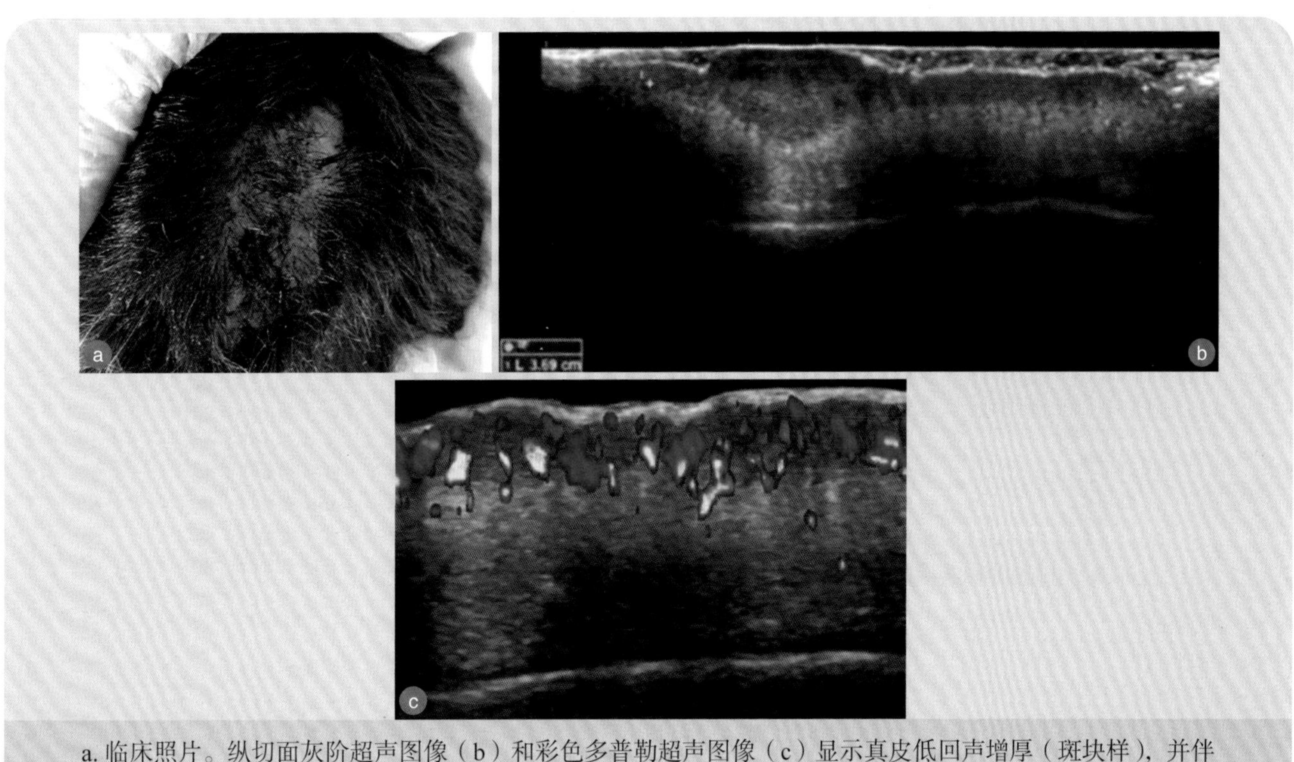

a. 临床照片。纵切面灰阶超声图像（b）和彩色多普勒超声图像（c）显示真皮低回声增厚（斑块样），并伴有一些假结节区，累及浅层皮下组织（b）。彩色多普勒超声显示该区域有丰富的血流。

图 16.7　嗜酸性粒细胞增多性血管淋巴样增生

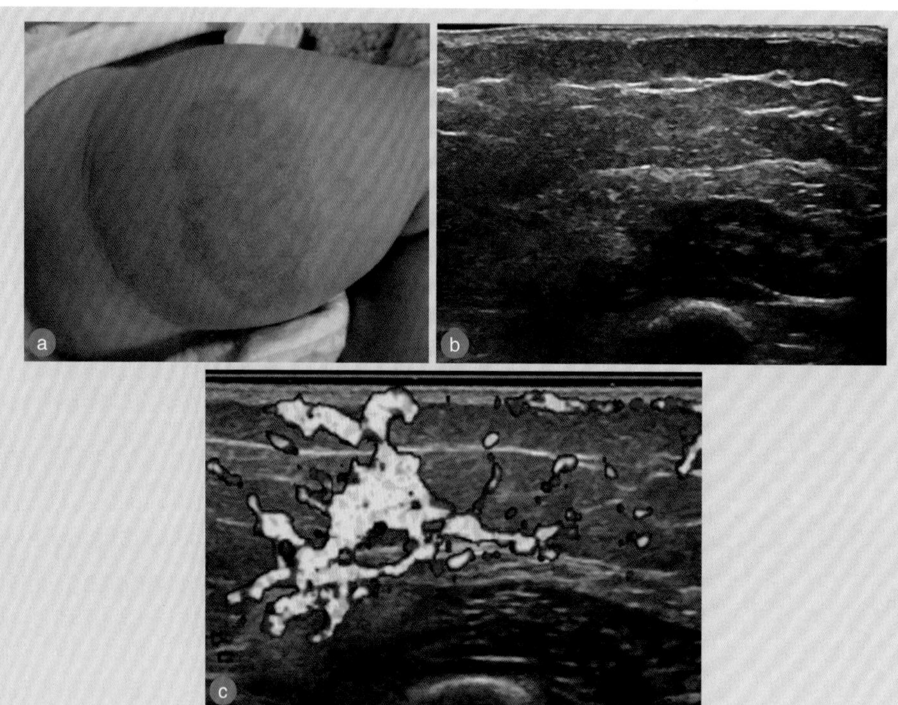

a. 临床照片。右大腿前外侧横切面灰阶超声图像（b）和彩色多普勒超声图像（c）显示皮下界限不清的高回声区域。彩色多普勒超声显示该区域有丰富的血流。

图 16.8　卡波西样血管内皮瘤

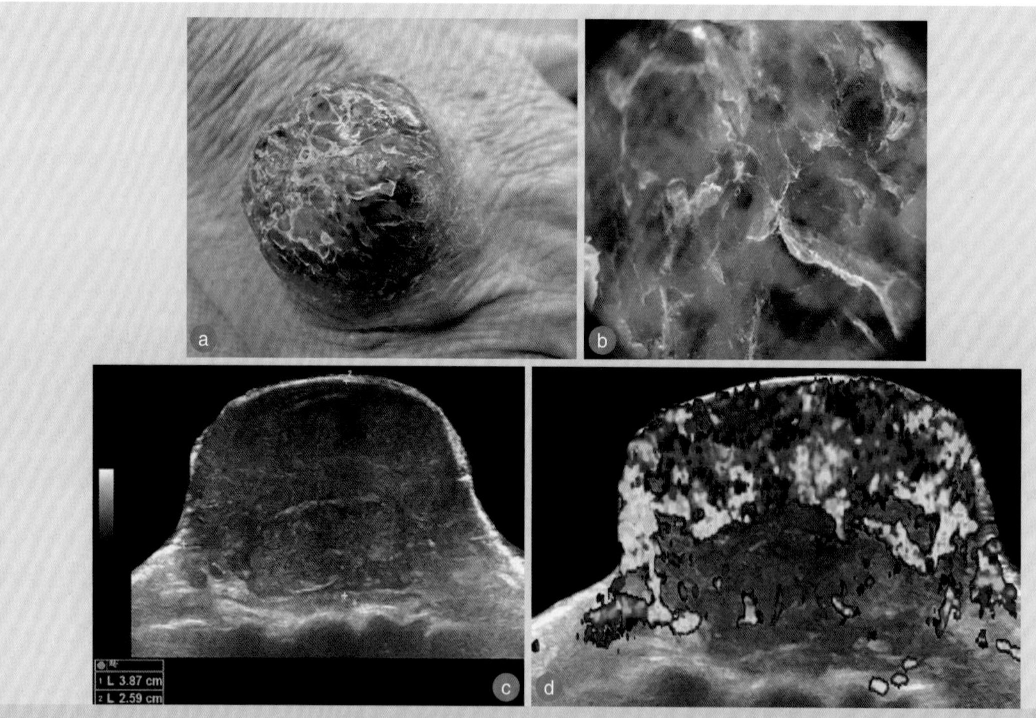

a. 临床照片。b. 皮肤镜检查。右手背部横切面灰阶超声图像（c）及彩色多普勒超声图像（d）显示真皮和皮下的低回声肿物（标记之间）底部边缘不规则。彩色多普勒超声显示肿块内血流丰富。

图 16.9　血管肉瘤

（2）医源性 KS，发生在医源性免疫抑制的患者（如移植后）。

（3）非洲地方性 KS。

（4）艾滋病相关型 KS，也称为流行性 AIDS-KS。

在临床上，KS 的特征是红斑和（或）紫色的斑疹、丘疹、斑块或结节，伴有水肿。这些症状多见于下肢，有时会出现溃疡[4, 45-46]。

在超声检查中，它们可以表现为真皮和（或）皮下的低回声假结节，这些假结节可以使表皮向上隆起。有些病例表现为真皮和（或）皮下组织（间质受累）界限不清的低回声区。在有溃疡的病例中，可检测到表皮的破坏。

彩色多普勒超声显示血流可变，从乏血供到富血供，伴低速血流（图 16.10）[4, 47, 48]。

四、结论

超声可以辅助诊断和评估良、恶性脉管源性皮肤肿瘤的范围和血供。

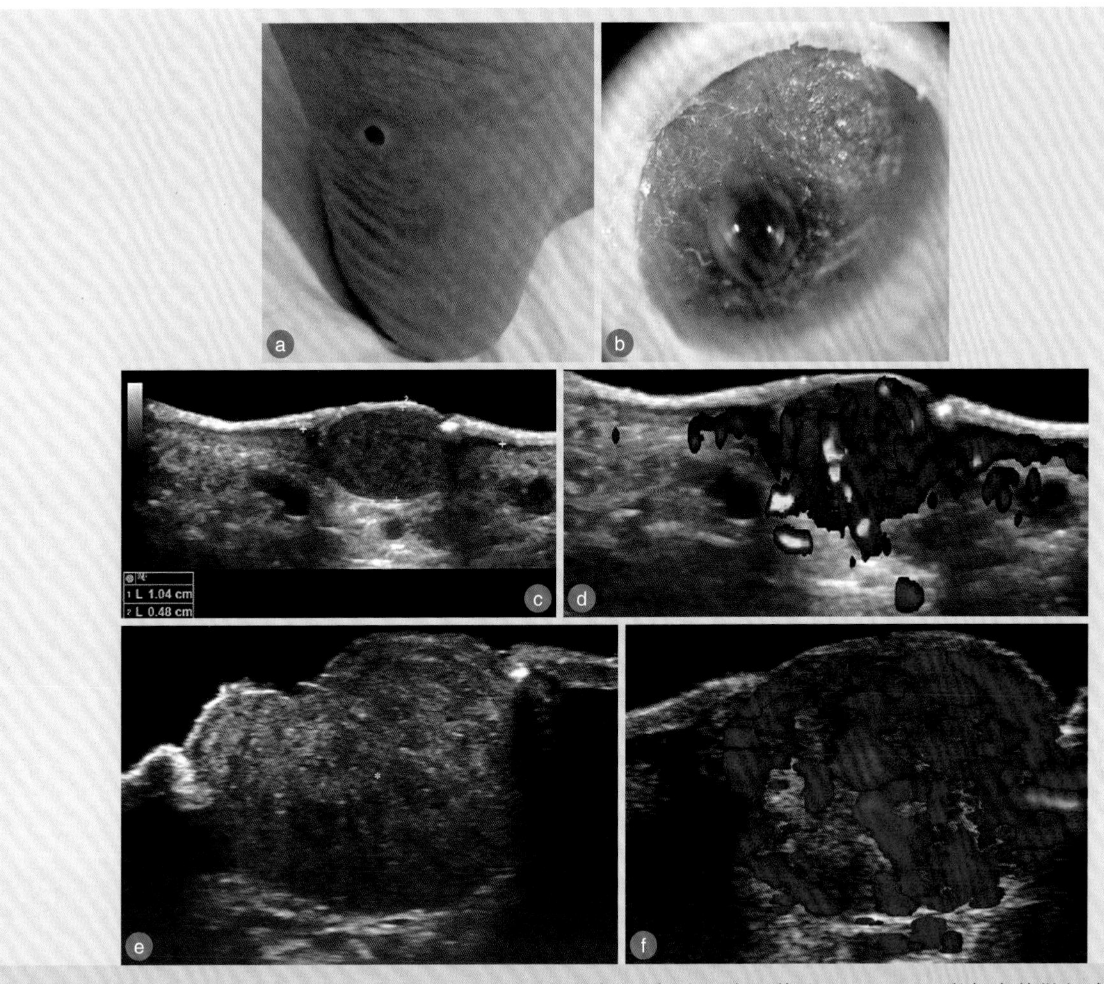

a. 临床照片。b. 皮肤镜检查。c ~ f 右足底区域超声图像（c. 灰阶超声图像，18 MHz；d. 彩色多普勒超声图像，18 MHz；e. 灰阶超声图像，70 MHz；f. 彩色多普勒超声图像，70 MHz）显示真皮低回声结节状结构（位于 c 中标记之间和 e 中 *），表皮破坏。彩色多普勒超声显示病灶内血流丰富。

图 16.10　卡波西肉瘤

（于鑫亮，邹品飞 译）

参考文献

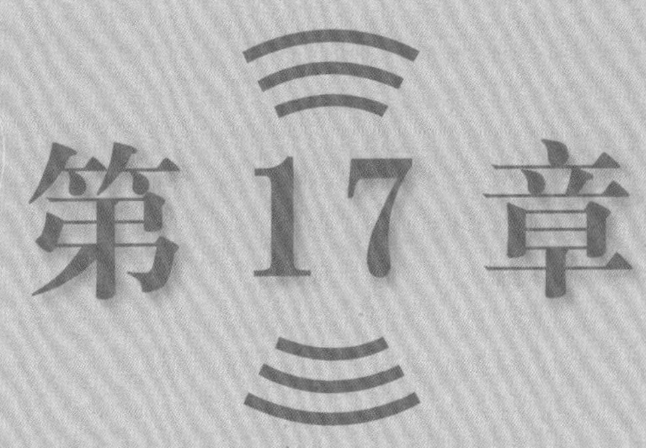

第 17 章

皮肤炎症性疾病超声检查的基本概念

Ximena Wortsman, Yamile Corredoira, Kharla Pizarro, Laura Carreño, Claudia Morales

一、引言

超声可以为多种皮肤炎症性疾病提供有效信息[1-20]。超声检查的主要目的是辅助诊断和治疗这类疾病，并且可以提供对这类疾病的严重程度和活动性的评估[1，7，19-23]。

超声成像的关键优势在于能够发现皮肤层的回声异常及评估血供情况。其他穿透力较低和（或）轴向空间分辨率较低的成像方式很难评估。

二、皮肤炎症性疾病超声检查方案的思考

根据不同炎症类型有不同的超声检查流程，例如，检查血清血肿与检查硬斑病、银屑病或化脓性汗腺炎流程不尽相同。

对于局部病灶（如外伤后血清肿），超声检查方案仅包括检查一个身体区域。然而，对于其他通常累及更大范围的疾病，则需要进行更广泛的检查。

在硬斑病中，超声检查范围应该包括整个临床受累的身体区域，而不仅是可见的皮损区域，还要检查邻近的身体部位评估亚临床受累情况。例如，存在影响面部额区的刀砍状硬斑病时需对同侧头皮进行检查。假设我们正在处理的是一种临床上影响一侧面部的Parry-Romberg硬斑病，在这种情况下，检查应该包括双侧面部、下颌皮肤、沿受累最重侧轴线的头皮及唾液腺。

对于甲银屑病，检查应该包括两侧的所有指甲和（或）趾甲。不推荐仅通过检查一个甲来对甲银屑病进行诊断。当怀疑银屑病关节炎时，检查应包括双侧甲、肌腱、关节和手足骨缘。银屑病关节炎的超声诊断需要对甲进行检查，否则很难评估关节炎发生的因果关系。

对于痤疮，推荐的检查流程包括整个面部和下颌区域。

对于玫瑰痤疮，检查至少应该包括脸颊和鼻子。不推荐仅对鼻尖进行检查。

化脓性汗腺炎的检查应该包括身体两侧所有受影响的区域。腋窝检查包括腋窝和上臂内侧近端部分。腹股沟检查包括双侧腹股沟区域、耻骨区、会阴-外阴区的两侧及大腿近端的内侧。对于臀间受累的患者，检查方案还应包括两侧臀部区域。在检查双乳之间受累患者时，扫查应包括双侧乳房下区域。针对面部汗腺炎的检查，检查应包括面部和双侧颌下区。以耳后为表现形式时，需要双侧检查，并且包括耳下区域。在头皮受累时，检查应包括额顶区和枕区。在后颈部受累的情况下，检查部位还应包括枕区。

三、皮肤炎症性疾病

（一）水肿和淋巴水肿

水肿（edema）是皮肤层组织液增加，这可能是因炎症、外伤及静脉和淋巴系统功能障碍导致液体无法正常回流引起的[17，24]。

淋巴水肿（lymphedema）是因淋巴系统功能不全导致皮肤层淋巴液增多[17，24-25]。

在超声上，水肿会引起真皮层回声弥漫性减低和皮下组织回声增强。严重水肿时，常可在皮下脂肪小叶之间发现无回声的层状液性条带（图17.1）[17，24]。

淋巴水肿的典型表现为弥漫性的表皮、真皮和

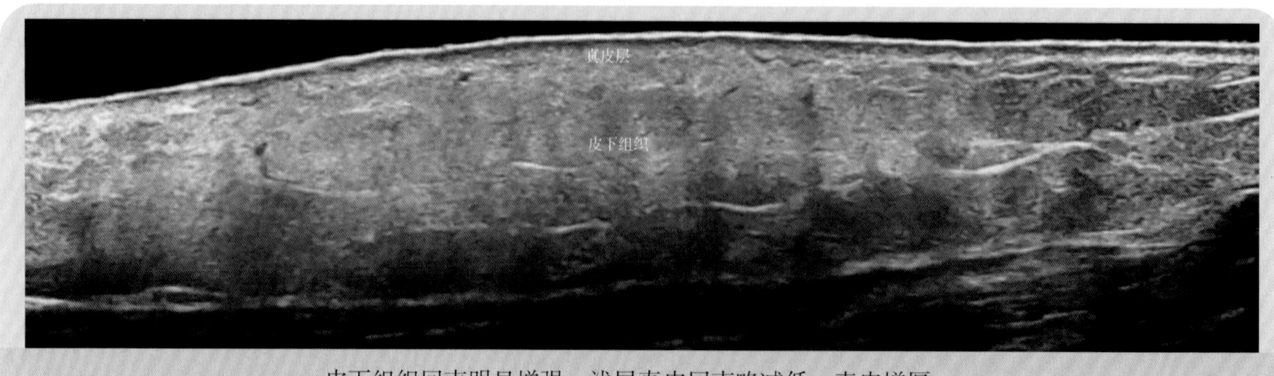

皮下组织回声明显增强，浅层真皮回声略减低，表皮增厚。

图17.1　水肿

皮下组织增厚，有时伴有表皮的双层高回声，真皮回声减低，皮下组织回声增强[17，24]。使用 70 MHz 的探头，可以显示扩张的淋巴管道（图 17.2）[26]。

少数情况下淋巴水肿表现为皮下组织模糊、回声增强[17，24]。

在皮下脂肪组织之间可见能完全或部分压缩的无回声液体，部分内可见漂浮物回声[17，24]。

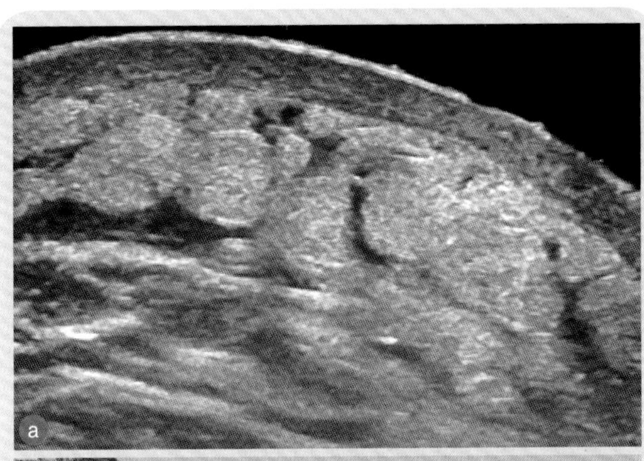

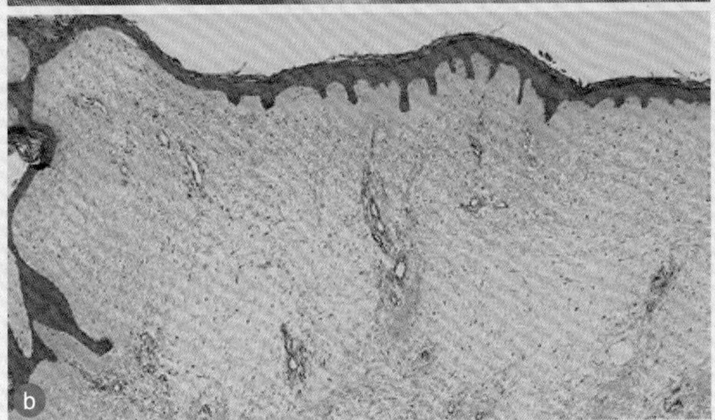

a. 灰阶超声。表皮、真皮和皮下组织弥漫性增厚，真皮回声减低，皮下组织回声增强。皮下间隔也有低回声增厚，通常部分可压扁。b. 组织学（H&E 染色，×50）显示真皮明显水肿，血管扩张。

图 17.2　淋巴水肿

（二）血清肿，血肿及血清血肿

血清肿（seromas），也被称为淋巴囊肿，为局部的淋巴液聚集。在超声上，它们表现为无回声的层状条带或囊袋，通常可被探头挤压变形。血清肿消退缓慢，可能需要几个月甚至几年的时间[17，24]。

血肿（hematomas）为组织中的血液聚集，呈椭圆形和边界不规则的囊袋[8]。血肿的回声因时相而异。在初期，血肿是无回声的。在消退期，它们表现为无回声与低回声相混合，最后由于纤维素和瘢痕形成而转变为低回声[17，24]。

血清血肿（serohematomas）是血清肿和血肿的混合体，常见于创伤后。

这类液性病变由于其内充满液体而表现为后方回声增强。

在彩色多普勒超声图像上，这类病变是乏血供的，内部通常没有血流。在病灶周边可见少许低速血流（图 17.3）[17，24]。

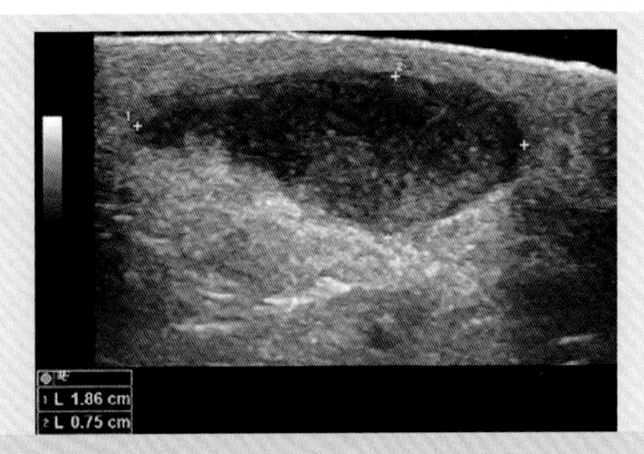

真皮和皮下组织（测量标尺内）低回声积液，病灶后方回声增强。

图 17.3　血清血肿

（三）脓肿和瘘道

脓肿（abscesses）是发生感染的液性病变。该病可以看起来像多个小病灶的融合，也可以看起来像一个整体病灶。在超声上，脓肿表现为无回声或低回声，通常可见漂浮物回声，有时还可在病灶内出现分隔。

在彩色多普勒超声图像上，通常表现为病灶周边丰富动静脉低速血流信号（图 17.4）[1，10，17，24，27-28]。

瘘道 / 瘘管（fistulous tracts）是沟通皮肤层与深层组织的管道。在超声上，它们表现为无回声或低回声带。在陈旧性瘘管的周围，由于纤维化和炎症，可以表现为层状低回声。

在彩色多普勒超声图像上，瘘管是乏血供的，周边可显示低速血流（图 17.5）[17，24]。

牙源性瘘管

牙源性瘘管（odontogenic fistula）是一种牙周脓肿引流至皮肤层形成的瘘管。临床上，它可以表现为皮肤病变。

在超声上，可见一个低回声或无回声的带状结构将上颌或下颌骨的骨缘与皮肤连接起来。通常会造成骨缘发生侵蚀。瘘管周围可见皮下组织回声增强，真皮层回声减低。

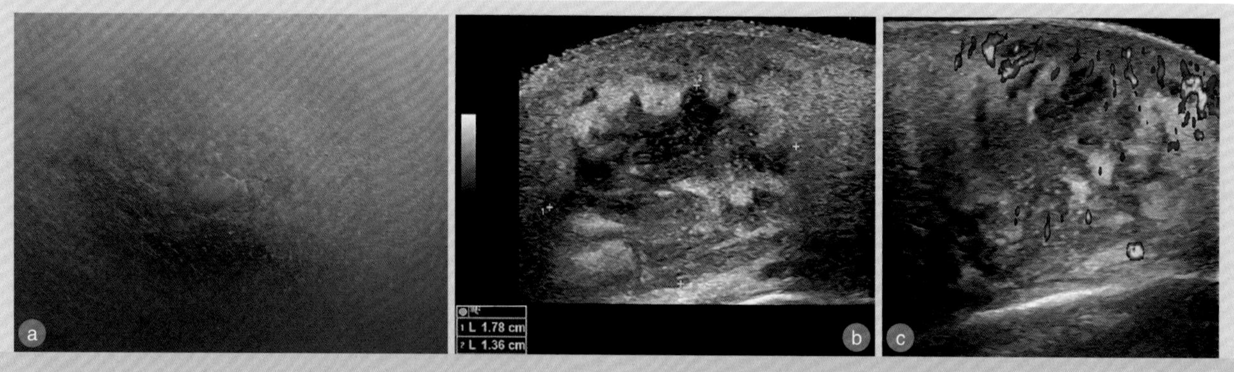

a. 右下颌区临床照片。b. 横切面灰阶超声图像。横径 1.78 cm × 深度 1.36 cm，皮下积液呈低回声（测量标尺内）。真皮层回声减低，周围皮下组织回声增强。c. 彩色多普勒超声显示病灶周边血供丰富。

图 17.4 脓肿

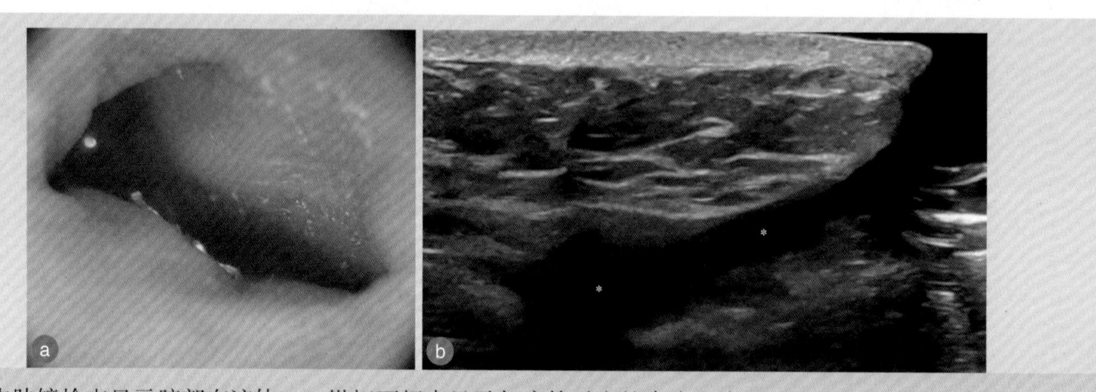

a. 皮肤镜检查显示脐部有液体；b. 纵切面超声显示与瘘管对应的真皮和皮下组织无回声管道（星号）。

图 17.5 瘘管

彩色多普勒超声显示瘘管周围不同程度的血流信号增多，有时管道内由于炎症和肉芽组织也可发现血流信号（图 17.6）[17, 24, 29-30]。

（四）脂膜炎

脂膜炎（panniculitis）是一种皮下组织的炎症。病理类型有很多种，但主要的类型是小叶性，间隔性，或混合性[16-17, 24, 31-34]。脂膜炎通常表现为混合性。在超声上，小叶性脂膜炎表现为皮下组织回声弥漫性增强（图 17.7）。在间隔性脂膜炎中，除了皮下组织回声增强，还有皮下组织间隔出现低回声增厚（图 17.8）。混合型同时有小叶和间隔的表现。

据报道，超声可以鉴别脂膜炎不同的表现形式，并可以定位到脂膜炎的病因[6, 16-17, 24, 31-35]。

（五）硬斑病

皮肤硬斑病（morphea）是一种自身免疫性结缔组织病，有炎症阶段和萎缩阶段。为胶原蛋白的产生失调所致，病变出现明显的纤维化，特别是在终末期[36-37]。

在超声上，不同的阶段有不同的表现，并且有评估疾病活动性的标准。在炎症阶段，真皮层回声减低，真皮－皮下组织界限模糊，皮下组织回声增强。在彩色多普勒超声图像中，表现为真皮和（或）皮下组织丰富低速血流信号[18, 23]。

已报道的检测炎症活动期最敏感的超声征象是[18, 23]：皮下组织回声增强；真皮和（或）皮下血流丰富。

在萎缩期，真皮和（或）皮下组织厚度减小。通常情况下，皮下脂肪减少，并引起受累皮肤部位萎缩。

皮下脂膜炎通常以弥漫性云雾状小叶型开始，最终转变为大部分鹅卵石样的间隔型[17, 18, 23-24]。

超声已被证明有助于评估硬斑病皮肤溃疡的直径[38]。一些文章已经探索了弹性成像在硬斑病中的应用；然而，该技术完全应用于硬斑病仍需要一段时间的发展[9, 18, 22-23, 35, 38-40]。

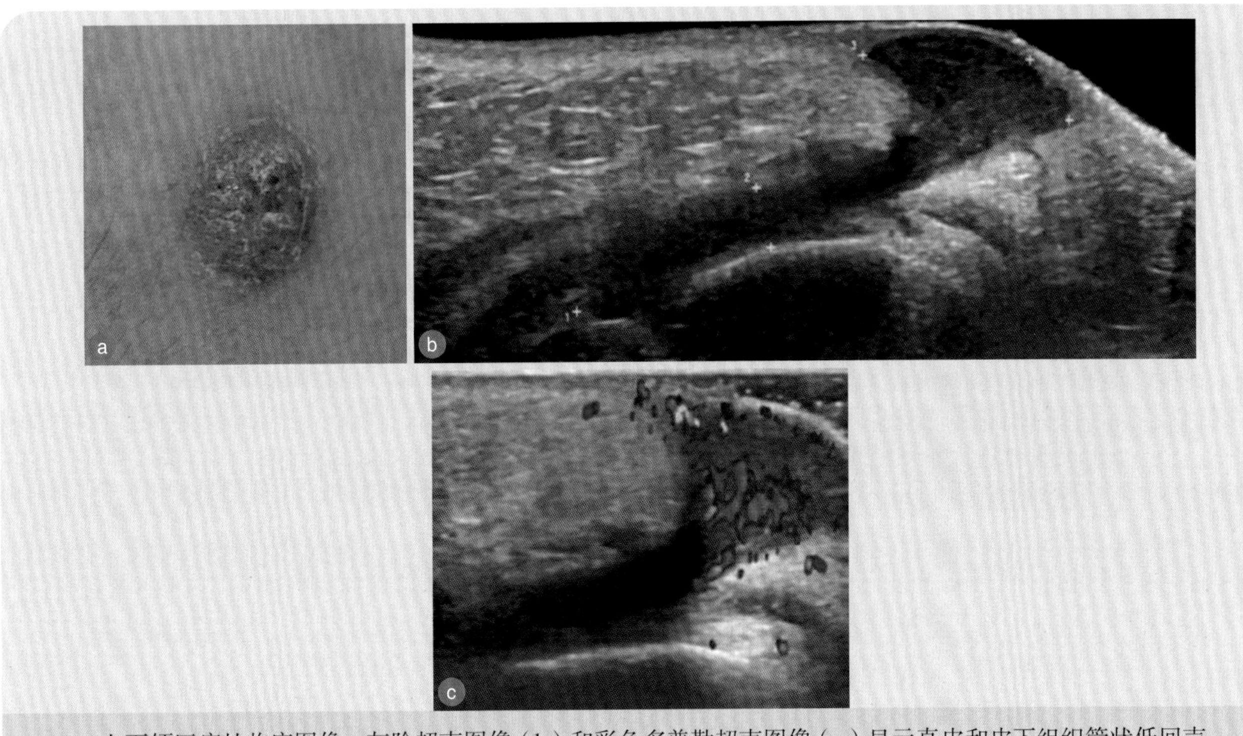

a. 左下颌区病灶临床图像。灰阶超声图像（b）和彩色多普勒超声图像（c）显示真皮和皮下组织管状低回声（在 b 的测量标尺内），连接表皮深层和骨缘。周边和管道内可见丰富血流。

图 17.6　牙源性瘘管

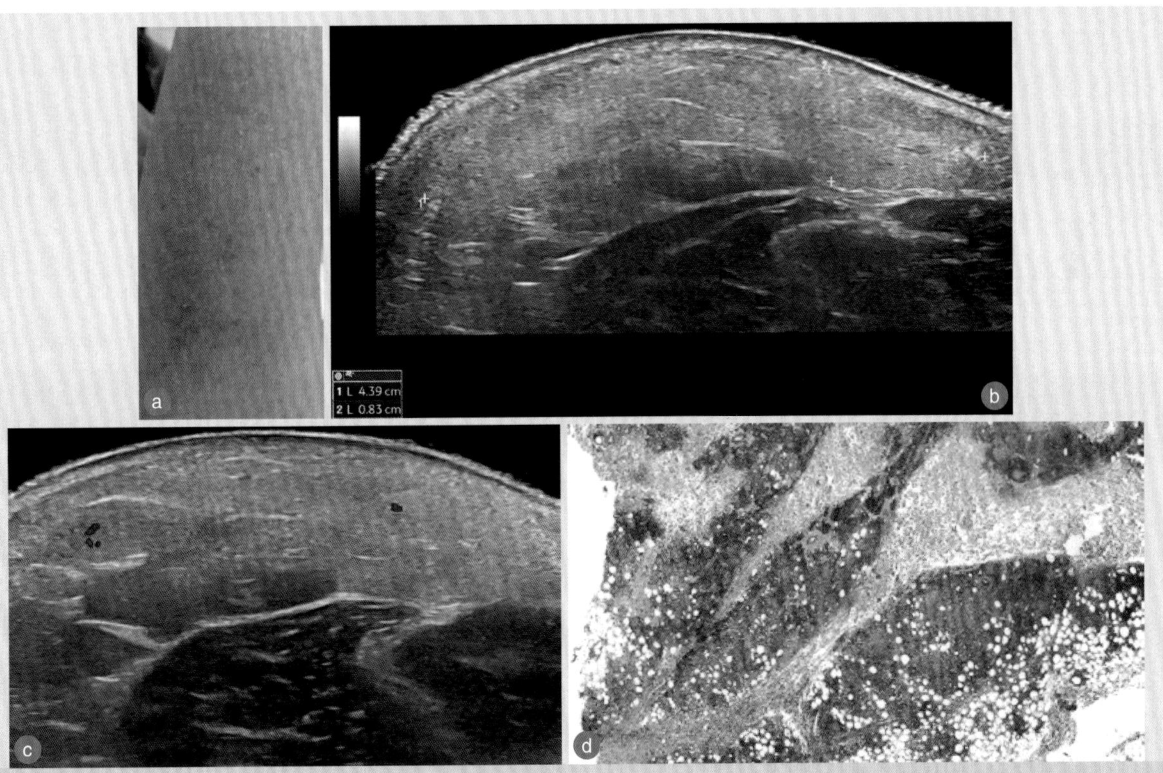

a. 左臂临床照片。横切面灰阶超声（b）和彩色多普勒超声（c）显示皮下弥漫性回声增强（在图 b 的测量标尺内）。继发轻度表皮增厚。彩色多普勒超声在该区域内可见少量血流（彩色）。d. 组织学（H&E 染色，×25）显示低倍镜下可见以小叶为主的炎性浸润物，部分区域脂肪坏死。

图 17.7　小叶性脂膜炎为主型

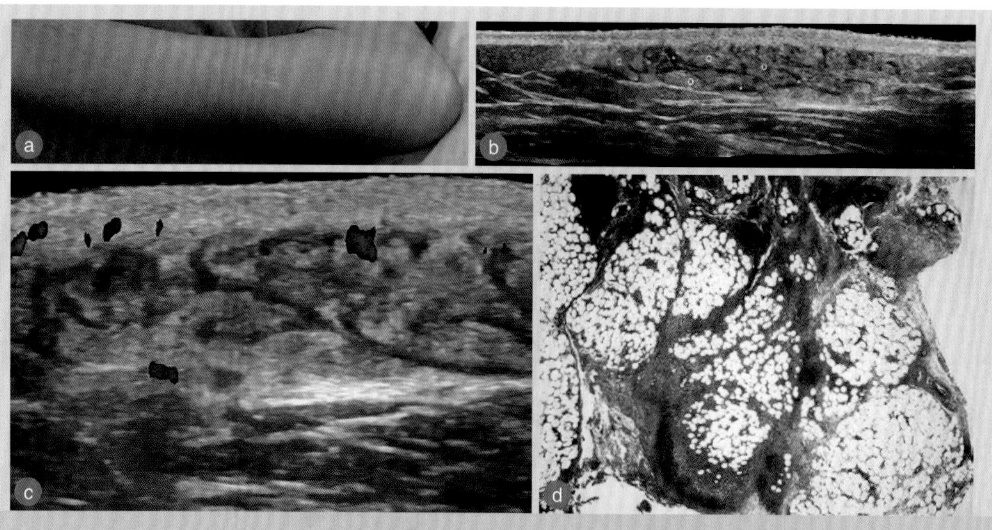

a. 临床照片显示左臂下部有红斑。灰阶超声图像（b）和彩色多普勒超声（c）显示皮下组织回声增强，可见明显的脂肪小叶（圆圈）和增厚的低回声间隔（星号）。彩色多普勒超声可见真皮及皮下血流轻度增多。d. 组织学（H&E 染色，×20）显示白塞病脂膜炎中的炎性浸润物累及皮下间隔和小叶。增厚的间隔为纤维化和炎性细胞；大多数淋巴细胞不仅累及结缔组织，还累及血管壁（脂膜炎伴血管炎）。

图 17.8 间隔性脂膜炎为主型

在某些情况下，骨质边缘呈扇形，这是刀砍状硬斑病的末期阶段主要征象[17, 24]。

此外，还可能发现肌炎引起的肌肉回声异常和滑膜炎引起的关节腔液体增多[17, 24]。

筋膜呈低回声增厚是深部硬斑病的其他特征，这种征象与嗜酸性筋膜炎有关[17, 24]。

皮下高回声钙化（钙质沉着）伴后方声影，在泛发型硬斑病（累及两个以上躯体部位）中并不少见，表现为孤立的沉积物或大的皮下斑块[17, 24]。

在通常情况下，硬斑病的超声所见范围大于临床可见的病变范围。因此，硬斑病的超声检查应包括临床上病灶涉及的躯体区域和邻近的解剖部位。超声检查不应该仅仅着重于斑点或色素沉着的区域，这是为了发现硬斑病的亚临床活动性[17-18, 24]。

近期研究提出的能够提示硬斑病处于亚临床活动期的超声征象是太阳征，该征象的表现是围绕着皮下静脉的皮下组织回声增强[41]。

重要的是，彩色多普勒超声是检测活动性和监测疾病治疗的相关工具（图 17.9 ~ 图 17.12）[18, 23, 40]。

硬斑病可以出现在包括整形手术的各类创伤后，如吸脂。使用超声检查使我们能够早期诊断和处理这种并发症[42]。

不久前，一项评价硬斑病活动性的超声评分被提出。这种评分被称为 US-MAS，可以用于基础和后续检查管理（表 17.1）[43]。

（六）皮肤狼疮

皮肤狼疮（cutaneous lupus）是一种自身免疫性结缔组织病，影响多个器官，皮肤是其中之一。它可分为急性、亚急性或慢性。皮肤表现可以与系统性红斑狼疮同时发生，也可以在其之前出现。慢性类型有盘状红斑狼疮、深在性红斑狼疮、冻疮样皮肤红斑狼疮（肢端型狼疮）和肿胀性狼疮[44-45]。

在超声检查中，根据疾病的不同阶段，超声表现有所不同。活动期真皮层增厚、回声减低，皮下组织回声增强。真皮层最初受累时通常呈梭形或平台形。在彩色多普勒超声图像中，真皮和皮下血流随着病情活动程度而变化，可以从富血供到乏血供，血流速度通常为低速[17, 24, 46]。慢性皮肤狼疮，如深在性红斑狼疮，有明显的皮下改变。通常，在炎症初期，深部狼疮表现以小叶性脂膜炎为主，皮下可见云雾状高回声。在炎症的后期，可转变为混合性脂膜炎或以皮下组织鹅卵石样表现为特征的间隔为主型脂膜炎（图 17.13）[17, 24]。

关键一点，超声可能会发现炎症导致的动脉管腔变细和串珠状改变，特别是在手指。另一个重要的基本特征是小动脉血栓的形成，这在手指中很常见[17, 24, 47]。

在雷诺综合征患者中，彩色多普勒超声可以监测治疗的效果[48]。

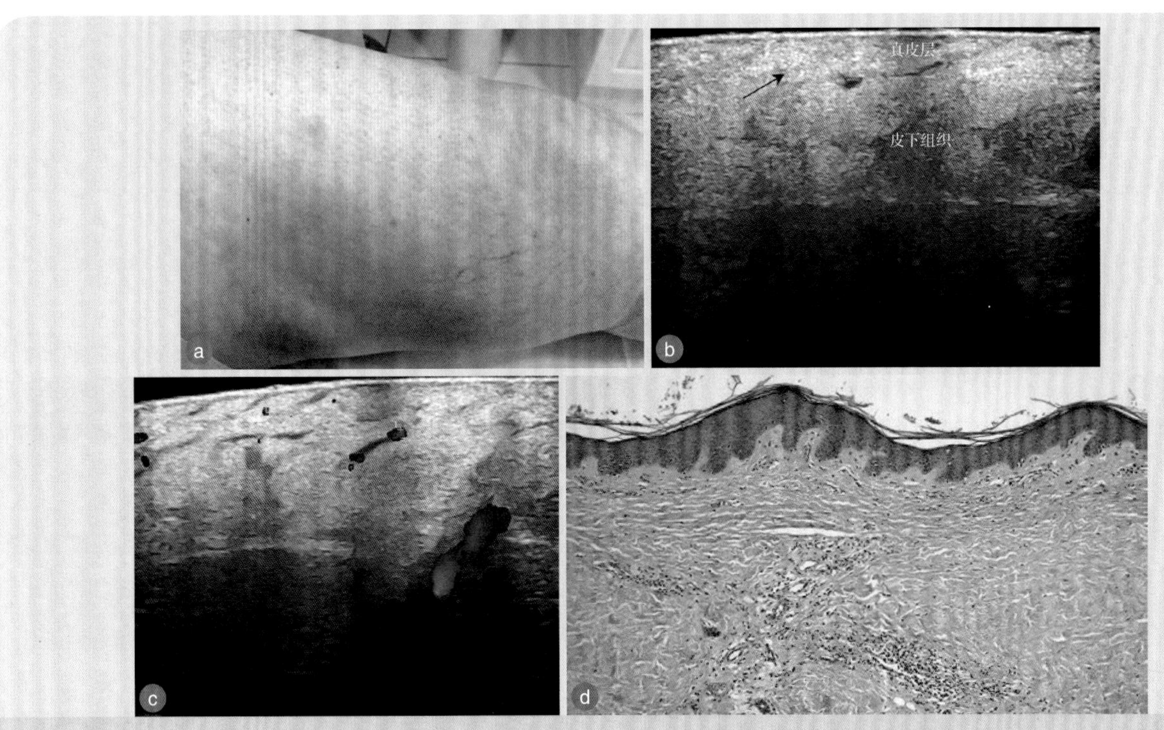

a. 临床照片显示左大腿红斑。灰阶超声图像（b）和彩色多普勒超声图像（c）显示真皮－皮下界限（箭头）消失，皮下组织回声增强。彩色多普勒超声可见真皮及皮下血流稍增多。d. 组织学（H&E 染色，×100）显示表皮呈离散性网状增生，血管周围轻度炎性渗出。

图 17.9　硬斑病处于活动（炎症）期

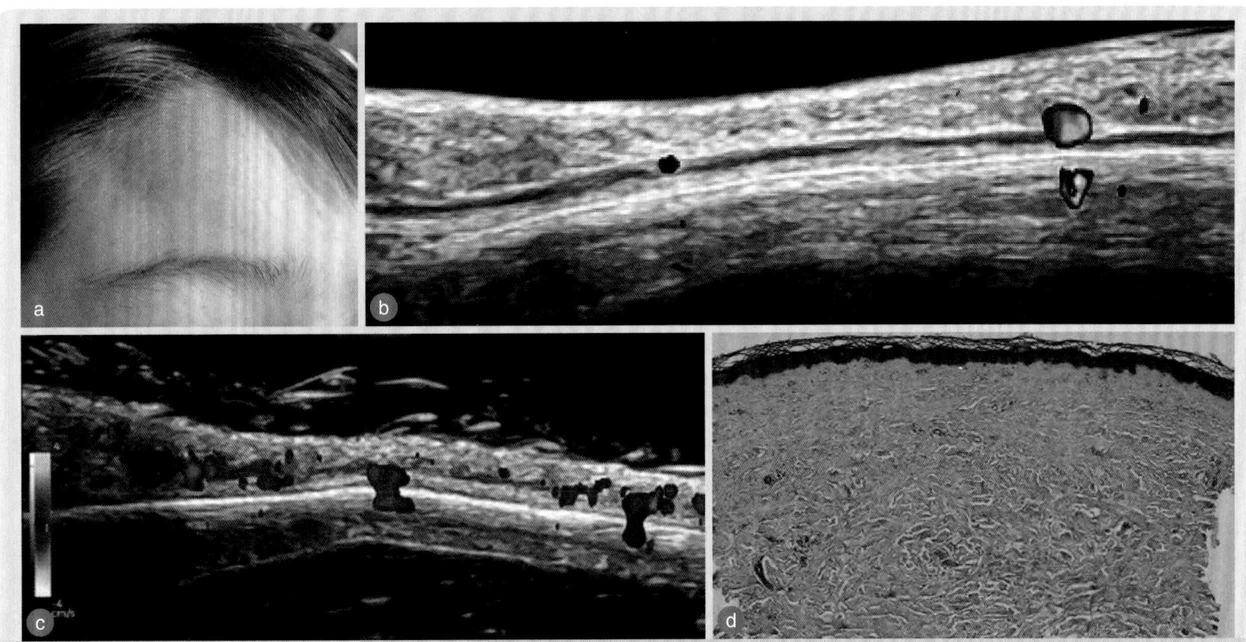

a. 右额刀砍状硬斑病临床照片。b. 额面区横切面彩色多普勒超声图像。c. 额顶区同一轴线纵切面彩色多普勒超声图像。额面部真皮和皮下萎缩，头皮处真皮和皮下血流丰富。因此，额面区的硬斑病为非活动期，头皮处为活动期。d. 组织学（H&E 染色，×50；额面部）显示表皮萎缩。附属器结构缺失。胶原束密集、增厚，嗜酸性强，无炎症。

图 17.10　硬斑病活动期伴萎缩

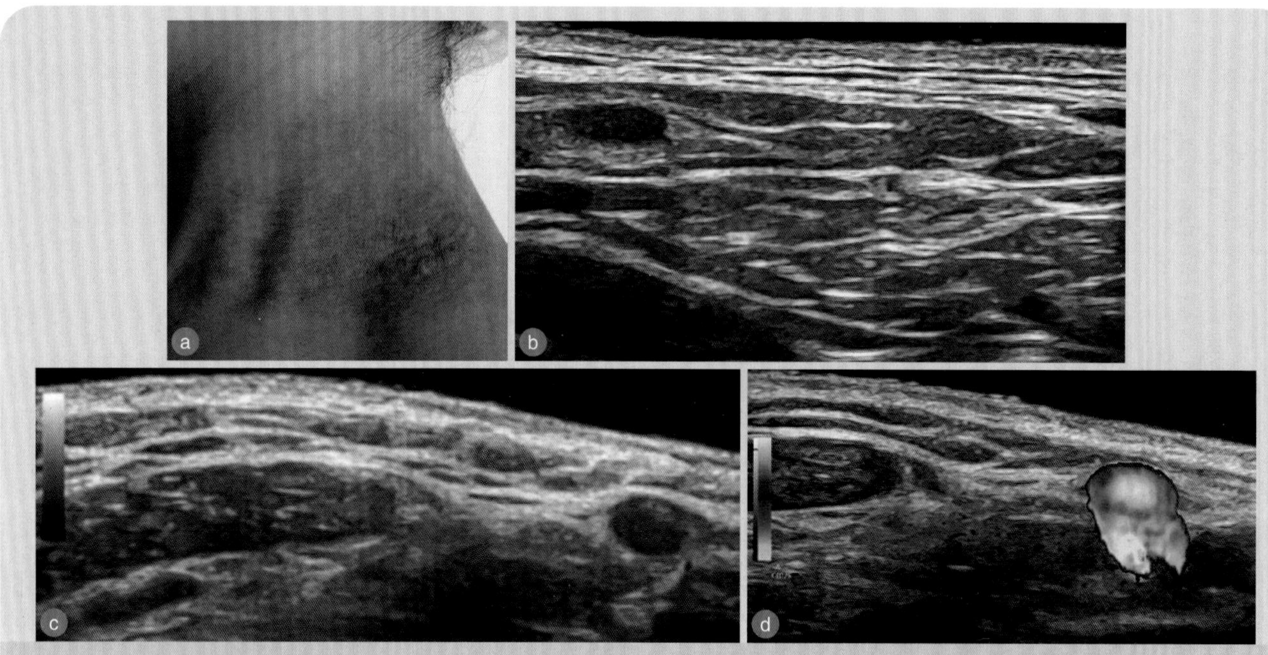

a. 左侧颈部病变临床照片。b、c. 横切面灰阶超声图像。d. 彩色多普勒超声图像。可见脂肪组织萎缩（b、d），皮下可见明显的高回声纤维隔（b）。真皮回声减低（b、c）。彩色多普勒超声图像显示真皮或皮下未见血流信号。

图 17.11　非活动期硬斑病

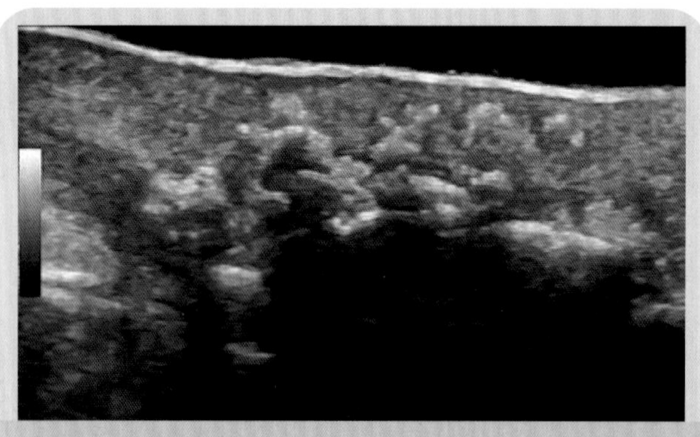

超声（灰阶）显示真皮和皮下可见多个融合的高回声沉积物伴后方声影。

图 17.12　硬斑病钙化斑块

表 17.1　硬斑病活动性超声评分（US-MAS）

评分指标
皮下组织回声增强或真皮 – 皮下组织界限消失[a]
0= 阴性
+2 分 = 阳性
皮下组织血流增多
0= 阴性
+2 分 = 阳性
血流类型
0= 无血流增加
+1 分 = 静脉血流或动脉血流流速低于 2 cm/s
+2 分 = 动脉血流流速超过 2 cm/s
受累范围（身体部位：头和颈部、躯干、上肢和下肢）
+1 分 = 少于 2 个身体部位受影响
+2 分 =2 个或更多身体部位受影响
除外彩色多普勒的其他变量（与之前比较）：
受累区域大小变化
+1 分 =1 个受累区域面积增大
+2 分 =2 个或更多受累区域面积增大 +2 分 = 原有受累区域面积扩大或累及新的身体部位[b]
在相同或不同身体部位出现新的受累区域
0= 阴性
+2 分 = 阳性
受累区域最大面积或数量减少
0= 阴性
−1 分 = 阳性，部分
−2 分 = 阳性，完全
满分 14 分

[a] 在控制彩色多普勒超声这项变量时，当回声或血流仍然改变但有部分改善时，该条目可视为 +1 分。

[b] 在本条目中，额部、脸颊、鼻子、嘴唇和颌下等面部被认为是不同的部位。

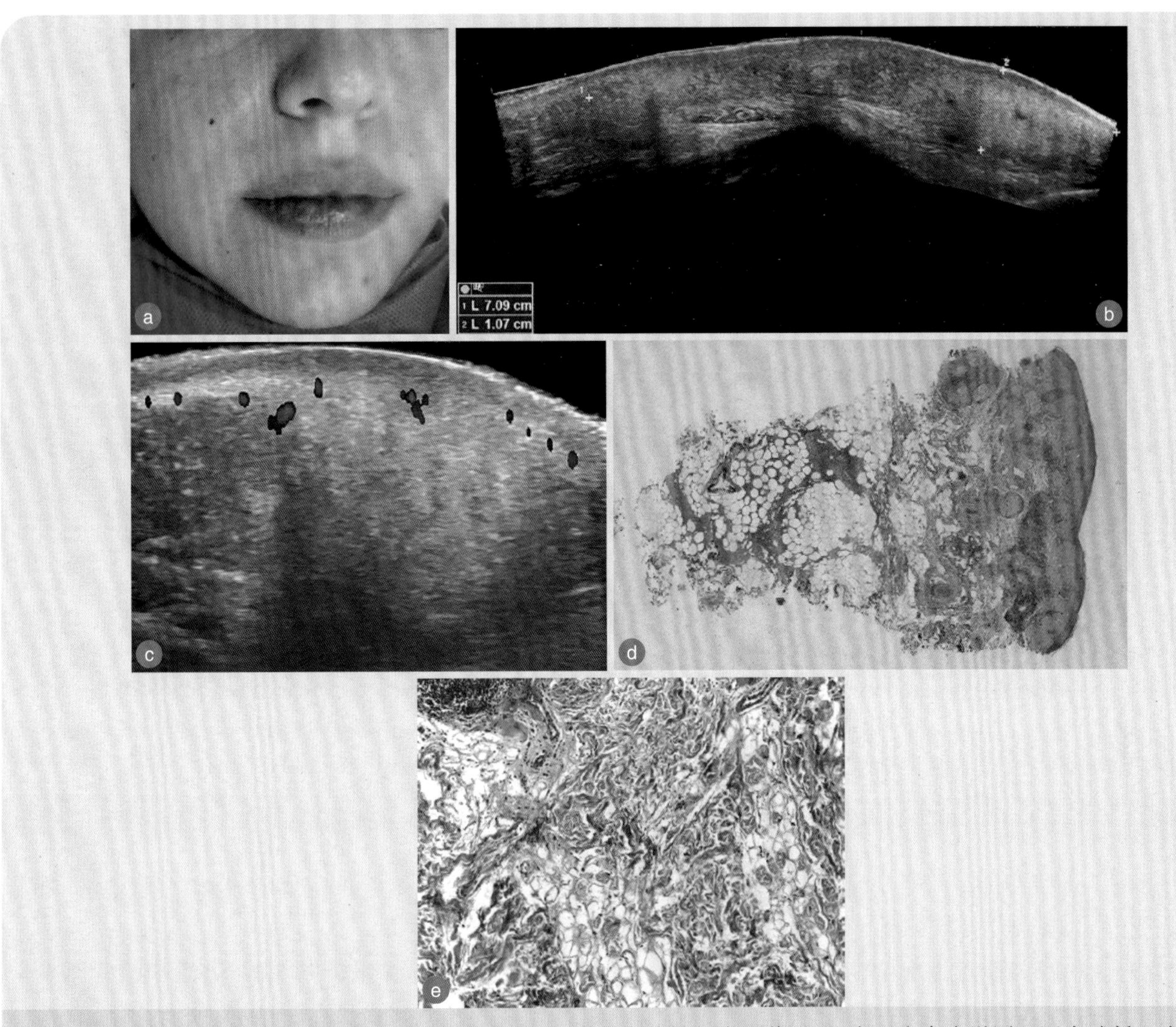

a. 临床照片。右颊横切面灰阶超声图像（b）和彩色多普勒超声图像（c）表现为真皮增厚、回声减低，皮下组织回声增强，中央部分间隔增厚，真皮 - 皮下交界处血流增多（彩色）。d. 组织学（HE& 染色，×25）显示表皮萎缩伴空泡性交界性皮炎，浅表和深部血管周围和附属器周围淋巴细胞浸润。e. 组织学（H&E 染色，×100）显示血管周围淋巴细胞浸润，真皮间质黏液增多，呈无定形透明嗜碱性物质，将胶原纤维和脂肪细胞分隔开。

图 17.13　皮肤狼疮

（七）皮肌炎

皮肌炎（dermatomyositis）是一种自身免疫性结缔组织病，可累及皮肤、肌肉及肺部。在超声上，皮下组织呈高回声，主要表现为模糊的小叶结构。下方的肌肉可以表现出不同程度的回声异常，呈斑片状或者部分性至完全高回声 [17，24]。

皮肌炎可见孤立的或宽大的斑块状高回声钙质沉积（钙化），伴有后方声影。

在彩色多普勒超声上，皮下和肌肉血供根据疾病的活动性而不同，可以表现为乏血供至富血供（图 17.14）[17，24，49]。

（八）银屑病

银屑病（psoriasis）是一种自身免疫性炎性疾病，影响皮肤、甲、肌腱、关节和骨质边缘 [50-51]。

在超声上，皮肤银屑病的特征是表皮增厚、波浪状改变，回声减低，浅层真皮血流丰富 [7，17，24，52-55]。

甲银屑病早期及后期的超声征象是甲板增厚，腹板局限性高回声沉积，腹板界限不清晰，甲板（背板和腹板）增厚和波浪状改变。在银屑病活动期，甲床呈低速丰富血流。皮肤的超声异常也可累及甲床和近端的甲襞 [15，17，24，53-57]。

肌腱可以表现为增厚和低回声，关节腔内可能出

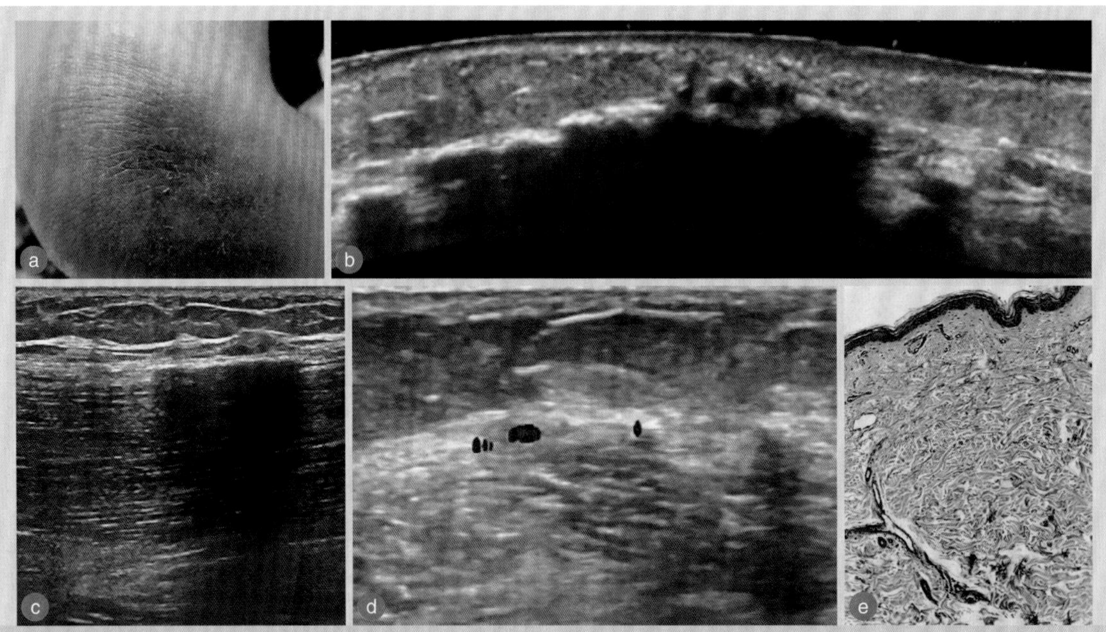

a. 临床照片。臂下 1/3 的后方纵切面灰阶超声图像（b、c）显示肌筋膜层内的高回声钙化斑块，伴有后方声影，延续至皮下（b）。d. 横切面彩色多普勒超声显示在皮下和深筋膜层可见轻度血流增多。下方肌肉（三头肌的下 1/3 处）可见弥漫性回声增强。e. 组织学（H&E 染色，×100）显示真皮间质黏液增多，周围少见淋巴细胞浸润，可见无定形透明嗜碱性物质。

图 17.14 皮肌炎

现无回声液体。银屑病的甲受累 [58] 可能预示着附着点病变的存在。积液常见于（但不限于）腕部桡腕关节，手部掌指关节和膝关节髌上囊 [15, 17, 24, 47, 53-57, 59-60]。据报道，即使在未发生银屑病关节炎的银屑病患者中，滑膜炎和附着点病变的发病率也很高 [61]。

关节周围区域的骨质边缘可表现出侵蚀、增生及不规则 [15, 17, 24, 47, 53-57, 59-60]。

超声可以监测银屑病的活动性和治疗效果，超声表现与疾病的相关指标变化相关（图 17.15 ~ 图 17.17）[13, 15, 7, 24, 47, 55-57, 59]。

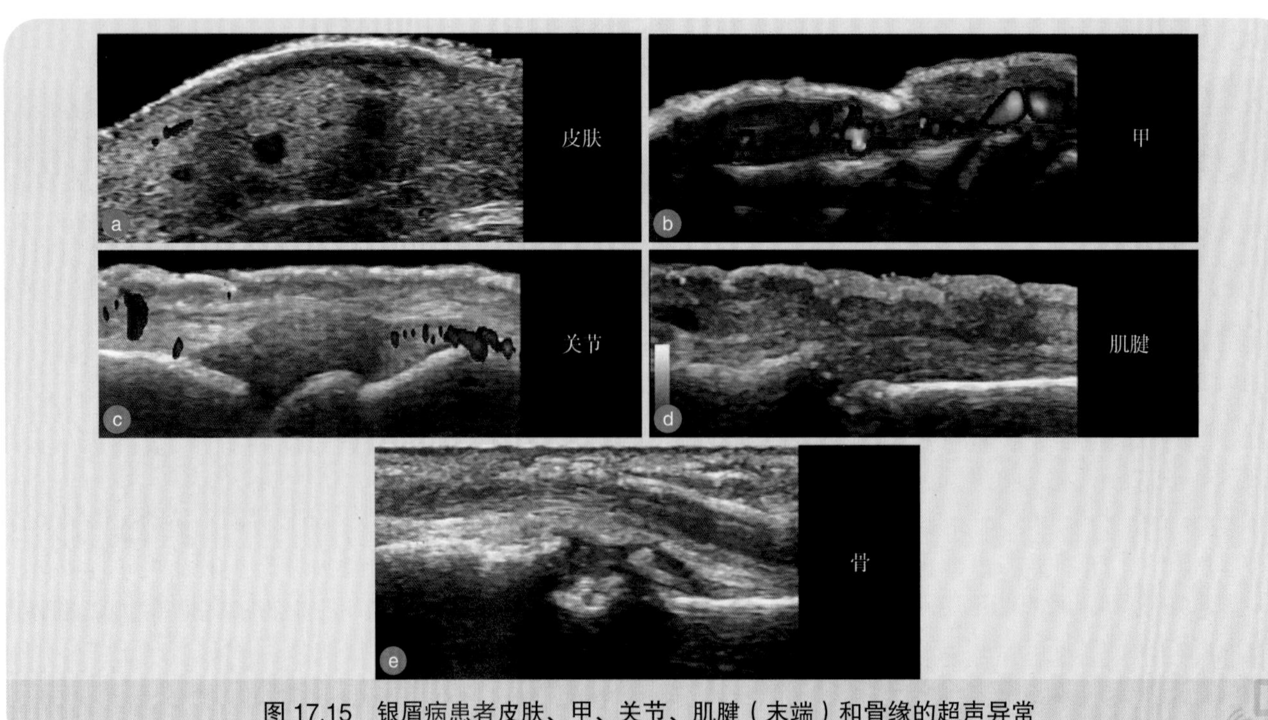

图 17.15 银屑病患者皮肤、甲、关节、肌腱（末端）和骨缘的超声异常

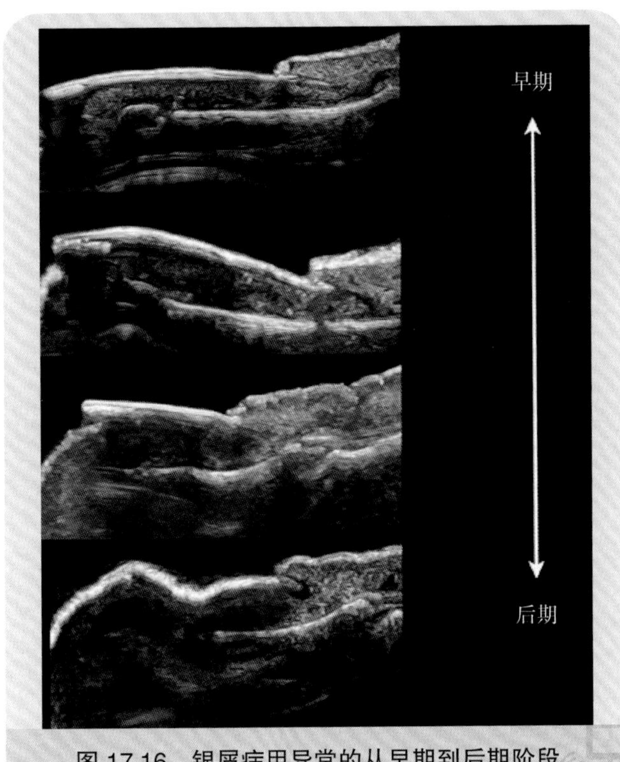

图 17.16　银屑病甲异常的从早期到后期阶段

（九）痤疮

痤疮（acne）是一种皮肤炎症性疾病，累及毛囊皮脂腺单位，通常生长于年轻人的面部，对患者自尊造成明显影响[62-63]。

超声的主要表现为毛囊扩张，真皮局部增厚，回声减低，真皮和（或）皮下椭圆形或圆形假性囊肿形成，以及真皮和（或）皮下带状的低回声瘘管形成[64]。

真皮局灶性高回声钙质沉积伴后方声影较为常见[17，24，64]。

痤疮也可以检测到瘢痕区域，表现为局部低回声区，伴有表皮回缩和（或）层状表现[17，24，64]。

疾病的严重程度可以通过超声 SOS- 痤疮评分系统进行评分（表 17.2）[64]。

在彩色多普勒超声上，血供情况随疾病的活动程度而变化。

因此，通过超声检查，可以评估疾病的严重程度和活动性（图 17.18 和图 17.19）[64-65]。

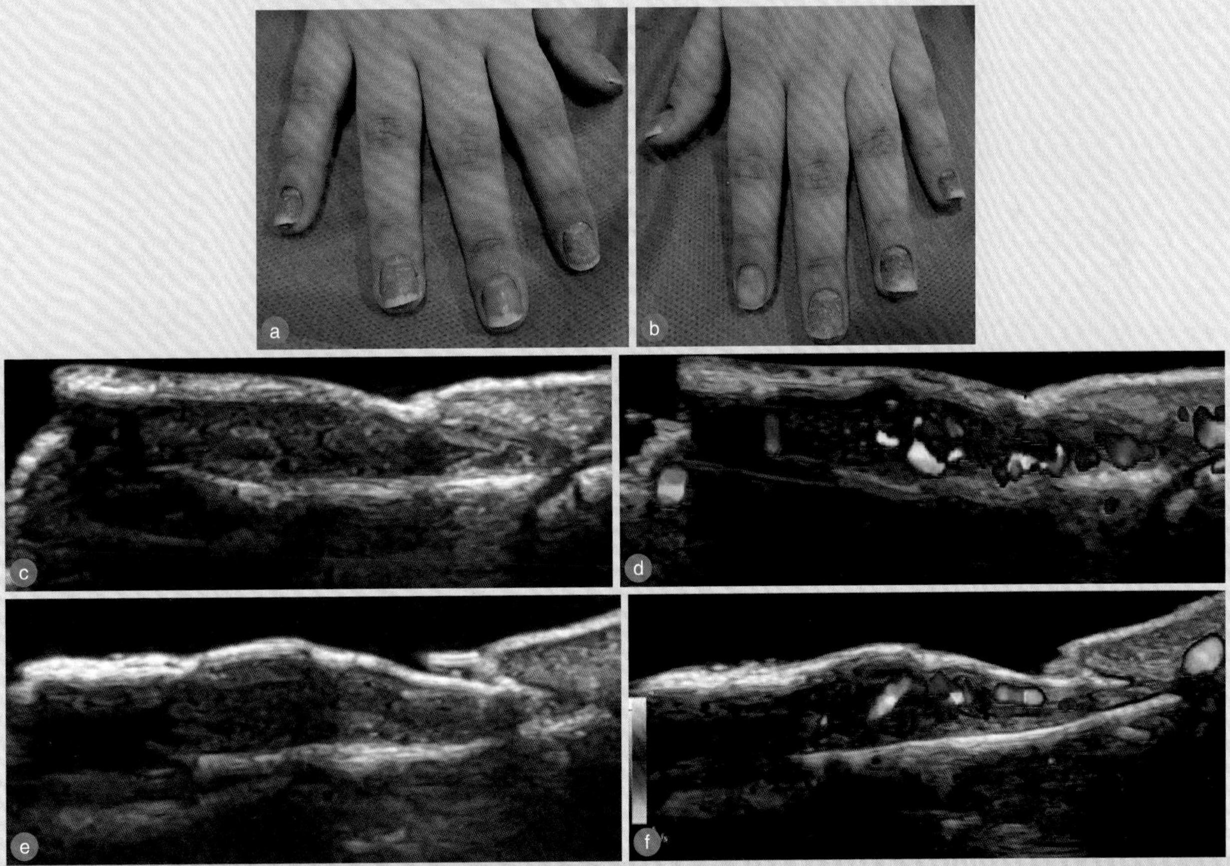

右手（a）和左手（b）甲的临床图片。c ~ f. 纵切面超声图像（c. 右中指灰阶超声，d. 右中指彩色多普勒；e. 左拇指灰阶超声，f. 左拇指彩色多普勒超声）显示甲床厚度增加，回声减低，甲板增厚，甲板远端有局灶性高回声。声像图（e、f）显示甲板呈波浪形，声像图（d、f）显示甲床血流丰富。

图 17.17　甲银屑病

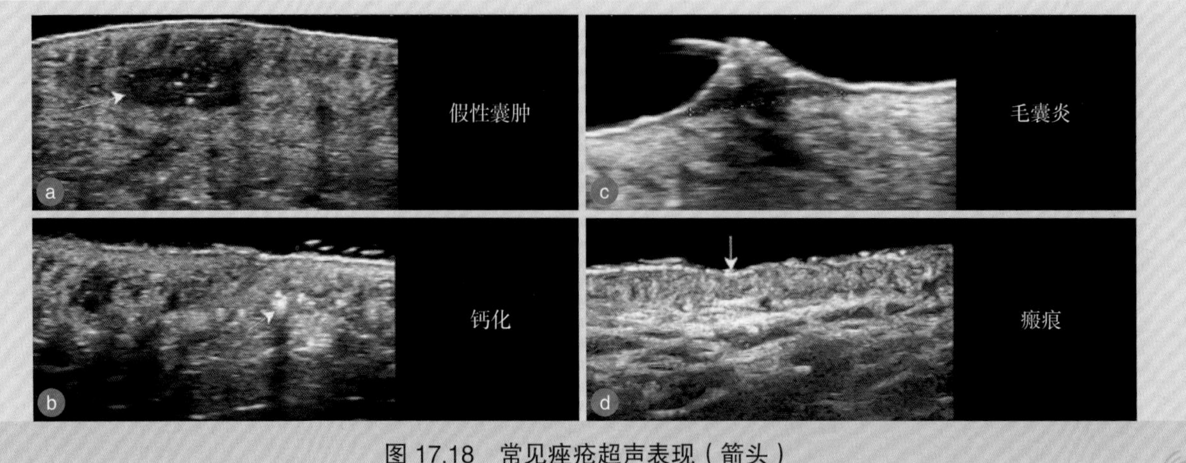

图 17.18　常见痤疮超声表现（箭头）

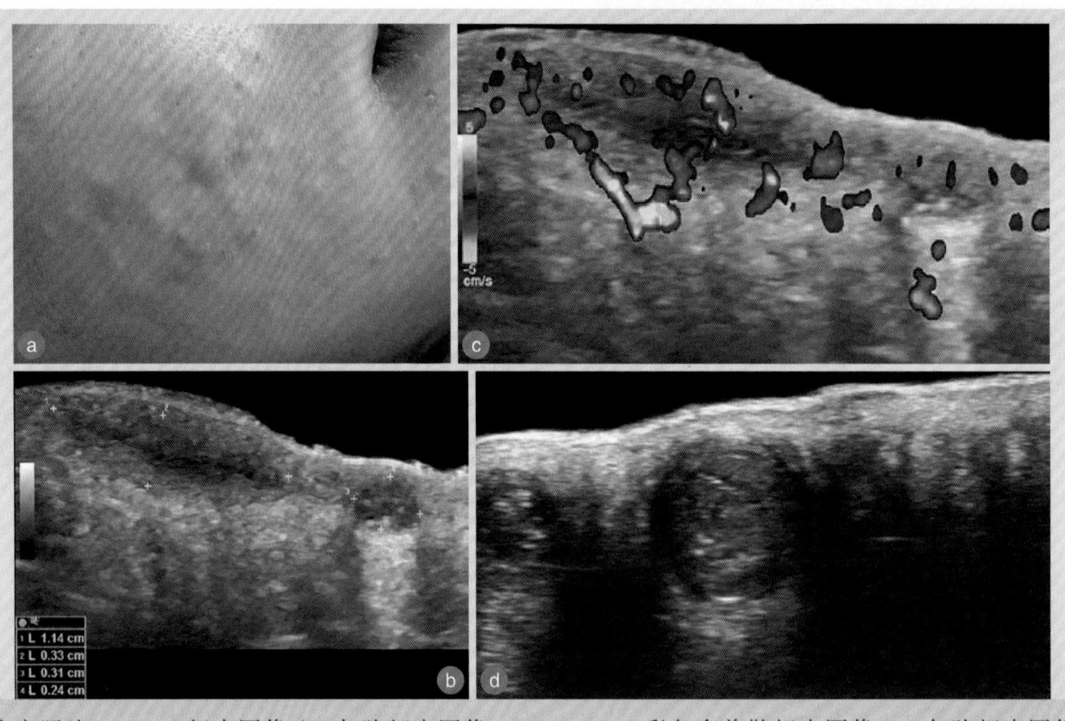

a. 临床照片。b ~ d. 超声图像（b. 灰阶超声图像，18 MHz；c. 彩色多普勒超声图像；d. 灰阶超声图像，70 MHz）显示真皮假性囊肿（图 b 的测量标尺之间），周围血供丰富（c）。假性囊肿后方回声增强。

图 17.19　痤疮

表 17.2　SOS- 痤疮严重分类

严重程度	病变数量
轻度	＜ 5 个假性囊肿，无瘘管
中度	5 ~ 9 个假性囊肿，无瘘管
重度	≥ 10 个假性囊肿和（或）瘘管形成

（十）玫瑰痤疮

玫瑰痤疮（rosacea）是一种慢性炎症性面部疾病，通常表现为红斑和丘疹、脓疱、皮肤纤维化和增生，还会导致眼部受累。该病有多种表现形式；一种称为鼻赘的鼻尖肥大和面部浮肿或淋巴水肿被认为是该病最严重的表现。玫瑰痤疮的病因仍有争议，研究者认为与慢性炎症、肉芽肿形成和皮脂腺增生有关 [66-68]。

超声表现为真皮回声减低，皮下和皮脂腺回声增强。彩色多普勒超声显示活动期表现为真皮和皮下组织呈低速丰富血流信号（图 17.20）。有趣的是，鼻翼软骨和软骨周围组织也可以呈现出丰富血流。因此，玫瑰痤疮可能累及更深层的皮肤组织，这可以解释局部治疗无效的原因 [3]。

（十一）化脓性汗腺炎

化脓性汗腺炎（hidradenitis suppurativa，HS）是

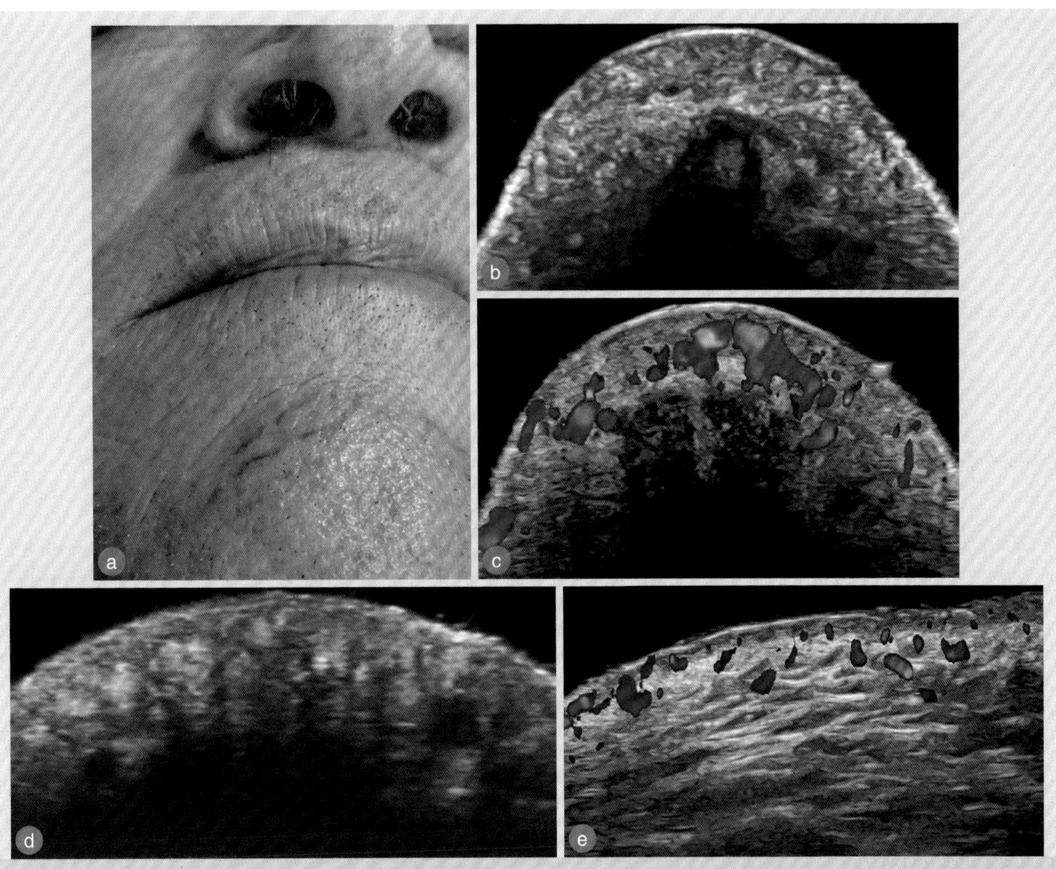

a. 临床照片。b ~ e. 超声图像（横切面：鼻区）显示真皮增厚呈低回声，鼻部皮脂腺突出（d）。图 b、图 c、图 e 为 18 MHz，图 d 为 70 MHz，图 c、图 e 为彩色多普勒超声图像。在鼻尖可检测到真皮层血流丰富（c）。此外，右颊真皮回声减低（e）。

图 17.20　玫瑰痤疮

一种影响毛囊的慢性自身免疫性疾病。过去，人们认为病因是大汗腺发生炎症；然而，这一理论现在已被多项研究证明是错误的 [69]。

该病最常见的受累部位是易发生摩擦的区域，如腋窝、外阴或阴囊周围区域、肛周、臀间、乳房间和乳房下区及头皮。也有关于面部和脐部受累的报道 [69-72]。

在临床上，最常用 Hurley 分期系统进行严重程度分类，它将疾病分为 3 个阶段（表 17.3）[69-73]。

表 17.3　化脓性汗腺炎的 Hurley 分期

阶段	超声征象
阶段 Ⅰ	单发或多发脓肿形成，无瘘管和瘢痕形成
阶段 Ⅱ	复发性单发或多发脓肿伴广泛分隔，有局限瘘管和瘢痕形成
阶段 Ⅲ	弥漫性或近弥漫性累及整个区域的多个相互连接的管道和脓肿

超声检查符合 HS 超声诊断标准的主要表现，包括：

· 真皮增厚，呈低回声。

· 毛囊扩张。

· 假性囊肿［真皮和（或）皮下直径＜ 1 cm 的囊性无回声或低回声结构］。

· 积液［真皮和（或）皮下直径≥ 1 cm 的囊性无回声或低回声结构］。

· 瘘道［真皮和（或）皮下管状无回声或低回声结构］。

· 瘘道（瘘管）可以根据水肿和纤维化的程度分为 3 种类型（表 17.4 和表 17.5）。Ⅱ 型和 Ⅲ 型瘘道通常与连通和复杂的管道相关 [17, 74-75, 77-78]。此外，瘘道还可以根据其累及的层次进行分类。皮下（真皮下）瘘道显然比仅累及真皮的瘘道表现更为严重。在假性囊肿、积液和瘘道内可检测到毛发碎片相对应的高回声双层结构，有时是三层结构，以及提示厚层角蛋白的高回声带 [78-80]。

由于该病属于自身免疫和非感染性 [81-82]，HS 患者的淋巴结很少增大，这是一个有价值的征象。

表 17.4　依据纤维化、水肿程度分级的 HS 瘘道类型[a]

1. 低度纤维性瘢痕（0 ~ 1 级）伴轻度或高度水肿（0 ~ 2 级）
2. 高度纤维化瘢痕形成（2 级）伴轻度水肿（0 ~ 1 级）
3. 高度纤维化瘢痕形成（2 级）伴高度水肿（2 级）

[a] 改编自参考文献 [77]。

表 17.5　HS 瘘管（瘘道）的纤维化和水肿分级[a]

纤维化分级
0 无纤维化
1 薄层周边低回声带（间断性或连续性），呈纤维状
2 厚而连续的周边低回声带，呈纤维状，侵入管道腔，在横切面出现低回声的“晕”征（间断性或连续性）
水肿分级
0 无水肿
1 皮下组织回声弥漫性增强
2 皮下脂肪小叶呈明显高回声，脂肪小叶之间有无回声液体

[a] 改编自参考文献 [77]。

超声声像图改变和血供丰富通常与 HS 患者的疼痛密切相关[20, 83]。

在 70 MHz 频率下，可以检测到 HS 的早期征象，包括毛囊扩张和弯曲、毛囊膨大和供区征（积液或瘘道中膨大的毛囊）。有一些早期征象与严重程度有关，例如，桥征（连接 2 个及 2 个以上毛囊开口的低回声带）和剑征（从膨大毛囊中发出的高回声毛发碎片）。此外，扩张毛囊中多碎片型角蛋白的存在与积液的发生有关，而扩张毛囊中圆柱型角蛋白的存在与瘘道的发生有关[80, 84]。

最常用的严重程度超声评分称为 SOS-HS（表 17.6）[19, 76]。目前全球已经有多个研究团队报道，

表 17.6　化脓性汗腺炎超声评分（SOS-HS）[a]

阶段	超声征象
阶段 Ⅰ	单个积液区，累及单个身体部位（单侧或双侧）伴或不伴真皮改变，无瘘道
阶段 Ⅱ	2 ~ 4 个积液区和（或）单个瘘道伴真皮改变，累及最多两个身体部位（单侧或双侧）
阶段 Ⅲ	5 个或更多积液区和（或）2 个或更多瘘道伴真皮改变，和（或）累及 3 个或更多身体部位（一侧或双侧）

[a] 改编自参考文献 [19]。

由于临床评估往往低估了严重程度，临床和超声评分之间存在不一致[19, 76, 85-90]。与临床评估相比，超声评估呈现出的组间和组内一致性更高[19, 76, 85-89]。

头皮穿掘性蜂窝织炎和藏毛囊肿的超声表现与 HS 相似，表明它们具有共同的病理生理机制。事实上，藏毛囊肿被认为是 HS 的一种局部表现形式[4, 91]。

使用彩色多普勒超声或能量多普勒超声可以评估 HS 的活动性，已被证明可作为可靠地评价疾病活动程度的生物学标志物[17, 19, 74, 76, 92-96]。

据一项多中心研究报道，超声评分获得的严重程度呈现出比临床评分更高的组间和组内一致性[88]。此外，超声检查在成年人和儿童 HS 患者的治疗方案制定中，分别能起到 83% 和 92% 的作用[19, 76]。

在 HS 检查中使用标准化的超声报告是必要的，这样可以有效地监测患者情况并进行研究。目前为止，文献中已经有了这类案例的报道[97]。

超声还可以监测 HS 的治疗效果，迄今为止，已有几项系统用药研究提到了该技术[97-101]。此外，超声可以引导经皮治疗[102-104]。目前为止，超声一直是研究 HS 的首选影像方式，并已被建议用于这类病例的标准护理（图 17.21 ~ 图 17.26）[16, 19-20, 74, 76, 83, 88, 93-94, 105-110]。

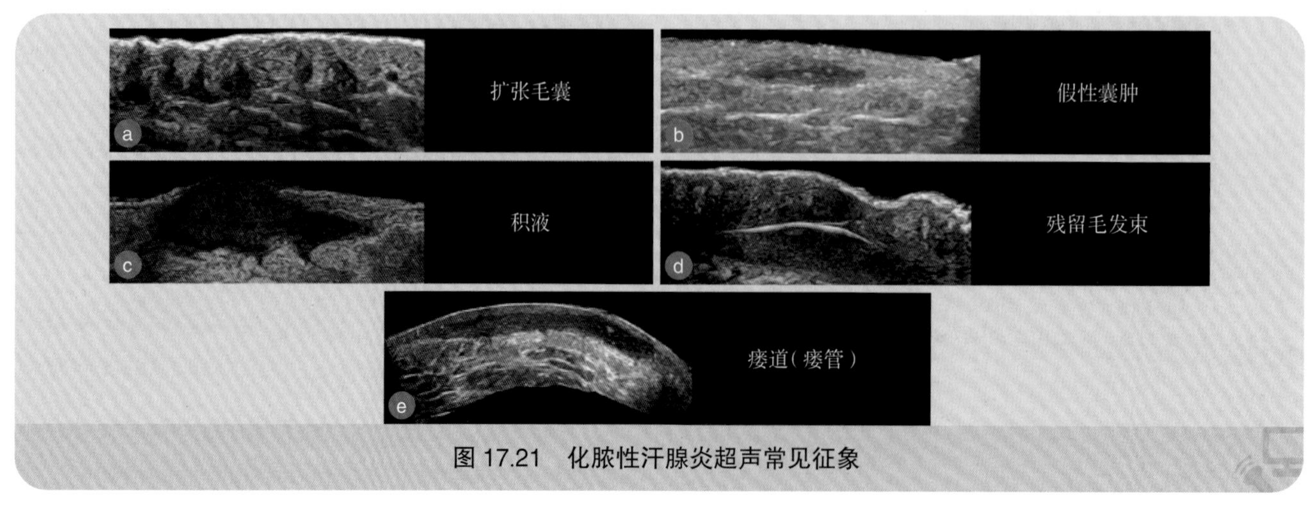

图 17.21　化脓性汗腺炎超声常见征象

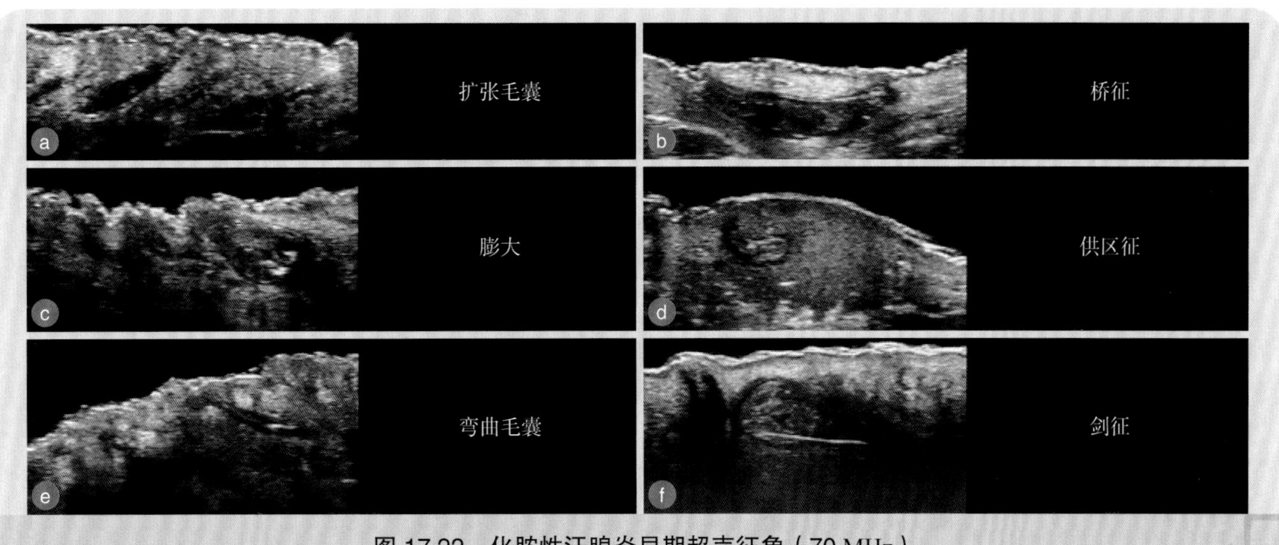

图 17.22　化脓性汗腺炎早期超声征象（70 MHz）

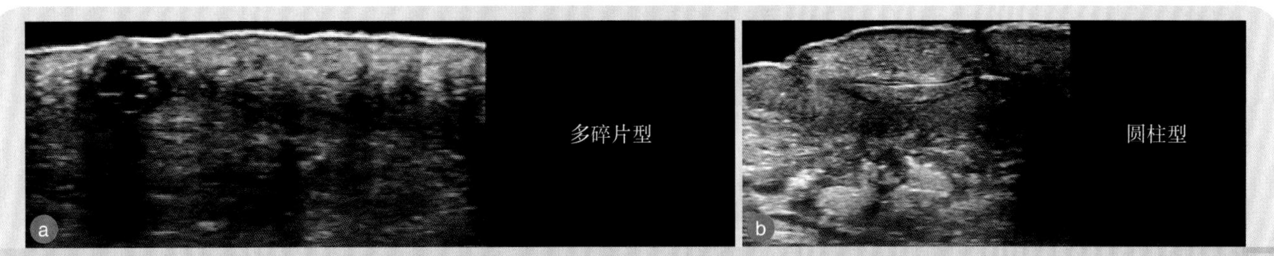

图 17.23　化脓性汗腺炎的角蛋白碎裂类型

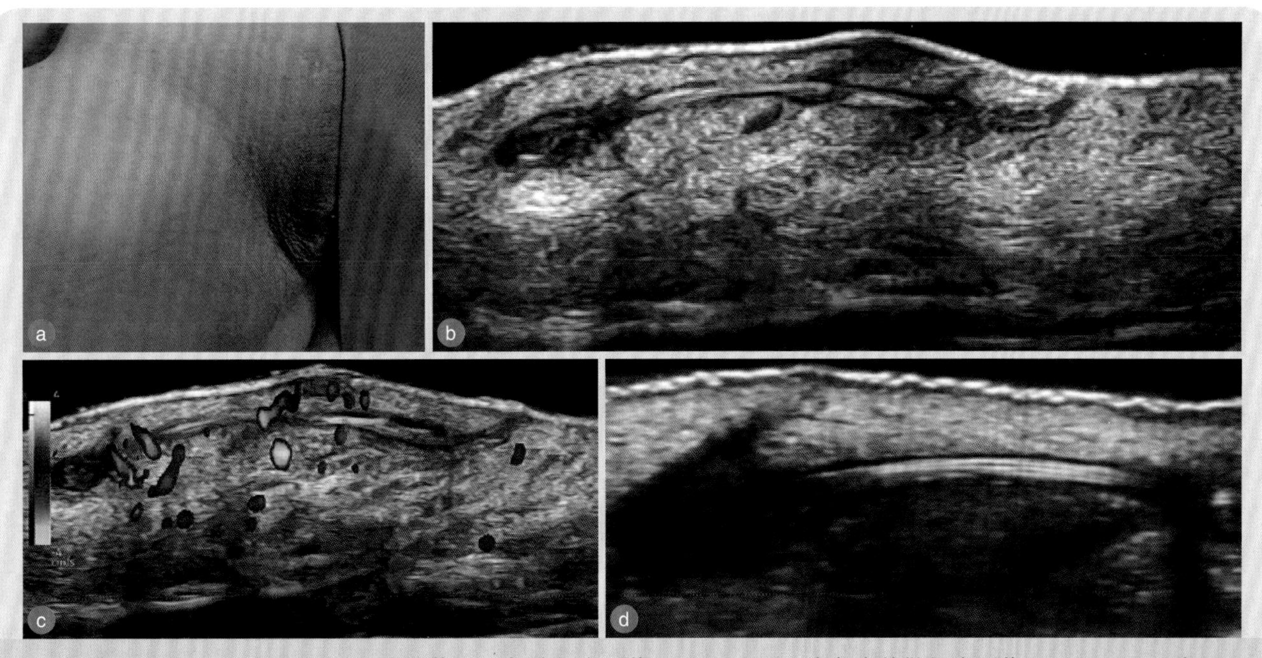

a. 临床照片。b ~ c. 纵切面超声图像（b. 灰阶超声图像，18 MHz；c. 彩色多普勒超声图像，18 MHz；d. 灰阶超声图像，70 MHz）显示真皮假性囊肿伴厚片状残留毛发束。彩色多普勒超声显示假性囊肿周围丰富血流信号。

图 17.24　化脓性汗腺炎（SOS-HS）Ⅰ型

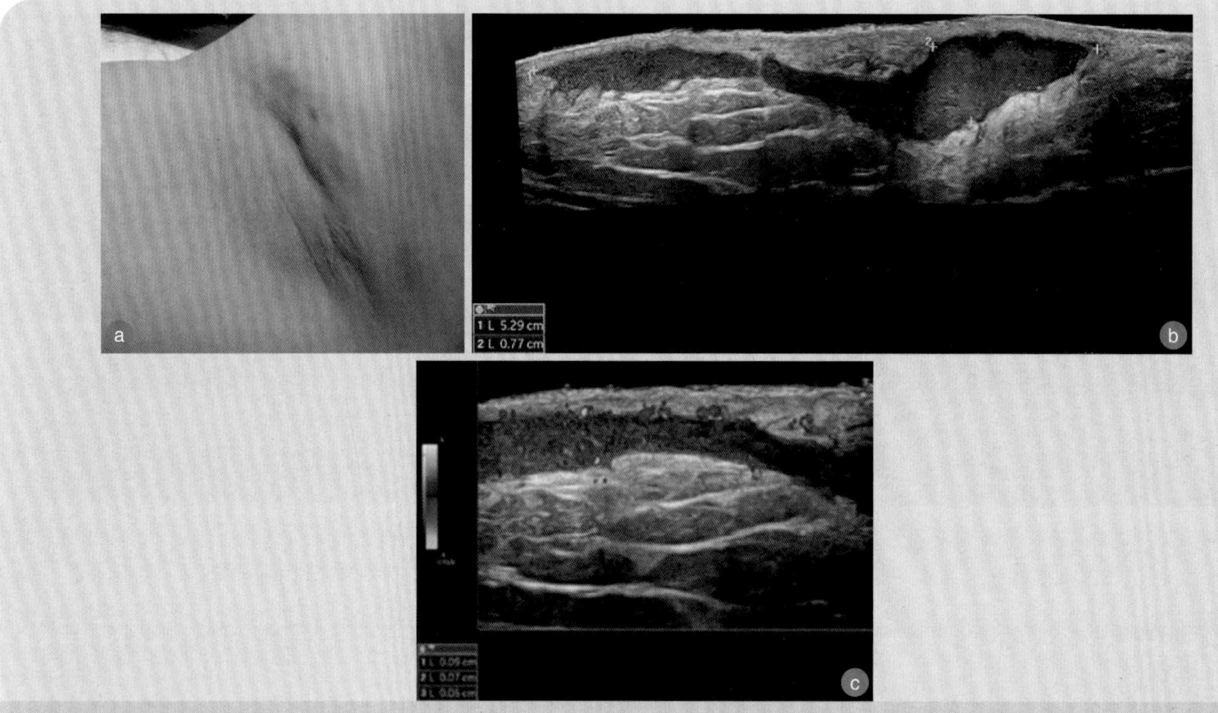

a. 临床照片。右腋下纵切面灰阶超声图像（b）和彩色多普勒超声图像（c）显示真皮和皮下瘘道（瘘管，测量标尺内）Ⅰ型（无纤维化）。彩色多普勒超声显示瘘道周围和内部有丰富血流信号。

图 17.25　化脓性汗腺炎（SOS-HS）Ⅱ型

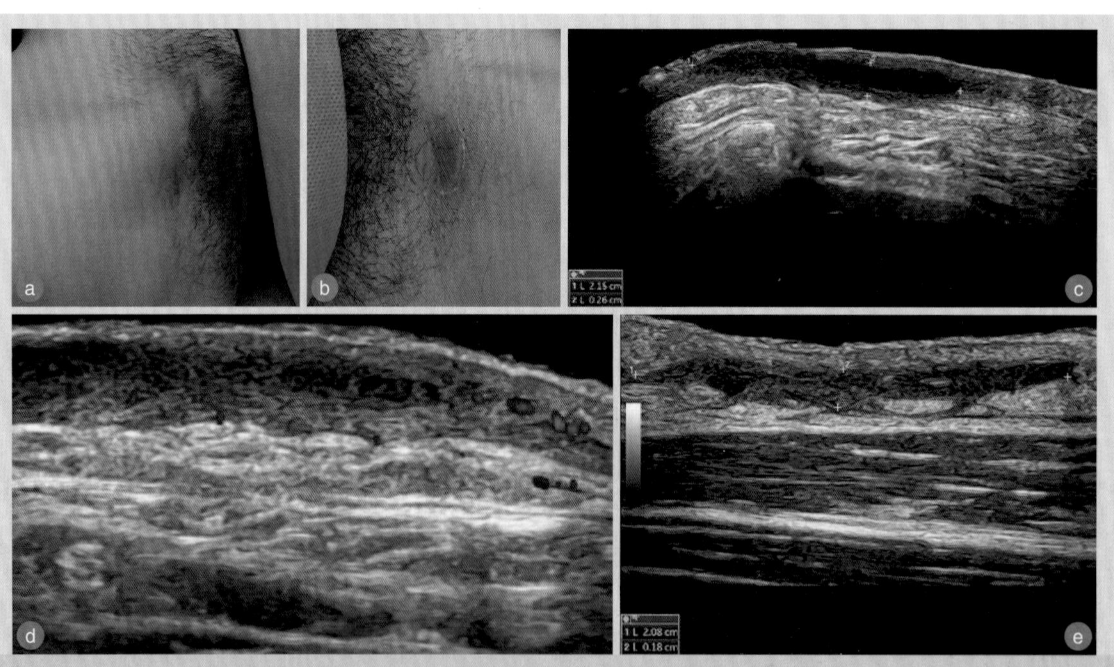

a、b. 临床照片。右会阴区和大腿灰阶超声图像（c）、彩色多普勒超声图像（d）及左会阴区和大腿灰阶超声图像（e）显示 2 个低回声真皮瘘道（瘘管），每侧各 1 个。位于右侧（d）的瘘道是Ⅱ型（伴纤维化和轻度水肿），位于左侧（e）的瘘道是Ⅰ型（无纤维化）。

图 17.26　化脓性汗腺炎（SOS-HS）Ⅲ型

（十二）异物

异物（foreign bodies）是一些外源性物质，可以分为有机物（源自生物体结构）和合成物（惰性结构）。有机物有多种类型，如木屑、玫瑰刺和珊瑚碎片等。合成物有金属和玻璃等。

在超声上，异物表现为高回声的线状结构，通常被周边低回声的炎性反应组织和（或）肉芽组织包裹。有机物和合成物在超声上的主要鉴别点为是否出现混响伪像，该伪像在合成物中更常见（图 17.27）。彩色多普勒超声可以检测到异物周围出现不同程度的血流增多[2, 17, 24, 111]。

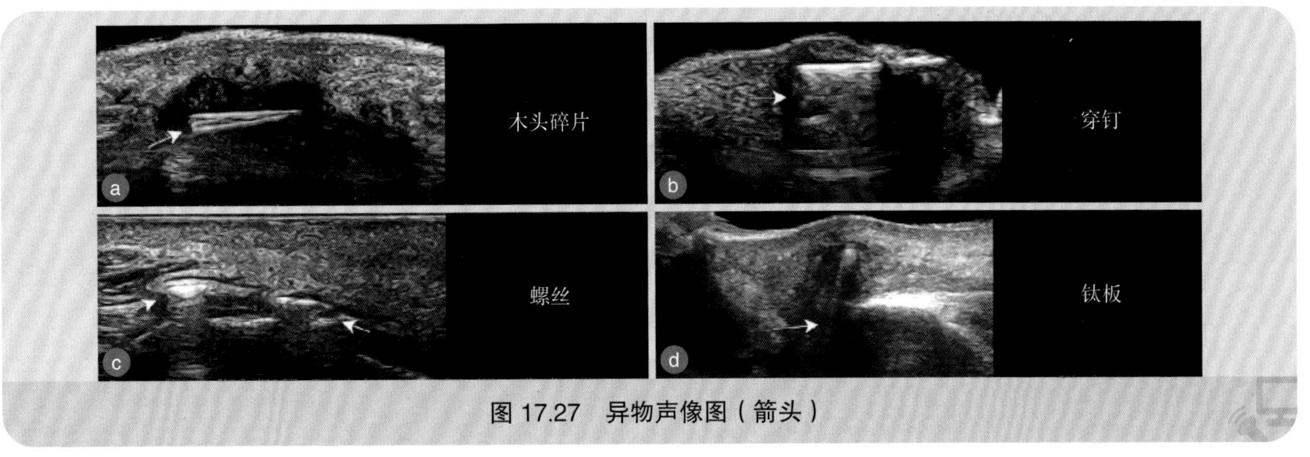

图 17.27　异物声像图（箭头）

（张哲元，邹品飞 译）

参考文献

第 18 章

炎症性皮肤病的临床概述

Cristián Vera-Kellet

一、引言

了解结缔组织疾病的临床症状和体征可以提高皮肤专科超声检查的诊断准确率。我们将简要回顾皮肤红斑狼疮、硬斑病和皮肌炎的主要表现。

二、皮肤红斑狼疮

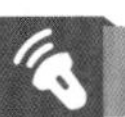

皮肤症状和关节痛是系统性红斑狼疮（systemic lupus erythematosus，SLE）最常见的临床表现[1]，70% ~ 80% 的患者在病程中发生这些表现，近 30% 的 SLE 患者以皮肤和关节痛为首发症状[2]。皮肤狼疮临床表现多样，临床诊断困难。

狼疮的皮肤损害可分为狼疮特异性表现（组织学上有界面性皮炎）和非特异性损害（组织病理学改变或临床表现并非皮肤狼疮特有的，如血管炎和网状纤维化等）。

1981 年，Gilliam 和 Sonthemer 根据皮肤症状出现的时间长短，将皮肤狼疮特有的皮肤损害分为三组[3]：

皮肤红斑狼疮（cutaneous lupus erythematosus）包括三种狼疮特异性皮肤病，具体如下。

（1）急性皮肤红斑狼疮（acute cutaneous lupus erythematosus，ACLE）：包括局限性 ACLE（颧部红斑、蝶形红斑）、泛发性 ACLE（斑丘疹性狼疮红斑）和中毒性表皮坏死松解样 ACLE。

（2）亚急性皮肤红斑狼疮（subacute cutaneous lupus erythematosus，SCLE）：包括环形 SCLE、丘疹鳞屑型 SCLE、药物性 SCLE、新生儿红斑狼疮，以及较少见的变异型：红皮病型、多样性皮肤病型、多形性红斑样（Rowell 综合征）和水疱大疱环形 SCLE。

（3）慢性皮肤红斑狼疮（chronic cutaneous lupus erythematosus，CCLE）：包括盘状红斑狼疮（discoid lupus erythematosus，DLE）、肥厚性 DLE、肿胀性红斑狼疮（LE 肿）、深在性狼疮（又称狼疮性脂膜炎）、冻疮样皮肤红斑狼疮（LE 冻疮）、苔藓样皮肤红斑狼疮 – 扁平苔藓重叠综合征（LE-LP overlap 综合征）。

所有红斑狼疮特异性皮肤病的治疗包括防晒和使用适当的广谱防晒霜。根据疾病的严重程度和治疗应答对局部和病灶内使用皮质类固醇、口服糖皮质激素、口服抗疟疾药物和糖皮质激素替代免疫调节剂[4]。

三、硬斑病

硬斑病（morphea），也称为局限性硬皮病，是一种慢性炎性自身免疫性疾病，主要影响皮肤，并可延续至周围组织（皮下脂肪、肌肉或骨骼），导致皮肤硬化，色素变化和真皮纤维化[5]。

该病在女性中更常见，儿童和成年人均可发病[6-7]。出现单个或多个炎症和硬化斑块，被认为是疾病活动期的表现。这种斑块最终会消失，留下永久性的真皮或软组织萎缩及皮肤色素变化（皮肤损伤）。硬斑病可由多种刺激引起，包括外伤、感染、药物或辐射[7]。最常用的分类是 Peterson 等[8]提出的分类方式，它包括 5 个亚型：斑块型、泛发性、大疱型、线状和深在性。该病的诊断通常依靠临床病理，轻度、局部且没有深部侵犯的病例选择局部用药（皮质类固醇、钙调神经磷酸酶抑制剂或维生素 D 类似物），更严重、更广泛或更深的硬斑病则需采用全身免疫抑制剂[5]。

四、皮肌炎

皮肌炎（dermatomyositis，DM）是一种异质性自身免疫性炎性肌病，以典型的皮肤损害和临床异质性全身表现为特征。在缺乏特征性皮肤表现或肌病的情况下，DM 很难诊断[9-10]。DM 最常见的是进行性、对称性的近端肌无力和多种皮肤表现，其特征是头皮、面部、上躯干和上肢出现强烈瘙痒的融合性紫红色红斑，严重影响患者的生活质量[10]。

DM 的皮损传统上分为特异性（Gottron 丘疹、Gottron 征和向阳性皮疹）；特征性（甲襞改变、披肩征、V 征、枪套征和头皮受累）；共存征象（皮肤异色症、眶周水肿和面部肿胀）；较少见征象（水泡大疱性、坏死性或溃疡性病变，皮肤血管炎和皮肤钙质沉着症）；罕见征象［机械师手、鞭状红斑、躺椅征、毛囊角化过度（“Wong 型 DM”）、脂膜炎、黏蛋白沉着症、红皮病和口腔黏膜改变］；以及非特异性征象（雷诺现象）[11-12]。

随着对肌炎特异性抗体的深入研究，不同抗体表型的 DM 亚型可能与临床表现、全身受累情况及恶性肿瘤风险相关，特别是抗 -Mi2、抗 -MDA5、抗 -NXP2、抗 -TIF1 和抗 -SAE[10]。

光疗和局部治疗单独使用通常对 DM 的皮肤损害无效。患者通常需要服用抗疟疾药物和（或）甲氨蝶呤。对这些药物无效的患者可能需要更积极地尝试免疫抑制或免疫调节疗法 [10]。

五、雷诺现象

雷诺现象（Raynaud's phenomenon，RP）是一种强烈的血管反应，其特征是在寒冷的温度或情绪压力下，手指的皮肤颜色出现至少双相变化（苍白和发绀）[13]。患病率 3% ~ 5%[13]。在原发性 RP 中，即无证据表明有继发性病因，患者发病时年龄较轻（15 ~ 30 岁）[13]，而在继发性 RP 中，患者年龄较大，通常患有结缔组织病（connective tissue disease，CTD），如系统性硬化症（SSc）、SLE、DM、干燥综合征和类风湿关节炎 [13]。在继发性 RP 患者中，存在血管内皮功能障碍及内膜纤维化，影响毛细血管血流 [14]。治疗方式包括保持全身保暖，戒烟，避免暴露于寒冷环境，服用拟交感神经的药物及减轻情绪压力。当这些治疗方式无效时，则需要采用药物治疗，药物包括钙通道阻滞剂、磷酸二酯酶 5 型抑制剂、外用硝酸盐、选择性 5- 羟色胺再摄取抑制剂、血管紧张素受体拮抗剂和前列腺素 [15-17]。

六、皮肤血管炎

皮肤和其他部位血管炎是一种特殊的血管壁炎症，可发生在任何器官或身体部位，包括皮肤。皮肤血管炎（vasculitis of the skin）的严重程度从良性、自限性、短程皮疹到因多器官衰竭而危及生命 [18-19]。任何原发性血管炎或继发性血管炎都可累及皮肤，包括因血清病、感染、癌症、风湿病或其他自身免疫性疾病及药物过敏引起的疾病。

血管炎传统上是根据受累血管的大小（小、中、大）来划分的。小血管炎可表现为荨麻疹、浸润性红斑、可或不可触及的紫癜、水泡性和（或）脓疱性病变。中等血管受累表现为溃疡、结节、凹陷性瘢痕、白色萎缩或葡萄状青斑。大血管受累表现为广泛的溃疡和坏死 [19-20]。

怀疑皮肤血管炎必须进行皮肤活检，通过免疫荧光检查来确诊，最好在血管病变出现后 24 ~ 48 小时获取组织 [21]。

血管炎的治疗应尽可能治疗病因（例如，丙型肝炎引起冷球蛋白血症）。药物治疗包括秋水仙碱、羟氯喹、氨苯砜，或根据需要进行短期的小剂量皮质类固醇治疗 [22]。

七、炎症性肠病的皮肤受累

炎症性肠病（inflammatory bowel diseases，IBD）是一组以慢性复发性肠炎为特征的疾病，包括克罗恩病（Crohn's disease，CD）和溃疡性结肠炎（ulcerative colitis，UC）。

CD 和 UC 的症状和体征主要涉及胃肠道，但多达 40% 的 IBD 患者会出现肠外表现（extraintestinal manifestations，EIM）[23-24]。皮肤是最常见的受累器官之一，IBD 患者中可能有 10% 以上出现皮肤表现 [24]，已有文献报道了更高的发病率 [25]。

与 IBD 相关的皮肤病表现可归类为如下几种 [26]。

1. 具有与潜在 IBD 相同的组织学特征的特殊表现（仅发生在克罗恩病中）。皮肤克罗恩病是一种肉芽肿性炎症，与克罗恩病的发病机制相似，可由肠道疾病直接延伸至皮肤或发生在远离胃肠道的部位（非肠道连续）而发生，被称为转移性克罗恩病 [27]。

2. 与 IBD 相关的皮肤病（如结节性红斑、口腔溃疡、银屑病和获得性大疱性表皮松解症）。

3. IBD 的反应性黏膜皮肤表现（如 Sweet's 综合征、坏疽性脓皮病、肠道相关性皮肤病 – 关节炎综合征、无菌性脓肿性溃疡、增殖性脓性皮炎 – 脓性口炎等）。

4. 治疗后继发的黏膜皮肤改变（包括输液反应、注射部位反应、湿疹和银屑病样反应、矛盾反应、皮肤感染和皮肤恶性肿瘤）。

5. 营养不良引起的症状（如口角炎、糙皮病、坏血病、紫癜、口炎、舌炎、肠病性肢端皮炎、蟾皮病、脂溢性皮炎、毛发和甲异常）。

炎症性肠病相关皮肤病的治疗应该个体化，并针对潜在的 IBD 和特定的皮肤病情况进行针对性治疗。

（张哲元 译）

参考文献

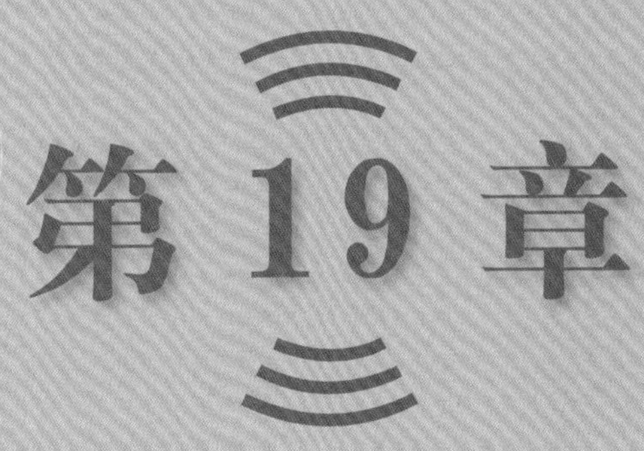

银屑病和银屑病关节炎的临床概述

Fernando Valenzuela, Rodrigo Flores

缩略词

BSA	body surface area	体表面积
CASPAR	classification criteria for psoriatic arthritis	银屑病关节炎分类标准
Ck	cytokines	细胞因子
DLQI	dermatology life quality index	皮肤病生活质量指数
GPP	generalized pustular psoriasis	泛发性脓疱型银屑病
HLA	human leukocyte antigen	人类白细胞抗原
IFN	interferon	干扰素
IL	interleukins	白细胞介素
MRI	magnetic resonance imaging	磁共振成像
PASI	psoriasis area severity index	银屑病面积和严重程度指数
PPP	palmoplantar psoriasis	掌跖脓疱病
PsA	psoriatic arthritis	银屑病关节炎
PsO	psoriasis	银屑病
Th	T helper lymphocytes	辅助性 T 细胞
TNF	tumor necrosis factor	肿瘤坏死因子
US	ultrasonography	超声

一、流行病学

银屑病（psoriasis，PsO）是一种慢性免疫介导的炎症性疾病，累及皮肤和关节，全球有 2% ~ 3% 的人（约 1.25 亿人）患病，男女患病率均等[1]。尽管 PsO 可以在任何年龄段发病，但存在双峰分布，第一个发病高峰在 18 ~ 39 岁，第二个发病高峰在 60 ~ 70 岁[2]。PsO 的患病率存在地理差异，这可能是由环境、遗传调控、历史迁移模式、进化压力及抗原暴露的区域差异所致[3]。在成年人中，PsO 的发病率从中国台湾的每年 30.3/10 万人到意大利的每年 321.0/10 万人不等。成年人患病率为 0.51% ~ 11.43%，儿童患病率为 0 ~ 1.37%。在美国，约有 3.2% 的成年人和 0.13% 的儿童患有 PsO，每年每 10 万人中约有 80 例新发病例。在世界其他地区，PsO 的患病率在各地区之间差异很大，非洲、非洲裔美国人和亚洲人群的患病率为 0.4% ~ 0.7%，挪威的患病率为 8%。少数几项关于拉丁美洲 PsO 的统计研究表明，患病率为 0.36% ~ 2.96%[4-6]。

另外，PsO 的慢性化、相关并发症、皮肤受累范围的扩大以及长期治疗产生的费用等，严重影响了患者的生活质量，并带来了沉重的心理、社会和经济负担[7]。2014 年，世界卫生组织（WHO）认识到 PsO 是一种严重的非传染性疾病，强调需要更好地了解其全球疾病负担[8]。此外，银屑病关节炎（psoriatic arthritis，PsA）是一种累及肌肉骨骼的异质性疾病，包括关节炎、附着点炎、指（趾）炎和脊柱受累，以及可能的皮肤和甲损害。虽然最初认为 PsA 是一种相对良性的疾病，但目前的研究已经表明了该疾病的破坏性和进展性，对生活质量和功能的影响与类风湿关节炎相似。与 PsO 相同，慢性全身性银屑病关节炎也会增加额外的负担，导致死亡率增加和严重的心血管并发症[9]。由于对该疾病的诊断不足，PsO 患者中 PsA 患病率的估计在各研究中有所不同，范围在 6% ~ 30%。约 15% 的患者接受 PsO 皮肤病的控制和随访，但未被诊断为 PsA[10]。最近的前瞻性研究报道了 PsA 的年发病率为 2% ~ 3%[11]。PsO 的临床表现平均比 PsA 早 10 年出现，在 15% 的病例中，关节炎和银屑病同时发生，或者 PsA 早于皮损。

二、发病机制

银屑病病因复杂且尚未完全明确，但从根本上讲，人类白细胞抗原 I（HLA-1）类基因及其多态性在遗传易感性方面发挥了重要作用。PsO 是一种多基因疾病，其主要遗传决定因素存在于主要组织相容性复合体（MHC）主要区域的一个 220 kb 片段中，该复合体位于 6 号染色体短臂（6p21），称为 PSORS1（银屑病易感性 1），其中至少包含 10 个与疾病发病机制相关的基因。最近的全基因组定位研究，在 44 个易感位点内鉴定了与 PsO 风险相关的许多变异，包括 HLA-C*06:02、LCE3D、IL23R 和 CARD14[12]。各种环境触发因素，如感染、心理压力事件、皮肤创伤、某些药物及酒精和烟草，作用于这种遗传易感性，导致免疫反应失调、皮肤屏障功能改变及先天性和获得性免疫的变化，不仅影响皮肤，还影响全身系统（表 19.1）。因此，在遗传易感个体中，表皮和真皮中所有参与维持皮肤屏障完整性的元素都会因环

表 19.1　银屑病和银屑病关节炎的触发因素

因素	基因	关联
遗传因素[12]	· 40% 的 PsO 或 PsA 患者有该疾病的家族史 · 单卵双胞胎的一致性更高 · 多个 PsO 易感基因位点，其中许多位点含有参与调节免疫系统的基因	
	基因	**关联**
	PSORS1[13]	主要的遗传决定因素
	HLA-Cw6[14-15]	· *PSORS1* 内最重要的等位基因，与早发性 PsO 和严重且不稳定的 PsO 易感性相关 · 与点滴型和暴发性 PsO 密切相关，咽喉感染导致病情频繁加重、Koebner 现象发生率更高及病损更为广泛
	HLA-B13 和 *B17*[16]	· 与早发性 PsO 相关，更容易患严重的 PsO 和 PsA
	与 IL 相关的基因[17-18]	· 编码 *IL-23* 的基因 · *IL-12B* 基因编码 IL-12 和 IL-23 受体 p40 亚基 · *IL-23A* 基因编码 IL-23 和 IL-39 受体 p19 亚基
	TNIP1 和 *TNFAIP3* 基因[19]	· 其基因产物在 TNF-α 信号通路的下游起作用，并调节 NFkB 信号通路
	编码 *IL-4*[20] 和 *IL-13*[21] 的基因	· 调节 Th2 反应 · *IL-13* 基因多态性与 PsO 患者患 PsA 的易感性增加有关
	编码 β- 防御素的基因[22]	· β- 防御素 2 是银屑病患者 IL-17A 介导的皮肤病变的敏感生物标志物 · 参与固有免疫
	IL-1B 基因多态性[23]	· 与晚发性银屑病（40 岁以后）相关
	CARD14 基因[24]	· 在皮肤屏障固有免疫反应中起关键作用 · 高度渗透性的功能获得性突变可能与 PsO 和 PsA 有关
	LCE 基因簇[25]	· 它们编码角质化包膜的蛋白质，对于表皮细胞的分化很重要 · *LCE3B* 和 *LCE3C* 基因的缺失与 PsO 风险增加有关
	IL36RN 基因突变[26]	· IL-36 受体拮抗剂的改变有利于泛发性脓疱型银屑病中的促炎信号通路
创伤和机械应力	▲ Koebner 现象： · 真皮局部创伤后，表皮受累，未受 PsO 影响的皮肤区域出现同形病变[27] · 受伤的真皮乳头血流增加，使炎症介质（如神经生长因子）聚集，这在 PsO 发病机制中起作用[28] · 它与疾病的活动或严重程度无关[29] · 皮肤中的记忆 T 细胞在疾病活动期会侵入表皮 · 它们能够建立位点特异性记忆，并产生在 PsO 发病机制中起基础性作用的细胞因子[30] · 局部皮肤创伤会通过不同的机制迅速诱导角质形成细胞合成 IFN-β，诱导真皮浆细胞样树突细胞合成 IFN-α。这两种分子在皮肤损伤期间对 PsO 的启动起着至关重要的作用[31]	

续表

感染	· PsO 和感染之间最公认的联系是点滴型 PsO 和链球菌咽炎 [32] · 被认为是由链球菌 M 肽和人类角蛋白的分子模拟引起的，与细菌血清型无关 [32] · 慢性斑块状银屑病患者中，咽部链球菌感染也会引发点滴型银屑病。此外，与健康对照组相比，慢性斑块状银屑病患者中，复发性咽喉炎和咽部链球菌涂片阳性的发生率更高 [33] · 金黄色葡萄球菌在斑块状银屑病患者约 60% 的病变中定植，而在正常和健康皮肤患者中为 5% ~ 30% [34] · PsO 的严重程度与分离的金黄色葡萄球菌菌株产生的肠毒素有显著相关性 [35]
情绪压力	· 既往压力因素与 PsO 病变加重或发病之间的关联主要基于回顾性研究，有许多局限性，但没有确切的证据表明二者存在因果关系 [36] · 前瞻性研究表明，在接触日常压力因素后长达 4 周内，担忧、抓挠的认知和行为模式与疾病和瘙痒的严重程度增加独立相关 [37]
内分泌因素	**▲雌激素：** · 抑制细胞凋亡，刺激角质形成细胞增殖，以及巨噬细胞、角质形成细胞和成纤维细胞中生长因子的产生，有利于新生血管形成 [38] · 通过在 T 细胞中产生类别变化，减少促炎性 Th1 通路和增强 Th2 抗炎细胞因子（IL-4 和 IL-13）的产生，发挥免疫调节作用 [39] **▲孕激素：** · 刺激 Th2 细胞因子（IL-4 和 IL-5）的产生，而不改变 Th1 细胞因子的产生，这可能与妊娠期间 PsO 的改善有关 [38] **▲催乳素 [40]：** · 刺激角质形成细胞增殖，T 细胞产生干扰素 γ（INF-γ），促进血管生成 · 此外，催乳素可以通过抑制抑制性 T 细胞功能来促进银屑病斑块的进展 · 抗催乳素药物，如维甲酸或溴隐亭，可减少垂体分泌催乳素，并增强其抗银屑病的作用 **▲雄激素 [41]：** · 雄激素影响表皮屏障的动态平衡，以及毛发和皮脂腺的生长和分化 · 慢性炎症性疾病中肾上腺雄激素水平降低，雄激素替代疗法可使银屑病加重 / 恶化 **▲妊娠：** · 妊娠期间激素变化可能通过促进免疫耐受状态来改善银屑病 [42] · 妊娠第 30 周左右，一半以上的 PsO 患者可得到改善，约 20% 的患者会加重 [43] · 主要由于雌激素、孕激素和皮质醇水平升高，发生了从 Th2 到 Th1 的免疫变化，这决定了 PsO 的演变 [41]
药物	· 传统上，某些药物与 PsO 的发生和（或）恶化有很强的关联，尤其是 β 受体阻滞剂、锂、抗疟药（羟氯喹）、干扰素、咪喹莫特、血管紧张素转换酶抑制剂、特比萘芬、四环素、非甾体抗炎药和贝特类药物 [44] · 最近，单克隆抗体和小分子药物的新药联合应用已被报道用于肿瘤和免疫性疾病，如 TNF-α 拮抗剂和抗程序性细胞死亡蛋白 1 免疫检查点抑制剂 [45] · 局部或全身性皮质类固醇治疗的突然停药可加重疾病或引起银屑病样皮疹 [46]
其他	**▲吸烟 [47]：** · 吸烟与心血管疾病的风险增加有关，银屑病患者更可能是主动吸烟者 · 吸烟是 PsO 进展的独立危险因素，已确诊的 PsO 患者比未患 PsO 的患者吸烟更频繁 **▲酒精摄入 [48]：** · PsO 患者的饮酒量高于一般人群 · 酗酒与疾病的严重程度和疗效的降低呈正相关 **▲疫苗 [2]：** · 尽管建议为 PsO 患者接种疫苗以预防特定感染，但这种措施可能会引发和加重银屑病 · 相关疫苗：流感、卡介苗、腺病毒、破伤风 – 白喉和肺炎球菌多糖疫苗 · 疫苗被认为会引发 Th1 和 Th17 免疫反应，从而引发和加重 PsO，但疫苗引起的 PsO 发生率非常低

注：PsA，银屑病关节炎；PsO，银屑病。

境或自身抗原的攻击而失控[49-50]。

作为一种系统性炎症性疾病，PsO 产生并维持了一种炎性微环境，在这种微环境中，促炎介质从受损的皮肤扩散到其他不同的和远处的组织，从而导致共病的出现或进展[51]。与一般人群相比，PsO 患者中糖尿病、高血压、血脂异常、吸烟和肥胖等传统心血管危险因素的患病率更高。对这些危险因素进行调整后，PsO 与心血管疾病（心肌梗死和中风）和心血管疾病死亡率的风险增加显著相关[52]（表 19.2）。因此，严重 PsO 患者的预期寿命可能减少高达 6 年[60]。

同样，其他共病的出现或恶化，如慢性肾病、胃肠道疾病、精神疾病（抑郁、焦虑）和癌症，都与银屑病有关[61]（表 19.3）。

表 19.2　银屑病患者共病的患病率

银屑病关节炎[53]	10% ~ 30%
心血管疾病：	
· 肥胖症[53]	20% ~ 40%
· Ⅱ型糖尿病[54]	7% ~ 16%
· 高血压[55]	20%
· 高脂血症[56]	6%
· 代谢综合征[57]	30%
抑郁症[58]	
· 抑郁症状	＞ 25%
· 临床诊断的抑郁症	12%
炎性肠病[59]	
· 克罗恩病	13%
· 溃疡性结肠炎	13%

表 19.3　与银屑病相关的共病[62]

共病	病理	关联
心血管代谢疾病	主要心血管不良事件（major adverse cardiovascular events，MACE）[63-64]	· PsO 可能是 MACE（心脏病发作、中风和心血管疾病死亡）的独立危险因素 · 严重 PsO 患者发生 MACE 的风险更高 · 慢性系统性炎症，特别是血管炎症，在 PsO 患者中发生可能增加，并可能导致动脉粥样硬化[65]
	肥胖[66]	· 银屑病的独立危险因素（*OR*：1.66，95% *CI*：1.46 ~ 1.89） · 银屑病的风险与体重指数（BMI）成正比[67]
	高血压[68]	· 高血压在 PsO 患者中更为普遍（*OR*：1.58，95% *CI*：1.42 ~ 1.76） · PsO 患者患高血压的概率随疾病严重程度的加重而增加 · PsO 患者的高血压更严重，血压更难控制[69]
	糖尿病[70]	· PsO 与糖尿病风险增加有关，无论是否存在传统风险因素（*RR*：1.27，95% *CI*：1.16 ~ 1.40） · 糖尿病、胰岛素抵抗和糖尿病并发症的风险随着 PsO 严重程度的加重而增加[71] · 患有 PsO 的糖尿病患者比没有 PsO 的糖尿病患者更可能需要药物治疗，并且患有更多的微血管和大血管并发症[72]
	血脂异常[73]	· 血脂异常在 PsO 患者中更为普遍 · OR 范围 1.10 ~ 5.55，与 PsO 的严重程度成正比 · PsO 患者的显著脂质改变是由基因决定的：极低密度脂蛋白和高密度脂蛋白浓度显著升高
	代谢综合征[74]	· 它与腹部肥胖、胰岛素抵抗、糖代谢异常、致动脉粥样硬化性血脂异常和高血压的组合相对应[75] · 中重度银屑病通常与代谢紊乱有关 · 代谢综合征及其各个组成部分在成年人和儿童 PsO 患者中更为普遍[76] · 代谢综合征的患病率与受 PsO 影响的体表面积直接相关[77]

续表

共病	病理	关联
胃肠道疾病[78]	炎性肠病（inflammatory bowel disease，IBD）[79]	·银屑病患者中 IBD 患病率和发病率增加，反之亦然[59] ·PsO 和 IBD（克罗恩病和溃疡性结肠炎）之间有共同的遗传和炎症通路[80] ·与克罗恩病的关联性大于溃疡性结肠炎，与抗 TNF-α 治疗无关[81] ·伴发 PsA 的 PsO 患克罗恩病的风险更高[82]
	肝病[83]	·PsO 与"轻度"肝病的高患病率有关，包括慢性肝炎、酒精性和非酒精性肝病（*OR*：1.42，95% *CI*：1.12 ~ 1.76）[84] ·非酒精性脂肪肝在 PsO 患者中更为常见（合并 *OR*：2.15，95% *CI*：1.57 ~ 2.94）[85] ·系统性治疗，包括甲氨蝶呤和环孢菌素及抗 TNF-α 药物，由于直接损伤和（或）免疫抑制，与潜在的肝毒性有关[86]
肾病	慢性肾病	·中重度 PsO 可能是慢性肾病（*HR*：1.93；95% *CI*：1.79 ~ 2.08）和终末期肾病（*HR*：4.15；95% *CI*：1.70 ~ 10.11）的独立危险因素[87] ·严重 PsO 死于肾炎或非高血压肾病的风险增加四倍[88]
肿瘤	癌症	·严重的 PsO 可能与癌症风险增加有关[89] ·接受严重 PsO 治疗的患者死于癌症的风险比没有 PsO 的患者高 41%[88] ·癌症风险总体增加，不包括非黑色素瘤皮肤癌（标准化发病率 1.16，95% *CI* 1.07 ~ 1.25）[90] ·即使在没有免疫抑制治疗史的患者中，淋巴瘤的风险也会持续增加（增加 1.3 ~ 2 倍），尽管绝对风险仍然很低[89]
感染	·严重 PsO 患者死于感染的风险比非 PsO 患者高 65%[88] ·PsO 与严重感染风险的小幅增加有关（调整后的 *HR* 为 1.36，95% *CI* 为 1.31 ~ 1.40）[91] ·PsO 患者最常见的感染是呼吸道、腹部和皮肤感染[91] ·与健康对照组相比，对局部微生物群的适应性免疫反应的改变将决定 PsO 患者中金黄色葡萄球菌的定植量[92]	
情绪障碍[58]	·情绪障碍在 PsO 患者中很常见 ·约 60% 的 PsO 患者患有不同程度的抑郁症，其中 10% 的重度 PsO 患者有自杀念头[93-94]	
银屑病关节炎	·PsA 是 PsO 患者中最常见的共病[95] ·这是一种血清阴性脊柱关节病，在高达 1/3 的 PsO 患者中存在 ·多见于皮肤病变范围较广、病程时间较长的患者[53] ·约 15% 的 PsO 患者患有 PsA，但未被诊断	

注：PsA，银屑病关节炎；Pso，银屑病。

关于 PsA，它被定义为一种脊柱关节病，其特征是类风湿因子阴性的情况下，出现寡发或不对称多关节炎，伴甲受累、葡萄膜炎、附着点炎、脊柱炎和（或）指（趾）炎[10]。由于它们具有共同的发病机制，关于这两种疾病是否属于同一疾病一直存在争议[97]。除了它们产生的细胞因子（Ck）和白细胞介素（IL）及所有这些元素与角质形成细胞和滑膜细胞的相互作用，还存在主要由 T 辅助（Th）淋巴细胞、自然杀伤细胞、巨噬细胞和真皮树突细胞和浆细胞介导的失调的全身炎症反应。这些细胞的激活会产生促炎性介质（IL-1b 和 IL-6）、抗菌肽（DNA-LL37）、趋化因子和肿瘤坏死因子 α（TNF-α），刺激浆细胞样树突状细胞分泌干扰素 α（IFN-α），进而激活骨髓树突状细胞。一旦被激活，这些细胞就会分泌 IL-12

和 IL-23。IL-12 诱导幼稚 T 细胞分化为 Th1 细胞。IL-23 对 Th17 和 Th22 细胞的存活和增殖至关重要。Th1 细胞分泌干扰素 γ（IFN-γ）和 TNF-α，Th22 细胞分泌 IL-22，Th17 细胞分泌 IL-17、IL-22 和更多的 TNF-α。在这些途径中，由 IL-23 介导的 Th17 途径的激活占主导地位。IL-23 信号通过 Tyk2-Jak2 和 STAT3 复合物在细胞内传递，导致关键炎症介质的转录 [13]。因此，在皮肤和关节滑膜细胞中，IL-23、IL-12、TNF-α、IL-22 和 IL-17 基因的表达增加，T-CD8（+）、T-CD4（+）淋巴细胞和分泌 IL-17A 的肥大细胞浸润增加。IL-17A 是 IL-17 家族中最有效的亚型之一，与 TNF-α、IL-6 和 IL-8 协同，通过激活所有细胞内信号通路来放大炎症反应，最终促进角质形成细胞的增殖和分泌更多促炎和血管生成因子，在皮肤和滑膜中产生混合性炎症浸润，最终产生骨侵蚀和骨膜骨形成、附着点炎和滑膜炎。所有这些现象都是银屑病皮肤和关节表现的基础改变 [98]。

三、组织病理学 

PsO 是一种动态皮肤病，其形态特征随着个体病变的发展而变化 [99]。最初的病变是小丘疹，其特征是表皮基本正常，角质形成细胞轻度肿胀（轻度局灶性海绵形成）。也会出现乳头水肿，真皮毛细血管伸长和扩张，以及浅层血管周围淋巴细胞和巨噬细胞的浸润，使病变出现红斑。血管腔内可见一些外渗的红细胞和稀疏的中性粒细胞。另外，在活动性病变中，表皮增厚（棘层肥厚）并伴有不同程度的海绵形成。从基底层开始，角质形成细胞向上迅速增殖和成熟，细胞更新周期显著缩短，未达到完全的终末分化。在颗粒层和角质层细胞中，扁平的细胞核（角化不全）持续存在，中性粒细胞碎片积聚，形成所谓的 Munro 微脓肿（图 19.1a，图 19.1b）。在棘层中类似的积聚被定义为“Kogoj 海绵状脓疱”[100-101]。在角质层中，细胞间黏附不良导致鳞屑形成，这是皮损的特征。此外，真皮毛细血管的数量和长度也有较大增加，同时血管周围可见淋巴细胞、巨噬细胞和中性粒细胞的混合浸润（图 19.1c）。稳定性病变的特征是真皮乳头延长，乳头上方表皮变薄，血管周围以淋巴细胞和巨噬细胞为主的稀疏浸润。同时，角质层角化不全，颗粒层消失 [7，102]（图 19.1d）。同样，甲的组织病理学检查是一种有价值的辅助诊断方法，尤其是在没有皮损的情况下 [103]。与皮肤病变中观察到的表现相似，在真皮乳头中可见中性粒细胞浸润，银屑病样表皮增生及特征性的毛细血管扩张、扭曲和炎症，特别是在甲损害的活跃期 [104-105]。这些在甲床血管的独特变化可以通过超声检查进行识别并动态随访 [106]。

四、临床表现 

PsO 表现出较大的临床多样性和个体差异性，其诊断几乎完全基于临床特征，很少需要组织学证实。该病皮损通常表现为红斑、边界清晰的圆形丘疹和（或）斑块，其表面附着多层银白色的鳞屑，并有不同程度的瘙痒 [7]。缓解和恶化的反复发生标志着该疾病的慢性进程。银屑病斑块周围的小丘疹表明疾病在发展过程中处于更不稳定的阶段。皮损边缘严重的红晕，预示着银屑病皮损将会扩大。另外，病变的消退通常始于其中心，形成环形银屑病病变 [107]。

（一）临床分型

1. 寻常型银屑病或斑块状银屑病（psoriasis vulgaris or plaque psoriasis）：是最常见的表现形式，在高达 85% ~ 90% 的病例中出现。斑块通常对称地分布在肘部和膝部的伸面，以及骶部、脐部和头皮。有时，病变主要发生在脂溢性区域（头皮和面部），使其难以与脂溢性皮炎相鉴别。病变开始为红斑和鳞屑性丘疹或斑片，有聚集的趋势，可随时间推移保持稳定（图 19.2）。活动性炎性 PsO 的特点是 Koebner 现象，新的病变发生在创伤或受压部位 [27]。一般来说，疾病的严重程度是通过身体受累面积的百分比来衡量的，轻度受累面积小于 5%，中度受累面积在 5% ~ 10%，重度受累面积大于 10%。约 80% 的患者患有轻度或中度疾病；其余 20% 的患者患有中–重度疾病 [109]。无论受累面积的百分比如何，手、脚、面部或生殖器受累均被归类为重度疾病，因为这会严重干扰日常活动，严重影响生活质量 [108]。

2. 点滴型银屑病（guttate psoriasis）：这种类型通常由链球菌感染（咽炎或肛周感染）引发，更常见于儿童和青少年。其特征是主要位于躯干上的许多滴状、点状病变（直径 < 1 cm）。通常预后良好，50% ~ 60% 的病例可发展为慢性斑块状银屑病。

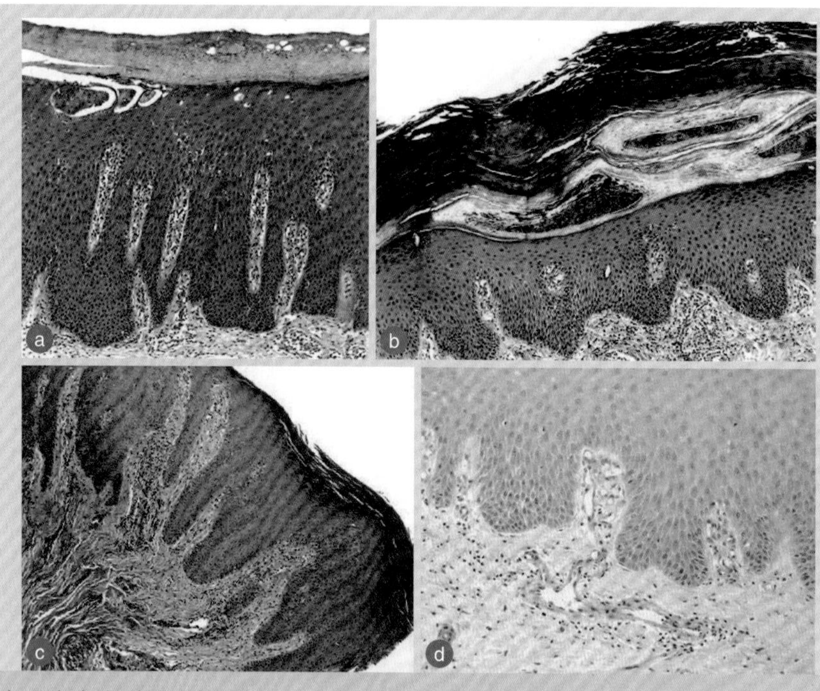

a. 活动性病变表现为表皮增厚（棘层肥厚），伴有不同程度的细胞间水肿（海绵形成）、颗粒层缺失，以及表皮增生，邻近真皮乳头增大（乳头瘤样增生）。角质层增厚，角质细胞保留着固缩的核（角化过度伴角化不全）。b. 在高倍镜下观察角质层，可以发现中性粒细胞聚集形成 Munro 微脓肿。c. 真皮乳头延长，乳头上方表皮变薄，血管周围可见淋巴细胞和巨噬细胞为主的稀疏浸润。d. 真皮毛细血管数量和长度增加，同时伴有淋巴细胞、巨噬细胞和中性粒细胞的血管周围混合浸润。

图 19.1 银屑病皮损的一般组织病理学特征

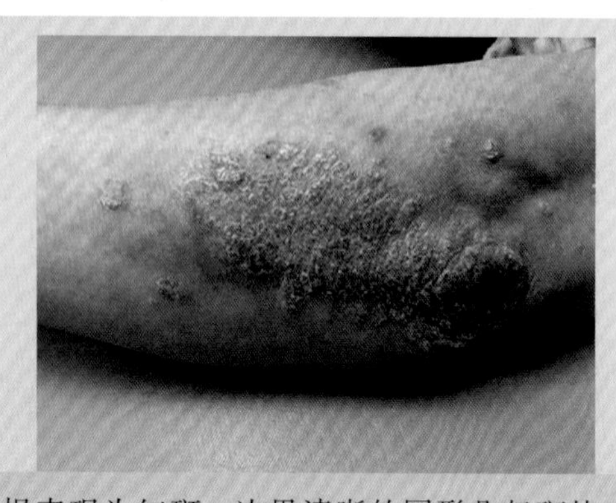

皮损表现为红斑、边界清晰的圆形凸起斑块，其表面附着多层银白色的鳞屑，并有不同程度的瘙痒 [7]。常见的受累部位包括头皮、躯干、臀部褶皱和四肢伸面，如肘部和膝部。斑块状银屑病的皮损范围从小的红斑和鳞屑丘疹到大而厚的斑块 [108]。

图 19.2 寻常型银屑病或斑块状银屑病

3. 反向银屑病（inverse psoriasis）：也称为间擦性或屈侧银屑病，是一种累及身体褶皱部位的斑块银屑病。最常见的受累部位首先是腹股沟褶皱，其次是腋窝、乳房下褶皱、肛周、耳后和脐部 [111]。表现为红斑、边界清楚、光滑、发亮的斑片，通常很少或没有白色鳞屑，偶尔可伴有糜烂。瘙痒、念珠菌和（或）细菌的继发感染很常见，因此应与感染性间擦疹进行鉴别诊断。虽然反向银屑病可能累及的皮肤面积有限，但会对患者的生活质量产生重大影响 [112]。

4. 脓疱型银屑病（pustular psoriasis）：是一种异质性炎症性皮肤病，其共同特征是无菌脓疱 [113]。斑块状银屑病已被证实存在遗传差异，特定基因突变与该疾病相关［*IL36RN*、*CARD14* 和（或）*AP1S3*］。相应地，脓疱型银屑病分类如下。

（1）局限性脓疱型 PsO 或掌跖脓疱病（localized pustular PsO or palmoplantar PsO，PPP）：通常表现为手掌和足底散在簇状分布的针尖大小的慢性无菌性脓疱。PPP 通常发生于成年人，并可能与皮肤外受累有关，如甲损害、关节炎，以及罕见的嗜中性粒细胞性胆管炎或自身免疫性甲状腺炎 [114]（图 19.3）。

（2）连续性肢端皮炎（acrodermatitis continua of hallopeau）：是脓疱型银屑病的一种罕见类型，特征为脓疱性病变，主要累及手和（或）脚的肢端区域，逐渐破坏甲，伴或不伴深方的骨侵蚀 [115]。

（3）泛发性脓疱型银屑病（generalized pustular PsO，GPP）：一种慢性全身性炎症性疾病，伴有高

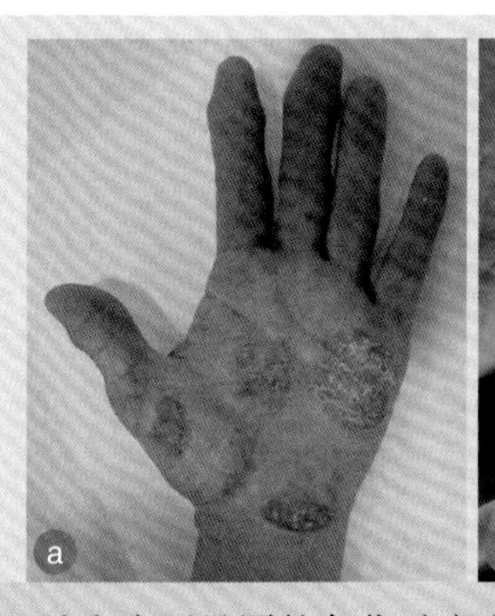
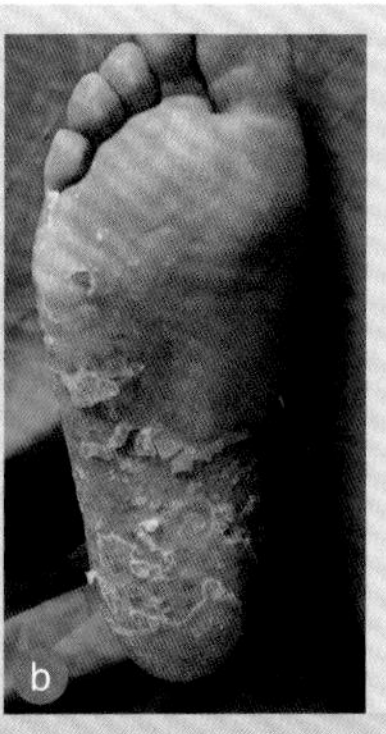

掌跖脓疱病可见厚的角化过度斑块、无菌脓疱或两者同时存在，以及红斑、裂纹和脱屑。最常发生的部位包括大鱼际、小鱼际和手掌的中部（a）以及足底的相应区域（b）；此外，还会出现明显的指炎（腊肠指），尤其常见于示指和中指（a）。指（趾）炎通常与严重的银屑病相关，其特征为多发性关节炎、骨侵蚀和新骨形成 [10]。

图 19.3　局限性脓疱型 PsO 或 PPP

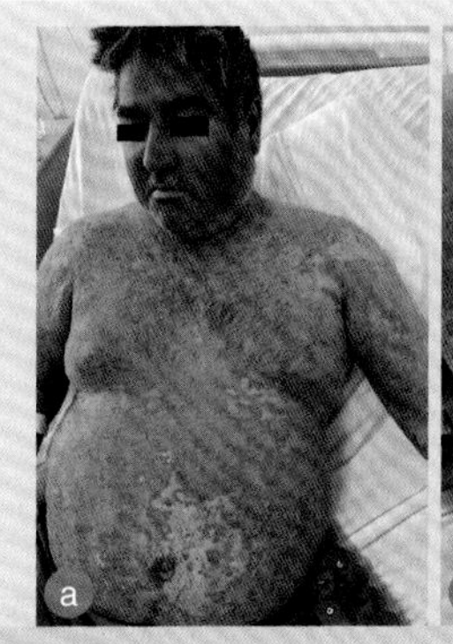
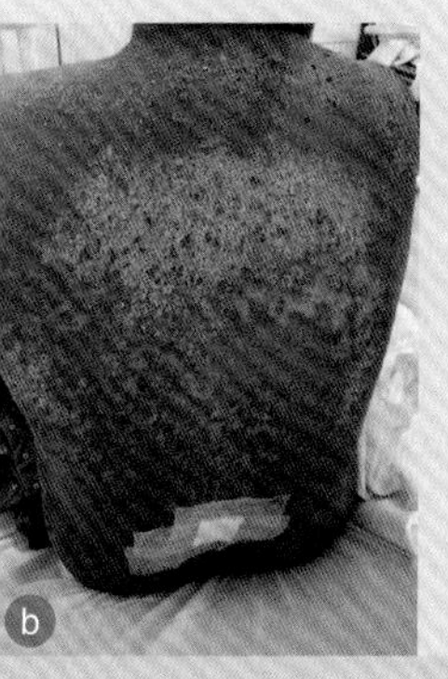

红皮病型银屑病是一种严重的全身性炎症性皮肤病，有或没有脱屑，皮损面积大于 75% 体表面积。由于液体和营养物质经皮损失，被认为是一种皮肤病急症，在严重的情况下，可导致多器官衰竭和死亡。a. 患者的正面照片；b. 同一患者的背面照片，这名患者由于软组织感染和停用皮质类固醇药物治疗，导致寻常型银屑病突然转化为红皮病型银屑病。

图 19.4　红皮病型银屑病

热和全身不适。四肢出现弥漫性红斑和肿胀，全身出现多发无菌脓疱。GPP 通常可在一生中反复发作，并可能危及生命。可因细菌重复感染、脓毒症和脱水而严重恶化。几天后，脓疱消退伴随广泛脱屑 [116]。

5. 红皮病型银屑病（erythrodermic psoriasis）：一种少见的重症银屑病，占银屑病患者的 1% ~ 2.25%。它是一种严重的全身性炎症性皮肤病，有或没有脱屑，皮损面积大于 75% 体表面积。还可累及头发和甲。红皮病型银屑病有巨大的死亡风险。由于液体和营养物质经皮损失，它被认为是一种皮肤病急症，在严重的情况下，可导致多器官衰竭和死亡 [117]（图 19.4）。环境诱因可使红皮病突然发生，包括停用类固醇和其他抗银屑病药物、全身性疾病（HIV 感染、T 细胞淋巴瘤或白血病、副肿瘤综合征）、烧伤、药物暴露和情绪压力 [118]。

6. 甲银屑病（nail psoriasis）：银屑病仅累及甲的情况很少见，估计在银屑病患者中占 5% ~ 10%。另外，甲银屑病可影响 50% ~ 80% 的皮肤受累患者，在 PsA 患者中，这一比例更是高达 80%。此外，约 90% 的银屑病患者一生中会发展为甲受累，而且似乎与患者的性别或年龄无关 [119]。甲受累是由银屑病炎症影响甲床或甲母质引起的，对甲形成产生特定影响，并决定其临床表现 [120]（图 19.5）（表 19.4）。甲银屑病被视为银屑病皮损和关节损伤的主要联系之一 [121]。超声等影像技术越来越多地应用于诊断和

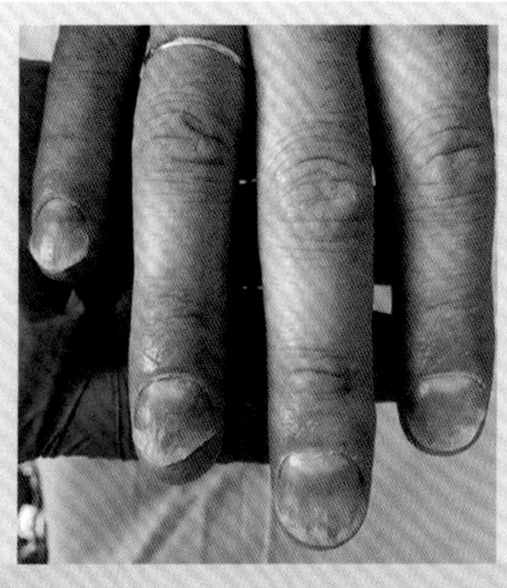

银屑病甲改变通常包括甲凹陷、甲粗糙、甲剥离、甲下角化过度、甲板变色、“油滴”征、裂片状出血、急性和慢性甲沟炎、脆甲和白甲，具体表现取决于受累的甲单元 [105]。

图 19.5　甲银屑病

表 19.4　甲银屑病

甲母质受累	甲床受累
· 甲凹陷（点状凹陷）	· 油滴样变色
· 白甲	· 甲剥离
· 甲半月红斑	· 甲下角化过度
· 甲碎裂（甲母质严重受损）	· 裂片状出血

监测 PsO 和 PsA 的临床特征。超声表现通常包括甲床、腹侧板和背侧板增厚，以及界限不清、形态改变和血流紊乱 [122]。

7. 头皮银屑病（scalp psoriasis）：高达 45% ~ 56% 的银屑病患者会出现头皮受累 [123]。通常，头皮

是银屑病首发部位之一，并且随着病程的延长，病变形成的频率会增加。由于头皮银屑病与其他丘疹鳞屑性头皮疾病尤其是脂溢性皮炎的表现有所重叠，可能会导致延误诊断。头皮受累会导致疼痛、瘙痒、出血，并因衣着选择受限而产生心理困扰，严重影响患者的生活质量[124]。

8. 银屑病关节炎（psoriatic arthritis，PsA）：PsA是一种与PsO相关的系统性炎症性疾病，通常类风湿因子呈阴性[125]。这种慢性脊柱关节炎是异质性的，具有潜在的进行性和侵蚀性。约30%的PsO患者患有PsA，可有6种不同的临床表现，包括外周关节炎、指（趾）炎、附着点炎、皮肤银屑病、甲银屑病和脊柱病变。大多数PsA患者有多个外周关节受累；约5%的患者仅累及脊柱，而高达50%的患者同时累及脊柱和周围关节[126]（图19.6）。指（趾）炎（腊肠指）和附着点炎（肌腱、韧带或关节囊炎）是该疾病的特征性表现，分别发生在高达48%和35%的病例中（图19.6）。脊柱病变可发生在高达50%的PsA患者中，表现为背部疼痛和僵硬，可随活动而改善[127]。

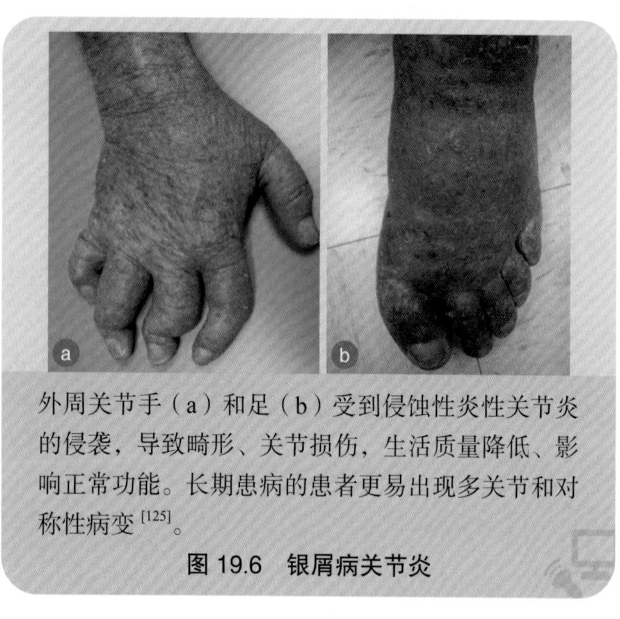

外周关节手（a）和足（b）受到侵蚀性炎性关节炎的侵袭，导致畸形、关节损伤，生活质量降低、影响正常功能。长期患病的患者更易出现多关节和对称性病变[125]。

图 19.6　银屑病关节炎

如果开始治疗的时间延误，患者发生功能丧失和永久性残疾的可能性会很高，因此PsA被认为是与PsO相关的最严重的共病[128]。如前所述（见发病机制），PsO和PsA有共同的病理生理机制，包括许多与这两种疾病易感性相关的基因。另外，某些特定的*HLA*等位基因与PsA的临床表现相关，如*HLA-Cw*0602*和*HLA-B27*与脊柱受累明确相关，*HLA-B38*和*HLA-B39*与外周多关节受累相关等。然而，*TNF-857*、*KIR2DS1*、*HLACw*1203*和*HLA-DRB1*（与类风湿关节炎"共享表位"，与PsA的侵蚀相关）等基因仅与PsA的进展有关[129]。PsA对男性和女性的影响是相同的，通常发生在40 ~ 50岁，也可以在极端年龄发生。约70%的PsA患者在PsO后可发展为关节炎，而约15%的患者皮肤和关节同时出现症状，另外15%的患者，关节炎先于PsO发生[125]。除了肥胖、吸烟、创伤，还确定了PsO患者发展为PsA的其他危险因素，主要包括头皮损伤、甲营养不良和间擦性/反向PsO[10]。由于没有特异性生物标志物，因此PsA的诊断主要基于临床表现和影像学特征。超声和MRI可以识别PsO患者的亚临床关节病变，有助于PsA患者的早期诊断和评估关节损伤[130]。2006年，一个国际风湿病学家小组根据一项大型前瞻性研究的结果提出了PsA的分类标准（CASPAR），该研究包括588名PsA患者和536名健康对照者[131]。这些标准是在临床研究背景下制定的，与其他炎性关节炎（主要是RA）相比，其诊断PsA的敏感性和特异性较高（分别为91.4%和98.7%），因此可作为效能较好的诊断标准（表19.5）。

表 19.5　银屑病关节炎 CASPAR 标准[a]

1. 现有银屑病、既往银屑病史或家族史	
・现有皮肤或头皮病变	2分
・既往银屑病史	1分
・银屑病家族史	1分
2. 甲受累	
・银屑病甲营养不良的表现，包括甲剥离、甲凹陷和过度角化	1分
3. 类风湿因子检测结果为阴性	
・类风湿因子阴性	1分
4. 现有或既往指（趾）炎	
・现有指（趾）炎	1分
・既往指（趾）炎史	1分
5. 新骨形成的影像学证据	
・手足X线可见关节周围新骨形成	1分

注：如果患者有炎性关节病（包括外周、脊柱或附着点受累），并且从上述5个类别中获得3分或3分以上，则符合CASPAR（银屑病关节炎分类标准）标准[130-131]。

[a] 来自Ritchlin等的修订[10]。

（二）治疗

银屑病是一种慢性复发性疾病，通常需要长期治疗。治疗的选择取决于疾病的严重程度、共病及医疗护理的可行性[132]。虽然没有明确的国际共识，但可以根据受累体表面积的百分比、皮损的临床严重程度及对患者生活质量的影响对 PsO 的严重程度进行分类。在临床上，疗效主要通过皮肤受累的部分或完全消退来评估[133]。体表面积（BSA）、银屑病面积和严重程度指数（PASI）和皮肤病生活质量指数（DLQI）仍然被认为是评估皮肤疾病严重程度及临床和研究环境中对生活质量影响的最合适的工具[134]。如前所述（见寻常型银屑病或斑块状银屑病），为了便于临床评估，银屑病皮损的累及程度是基于皮损所占体表面积的百分比，如果累及面积小于 BSA 的 5%，则为轻度 PsO；累及面积在 BSA 的 5% ~ 10%，为中度 PsO，累及面积大于或等于 BSA 的 10%，则为重度 PsO。估算 BSA 的最常用方法是患者整个手掌（包括手指）的面积等于全身 BSA 的 1%[135]。PASI 评分是基于受累 BSA、银屑病斑块的发红程度、增厚程度和脱屑程度，通过公式计算得出[136]。根据国际方法学验证标准，它是研究中应用最广泛、最有效的 PsO 临床严重程度评分标准。尽管存在某些局限性，但仍建议使用该评分对 PsO 的临床严重程度进行科学评估[134]。根据国际指南，在特定治疗期间，PASI 评分至少降低基线的 75%（也称为 PASI75 应答）已被确定为一般治疗目标[132]。目前，随着针对疾病病理生理学的特定疗法的引入，应答率高达 PASI90，甚至 PASI100，这意味着疾病几乎完全或完全缓解，正在成为下一个具有临床意义的治疗目标[137-139]。DLQI 旨在评估皮肤病症状及其治疗对患者生活的影响。这是一份包括 10 项问题的问卷，用于评估症状和疾病对日常生活、休闲、工作 / 学习或人际关系影响的感受[139]。许多国际共识指南综合了患者或评估者报告的这些疾病分类方法，用于评估疾病的严重程度。例如，根据 10 分制规则，如果银屑病累及了体表面积的 10% 以上，或 PASI 大于 10%，或者 DLQI 超过 10 分，则为重度银屑病[140]。国际银屑病理事会（IPC）利用全球银屑病专家集体经验通过德尔菲法，判定银屑病的严重程度，这种方法在临床工作和科学研究中都具有实用性[141-142]。总体而言，将银屑病患者分为适合局部治疗或全身治疗两种。若符合以下标准中的至少一项，则应选择全身治疗：①受累 BSA 大于 10%；②累及特殊部位，如面部、手掌、脚底、生殖器、头皮或指甲；③局部治疗失败[142]。PsO 全身治疗的主要目标是快速控制疾病，减少受累的面积，这可以产生和维持长时间的缓解，且不良反应最小，最终可提高患者的生活质量[143]。银屑病患者治疗的基础是控制和治疗相关的共病（肥胖、高血压、糖尿病）[144]，改善生活习惯（久坐[145]、吸烟[146]），以及基于日常和持久的一般润肤护理[147]，避免擦伤和任何其他导致 Koebner 现象的皮肤创伤（纹身、穿孔、皮肤切口、辐射等）[148]。关于 PsO 治疗策略的一般方法，主要治疗手段有局部治疗、光疗和全身性药物治疗。局部治疗是轻度至中度银屑病的治疗基石，或在更严重的情况下作为其他治疗的补充，其中包括皮质类固醇、维生素 D 衍生物、维 A 酸类、钙调磷酸酶抑制剂和焦油类等，以及润肤剂和角质松解剂[149-150]。由于局部治疗无效，或受累体表面积大于等于 10%，或身体重要部位受累导致生活质量下降和（或）功能受损，有 20% ~ 30% 的银屑病患者需要光疗或全身治疗[151]。光疗（UVA 和 UVB）被认为是首选的治疗方法，特别是在孕妇中，其作用是通过抑制表皮角质形成细胞和朗格汉斯细胞的增殖，并刺激角质形成细胞、树突状细胞、自然杀伤细胞和 T 淋巴细胞的凋亡，使 Th1 和 Th17 淋巴细胞的分化向 Th2 表型转变，从而调节促炎性细胞因子向抗炎性细胞因子的表达[152-153]。另外，经典的全身性治疗包括甲氨蝶呤、环孢菌素或阿维 A 等药物治疗，这些药物因费用低、使用经验丰富且疗效已被证实，在全球范围内被广泛应用于中重度银屑病患者。然而，它们并非没有副作用和长期全身毒性[154-155]。一般来说，它们具有抗增殖、免疫抑制和抗炎作用[156-157]。对于 PsA 患者，指南通常建议使用非甾体抗炎药（NSAIDs）作为一线治疗方法，可单独使用或与皮质类固醇注射一起使用，以缓解肌肉骨骼受累的症状和体征。当 NSAIDs 无效或存在不良预后因素（如关节外表现或 5 个或更多关节受累）时，应添加常规全身性治疗[158]。如果全身性药物治疗无效或 PsA 伴有严重的脊柱受累或严重的附着点炎，建议采用生物疗法[159]。近几十年来，随着在 PsO 和 PsA 分子遗传学、免疫学和病理生理学方面的进步，基于发病机制的先进疗法（如生物制剂）的研究得到了加强，其主要目标是阻断所涉及的炎症通路[160]。生物制剂是在不同细胞系中产生的重组蛋白，旨在阻断炎症通路，特别是针对参与这些疾病进展的免疫或遗传介质，近年来主要针对 IL-23/IL-17。随着这些生物制剂的出现，由于它们的高效性和可耐受的安全性，银屑病的治疗发生了巨大变化[161]。目前已有许多生物制剂被批准用于治疗中重度 PsO 和 PsA：TNF-α 抑制剂（依那西普、阿达木单抗、英夫利西单抗）、IL-12/23 抑制剂（优特克单抗）、IL-17 抑制剂（司库奇尤单抗、依奇珠单抗、布罗达单抗）和 IL-23 抑制剂（替拉珠单抗、古塞库单抗）。除了这些生物制剂，目前还有更多药物正在研发中[162-165]（图 19.7）。

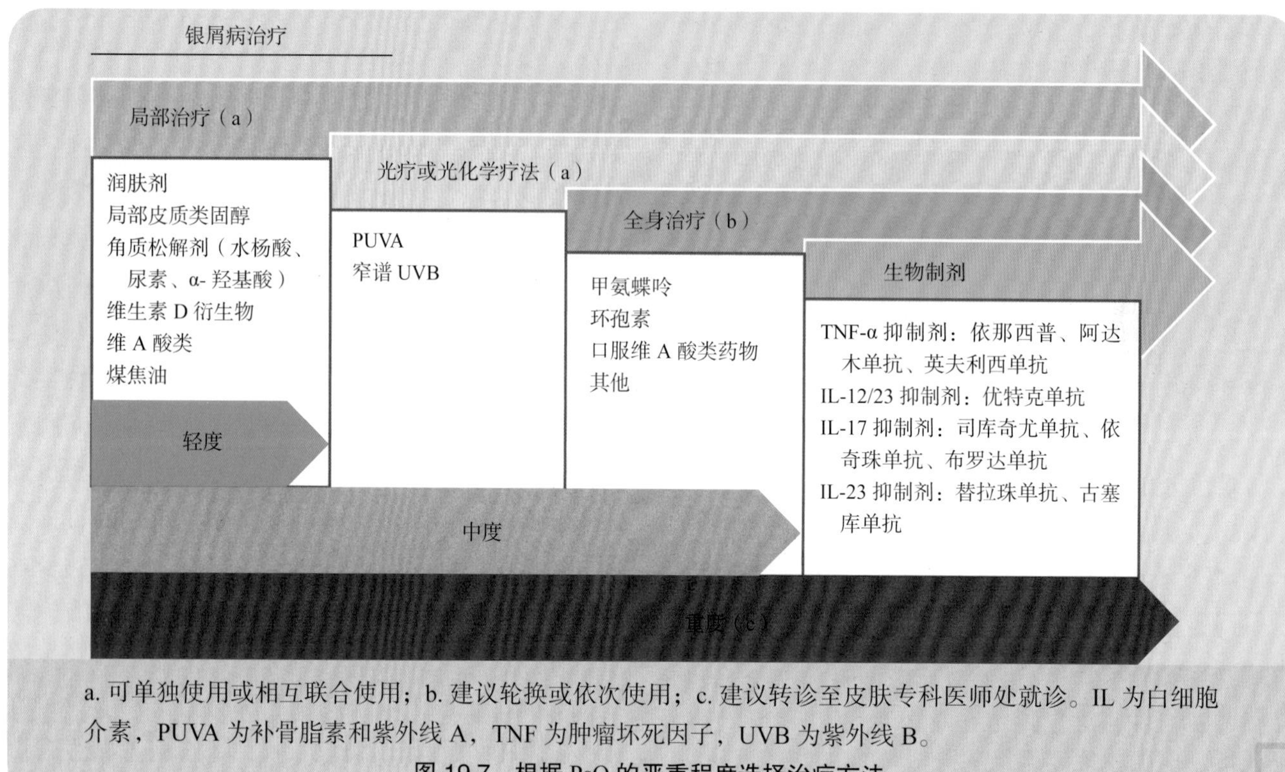

a. 可单独使用或相互联合使用；b. 建议轮换或依次使用；c. 建议转诊至皮肤专科医师处就诊。IL 为白细胞介素，PUVA 为补骨脂素和紫外线 A，TNF 为肿瘤坏死因子，UVB 为紫外线 B。

图 19.7　根据 PsO 的严重程度选择治疗方法

（高美莹 译）

参考文献

第 20 章

常见寄生虫病和感染的超声检查

Marcio Bouer, Ximena Wortsman

一、引言

本章回顾了最常见的寄生虫感染，重点关注其超声图像表现。其中一些疾病在热带或亚热带地区更为常见；而另一些疾病则遍布世界各地。然而，由于旅行者的原因，它们在地球上的任何一个地方都可以看到。

二、蝇蛆病

蝇蛆病（myiasis）是指活体脊椎动物被双翅目幼虫寄生。在哺乳动物（包括人类）中，双翅目幼虫可以取食宿主的活或死组织、液体物质或摄入的食物，并可引起广泛的感染，这取决于身体部位和幼虫与宿主的关系。人蝇蛆病分布在世界各地，在热带和亚热带国家的社会经济贫困地区种类较多、数量较多。另一个重要因素是暴露在外的大量先前存在的化脓性病变，它们会吸引和刺激雌虫产卵。

皮肤蝇蛆病是最常见的临床形式，包括疖肿型和匍行疹型两种形式。人皮蝇和嗜人瘤蝇是最常见的病原体。

典型的疖肿型病变是丘疹或结节，中央有渗出浆血性或脓性液体的小孔。在中央孔中，可以通过直接观察幼虫后部（气门）或通过分泌物中的气泡间接证明寄生虫的存在。瘙痒、疼痛和蠕动感是报道最多的症状，通常在夜间突然发生，并伴有液体渗出。疖肿型病变报道最多的并发症是继发细菌感染，当出现淋巴结肿大和（或）全身症状应考虑这种可能性。

疖肿型蝇蛆病的诊断很容易仅根据临床表现作出，特别是在该病流行的地区。患者病史可以帮助确定可能的易感因素或旅行史。

超声有助于确诊疖肿型蝇蛆病，并可为经皮取出幼虫提供支持。在超声检查中，幼虫表现为带状高回声，通常呈斜行，周围环绕着低回声的炎性和（或）肉芽肿组织。在某些情况下，幼虫的外壳可能产生后方声影伪像。检查过程中幼虫的自发运动是诊断的重要依据。

在彩色多普勒超声检查中，周围血流信号增多，并且随着幼虫的运动，可在结构内检测到运动彩色多普勒伪像（图 20.1 和图 20.2）。

在受累区域附近可检测到炎性反应性肿大淋巴结[1-6]。

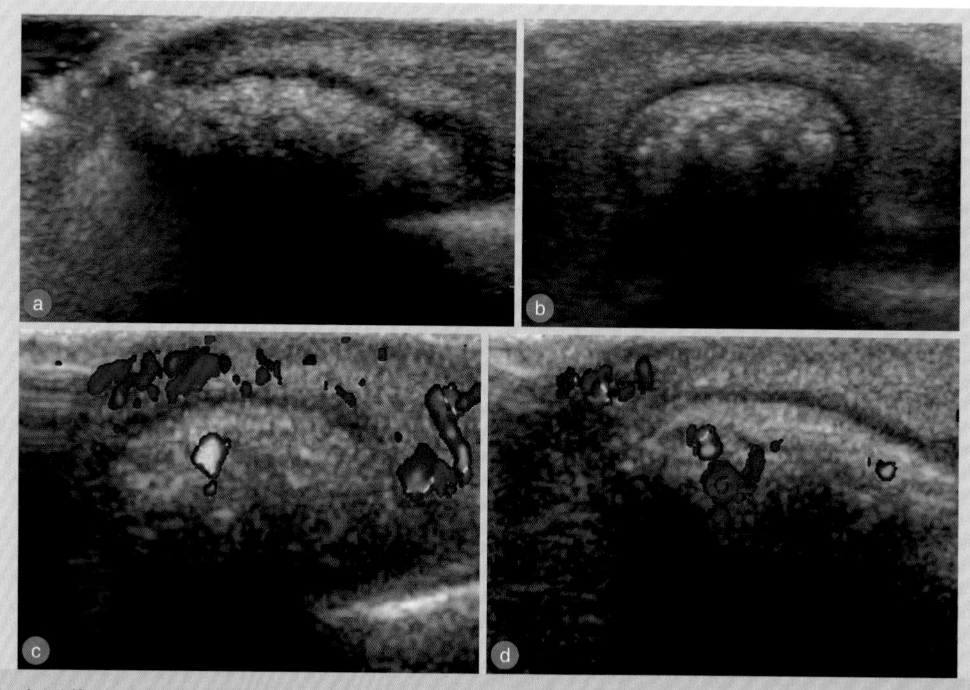

a ~ d. 超声图像（a. 纵切面灰阶超声图像；b. 横切面灰阶超声图像；c. 纵切面彩色多普勒超声图像；d. 横切面彩色多普勒超声图像）显示为真皮 / 皮下的一个倾斜带状高回声结构，并伴有后方声影。在这个结构的周围可以探测到一个低回声带。彩色多普勒超声显示病变周围血流信号增多，表示存在炎症，结构内的一些彩色信号代表幼虫的运动。

图 20.1　蝇蛆病（1）

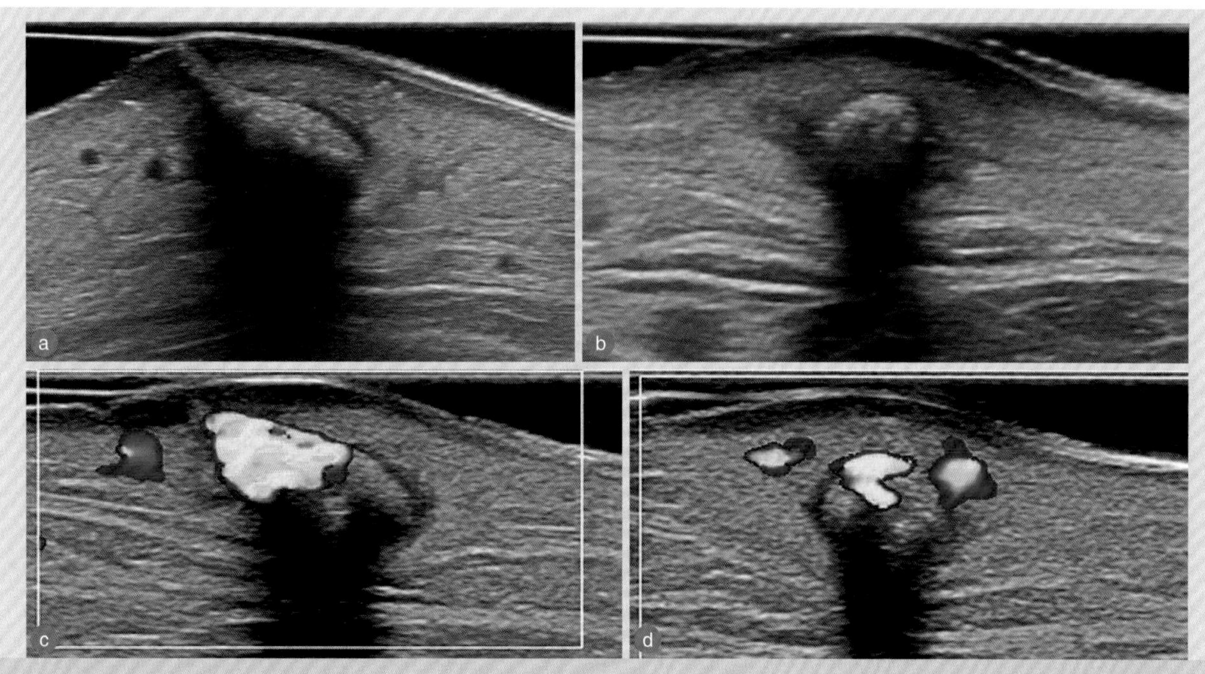

a、b. 灰阶超声图像表现为真皮、皮下斜形条带状高回声，外壳伴后方声影。该结构周围呈低回声，其周围的脂肪小叶呈高回声。c、d. 彩色多普勒超声显示，由于幼虫的自发运动，在线样的高回声图像中显示明显的局部运动伪像。

图 20.2　蝇蛆病（2）

三、幼虫移行症

皮肤幼虫移行症（larva migrans）通常影响全球热带和亚热带地区的旅行者。该病由多种线虫寄生虫引起，通常由家犬、猫或野生动物携带，并通过粪便污染的土壤传播给人类。

幼虫移行症有多种类型。例如，在美国最常见的类型是巴西钩虫、犬钩虫、美洲钩虫、狭头刺口钩虫和粪类圆线虫。

另一种更罕见的类型包括摄入未煮熟的肉，如棘颚口线虫。患者通过寄生虫虫卵感染，寄生虫虫卵随后在被感染的地方发育成幼虫。临床上以红斑线状或匐行性病变为特征。

在超声上，所有病例病变区域均可见多个小的高回声层状或双层表皮下结构，通常呈高反射性。这些改变在探头频率为 18 MHz 和 70 MHz 时已被报道，但在 70 MHz 时更容易观察到。在 70 MHz 频率下，病变毛囊内或周围也可观察到这些高回声线状结构。

有报道病变表现为局灶性或弥漫性真皮增厚、回声减低、毛囊扩张，以及真皮和（或）皮下低回声和迂曲条带状结构或瘘道。这些条带状结构或瘘道可能包含线状高回声。此外，也可表现为皮下弥漫性高回声。这些瘘道似乎与可能运输幼虫的淋巴管扩张相对应。目前已有报道，幼虫可通过伤口或毛囊等薄弱部位穿过基底膜到达真皮层和淋巴管，透明质酸酶的产生可能促进这一过程。

彩色多普勒超声可检测到局部真皮和皮下血流增多；但也有乏血供的病例（图 20.3）[7-11]。

四、皮肤结核

皮肤结核（cutaneous tuberculosis）也称为瘰疬性皮肤结核，由结核分枝杆菌引起，它通过从深层的淋巴结（淋巴结结核）、骨或关节的结核病灶直接蔓延影响皮肤。临床上可表现为冷脓肿、多发溃疡和引流窦道。

根据个体免疫、环境因素和接种类型的不同，该病可能出现多种临床表现和演变。

感染可通过外源性途径发生，也就是说，皮肤接种直接发生在皮肤上（结核性下疳、疣状皮肤结核）或内源性途径发生，皮肤受累是继发的，可通过血行途径从远处的结核病灶播散发生，也可通过已形成的病灶直接蔓延而来（大多数病例为瘰疬性皮肤结核、粟粒性结核和腔口结核）。

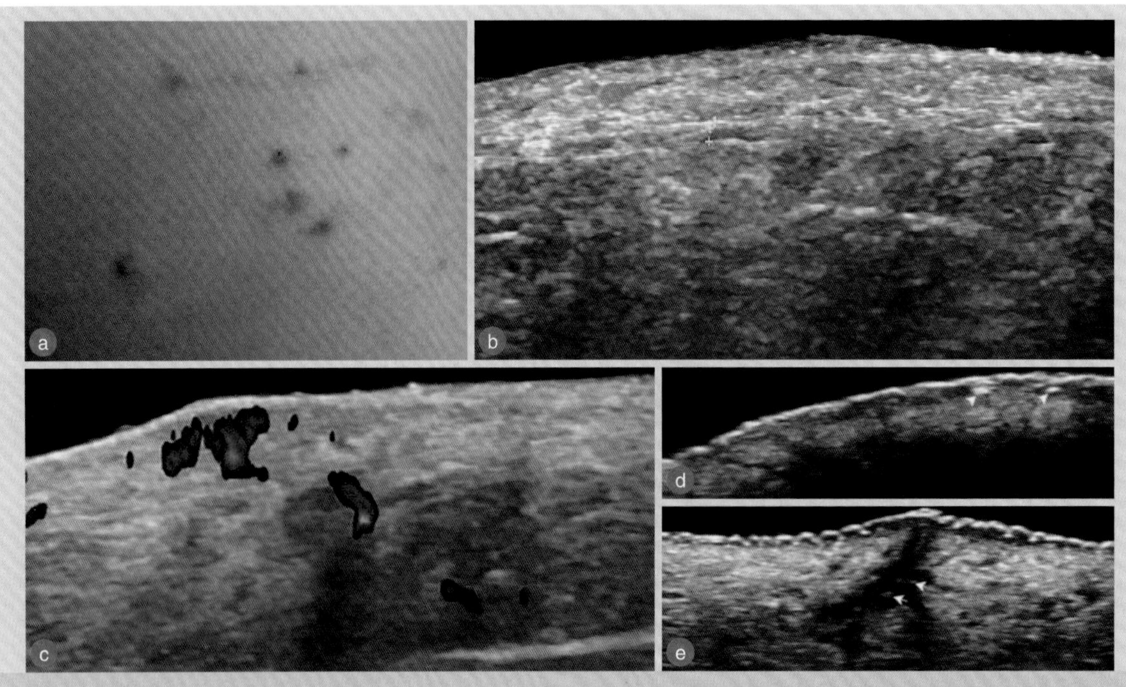

a. 最近有热带旅行史的患者左臀部的临床照片；b.18 MHz 横切面灰阶超声图像显示皮下浅层（标尺之间）带状低回声提示淋巴管扩张；c. 彩色多普勒超声图像显示患处真皮血流丰富；70 MHz 左臀区横切面灰阶超声图像在表皮下区（d）和毛囊内（e）显示小线状高回声结构。

图 20.3 幼虫移行症

瘰疬性皮肤结核是我国最常见的类型，在儿童、年轻人和免疫抑制疾病中更为常见。

感染途径总是内源性的，通常继发于骨或淋巴结受累。

临床病变表现为红斑结节、树胶肿和瘘管引起的溃疡。在超声检查中，它们表现为真皮和（或）皮下低回声结构或具有明显后方回声增强的区域，和（或）真皮和皮下低回声瘘道，由于存在干酪样坏死物质，瘘道可能含有或不含有高回声物质。这些瘘道通常与结核累及的淋巴结相连。

彩色多普勒超声可在这些异常区域的周边检测到真皮和（或）皮下血流增加（图 20.4 ~ 图 20.6）[12-16]。

五、利什曼病

利什曼病（leishmaniasis）是一种慢性传染性疾病，但不会在人与人之间直接传播。它由属于利什曼原虫属的细胞内原生动物引起，由白蛉传播。它与各种风险因素有关，如贫穷、营养不良、迁徙和恶劣的居住条件。

利什曼病最常见的形式是皮肤利什曼病（cutaneous leishmaniasis，CL）。虽然这不是一种危及生命的疾病，但因为它可能留下永久性瘢痕、降低生活质量、导致歧视并引发长期心理后果，因此及时识别和治疗至关重要。

预防和控制需要多方面的方法，包括但不限于病媒控制、疾病监测、及时诊断和适当治疗。

通常，它开始于接种部位的一个小丘疹，通常在身体暴露的部位，如头部或四肢。丘疹缓慢增大，演变成炎性结节，并逐渐溃疡。最终的溃疡是 CL 的特征，并可在 3 ~ 18 个月自行愈合，具体时间取决于具体病种。据估计，约有 10% 的 CL 病例可能会进展，变成慢性，并表现出更严重的临床特征。播散性 CL 的特征是存在大量类似于经典 CL 的病变，通常可伴有溃疡或黏膜受累。弥漫性 CL 和播散性 CL 是不同细胞免疫反应如何转化为不同临床表现的例证。

黏膜 CL 的特征是唇部、腭部和鼻中隔的破坏，可能导致鼻中隔或喉部的穿孔。

在超声上，最常见的表现是表皮破坏、真皮增厚、低回声和皮下不规则高回声和轻度不均质改变。一些组织学研究表明 CL 皮下组织异常的情况与脂膜炎相一致。

彩色多普勒超声显示真皮和皮下层不同程度血

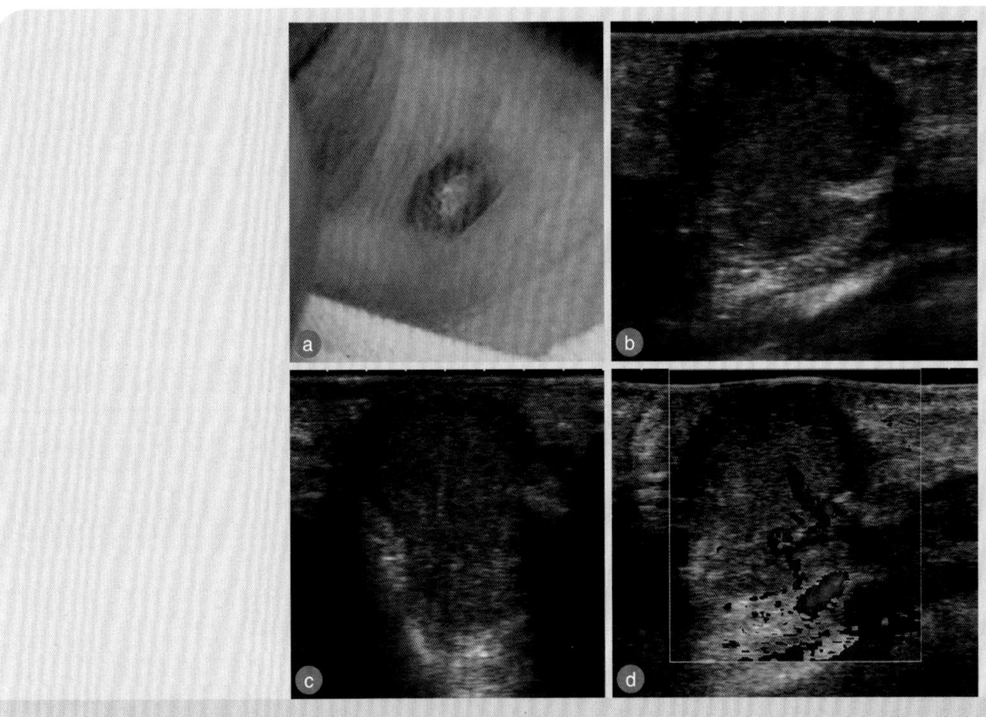

a. 腋窝区域的临床照片显示红斑肿块。横切面（b）和纵切面（c）灰阶超声图像及彩色多普勒超声图像（d）显示真皮、皮下和深部的低回声窦道，周边血流信号轻度增加。

图 20.4　结核病（瘰疬性皮肤结核）(1)

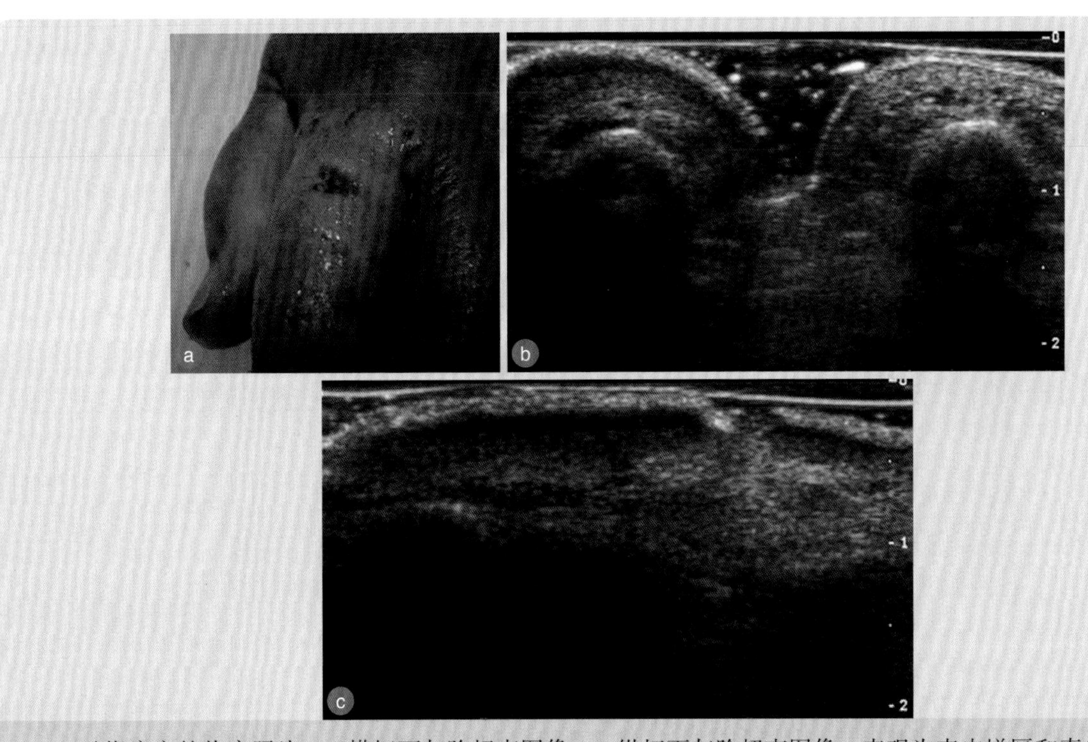

a. 示指病变的临床照片；b. 横切面灰阶超声图像；c. 纵切面灰阶超声图像。表现为表皮增厚和真皮低回声增厚。

图 20.5　结核病（瘰疬性皮肤结核）(2)

流增多，血流缓慢（图 20.7）。

超声有可能在研究和试验中进行无创监测，并可检测利什曼病治疗的效果[17-21]。

六、麻风病

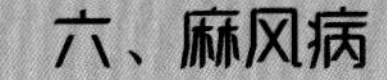

麻风病（leprosy）是一种由麻风分枝杆菌引起的

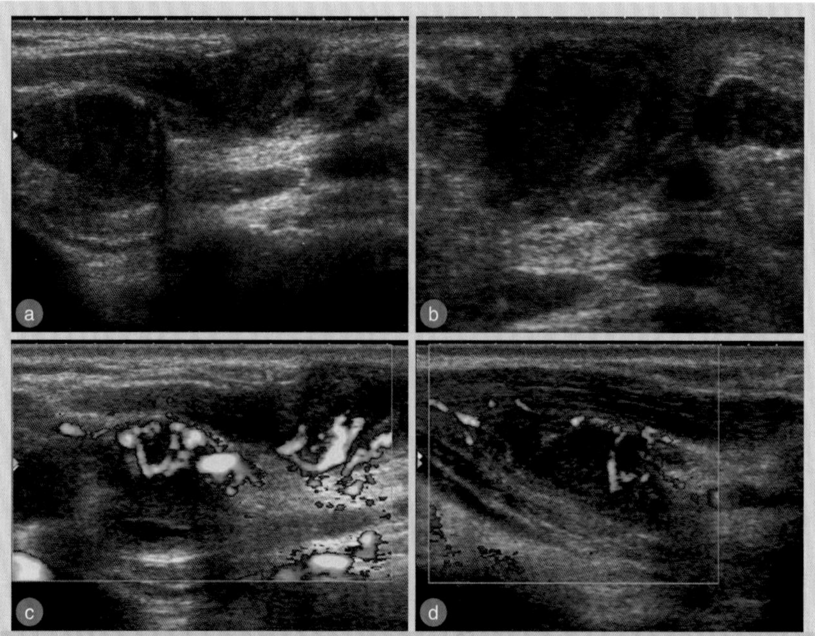

颈部区域。a、b. 灰阶超声图像显示低回声和肿大淋巴结，伴有低回声瘘管引流到皮下区域。c、d. 彩色多普勒超声图像显示周围血流信号增多。由于胸锁乳突肌水肿，也有轻微的回声增高和增厚。

图 20.6　结核病（淋巴结核）

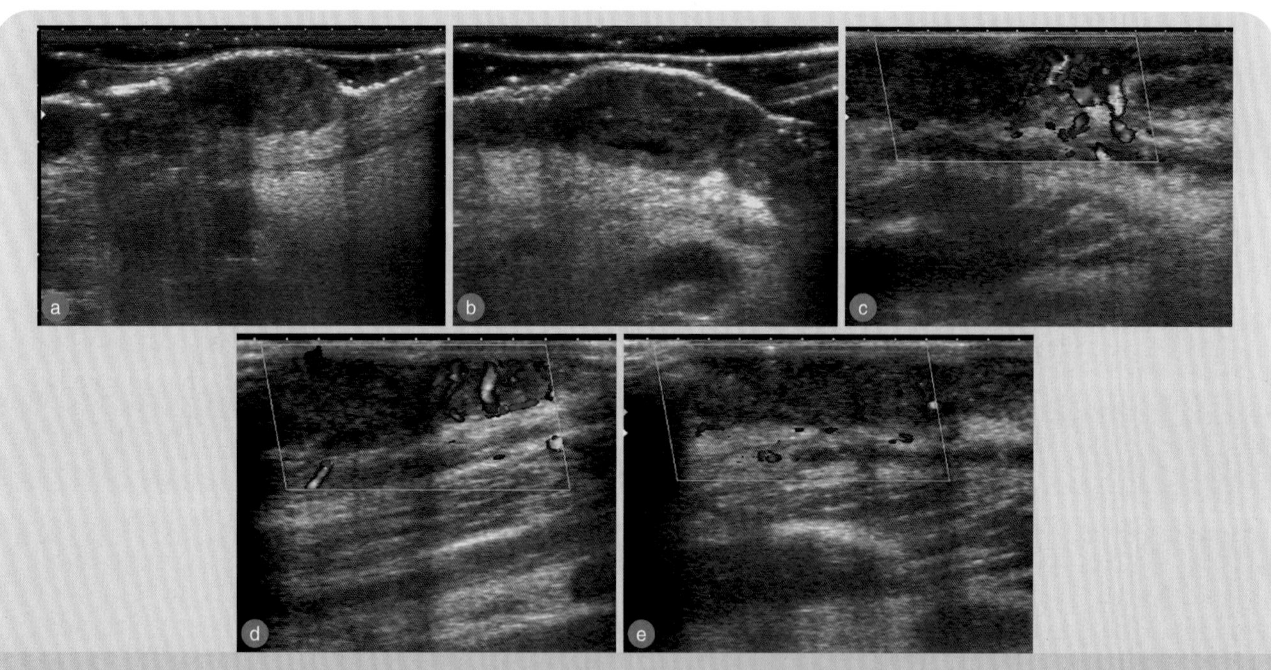

a、b. 颈部区域超声灰阶图像显示真皮层和皮下组织层增厚、回声减低，皮下组织层深方有轻微回声增强；c ~ e. 彩色多普勒超声图像显示病变区域血流增多。

图 20.7　利什曼病

慢性传染性疾病，麻风分枝杆菌是一种抗酸的杆状芽孢杆菌。该病主要影响皮肤、周围神经、上呼吸道黏膜和眼睛。如今，麻风病是可以治愈的，在早期阶段进行治疗可以预防残疾。

虽然确切的传播途径尚不清楚，但经鼻飞沫感染被认为是最有可能的。这种病原体主要影响皮肤和周围神经系统。病程取决于个体的宿主免疫力。临床上，多菌型瘤型麻风与少菌型结核型麻风可以区分开来。除了各种特征性的皮肤损害，该病的标志是周围神经系统的损害。晚期疾病的特征是毁容性致残。早期治疗常可完全缓解而无后遗症。治疗期间的麻风病反应可大大加重病程。

患者主诉皮损或手、足感觉丧失。他们可能会有面部或四肢的疼痛，并会有麻木、困倦或失去知觉，或在病患处有"蚂蚁在皮下爬行"的感觉。皮损通常为色素减退或红斑、丘疹、结节和斑块，呈肤色或微红色。在临床上，当患者出现以下 3 个主要体征中的 2 个时，就可以诊断为麻风病（皮损感觉丧失、周围神经肿大和皮肤涂片阳性）。

当宿主免疫力良好时，麻风病通常表现为结核型，其特征是边界清楚的红斑。

瘤型麻风病发生在 T 细胞免疫受损导致无反应的感染者中。临床表现为多发性红褐色结节状浸润（麻风瘤），而好发部位是面部和耳郭。

在大多数感染者中，麻风病会呈现一种中间状态，表现出结核型和瘤型麻风的临床特征。这种中间型麻风病被称为边缘型麻风病。

临床上，在神经系统中，可表现为神经增粗、可触及并可能有疼痛。最常受累的是位于尺神经沟的尺神经、进入腕管前的正中神经、位于腓骨头水平的腓总神经、位于内踝后方的胫神经、神经卡压（Wartenberg 综合征）伴手背桡侧感觉障碍的桡神经浅支，位于外踝后方的腓肠神经，在胸锁乳突肌后缘的耳大神经、面神经额支和颈支。

超声显示真皮回声减低，皮下回声增强。受累神经呈弥漫性肿大和低回声改变。

在彩色多普勒超声图像上，血供可变，可以显示乏血供或富血供。有报道称，神经内和神经束周边的血流均增加（图 20.8 和图 20.9）[22-28]。

七、足菌肿

足菌肿（mycetomas）是一种真皮和皮下组织的慢性肉芽肿感染，可根据原因分为真菌性足菌肿（真菌）或放线菌性足菌肿（细菌）。这些感染在热带地区或农村地区更为常见，经常影响四肢，特别是足部。

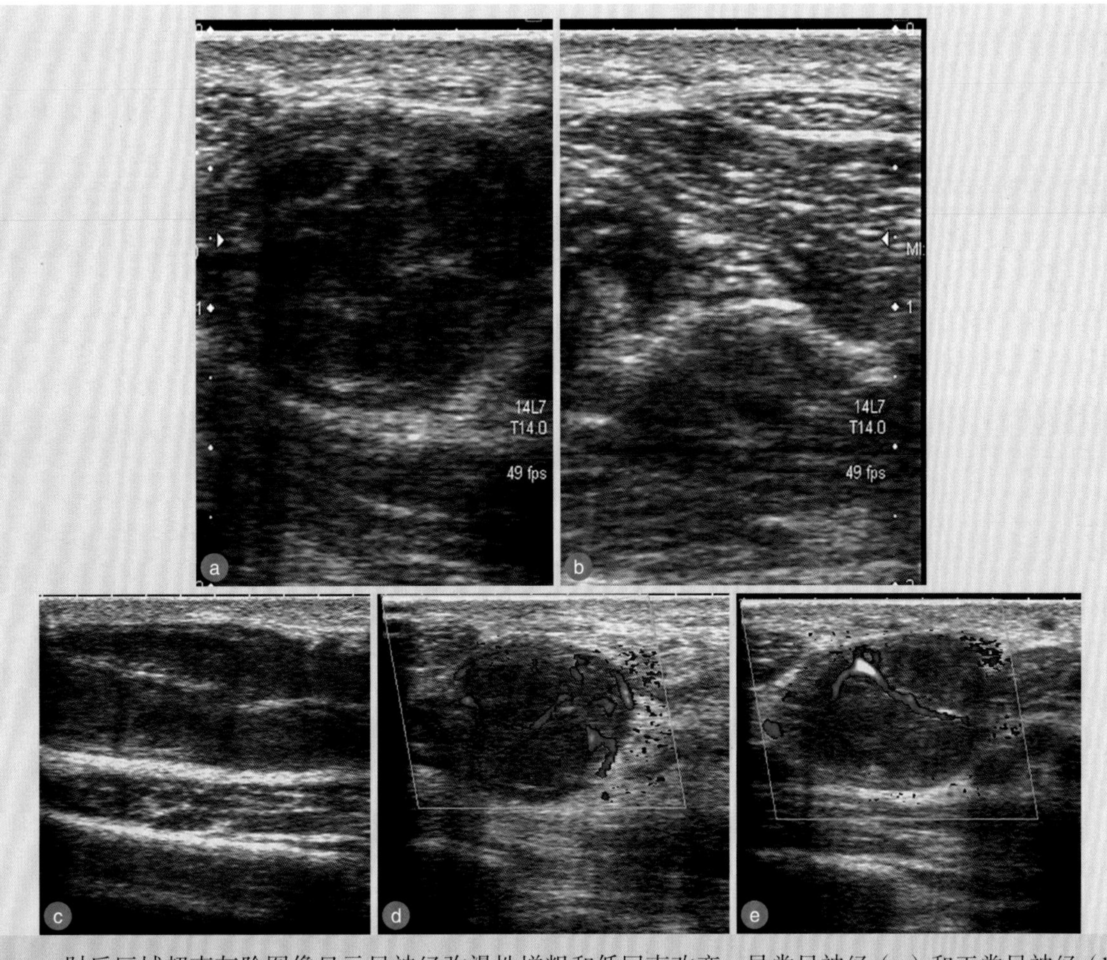

a ~ c. 肘后区域超声灰阶图像显示尺神经弥漫性增粗和低回声改变。异常尺神经（a）和正常尺神经（b）并排比较。d、e. 能量多普勒超声图像显示神经周围和神经内部血流增多。

图 20.8　麻风病（1）

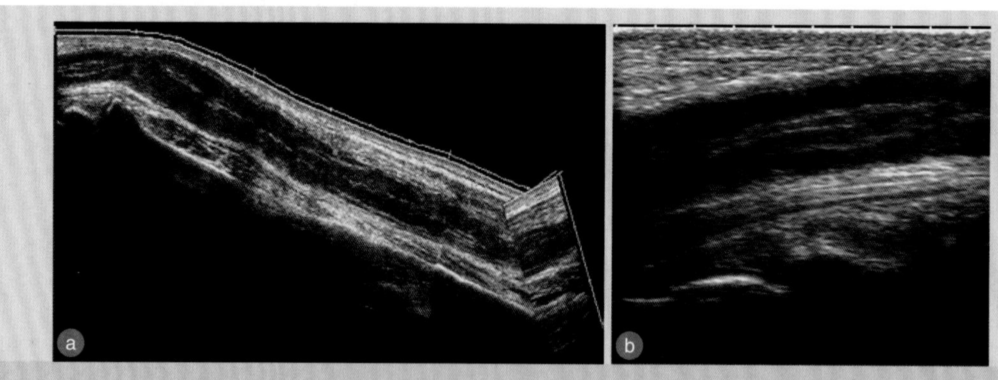

a、b. 肘后区域灰阶超声（纵切面）显示尺神经弥漫性增粗和低回声改变。

图 20.9　麻风病（2）

虽然足菌肿是可以预防和治疗的，尤其是在早期阶段，但它的发病率很高，而且会带来巨大的社会经济负担。如果不及时治疗，它可能会累及深层的骨骼和肌肉，导致永久性残疾。

足菌肿病例主要见于炎热干燥、间歇性短时高温降雨的气候条件下。引起足菌肿的微生物存在于土壤中，通常通过荆棘刺伤或类似外伤进入人体。

足菌肿累及皮肤和皮下组织，形成典型的三联征，即如硬木样肿胀、无痛性窦道分泌物和颗粒，颗粒是细菌或真菌的菌落，不同病原体颜色和大小各不相同。真菌性足菌肿和放线菌性足菌肿的临床表现几乎相同，但存在一些细微差异。

虽然足部是最常见的受累部位，但已报道的其他受累部位包括上臂、前臂、背部、头颈部、胸部、头皮、手和膝。它可以通过筋膜间隙，并逐渐累及底层的骨和肌肉，使感染更难以治疗。通常不会出现疼痛，但局部温度可能会升高。致病菌也可能侵犯骨膜和邻近骨，导致骨髓炎。累及背部的足菌肿可导致椎体压缩，引起神经系统表现。

X 线片可能是正常的或显示骨皮质变薄或增生、骨空洞和骨质疏松症。真菌性病变倾向于在骨中形成一些空腔，而放线菌性空腔通常较小，但数量更多。

超声检查的特征有助于诊断和确定病变的范围。真皮和(或)皮下低回声区或瘘道可能是多发或相连的，在真菌性足菌肿中最常见，但也可以在放线菌性足菌肿中检测到。

可以看到混合回声的真皮和（或）皮下结构，通常由单个或多个高回声点组成，周围是圆形或椭圆形假囊性无回声结构，边界呈低回声。这种外观被命名为“圈内点”征。这些点在超声和核磁共振成像上也有报道。这种表现更常见于放线菌性足菌肿中；然而，它也可能存在于真菌性足菌肿中。据报道，在 70 MHz 频率下，放线菌性足菌肿中存在椭圆形的低回声偏心结节，具有明亮的高回声晕，与组织学表现相似。

在彩色多普勒超声图像上，异常区域周围有不同程度的血流增加，可因疾病的活动性而不同（图 20.10 ~ 图 20.12）。

超声也可以帮助评估治疗，其可以检测到病变大小和血流减少的变化[29–35]。

八、透明丝孢霉病

透明丝孢霉病（hyalohyphomycosis）包括由霉菌引起的真菌性疾病，其基本组织 / 培养物形式为隔膜菌丝，菌丝壁无色，菌丝形态独特。与透明丝孢霉病有关的微生物数量正在增加，临床上最重要的菌种属是镰刀菌属、足放线病菌属、支顶孢属、帚霉属、紫孢霉属和拟青霉属。

严重免疫功能低下的患者特别容易感染，临床表现从定植到慢性局部病变和急性侵袭性和（或）播散性疾病不等。诊断通常需要分离和识别感染的病原体。

该病可表现为轻度皮肤感染或急性角膜炎。皮下感染是由于真菌在免疫缺陷宿主组织中的创伤性植入或真菌在受损组织中的定植。

在超声上，表现为低回声皮下结节，并可彼此融合。在彩色多普勒超声上，病变内的血流信号可能从乏血供到富血供不等（图 20.13）[36–39]。

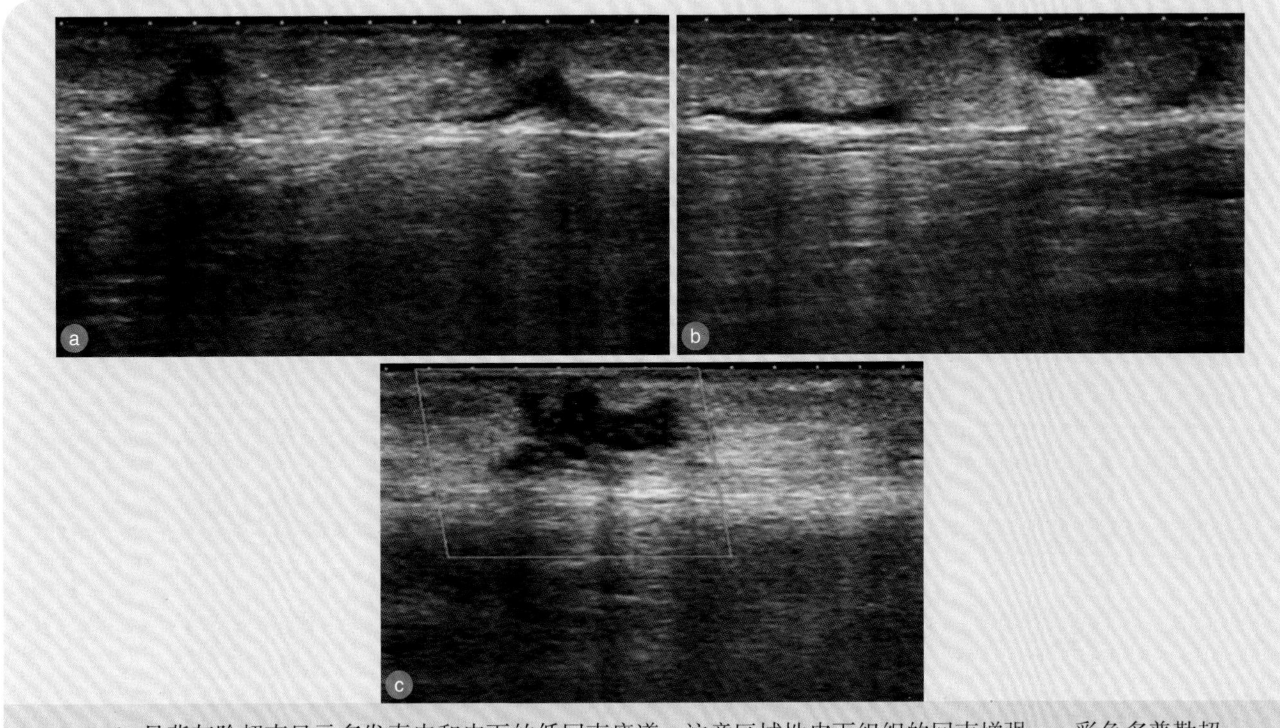

a、b. 足背灰阶超声显示多发真皮和皮下的低回声瘘道，注意区域性皮下组织的回声增强；c. 彩色多普勒超声显示这些结构无明显血流信号。

图 20.10　放线菌性足菌肿（1）

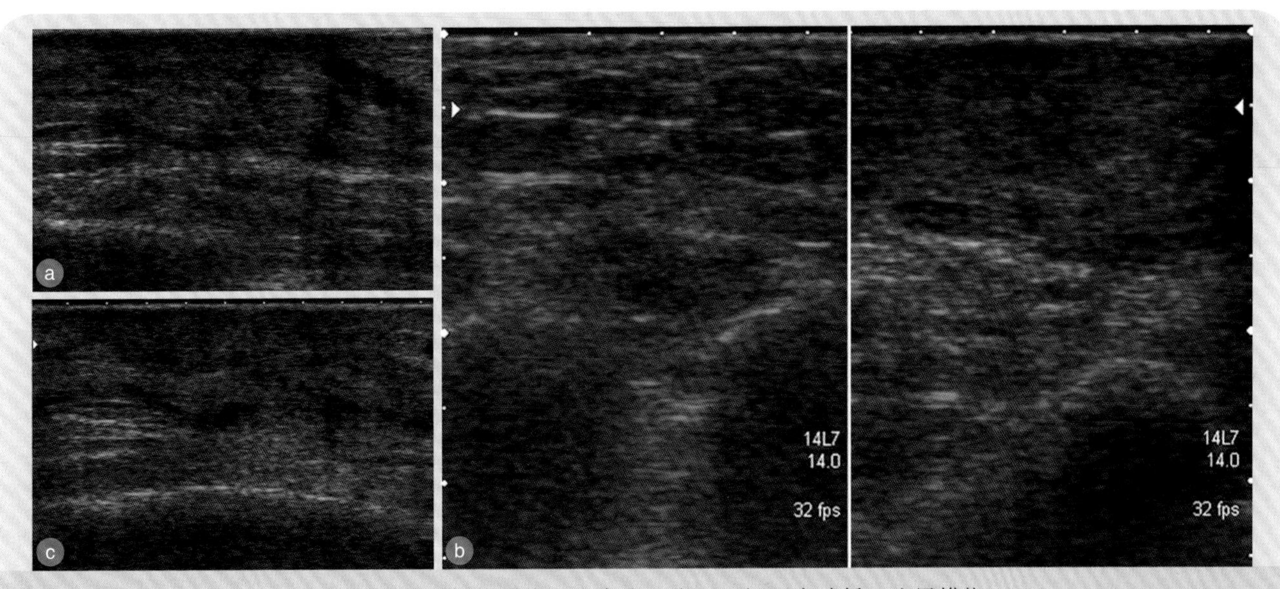

a ~ c. 足背超声灰阶图像显示真皮和皮下组织回声减低，边界模糊。

图 20.11　放线菌性足菌肿（2）

九、暗色丝孢霉病

暗色丝孢霉病（phaeohyphomycosis）是一种慢性真菌感染，可影响任何身体区域，通常见于四肢，最常见的是热带地区农村工人和（或）免疫抑制患者（主要是实体器官移植患者）的下肢。它是由多种产生黑色素的真菌引起的。引起暗色丝孢霉病的病原体有链格孢菌属、离蠕孢菌属、枝孢瓶霉菌属、弯曲孢菌属和瓶霉菌属。尽管每个人都可能接触到这种真菌，但很少有人会被感染。黑色素通常被认为在解释感染方面起关键作用，因为它可以抵抗宿主吞噬细胞内自由基产生的氧化应激。也有一些免疫功能正常的患者病例被报道。该病的感染可累及黏膜和皮肤，也可播散至全身。当感染累及黏膜和皮肤时，

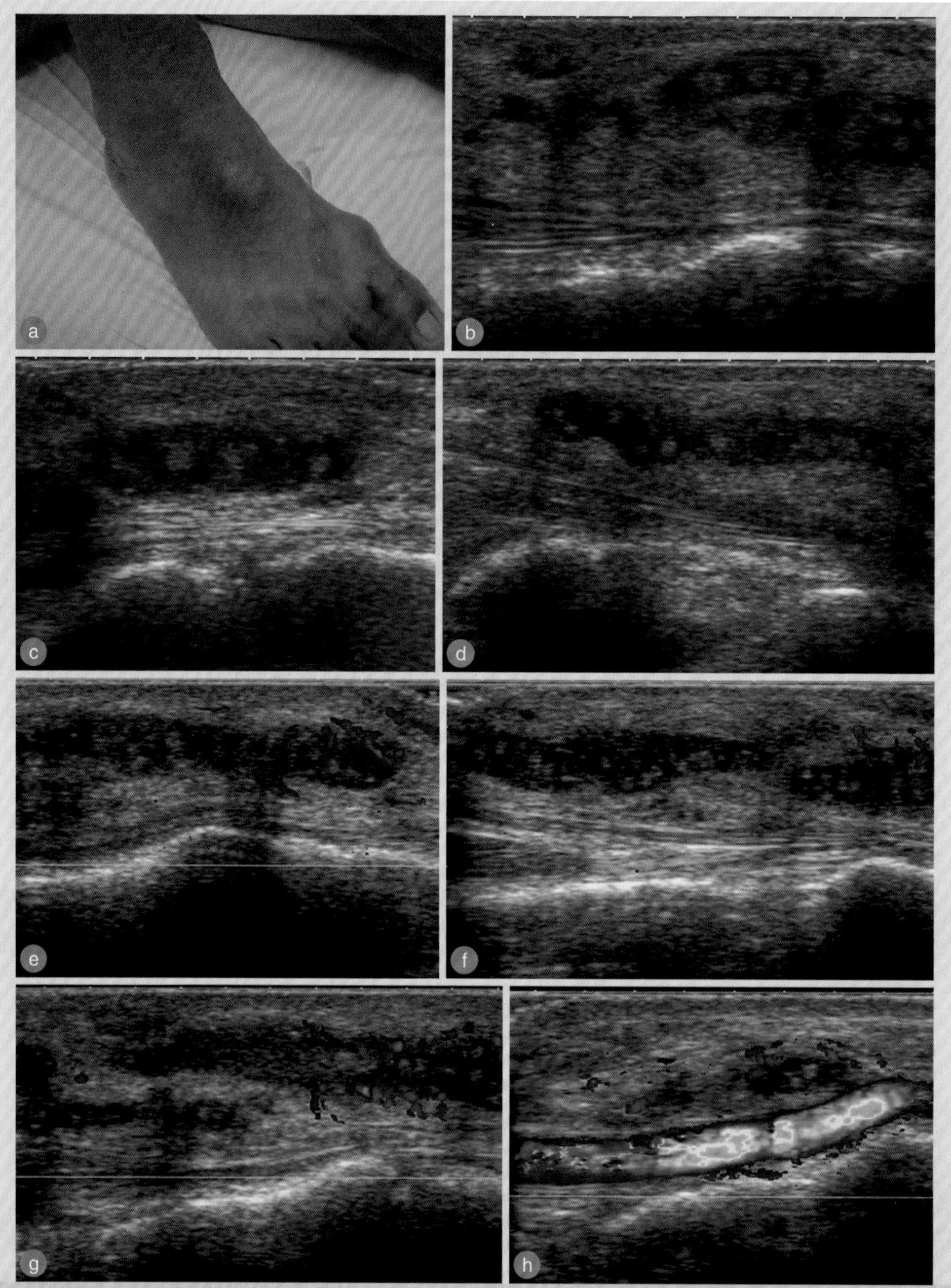
a. 足部临床照片。b ~ d. 超声灰阶图像显示皮下低回声区，内有多个圆形高回声结节。这种现象被命名为“圈内点”征。e ~ h. 彩色多普勒超声图像显示低回声区周围因活动性炎症引起的血流信号增多。

图 20.12　真菌性足菌肿

真菌感染主要通过外伤发生。

皮肤损害可能不同，通常是丘疹、斑块、脓疱、结节或溃疡，孢子丝菌病样分布模式，卡波西样外观，单发或多发。

皮损通常无症状，并局限于四肢和头部的暴露区域。其他器官（如中枢神经系统、眼、骨和关节）受累，常由皮肤病灶或血管通路引起局部或血液播散所致。如果感染途径是呼吸道，则可累及鼻窦和肺。对于接受过抗真菌药物治疗的患者不能排除临床疑似感染的可能。

超声检查可见低回声皮下圆形或椭圆形结构或积液，常伴有明显的炎症和肉芽肿反应。

此外，可能观察到低回声的皮下积液或管道。病变底部可见后方回声增强伪像，这是由于周围含有流动液体（血液）的血管或继发于内部积液或部分液化内容物。

彩色多普勒超声显示，不同病变之间的血供可能因炎症程度不同而异（图 20.14）。

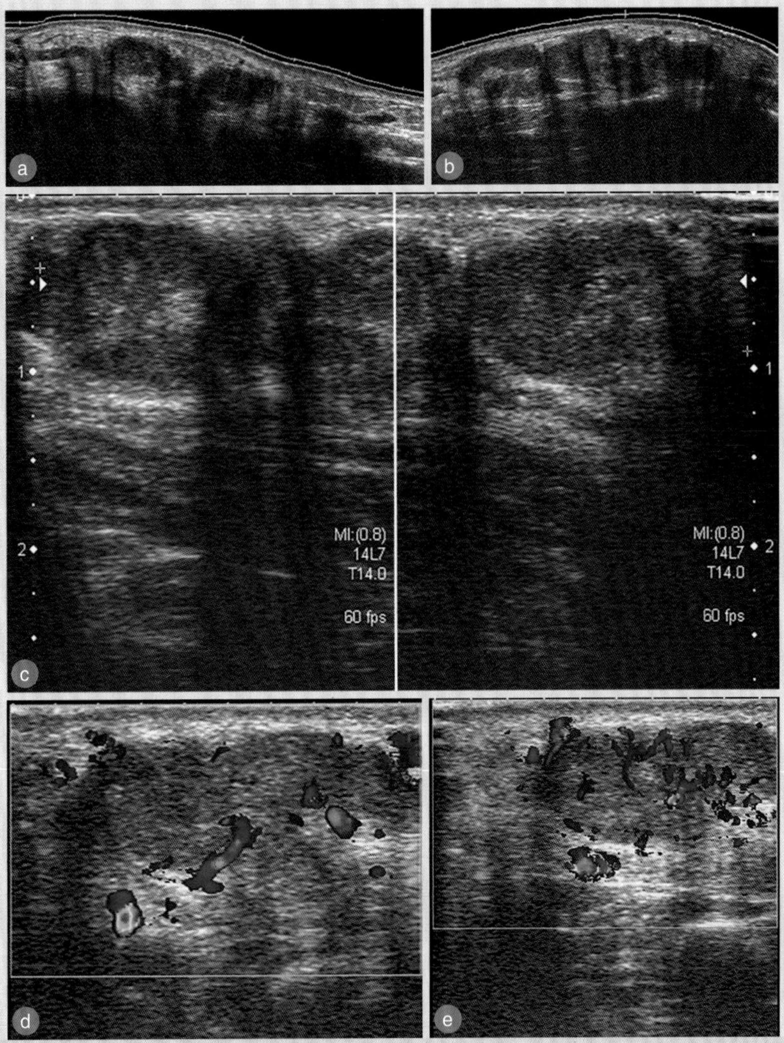

a ~ c. 灰阶超声图像显示低回声的皮下结节；d、e. 彩色多普勒超声图像显示病变内血流信号增多。

图 20.13　透明丝孢霉病（腕背部）

十、疣

疣（warts）是由人乳头瘤病毒（HPV）引起的。手掌和足底区域是主要受累部位；其他受累的区域包括手指，尤其是甲周区域。

HPV 病毒在我们的环境中普遍存在，无症状的 HPV 感染经常发生，大多数感染由细胞和体液免疫反应控制或清除。

大多数病例发生在儿童和青少年中。然而，其他人群（如免疫抑制患者）感染风险增加。

患有疣的患者通常表现为疼痛，或有石子或异物感。疼痛最常发生在增加压力的活动中。患者也可能因为担心传染他人而就医。

在临床上，它可能表现为单一的粗糙、淡红色至黄色或灰棕色过度角化的丘疹，或厚的“鹅卵石样”斑块，称为马赛克疣，由多个合并的疣组成。疣的一个主要特征是破坏正常的皮肤纹理，当疣体消退后这些纹理会重新出现。

另一个区别特征是病变部位存在由血栓性毛细血管形成的小黑点，当疣被刮除时会出现针尖状出血。然而，这个迹象并不总是存在。

触诊时，疣体感觉粗糙，在两侧挤压时会有触痛感。绝大多数疣体在组织学上是良性的，只有少数病例会发生恶变，如疣状癌。

超声显示疣体为低回声、梭形表皮和真皮结构，类似于“UFO”（unidentifed foreign object）（图 20.15）。足底疣通常伴有潜在的滑囊炎。

彩色多普勒超声检查在疣的底部可以检测到不同程度的血供（从乏血供到富血供）。疼痛和活跃的疣往往表现出富血供[6, 39-44]。

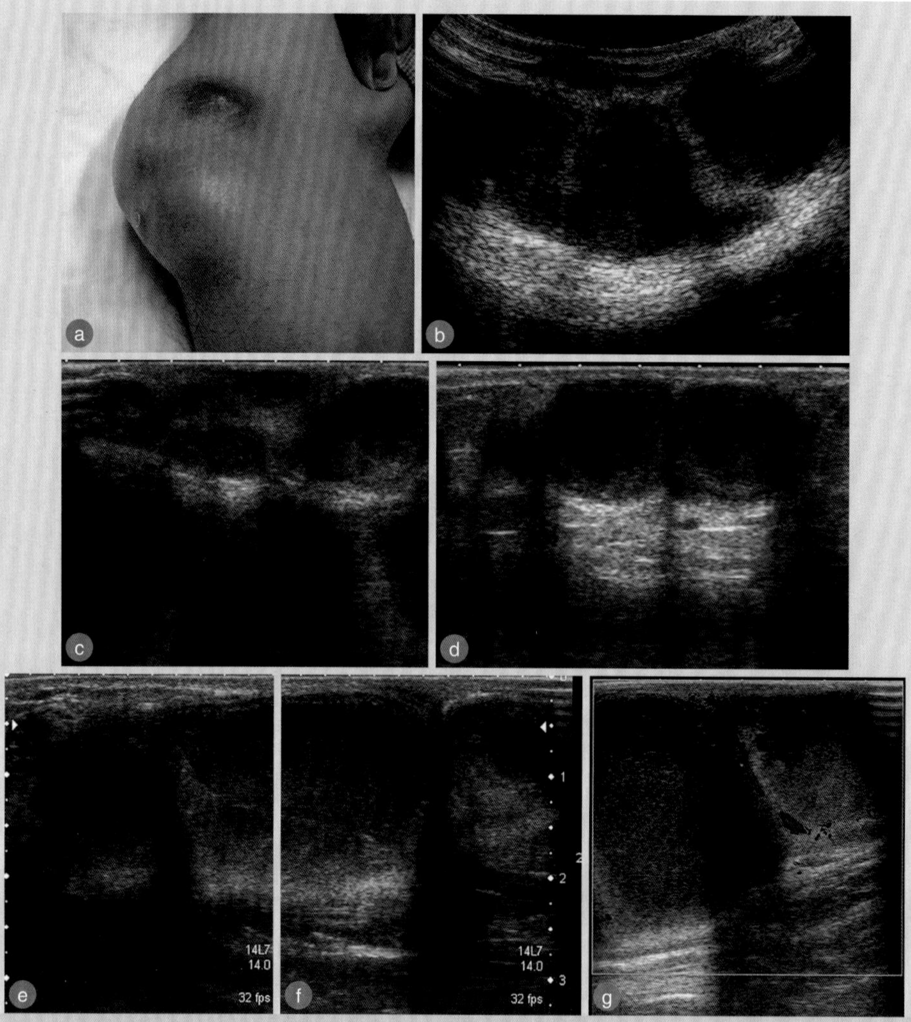

a. 肘部临床照片；b ~ f. 超声灰阶图像显示边界清晰、圆形、低回声的皮下液性结节，后方回声增强，代表炎症和肉芽肿；g. 彩色多普勒超声显示这些结构之间的丰富血流信号。

图 20.14　暗色丝孢霉病

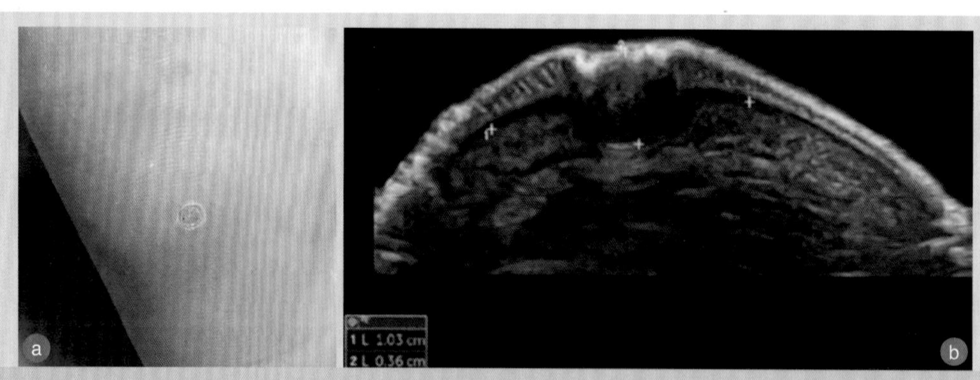

a. 临床照片显示足底皮肤角化过度病变；b. 灰阶超声（横切面）显示 1.03 cm × 0.36 cm 的表皮和真皮层内梭形低回声结节（测量标尺之间）。

图 20.15　跖疣

（姜波，王纪宸 译）

参考文献

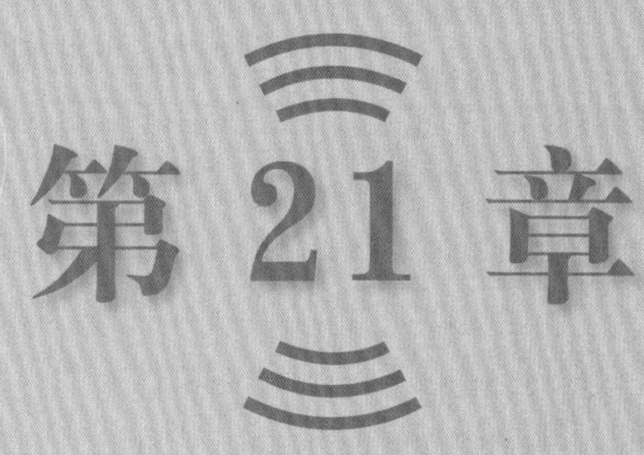

甲疾病的超声检查

Ximena Wortsman, Yamile Corredoira, Kharla Pizarro, Laura Carreño, Claudia Morales

一、引言 

超声已成为研究甲的重要手段。由于其较高的空间分辨率和安全性，它已成为首选的影像学技术。现如今，超声可以帮助诊断和治疗多种甲疾病[1-10]。

甲检查需要使用探头频率≥ 15 MHz 的彩色多普勒超声仪，并由经过培训的操作人员遵循皮肤病超声检查指南进行操作[1-2，7，9-13]。

检查甲的技术依赖于扫查甲和甲周区域，包括邻近的指（趾）间关节。通过对甲单元的观察，可检测到甲板的双层结构、甲床的低回声及远节指（趾）骨骨缘的强回声线。在通常的频率下，超声不能检测到甲母质细胞，但甲床在甲母质区域通常呈稍高回声[7]。

血流通常在甲床深层的 2/3 处更明显，表现为低速的动脉血流和静脉血流[7，9]。

甲周表皮和真皮的结构与身体其他部分相似。表皮表现为明亮的高回声层，真皮表现为高回声带。指腹的表皮较厚，呈双层明亮的高回声[7，9]。

本章回顾了超声检查中最常见的甲病变。

二、良性病变 

（一）肿瘤和假性肿瘤

1. 甲

（1）实性

1）血管球瘤

血管球瘤（glomus tumor）来源于神经肌动脉丛，是甲超声检查中最常见的请求之一。主要症状是甲区域的剧烈疼痛[7-10，14-15]。超声波具有高分辨率，使用推荐的设备、频率和设置，可以区分尺寸甚至小于 1 mm 的血管球瘤。血管球瘤 95% 发生在手指甲，5% 发生在脚趾甲，临床表现取决于甲母质区域的受累程度[1，7，9-10]。

在超声上，它们表现为甲下边界清晰的圆形或椭圆形低回声结节，通常位于远节指（趾）骨骨缘的上方；因此，血管球瘤经常产生下方骨缘的扇形凹陷。

关于它们在甲床的位置，最常见的是位于近端，偶尔也会出现在远端或中间位置。它们经常位于甲床的中央或旁正中位置，但也可能是完全偏侧的。

在彩色多普勒超声上，这些结节倾向于富血供，但约 20% 的结节可能是少血供的，这通常与血管球瘤的变异表现相对应。结节内的血供显示为低速血流（图 21.1 ~图 21.3）[1-2，7-10，14，16-17]。

2）甲母质瘤

甲母质瘤（onychomatricoma）是一种来源于甲母质的良性肿瘤。临床表现为甲出现黄色或纵向的条带，偶尔还会出现裂片状出血。一些甲母质瘤可能出现色素沉着，临床上与黑色素瘤相似[1，7，9-10，18-19]。

在超声上，其特征性表现为甲床近端偏侧性低回声结构，有层状高回声线或斑点突出于甲板上。

在彩色多普勒超声上，它呈现出不同程度的血流信号，但通常是低速血流（图 21.4）[1，7，9-10，18-19]。

3）纤维瘤

纤维瘤（fibroma）是一组异质纤维性肿瘤的一部分。在超声上，甲下纤维瘤表现为低回声的偏侧肿瘤，可能重塑远节指（趾）骨的骨缘，并使甲板向上移位和不规则。彩色多普勒超声通常呈低血供（图 21.5）[7，9-10]。

4）神经源性肿瘤：神经鞘瘤和神经束膜瘤

神经鞘瘤（schwannoma）是最常见的良性神经源性肿瘤，由周围神经中的施万细胞增生而成。不到 1% 的神经鞘瘤位于手和手腕区域。在临床上，他们可表现为甲营养不良和杵状畸形。这些肿瘤的 S-100 免疫组化检测呈阳性。

超声检查可见混合回声，边缘呈低回声和中心呈无回声，使甲板向上移位，并伴有远节指（趾）骨边缘呈扇形凹陷。除了累及甲床，这些肿瘤还可累及甲母质区域。彩色多普勒超声通常会在肿瘤周围发现一些低速动脉血流信号[20]。

神经束膜瘤（perineurioma）不同于其他常见的神经源性肿瘤，因为它们含有神经束膜细胞，这些细胞通常围绕神经束，可通过其对上皮膜抗原（epithelial membrane antigen，EMA）的免疫反应性和对 S-100 蛋白的缺乏反应性来区分施万细胞。

临床上表现为甲肿胀、杵状甲或营养不良。在超声上，它们表现边界不清的偏侧低回声结构，通常是少血供。这些肿瘤常累及甲母质区，使甲板发生不规则改变和向上移位。彩色多普勒超声可能显示一些低速血流信号[9，21]。

5）角化棘皮瘤

角化棘皮瘤（keratoacanthoma）起源于表皮，一

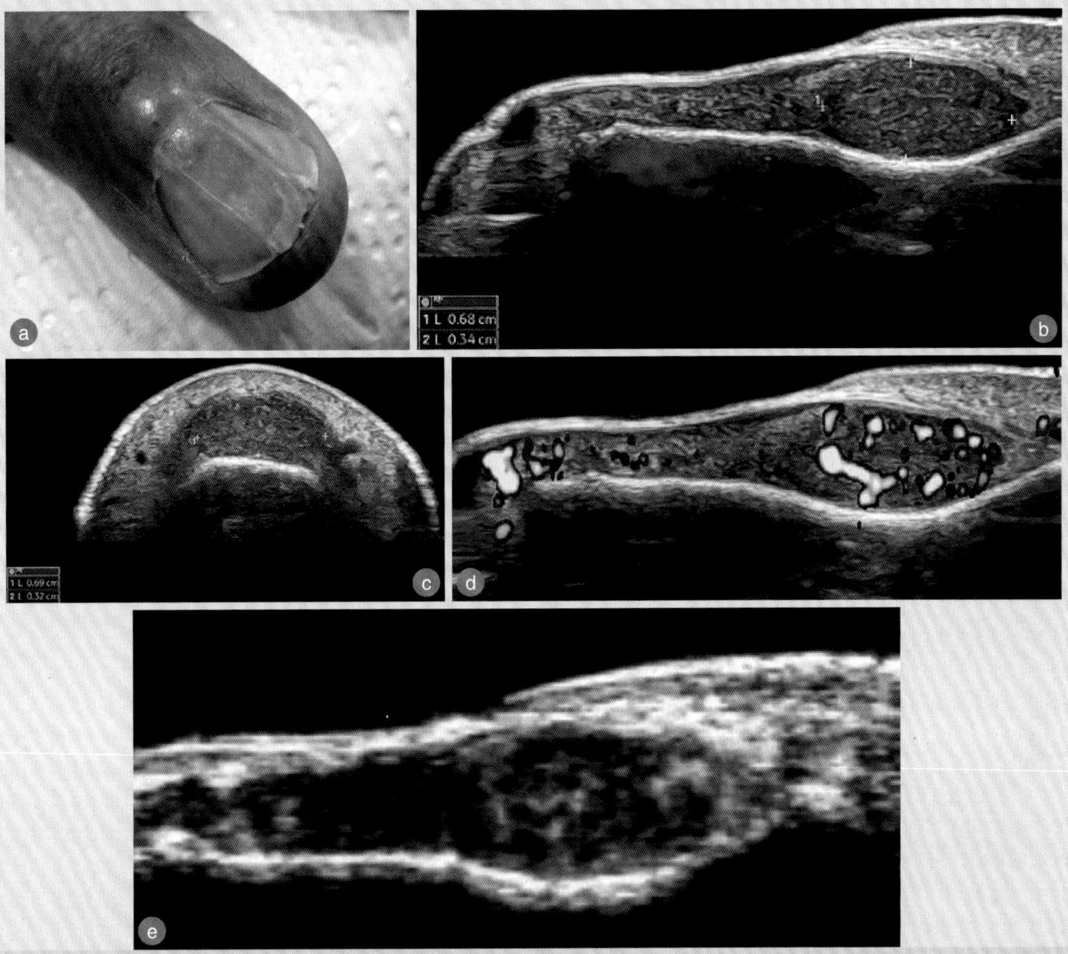

a. 临床照片；b. 纵切面灰阶超声图像；c. 横切面灰阶超声图像；d. 纵切面能量多普勒；e. 纵切面微血流成像。声像图显示（b、c）甲床近端边界清楚的椭圆形低回声结节（标记之间）。远节指骨骨缘呈扇形凹陷，与肿瘤相邻的甲板近端部分向上移位。注意肿瘤的丰富血供（d、e）。

图 21.1　甲床近端血管球瘤

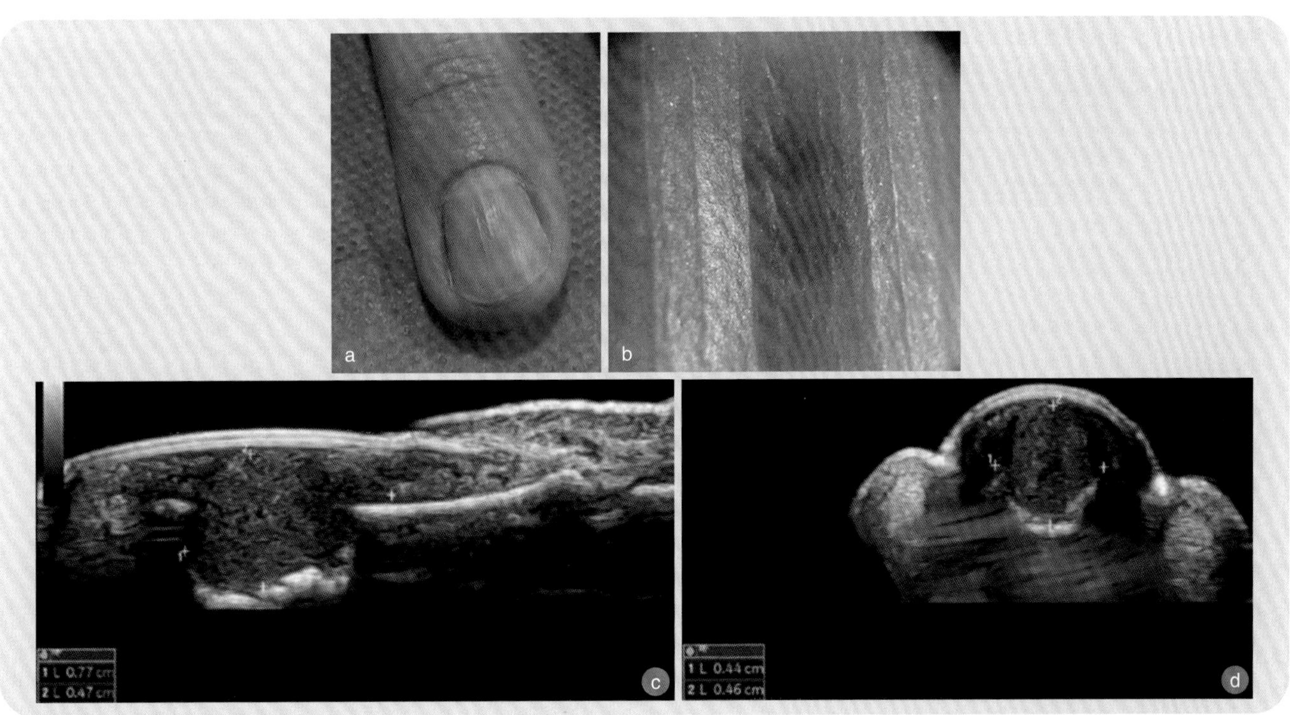

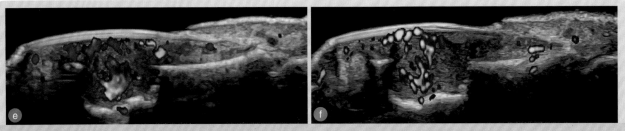

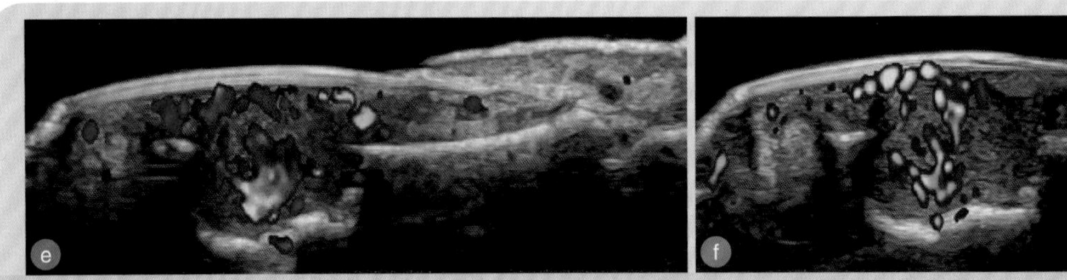

a. 临床照片；b. 皮肤镜图像；c. 纵切面灰阶超声图像；d. 横切面灰阶超声图像；e. 纵切面彩色多普勒超声图像。f. 纵切面能量多普勒超声图像。声像图表现为甲床中部边界清晰的椭圆形低回声结节（标记之间），结节下方远节指骨骨缘有明显的扇形凹陷，甲板有轻微的向上移位。彩色多普勒超声及能量多普勒超声显示结节内血流丰富。

图 21.2　甲床中部血管球瘤

些学者认为它们是一种低级别的鳞状细胞癌（SCC）。它们生长迅速，有时会自然消退。在老年人群和日晒区域更为常见。

临床上，它们会导致甲肿胀和营养不良。在超声检查中，它们显示为界限不清的偏侧性甲下结构，其中心呈无回声、周边呈低回声。偶尔，它可以表现为低回声结节，在其中心部分回声更低；它们可能导致甲板向上移位和不规则，骨质边缘呈扇形凹陷。在彩色多普勒超声上，它们的血流分布倾向于位于肿瘤周围，可能表现为低至中等血供，流速缓慢（图 21.6）[4, 9, 22]。

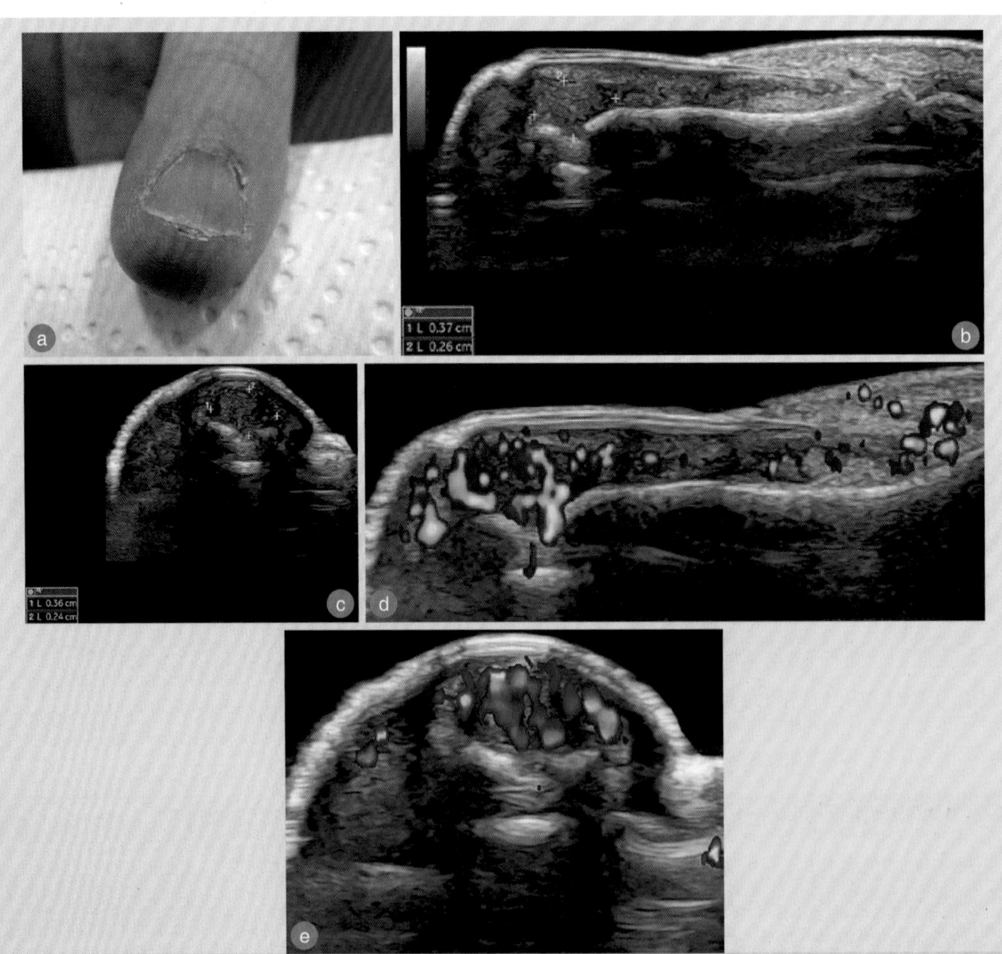

a. 临床照片。纵切面灰阶超声图像（b）、横切面灰阶超声图像（c）、纵切面能量多普勒超声图像（d）及横切面彩色多普勒超声图像（e）显示甲床远端有界限清晰的椭圆形低回声结节（标记之间）。骨缘呈扇形凹陷（b、c），结节内和周围血流丰富（d、e）。

图 21.3　位于甲床远端的血管球瘤

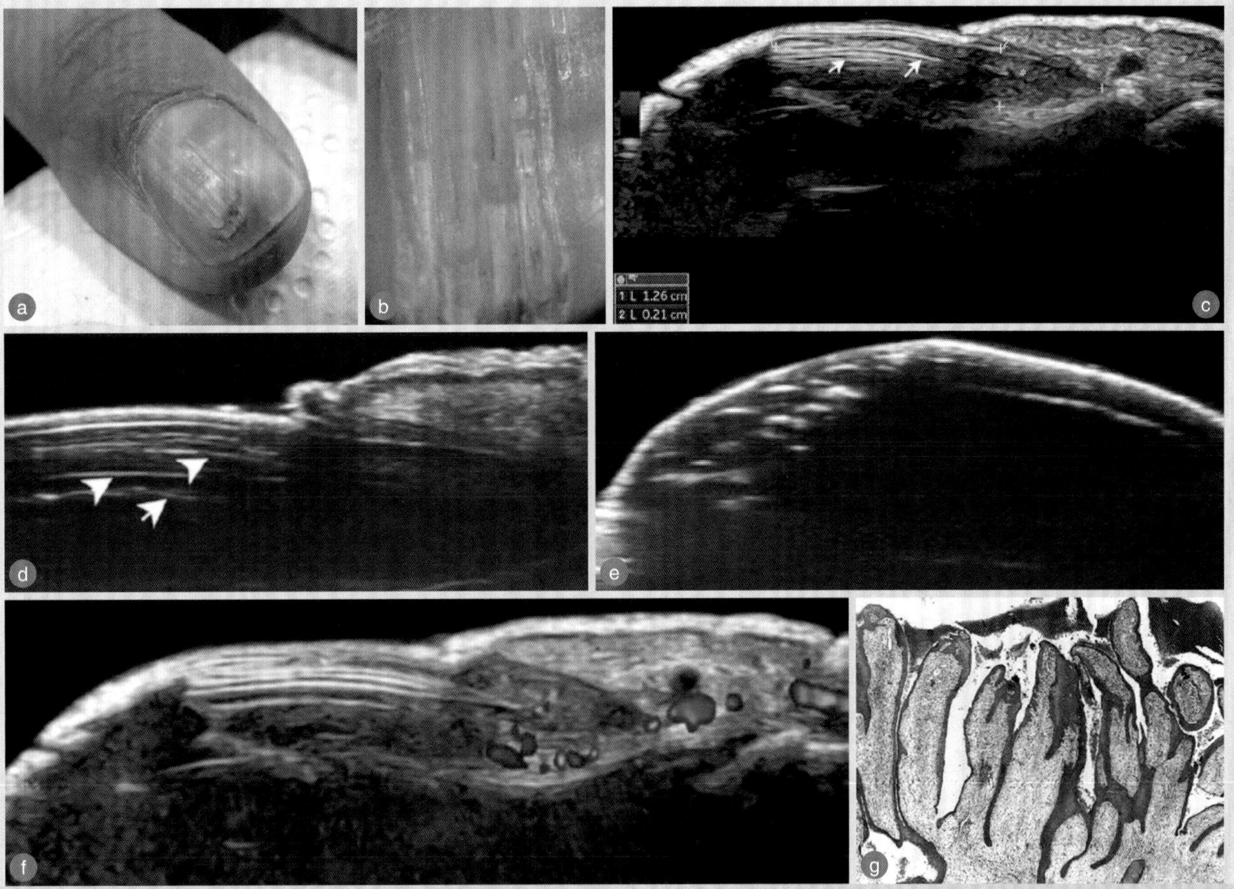

a. 临床照片。b. 皮肤镜图像。c ~ f. 超声图像（c. 纵切面灰阶超声图像，24 MHz；d. 纵切面灰阶超声图像，70 MHz；e. 横切面灰阶超声图像，70 MHz；f. 彩色多普勒超声图像）显示左手示指桡侧边界不清的低回声结构（*）；有多条高回声线（白色箭头）突入甲板内。彩色多普勒超声图像显示肿瘤周边有少量血流信号。g. 组织学（H&E 染色，×20）显示纤维上皮性肿瘤，基质上皮链内陷并覆盖纤维间质指状突起。注意表面和纤维上皮结构之间的血液，临床上通常表现为裂片状出血。

图 21.4　甲母质瘤

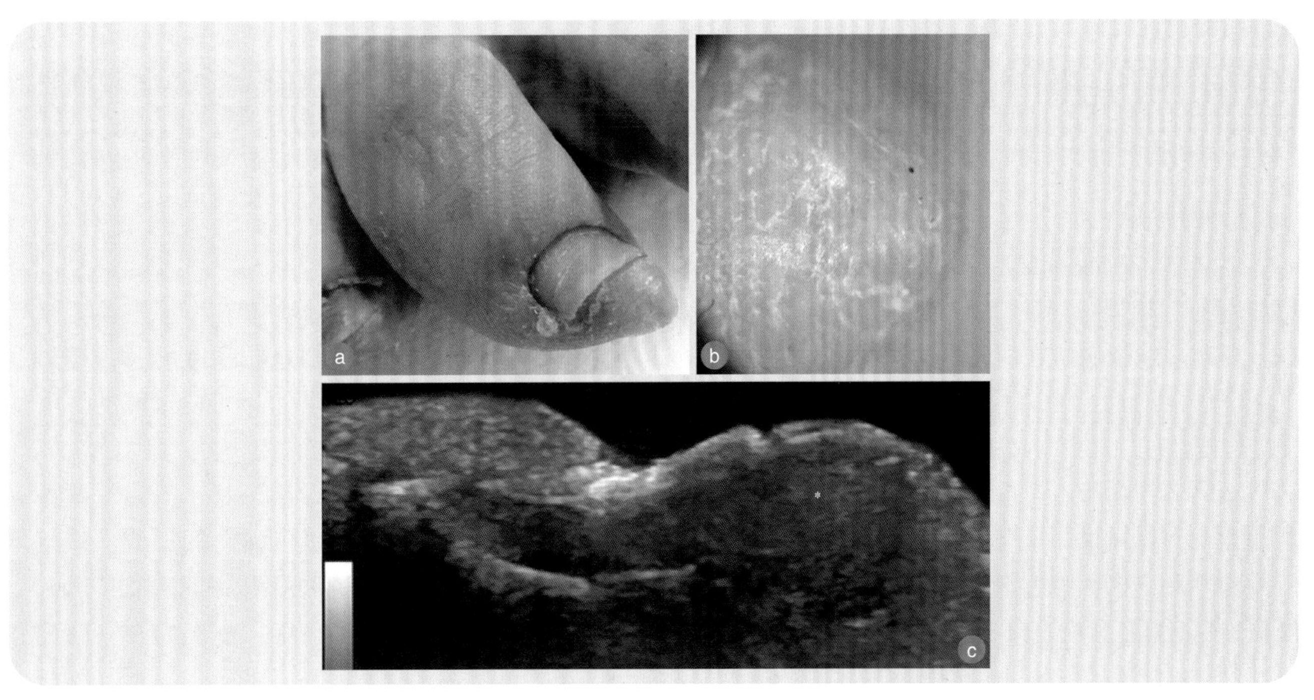

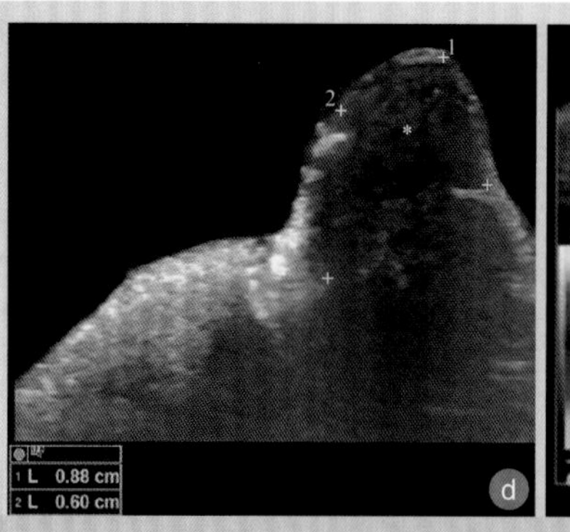

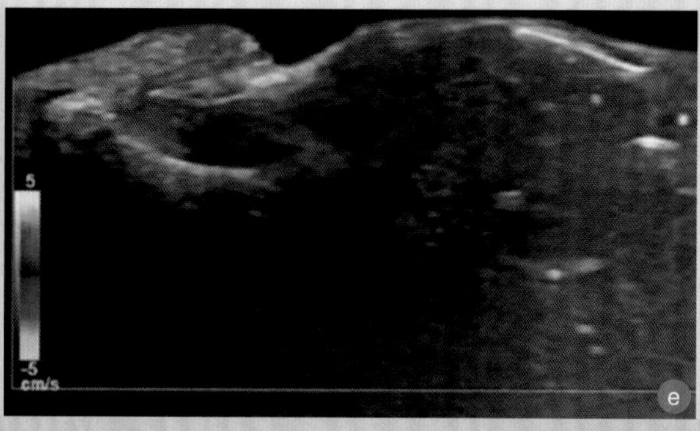

a. 临床照片。b. 皮肤镜检查。纵切面（c）和横切面（d）灰阶超声图像及纵切面彩色多普勒超声图像（e）显示在甲床的远端部分边界不清、突出到甲床的低回声结构（星号，+标尺之间），彩色多普勒超声显示该结构内为乏血供。

图 21.5 纤维瘤

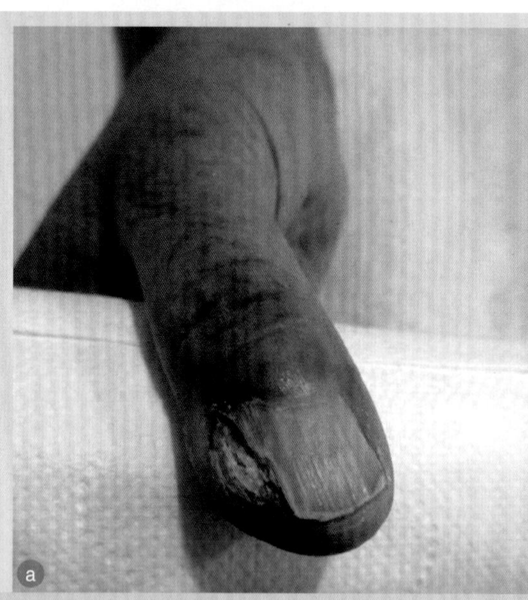

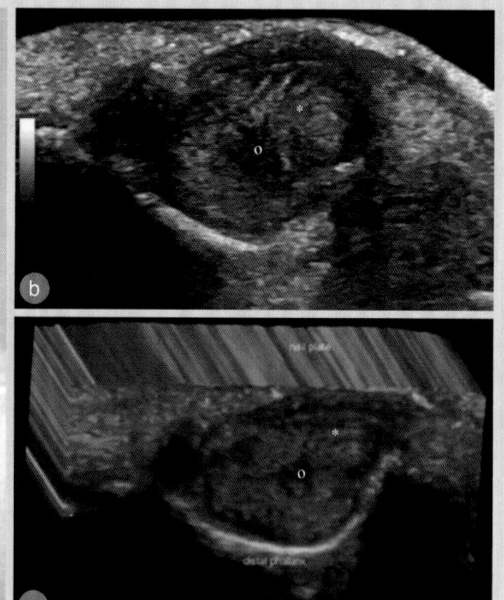

a. 临床照片。右拇指灰阶超声图像（b）和带彩色滤波的灰度三维重建超声图像（c）显示在尺侧甲床和甲周区显示一个偏侧性低回声椭圆形结构（*），并可见一个无回声中心（o）；邻近甲板向上移位、边界不清晰、形态不规则；注意远节指骨骨质边缘呈扇形凹陷。

图 21.6 角化棘皮瘤

6）肉芽肿

肉芽肿（granuloma）是由慢性炎症、肉芽肿反应和瘢痕形成产生的假性肿瘤。它们可能与外伤史有关。在超声检查中，它们表现为甲床内界限不清的低回声区，可能会产生占位效应，甲板出现凹凸不平，但它们不会侵蚀远节指（趾）骨的骨缘。

彩色多普勒超声表现为不同程度的血流信号，从乏血供到富血供，具有低速血流。一些富血供形式的肉芽肿，也称为毛细血管扩张性肉芽肿，可能类似于甲下黑色素瘤（图 21.7）[7, 9, 23]。

（2）囊性

黏液囊肿

黏液囊肿（mucous cysts）是由胶原蛋白变性产生的，在超声上表现为圆形或椭圆形的无回声结构，并使甲板向上移位。由于邻近甲母质区域的挤压，甲板会出现不规则和双层结构的缺失（图 21.8）[7, 9]。必须将其与累及甲床的甲周黏液样（滑膜）囊肿相区分，后者通常会延伸到指（趾）间关节，并经常伴有骨关节炎。囊肿后方可见回声增强伪像。

彩色多普勒超声检查显示，囊肿内没有血流信

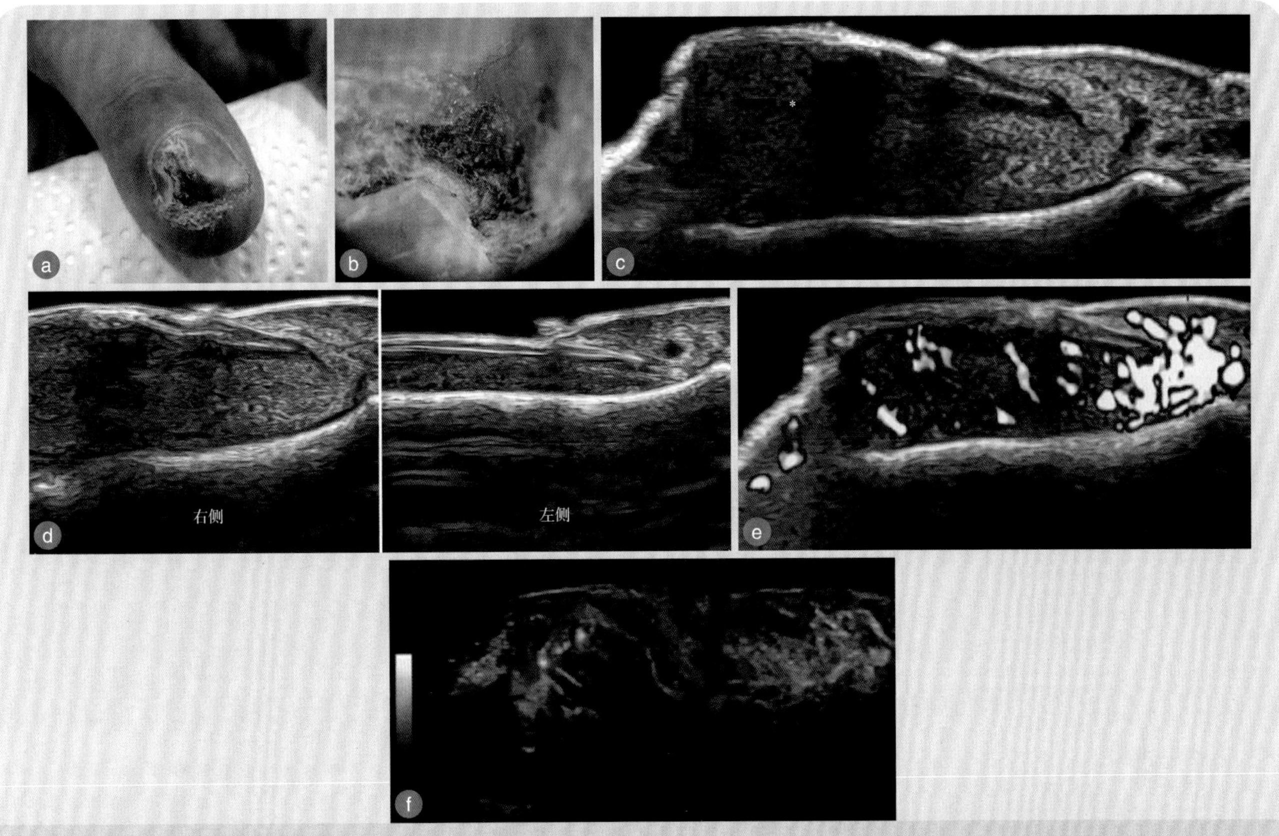

a. 临床照片。b. 皮肤镜检查。纵切面灰阶超声图像（c、d）、右示指指甲的能量多普勒超声图像（e）及超声血管成像（f）显示甲床厚度增加和回声减低，并有甲板向上移位、不规则和增厚；右侧和左侧示指的甲床厚度有明显的差异，右侧甲床较厚（d）；甲床内显示丰富血流信号（e、f）。请注意远节指骨的骨缘没有改变。

图 21.7　甲下毛细血管扩张性肉芽肿

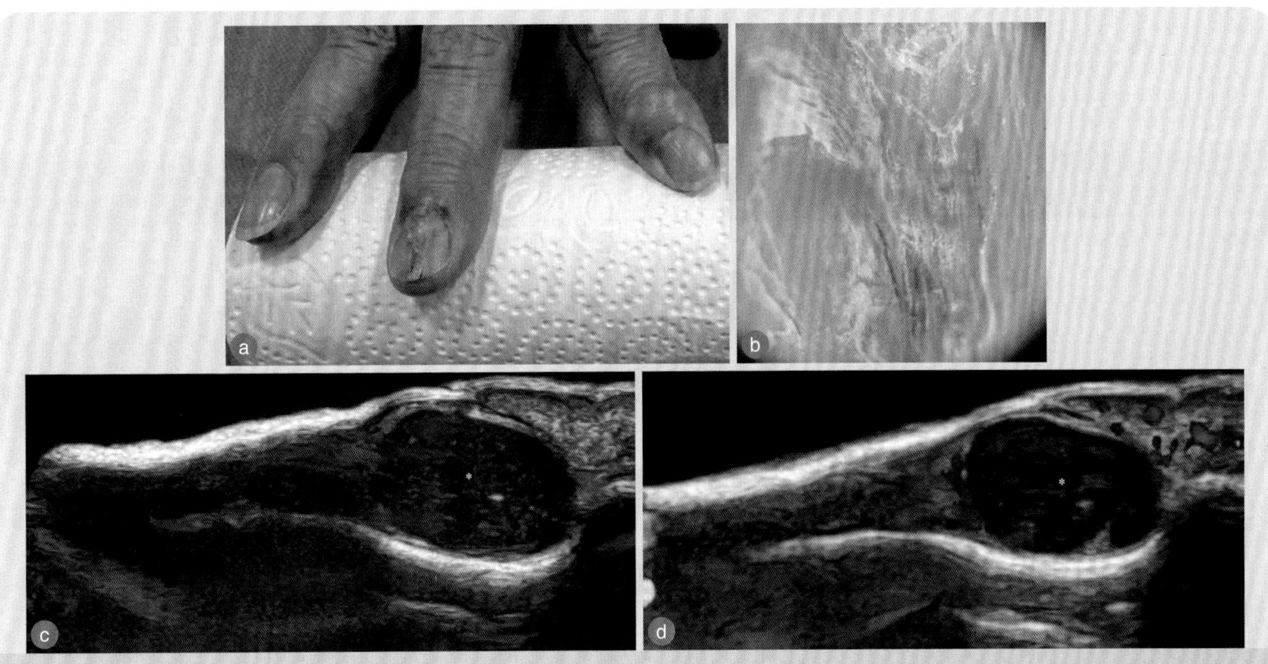

a. 临床照片。b. 皮肤镜图像。灰阶超声图像（c）及彩色多普勒超声图像（d）显示甲床近端有一边界清楚的椭圆形无回声的囊性结构（*）。甲板向上移位，并可见增厚和不规则的区域。囊肿周边血流信号增多（d）。囊肿后方可见回声增强。

图 21.8　黏液囊肿

号。然而，根据炎症程度的不同，在囊肿的周围可能会探及一些低速的血流信号。

2. 甲周

（1）实性

1）甲周纤维瘤：获得性甲周纤维角化瘤

甲周纤维瘤：获得性甲周纤维角化瘤（periungual fibroma: acquired ungual fibrokeratoma），是纤维瘤家族的一部分，起源于甲周真皮。在超声上，它们通常表现为甲周的低回声带并从外部挤压甲母质区域。获得性甲周纤维角化瘤是纤维瘤的一种变体，由于角化过度，其远端通常会出现高回声。

在彩色多普勒超声上，除了血管纤维瘤变体会出现内部血流或血管带，纤维瘤通常都是少血供的（图 21.9）[1, 7, 9-10]。

2）外生骨疣

外生骨疣（exostosis）是远节指（趾）骨的骨性

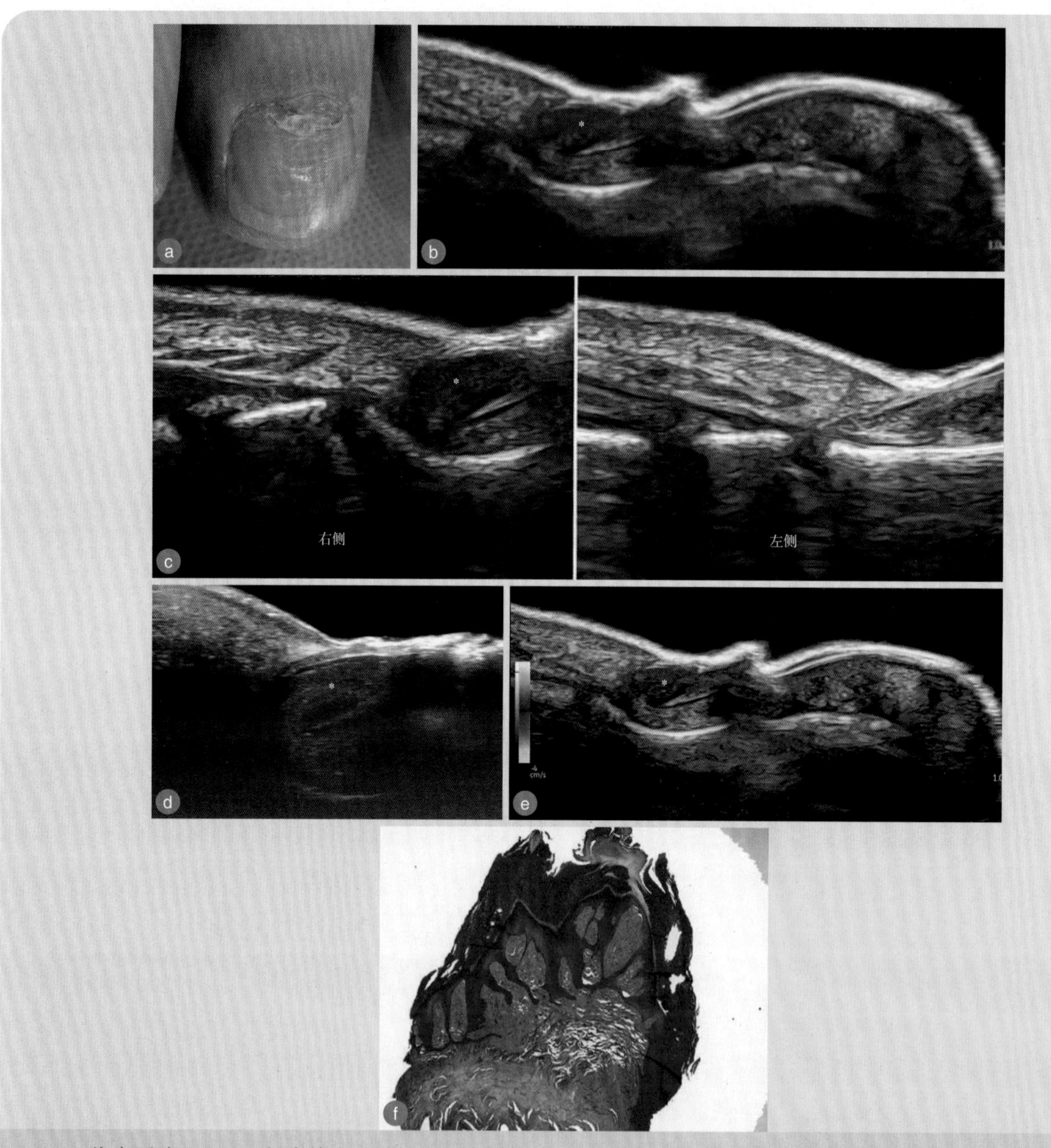

a. 临床照片。b ~ e. 超声检查。纵切面超声图像（b ~ d. 灰阶图像，e. 彩色多普勒超声图像，c. 左右踇趾甲对比图，b、c、e.24 MHz，d.70 MHz）显示近端甲襞中细长、椭圆形、边界清楚的低回声结构（*）。其表面可探及一形态略不规则的高回声带，低回声带对右侧甲板起始部产生了外压。f. 组织学（H&E 染色，×20）显示细长的纤维上皮结构，中央核心有致密的低细胞胶原束、棘层肥厚和明显的角化过度。

图 21.9　甲周纤维角化瘤

赘生物，突出到甲床。一些患者有外伤史。

在超声上，它们表现为形状不规则的高回声带，并与远节指（趾）骨的骨缘相连。由于伴有慢性炎症和肉芽组织，甲床通常比对侧增厚并回声减低。

彩色多普勒超声显示，外生骨疣周边部有不同程度的低速血流信号（图 21.10）[1, 7, 9-10, 23]。

3）甲周肉芽肿

甲周肉芽肿（periungual granuloma）在超声上表现为边界模糊的低回声结构或假结节。它们在近端甲襞中更常见，并可能压迫甲板和甲母质区域的起始部分。通常是单发的，但也有文献报道了一些多发性甲周围毛细血管扩张性（化脓性）肉芽肿病例[24]。

彩色多普勒超声显示，除了毛细血管扩张性变异表现出明显的低速血流信号，它们通常是少血供的（图 21.11）[1, 7, 9-10, 23]。

（2）囊性

黏液样 / 滑膜囊肿

黏液样 / 滑膜囊肿（myxoid or synovial cyst）是由关节腔的滑膜和滑液突出到近端甲襞形成的。在极少数情况下，这些突起也会延伸到甲床。

在超声上，它们表现为位于近端甲襞的椭圆形无回声结构，压迫甲板和甲母质区域的起始部。因此，甲板会沿着囊肿的轴线凹陷。较高的频率下可以检测到囊肿内的漂浮回声。找到囊肿与关节之间的连接通道非常重要，因为在手术治疗时需要切除该通道。超声检查显示，连接通道表现为迂曲的无回声结构，通常位于甲和关节的交界处。在囊肿后方可探及后方回声增强伪像。

彩色多普勒超声显示，这些囊肿是无血流信号的；然而，在其周围可能有低速的动脉血流和静脉血流信号，炎症较重时表现更为明显（图 21.12）[1, 7, 9-10, 23, 25]。

（二）炎症性疾病

1. 银屑病

银屑病（psoriasis）是一种慢性自身免疫性疾病，影响皮肤、甲、肌腱止点和骨边缘。5% 的甲银屑病患者没有皮肤受累。53% ~ 86% 的银屑病关节炎患者会出现甲银屑病。银屑病患者的甲病变程度与皮肤损害的严重程度相关，并且可能早于或晚于皮肤损害出现。此外，银屑病关节病和甲病的患病率在 6% ~ 40%[1, 6-7, 9, 15, 26-37]。

超声检查可以观察到银屑病甲病的一些早期和晚期征象[7, 9, 36]。

· 甲床增厚。

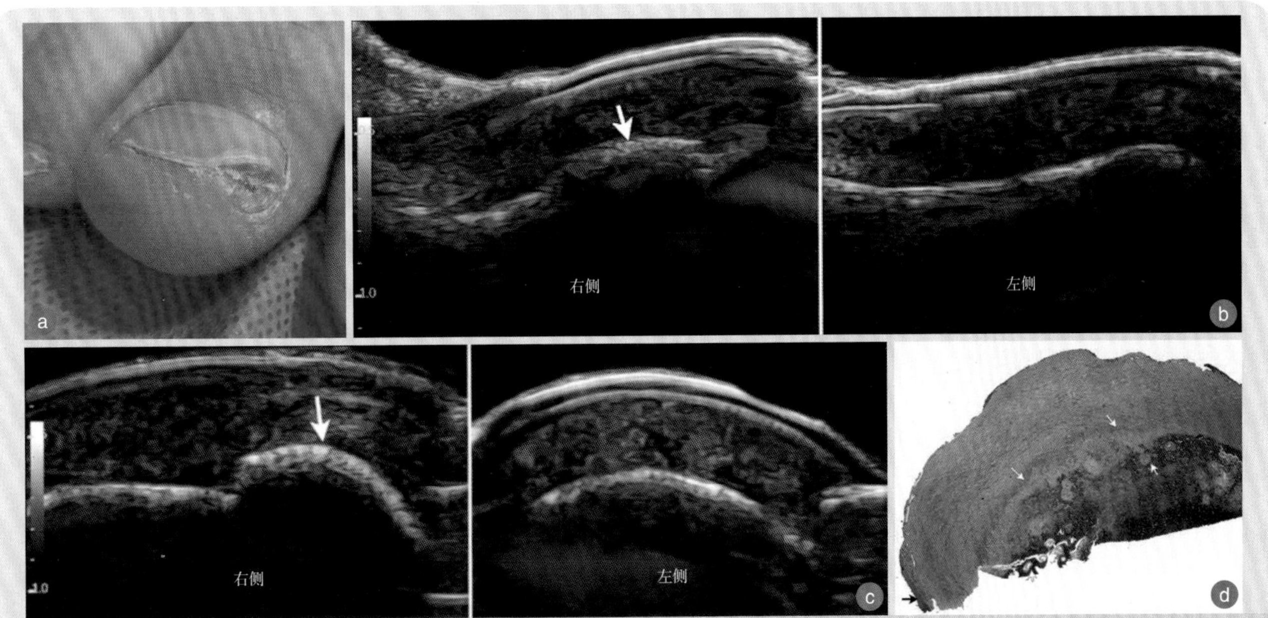

a. 临床照片。纵切面（b）和横切面（c）灰阶超声图像（左右趾趾甲的并排比较）显示一条高回声带（白色箭头）从远节趾骨骨缘突出到甲床。d. 组织学（H&E 染色，×20）显示成熟的骨小梁（向上白箭头）通过其周边的成熟软骨帽（向下白箭头）发生软骨内成骨形成。病变的外部显示部分内衬表皮的纤维结缔组织，反映了这种情况下常见的溃疡（水平箭头）。

图 21.10　甲下外生骨疣

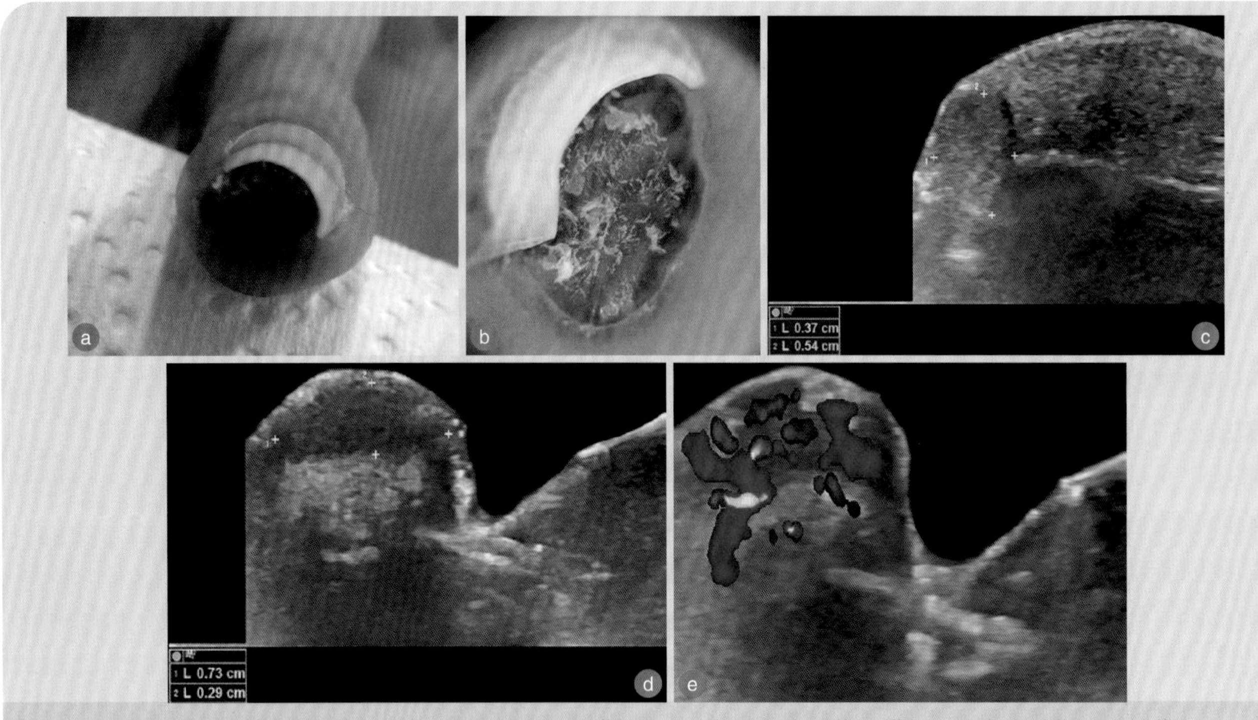

a. 临床照片。b. 皮肤镜图像。左小指纵切面（c）、横切面（d）灰阶超声图像和横切面彩色多普勒超声图像（e）显示在甲床有边界清晰的、外生的、低回声结构（标记之间）。彩色多普勒超声显示病变内血流信号丰富。

图 21.11　甲周毛细血管扩张性肉芽肿

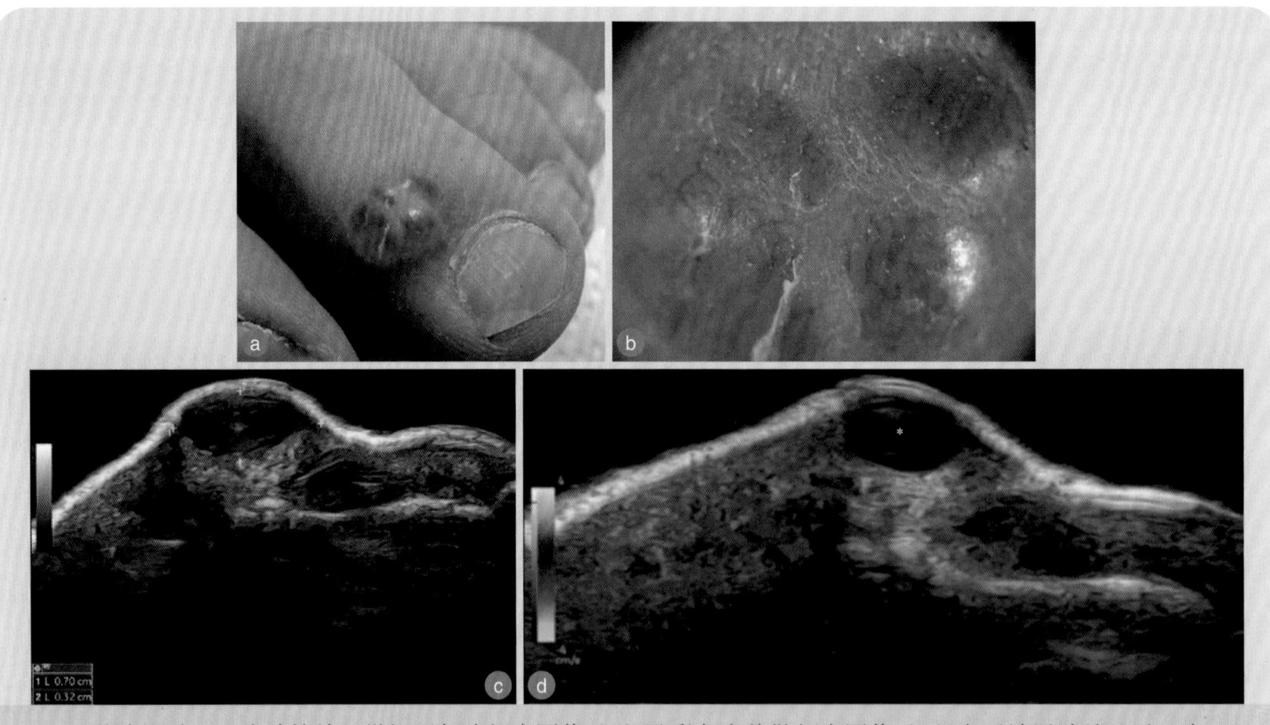

a. 临床照片。b. 皮肤镜检。纵切面灰阶超声图像（c）及彩色多普勒超声图像（d）在近端甲襞处显示一个边界清楚、椭圆形、无回声的囊性结构（测量标尺间）。该结构通过一个细小通道连接到远端趾间关节。囊肿后方回声增强。在彩色多普勒超声上，病变内或周围未见血流信号。

图 21.12　黏液样囊肿

· 腹侧板边界模糊。

· 腹侧板远端部分出现局灶性高回声沉积物。

· 甲板［腹侧板和（或）背侧板］增厚、不规则和波浪状。

彩色多普勒超声显示不同程度的血流信号，取决于疾病的活动程度。这可能累及部分甲床（通常是甲床的近端部分）或全部甲床。

在银屑病关节病的病例中，也可以检测到相邻指（趾）间关节积液扩张。然而，为了研究关节、肌腱和骨骼的受累情况，应进行专门的双侧检查，作为甲检查的延伸。

肌腱方面，超声可显示肌腱附着点（止点）的回声减低或不均匀。关节方面，滑膜增生可能累及指（趾）间关节、掌指关节或跖趾关节区域。

如果存在骨侵蚀，通常发生在关节周围区域。

此外，还可能出现表皮增厚和波浪状的皮肤斑块、回声降低，真皮浅层血流增多（图 21.13 ~ 图 21.16）[1, 6-7, 9, 15, 26-37]。

2. 狼疮

狼疮（lupus）是一种自身免疫性疾病，除了影响其他器官，还可能影响甲和甲周区域。甲病变通常是由炎症和血管内皮损伤导致甲血供减少。在超声上，有可能发现指动脉内低回声血栓形成，甲床厚度增加，甲板的双层结构消失和甲板不规则，以及甲床的血供减少（图 21.17）[7, 9, 38]。

3. 类风湿关节炎

类风湿关节炎（rheumatoid arthritis）是一种自身免疫性疾病，影响关节并引发对称性炎症性关节炎。在临床上，这些病例可能会出现纵向脊纹和杵状甲。在超声上，有可能出现甲床增厚、回声降低和不同程度的血流增多。在这些情况下，对关节、肌腱和骨边缘进行检查是非常必要的。通常，关节内会出现滑膜增生并积液，肌腱回声减低或不均匀，以及关节周围区域骨边缘侵蚀。关节间隙可变窄，在彩色多普勒超声上，根据疾病活动性的不同可出现不同程度的关节周围血流增多[7, 9, 36-37]。

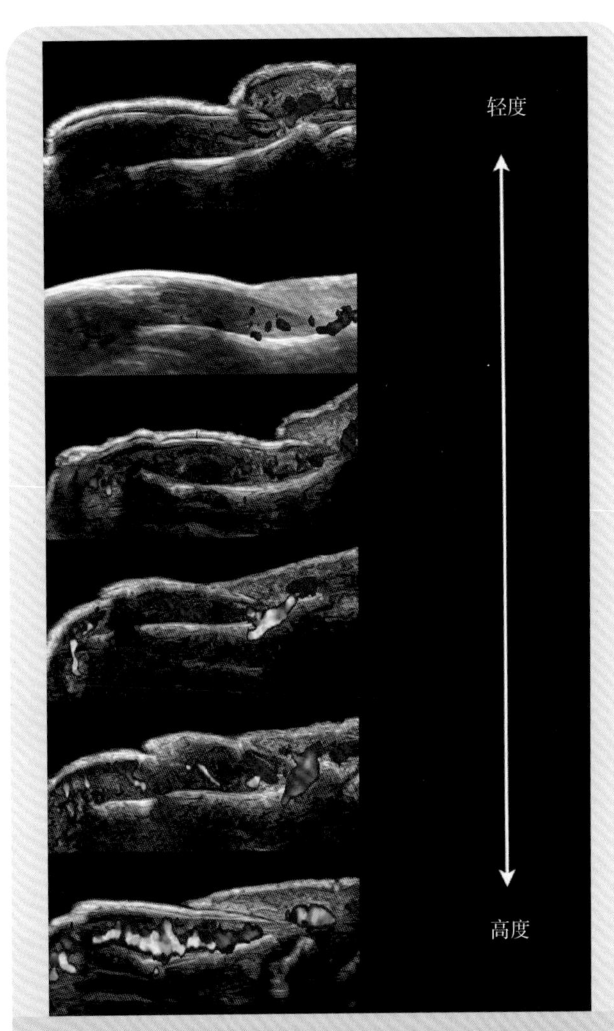

图 21.14　不同炎症程度的甲银屑病的表现（彩色多普勒超声图像）

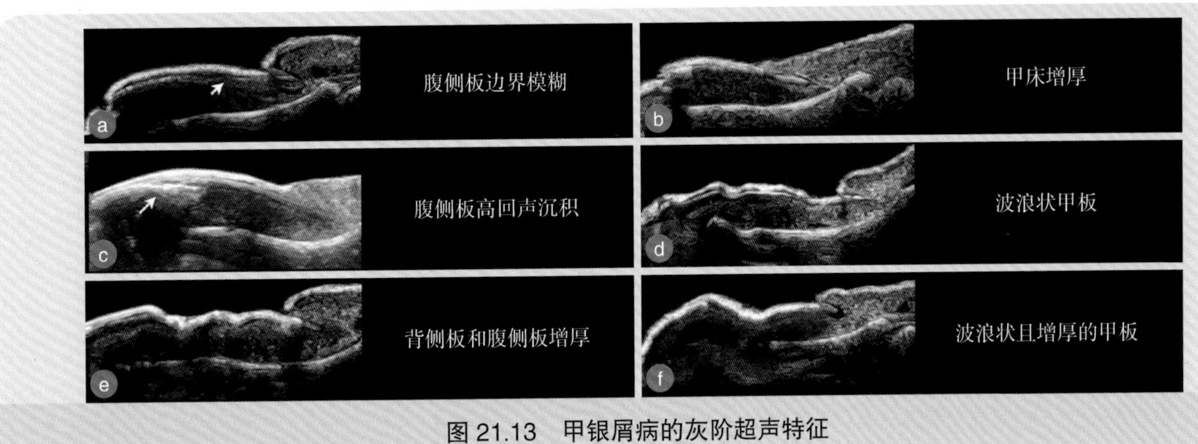

图 21.13　甲银屑病的灰阶超声特征

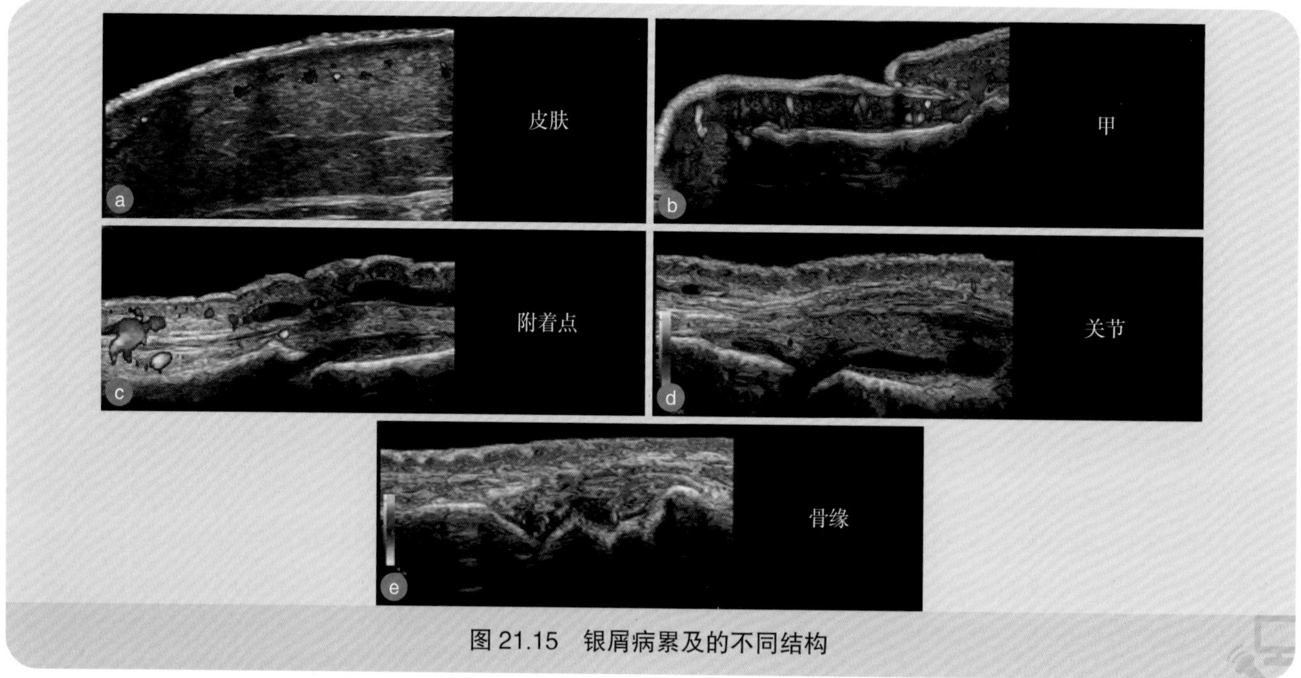

图 21.15 银屑病累及的不同结构

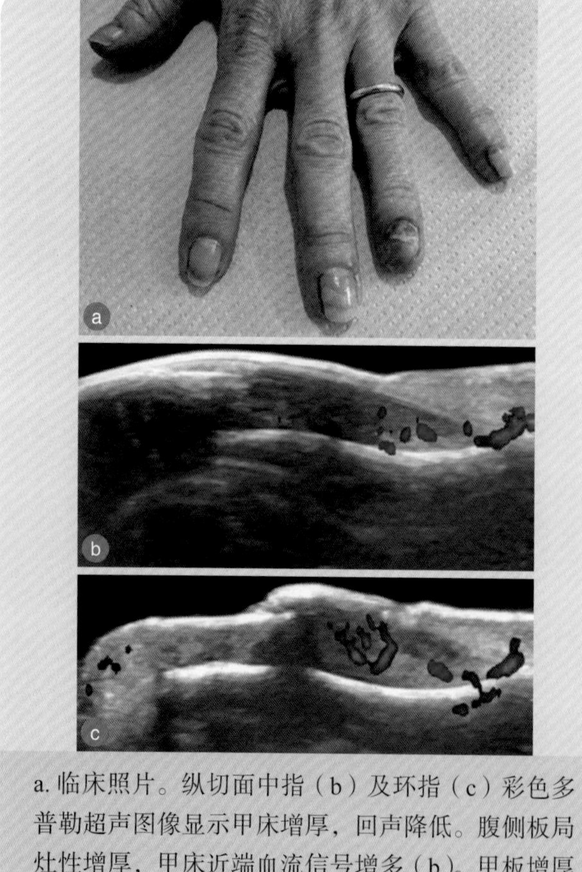

a. 临床照片。纵切面中指（b）及环指（c）彩色多普勒超声图像显示甲床增厚，回声降低。腹侧板局灶性增厚，甲床近端血流信号增多（b）。甲板增厚和缩短，甲床近端血流信号增多（c）。

图 21.16 甲银屑病

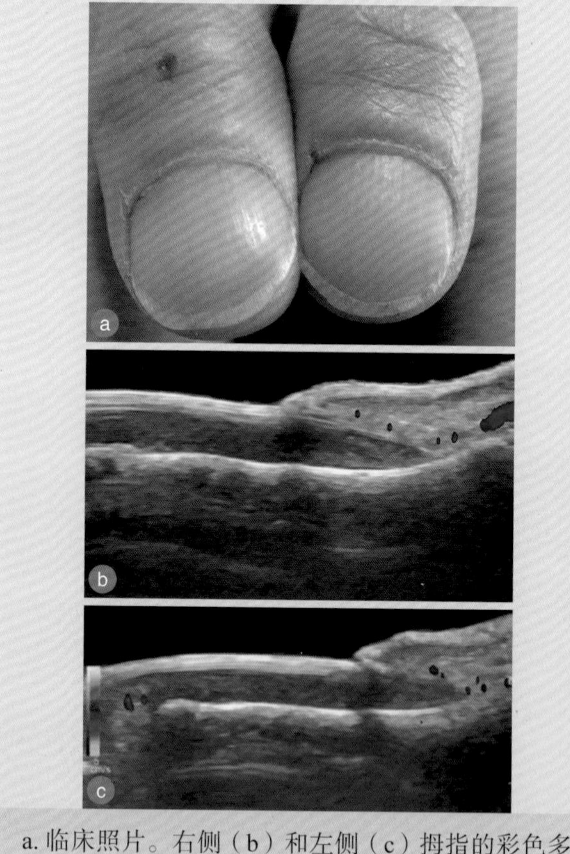

a. 临床照片。右侧（b）和左侧（c）拇指的彩色多普勒超声图像显示两侧甲床血供减少。

图 21.17 狼疮甲

4. 皮肌炎

皮肌炎（dermatomyositis）是一种慢性自身免疫性疾病，会在指腹区域产生钙沉积，表现为真皮或皮下的高回声沉积物，产生轻微的后方声影。在甲床和甲周皮肤，根据疾病的活动程度的不同，超声可能出现真皮的回声减低和增厚，以及不同程度低速血流信号的增多（图 21.18）[7, 9]。

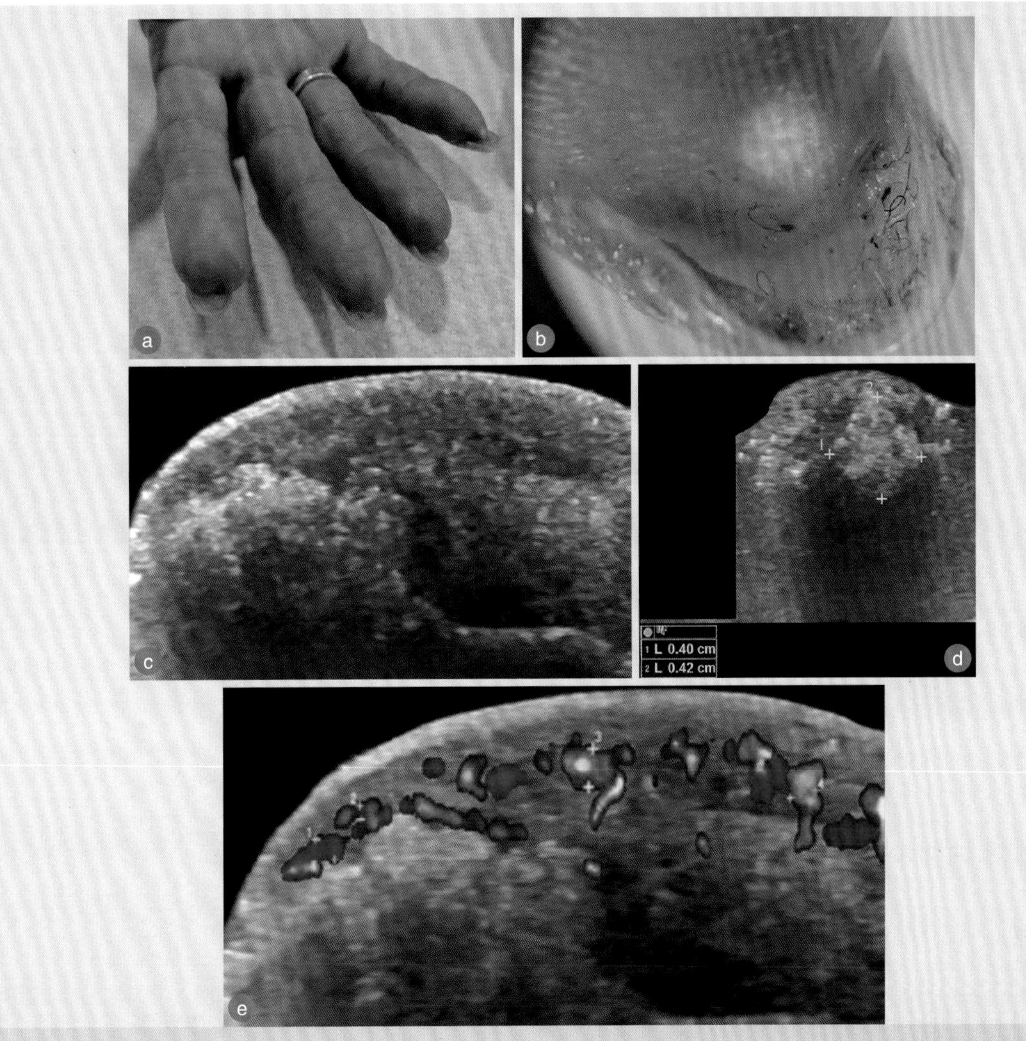

a. 临床照片。b. 皮肤镜检查。纵切面（c）、横切面（d）灰阶超声图像及纵切面彩色多普勒超声图像（e）显示右手指指腹处高回声皮下钙沉积（钙质沉着：测量标尺之间）产生后方声影（d），位于手指指腹并突向甲下。还可探及真皮增厚和回声减低。在彩色多普勒超声图像（e）上，可见真皮和皮下血流增多。

图 21.18　皮肌炎

5. 硬皮病

硬皮病（scleroderma），是一种结缔组织疾病，会造成多个器官的血管损害和纤维化。因此，它会影响到甲床的血管。超声检查显示甲床增厚、回声减低和血供减少；还可能发现甲板的向上移位（图 21.19）[7，9]。

6. 积液

积液（fluid collections）通常由甲的直接创伤引起。超声显示在甲板和甲床之间出现无回声带。腹侧板与远节指（趾）骨骨缘之间的距离增厚，甲向上移位。有时，这些积液可位于甲板内，表现为甲板间隙（背侧和腹侧板之间）的低回声增厚（图 21.20）[7，9]。

7. 正中管状甲营养不良

正中管状甲营养不良（median canaliform dystrophy）是一种慢性炎症，通常发生于创伤后，会在甲床的中部和近端（相当于甲母质区）形成瘢痕。

超声检查显示，甲床变薄、回声减低，主要累及近端和中部。此外，中部甲板会出现不规则和轻微的纵向波浪状凹陷。

彩色多普勒超声显示不同程度的血流信号增多，可以从低血供到富血供（图 21.21）[7，9]。

8. 甲下疣

甲下疣（subungual wart）是由人乳头瘤病毒引起的感染。超声检查显示甲床局灶性梭形增厚、回声降低，甲板向上移位且不规则。通常，会累及甲周皮肤和邻近甲床。彩色多普勒超声显示不同程度的血流信号，可从乏血供到富血供（图 21.22）[7，9]。甲周疣的形状和回声与甲下疣相似。因此，在这种情况下，超声可发现一个梭形低回声真皮结构，伴有表皮不规则。一些患者的甲周疣会延伸到甲床。

（三）生长异常

1. 先天性

（1）排列不齐

排列不齐（malalignment）是甲板的纵向异常生长，通常表现为向一侧弯曲。存在先天性类型，外伤累及甲母质区域也可能引起后天性偏位。

临床表现为甲增厚、不规则，颜色可能发生改变，通常呈黄色或绿色。常见于踇趾趾甲，可以单侧或双侧发病，但双侧发病更常见。

超声检查显示甲床增厚、回声减低，甲板增厚、不规则，双层结构消失。此类情况应排除嵌甲（onychocryptosis），即甲板嵌入侧方甲周组织[1, 7, 9]。

（2）囊性纤维化

囊性纤维化（cystic fibrosis）是一种先天性常染色体隐性遗传病，以囊性纤维化跨膜传导基因突变为特征。它还会累及肺、胰腺等器官，并可引起杵状甲。

超声检查显示甲板的凸度增加、增厚及甲床回声减低。彩色多普勒超声显示甲床血供明显增多[7, 39]。

2. 后天性

（1）嵌甲

嵌甲（onychocryptosis）是甲板嵌入外侧甲襞，常见于踇趾甲。

超声检查显示外侧甲襞真皮层内嵌有一块高回声双层板，周围真皮层厚度增加、回声减低。

彩色多普勒超声显示不同程度的血供增多，取决于炎症程度和伴发的甲襞继发感染（甲沟炎）的程度（图 21.23）[1, 7, 9]。

（2）脱甲病

脱甲病（onychomadesis）是甲板的碎裂，通常影响踇趾甲。超声表现为甲板的碎裂、增厚和双层结构的消失。脱甲病可能影响两侧甲板（背侧和腹侧）或一侧甲板（通常是腹侧部分）。此外，甲床增厚，弥漫性回声减低。脱甲病还可能伴有逆生性甲（retronychia，即甲板的向后嵌入）。彩色多普勒超声显示甲床的血流可以从乏血供到富血供（图 21.24）[1, 7, 9, 23]。

（3）逆生性甲

逆生性甲（retronychia）是甲板向后嵌入近端甲襞。最常累及的是脚趾甲。超声检查可显示逆生性

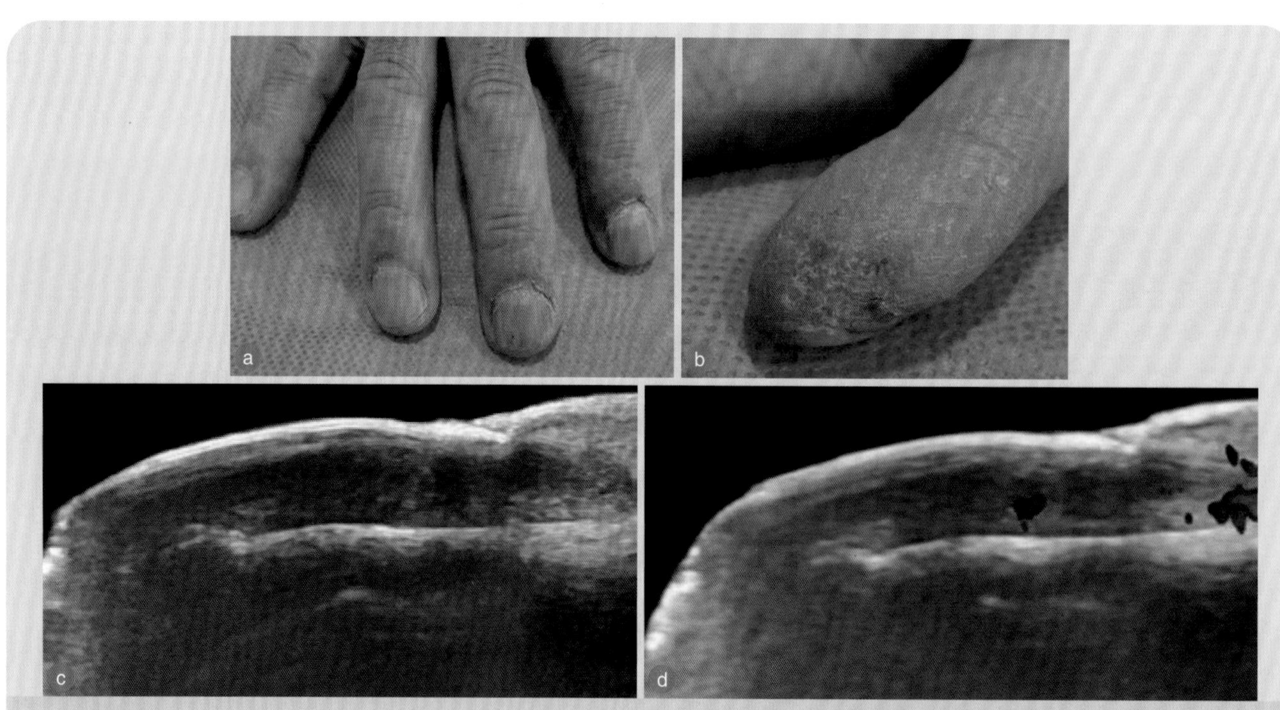

a、b. 临床照片。b 为右示指指腹。纵切面灰阶超声图像（c）和彩色多普勒超声图像（d）显示甲床增厚、回声减低；甲板轻微向上移位，腹侧板界限不清，彩色多普勒超声显示甲床血供减少。

图 21.19　硬皮病甲

甲的征象，包括：

1）低回声晕包绕甲板起始处。

2）患侧甲板起始部与远节指（趾）骨底之间的距离减小：在双侧逆生性甲中，如果踇趾和拇指的甲板起始部与远节趾（指）骨底之间的距离≤ 5.1 mm，或者患侧甲（距离减小）与对侧健康甲之间的距离差异≥ 0.5 mm。

3）近端甲襞增厚：在双侧逆生性甲中，如果男性近端甲襞厚度≥ 2.2 mm 或女性≥ 1.9 mm，或者近端甲襞比对侧健康甲的近端甲襞厚 0.3 mm 以上。

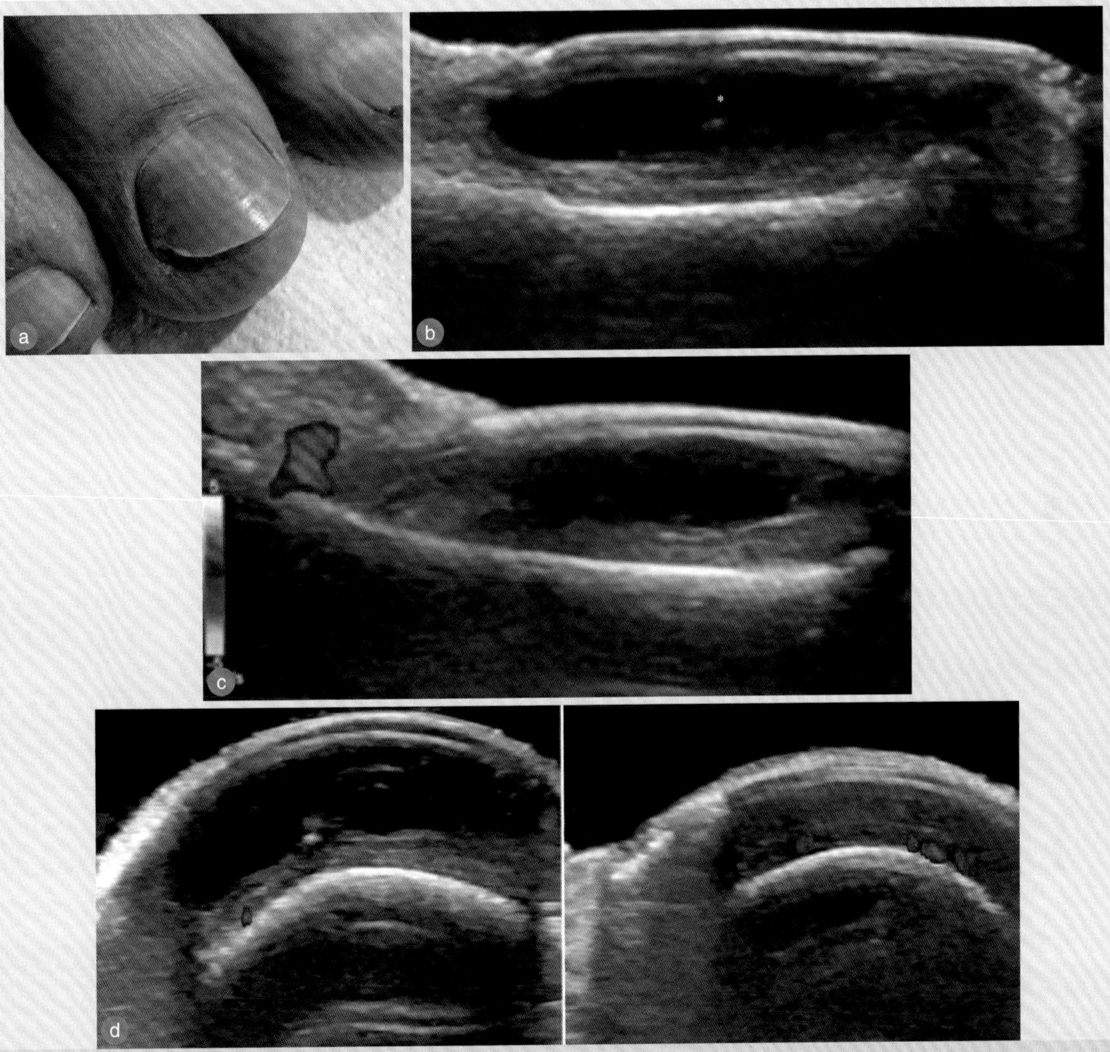

a. 临床照片。纵切面灰阶超声图像（b）、纵切面彩色多普勒超声图像（c）及左右踇指横切面的彩色多普勒超声对比图像（d）显示甲床上半部分无回声积液（*），同时探查到患侧甲板向上移位。注意，彩色多普勒超声（c、d）显示血肿内无血流信号。

图 21.20　甲下血肿

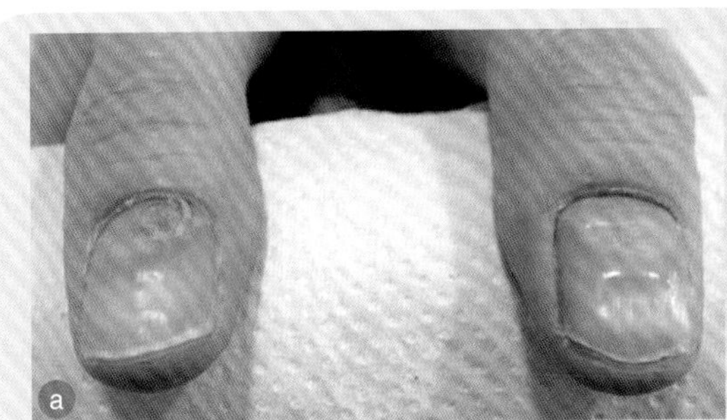

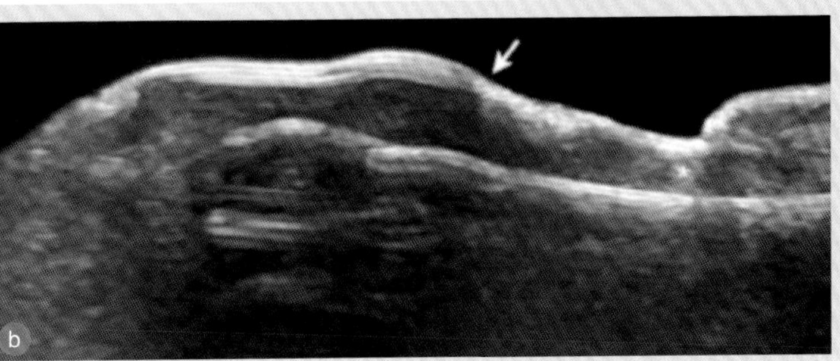

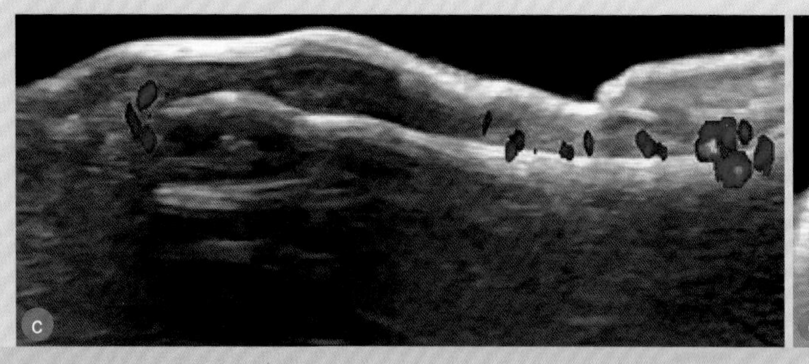

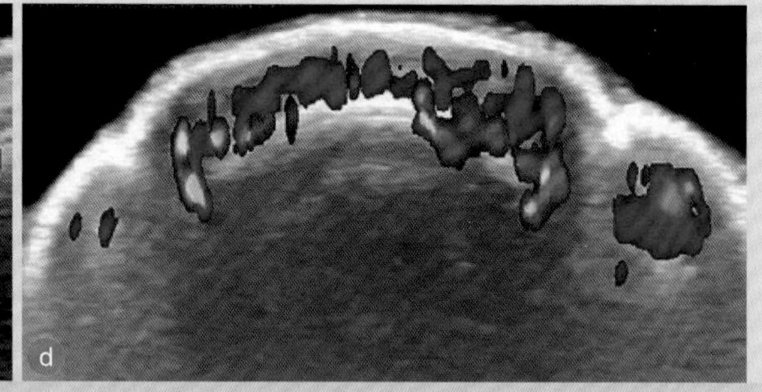

a. 临床照片。纵切面灰阶超声图像（b）、彩色多普勒超声图像（c）和横切面彩色多普勒超声图像（d）显示甲床近端和中部变薄及甲板不规则和波浪状。彩色多普勒超声显示，甲床血流信号增多，近端为主。

图 21.21　正中管状甲营养不良

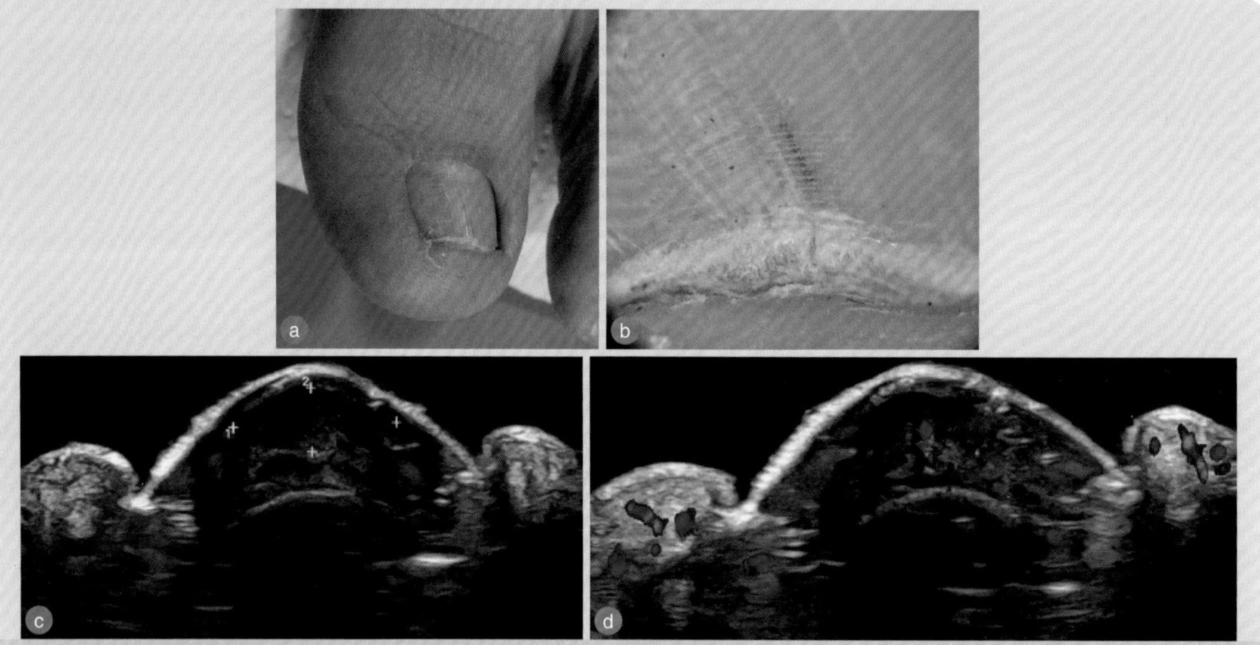

a. 临床照片。b. 皮肤镜检查。横切面灰阶超声图像（c）和彩色多普勒超声图像（d）显示甲床浅部和远端存在低回声梭形甲下结构（测量标尺之间），与疣相对应。甲板有轻微的不规则和向上移位。彩色多普勒超声显示疣底部的甲床血流信号稍增多。

图 21.22　甲下疣

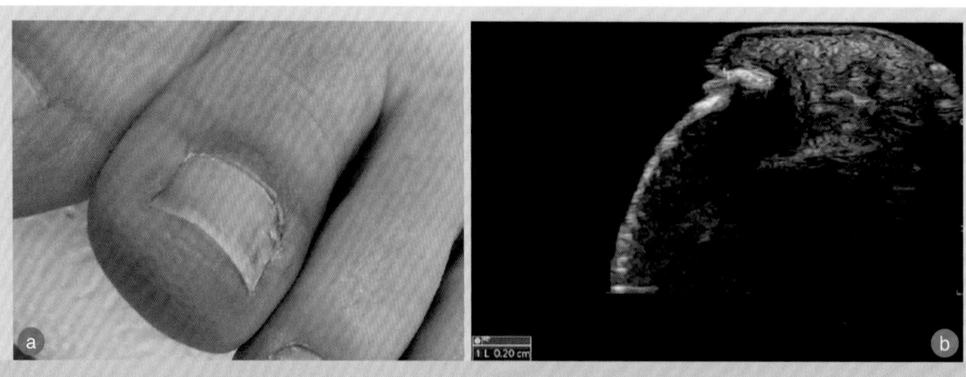

a. 临床照片；b. 灰阶超声（横切面）显示左侧踇趾甲襞内嵌 2.0 mm 高回声的甲板。相邻甲床及外侧甲襞真皮增厚、回声减低。

图 21.23　嵌甲

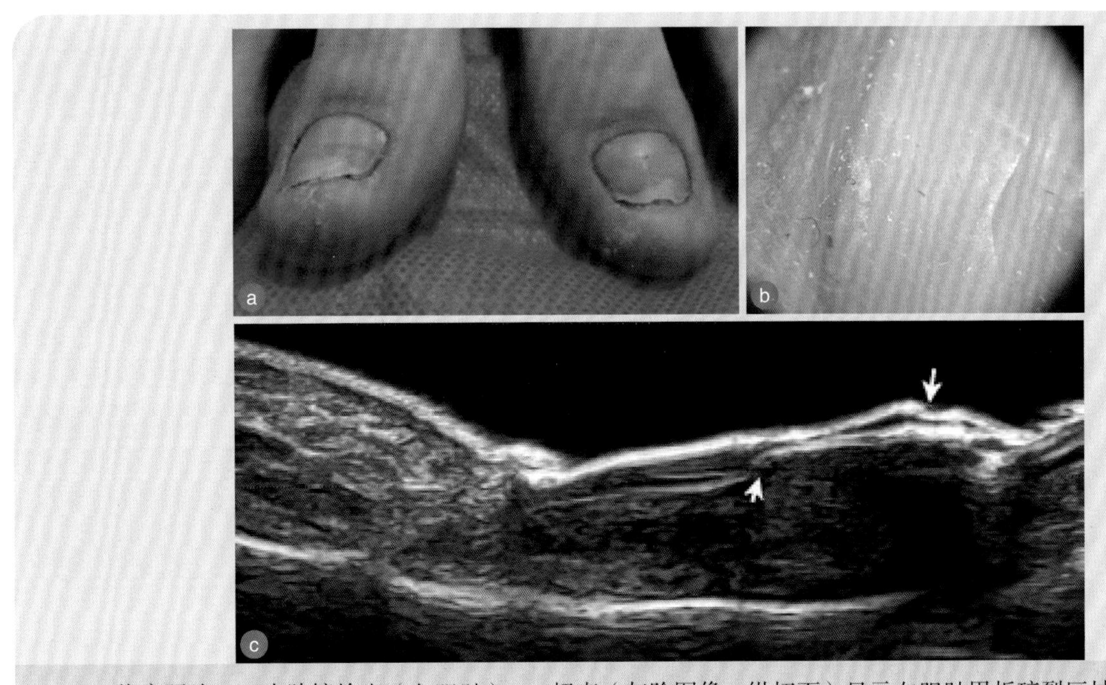

a. 临床照片；b. 皮肤镜检查（左蹬趾）；c. 超声（灰阶图像，纵切面）显示左蹬趾甲板碎裂区域（箭头）。

图 21.24　脱甲病

如果出现至少 2 项这些指标，则支持诊断为晕轮征，这是诊断逆生性甲的可靠发现。

此外，通常还会出现甲床回声减低、甲板碎裂和向上移位。

彩色多普勒超声通常可见近端甲襞和（或）甲床出现不同程度的血流信号增多，伴有低速血流（图 21.25）[5, 40-42]。

三、恶性病变

（一）鳞状细胞癌

鳞状细胞癌（SCC）是一种恶性鳞状细胞增生，最常累及手指甲。鲍恩病是 SCC 的原位表现形式。

超声表现为甲下界限不清、偏侧性的低回声结

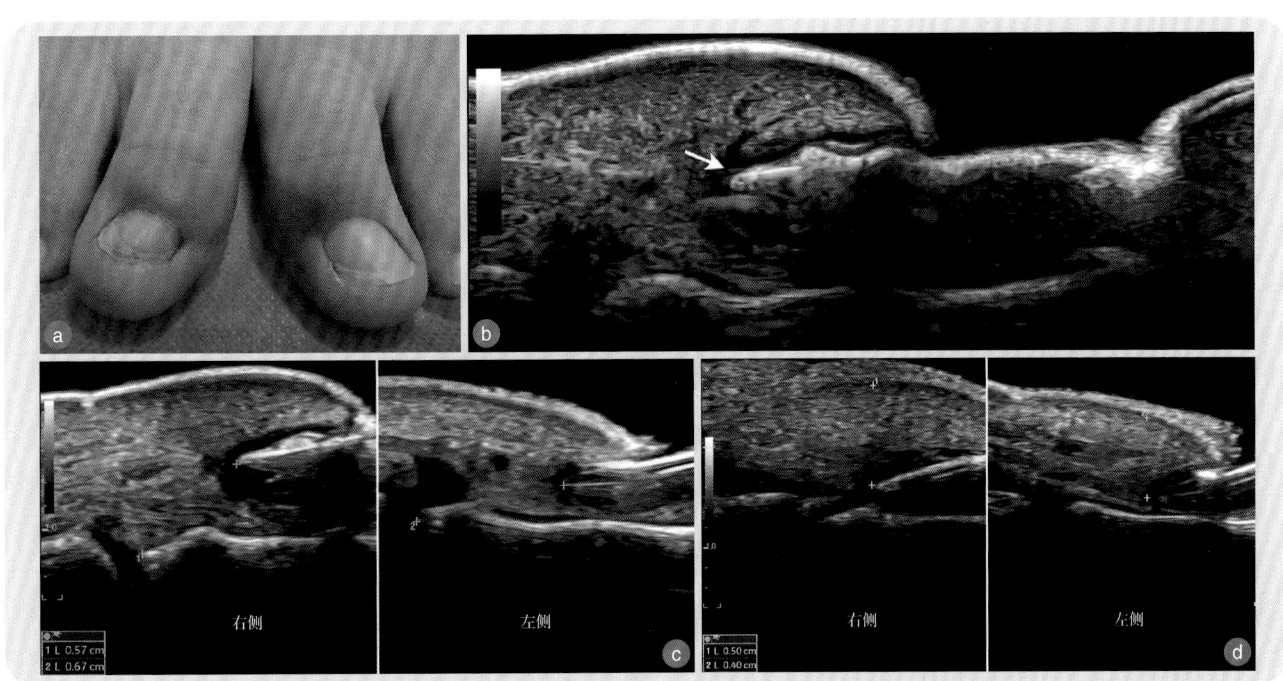

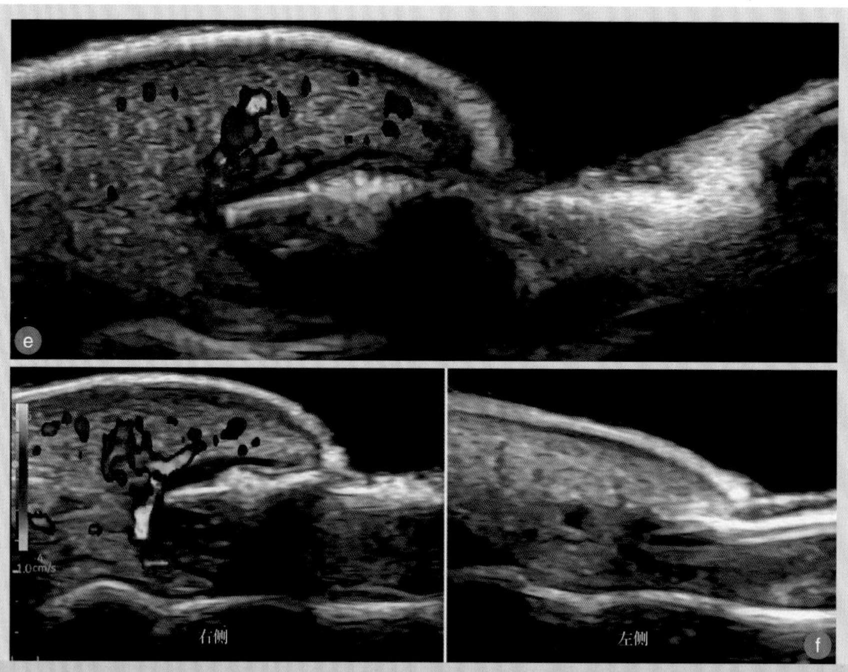

a. 临床照片。b ~ d. 纵切面灰阶超声图像。e、f. 彩色多普勒超声图像。右侧和左侧踇趾的并排对比视图（c、d、f）。右第一趾的甲板起始部周围有一个低回声晕（箭头），近端甲襞增厚（*）。还检测到右第一趾的甲板起始部与远节趾骨底之间的距离减小（c）。在彩色多普勒超声上，右第一趾的近端甲襞血供丰富（e、f），在对比视图中更为明显（f）。

图 21.25　逆生性甲

构，可能侵犯外侧或近端甲襞。可检测到甲板和骨缘的侵蚀。

彩色多普勒超声显示肿瘤区域和邻近组织血流信号明显增多（图 21.26）[7, 9]。

（二）黑色素瘤

黑色素瘤（melanoma）的甲下表现被认为是肢端黑色素瘤（影响四肢的黑色素瘤），并不常见。幸运的是，最常见的甲下黑色素瘤是原位黑色素瘤，

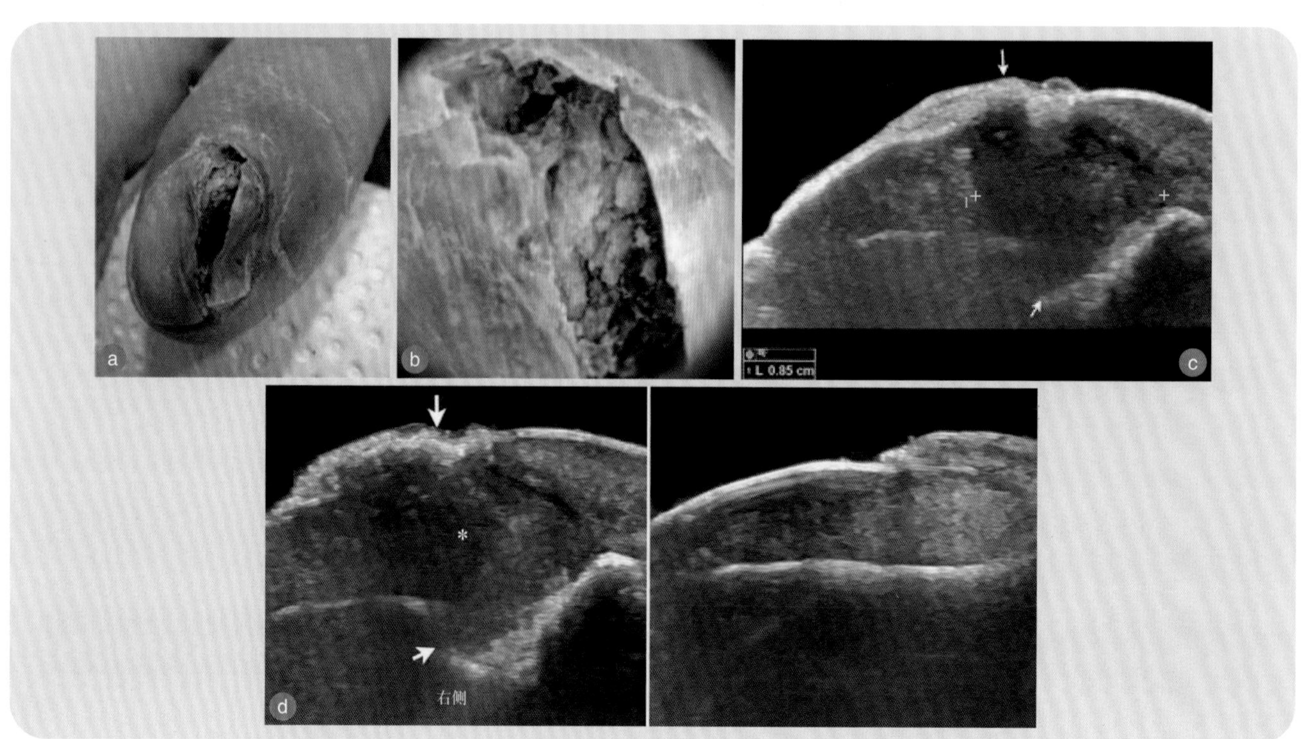

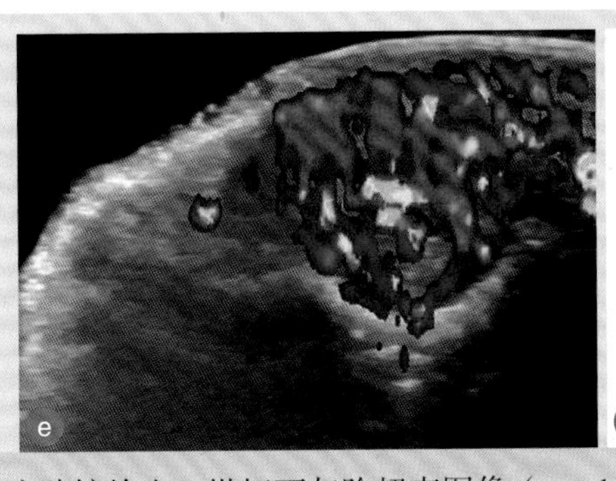

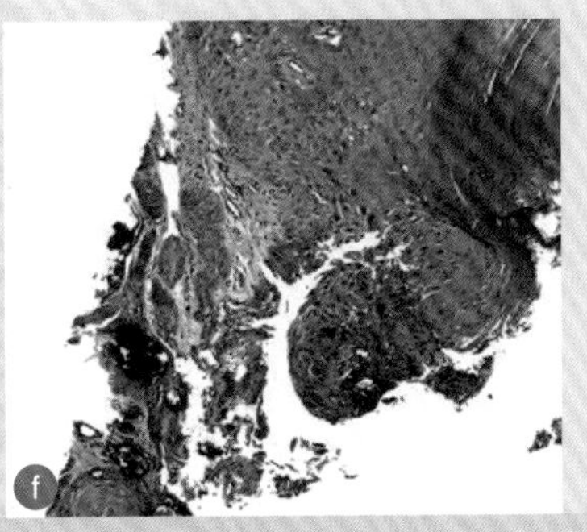

a. 临床照片。b. 皮肤镜检查。纵切面灰阶超声图像（c、d）及彩色多普勒超声图像（e）显示界限不清的低回声结构（测量标尺之间），伴有远节趾骨骨缘侵蚀（向上箭头）和甲板向上移位伴不规则（向下箭头）。注意其与对侧的差异（d）。彩色多普勒超声显示结构内有明显增多的血流信号。f. 组织学（H&E 染色，×20）显示非典型鳞状细胞小巢和索状浸润固有层，伴营养不良性钙化，位于角化鳞状细胞上皮下方，伴角化不全，无颗粒细胞层。注意甲床上皮下层的非典型角质形成细胞。

图 21.26　鳞状细胞癌

由于超声对色素沉积的检测能力有限，因此无法通过超声检测到。然而，对于较深的黑色素瘤，超声可以支持诊断和评估病变范围（图 21.27）[7, 9, 43]。

超声检查显示甲床内存在一个界限不清的低回声结构。可能存在甲板和骨缘的侵蚀。

彩色多普勒超声可以在甲床内肿瘤区域发现血流信号的明显增多，与对侧健康侧相比是不对称和不规则的 [1, 7, 9, 16]。

甲下黑色素瘤的鉴别诊断包括毛细血管扩张性肉芽肿，它的表现和甲下无色素性黑色素瘤很相似 [44]。

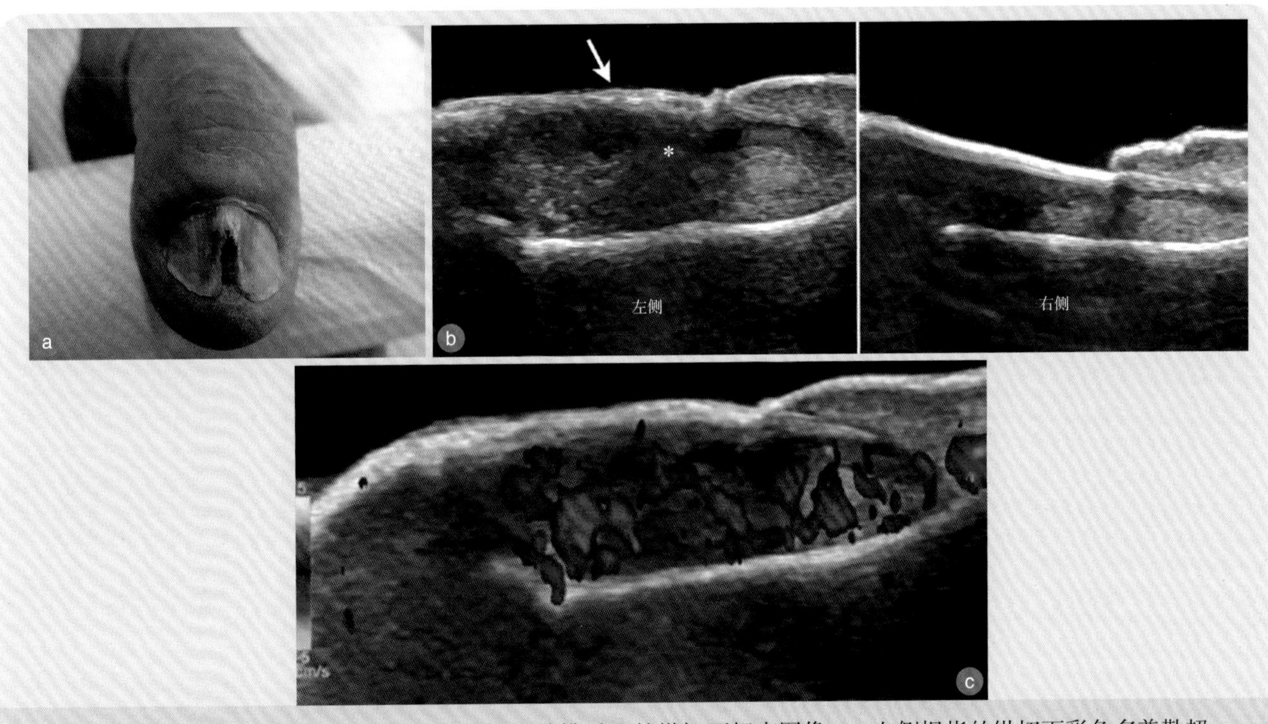

a. 左手拇指的临床照片。b. 左侧和右侧拇指并排对比的纵切面超声图像。c. 左侧拇指的纵切面彩色多普勒超声图像。声像图（b、c）显示左侧拇指甲床（*）中有一个界限不清的低回声病灶。注意与对侧相比，左侧拇指甲床增厚、不规则、甲板向上移位（箭头）。彩色多普勒超声显示受累甲床内可见明显且不规则的血流信号增多。

图 21.27　黑色素瘤

（姜波，李楠 译）

参考文献

第 22 章

超声在美容领域的应用

Ximena Wortsman

一、引言

如今，美容治疗在全球范围内已变得极为普遍[1-8]。在这个过程中，超声技术发挥着举足轻重的作用。它不仅可以用于识别和评估美容填充剂的范围和精确位置，还能在并发症处理方面发挥广泛作用[9-22]。更值得一提的是，超声还可以引导填充剂和透明质酸酶等酶类的注射，使治疗更加精准和有效[23]。此外，在处理非正规填充材料或整形手术并发症时，超声也发挥着不可或缺的重要作用[24-26]。

在进行超声检查时，不仅需要运用适当的设备，还离不开经验丰富的超声医师[27]。目前，市面上可用于美容超声检查的设备种类繁多，既有小型便携式的设备，如智能手机、iPad 或笔记本电脑，也有常用于放射科、皮肤科或风湿病科的大型设备。

在选择超声设备时，我们必须确保其满足最低要求，包括具备彩色多普勒功能和探头频率≥15 MHz[24-25, 27-28]。同时，我们还需要根据具体的检查预期和目的来挑选合适的设备。

有一点需要明确的是，较小型或简易的设备可能在检测血流和区分填充剂微小沉积物方面的敏感性较低。这意味着在某些情况下，这些设备的图像质量较差，从而限制了它们的广泛应用。

然而，这些小型设备依然能为注射美容医师提供诸多帮助。例如，在注射过程中，这些设备可以有效协助医师避免损伤重要血管，确保操作的安全。同时，在识别违规填充材料，如硅油等方面，它们也发挥着重要作用。有报道小型超声设备的限制还包括超声设备的升温速度太快和网络连接的不便利。有些设备要求自费将图像上传到云端，这意味着如果操作者或医疗机构不支付服务费用，数据可能会丢失。有些设备需要从该公司购买一个风扇来减缓升温速度。其他可能的问题是类似于智能手机的超声设备不能在屏幕上修改焦点或调整参数，而且它们可能又重又大。这些便携设备的电池续航时间也是一个问题，其中一些设备的续航时间约为 60 分钟，因此需要购买额外的电池放在充电器上。因此，在选择超声设备时，必须充分考虑您工作中实际要处理的问题及工作便利性。以上这些考虑因素是至关重要的。

至于操作人员的培训，目前有专门为美容专业人员设计的超声技术实践课程。这些课程大多在线上宣传。此外，一些国际学会也开始组织此类课程。然而，必须提出的是操作人员的学习曲线将随着时间的推移而变化，这取决于每月进行的检查数量。根据皮肤超声检查的指南，每年至少需要进行 300 例检查才能在该领域具有熟练的水平。这与其他类型超声检查的要求相似[27, 29-30]。

二、美容填充剂 / 美容填充物

目前，医疗美容填充剂 / 美容填充物（cosmetic fillers）种类繁多，超声能够帮助我们识别最常用的填充剂类型[16-22, 24-26, 28, 31-32]。当在一个部位（如面部）同时使用了多种类型的填充剂时，超声鉴别的难度会相应增加。然而，到目前为止，与其他成像技术（如 MRI 或 CT）相比，超声一直是检测和识别医疗美容填充剂的最佳方法[16-22, 24-26, 28, 31-32]，这是由于其具有较高的轴向空间分辨率。

有些患者对于注射填充材料的顺序和类型记忆模糊，这主要是因为在整个注射过程中，可能涉及多名整形美容医师，他们分别在不同的机构、医院或诊所，甚至可能是在不同的城市或国家进行操作的[18, 24-25]。对于这类病史信息不完整或记忆不清晰的患者，高频超声（HFUS）图像显示和病史有直接相关性。因此，交叉和获取准确信息会很难。此外，同一部位以前填充过医疗美容填充剂或以前有继发性肉芽肿，这可能会增加下一次注射时的并发症风险[18, 24-25]。

（一）美容填充剂的检测和识别

这些填充剂可以分为可降解的和不可降解的，也称为合成填充剂[18, 21, 24-26]。可降解填充剂的最佳代表是透明质酸。不可降解填充剂的一个例子是硅油[18, 21, 24-26]。然而，透明质酸可以在组织中持续数年。根据个人经验，我见过使用透明质酸注射的患者，长达 7 年，超声仍然可显示检测到沉积物（探头频率为 70 MHz），沉积物非常小，是由于这些沉积物的大小会随着时间的推移而减小。

在超声上，医疗美容填充剂可以分为无回声、低回声和高回声[11-12, 16, 18, 21, 24-26]。在无回声填充剂中，最典型的代表是透明质酸，然后是聚丙烯酰胺[11-12, 16, 18, 20-21, 24-26]。低回声填充剂的一个例子是聚己内酯[19]。高回声填充剂包括硅油、聚甲基丙烯酸甲酯和羟基磷灰石钙（图 22.1）[18, 21, 24-26, 28]。

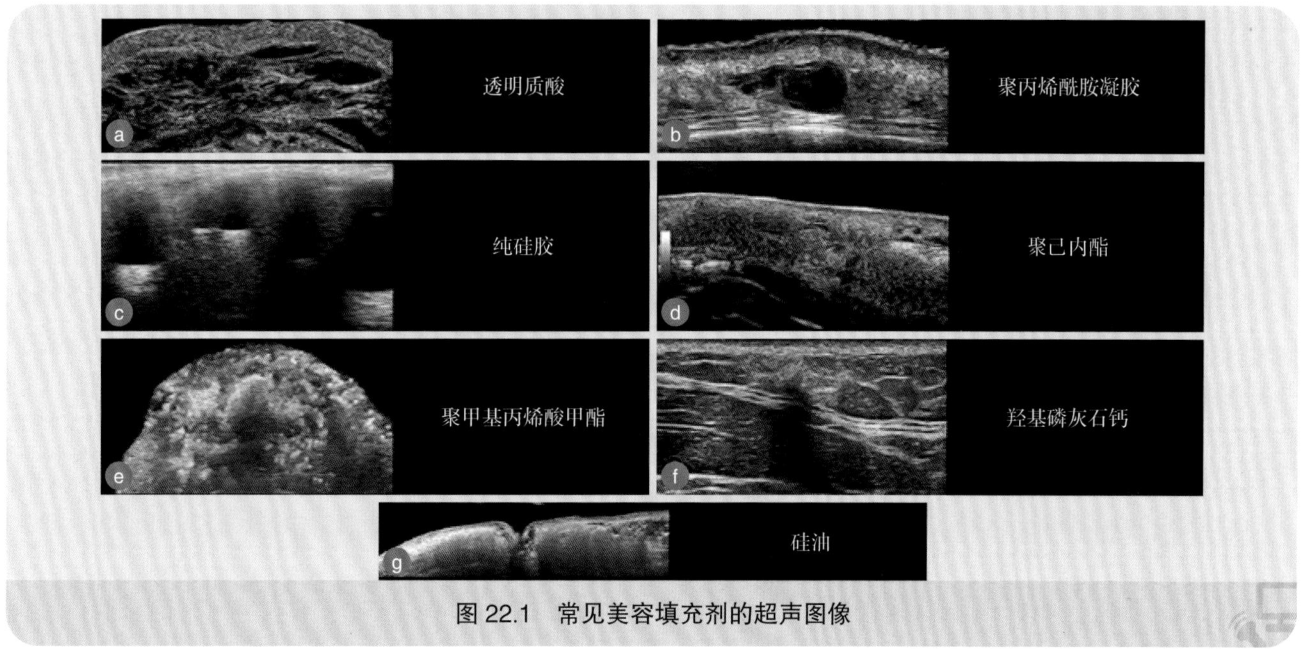

图 22.1　常见美容填充剂的超声图像

据多个报告描述，常见的情况是这些沉积物通常位于皮下组织而不是真皮层内 [18, 21, 24-26, 28]。因此，“真皮层填充剂”的命名是不准确的 [18, 21, 24-26, 28]。这种情况通常是由于面部真皮层很薄，其厚度通常为 1.0 ~ 1.5 mm，而套件附带的针长度为 1.0 ~ 1.5 cm[21]。

这些填充剂均会产生一些帮助识别的伪像，下面我们将回顾最常见填充剂的特征性超声表现。

1. 无回声

（1）透明质酸

透明质酸（hyaluronic acid，HA）表现为椭圆形或圆形的无回声假囊肿状沉积物，随着时间的推移，它们的大小会逐渐减小，通常会持续几个月，但有些透明质酸沉积物在几年内仍然可以被检测到。含有利多卡因的混合配方可能含有漂浮回声。目前，市面上大多数的透明质酸属于交联家族，这意味着其比非交联透明质酸（通常持续约 6 个月）存在时间更长（可长达 7 年）[16, 18, 21, 24-26, 33]。

（2）聚丙烯酰胺凝胶

聚丙烯酰胺凝胶（polyacrylamide gel，PAAG）是一种合成半降解亲水填充剂，呈椭圆形的无回声假囊肿状沉积物，在至少 18 个月的时间内，这些沉积物的大小通常不会发生改变 [10, 20, 24-26]。

（3）纯硅胶

纯硅胶（pure silicone）是一些合成的不可降解的沉积物，呈椭圆形，无回声，通常高度大于宽度。它们可能与硅油混合并形成高回声沉积物。通常，这些沉积物大小不会随时间推移而变化 [16, 18, 21, 24-26, 28, 31-33]。

2. 低回声或不均匀回声

聚己内酯

聚己内酯（polycaprolactone）是一种半降解的合成填充剂，呈现为低回声沉积物，具有多个高回声点，产生微彗星尾征。随着时间的推移，聚己内酯的低回声基质（亲水性部分）逐渐变小，但高回声斑点仍然存在于沉积物中 [19, 24-25, 33]。

3. 高回声

（1）硅油

硅油（silicone oil）也称为聚二甲硅氧烷，这是一种未经 FDA 批准的填充剂，呈现为高回声沉积物，产生弥漫性后方混响，通常被称为“暴风雪”伪像。这些沉积物的大小不会随时间的推移而改变；但是，它们可以根据动态运动和重力作用在组织层次和身体区域内迁移。因此，注射到臀部区域的硅油可能迁移到小腿部，所以评估沉积物的实际范围至关重要。硅油沉积物通常与纯硅胶、合成填充剂（如聚甲基丙烯酸甲酯）混合 [16, 18, 21, 24-26, 28, 32-33]。

（2）聚甲基丙烯酸甲酯

聚甲基丙烯酸甲酯（polymethylmethacrylate，PMMA）是一些合成沉积物，在超声上呈高回声，内可见数个点状强回声，后伴微彗星尾征。PMMA 沉积物大小不会随时间的推移而改变 [16, 18, 21, 24-26, 28, 32-33]。

（3）羟基磷灰石钙

羟基磷灰石钙（calcium hydroxyapatite，CaHA）

是一种合成沉积物，在超声上呈强回声，并由于钙成分会产生后方声影伪像。而有些 CaHA 的配方是在生理盐水中稀释的，因此不会产生明显的后方声影。检测这种稀释配方的一种方法是：将探头切换到最高频率。使用更高的频率，将更有可能检测到后方声影 [16, 18, 21, 24-26, 28, 32-33]。

（二）美容填充剂位置和范围的评估

评估沉积物的位置和范围至关重要。在超声报告中，应描述涉及的组织层次和沉积物的范围。通常，小尺寸（≤ 1 cm）的沉积物以 mm 为单位测量，较大的沉积物以 cm 为单位测量，测量结果应包含所有轴线上的测量值，以估算沉积物的体积。填充剂分布最多的是皮下组织层；也可能存在于真皮层、肌肉层和淋巴结中 [18, 21, 24-26, 28, 32]。

（三）美容填充剂的并发症

为了学术研究的需要，我们将并发症分为早期（注射后≤ 4 个月）和晚期（注射后＞ 4 个月）并发症。早期并发症又可以细分为即刻（注射后首 24 ～ 48 小时）和中期（注射后 48 小时至 4 个月）并发症。

1. 早期并发症

（1）即刻并发症

栓塞是最严重的并发症，通常在注射后 24 ～ 48 小时症状典型。最可怕的并发症之一是失明，这是由视网膜动脉阻塞引起的。这是由注射了包含眶上动脉和滑车上动脉的眉间区域所致。机制是由于填充剂注射到眶上动脉和滑车上动脉，从而引起逆流，并通过血流进入视网膜中央动脉，导致视网膜中央动脉的阻塞 [6-7, 34-44]。

脑梗死也是严重的并发症，这可能由鼻背动脉、筛前后动脉和眼动脉的交通导致 [6-7, 34-44]。

由于注射区域主要血管和皮下血管的阻塞，临床症状可以表现为发绀、水肿、红斑、网状青斑和表皮坏死（图 22.2）[6-7, 34-44]。

（2）中期并发症

由于皮下脂肪炎症、淋巴管阻塞及某些亲水性填充剂的水分滞留，可以表现为水肿 [6-7, 34-35, 37-39, 41-44]。

过度填充可能会在注射区域产生可触及的大小不等的肿块和隆起（图 22.3）[6-7, 34-35, 37-39, 41-44]。

（3）早期并发症的处理

对于透明质酸注射引起的并发症，透明质酸酶是常用的治疗方法。超声引导下对透明质酸酶进行经皮注射，可直接穿刺至阻塞或过度填充区域。对于其他填充剂，治疗更为复杂，因为许多填充剂是不可降解的，治疗方法可能是提取或稀释填充剂。

在注射透明质酸酶进行溶解时，剂量的选择会根据是否采用超声引导而有所不同，相关报道称，当使用超声引导时可以使用较低剂量（35 ～ 50 iu），而在没有超声引导的情况下，通常使用较高剂量（＞ 500 iu）[13, 16-18, 23-26, 32, 38, 45]。

2. 晚期并发症

注射 4 个月后出现的并发症最为常见。通常，这些并发症是个体本身对填充剂的自身免疫反应引起的。

这些迟发性不良反应包括慢性炎症、肉芽肿反应、结节样反应、脂膜炎、硬斑病样反应、肿块和隆起性病变及泪腺、腮腺和颌下腺的炎症 [9, 15-16, 18, 22, 25-26, 28, 32, 46]。

（1）慢性炎症

主要表现为周围真皮和皮下组织的炎症反应。沉积物周围的真皮和皮下组织增厚，和（或）伴有回声改变。真皮层变成低回声，皮下组织变成高回声。

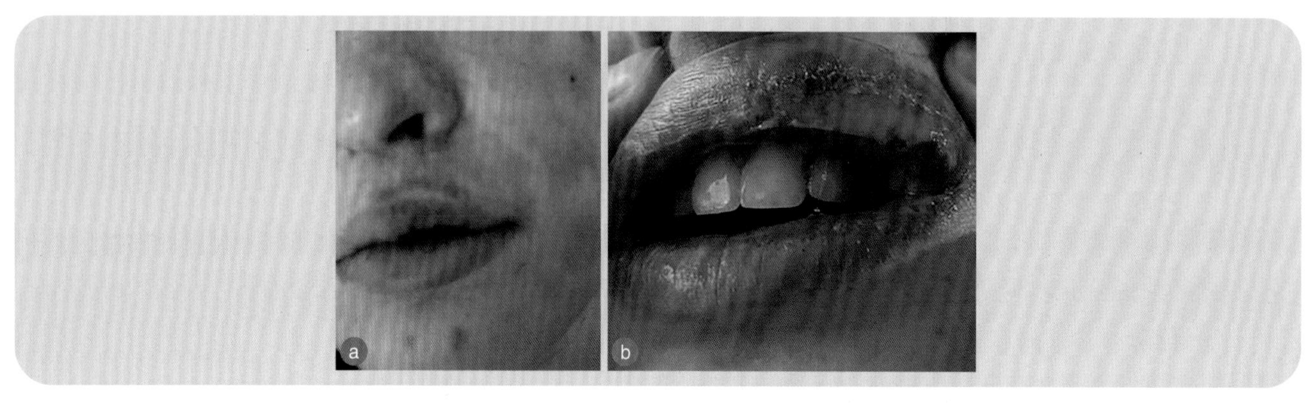

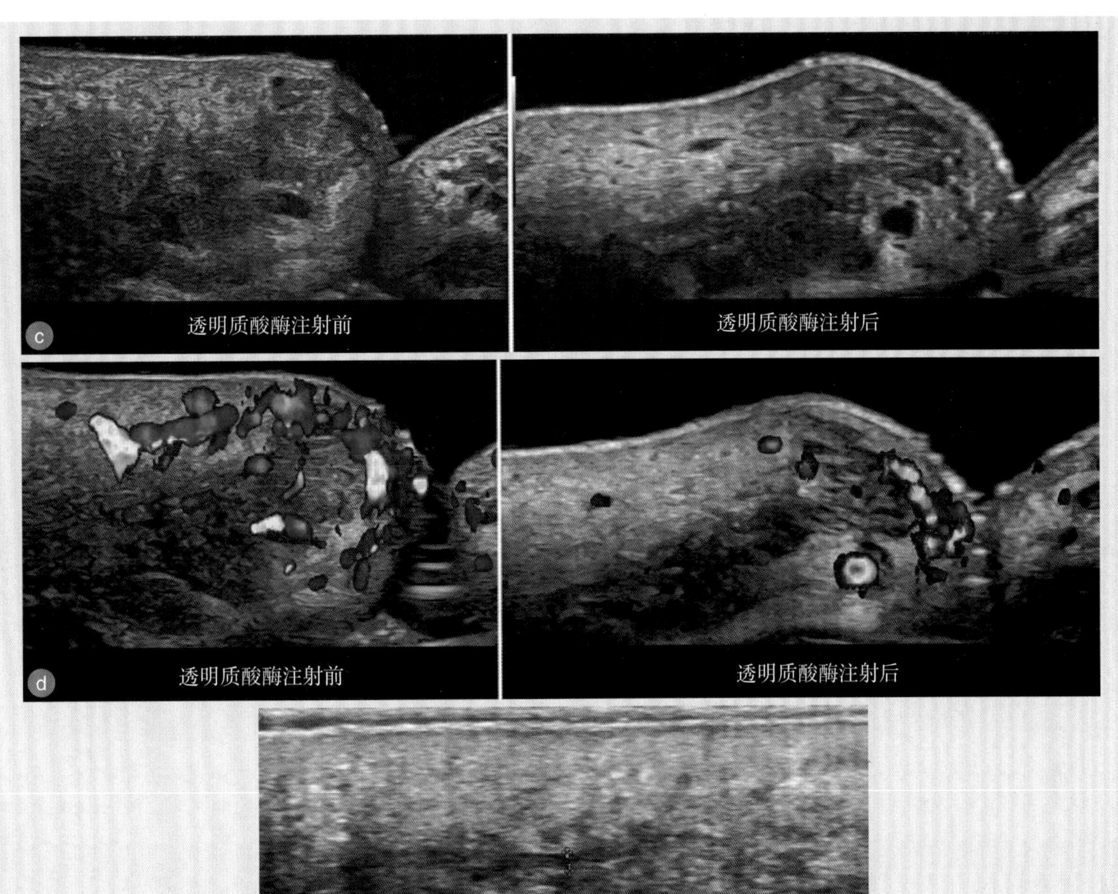

a、b. 临床照片。c ~ e. 为上唇左侧超声图像（c. 灰阶超声图像，24 MHz；d. 彩色多普勒超声图像，24 MHz；e. 灰阶超声图像，70 MHz；c、d 左图和 e 为透明质酸酶注射前；c、d 右图为注射后 48 小时）。请注意，在透明质酸酶注射前，口轮匝肌增厚，边界消失，回声减低，透明质酸酶注射后各组织层次和回声恢复正常。彩色多普勒超声图像显示，由于皮下小血管闭塞（图 e 中标记之间），出现反应性的真皮和皮下组织内血流丰富。在透明质酸酶注射后，血流恢复正常。透明质酸酶注射前后，唇动脉的血流均正常。

图 22.2　注射透明质酸后上唇缺血

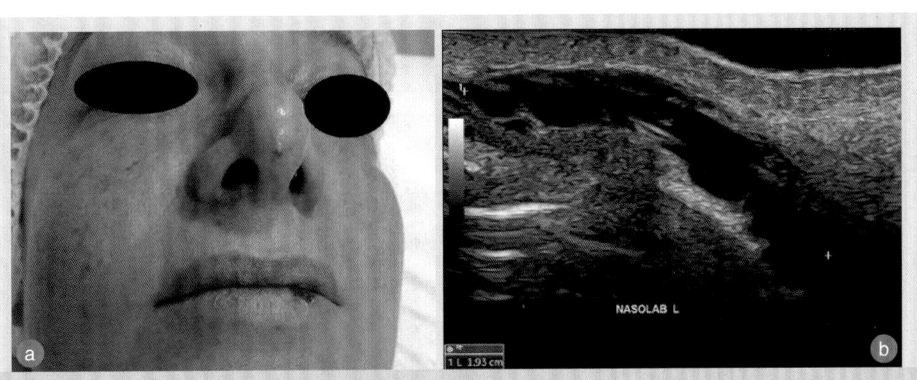

a. 临床照片显示鼻尖凸起；b. 超声（纵切面）显示在皮下组织中有一段 1.93 cm 长的透明质酸堆积（标记之间）。

图 22.3　鼻尖过度注射透明质酸

真皮层和皮下组织内低速血流增多也很常见。在注射了透明质酸的病例中，沉积物内可能会显示漂浮的回声[18，24-25，28]。

（2）肉芽肿反应

在超声上表现为围绕沉积物的低回声带、组织、结节或假结节。有时，这种肉芽肿反应可在填充剂周围形成假包膜（图22.4）[15，18，24-25]。

（3）结节样反应

这种大的肉芽肿反应超出了注射部位，可以生长在以前治疗的瘢痕中（图22.5）[15，18，24-25]。

（4）脂膜炎

这是皮下组织的炎症，表现为小叶型或混合型（小叶－间隔型）类型。在超声上，皮下组织的高回声表现为弥漫性（小叶型），或伴晚期间隔的低回声增厚（混合型）。且有不同程度的皮下组织血流增多[18，24，28，46]。您可以在有关炎症性皮肤病的章节（第18章）中查找有关脂膜炎的更多信息和图像。

（5）硬斑病和硬斑病样反应

在临床上，它们表现为与沉积物位置一致的红斑、紫斑或色素沉着区域，这与局部真皮和皮下炎症性病征相关。在超声上，有报道称为硬斑病模式。硬斑病的超声特征包括真皮层回声减低，皮下组织回声增高，真皮－皮下组织界限消失及真皮和（或）皮下组织的血流信号增加。检测硬斑病活动期的最敏感征象是皮下组织回声增加和真皮和（或）皮下组织的血流丰富（图22.6）[18，24，28]。

（6）肿物和隆起性病变

这可能是由填充剂的表浅沉积或围绕沉积物的炎症和（或）肉芽肿反应引起的。面部多个肿块或隆起性病变可能导致面部形态异常。在超声上，肿物和隆起性病变可能是由填充剂沉积和（或）炎症反应（如继发性皮下脂膜炎或肉芽肿反应）引起的[18，24，28]。

（7）泪腺、腮腺和颌下腺的炎症

有报道称，在使用各种类型的医疗美容填充剂的病例中，都可能会出现腺体回声减低或不均。在通常情况下，腺体的大小保持正常，腺管没有扩张。在彩色多普勒超声上，腺体呈现出不同程度的血流增多（图22.7）。

有学者认为这种亚急性自身免疫反应可以归类于佐剂诱导的自身免疫炎症综合征（autoimmune infammatory syndrome induced by adjuvant，ASIA综合征）。这很重要，因为腺体的炎症可能导致眼干（干眼症）或口干（干口症）。眼干症状会出现角膜结膜炎、慢性结膜炎、无菌性角质溶解症、难愈合性角膜

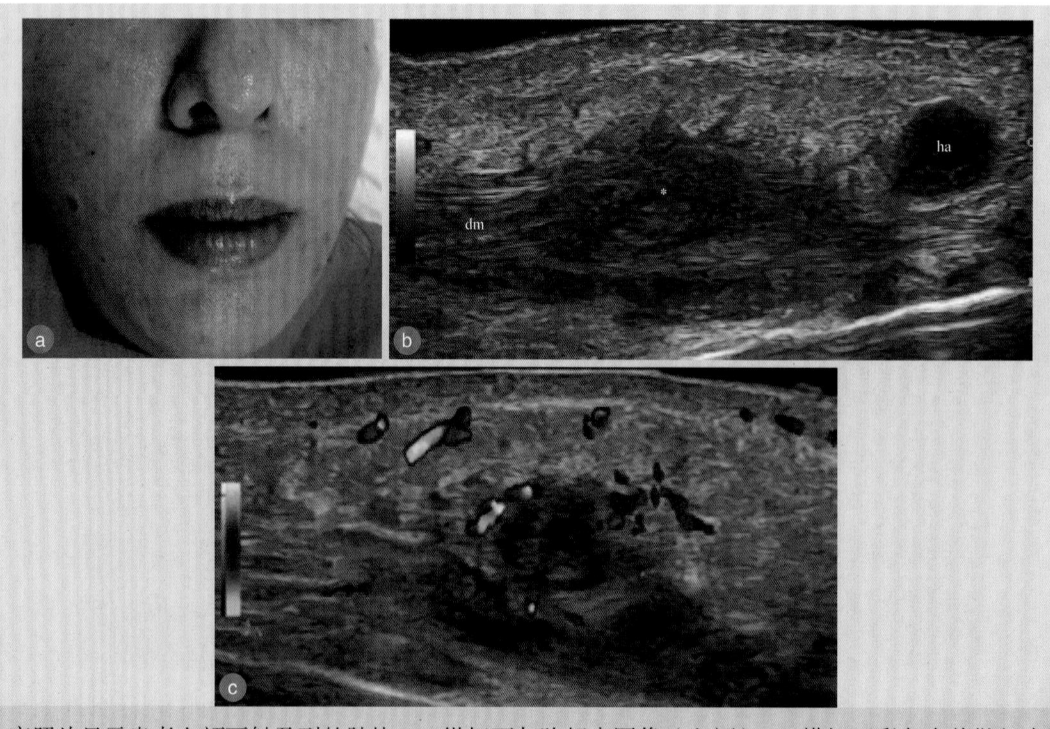

a. 临床照片显示患者左颏可触及到的肿块；b. 纵切面灰阶超声图像（左颏）；c. 横切面彩色多普勒超声图像（左颏）。在深层皮下组织和降口角肌（dm）内可见边界不清的低回声肉芽肿组织（*）。除了肉芽肿反应，还有透明质酸（ha）残留。彩色多普勒超声显示肉芽肿反应周围血流信号增加。

图22.4　注射透明质酸4个月后出现肉芽肿反应

溃疡、葡萄膜炎、巩膜炎、视网膜炎、血管炎和视神经炎。口干可能导致吞咽困难、咀嚼困难、言语困难、烧灼感、口臭、味觉改变、颊黏膜干燥、舌炎、嘴唇干裂脱皮、口腔念珠菌病和龋齿[47]。

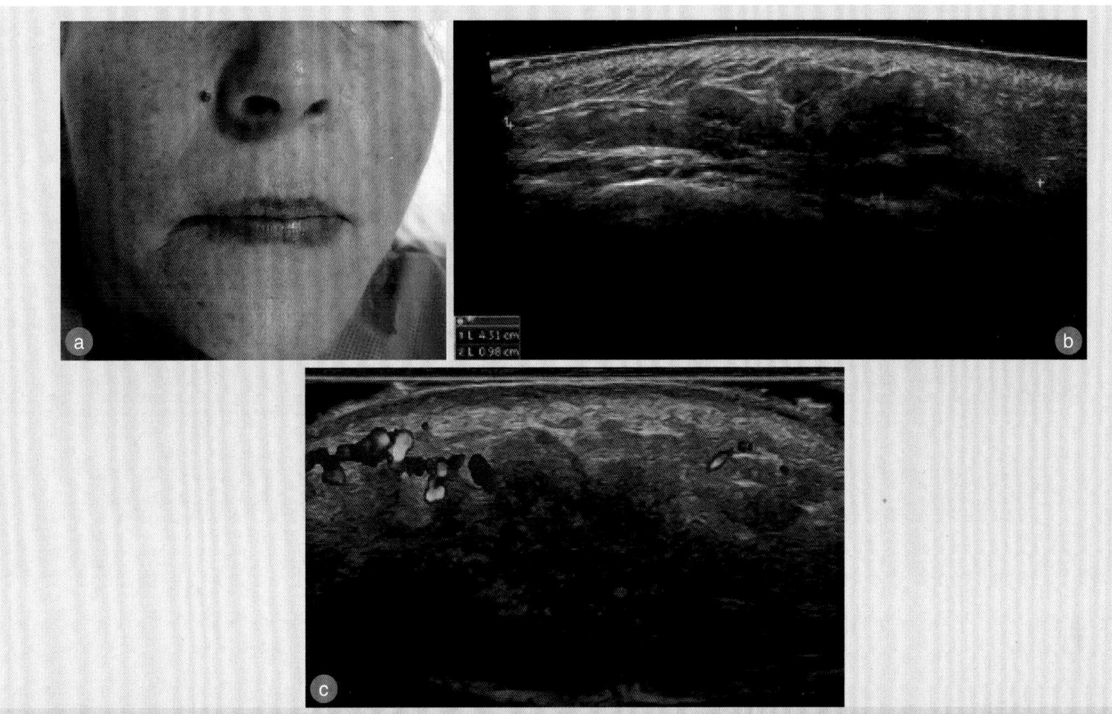

a. 临床照片显示患者脸颊硬结和红斑；b. 横切面灰阶超声图像（右脸颊）；c. 横切面彩色多普勒超声图像（右脸颊）。超声图像显示在皮下肌肉腱膜层有低回声组织，具有分叶状的边缘和假结节（标记之间）。彩色多普勒超声图像显示低回声组织周围血流信号增多。

图 22.5　注射透明质酸 1 年后的结节样反应

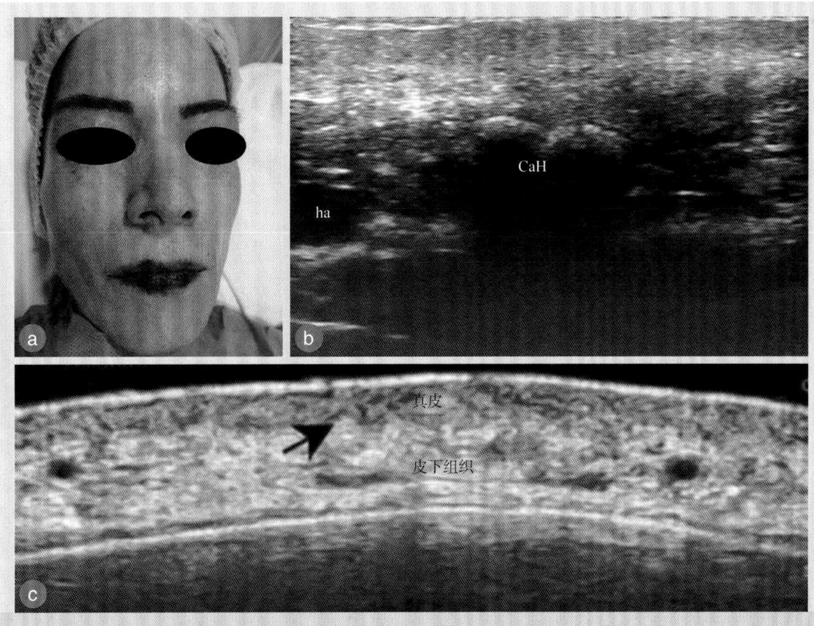

a. 临床照片显示患者前额区域有硬结。b. 右鼻唇沟区横切面超声图像（46 MHz）；c. 前额眉间区横切面超声图像（24 MHz）。在图 b 中，有两种类型的填充剂：透明质酸（ha）和羟基磷灰石钙（CaH），位于右侧鼻唇沟的皮下组织中。在前额眉间区（c），表现为真皮层回声减低，皮下组织层回声增强，真皮层和皮下组织层界限不清（箭头）。

图 22.6　注射两种填充剂后的面部活动性硬斑病

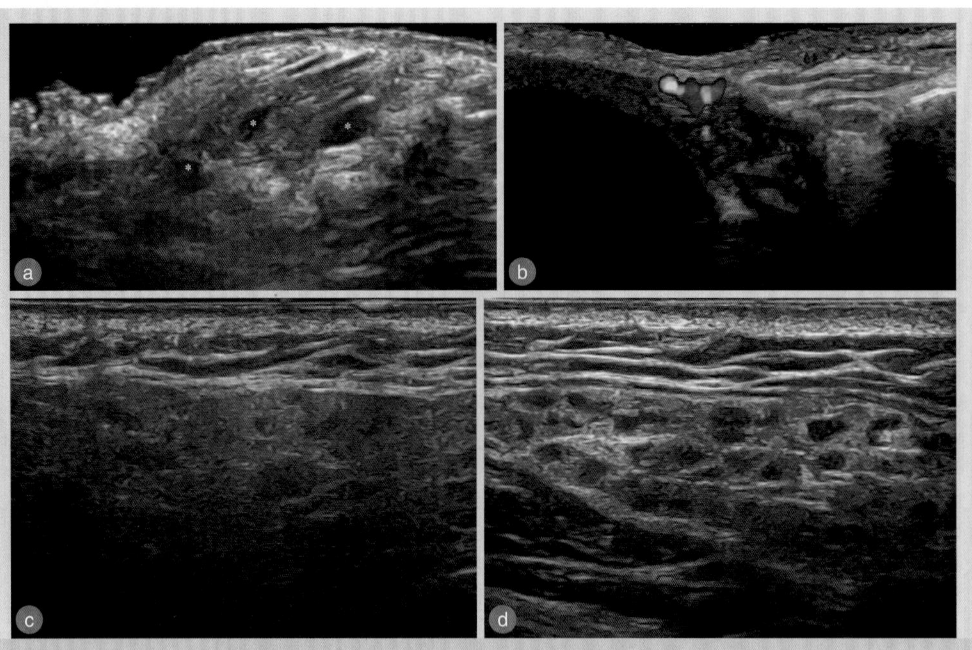

a. 脸颊皮下透明质酸沉积（*）。泪腺（b）、腮腺（c）和颌下腺（d）腺体内均显示回声减低，腮腺和颌下腺中的低回声假结节。这些发现是双侧的，在图中每种腺体都只展示了一侧。彩色多普勒超声显示泪腺血流轻度增加。

图 22.7 注射透明质酸后的腺体炎症超声表现

三、非手术美容治疗

超声在非手术美容治疗中的作用旨在检测美容治疗的并发症。

（一）美塑疗法

美塑疗法（mesotherapy）是在美容领域使用溶脂或药妆剂的方法。它可用于治疗蜂窝织炎或脱发，也可用于年轻化目的。

美塑疗法的药物包括己酮可可碱、肉碱、香豆素、透明质酸酶 / 胶原酶、丙酮酸钙、氨茶碱 / 咖啡因、朝鲜蓟、草木犀或银杏叶、复合维生素及 T3/T4[8, 48-50]。

美塑疗法可能导致皮肤真皮层和（或）皮下组织的炎症，皮下组织内更容易产生小叶型或混合型脂膜炎，有时还会出现肉芽肿反应。因此，超声图像表现为真皮层的回声减低和皮下组织的回声增强。在肉芽肿反应的病例中，超声可以看到低回声组织、结节或假结节。一些病例可能表现为局部淋巴水肿的征象，包括表皮、真皮和皮下组织的增厚，以及同一组织层次的回声改变。注射部位发生积液或脓肿比较罕见。在彩色多普勒超声上，受累组织层次出现不同程度的血流增多（图 22.8 和图 22.9）[24-25]。

（二）冷冻溶脂

冷冻溶脂（cryolipolysis），也称为冷冻减脂、脂肪冻结和脂肪冷冻，这种治疗方法[24-25]使用一种设备将脂肪组织暴露于非常低的温度（通常为 –10 ~ –2℃）。其目的是减少脂肪组织[51-52]。

在超声检查中，皮下组织呈高回声和（或）不均匀回声，有时出现无回声的圆形或椭圆形结构，提示脂肪液化或坏死。在彩色多普勒超声上，血流程度取决于炎症的程度（图 22.10）[24-25]。

（三）射频

射频（radiofrequency）这种治疗方法旨在加热皮肤的浅层，理想情况下是真皮层，用于处理皮肤松弛，紧致皮肤[53]。

超声表现为真皮和皮下组织层增厚，真皮层呈低回声，皮下组织层呈高回声。有时，还可能出现皮下纤维隔的增厚。

彩色多普勒超声显示血流多样，有的表现为乏血供，有的表现为富血供（图 22.11）[24-25]。

（四）自体脂肪移植

自体脂肪移植（autologous fat grafting），也被

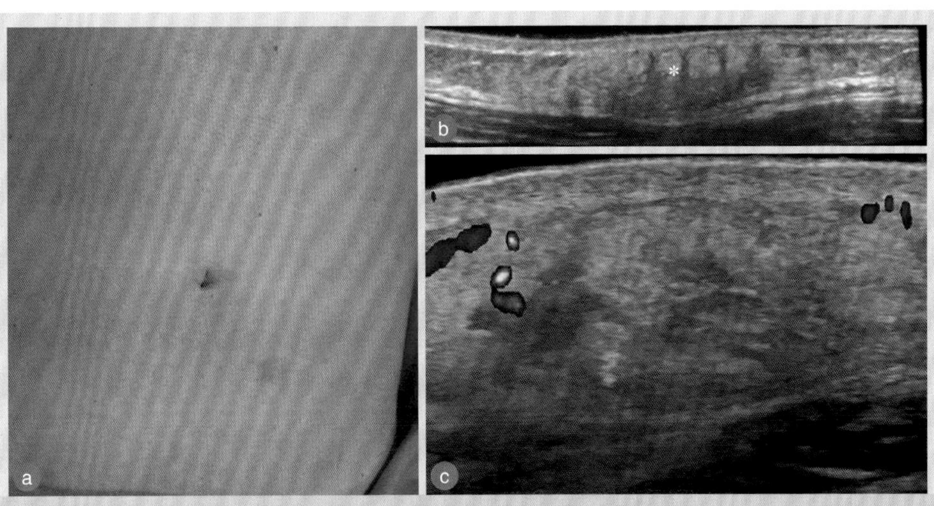

a. 在经过溶脂剂治疗后，下腹部出现病变的临床照片。灰阶超声图像（b）和彩色多普勒超声图像（c）表现为混合性皮下脂膜炎，皮下组织增厚和回声增强（*），并伴有部分低回声的间隔增厚。彩色多普勒超声显示，病变周边血流稍增多。

图 22.8　美塑疗法后的混合性脂膜炎

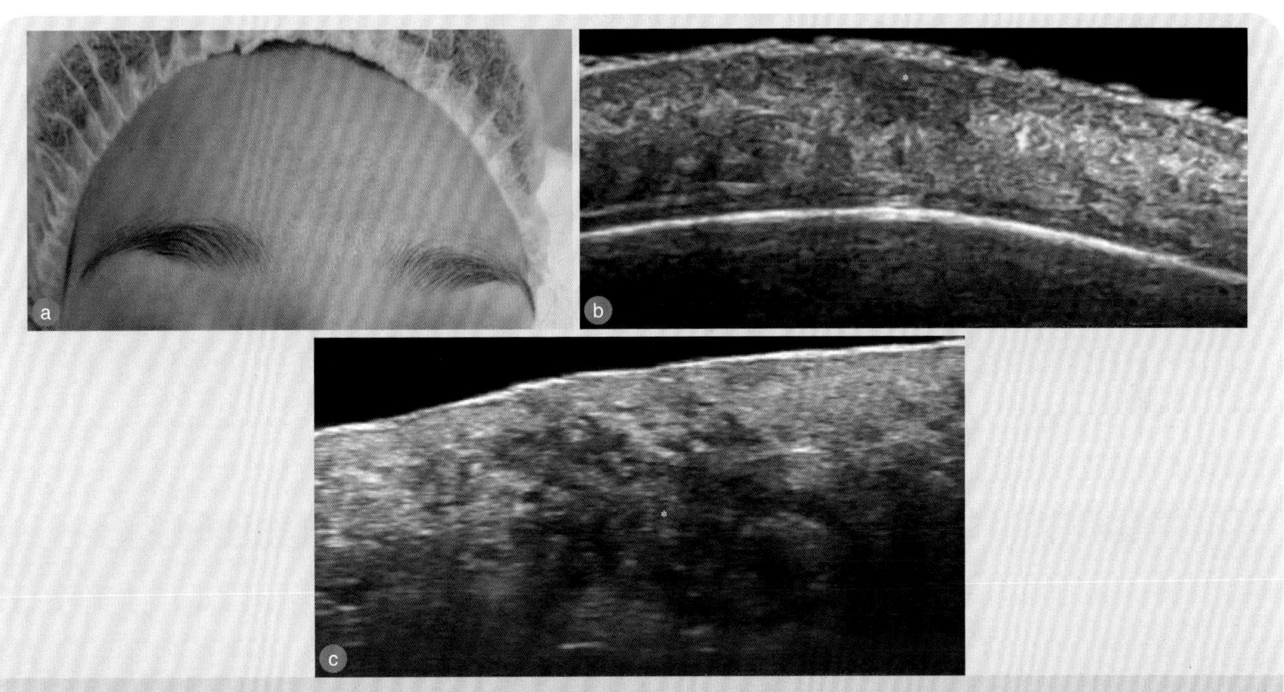

a. 临床照片显示额部区域的微小红斑隆起。b. 灰阶超声图像（24 MHz）。c. 灰阶超声图像（70 MHz）。超声图像表现为低回声肉芽肿组织（*），在图 b 中位于真皮层内，在图 c 中同时位于真皮层和皮下组织内。

图 22.9　美塑疗法后的肉芽肿反应

称为自体脂肪转移，脂肪移植，吸脂雕塑和脂肪填充。它依赖于注射脂肪来填充软组织。通常认为是非手术治疗，但也可以添加到外科手术中[38，54-56]。

超声图像表现为脂肪移植物呈圆形或椭圆形的低回声结节，其间可见纤维高回声隔。这些结构破坏了组织的正常结构，并且不遵循皮肤层的轴线。它们通常位于皮下组织内，但也可能位于面部肌肉内，特别是眼睑的眼轮匝肌或嘴唇的口轮匝肌。彩色多普勒超声显示脂肪移植物为乏血供（图 22.12）[24-25，38]。

（五）线雕 / 提拉线

线雕 / 提拉线（tensor threads），也被称为俄罗斯线、面部线和金属线，通常用于进行无创性的提升。这些线可以分为可吸收或不可吸收、有倒刺或无倒刺的类型。目前，最常用的是可吸收的无倒刺类型，例如由聚对二氧环已酮（polydioxanone，PDO）提拉

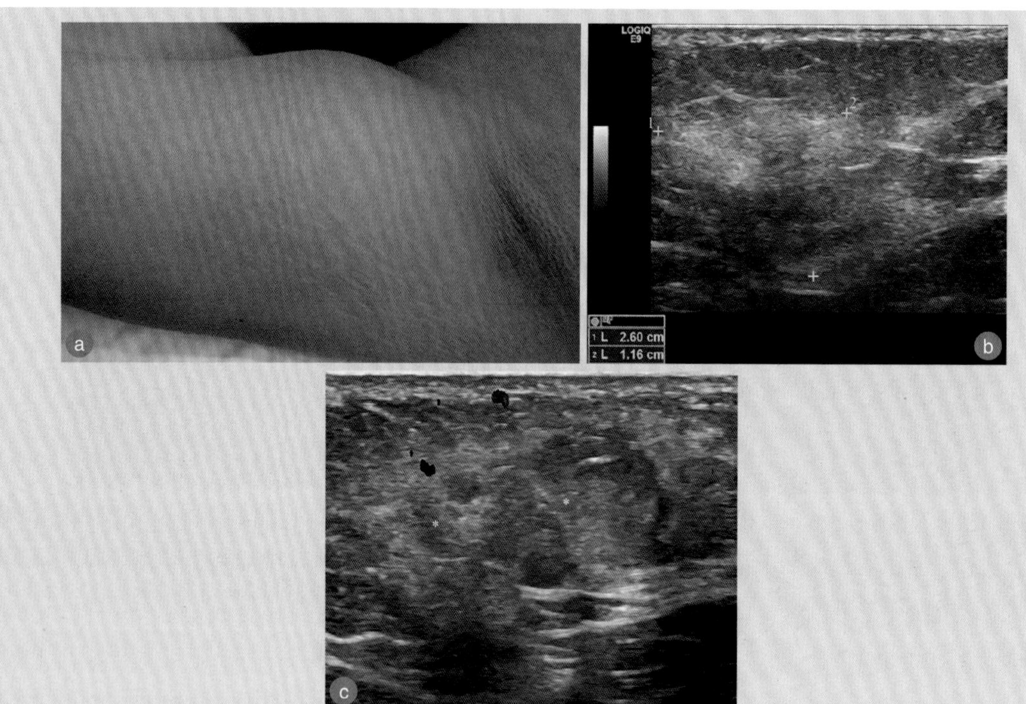

a. 临床照片显示臂内侧可以触及的硬结。灰阶超声图像（b）及彩色多普勒超声图像（c）显示皮下组织中的高回声和不均匀区域（*，标记之间）。彩色多普勒超声显示这些区域周围有少量血流信号。

图 22.10　冷冻溶脂后的小叶性脂膜炎

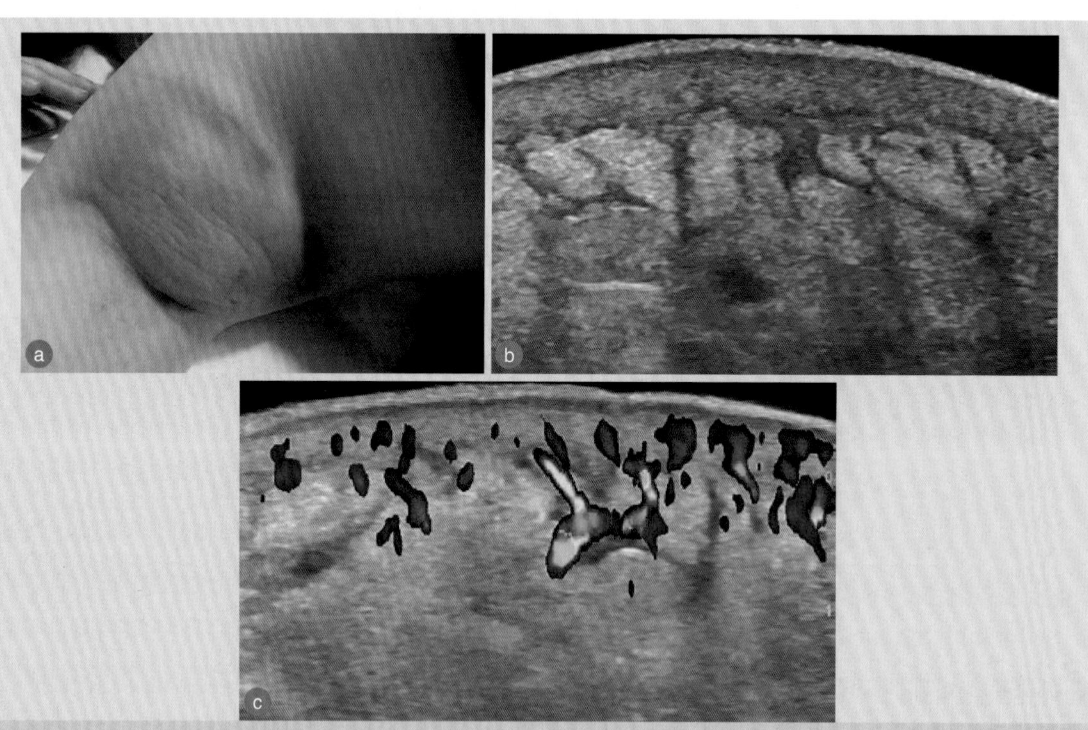

a. 临床照片显示手臂内侧的红斑和硬结。横切面灰阶超声图像（b）及彩色多普勒超声图像（c）显示皮下组织回声增强，浅间隔增厚、回声减低，以及真皮层增厚和回声减低。彩色多普勒超声显示由炎症引起的真皮和皮下组织内血流信号增加。

图 22.11　射频治疗后的混合性脂膜炎

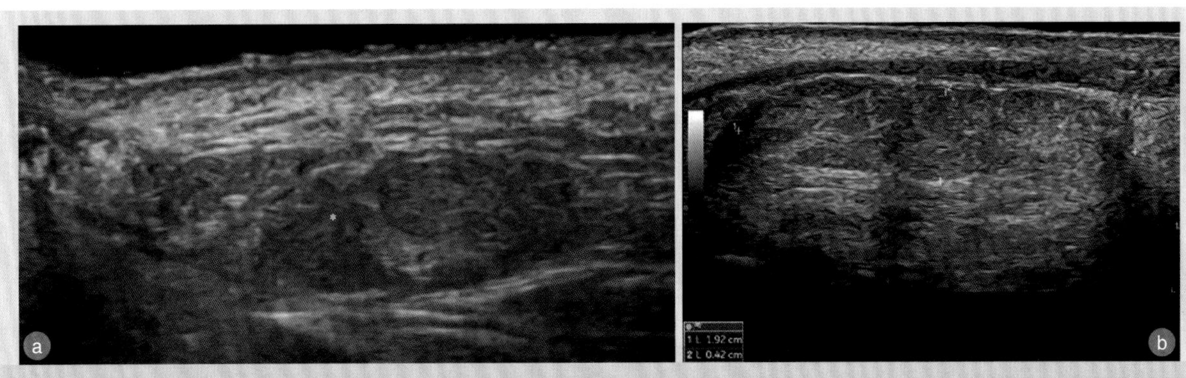

下睑和上颊纵切面灰阶超声图像（a）和下睑横切面超声图像（b）表现为椭圆形的低回声结构（*，标记之间），破坏了该区域的正常解剖结构。在图 a 中，脂肪移植位于皮下组织中；在图 b 中，脂肪移植位于眼眶下脂肪垫的表面。

图 22.12　脂肪移植

线制成的材料，这也是用于缝合的材料 [57-61]。

在超声图像上，表现为双层或三层的高回声结构，有时会产生轻微的后方声影。它们通常被插入在皮下组织层内；有时也会在真皮中发现，这种情况通常会导致并发症。除了治疗皮肤松弛，其目标是产生胶原蛋白和纤维化；然而，随着时间的推移（通常在 2 个月或 3 个月内），可吸收的线材会迅速断裂，并且失去拉力。

当线材断裂并位于真皮层附近或内部时，碎片周围可见肉芽肿性炎症性低回声组织。

彩色多普勒超声显示血流信号的多少取决于线材周围炎症的程度（图 22.13）[26]。

假体 / 植入物

假体 / 植入物（implants）是用于恢复体积和改善轮廓的合成结构。有几种类型的假体，它们可以植入身体的多个部位，包括鼻子、面颊、下巴、臀部区域或小腿。

假体可以由纯硅胶凝胶或生理盐水、多孔高密

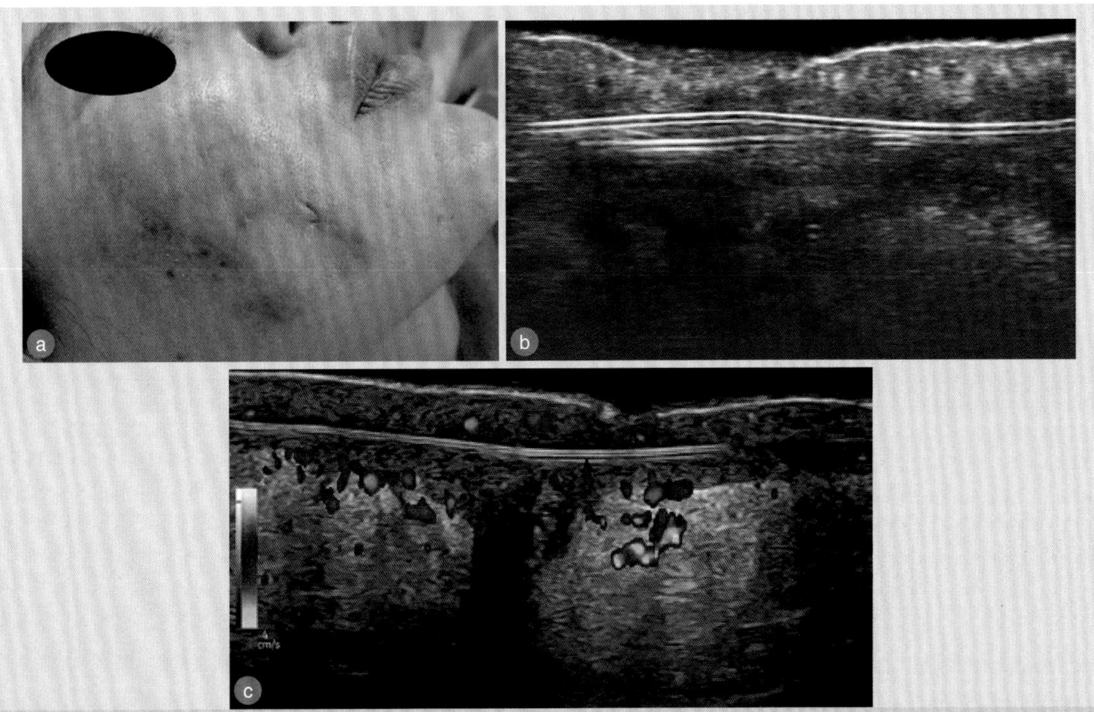

a. 临床照片显示聚对二氧环已酮（PDO）线雕术后 2 个月右脸颊出现红斑、凹陷和隆起。横切面灰阶超声图像（b）和彩色多普勒超声图像（c）显示真皮层中的 2 个高回声双层结构，伴有低回声的炎症和肉芽肿组织。请注意提拉线周围丰富的血流信号（c）。

图 22.13　线雕的并发症

度聚乙烯、自体软骨、脂肪或骨骼制成[24-26，62]。

在超声检查中，这些假体根据材料呈现不同的声像图特征。

硅胶假体显示为边界清晰的椭圆形无回声结构。其边缘可表现为单层、双层或三层的外层。这些假体可能会破裂，有一些超声征象提示囊内或囊外破裂。

囊内破裂的特征是假体的塌陷、内部有回声、假体内的波浪线，也称为“阶梯征”（stepladder sign），以及假体边缘的不连续。

囊外破裂的特征是伴有“暴风雪”征的高回声沉积物，在假体的周围有一种弥漫性的后方混响。

聚乙烯假体超声表现为边缘清晰的高回声带状结构。软骨假体表现为边缘清晰的低回声带状结构。

在彩色多普勒超声上，根据炎症程度不同，假体周围组织内血供程度不同（图 22.14）[24-25]。

四、外科美容手术

（一）吸脂术

吸脂术（liposuction）是通过负压吸引手术祛除皮下脂肪组织[63]。在超声图像上，通常显示为炎症征象，表现为皮下层回声增强和缺乏脂肪小叶的区域。在吸脂区域经常发现低回声的皮下血清血性积液和无回声的假囊肿样结构，提示吸脂区域的脂肪坏死。

在后期阶段，吸脂区域可见皮下纤维组织的层状高回声带（图 22.15）[24-25]。

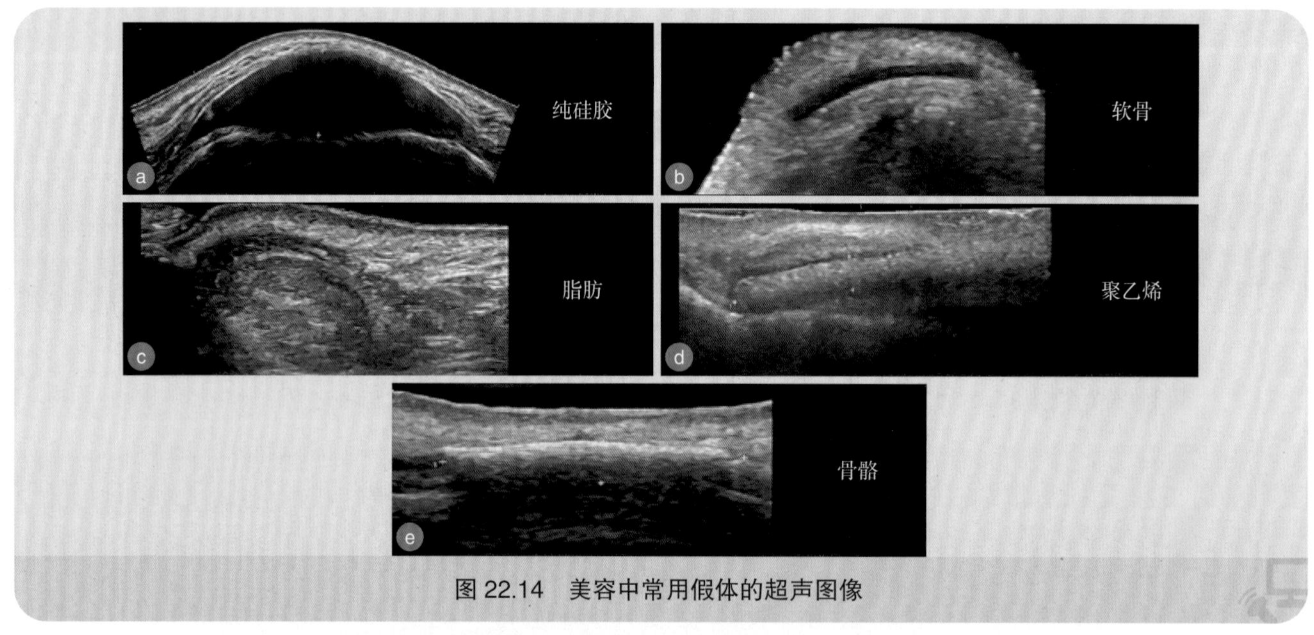

图 22.14　美容中常用假体的超声图像

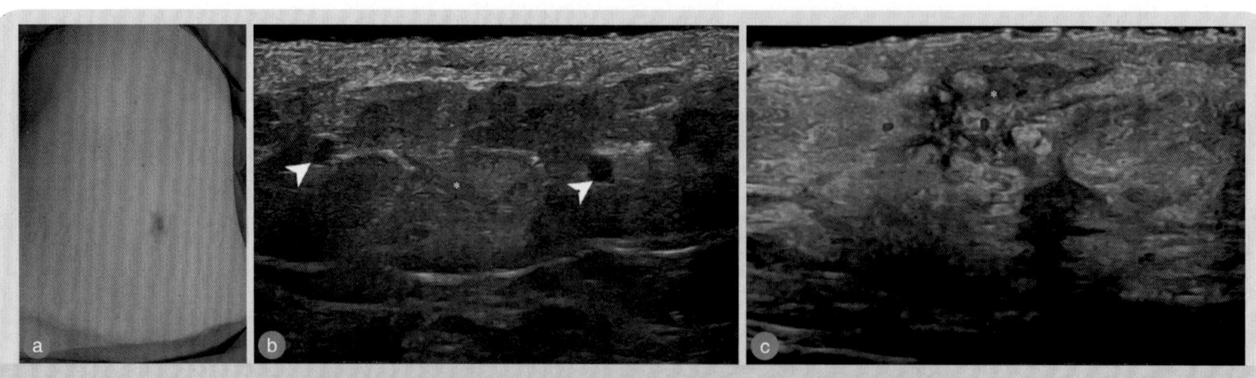

a. 临床照片。b. 右腰部横切面灰阶超声图像显示皮下组织（*）的回声增强和椭圆形的无回声区域，对应脂肪坏死（箭头）。c. 左腰部彩色多普勒超声图像显示皮肤和皮下组织回声不均匀，以皮下组织为主（*），其内的无回声区域（箭头），与脂肪坏死（b）相符，部分区域显示脂肪小叶缺失（c）。该区域皮下组织的血流信号轻度增多（c）。

图 22.15　吸脂和腹壁成形术后的改变

（二）腹壁成形术

腹壁成形术（abdominoplasty）也称为腹壁整形术，是用手术方式祛除多余的皮肤和皮下脂肪，并收紧腹直肌。腹壁成形术 [64] 通常与吸脂术同时进行，包括创造一个新的肚脐，以及连接下腹部和两侧髂部的宽耻骨上瘢痕。

在超声图像上表现为皮下组织呈高回声，一些病例可能表现为低回声和真皮层增厚（图 22.15）。经常出现腹直肌鞘的增厚和回声减低。

腹壁成形术的并发症包括无回声或低回声的血清血肿，较少见的是与缝合线残留和碎片有关的瘘道 [24-25]。

增生性瘢痕或瘢痕疙瘩也是腹壁成形术的并发症，表现为瘢痕区域真皮层增厚，回声减低，瘢痕疙瘩则超出瘢痕的原始边界。超声可以进行瘢痕疙瘩活动性的检测 [24，65]。

（三）眼睑成形术

眼睑成形术（blepharoplasty）是祛除眼睑区域松弛的皮肤和多余的脂肪。在上眼睑，切口沿着眼睑褶皱和上眶隔膜，祛除多余的皮肤、突出的眶内外脂肪，必要时还会切除眼轮匝肌的相应部分 [66]。

在下眼睑，通过结膜切口和下眶隔进行，祛除多余的眶内眶外脂肪。在下眼轮匝肌肥大的情况下，切口则通过皮肤进行 [66]。

在超声图像上，真皮层和肌肉层的回声减低，脂肪垫的回声增强。通常，在上下眶外脂肪垫中，有无回声或低回声的血清血积液。在某些情况下，可能会发现与缝合线对应的双层高回声结构。在这些双层高回声的周围，有低回声的炎性组织和肉芽肿性组织（图 22.16）。

在后期阶段，可能会探查到眼轮匝肌变薄，有时还可能出现与肉芽肿相对应的低回声结节。

彩色多普勒超声显示组织中的血流信号有不同程度的增多，可从低血供到富血供 [24-26]。

（四）鼻成形术

鼻成形术（rhinoplasty）通过改变鼻的形状，以改善鼻的美观和（或）功能 [67]。鼻子形状的改变也可以通过注射填充剂来实现，这被称为鼻整形术中

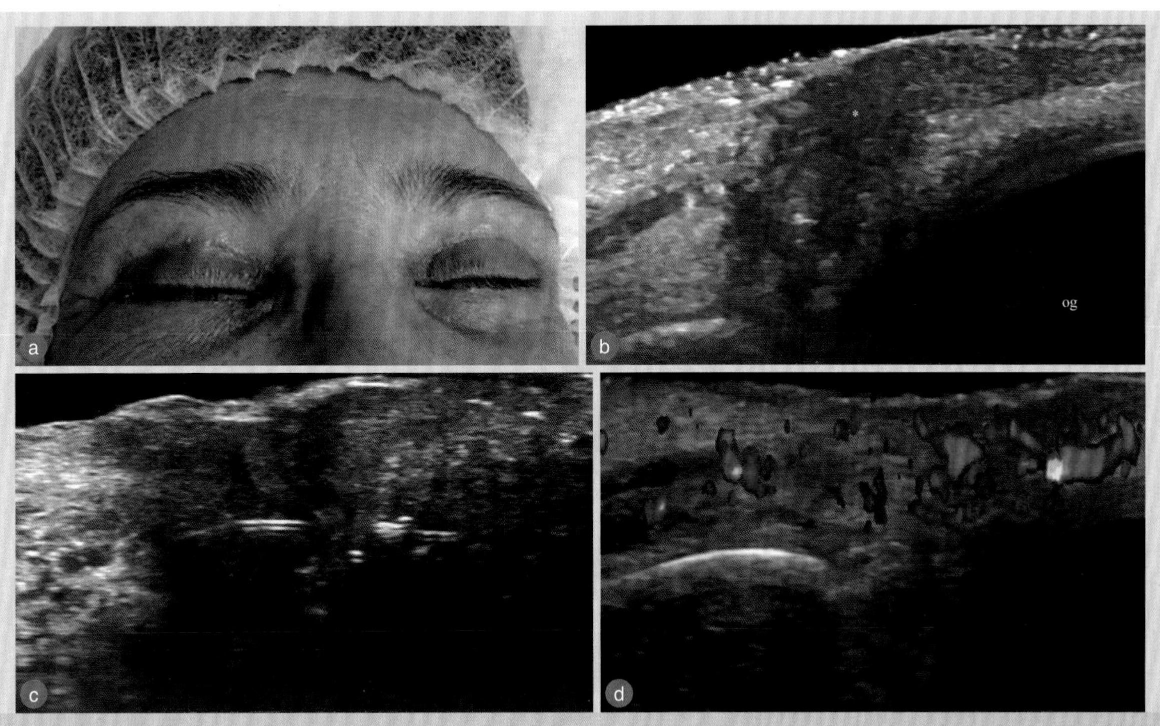

a. 术后 1 个月上眼睑红斑和水肿的临床照片。横切面 24 MHz（b）及 70 MHz（c）的灰阶超声图像显示了右上眼睑外侧部分真皮层、眼轮匝肌和眶下脂肪垫表面的低回声炎症和肉芽肿组织（*）；在图 c 中，同一区域的双层高回声，对应残留的缝合线。d. 同一区域的彩色多普勒超声显示由炎症引起的真皮层、眼轮匝肌和眶内脂肪垫表面丰富的血流信号。

图 22.16　眼睑成形术后并发症

的“非手术鼻整形”或“填充剂鼻成形术”[67]。

超声显示的图像将取决于手术中使用的技术，例如，可能会出现低回声的炎症或肉芽肿性皮下或腱膜下组织，高回声的缝合线，软骨植入物（软骨移植）的低回声带，不规则的鼻骨，以及部分鼻软骨的缺失。还可以检测到其他类型的填充剂，如聚乙烯填充剂的高回声带。在某些情况下，会将开放式鼻成形术和填充剂鼻成形术（非手术鼻整形）结合进行（图 22.17）[24，26]。

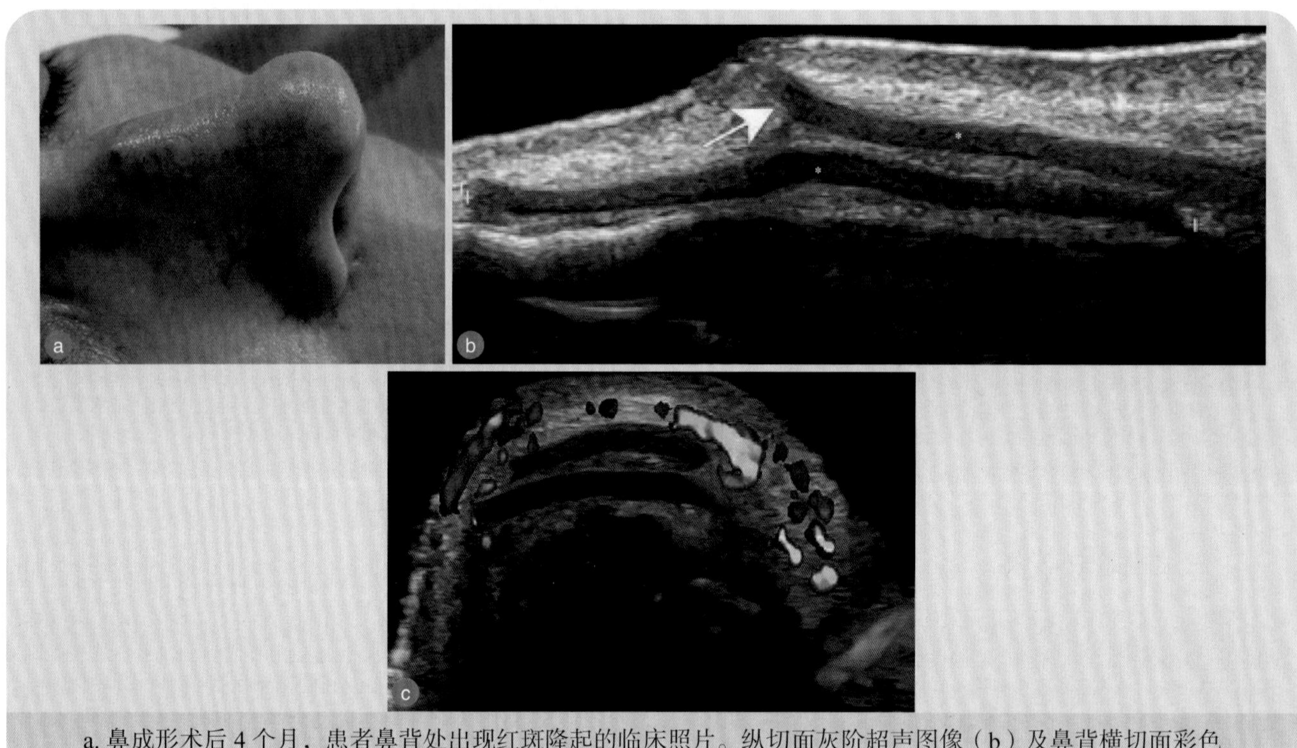

a. 鼻成形术后 4 个月，患者鼻背处出现红斑隆起的临床照片。纵切面灰阶超声图像（b）及鼻背横切面彩色多普勒图（c）显示鼻背部其中一个软骨植入物（*，标记之间）顶出真皮层（箭头）。彩色多普勒超声显示软骨植入物周围真皮层和皮下组织血流丰富。

图 22.17 鼻成形术并发症

（柴红丽 译）

参考文献

第 23 章

皮肤超声在儿童皮肤病学中的应用

Ana Isabel Rodríguez Bandera

一、介绍

（一）概述

皮肤超声检查是非侵入性、无害的诊断工具，且不要求儿童与成年人分离并长时间保持静止，在儿童的应用中具有优势。

由于儿童皮肤病学涵盖了广泛的疾病谱，本章重点介绍一些儿童期独有、更普遍或特征性的疾病。为了更好地理解每个疾病的超声表现，本章将提供临床－组织病理学－超声表现相关性的分析。重要的是，即使在超声特征可能对某些疾病具有高度提示性或特征性时，仅根据影像学表现很少能确诊。但是，皮肤超声检查最重要的优点之一是能够实时同步进行临床和超声评估。

本章讨论的超声学描述大多基于使用 18 ~ 22 MHz 高频可变频率的线阵探头获得的图像。

（二）环境、分散注意力和镇静

在皮肤超声检查中，患者保持固定特别重要，因为探头并非放置在皮肤表面，而是悬浮在病变上方的耦合剂层中。对于无法理解和遵循指示的幼儿，评估尤其困难。

提供一个优化的物理环境可能会有所帮助。新生儿和婴儿可能更容易在黑暗和安静的地方接受检查，而幼儿和学龄前儿童可能在明亮和丰富多彩的环境中感觉更舒适。在检查前 20 分钟喂养新生儿和婴儿，可以很容易地诱导他们自然睡眠。检查同时喂养或予口服蔗糖溶液也能起到镇静作用。患者若年龄较大，可以理解指示的，做好心理准备可以减少焦虑。例如，首先在患儿玩偶或家长身上演示超声检查过程可以减轻患者对未知的恐惧[1]。音视频方法，包括音乐、漫画书、数码平板电脑和视频护目镜，也是有用的分散注意力的方法[1-4]。

然而，即使尽了最大的努力，持续的哭泣或反抗动作也会阻碍高质量图像的获得[5-6]。一项基于 543 项检查的回顾性研究表明，评估 4 ~ 12 月龄婴儿以及位于口周区、前颈部褶皱或头皮的病变是困难的，尤其当需要使用多普勒超声检查时[1]。因此，根据皮肤疾病的类型、部位和病情程度及患者的年龄不同，有时镇静可能是有帮助的，特别是在检查不能推迟到患者更可以配合的年龄时。在检查前 30 分钟口服水合氯醛（50 mg/kg）是一种安全的选择，不需要麻醉师在场，但儿童需要通过改良 Aldrete 评分来监测[7-8]。

二、非脉管源性肿瘤和错构瘤

（一）非脉管源性肿瘤

本节展示了一系列良性和恶性肿瘤，这些肿瘤位于真皮和（或）皮下组织，在儿童患者中独有或更常见，或为诊断遗传综合征提供线索。

1. 良性肿瘤

（1）神经纤维瘤

神经纤维瘤（neurofibroma）是最常见的良性周围神经鞘膜瘤，是 1 型神经纤维瘤病的诊断标准之一。其临床表现广泛，已有多种分类方式被报道，通常根据深度（皮肤 / 皮下组织）和生长方式（局限 / 弥漫 / 丛状）来区分。外观可描述为大小不等，扁平、无蒂、球状和有蒂[9]。病灶可以是肤色、色素沉着过度或减少，通常表现为质地柔软。丛型神经纤维瘤通常呈复杂的形状，沿神经走行分布，体积极大，可引起疼痛、神经功能障碍和毁容[10]，并可发生恶性转化，恶变以多发性丛型神经纤维瘤的患者发病风险较高[11]。

组织病理学上，神经纤维瘤由多种细胞谱系组成，包括施万细胞、肥大细胞、神经内膜成纤维细胞和神经束膜细胞，包埋在大量富含胶原的细胞外基质中[12]，也可见各种皮肤附件细胞（如毛囊、汗腺、皮脂腺）和脂肪细胞[9]。

超声图像也反映了神经纤维瘤的临床和组织学异质性，不同的病变表现出不同的形态、回声强度和位置（图 23.1）。结节型或局限型神经纤维瘤最常见，表现为界限清晰，卵圆形或梭形，多为低回声病变，位于真皮层、皮下组织或筋膜下层。靶征具有特征性，反映了这些肿瘤在中心积聚胶原纤维（高回声），在外周积聚黏液样组织（低回声）的趋势[13-14]（图 23.1c）。弥漫型神经纤维瘤表现为界限不清，低回声或不均质的，位于真皮层或皮下组织的病变[15]。丛型神经纤维瘤由一组由高回声组织分隔的多个低回声结节组成，呈螺旋形，沿神经及其分支走行（图 23.1e），位于真皮层或更深层次[11, 13, 16-18]，通常呈现"虫袋样"外观[14]。

神经纤维瘤通常有一些共同的超声特点，与病变神经相对应的三角形或线性侧向延伸是其特征 [17]（图 23.1d）。虽然这一特征高度提示神经纤维瘤，但也可在其他神经系统肿瘤中发现 [19]。如其他富细胞型肿瘤 [20] 的表现，后方回声增强也经常出现 [17]（图 23.1a）。彩色多普勒超声检查通常显示肿瘤乏血供，无 [21] 或少量血流，多位于周边 [18]。

高频超声（HFUS）可以用于 1 型神经纤维瘤病患者的神经纤维瘤的识别，并可用于序贯监测 [21]。识别出钙化、提示出血或坏死的无回声区、周围水肿或邻近组织浸润时应怀疑恶性周围神经肿瘤的可能 [22-23]。

（2）脂肪母细胞瘤

脂肪母细胞瘤（lipoblastoma）是一种罕见的胚胎脂肪组织来源的良性肿瘤，占儿童脂肪源性肿瘤的 30%。发病年龄通常小于 3 岁 [14, 24-25]，很少超过 8 岁。发病年龄有助于区分脂肪母细胞瘤和脂肪肉瘤，后者在 5 岁以下儿童中极为罕见 [18, 26]。脂肪母细胞瘤临床表现为生长缓慢的肿物 [25]，但比脂肪瘤生长速度更快 [18]。四肢是最常见的发病部位 [14, 25]。

组织病理学上，脂肪母细胞瘤是一种由脂肪母细胞、间充质细胞和成熟脂肪细胞构成的分叶状肿瘤，由纤维隔分隔并由毛细血管网供血。肿瘤内可见数量不等的黏液样间质 [25]。

超声检查显示脂肪母细胞瘤通常位于皮下组织，边界清晰，肿物呈均匀的高回声，代表脂肪成分和纤维隔。不同数量和大小的低回声区提示黏液样间质 [14, 18, 24, 25]。有趣的是，与脂肪含量较高的病变（如单纯性浅表脂肪瘤）往往是低回声或等回声有所不同，脂肪与其他软组织界面的混杂会导致回声增强 [26]。彩色多普勒超声检查常可见少量的内部血流信号 [18]。脂肪母细胞瘤病是一种更具侵袭性的表现形式，可累及下层肌肉组织 [18]，表现为界限不清的病变 [24]。

（3）毛母质瘤

毛母质瘤（pilomatricoma）也被称为毛基质瘤，是一种良性肿瘤，发病年龄一般小于 20 岁。毛母质瘤起源于毛囊基质细胞，与编码 β- 连环蛋白的 CTNNB1 突变有关，而 β-catenin 可促进细胞凋亡 [27]。多发的毛母质瘤是罕见的，特别是当病变数量超过 6 个时，应提示遗传综合征的可能（家族性腺瘤性息肉综合征，强直性肌营养不良，特纳综合征）[28]。

毛母质瘤为无症状，生长缓慢，肤色或淡蓝色

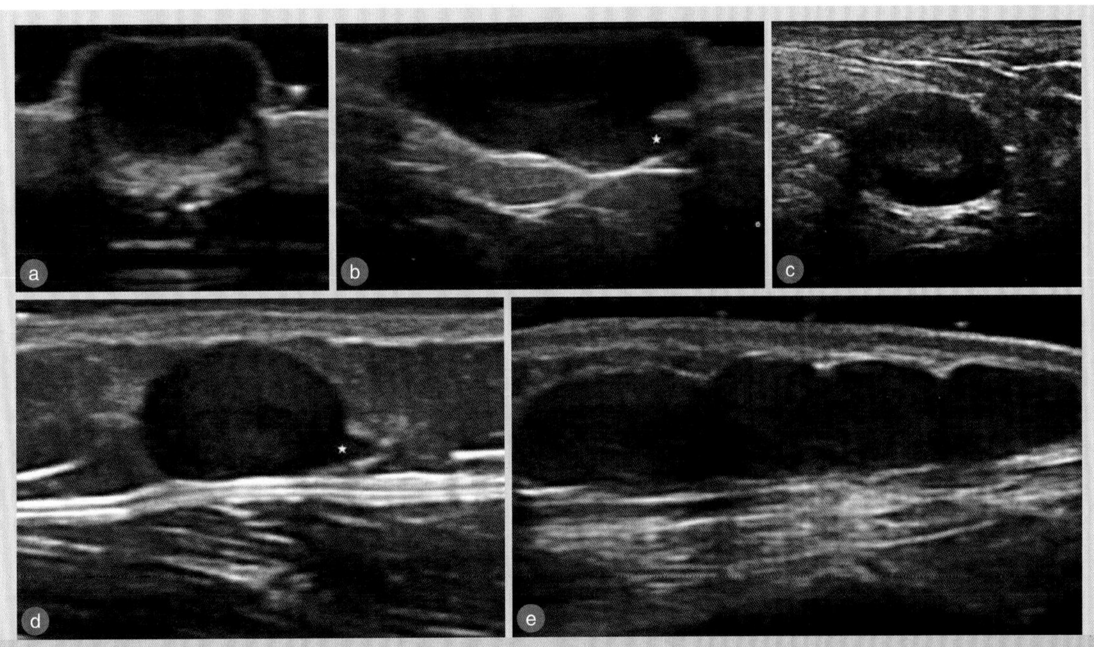

高频超声（HFUS），18 MHz。a. 带蒂、皮肤结节型神经纤维瘤呈均匀低回声。注意后方回声增强和侧方声影。b. 无蒂 – 扁平、皮肤局限型神经纤维瘤呈不均匀低回声。注意特征性的侧边延伸（星号）。c. 阴囊皮下结节型神经纤维瘤。注意特征性靶征表现为中心高回声，外周低回声。d. 皮下组织结节型神经纤维瘤。注意侧突或延伸（星号）。e. 沿腓浅神经走行的皮下丛型神经纤维瘤。

图 23.1　神经纤维瘤

（经 Editorial Médica Panamericana[179] 允许可重复使用图 23.1d。经 Wiley[22] 允许可重复使用图 23.1e。）

的结节，最常见于头部、颈部或上肢（图 23.2a 和 23.4a）。覆盖病变的真皮偶见松弛，病变可呈现大疱性外观（图 23.5a）。触诊的特点是质硬，通常被描述为“岩石般坚硬”，呈多面体形，并可移动。

组织病理学上，在早期阶段，中等大小、有核的基底样生发母细胞排列在边缘，后逐渐转化为积聚在中心的无核死细胞，称为影细胞，其产生角化碎屑，并随着时间的推移，发生营养不良性钙化或骨化（图 23.2b）。此外，也可能出现异物肉芽肿反应。在后期，基底样成分可能很少或不存在 [29]。

超声也可显示毛母质瘤的动态变化，并以形态分类 [30]，将结果与症状持续时间相对应 [31]。毛母质瘤通常呈边界清晰的椭圆形病变，尽管也有边界不清、圆形或不规则形态的报道 [32]。病变主要位于皮下组织，但一定与起源的真皮层相接 [33]（图 23.2c、图 23.3a 和图 23.4b），其回声通常是不均匀的 [32]。低回声晕环、内部强回声灶和后方声影高度提示毛母质瘤 [32，34]，并称之为特征性靶征超声表现 [35]（图 23.3）。这三种特征其一或全部不符都使诊断存疑，但并非否定 [32]。低回声晕环被认为提示结缔组织包膜 [32] 或外周的基底细胞。

高回声灶对应钙化或骨化区域，并导致后方声影（图 23.2d、图 23.3 和图 23.4b）。病灶在数量和分布上表现不同，从分散的少量点状结构（图 23.2d）到占据病变大部分的较大弧形结构均有可能 [34]（图 23.4b）。混杂的高回声（对应钙化或骨化区域）和低回声（可能代表影细胞演变而来的碎屑或角化区域）具有高度提示性（图 23.2d 和图 23.3b）。据推测，肿瘤周围高回声提示慢性异物性炎症反应 [31]，现已被认为相当常见且无特异性 [32]（图 23.2c）。

彩色多普勒超声检查显示 50% ~ 80% 的病变有内部血流 [31-32，34]，最常见于外周。这与预期一致，因为含血管的基质形成了病灶外周环状边缘及中心分散的岛状结构。这些发现有助于与滤泡性囊肿相鉴别诊断，后者在定义中是无血供的，而毛母质瘤内血供丰富 [36]（图 23.5c）。根据作者的经验，血流的存在或不存在可以用来指导患者的期望和治疗决策，血供丰富的肿瘤更有可能继续生长。

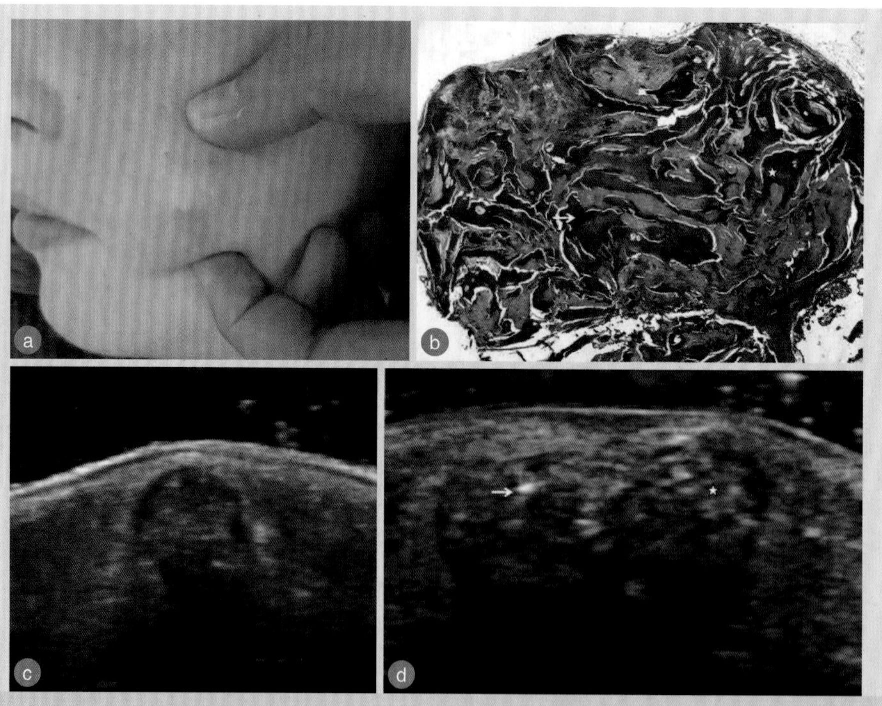

a. 临床照片显示 8 岁女孩，颊部坚硬的大结节。b. 组织病理学（H&E 染色，×2）显示边界清楚，不规则的卵圆形肿瘤，含无核细胞，角化碎片（星号）和钙化灶（箭头）。c.HFUS（18 MHz），横切面显示边界清楚，回声不均匀的肿瘤，主要位于皮下组织，毗邻真皮层。注意低回声晕环和后方声影。d.HFUS（18 MHz），纵切面显示边界清晰的、不规则的卵圆形肿瘤，邻近真皮层。注意可能对应角化碎片的回声区（星号）和对应钙化的强回声灶（箭头）。

图 23.2　毛母质瘤（大病灶）

（图 b 由 La Paz 大学医院病理系 Maria Beato Merino 提供。）

松弛性或大疱性毛母质瘤（也称为囊性毛母质瘤）毗邻变形的真皮层（可表现为增厚），伴随可能代表水肿的低回声或无回声液疱，最终导致大疱状外观[33]（图 23.5）。

（4）乳头状汗管囊腺瘤

乳头状汗管囊腺瘤（syringocystadenoma papillif-

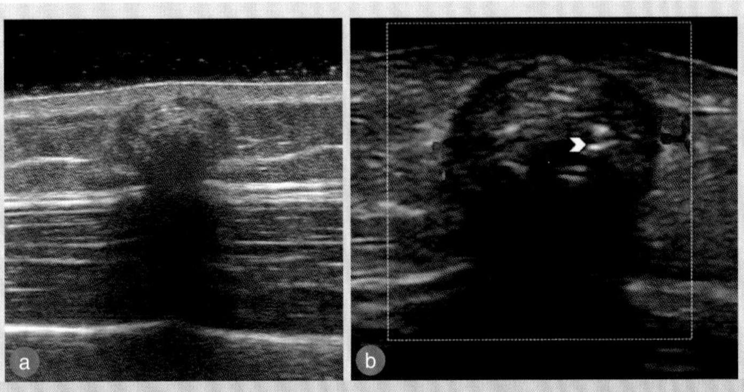

a.HFUS（19 MHz）显示边界清晰的圆形皮下病变，与真皮深层相连。注意周围低回声晕，中心强回声和后方声影，这是最经典的毛母质瘤超声表现，具有典型的靶征表现。b. 同一病灶的 HFUS（22 MHz），彩色多普勒超声检查。注意与钙化相对应的强回声结构（箭头）。

图 23.3　毛母质瘤（靶征表现）

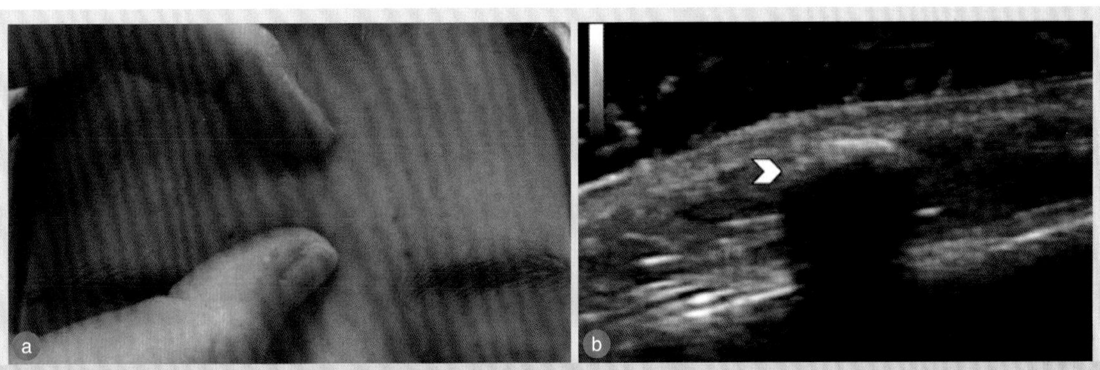

a. 青少年的前额毛母质瘤临床照片。可触及皮下质硬结节。b.HFUS（18 MHz）显示一弧形强回声结构，邻近真皮深层，伴后方声影，提示大的钙化。这是第二常见的毛母质瘤类型。

图 23.4　毛母质瘤（弧形钙化）

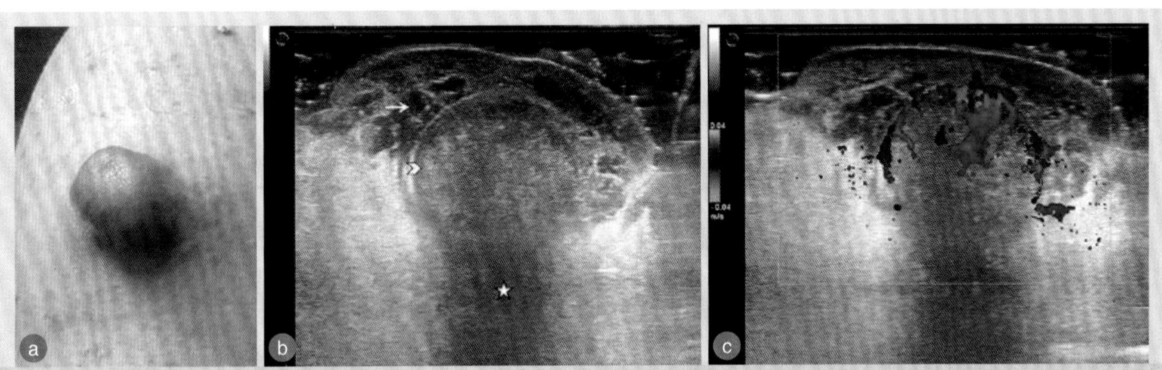

a. 临床照片显示位于上臂的肿瘤，表面呈大疱性或松弛性。b.HFUS（22 MHz），B 型超声模式，显示毛母质瘤的特征图像：边界清晰的真皮－皮下肿瘤，低回声边缘（粗箭头），中心呈不均匀的高回声，伴后方声影（星号）。注意肿瘤上方真皮层明显水肿（长箭头）。c. 彩色多普勒超声检查显示肿瘤内血流丰富。

图 23.5　大疱性毛母质瘤

（经 Wiley 允许可重复使用[33]。）

erum）是一种罕见的良性汗腺肿瘤，可发生在皮脂腺痣内[37]。大多数是先天性的或在青春期前增长[38]。病变主要累及头部或颈部，头皮是最常见的位置，但也有其他部位的报道[39]。通常无症状，表现为脱发，肤色或红斑，孤立或成组的丘疹、斑块或结节，部分呈线状排列，且常呈疣状、结痂或糜烂[40]（图 23.6a）。病变往往生长缓慢。

组织病理学上，病变由乳头状突起及各种大小和形状的导管组成，导管由表皮内陷引起，并与表皮保持连接。乳突间质含有结缔组织、扩张的血管和炎症细胞，炎症细胞主要为浆细胞[41]。

超声表现为边界清晰，多为低回声的病变，边缘不规则（图 23.6b）。彩色多普勒超声检查可显示明显的血流[42]（图 23.6c）。

（5）婴幼儿纤维性错构瘤

虽命名为婴幼儿纤维性错构瘤（fibrous hamartoma of infancy，FHI），但 WHO 已将其归类为成纤维细胞 / 肌成纤维细胞肿瘤[43]。婴幼儿纤维性错构瘤通常发生在 2 岁以下的儿童中，约 20% 的病例是先天性的。躯干、腋窝、四肢和生殖器区域最常受累[18, 44]。通常表现为单发、边界不清、肤色的结节，无表皮改变[18]。多发病灶、色素沉着过度、多毛症和多汗症均有报道[44]。

组织病理学上，FHI 被描述为边界不清的肿块，由于存在成熟的成纤维细胞 – 肌成纤维细胞和数量不定的胶原束、成熟的脂肪组织和不成熟的间质成分，因此具有特征性的三相外观[18, 44]。

超声检查 FHI 通常表现为边界不清，或更少见的分叶状肿瘤，位于真皮和皮下组织或仅位于皮下组织[45]。与其异质性的组织学表现一致，表现为不均匀的回声，通常包含小梁状低回声带和周围低回声晕环[18, 45]。回声结构可呈“层状”或“蛇形”形态[14, 45]。彩色多普勒超声检查通常显示内部血流较少[14, 18, 45]。

（6）婴幼儿肌纤维瘤

肌纤维瘤被归类为一种周细胞（血管周围）肿瘤[43]。在新生儿或 2 岁以下婴幼儿中更为常见[46]。已发现有三种主要表现：单发型，最常见累及皮肤，偶尔累及皮下组织；多中心起源型，累及皮肤、皮下组织、肌肉和骨骼；泛发型与内脏病变有关[46]。皮肤肿瘤通常表现为坚硬的红至棕色结节或斑块，有时伴有中央坏死或溃疡[46]。单发型和多中心变异型预后良好，通常在诊断后的最初几年内发生自发消退。内脏病变的存在与较差的预后相关，可能是致死性的[46]。

组织病理学上，婴幼儿肌纤维瘤（infantile myofibroma）表现为边界清楚的结节。在显微镜下，其特征为存在两种不同的肌成纤维细胞聚集：在胶原基质中束状排列的梭形细胞，以及围绕着薄壁的鹿角状血管的、更原始、更小的圆形蓝色细胞，类血管外皮细胞瘤样形态[47]。内可见囊变、坏死、纤维化和大量玻璃样变区域[46]。

皮内、皮下组织[47-48]和肌肉内[14]病灶在超声检查中表现为边界清晰、不规则的卵圆形[14, 48]或多叶状[47]病变。由于婴幼儿肌纤维瘤富含细胞成分，因此大部分呈低回声，但也常存在部分高回声区域[14, 47-48]，这可能提示交错的胶原纤维或纤维化区域，伴轻微后方回声增强[48]。囊性变性或坏死可表现为无回声区，而钙化表现为强回声，伴后方声影。婴幼儿肌纤维瘤被描述为一种乏血供肿瘤，彩色多

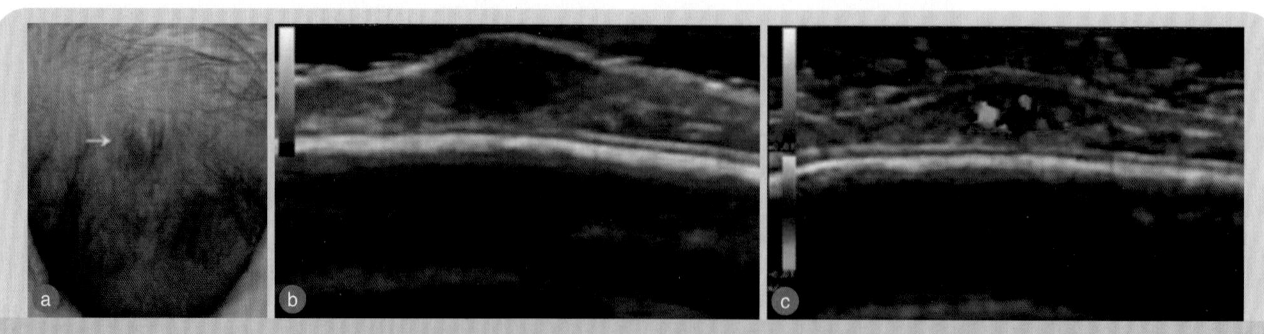

a. 临床照片显示 2 月龄婴儿枕部头皮的先天性红斑、长条样、脱发病变，伴有结节糜烂结构（箭头）；b.HFUS（18 MHz），B 型超声模式，显示结节结构，边界清晰，位于真皮 – 皮下组织，主要为低回声，边缘不规则；c. 彩色多普勒超声检查显示丰富的内部血流。

图 23.6　乳头状汗管囊腺瘤

普勒超声检查显示无血供或少血供，主要分布在外周[14，48]。因此，高频超声（HFUS）有助于鉴别诊断婴幼儿肌纤维瘤与婴幼儿血管瘤和先天性血管瘤，以及主要需要鉴别诊断的富血供软组织恶性肿瘤。

（7）浅表血管黏液瘤

浅表血管黏液瘤（superficial angiomyxoma）可提示 Carney 综合征的诊断，后者是一种常染色体显性遗传的多发性肿瘤及雀斑样痣病综合征。除了浅表血管黏液瘤，Carney 综合征患者还可发生其他肿瘤，如心脏黏液瘤、甲状腺癌、卵巢癌、胰腺癌和肝癌，以及肢端肥大症和肾上腺皮质功能障碍等内分泌疾病，因此早期诊断至关重要[49]。

浅表血管黏液瘤的临床表现并不典型，呈肤色或粉红色[50]的息肉样病变，丘疹结节或结节，多见于躯干和头颈部[51]（图 23.7a）。

组织病理学上，浅表血管黏液瘤为边界清楚[50]或边界不清[51]，位于真皮－皮下，分叶或多分叶的肿瘤[52]，主要由黏液样基质（黏蛋白）组成，内含有中等量至稀少的细胞，主要为成纤维细胞、血管和少量胶原束[51]（图 23.7c）。

虽然文献有限，但根据作者的经验，超声检查与所描述的组织病理学结果一致，浅表血管黏液瘤表现为位于真皮－皮下，边界清晰，分叶状，多为低回声的肿瘤，伴后方回声增强。组成肿瘤的大部分成分（黏液样和均质的细胞）能很好地传播超声波，这解释了病灶整体呈低回声的原因。后方回声增强是由肿瘤到皮下组织的阻抗变化引起的，因为后者能更多地反射超声波。有趣的是，肿瘤深部的分叶似乎更大，呈现钟状或梨状外观。因此，临床可见的肿瘤可能只代表“冰山一角”，这突出了 HFUS 在术前定位中的优势（图 23.7）。在彩色多普勒超声检查中，病变内可见血流，而囊肿内无血流。

（8）幼年黄色肉芽肿

幼年黄色肉芽肿（juvenile xanthogranuloma）是非朗格汉斯细胞组织细胞增生症最常见的一种，通常发生在幼儿期。临床表现为单发的、无症状的、边界清晰的丘疹或结节，表面光滑，最常见于头部和颈部。颜色从早期的粉红色到后期的黄－橙－棕色不等（图 23.8a）。皮肤镜特征性的“落日模式”由中心的橙色区域和淡黄色区域及红晕组成。外周的线条状毛细血管扩张已有报道。多发病变的出现提示应排除系统性受累[53]。

组织病理学表现为无包膜的，边界清楚的病变，累及真皮和皮下浅层。由致密的片状组织细胞浸润组成，约 85% 的病变可见特征性的 Touton 型多核巨细胞[53]。

超声检查显示其为边界清晰的卵圆形、均匀低回声的真皮层结节[54-55]（图 23.8b），可使表皮向上移位[55]，也可延伸至皮下组织浅层。彩色多普勒超声检查可检出肿瘤内偶有纤细血管，呈流速较低的

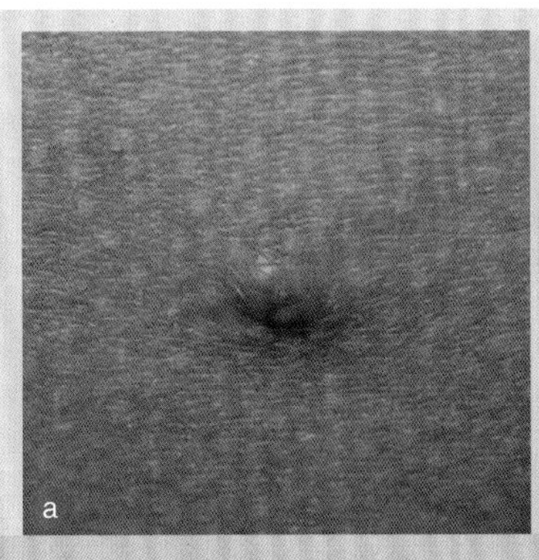

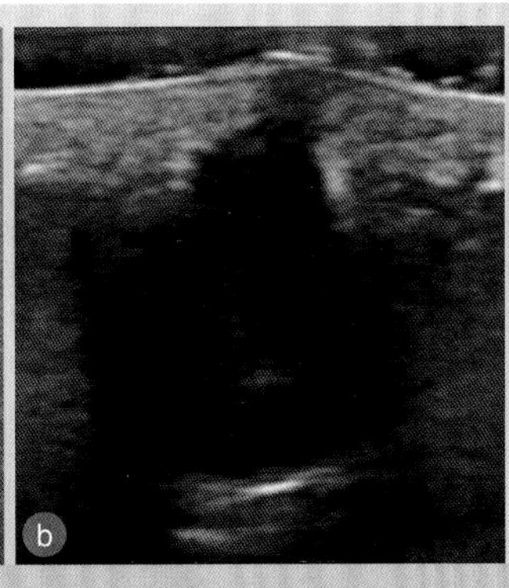

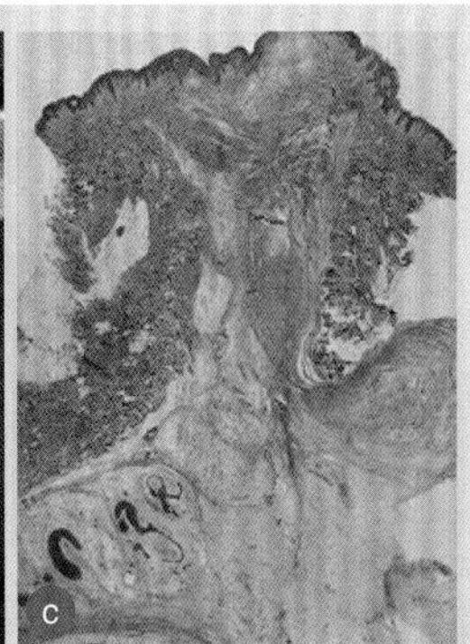

a. 临床照片显示 14 岁 Carney 综合征女孩，右腰部的粉红色丘疹结节。b.HFUS（18 MHz）显示病变主要为低回声，由 3 个分叶组成，外观呈钟状，位于真皮层和皮下组织。注意与表皮的连接处可对应临床上明显的“小孔”结构。c. 组织学上（H&E 染色，×2）显示了一个边界清晰、无包膜的肿瘤，具有“钟状”形态，由黏液样基质、轻度到中度密度的细胞组成，包括数个基底样细胞巢、明显的毛细血管和些许胶原束。请注意，胶原基质在病变最浅表的部分或顶端更为丰富，这对应于超声图像上回声最高的区域。

图 23.7　浅表血管黏液瘤

（图 23.7a 和图 23.7b 的重复使用得到 Editorial Medica Panamericana 的许可[179]。图 23.7c 由 Maria Beato Merino 博士提供，来自 La Paz 大学附属医院病理科。）

动脉血流[22, 55]。

2. 恶性肿瘤

（1）转移性神经母细胞瘤

神经母细胞瘤是婴儿期最常见的实性恶性肿瘤之一[56-57]，起源于形成交感神经系统的神经嵴细胞，最常见于肾上腺髓质[22]。转移较常见，尤其转移到皮肤，表现为无症状的蓝色皮下组织结节[58]。因此，转移性神经母细胞瘤（metastatic neuroblastoma）是“蓝莓松饼婴儿”的鉴别诊断之一。眼眶周围区域经常受累，通常累及双侧，可能导致眼球突出、眼周淤青（“浣熊眼”）、眼眶周围肿胀和（或）斜视[22, 58]。眼眶周围和躯干病变都曾被误诊为婴幼儿血管瘤[59-60]。即使转移性疾病，预后也差异很大，从自发消退到死亡的结局都有可能[59]。

组织病理学上，皮肤神经母细胞瘤通常表现为边界相对清晰的肿瘤。由于它起源于多能性神经嵴细胞，具有广泛的分化谱系。个体肿瘤由不同成熟程度的神经细胞及施万细胞混合而成，细胞与间质的比例随着成熟程度提升而降低。最常被描述的组织学图像是细胞高度丰富、间质贫乏的肿瘤，主要由排列成玫瑰花状的小蓝色细胞组成，中心为纤维样物质[61]。微钙化是常见的，特别是在腹部肿瘤中，并且可有坏死区域[62]。

文献中可用的超声描述大多基于原发性肾上腺肿瘤，也反映了其组织学异质性[63-64]。富细胞型的皮肤肿瘤通常表现为低回声，而高回声区域的图像可能提示间质丰富的肿瘤。其内可见点状微钙化[22]（图 23.9b）。神经母细胞瘤通常是一种乏血供肿瘤，具有散在的细小肿瘤内血流[22, 59]或仅有外周血流[14]。在这种情况下，彩色多普勒超声检查有助于区分转移性神经母细胞瘤和增殖期婴幼儿血管瘤，后者血流丰富[22, 59]。然而，也有报道称神经母细胞瘤表现

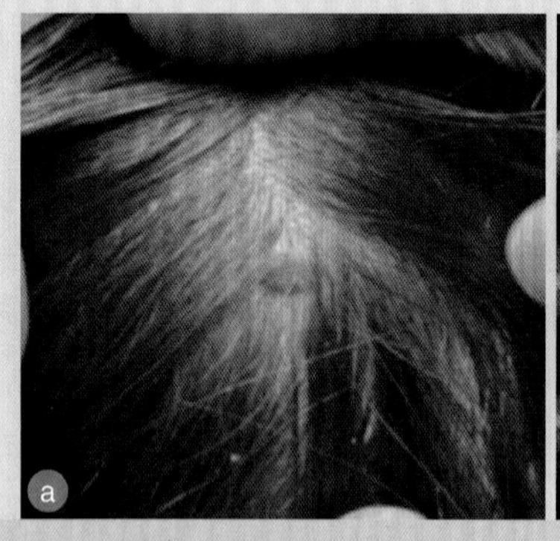
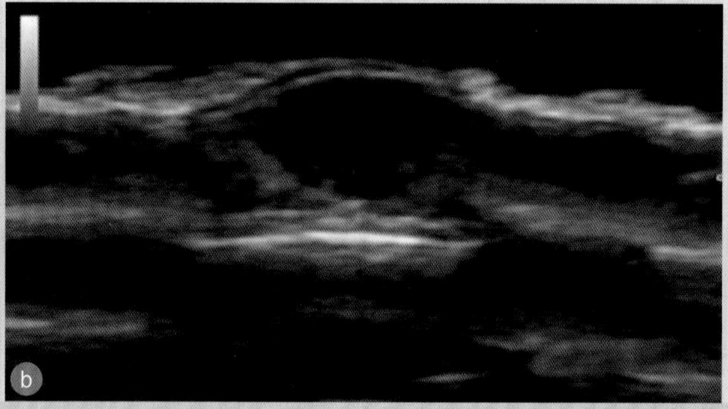

a. 临床照片显示 2 岁男童头皮的黄色结节；b.HFUS（18 MHz）显示了一个边界清晰的真皮层 – 皮下组织低回声病变，边缘不规则。

图 23.8　幼年黄色肉芽肿

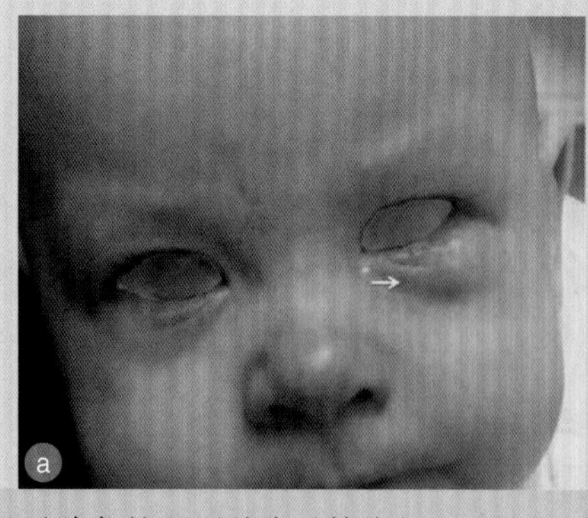
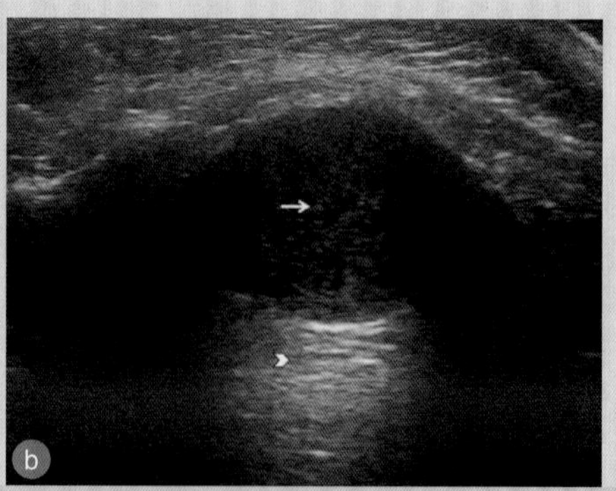

a. 临床照片显示肤色的眶下肿胀（箭头）；b.HFUS（19 MHz）显示一个边界清晰的低回声病变，伴后方回声增强（短箭头）。注意病变内的点状高回声，可能提示微钙化（箭头）。彩色多普勒超声检查显示肿瘤稀疏的内部血流。

图 23.9　转移性神经母细胞瘤

（经 Wiley 允许可重复使用[22]。）

出更丰富的血流[42]，在这些病例中，超声鉴别诊断可能极具挑战性。

（2）丛状纤维组织细胞瘤

丛状纤维组织细胞瘤（plexiform fibrohistiocytic tumor）是一种罕见的中度恶性软组织肿瘤（很少转移），被归类为所谓的纤维组织细胞瘤[43]。主要累及儿童和青壮年，很少有先天性病例报道[65]。临床上通常表现为无痛的、生长缓慢的，肤色、红斑或紫红色结节，或坚硬斑块，但也可为疼痛和溃疡性病变[65]（图 23.10a）。上肢是最常见的部位，但也可能累及下肢、躯干、头颈部。

组织病理学表现为边界不清的真皮层 – 皮下组织肿瘤，小细胞结节或细胞束丛状排列在多种纤维间质内。结节由组织细胞样细胞组成，中心为多核破骨细胞样巨细胞，周围为成纤维细胞样细胞[65-66]。

超声检查显示病灶边界清晰[67]或不清晰[65]，累及真皮和（或）皮下组织，可延伸或不延伸至骨骼肌。病灶可表现为低回声[42, 67]或不均质回声[65]。彩色多普勒超声检查显示中度[65]至丰富的内部血流[42]（图 23.10）。

（3）婴幼儿纤维肉瘤

婴幼儿纤维肉瘤（infantile fibrosarcoma）是一种罕见的成纤维细胞恶性肿瘤，常见于 2 岁以下的儿童，超过 1/3 的病例出生时就存在[14, 68]。占婴幼儿期软组织恶性肿瘤的 12% 左右[14]，约占该年龄组所有恶性实性肿瘤的 1.6%。可能累及四肢、躯干、头颈部，少数情况下累及腹膜后[14, 69]。表现为快速生长的无痛性肿块，肿块表面可能紧绷、充血或溃疡，类似于血管病变[69]。

组织病理学上，婴幼儿纤维肉瘤与典型的成人纤维肉瘤相同，但预后要好得多。从宏观上看，病变边界不清，呈分叶状。显微镜下，其为富细胞型肿瘤，由单形态、原始的、深染的卵圆形 – 梭形细胞组成，排列紧密呈束状，分布在不同的胶原基质中。弥漫性浸润可表现为明显的血管外皮细胞样血管扩张、局灶性坏死和出血[68-69]。

超声表现为边界不清的浸润性肿块，累及皮下组织[14]和（或）肌肉层[69]。回声特征常被描述为一种不均质回声的，但主要是低回声的肿瘤[14, 69]。血流变异性大[14]，但更常见的是富血供，可能难以与婴幼儿血管瘤区分[69]。

（4）B 细胞淋巴母细胞淋巴瘤

淋巴母细胞淋巴瘤是儿童非霍奇金淋巴瘤的第二常见类型[70]。B 细胞淋巴母细胞淋巴瘤（B-cell lymphoblastic lymphoma，BcLL）主要是儿童期疾病，75% 的病例发生在 6 岁以下的患者中[70]。溶骨性病变（26%）、皮肤或皮下组织病变（23%）是最常见的疾病部位[70]。在皮肤上通常表现为头颈部的结节，临床上常被误诊为脂肪瘤、皮样囊肿或昆虫咬伤[22]（图 23.11a）。同时出现无症状的、坚硬的同侧颈部淋巴结病变[71]。

组织病理学上，病变由致密的、单一形态的，在真皮和皮下组织浸润的，小到中等大小的淋巴细胞组成，位于 Grenz 区（表皮下方真皮处无受累区）下方[71]（图 23.11c）。

超声检查中，如其他单形态、富细胞型肿瘤[20]，

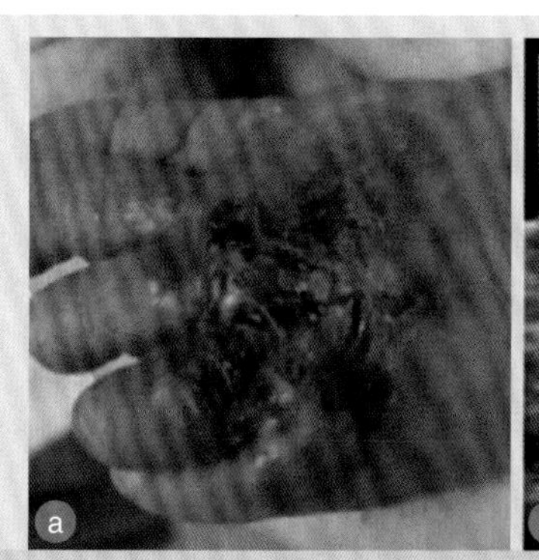

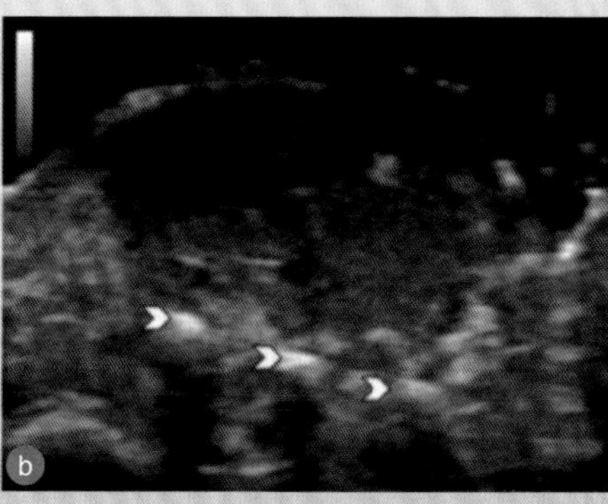

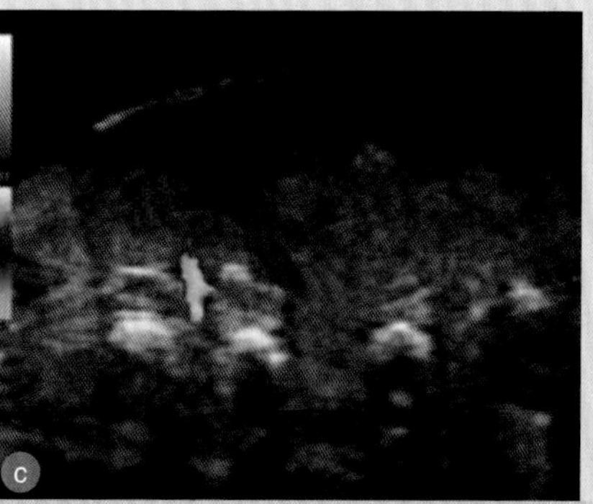

a. 临床照片显示新生儿足背部边界不清的溃疡和硬化红斑斑块。b.HFUS（18 MHz）显示边界不清晰的溃疡浸润性肿瘤，回声不均匀。病灶上部的低回声可能与临床表现为溃疡的坏死有关。注意肿瘤是如何延伸到跖骨之间和跖骨以外的（箭头）。c. 彩色多普勒超声检查显示可见肿瘤内存在血流。该病例的更多细节可在文献 [65] 中找到。

图 23.10 先天性丛状纤维组织细胞瘤

BcLL 主要为低回声病变，占据真皮和皮下组织，边界不清，多普勒超声检查显示无血流增加[71]（图 23.11b）。Grenz 区表现为有回声的浅层真皮。在评估淋巴结时，恶性的超声征象包括边缘模糊、形状呈圆形、中央回声消失、结构改变（皮质结节或结内坏死、网状结构和粘连）以及外周、混合性（中央和外周）或混杂的血流分布[71]（图 23.12）。

（二）错构瘤

错构瘤（hamartomas）是由一个部位固有的成熟或未成熟细胞成分以异常比例形成的良性增殖。尽管它们可以以类似于肿瘤的方式存在，但是它们不是真正意义上的肿瘤。

1.Jadassohn 皮脂腺痣

Jadassohn 皮脂腺痣（nevus sebaceous of Jadassohn，NSJ）是最常见的错构瘤之一。它是由于 HRAS 或 KRAS 基因的激活突变导致的后合子镶嵌，导致细胞生长继发于 MAPK 信号转导通路的激活[72]。

在临床上，Jadassohn 皮脂腺痣在出生时表现为薄的、脱发的、黄橙色的线性斑块，最常见于头皮或面部。在青春期，可能由于受到激素的影响，皮脂腺数量增加，变得更厚或者呈结节状（图 23.13a）。大的 Blaschko 线状病变可能是皮脂腺痣综合征（Schimmelpenning 综合征）的征兆，该综合征与大脑和骨骼异常有关。病变内发生肿瘤的风险增加，包括良性肿瘤（毛母细胞瘤、皮脂腺腺瘤和乳头状汗管囊腺瘤）和恶性肿瘤（基底细胞癌、皮脂腺癌、大汗腺癌）[72]。

组织病理学特征是存在未成熟的毛囊，以及真皮中皮脂腺和异位顶泌腺的增加[72]。青春期病变的临床增厚与皮脂腺数量的增加相对应，皮脂腺不仅

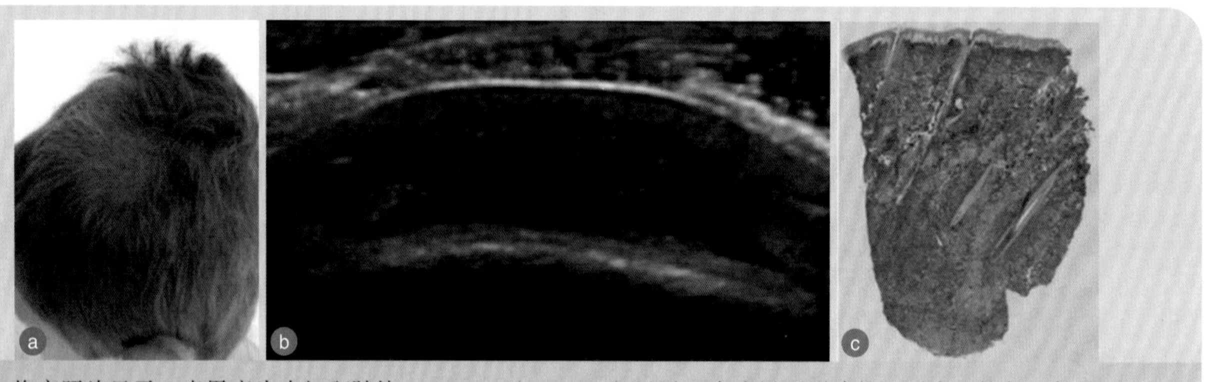

a. 临床照片显示 8 岁男童头皮红斑肿块；b.HFUS（18 MHz）显示一个边界不明确的、回声不均匀，但主要是低回声的真皮层和皮下组织病变；c. 组织学上（H&E 染色，×2）显示 Grenz 区下致密的单形态，真皮层和皮下组织浸润。

图 23.11 B 细胞淋巴母细胞淋巴瘤（皮肤病变）

（经 Wiley 允许可重复使用[71]。）

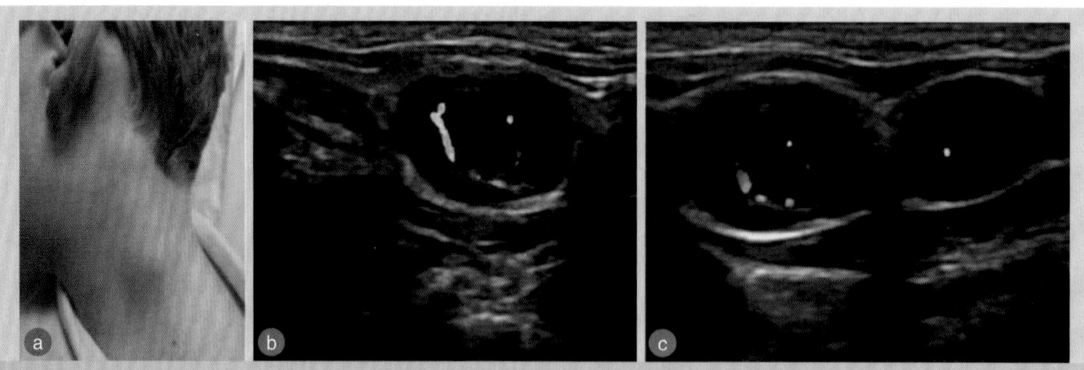

a. 临床表现为无症状的，肤色、坚硬的颈部淋巴结病变；b.HFUS（18 MHz）显示圆形、低回声的淋巴结病变，未见中央高回声髓质，非门样血流；c.HFUS（18 MHz）显示淋巴结病变的粘连或融合。

图 23.12 B 细胞淋巴母细胞淋巴瘤（颈部淋巴结病变）

（经 Wiley 和 Editorial Medica Panamericana 允许可重复使用[71，179]。）

占据真皮深层，还占据真皮浅层[73]。表皮通常表现为棘层肥厚和乳头瘤样增生[72]。

超声图像特征是真皮厚度增加，呈现带状外观，回声减低。当毛囊皮脂腺单位和顶泌腺的数量越多时，病变就会越厚、回声越低（图 23.13b）。表皮可能看起来更厚、有起伏感[74]。彩色多普勒超声检查可能显示内部血流增加，血流缓慢[74]。由于病变仅位于真皮中，因此对病变而言，高频率的设备将提供更好的分辨率，用以分辨毛囊皮脂腺单位、皮脂腺和顶泌腺。从声像图上看，皮脂腺呈椭圆形高回声，顶泌腺呈小椭圆形结构，与毛囊皮脂腺单位相邻，呈“假卵巢”外观（低回声和无回声混合区）[74]。

2. 皮肤平滑肌错构瘤 / 贝克尔痣

皮肤平滑肌错构瘤（cutaneous smooth muscle hamartoma，CSMH）和贝克尔痣（Becker's nevus）具有共同的临床病理特征。但是它们是否代表不同的实体，或者更可能代表一系列真皮平滑肌增生的完全相反的类型，仍然存在争议[75-76]。CSMH 通常是先天性的，而贝克尔痣通常出现在青春期，被描述为雄激素依赖性病变[76]。临床上，CSMH 可能由滤泡性丘疹组成，通常表现为肤色或轻度色素沉着、多毛斑片或斑块[75]（图 23.14a）。假性 Darier 征是其特征性表现：触诊时会导致立毛平滑肌收缩，从而引起病变暂时隆起或竖毛[75, 77]。色素沉着和多毛通常在贝克尔痣中更为明显[75-76]。

组织学上，两者的特征都是真皮中 – 深层中过多的无序排列的平滑肌束[75-77]。

根据作者的经验，超声图像上，真皮中 – 深层呈低回声增厚。多毛症易于识别（图 23.14b）。彩色多普勒超声检查未显示血流增加。

3. 皮肤纤维脂肪瘤性错构瘤

皮肤纤维脂肪瘤性错构瘤（cutaneous fibrolipomatous hamartoma）被认为是一种罕见病，但有可能是由报道不足导致的。尽管已描述了家族性病例，提出了常染色体显性遗传或 X 染色体连锁遗传模式，但大多数病例呈散发性。

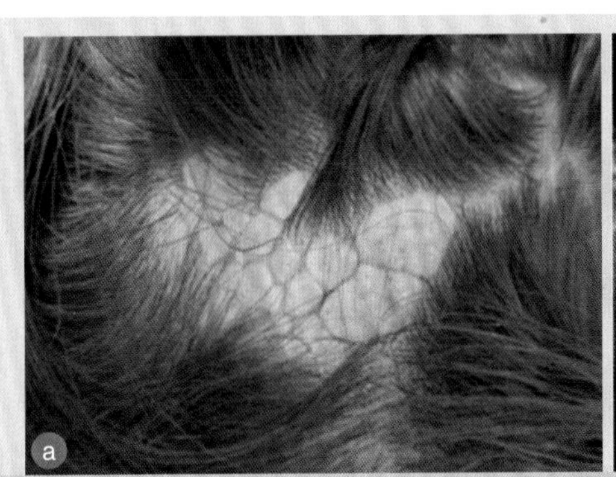
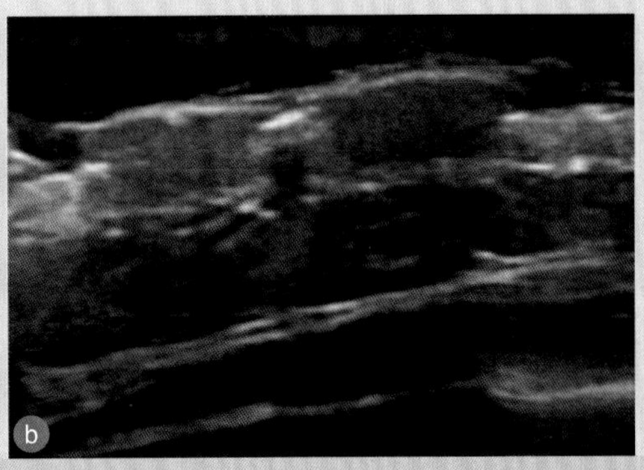

a. 青少年头皮上浅橙色的线状、乳头状的厚脱发斑块；b.HFUS（18 MHz）真皮明显增厚，呈乳头状低回声。

图 23.13　Jadassohn 皮脂腺痣

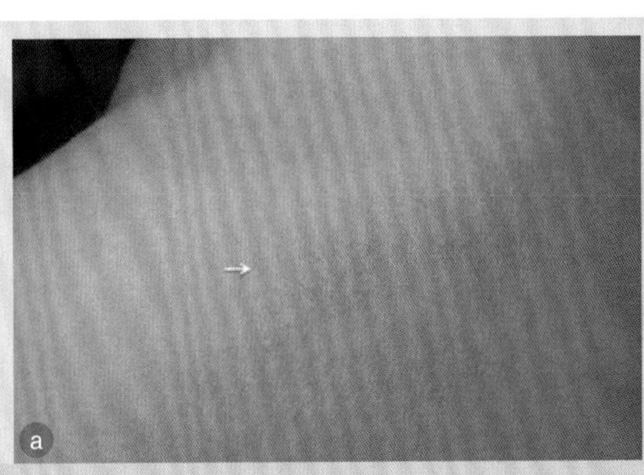
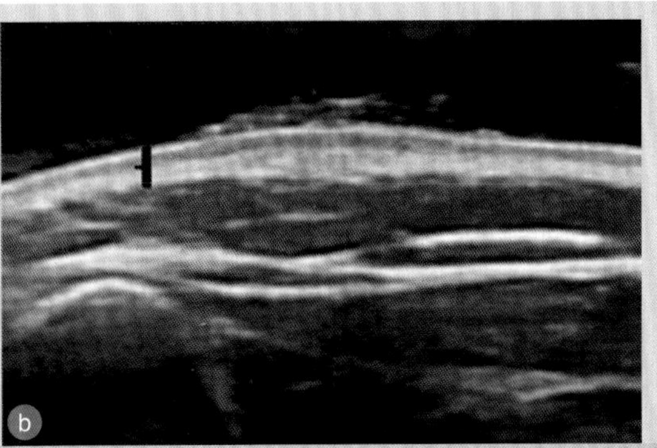

a.4 岁男孩，左肩胛骨轻微色素沉着和多毛斑（箭头）；b.HFUS（18 MHz）显示真皮中 – 深层（括号）低回声增厚。注意多毛症。

图 23.14　皮肤平滑肌错构瘤

据报道，皮肤纤维脂肪瘤性错构瘤偶尔与Gardner综合征和结节性硬化症有关。尽管其发病机制尚不清楚，但最流行的理论是在妊娠最后几个月和生命最初几个月，胎儿足跟的生理性皮下肥大消退的障碍。

皮肤纤维脂肪瘤性错构瘤有很多描述性的名字，包括跟前先天性纤维脂肪瘤性错构瘤、双侧先天性足底脂肪结节、双侧先天性足跟脂肪垫和新生儿足丘疹。最常见的临床表现是位于足跟内侧的先天性、双侧、对称和肤色的软结节。然而，单侧和跟骨后病变已被描述，可以在出生后被发现[78]（图23.15a）。

在组织病理学上，皮肤纤维脂肪瘤性错构瘤是由边界清晰的成熟脂肪细胞小叶组成，这些小叶被真皮中－深层的纤维间隔分隔开，无神经受累[78]（图23.15c）。

超声图像表现为真皮网状层的不可压缩性增厚，向皮下延伸，由交替的低回声和高回声带或由蜂窝状高回声带分隔的低回声岛组成。低回声带或岛代表成熟的脂肪组织小叶，而高回声带代表胶原间隔（图23.15b）。彩色多普勒超声模式下，病灶内预计不会有血流信号增加[78-79]。

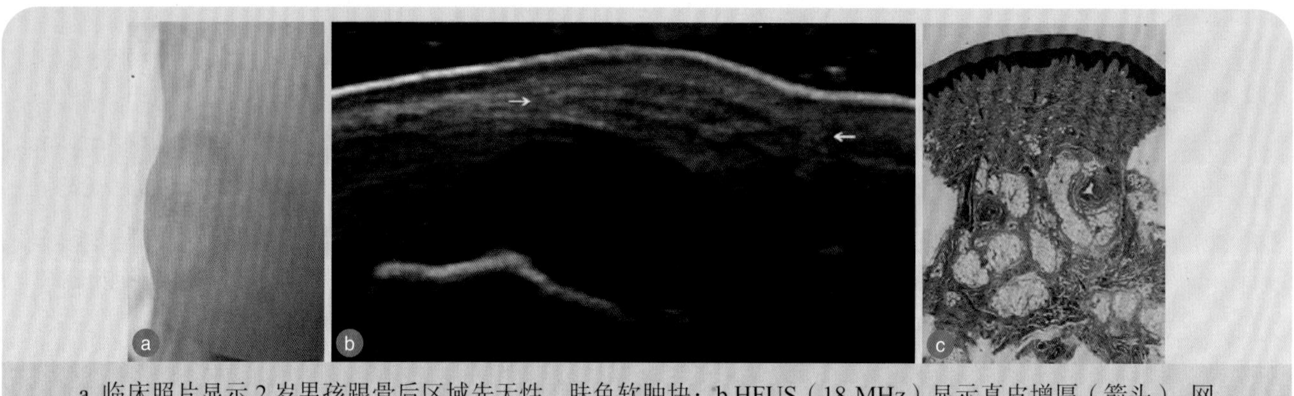

a. 临床照片显示2岁男孩跟骨后区域先天性、肤色软肿块；b.HFUS（18 MHz）显示真皮增厚（箭头），网状真皮中交替出现低回声和高回声带；c. 组织学上（H&E染色，×2）显示真皮中－深层边界清晰的成熟脂肪小叶被纤维间隔包围。

图23.15　皮肤纤维脂肪瘤性错构瘤

（经Wiley允许可重复使用[78]。）

三、炎性病变

（一）新生儿皮下脂肪坏死

新生儿皮下脂肪坏死（subcutaneous fat necrosis of the newborn，SCFN）是一种罕见的短暂性多发性小叶性脂膜炎，通常在足月儿或过期儿出生后的前几周发生，并在数周或数月内消退，无后遗症[80-81]。尽管确切的病因尚不清楚，但它与母体、胎儿或出生并发症有关，尤其是那些导致胎儿或新生儿缺氧或窒息的疾病（母体糖尿病、母体高血压、先兆子痫、前置胎盘、胎盘早剥、脐带脱垂、产科创伤、巨大儿、胎儿先天性心脏病、癫痫发作、贫血、胎粪吸入、治疗性低体温）[80-81]。临床上通常位于背部、臀部、近端肢体和脸颊，表现为单个或多个疼痛的红棕色或紫色硬化斑块或结节[80]（图23.16a）。超半数以上的病例可出现发热[82]。其潜在的并发症包括高钙血症、高甘油三酯血症、低血糖和血小板减少[80, 82]。

组织病理学表现为小叶性脂膜炎，由淋巴细胞、组织细胞、多核巨细胞和偶见的嗜酸性粒细胞组成的混合细胞浸润。在脂肪细胞、组织细胞和多核巨细胞内，出现以放射状排列的双折射针状裂隙是其特征[80]。

超声图像表现为皮下组织的中度边界清晰[83-84]至边界不清[82]、弥漫性[82, 84-86]或小叶性[81]高回声（图23.16b）。可以见到可能代表坏死区域的无回声腔隙区[81]。可以发现产生后方声影的界面，并反映钙化的存在[86]。彩色多普勒超声检查显示血流轻度至中度增加[81-82, 86]（图23.16c）。

（二）特发性面部无菌性肉芽肿

特发性面部无菌性肉芽肿（idiopathic facial aseptic granuloma，IFAG）是一种自行消退的炎性病变，主要影响儿童[87]。它被认为属于玫瑰痤疮谱系[88-89]。临床上表现为一个或几个无症状的、红色至紫色、质软或有弹性的结节，通常位于脸颊，由唇连合、耳垂和眶下缘界定的三角形内[87，90]（图 23.17a）。常被误诊为表皮样囊肿、毛母质瘤、牙源性瘘管、皮肤利什曼病，或分枝杆菌感染[22]。

在组织病理学上，它表现为真皮中明显的肉芽肿性浸润，主要由上皮样组织细胞和偶见的多核细胞、淋巴细胞和浆细胞聚集体组成[88，91-92]。

超声图像检查结果取决于病变的阶段。在活动期或炎症期，病变表现为真皮层、边界清晰的椭圆形病变，长轴平行于皮肤表面，且多呈低回声[87，89-90，93-94]，也可能表现为边界不清或深分叶[90，95]。通常可以看到深方皮下组织的后方回声增强，这种后方增强被解释为皮下炎症迹象，或是由于致密细胞炎症病变和易于超声波传导的血管到皮下组织的阻抗变化而引起的[90，96]（图 23.17b）。彩色多普勒超声检查显示病灶内和病灶周边的血流增加，以病灶最深部分及其周围最为突出[90-91]（图 23.17c）。提高分辨率后，病灶厚度减小，深方皮下组织恢复其正常回声，增加的血流消失[90]。但病灶内的钙化尚未被报道过[87，89–95]。

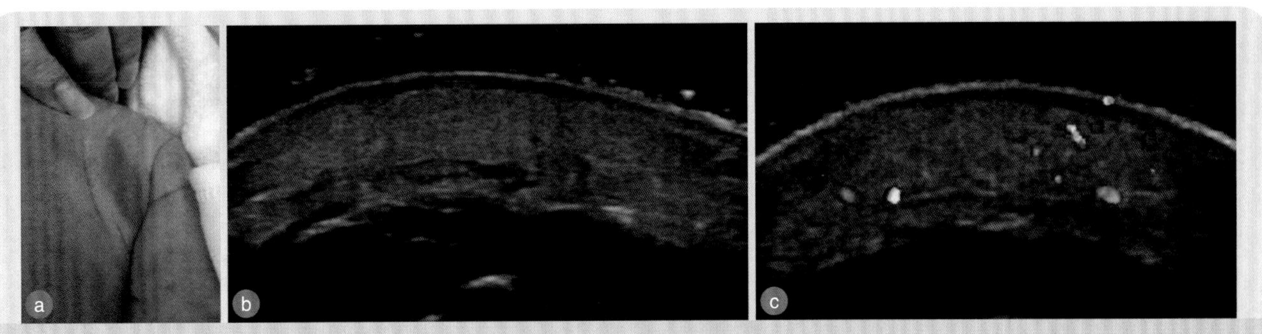

a. 临床照片显示 1 周龄足月新生儿右肩红斑肿块；b.HFUS（18 MHz）显示皮下小叶回声均匀增强；c. 彩色多普勒超声显示病变内血流轻微增加。

图 23.16 新生儿皮下脂肪坏死

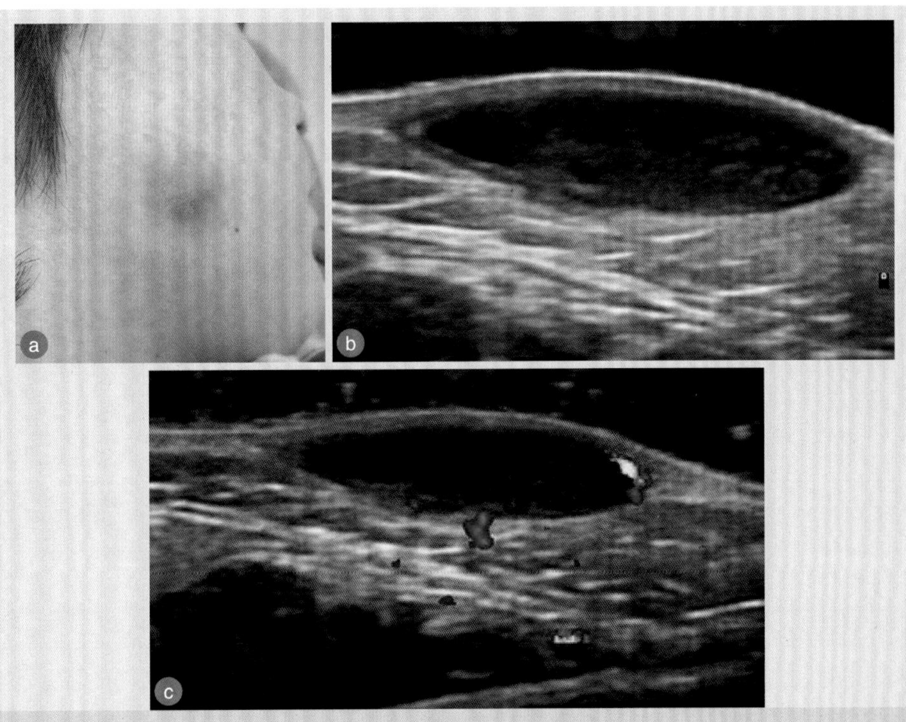

a. 临床照片显示 6 岁男孩面颊部红斑结节。b.HFUS（18 MHz）显示真皮层、边界清晰的椭圆形病变，长轴平行于皮肤表面。多为低回声，深部边缘有细微分叶。注意周围组织回声轻度增强或后方回声增强。c. 彩色多普勒超声检查显示病变周围的血流。

图 23.17 特发性面部无菌性肉芽肿

（经 Elsevier España 允许可重复使用[90]。）

（三）皮下型环状肉芽肿

皮下型环状肉芽肿（subcutaneous granuloma annulare）是环状肉芽肿的一种罕见的临床病理变异，在儿童中更常见。它表现为一种无症状、肤色至浅棕色的皮下结节，通常位于小腿、手、头或臀部[97]（图 23.18a）。

在组织病理学上，由位于皮下的结节性炎性浸润构成（图 23.18c）。这种炎性浸润由胶原变性或坏死中心区域周围的栅栏状组织细胞和黏蛋白组成[97]（图 23.18d）。图中已描述了病灶内营养不良钙化的小病灶[98]（图 23.18e）。

超声图像表现为一种皮下的、界限不清、不规则的或星状的病变，通常与筋膜相接[22，98-99]。正如黏液性和高细胞 - 基质比病变那样，它大部分呈低回声，并产生后方增强[98]。周围皮下组织可能表现为小叶状或弥漫性回声增强，可能代表病变周围淋巴细胞浸润[22]。偶尔，在病变内可以发现代表钙化的明亮高回声点[98]。彩色多普勒超声检查通常不会显示血流增加[98-99]（图 23.18b）。

（四）线状硬斑病

线状硬斑病（linear morphea）是小儿局限性硬皮病的主要类型，在儿童中比成年人更常见。其特征是皮肤线性硬化，沿 Blaschko 线走行，通常伴有皮下组织萎缩[101]、色素沉着和（或）脱发（图 23.19a）。当影响四肢时，可伴有关节痛、关节挛缩和肢体长度差异，当累及头皮或面部（刀砍状硬斑病和 Parry-Romberg 综合征）时，可伴有神经、眼科和颌面部表现[100-102]。

在组织病理学上，硬斑病是一种炎性硬化过程，其特征是胶原束数量增加，这些胶原束粗大且与表面平行，且首先出现在真皮网状层，周围有炎性浸润。表皮可以保持完好或萎缩。黏蛋白可能存在于早期病变中。随着病情进展，硬化向真皮乳头层和（或）皮下组织延伸，因此附属结构和脂肪细胞出现进行性萎缩。随着血管管腔变窄和血管壁增厚，血液供应相应减少。炎症细胞的数量减少[103-104]。一项包括 64 例线状硬斑病组织活检的研究显示中度硬化（51.6%），与其他类型的硬斑病相比，更常累及

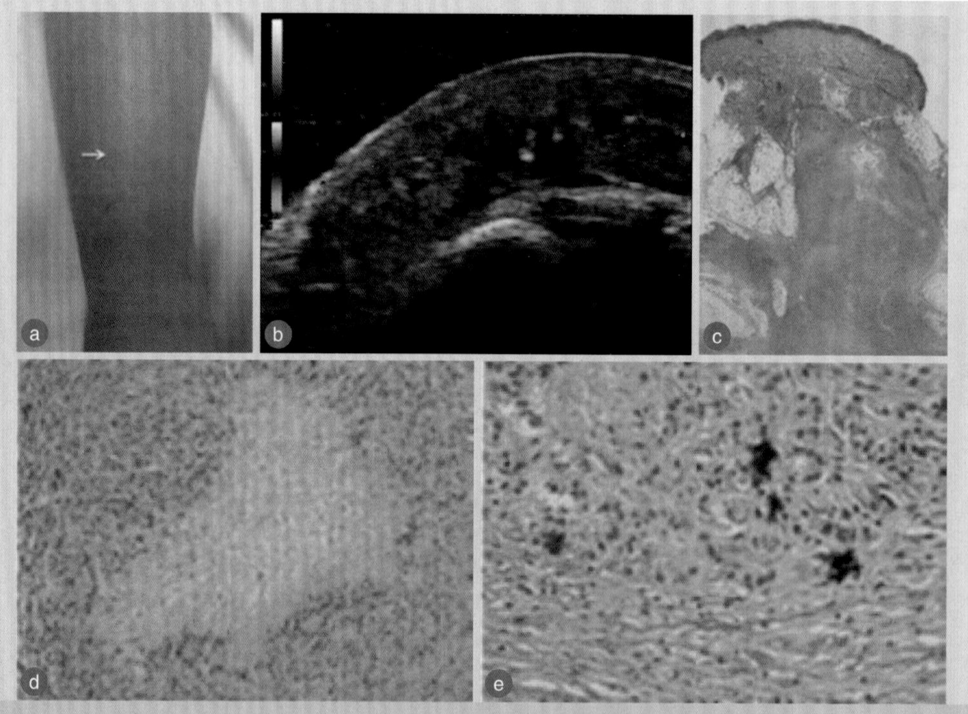

a. 临床照片显示左腿胫前皮下肤色结节（箭头）。b.HFUS（18MHz）显示皮下与筋膜接触的低回声无血流病变。注意病灶内与钙化灶相对应的高回声点（见 e）。c. 组织病理学检查（H&E 染色，×2）显示皮下脂肪结节性炎性浸润。d. 组织病理学检查（H&E 染色，×10）显示胶原变性和黏蛋白中心区域周围的栅栏状组织细胞。e. 组织病理学检查（H&E 染色，×20）显示与钙质相对应的嗜碱性沉积物。

图 23.18　皮下型环状肉芽肿

（经 Wiley 允许可重复使用[98]。）

真皮网状层和皮下组织（51.6%），不包括真皮乳头层。炎性浸润主要由淋巴细胞和浆细胞组成，通常位于血管周围和附件周围（分别为 90.6% 和 85.9%）[105]。然而，这些发现似乎都不是这类硬斑病特有的。

在超声图像上，与对侧相应健康皮肤相比，线状硬斑病的既定病变可能出现真皮增厚或变薄[106]，病变中硬化过程发生的地方（真皮深层 ± 真皮乳头层）将表现为回声增强，皮下组织明显变薄，甚至几乎消失[22，107]（图 23.19b）。作为皮下硬化的一个迹象，剩余皮下组织的回声增加，并变得与真皮的回声相似，从而使得真皮 – 皮下交界处显示不清[107-108]。真皮通常表现为回声减低。超声弹性成像可以显示皮肤硬度的显著增加[107]。所描述的活动迹象可在炎症阶段看到，包括真皮 – 皮下界限的丧失、皮下回声增强及真皮和（或）皮下血流量的增加[109]。弹性成像和彩色多普勒超声的联合使用[107]或允许量化超声回声的软件的使用[106]可以提高对活动性和纤维化的检测。然而，研究需要更多关于皮肤弹性成像使用的多中心报告。

（五）节段性皮肤僵硬综合征

皮肤僵硬综合征（stiff skin syndrome，SSS），也称先天性筋膜营养不良，是一种罕见的遗传性结缔组织疾病，其发病机制是由原纤维蛋白 -1（FBN1）基因突变、转化生长因子 -β（TGF-β）激活和信号传导改变，以及后续的促纤维化活性增强有关。其特征是皮肤进行性非炎症性纤维化，可能导致关节活动受限。节段性皮肤僵硬综合征（segmental stiff skin syndrome，SSSS）被描述为一种独特的临床变异，可能是由 FBN1 的嵌合突变引起的。与广泛型不同，SSSS 发病较晚，预后较好。通常在儿童期或青春早期开始，表现为渐进性单侧皮肤硬化，最常见的部位是肩部或骨盆带和下肢。通常表现为橘皮样外观，毛囊保留或增多，无色素改变（图 23.20a）。伴随表现为关节活动度降低和腿长差异。它常被误认为是线状硬斑病或嗜酸性筋膜炎[110]。

组织病理学表现为真皮网状层中增厚的胶原束数量增加，向皮下延伸并包裹脂肪细胞，真皮黏蛋白增加以及炎性浸润的缺乏[110-111]。

在超声图像上，与相应的对侧健康皮肤相比，SSSS 表现为真皮厚度增加，回声不变或减低，毛囊保留；皮下组织的厚度和回声结构正常，但纤维间隔突出；筋膜厚度显著增加（图 23.20b）。真皮回声降低可能反映黏蛋白的存在。筋膜厚度增加可能解释了橘皮样外观。彩色多普勒超声检查未显示该区域血流的增加[110，112]。

四、脉管源性病变

本节包含的信息基于 2018 年 ISSVA 脉管异常分类的最新更新。

（一）肿瘤

1. 分叶状毛细血管瘤

分叶状毛细血管瘤（lobular capillary hemangioma），也称化脓性 / 毛细血管扩张性肉芽肿（pyogenic or telangiectatic granuloma），是一种常见的良性血管瘤，通常发生在皮肤或黏膜，也可发生在静脉或皮

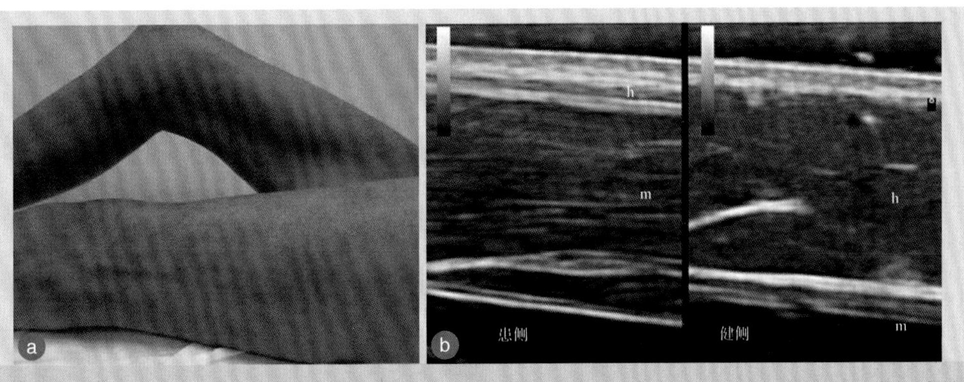

a. 临床照片显示 14 岁女孩腿部硬化性色素沉着斑。由于皮下萎缩，静脉显得更加明显。b. 与对侧相应区相比，HFUS（18 MHz）显示皮下组织明显萎缩。h：皮下组织；m：肌肉。

图 23.19　线状硬斑病

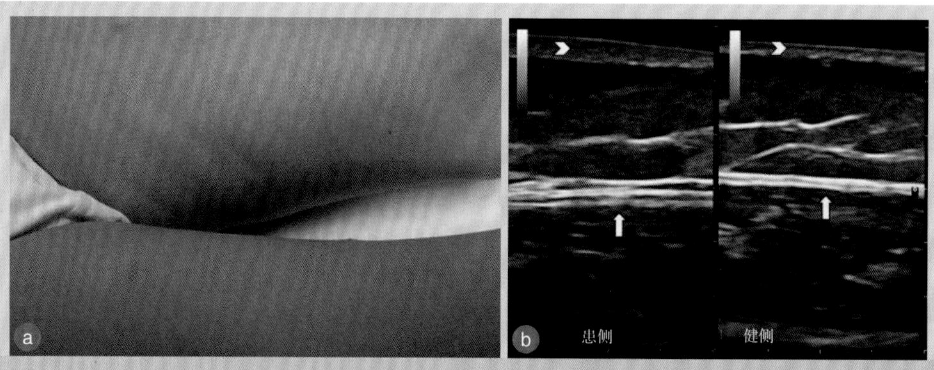

a. 临床照片显示 4 岁女孩左大腿内侧橘皮样外观；b. 当将患侧（左）与对侧相应健康皮肤（右）进行比较时，HFUS（18 MHz）显示真皮层和筋膜层增厚。

图 23.20　节段性皮肤僵硬综合征

（经 Wiley 允许可重复使用[110，235]）

下以及胃肠道。其发病机制尚不完全清楚，但与创伤、妊娠、免疫抑制和一些药物（维 A 酸、口服避孕药、抗逆转录病毒药物和靶向肿瘤治疗药物）有关。它在儿童、青少年和孕妇中更为常见，往往出现在手指和脚趾、面部及口腔或鼻腔黏膜上。通常表现为快速生长的、脆性的、鲜红色的丘疹或结节，常有蒂[113]。

在组织病理学上，由形成毛细血管的内皮细胞组成，这些细胞的特征性排列方式是圆形小叶由周向排列的纤维束分隔开来。通常可见较大的血管通向小叶或小叶间基质。上覆的表皮可以更薄，通常在病变周围内陷，形成上皮皱褶[114-115]。

在超声图像上，皮肤分叶状毛细血管瘤通常表现为界限清晰的圆形病变，边缘不规则，有时呈息肉样和外生性生长，主要表现为位于真皮和（或）皮下的低回声[14，116-117]。可见典型的小叶结构，小叶内回声带可能代表纤维间隔，分隔低回声小叶[14，116]。彩色多普勒超声检查显示血供多变，通常呈富血供[116，118]，并且可以在病变内或周围检测到可能对应于滋养血管的较大血管[116-117，119]。

2. 婴幼儿血管瘤

婴幼儿血管瘤（infantile hemangioma，IH）是最常见的儿科脉管性肿瘤。它有着独特的自然史，由增殖期和消退期组成。它通常在出生后的最初几周内出现。然而，一个细微的前驱病变可能从出生起就可以察觉到[120]。快速生长发生在前 3 ~ 5 个月[121]，大多数 IH 在 9 个月时完成增殖期[121]。然而其生长可长达 36 个月甚至更长，尤其是在大型、节段性和（或）深部 IH 及位于头部和颈部的 IH[122]。消退期从 1 岁左右开始，通常可持续[123] 3 ~ 9 年[124]，可在高达 69% 的患者中留下残余病变[124]。一般来说，深部 IH 的发病时间可能稍晚，生长持续时间更长[125]。

在临床上，IH 的表现取决于其深度。浅表 IH 局限于真皮浅层，表现为鲜红色、细分叶状的草莓状斑块（图 23.21a）。深部 IH 占据真皮深层和（或）皮下组织，表现为肤色、浅蓝色或红斑性皮下肿块（图 23.22a 和图 23.23a）。混合型 IH 累及真皮的两层，通常累及皮下组织，并表现出浅表 IH 和深部 IH 的临床特征（图 23.24a）[126]。

生长缓慢或无生长的 IH（IH with minimal or absent growth，IH-MAG）是一种不寻常的变体，其特征是几乎不增殖。通常在出生时出现（75%）[127]，表现为粉红色的和（或）白色的 / 血管收缩的斑驳斑片，伴有明显的毛细血管扩张。周围可见增生性的小的鲜红色丘疹和发白晕环[128-129]（图 23.25a）。

影响面部或头皮的大（> 5 cm）节段性 IH 可能是 PHACE 综合征（后颅窝畸形、血管瘤、动脉异常、心脏缺陷 / 主动脉缩窄和眼睛异常）的一个特征。累及腰骶部和臀裂会阴部的节段性 IH 可能是 LUMBAR 综合征（下体 IH、泌尿生殖道异常、脊髓病、骨畸形、肛门直肠畸形或动脉异常及肾脏异常[125]）的一个特征（图 23.21）。

在组织病理学上，增殖期的 IH 由毛细血管小叶增生组成，毛细血管内充满有丝分裂活跃的、肥大的内皮细胞，周围有周细胞包绕。消退期 IH 表现为血管数量减少，在更明显的纤维间质和脂肪基质内有扁平的、有丝分裂活性较低的内皮细胞和凋亡碎片[130]。

IH 的声像图特征取决于其自然史阶段。在增殖期，HFUS 表现为以低回声为主的富血供肿瘤（图

23.21 ~ 图 23.23），而消退期伴有回声增强、血供减少[131]。浅表 IH 局限于真皮层，可能表现为界限清晰的真皮层增厚和回声减低（图 23.21）或结节性低回声病变。深部 IH 通常表现为结节状或团块状形态（图 23.22 和图 23.23）。躯干深部 IH 从早期开始主要表现为高回声。躯干混合型 IH 通常表现为低回声真皮部分和大部分高回声皮下部分（图 23.24）。血管可能在灰阶模式下可见，通常是对应于动脉而言。就血管类型而言，大多数 IH 同时包含动脉血管和静脉血管[8]，且动脉收缩期峰值血流速度较高，尤其是在增殖期[132]（不同研究中的平均值[8]在 21 ~ 66 cm/s 波动）[133]。约 20% 的病例可以看到动静脉

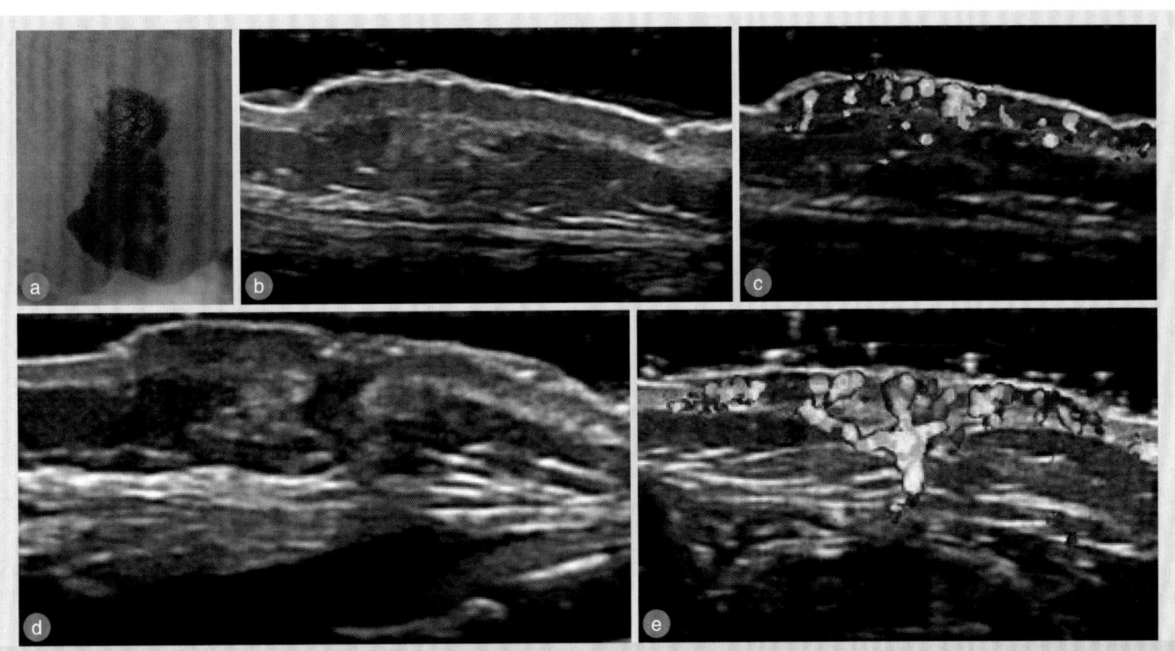

a. 临床照片显示 10 周龄早产双胞胎腰骶部区域鲜红色乳头状斑块，对应 IH。注意这个小凹陷被一层半透明的薄皮肤层覆盖，这是脊柱假性皮毛窦（pseudo-dermal sinus tract，PDST）的临床表现。b.HFUS（18 MHz），B 型，纵切面，显示真皮增厚。c. 纵切面彩色多普勒超声检查，显示真皮内有丰富的缓慢和快速的血流。d.HFUS（18 MHz），B 型，横切面，显示与小凹陷对应的凹陷区域和从真皮（起自小凹陷）向椎管延伸的曲折低回声窦道，与椎管 PDST 相对应。可以注意到病变周围真皮增厚，窦道周围皮下组织回声增强，与 IH 相对应。e. 彩色多普勒超声检查显示在增厚的真皮中及在窦道内和窦道周围都有丰富的血流。

图 23.21 LUMBAR 综合征的婴幼儿血管瘤（IH）和脊柱假性皮毛窦

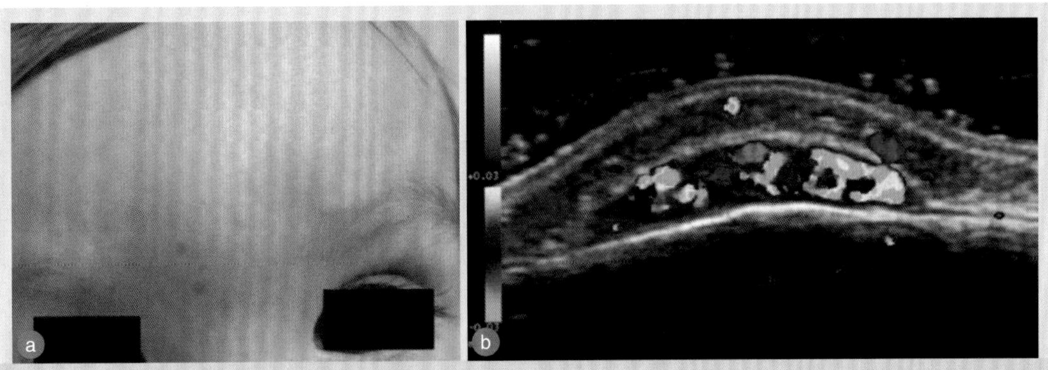

a. 临床照片显示 7 月龄双胞胎男孩眉间一个肤色的柔软肿块，并伴有一些细微的表浅毛细血管扩张；b.HFUS（18 MHz），彩色多普勒超声检查，显示筋膜下具有湍流血流的低回声、界限清晰的富血供病变。下方的额骨似乎没有受损。

图 23.22 深部婴幼儿血管瘤（IH）（1）

（经 Wiley 允许可重复使用[131]。）

短路。来自区域动脉的传入分支在约 15% 的 IH 中可见，并且更常见位于头部和颈部的 IH[8]。具有皮下部分的 IH 往往能维持更长时间的血供（图 23.24）。使用 HFUS 时，IH-MAG 通常不会出现显著的变化。有时，在真皮 – 皮下交界处可能会出现包括高回声和低回声区域的回声改变，以及包括缓慢血流和快速血流的血流信号的增加 [127]（图 23.25）。HFUS 不仅在协助鉴别诊断方面发挥作用，特别是在评估深部 IH 时（图 23.22），而且在 IH 分类（浅表、混合型或深部）方面也发挥了作用，有助于选择最合适的治疗方法。HFUS 有助于监测和决定停止治疗的最佳时机 [131]，并可在早期发现停止口服治疗后的反弹性生长（图 23.26）。深层结构（肌肉、软骨、腺体、眼眶等）的受累、动静脉短路的存在、大的滋养动脉及动脉血管收缩期峰值流速显著增高都可能是增殖期延长的超声标志 [8]。

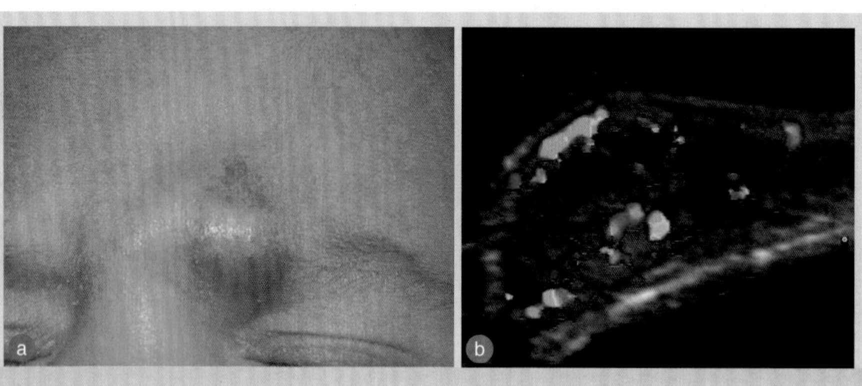

a. 临床照片显示 10 周龄男孩眉毛内侧 1/3 处，一个出现在 6 周前并且一直生长的红斑结节；b.HFUS（18 MHz），彩色多普勒超声检查，表现为以低回声为主的真皮 – 皮下肿瘤，内部血流丰富，既有快速血流也有慢速血流。

图 23.23　深部婴幼儿血管瘤（IH）(2)

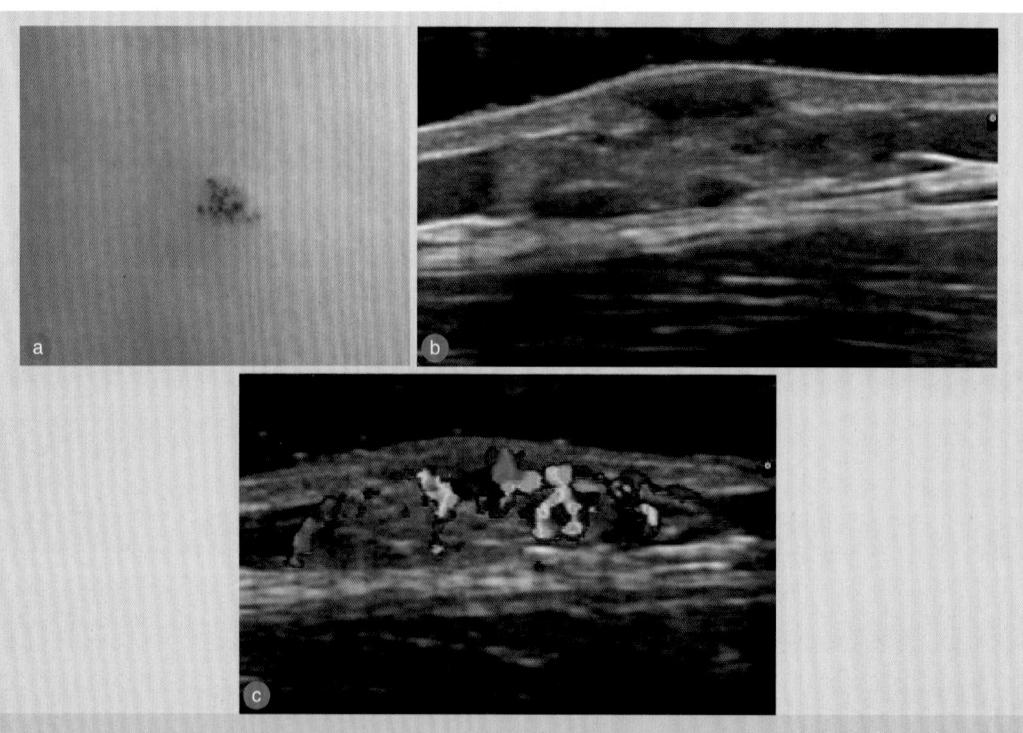

a. 临床照片显示 2 岁女孩背部浅蓝色肿块，伴有表浅的亮红色丘疹。b.HFUS（18 MHz），B 型，显示回声不均匀的真皮 – 皮下肿块。需要注意的是真皮部分是低回声的，而皮下部分大多是高回声的。c. 彩色多普勒超声检查显示血流丰富，无论患者年龄大小，都有快速血流和慢速血流。

图 23.24　混合型婴幼儿血管瘤（IH）

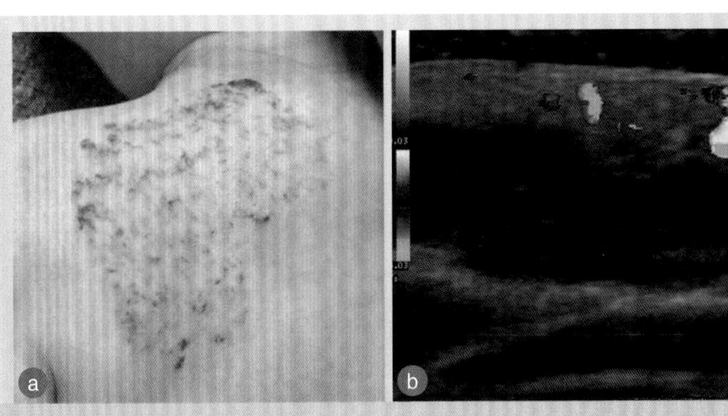

a. 临床照片显示一块苍白斑，伴有表浅粗大的毛细血管扩张，周围有鲜红色丘疹；b.HFUS（18 MHz），彩色多普勒超声检查显示真皮中有小的低回声区域，最浅层皮下组织的回声呈斑片状增强，真皮 – 皮下交界处的血流增加，并伴有慢速血流和快速血流。

图 23.25　生长缓慢或无生长的婴幼儿血管瘤（IH-MAG）

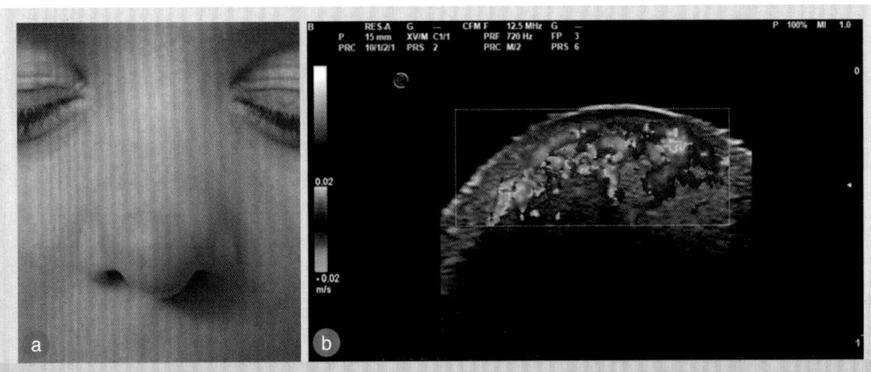

a. 临床照片显示 3 岁女孩鼻尖轻微的蓝色变色。该患儿曾在同一位置接受口服普萘洛尔的 IH 治疗 1 年（从 3 月龄开始），临床完全消退。b.HFUS（22 MHz），彩色多普勒超声检查显示血供丰富，血流有快有慢，代表 IH 的反弹式生长。

图 23.26　婴幼儿血管瘤（IH），反弹

3. 先天性血管瘤

先天性血管瘤（congenital hemangioma，CH）是一种罕见的良性脉管性肿瘤，与 IH 不同的是，它在出生时就具有特征性并且已完全生长，尽管最近也有报道称 CH 在出生后生长 [134]。根据其临床表现可分为快速消退型先天性血管瘤（RICH）、不消退型先天性血管瘤（NICH）和部分消退型先天性血管瘤（PICH）。它表现为边界清晰的斑点、斑块或结节，颜色为粉红色、红色或紫色，或混合蓝色、白色和红色 [135-136]。皮肤表面出现细小或粗大的毛细血管扩张和周围伴有白色晕环是其特征 [135-136]（图 23.27a 和图 23.28a）。

在组织病理学上，由大小不等的毛细血管小叶和引流动脉组成，引流动脉与小叶外发育不良的静脉和淋巴管相连，并被纤维组织包围 [135，137]。

从声像图上看，CH 与 IH 有许多共同的超声特征，包括灰阶下可见的血管、血供丰富、高动脉收缩期峰值流速和偶尔出现的动静脉短路 [118、131、135、138–140]。然而，与 IH 不同的是，灰阶下 CH 可见的血管通常代表发育不良的静脉、静脉湖或扩张，并表现为可压缩的、长而弯曲的通道或腔隙，具有静脉血流 [139，141]（图 23.27）。超声检测到的 RICH 中存在的静脉湖，与出血、溃疡和心力衰竭风险增加相关 [139]。在回声上，CH 可以表现为均匀的 [141]，或者不均匀的低回声或高回声 [131，135，138]。血管内血栓 [142] 和钙化 [138-139] 可能在 CH 内可见，而在 IH 中不可见。RICH 的超声监测将在几个月内发现其内部血流明显减少，体积逐渐减小，回声轻微增加（图 23.28）。

4. 丛状血管瘤和卡波西样血管内皮瘤

丛状血管瘤（tufted angioma，TA）和卡波西样血管内皮瘤（kaposiform hemangioendothelioma，KHE）都是罕见的血管肿瘤，通常在出生时或婴儿期，或儿童早期出现 [143]。目前，人们普遍认为它们代表了同一肿瘤谱的两端，而不是 2 个单独的变体，TA 被

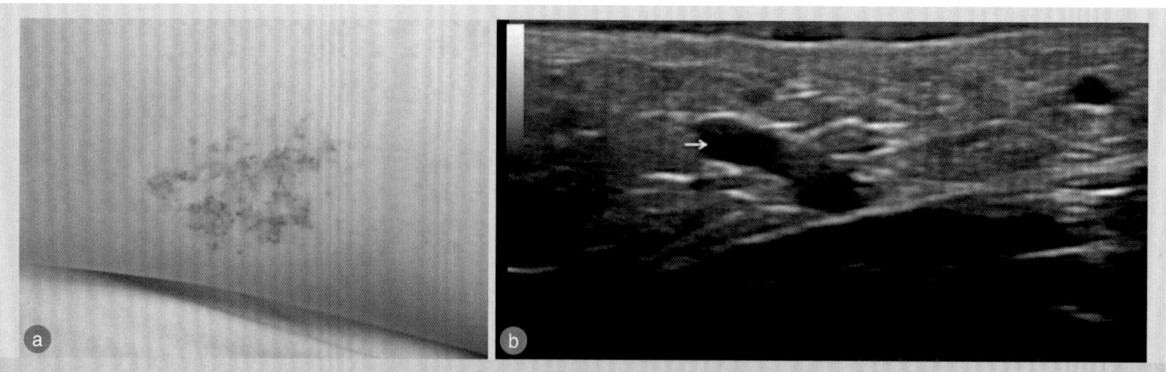

a. 临床照片显示 6 岁女孩大腿上的白色斑块伴红斑区。病变在出生时就存在，并且一直没有改变。b.HFUS（18 MHz）图像显示一个界限不清的真皮层和皮下组织的高回声病变，其管状和圆形低回声结构与血管相对应（箭头）。

图 23.27　不消退型先天性血管瘤（NICH）

（经 Wiley 允许可重复使用 [131]。）

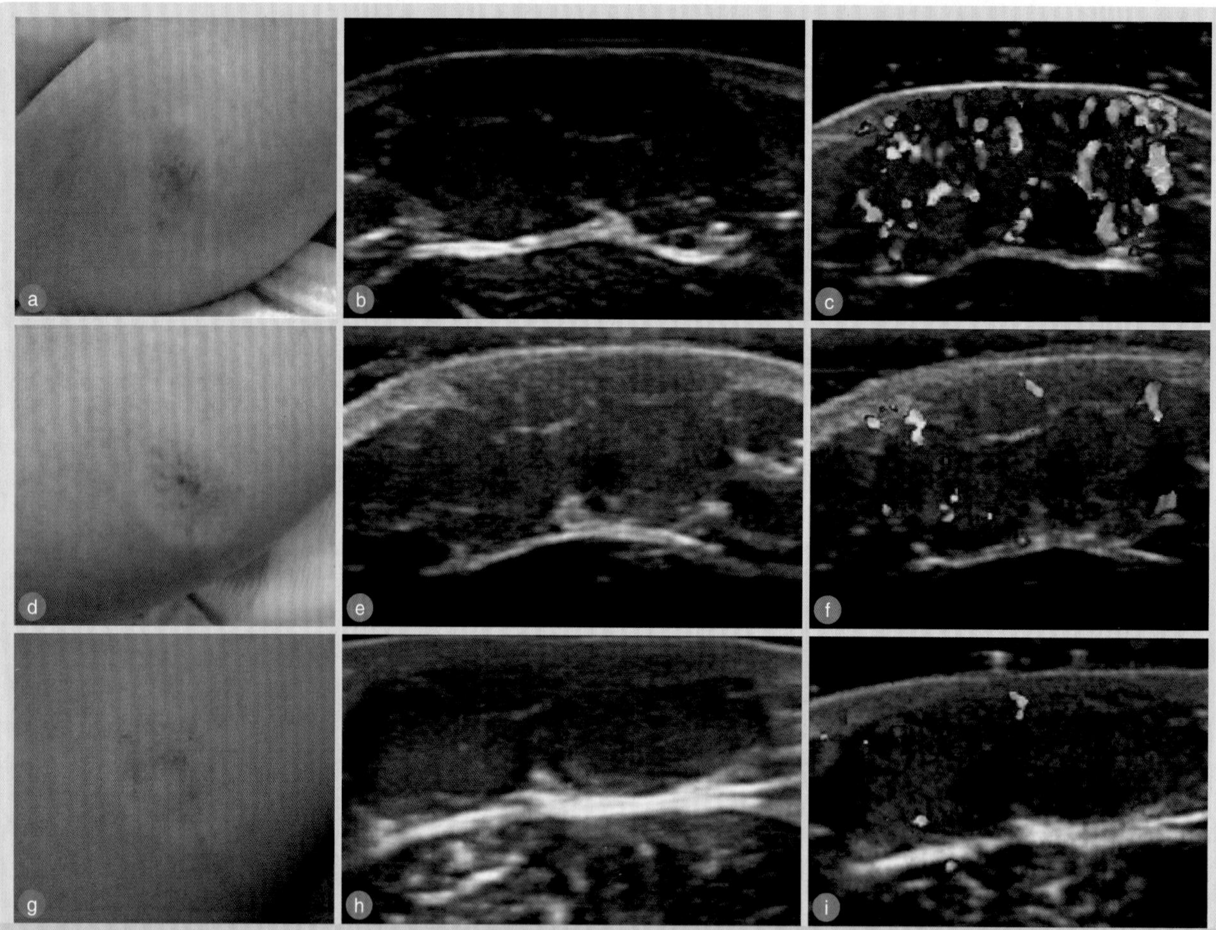

a. 临床照片显示 6 周左右婴儿手臂先天性蓝色肿块，伴有红斑区、毛细血管扩张和外周苍白晕；b.HFUS（18 MHz），B 型，显示一个界限清楚，以低回声为主的真皮 – 皮下肿瘤；c. 彩色多普勒超声检查显示整个病变区域血流丰富，伴有快速血流和慢速血流；d.3 月龄时相同病变的临床照片显示蓝色减淡；e.HFUS（18 MHz），B 型，3 月龄时显示范围略有减小，回声增强；f. 彩色多普勒超声检查显示，与图像 c 相比，血流显著减少；g. 同一病变在 6 月龄时的临床照片显示，与之前相比，蓝色和红色均减淡，肿块变平；h.HFUS（18 MHz），与以前相比范围减小；i. 彩色多普勒超声检查显示病变内几乎没有血流。

图 23.28　快速消退型先天性血管瘤（RICH）

认为更具惰性，而 KHE 更具有局部侵袭性[144]。虽然两者都可能与 Kasabach-Merritt 现象（一种危及生命的消耗性凝血障碍）有关，但 KHE 的可能性更高一些[145]。临床上，TA 被描述为一种坚硬、暗红色、紫色或棕色的斑点或斑块，通常界限不清或边缘不规则，有时伴有疼痛、水肿、多毛或多汗。通常缓慢扩展，很少经历自发性消退。最常见的部位是颈部、躯干和四肢[143-144, 146]。KHE 表现为一种界限不清、迅速扩大、坚硬、具有浸润性的紫色斑块或肿块，通常伴有疼痛和肿胀，最常见的是累及四肢和躯干[143, 145]。

在组织病理学上，TA 是由紧密排列的小毛细血管小叶组成，这些小叶以所谓的炮弹状分布的形式散布在真皮网状层和浅层皮下组织中[144]。在小叶周围可见新月形薄壁血管[144]。KHE 由密集的梭形内皮细胞小叶组成，具有裂隙样血管通道[144]，也可形成“炮弹”分布，并更深地渗透到皮下组织和肌肉中[145, 147]。小叶周围可见扩张的淋巴管[144]。

两者的超声检查结果非常相似，两种肿瘤都很难与相邻的正常组织区分开来。都表现为界限不清、回声不均匀[143]。TA 通常更表浅（深度< 1 cm），常表现出边界比 KHE 更清晰的均匀的回声，而 KHE 占据了整个皮下组织，并可能延伸到肌层[118]。在灰阶模式下，两种肿瘤均可见血管。彩色多普勒超声检查可以显示 TA 血流稀疏及 KHE 血流丰富且速度较快[14, 143]。

（二）脉管畸形

脉管畸形（vascular malformations）是由胚胎发育过程中脉管生成异常引起的，继发于自发性或遗传性突变[148-149]。脉管畸形可能是独立的，也可能是遗传综合征的一部分[148-149]。脉管畸形在出生时就存在，尽管有时后期才被发现[148]。病变与身体成比例增长，可能因激素变化或创伤而增大，但不会自发消退[148]。脉管畸形由内衬正常内皮细胞的发育不良的脉管组成[148-149]。根据异常脉管的主要类型分为毛细血管、静脉、淋巴管或动静脉畸形；根据血流动力学分为快速血流或慢速血流：根据存在一种或多种类型异常血管分为单纯性或复合性畸形；并根据有无相关异常分类[148]。

1. 快速血流（高流量）

动静脉畸形

动静脉畸形（arteriovenous malformation，AVM）由供血动脉和引流血管之间的异常连接构成，部分或完全缺乏正常的毛细血管床[148]。AVM 可以是一种独立的疾病（*MAP2K1* 基因突变），也可以是遗传综合征的一部分，包括遗传性出血性毛细血管扩张症（*ENG*、*ACVRL1*、*SMAD4* 基因突变，影响 TGF-β 信号通路）、毛细血管畸形 – 动静脉畸形（capillary malformation-arteriovenous malformation，CM-AVM）综合征（*RASA1* 或 *EPHB4* 突变）、Parkes Weber 综合征（血管扩张肥大综合征 / 血管扩张性肢体肥大症）（RASA-1）、CLOVES 综合征（先天性脂肪瘤过度生长、脉管畸形、表皮痣和脊柱及或骨骼异常）（*PIK3CA* 突变）和 PTEN 错构瘤肿瘤综合征（*PTEN* 突变）[148]。临床上，皮肤 AVM 表现为粉红色斑块，触感温热，可触及搏动，最常累及头部和颈部，其次是四肢和躯干[148]（图 23.29a）。尽管在出生时就存在，但部分 AVM 直到儿童期后期才被注意到[148]。病变呈进行性生长，在刺激时（青春期或怀孕期间的激素变化、手术、创伤等）可指数级增长[148]。

在组织病理学上，AVM 由厚壁动脉和动脉化的厚壁静脉组成[148]。

在超声检查中，皮下组织可见单个或一簇迂曲的无回声通道，提示血管扩张[140]。彩色多普勒超声检查显示高血流量，频谱多普勒模式可识别动脉血流和静脉血流及动静脉短路，后者在 AVM 中比血管瘤更常见[132, 140]（图 23.29）。

2. 低流量

（1）毛细血管畸形

“毛细血管畸形”（capillary malformations，CM）一词囊括各种血管性色素沉着，由扩张的毛细血管和小静脉大小的血管构成[131]。**单纯痣**，也被称为鲑鱼斑，可能是胚胎血管系统存留的结果，而不是真性 CM。通常为淡粉色、边界模糊、部分褪色的斑疹，在哭泣、剧烈活动和温度变化时更加明显，并可能随着时间的推移而消失。其常见部位包括眉间、颈后、眼睑、人中和腰骶区。在极少数情况下，单纯性痣可能与遗传综合征有关，包括 Beckwith-Wiedemann 综合征、Nova 综合征、牙发育不良、大头 – 毛细血管畸形综合征和 Roberts-SC 综合征[150]。**皮肤或黏膜 CM**，也称为“葡萄酒色斑”或鲜红斑痣，可表现为小的、大的或节段性，粉色、红色或紫色斑疹，可出现在身体的任何部位并持续存在。病变可

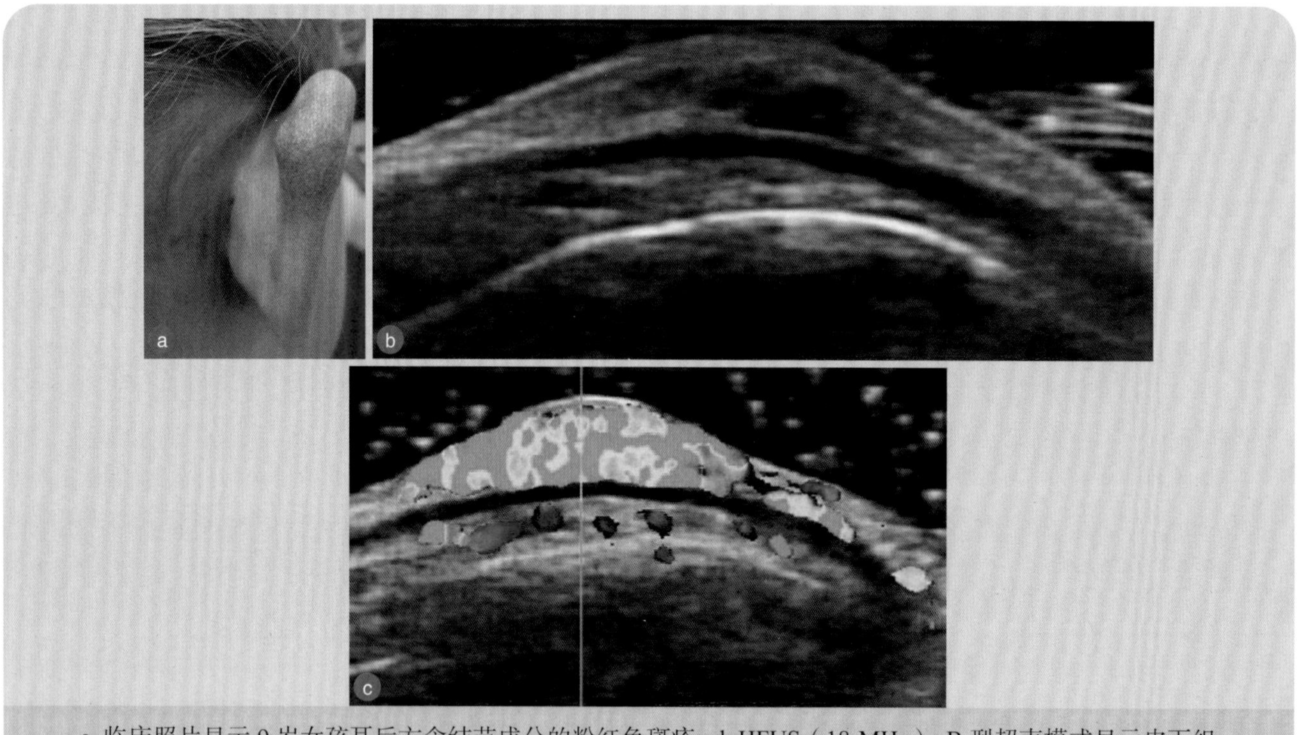

a. 临床照片显示 9 岁女孩耳后方含结节成分的粉红色斑疹；b.HFUS（18 MHz），B 型超声模式显示皮下组织中一簇相互连接的无回声通道；c. 彩色多普勒超声检查显示血流丰富，并伴有快速血流。

图 23.29　动静脉畸形（AVM）

能增厚，甚至转变为结节状，且可发展为化脓性肉芽肿、上皮或间叶组织错构瘤。躯干和四肢的病变可保持稳定甚至变浅，而面部病变更容易加深[150]。皮肤或黏膜 CM 可以是一个独立的病变（*GNAQ* 基因突变）或遗传综合征的一部分，包括 Sturge-Weber 综合征（也与 *GNAQ* 基因突变有关，发生在胚胎发育早期）[150]。**网状 CM** 表现为类网络，边界不清，淡粉色 – 浅红色的斑块，常广泛、呈斑驳状分布。其可能是遗传综合征的一部分，包括弥漫性 CM 伴过度生长（*GNA11* 或 *PIK3CA* 基因突变）[151] 和巨脑 – 毛细血管畸形 – 多小脑回综合征（*PIK3CA* 基因突变）。**地图状 CM** 的特点是边界清晰，形状不规则，类似一个大陆或国家。通常呈蓝 – 紫色，随着时间的推移，可能在其表面形成小的出血性丘疹或水疱[150]。大小可不等，但很少覆盖整个肢体。地图状 CM 可能出现在 pick3ca 相关的过度生长综合征中，包括 Klippel-Trenaunay 综合征（先天性静脉畸形骨肥大），CLOVES 综合征和 CLAPO 综合征，或者可能是 Proteus 综合征（*AKT1* 基因突变）的征象之一。**先天性毛细血管扩张性大理石样皮肤**表现为网状大理石样红斑，呈蓝色或紫色，受压时变白，加温后不消退。病变可伴萎缩，少数情况下可发生溃疡。病变可以是局限性或广泛性的，但更常见累及单侧下肢。通常会随着时间的推移而改善或完全消退。其可能与身体不对称或眼科疾病有关，尤其是青光眼，也与视网膜疾病有关，但较少与神经和心脏系统异常有关[152]。**毛细血管扩张**表现为单发或多发的小点状、星状或蜘蛛状斑疹，可散发，也可以是不同疾病的一部分，包括单侧痣样毛细血管扩张症、遗传性良性毛细血管扩张症和遗传性出血性毛细血管扩张症，也被称为 Osler-Weber-Rendu 病（后者与 *ENG*、*ACVRL* 和 *SMAD4* 基因突变有关）[150]。

在组织病理学上，变化通常是细微的，主要由真皮浅层扩张的薄壁毛细血管和毛细血管后小静脉组成[153]。

在超声检查中，大多数 CM 在使用 18 ～ 22 MHz 探头探查时无明显变化，或者可能出现真皮层和（或）皮下组织回声的细微变化。如有，最常见的是与未受影响的同侧皮肤相比，浅层真皮肿胀，表现为低回声伴有细微的静脉血流增加[118]。这些变化在较厚的葡萄酒色斑中更为明显。结节性葡萄酒色斑可见动脉血流和静脉血流[154]。

毛细血管畸形 – 动静脉畸形综合征（CM-AVM 综合征）的毛细血管畸形样病变在 2018 年的国际脉

管异常研究学会（ISSVA）中仍被归类为 CM。然而，最近的证据支持其为早期动静脉畸形（AVM），而不是真性 CM[153，155]。临床表现为小的（1 ~ 3 cm），多灶的，椭圆形 – 圆形，粉红色的斑疹，常被特征性的白色晕包围，并随机分布在体表。也有红色和棕色的、较大的（可达 15 cm）和单发病变的报道[155]（图 23.30）。组织病理学上，真皮中血管密度显著增加，包括毛细血管和大量厚壁小动脉，以细长血管为主，管腔内红细胞稀少或缺失，血管周围炎症浸润，上皮内 Wilms 肿瘤 1 蛋白阳性[153]。彩色多普勒超声检查中，大于 1 ~ 1.5 cm 的病变表现真皮层和皮下组织的血流量增加，血管扩张和快速血流[155]（图 23.30）。这些组织学和超声特征更倾向于早期 AVM 的特征，而不是 CM。

（2）静脉畸形

静脉畸形（venous malformation，VM）由异常扩张的静脉血管构成，通常与 *TEK* 或 *PIK3CA* 基因突变有关。病变可以是局限性、节段性或多灶性的，累及肌肉骨骼、中枢神经系统、肝脏和胃肠道，如蓝色橡皮泡痣综合征。可合并其他脉管畸形和（或）与其他异常相关，包括 Klippel-Trenaunay 综合征和 CLOVES 综合征（*PIK3CA* 基因突变）、Servelle-Martorell 综合征（突变未知）、Maffucci 综合征（软骨营养障碍 – 血管瘤综合征）（*IDH1* 和 *IDH2* 基因突变）和 Bannayan-Riley-Ruvalcaba 综合征（*PTEN* 基因突变）。

VM 通常表现为可触及的、可压缩的病变，表现为蓝色或血管扩张[14]。通常无症状，但可引起阵发性疼痛，或与血栓形成有关。病变大小随活动和重力位置的变化而波动[118]。

在组织病理学上，VM 由非增殖性的扩张静脉管腔组成、内皮细胞无有丝分裂活性，管壁缺乏平滑肌[148]。

在超声检查中，VM 特征为海绵状外观，具有可压迫的无回声管腔，其内可显示缓慢的静脉样血流，或未检出血流[118，131]。明显的血流减少可能是由于血流非常缓慢，无法被常规设备检出，或者是由于静脉间隙广泛的血栓形成[118]。通过压迫病变或要求患者进行 Valsalva 操作，可以帮助进行血流检测[118]。管腔内

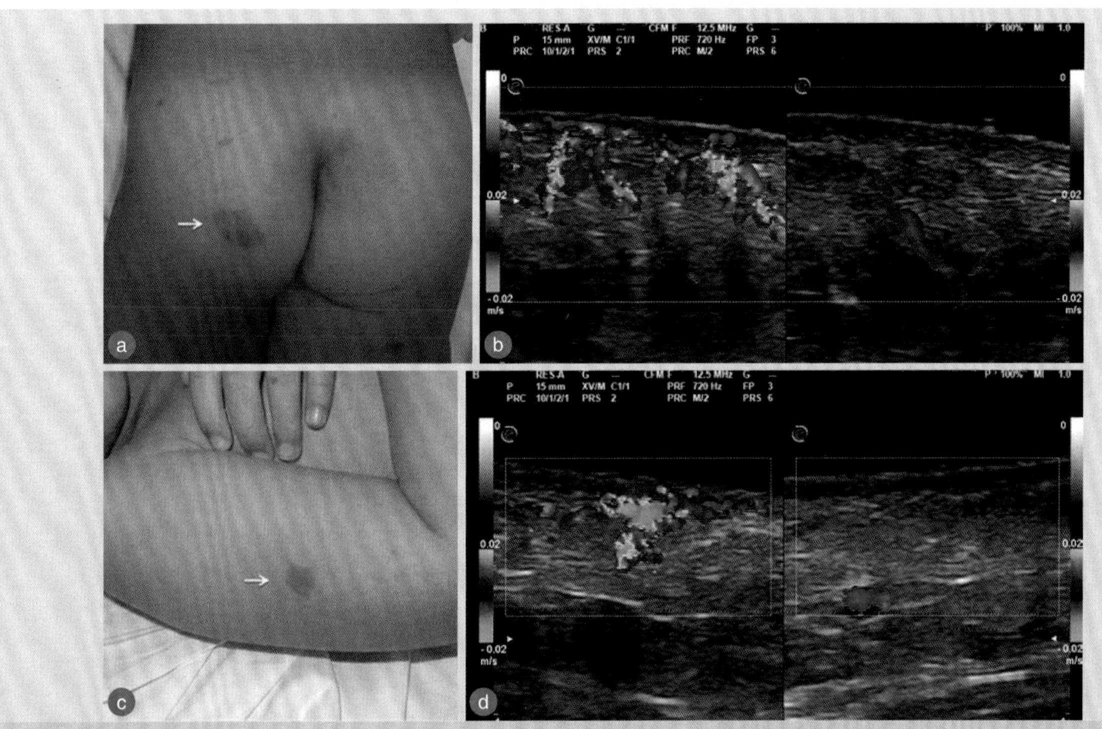

a. 临床照片显示左侧臀部暗粉色斑疹（箭头）。b.HFUS 图像，左臀部暗粉色斑疹（左）和对侧健康皮肤（右）。注意感兴趣区存在一个伴有快速血流的真皮层 – 皮下组织血管病变。c. 临床照片显示右上臂暗粉色斑疹（箭头）。d.HFUS 图像，右上臂暗粉色斑疹（左）和对侧健康皮肤（右）。注意在感兴趣的区域存在一个伴有快速血流的真皮层 – 皮下组织血管病变。

图 23.30　毛细血管畸形 – 动静脉畸形综合征（CM-AVM）的毛细血管畸形样病变

（经 Wiley 允许可重复使用[155]。）

还可能看到液－液平面，这是由血流缓慢而导致的血液停滞所产生的细胞沉淀[118]。血栓形成区域表现为静脉内的低回声填充。管腔内存在静脉石，典型表现为小的强回声结构，伴后方声影[14, 118, 131]（图 23.31）。

（3）淋巴管畸形

淋巴管畸形（lymphatic malformations，LM）由异常的淋巴液通道或囊肿组成，最终导致异常的淋巴液流动。根据其大小分为大囊型、微囊型和混合囊型 LM。可表现为单一病变或合并的脉管畸形，并可能与其他异常相关，包括 pick3ca 相关的过度生长综合征（Klippel-Trenaunay，CLOVES 和 CLAPO 综合征），Proteus 综合征（*AKT1* 基因突变）。临床上，小的浅表病变表现为充满液体的囊泡，而大囊型 LM 通常表现为大的外生性病变，常导致严重的畸形[118, 148]。其特点是不可压缩性和非搏动性，与 VM 不同，其尺寸不受体位的影响。通常是无症状的；然而，也可发生内部出血、溃疡和感染，大的病变可引起压迫症状[148]。

在组织病理学上，大囊型 LM 由相互连接的大淋巴池组成，偶见瓣膜。其内充满蛋白性液体，含有不同数量的淋巴细胞、巨噬细胞和偶见的红细胞，内衬内皮细胞，但无有丝分裂活性的增加[148]。微囊型 LM 由较小的淋巴管组成，这些淋巴管可与组织成分交错[148]。

在超声检查中，LM 通常位于皮下组织，尽管累及多个层次并不罕见[118]。大囊型 LM 表现为多房性病变，不同大小的无回声囊腔由高回声分隔，伴后方回声增强[156]。与 VM 不同，LM 通常不会因压迫而完全塌陷，而是囊腔会形变[14, 118]。囊腔内可能存在内部漂浮的低回声或液－液平面，提示血液、脓液或乳糜[118, 156]。此外，当继发感染时，可见邻近软组织回声增强和充血[118]。通常在管腔内无法检出血流，而在间隔内可能存在动脉血流或静脉血流[118, 140]。当囊腔太小而不可见时，微囊型 LM 通常表现为高回声病变[14]。

五、其他胚胎发育异常 

（一）先天性皮肤发育不全

先天性皮肤发育不全（aplasia cutis congenita，ACC）由先天性皮肤缺如构成，可以是部分的或完全的，局限的或广泛的，单发的或伴有其他发育异常或遗传综合征。发病机制存在各种理论，但目前仍不清楚，可能是外胚层迁移的失败，或者由产前或围产期创伤引起的瘢痕[157]。Frieden 分类法根据相关性和病因将其分为 9 个亚型[158]。临床上通常表现为位于头皮上，大小不一、脱发的、扁平或凹陷的瘢痕样斑，但也可累及其他部位（图 23.32a）。病变也可能表现为结节状，表面光滑的大疱性病变，称为膜性 ACC，或侵蚀区，这两种表现通常发生在生后的最初几天，然后才转变为瘢痕样病变。提示皮肤外受累的特征包括位于颅顶中线位置、较大直径（大于 5 cm）、伴发束征、血管性斑痣或结节[159]（图 23.32a）。在这些病例中，应行经颅超声（小于 6 个月的患者）或脑部 MRI[159]。

组织病理学上，ACC 类似瘢痕，累及部分或整个真皮层，并可能影响皮下组织。其特征是表皮扁

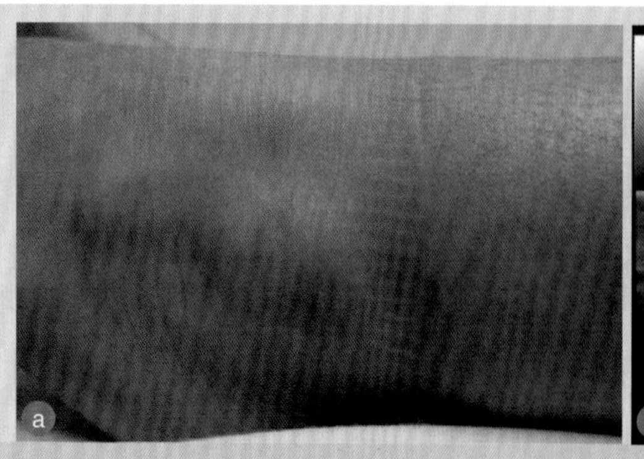

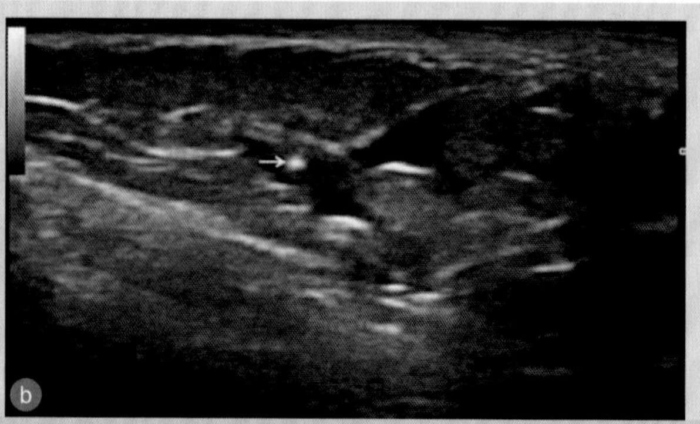

a. 临床照片显示 3 岁女孩左侧肢体的肤色、质软肿块；b.HFUS（18 MHz）图像显示皮下组织无回声、可压缩的液体聚集。注意病变内明亮的点状高回声，提示静脉石（箭头）。彩色多普勒超声检查未发现血流。

图 23.31 静脉畸形

（经 Wiley 允许可重复使用[131]。）

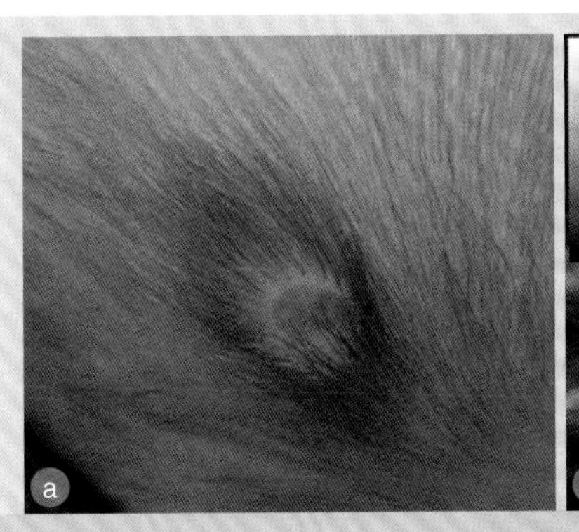

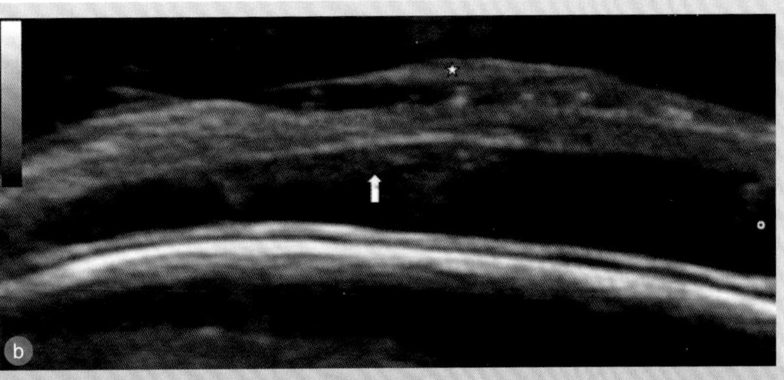

a. 临床照片显示新生儿头皮上小的圆形瘢痕样病变，周围呈发束征；b.HFUS（18 MHz），B 型超声模式显示真皮层变薄，下方皮下组织回声增强（箭头）。发束征表现为病变上方平行的线状高回声（星号）。下方的帽状腱膜和骨质未受影响。

图 23.32　皮肤发育不全

（经 Wiley 允许可重复使用 [131]。）

平或呈穹顶状，真皮层完全或近乎完全丧失附属结构（毛囊皮脂腺单位、立毛肌、汗腺和导管），胶原束致密，弹性纤维减少和断裂。在早期阶段，可见真皮炎症浸润。皮下组织也可能部分或完全被瘢痕样组织取代 [157]。

HFUS 可用于排除颅外相关异常，如闭锁性脑膨出或颅骨骨膜窦 [131]。扁平或凹陷 ACC 病变表现为真皮层局部变薄或消失，有时伴有皮下组织变薄 [160]。在其余真皮层和下方皮下组织有特征性的回声增强，平行于皮肤表面的线状回声可能提示致密的胶原束 / 纤维化 [131]（图 23.32b）。结节状 ACC 表现为真皮层和（或）皮下组织低回声的穹顶状病变，上部偶见平行于皮肤表面的线状回声。该图像与瘢痕疙瘩类似 [161]，回声最低的部分可能提示细胞（成纤维细胞）增多的区域 [162]。大疱性皮肤发育不全表现为浅表的无回声区，顶端薄而凸起 [131]。高达 20% ~ 30% 的病例可发现骨缺损 [159]，表现为对应颅骨骨缘的粗线状高回声中断。

（二）颅骨骨膜窦

颅骨骨膜窦（sinus pericranii，SP）由颅外静脉系统与颅内硬脑膜窦之间的异常连接构成 [163]。SP 可以是先天性的或获得性的，后者可能是自发的或创伤导致的。先天性 SP 被认为是胚胎发育后期的异常所致 [163]，可能与颅内血管异常或遗传综合征有关，包括 von Hippel-Lindau 综合征和 Crouzon 综合征 [164]。临床表现各不相同，但最常见的表现是无症状的、可压缩的、波动性的肿瘤，通常位于颅骨中线或附近，Valsalva 动作时可增大 [163]。其他报道的临床特征包括红或蓝色的皮肤颜色变化，静脉迂曲扩张，局部脱发，皮肤发育不全，糜烂和溃疡 [164]（图 23.33a）。当出现症状时，最常见的是眩晕、头痛和局部疼痛 [164]。

组织病理学大体检查中，SP 表现为灰色或粉红色的海绵状肿块，伴或不伴血管或囊性结构。下方骨可见开窗，由扩张的吻合静脉填充。显微镜下，SP 由纤维结缔组织内扩张的非肌性血管组成，伴或不伴血栓 [164]。

HFUS 表现为外生性匐行的扩张静脉，经骨静脉与颅内静脉系统相连 [131, 165]。在灰阶模式下，可见皮下组织或帽状腱膜下的无回声腔隙 [166]，或者皮下组织无回声增厚，伴有或不伴有上方的皮肤隆起 [131]。可检出骨缺损 [131]。彩色多普勒超声检查显示双向湍流血流通过骨缺损从一侧流向另一侧 [33, 166]。大多数病例与上矢状窦相通 [163]（图 23.33）。

（三）脑膨出和闭锁性脑膨出

脑膨出（cephalocele）是由脑膜（脑膜膨出）和（或）神经胶质组织（脑膨出）通过先天性颅骨缺损疝出引起的。临床上通常表现为圆形、柔软、皮肤覆盖的肿块，呈实性或囊性外观 [167]，常位于鼻、额、顶、枕中线或颞区 [168]。脑膨出可能伴有发束征和发旋征 [167]，并可能随颅内压的变化而改变大小或张力 [131, 167]。

组织病理学上脑膨出表现为被柱状或立方上皮细胞和致密的硬脑膜样纤维带覆盖，内含软脑膜组织 ± 成熟神经胶质组织的肿块 [169]。

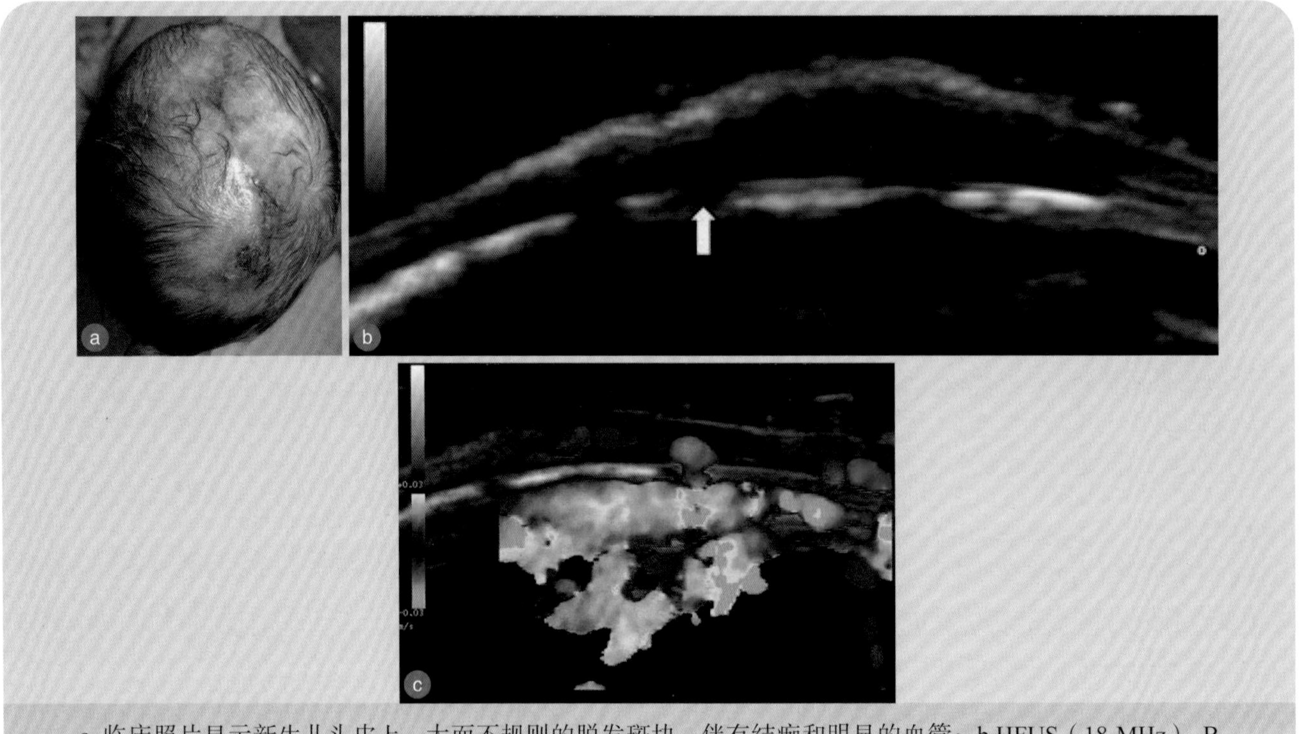

a. 临床照片显示新生儿头皮上，大而不规则的脱发斑块，伴有结痂和明显的血管；b.HFUS（18 MHz），B型超声模式显示皮下组织中的无回声增厚，上方的真皮层和表皮隆起，下方骨骼破坏（箭头）；c. 多普勒超声检查可识别颅内和颅外静脉系统之间的双向湍流血流。

图 23.33　颅骨骨膜窦

（经 Wiley 允许可重复使用 [131]。）

超声表现为形状不规则的低回声或无回声的颅外肿块，其壁薄且边界清楚，通过颅骨的小圆形缺损与颅内腔相连 [170-171]，其内可包含与神经组织疝出相对应的内部回声 [131, 170]。

闭锁性脑膨出（atretic cephalocele）也是一种先天性颅外病变，由脑膜组织 ± 神经和神经胶质残余物组成 [172]。与真性脑膨出不同，其特点是与中枢神经系统缺乏功能联系 [173]。然而，通常存在由细纤维索带形成的解剖连接，该索带延伸至骨膜 [174]。闭锁性脑膨出临床上表现为边界清晰，通常较小的、扁平或结节状的病变，被无毛发、萎缩、偶为半透明的皮肤覆盖 [173]（图 23.34a）。可伴有发束征和发旋征 [173]。病变通常位于头皮顶枕部中线或附近，以略高于 lambda 缝的顶骨区域最典型。当与蛛网膜下腔或脑室交通时，病变可在哭泣或呼吸等 Valsalva 动作时增大。虽然通常无症状，但触诊时可能导致疼痛 [173]。

组织病理学上病变主要位于真皮层和皮下组织浅层，由免疫组化检查中表达神经特异性烯醇化酶的假黏液样组织组成。皮下组织可见从肿块主体中发出的细纤维束 [174]。

在超声检查中，闭锁性脑膨出表现为明确的无回声或低回声的颅外病变。其特征是存在较多回声束，通过一小段骨缺损与颅内腔相通 [171-173]，通常指向上矢状窦 [171, 173]。纤维束内的回声增强与纤维化相关 [173]。彩色多普勒超声检查可检出颅内到颅外空间的纤维束内的单根伴行血管 [173]（图 23.34）。

然而，即使 HFUS 结果支持脑膨出或闭锁性脑膨出的诊断，也必须进行 MRI 检查，因其均可伴有颅内异常 [167-168, 171-172, 175-176]。

（四）囊肿、窦道和瘘管

囊肿（cysts）被定义为上皮细胞内衬的闭合性病变，不与皮肤或皮肤内部结构相连。皮肤窦道由只向皮肤开放的管道组成。皮肤瘘管是连接皮肤与内部结构或器官的双端管道。HFUS 可能无法检出瘘管的完整轨迹和最终连接。如果不能确定管道的末端，则可能需要其他成像技术。

1. 皮样囊肿

皮样囊肿（dermoid cyst，DC）是由胚胎融合线附近的皮肤组织陷顿形成。最常见的位置包括眶周

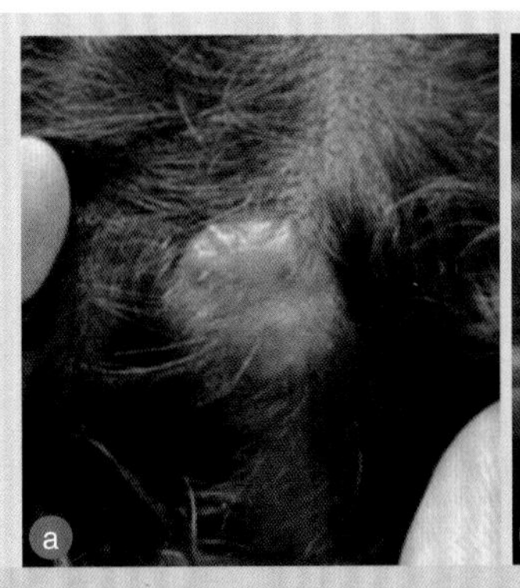
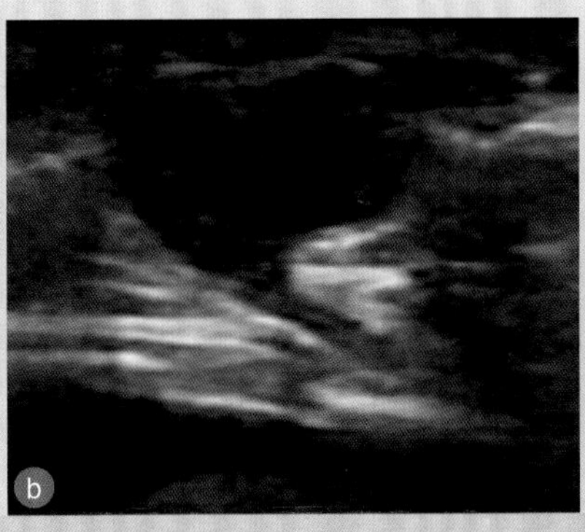
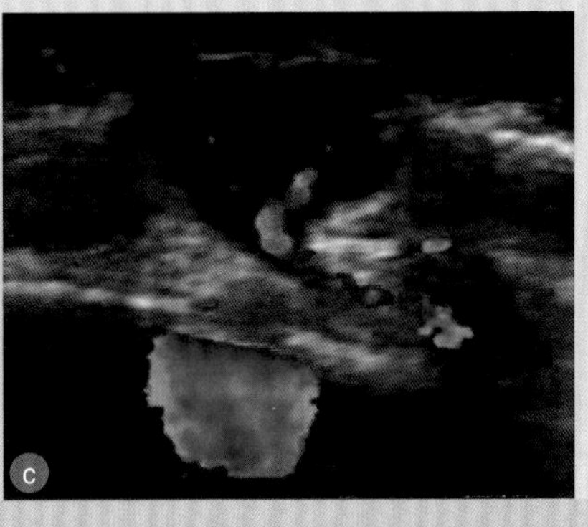

a. 临床照片显示 13 日龄女孩，后囟门前方、矢状缝上方、略半透明、质软的红斑结节；b.HFUS（18 MHz），B 型超声模式显示界限清晰的无回声病变，位于真皮层 – 皮下组织，纤维束通过小的骨缺损与颅内腔相连；c. 多普勒超声检查显示纤维束内流向病变中心的一条低流量血管。

图 23.34　闭锁性脑膨出

（经 Wolters Kluwer 允许可重复使用 [173]。）

区域，特别是近眉侧和额颞区。中线的皮下组织 DC 可能与神经管闭合不全有关，或可能与中枢神经系统相关 [177]。因此，高达 45% 的鼻部皮样囊肿存在与颅内腔的连接 [178]。临床表现为无症状的肤色皮下组织结节，缓慢进行性增大（图 23.35a）。偶见通过皮毛窦与皮肤表面相连的小孔 [179]。然而与表皮样囊肿相比，小孔的发生率较低 [180]。尽管 DC 是先天性的，但在出生时可能并不明显，大多数在十岁前显著 [177]。

在组织病理学上，囊肿内衬有角质化的复层鳞状上皮。其壁上有成熟的皮肤附属物。管腔内可充满角蛋白和毛发 [177]。

超声检查通常表现为边界清晰、椭圆形、无回声或低回声病变，常伴后方回声增强 [131，180-181]（图 23.35）。其回声强度会随角蛋白的数量和质量及毛发的存在而变化，不太可能发生钙化 [180]。含有丰富而致密的角蛋白的病变往往呈均匀回声，而角蛋白疏松和分散的病变多为无回声，伴散在强回声灶 [180-181]。皮下 DC 可位于皮下组织内，但常位于腱膜或帽状腱膜下方，较少见于骨膜下方 [180-181]。囊肿下方的骨面可出现压迫或侵蚀 [181]，可见与颅内或椎管内的连接。还可见连接囊肿与皮肤表面的无回声或低回声束 [179]。在彩色多普勒超声检查中，囊肿内无血流，但偶见外周血流 [181]。

2. 耳前窦道 / 瘘管

耳前窦道 / 瘘管（preauricular sinus/fistula，PS）是一种常见的先天性畸形，估计发病率为 1% ~ 3%[182]。关于其发病机制有三种假说：①由 6 个耳丘融合不完全或有缺陷所致，其中 3 个来自第一鳃弓

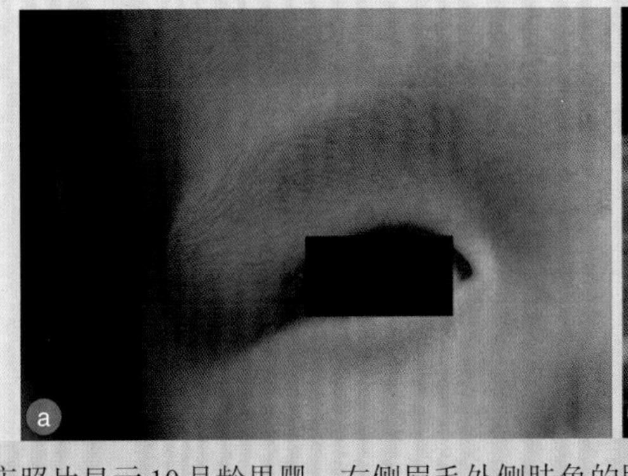
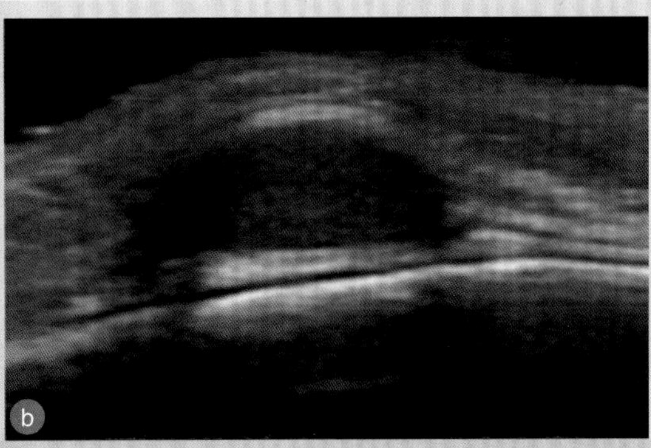

a. 临床照片显示 10 月龄男婴，右侧眉毛外侧肤色的肿瘤。病变在 2 月龄时首次被发现，此后持续缓慢生长。b.HFUS（18 MHz），B 型超声模式显示一个明确的椭圆形低回声病变，伴后方回声增强和侧方声影。病变位于皮下组织，紧贴筋膜。彩色多普勒超声检查病变内未见血流。

图 23.35　皮样囊肿

（经 Editorial Medica Panamerica 允许可重复使用 [179]。）

的尾端，其余 3 个来自第二鳃弓的头端；②由第一咽沟背部不完全闭合引起；③在耳郭发育过程中由孤立的外胚层皱褶发育而来[182-183]。无论哪一种机制，由于其似乎不涉及第一鳃裂，因此不被认为是鳃裂畸形[184]。耳前窦道可以是散发性的，也可以是遗传性的，因此已提出一种具有低外显率和多种表达的常染色体显性模型[183]。PS 可以是单发的，也可以与其他异常相关，特别是耳聋和肾脏异常，或综合征，如鳃 – 耳 – 肾综合征（Melnick-Fraser 综合征）、Beckwith-Wiedemann 综合征和 Lachiewicz-Sibley 综合征[185]。临床上表现为外耳道附近的小凹陷，通常位于耳轮上脚的前缘，最常见于右侧[183]。不太常见的是耳轮脚、耳屏、耳垂或耳轮后缘[183]。多发和双侧凹陷可能同时出现（图 23.36a）。凹陷为狭窄而短的空腔管道的一端，有时迂曲或呈树枝状，指向外耳道。偶见管道与外耳道相连，形成瘘管。大多数患者终生无症状，但部分患者可出现症状，包括窦道流液、肿胀和疼痛[182]。

在组织病理学上，PS 由复层鳞状上皮细胞内衬，并充满类似阴垢的物质。囊壁可能包含皮脂腺、汗腺和毛囊[183]。

在超声检查中，PS 通常表现为狭窄、笔直或弯曲的低回声盲管，从皮肤表面的凹陷延伸至真皮层，并经常累及皮下组织[183]。管道可能存在分支或与外耳道相连形成瘘管，超声检查有时可以检出这些分支或瘘管。管道内的气泡表现为高回声的混响结构[131，186]（图 23.36）。管道与颞浅动脉之间的关系也可以评估[186]。在彩色多普勒超声检查中，管道内没有检出血流。

3. 鳃裂畸形

鳃裂畸形（branchial cleft anomalies）一词包含第一、第二、第三和第四鳃裂囊肿、窦道和瘘管[187]，是头颈部先天性病变的第二大常见原因，仅次于甲状舌管残留[187-188]。鳃裂畸形是由胚胎发生时鳃器的不完全闭合造成的[187]。第二鳃裂畸形是所有鳃裂畸形中最常见的，占 40% ~ 95%，其次是第一鳃裂畸形，占 1% ~ 25%。第三和第四鳃裂畸形被认为是极其罕见的[187-188]。第一鳃裂畸形可能位于耳后和腮腺区域或下颌骨下方和舌骨上方区域[187]。第二、第三和第四鳃裂畸形出现在胸锁乳突肌前缘[187]。临床上，鳃裂囊肿通常表现为先天性、无症状的肤色肿块。如果囊肿较大，可引起吞咽困难、发音困难和（或）喘鸣[184]。窦道和瘘管表现为凹陷或点状开口，后者更倾向于持续流液和反复感染。根据起源和位置的不同，瘘管可以将皮肤表面与外耳道（第一鳃裂畸形）或咽喉部包括扁桃体窝（第二鳃裂畸形）和梨状窝（第三和第四鳃裂畸形）连接起来[184，188-189]。因此，症状可能出现在瘘管的另一端，表现为反复出现的外耳道化脓性感染、扁桃体炎，或由于其靠近梨状窝，发生罕见的化脓性甲状腺炎[188]。

在组织病理学上，病变可由复层鳞状上皮细胞（第一和第二鳃裂畸形）或纤毛呼吸上皮细胞（第三和第四鳃裂畸形）内衬[190]。内部被含有胆固醇晶体的浑浊黄色液体填充[188]。

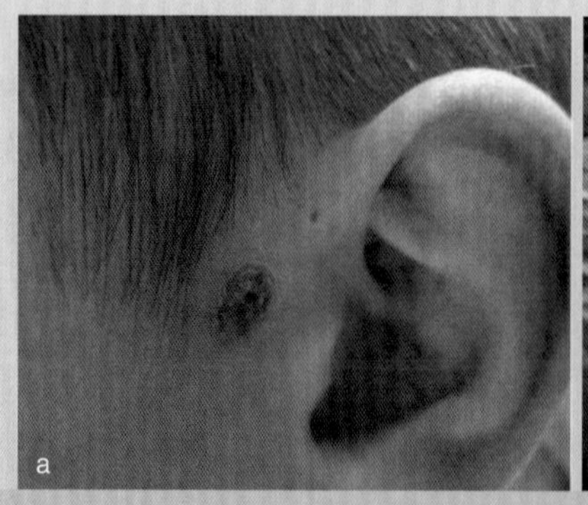

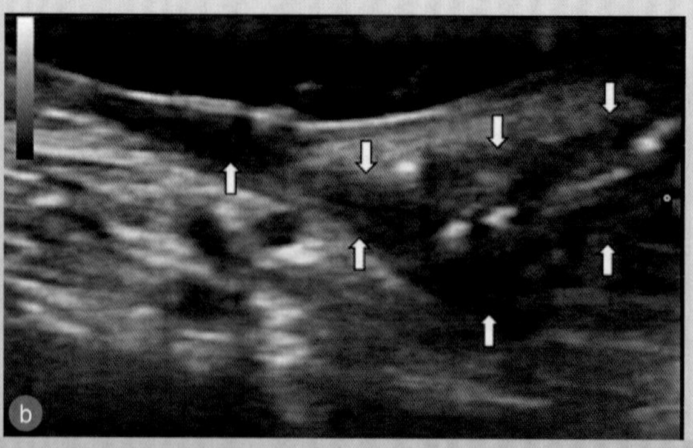

a. 临床照片显示 10 岁男孩耳前凹陷处出现类似于耳轮脚旁隐窝的炎性病变。病变疼痛化脓，但无听觉系统症状。可见红斑鳞屑性斑块，中心有痂皮。b.HFUS（18 MHz），B 型超声模式显示炎症灶与另一个耳前隐窝之间的低回声管道（箭头）。病变内可见点状高回声，可能对应钙化或气泡产生的伪像。未见与中耳或内耳的连接。

图 23.36　耳前窦道 / 瘘管

（经 Wiley 允许可重复使用。）

在超声检查中，囊肿表现为边界清楚，圆形或椭圆形，薄壁，回声均匀的低回声病变，伴后方回声增强[184，191]。窦道表现为与皮肤表面相连的低回声盲管[192]。瘘管表现为低回声管道，可与外耳道或咽喉部相连，也可附着于胸锁乳突肌表面。然而，这种联系在 HFUS 中可能并不明显。管道内出现代表气泡的多个强回声结构，以及病变边界处的低回声边缘，具有很高的诊断价值[193]。在彩色多普勒超声检查中，囊肿或管腔未见血流。当炎症发生时，可见病变周围血流增加。

4. 甲状舌管囊肿

甲状舌管囊肿（thyroglossal duct cyst，TGDC）是先天性颈部肿块最常见的原因[194]。TGDC 发生的原因是甲状舌管在胚胎发育第 10 周时未闭合，可能发生在甲状腺从舌盲孔下降到第一气管环前常规位置的胚胎学路径上的任何地方[194]。最常见的位置是距中线 2 cm 内的甲状舌骨区（60%），其次是颏下区（24%）、胸骨上区（13%）和舌内区（2%）[195]。临床上通常表现为颈部中线肿块，可移动、无痛，通常位于舌骨下方，表现为随伸舌而运动[196]。感染时可能出现压痛、红肿和瘘管向皮肤表面流液[182]。

在组织病理学上，TGDC 被上皮细胞内衬所覆盖，根据其位置的不同，分为颈部上部的非角化鳞状上皮细胞，舌骨水平的复层立方上皮细胞，颈部下部的假复层纤毛柱状上皮细胞，或两者兼有。壁内可见甲状腺腺泡上皮细胞，管腔内可见有血流的甲状腺组织[182，197]。

超声检查通常表现为薄壁的无回声病变，伴后方回声增强[198]。其可能位于皮下组织，但常延伸至更深层次或交织在肌肉内[199]。可见囊肿向后延伸到胚胎学甲状腺下降路径的低回声管道，通常向舌骨延伸[197-198，200]。事实上，毗邻舌骨可能是诊断线索[200]。由于 TGDC 常与舌骨粘连，TGDC 与舌骨的同步运动可作为动态超声评估的诊断线索[198]。与其他先天性囊肿不同，TGDC 可能表现为边界不清[199]。其特征为不规则轮廓、内部分隔、管腔内实性成分，表现为低回声，可能提示甲状腺残余[195，197，199-201]。彩色多普勒超声检查可显示病变实性成分内的血流[197]。

5. 颈前中线包涵囊肿

颈前中线包涵囊肿（midline anterior neck inclusion cyst，MANIC）是一种先天性浅表性囊肿，表现为颈部前正中线出现大的粟粒疹[202-204]（图 23.37a）。通常位于下颈部，胸骨切迹水平的胸骨柄上方，没有并发症或潜在的异常[202]。

在组织病理学上，MANIC 是一种真皮囊肿，囊壁为覆有颗粒层的分化型复层鳞状上皮，囊内含正角化蛋白[202]。

在超声检查中，MANIC 为小的、边界清晰的、均匀的低回声和无血流的病变，位于表皮下，没有进一步延伸或与邻近结构相通[202]（图 23.37）。

6. 支气管囊肿

支气管囊肿（bronchogenic cyst）是由胚胎发育过程中气管支气管树的异常萌芽引起的。大多数发现于纵隔或肺内。然而，皮下支气管囊肿已有报道[205-207]，并且更常见于颈前中线、胸骨区域周围[205，208]或肩胛区域[209-210]。皮下支气管囊肿最常见的临床表现是位于胸骨上切迹上方的无症状结节。大囊肿可能引起压迫症状，包括呼吸困难、呼吸窘迫、咳嗽和吞

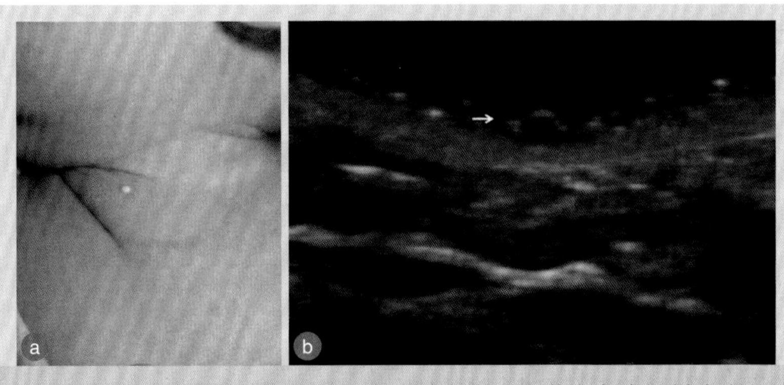

a. 临床照片显示一名 10 周龄的早产儿，在颈部正中下前方有一个黄白色囊肿样病变。该病变出生时即存在。b.HFUS（18 MHz），B 型，显示表皮下可见一个小的，边界清晰，均匀的低回声病变。未发现窦道或瘘管。彩色多普勒超声显示病灶内无血流。

图 23.37　颈前中线包含囊肿

咽困难[208]。很少表现为瘘口、脓肿或复发性蜂窝组织炎[210]。

在组织学上，囊肿内衬纤毛呼吸上皮，由假复层纤毛柱状上皮组成，通常含有透明软骨、小束平滑肌细胞、弹性纤维、纤维组织、神经细胞、浆液黏液腺和散在杯状细胞[209, 211]。囊液主要由水和不同量的黏稠蛋白质黏液混合而成。在囊液中也检测到草酸钙结晶[211]。

超声检查显示为边界清晰、圆形、卵圆形、细长或分叶状、无回声的厚壁病变，后方回声增强[211-212]。可检测到内部高回声移动的病灶，可能代表杯状细胞产生的蛋白质物质[212-213]。囊内边界清楚、不均匀低回声、卵形或球形结构，代表黏液物质，已被描述[206]。虽然不常见，它可能通过窦道或小开口与皮肤表面相连[210]。迄今为止，尚无报道称皮下支气管囊肿延伸至皮下组织以外或与食管或气管相通[214]。在彩色多普勒超声检查中应检测不到内部血流。

7. 先天性胸锁关节窦

先天性胸锁关节窦（congenital sternoclavicular sinus）[215]，也称为胸骨旁真皮窦[216-217]，或前胸皮样瘘管[218]，是一种罕见的发育异常，胚胎起源不确定。它被认为是由于上皮残留物的截留，如皮样囊肿或其他真皮或皮样窦。然而，最近有学者认为它可能是第四鳃裂的残余[215]。临床上表现为皮肤小凹或小点[216]，可能与结节或萎缩性瘢痕相关[217]（图 23.38a）。它通常位于胸锁关节周围，更常见于左侧[215-216]。

在组织学上，窦腔由鳞状上皮覆盖，并有毛囊和皮脂腺[215, 217]。偶尔也会发现纤毛上皮和唾液腺残留[215]。管腔可能含有角化物和未成熟的毛发[215, 217]。

HFUS 显示无血流的低回声管道，起始于胸骨旁区域的真皮，向下穿过皮下组织到达胸大肌筋膜[216-219]（图 23.38）。

8. 脊柱皮毛窦

脊柱皮毛窦（spinal dermal sinus tract，DST）代表开放性脊柱闭合不全的一种罕见形式[220]。它被认为是外胚层未分化为真皮和神经外胚层的结果[221]。皮肤外胚层附着在神经外胚层上，从腹侧向下延伸至未来的椎管，形成一个中空的、衬有上皮的管道，从皮肤表面向椎管内延伸[221]。该管道可能终止于皮下或肌肉层，但最常见的是，它继续进入硬膜内腔，在那里经常发现与脊髓的细小连接，形成表皮神经瘘管[222]。在这些情况下，中枢神经系统感染的风险很高[223]，包括脑膜炎和脊柱内脓肿[224]。临床上，它表现为针尖大小的[224]皮肤孔口，呈凹陷或深窝状，位于沿脊柱中线的任何地方[220-221]，最常见于腰骶部区域。它可能与其他闭合不全的皮肤标志共存，包括皮赘、皮肤发育不全、毛细血管畸形、色素脱失斑、多毛症、臀皱襞偏斜和皮下脂肪瘤[220]。它经常与脊柱异常有关，包括低位圆锥和脊髓栓系综合征，并且在椎管末端可以发现椎外或椎内皮样或表皮样囊肿[221, 224]。

在组织病理学上，该管道有一个内衬复层鳞状上皮的管腔，类似于正常表皮，直接被真皮组织包围[221]。

HFUS 显示低回声管道，开口于皮肤表面，指向椎管。窦道和椎管可能相连，也可能不相连[222]。彩色多普勒超声检查未显示管道内有血流。这些发现需要 MRI 评估来更好地描述缺陷并排除相关的脊柱异常。

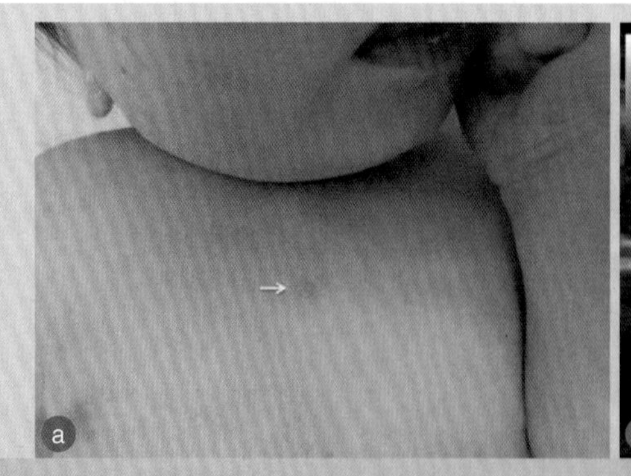

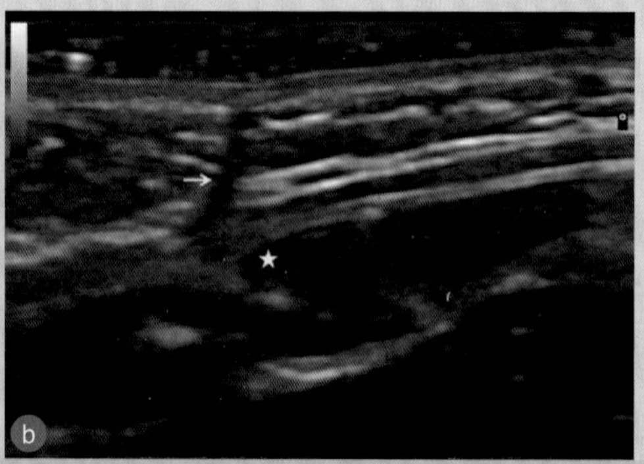

a. 临床照片显示一名 6 周龄婴儿的胸部中线有一个轻微红斑的凹陷（箭头）。b.HFUS（18 MHz），B 型模式，显示低回声管道（箭头）从真皮层、稍微凹陷的表皮下方，穿过皮下组织，朝向胸大肌的筋膜（星号）。彩色多普勒超声检查显示内部无血流。

图 23.38　先天性胸锁关节窦

（经 Editorial Medica Panamerica 允许可重复使用[179]。）

9. 脊柱假性皮毛窦或脊柱真皮窦样带

脊柱假性皮毛窦（spinal pseudo-dermal sinus tract，PDST）最近才被描述并与 DST 区分开来[221]。与 DST 不同，它的特点是缺乏中央管腔、开放性皮肤缺损、椎管内感染风险增加或相关皮样囊肿或表皮样囊肿[220-221，224]。临床上，它表现为一个小凹陷，覆盖着一层半透明的薄皮肤[224]，有时被描述为香烟烫伤样的病变[220，224]，位于腰椎或腰骶区的中线[224]。它可能与其他闭合不全的皮肤标志一起出现，特别是血管病变、皮下脂肪瘤、多毛症、臀皱襞偏斜和皮赘[220，224]（图 23.21a）。它经常与脊柱异常相关，包括低位圆锥和脊髓栓系综合征，并且管道末端可能发现椎外或椎内脂肪瘤[221，224]。

在组织病理学上，它由结缔组织、脂肪、肌肉、血管和脑膜组织组成[220，224]。因此，有学者提出中胚层起源。然而，明确的胚胎学机制尚未阐明[220]。

关于 PDST 超声检查结果的文献很少。预计会出现低回声蜿蜒、均匀或不均匀的低回声管道，从椎管延伸至真皮浅层[131]（图 23.21d）。

纤维组织的含量越高，管道的回声就越强。不应看到与皮肤表面的连接。彩色多普勒模式可以显示管道内的血流分布（图 23.21e）。尚未描述有助于区分 DST 和 PDST 的特异性超声特征。无论如何，需要进行 MRI 评估以排除相关的脊柱异常。

六、杂项

（一）异物

由于频繁的外伤，儿童通常会出现皮肤或皮下异物（foreign bodies）。超声波已被证明其在异物识别和定位方面非常有价值。它可以检测许多不同的异物，灵敏性为 94% ~ 98%[225-227]。它已被证明在识别木材或塑料等材料方面优于 X 射线[228]，而且有趣的是，玻璃和金属会产生特定的混响伪像（图 23.39）。所有类型的异物均表现为强回声结构，通常被与周围炎症或异物肉芽肿相对应的低回声晕环包绕[22]。在彩色多普勒超声检查中，可能出现或不出现病灶周围血流的增加。下面总结了 HFUS 帮助检测儿童异物的代表性案例报告。

1. 头发止血带综合征

一名 2 岁女孩的右足第 3 趾出现红斑硬化斑块。HFUS 显示真皮中存在异物，经确认该异物为头发，已经将脚趾部分环绕并重新被上皮覆盖。诊断为头发止血带综合征（hair-thread tourniquet syndrome），并手术取出异物[229]。

2. 心脏起搏器保留电极引起的迟发性肉芽肿反应

一名 10 岁男孩就诊，腹部有一个持久的溃疡性浸润性红斑和邻近的红斑结节，位于胸骨切口瘢痕下方。这些损伤是在学校受到直接外伤后出现的。HFUS 显示 2 个临床可见病变之间存在低回声瘘管，并延伸至更深层次。在瘘管内发现了双层线性强回声结构，产生混响伪像[230]（图 23.40）。该图像与心脏起搏器电极和导线滞留引起的迟发性肉芽肿反应一致。由于新生儿狼疮继发先天性房室传导阻滞，在新生儿期植入了心外膜起搏器。6 岁时，心外膜起搏器被心内膜起搏器取代。然而，第一台设备的电极和导线保留在原位，这是避免并发症的常见做法。

3. 医源性皮肤钙质沉着症

一名 1 月龄的女孩入院，左小腿出现棕色、坚硬、肿胀的斑块，怀疑患有蜂窝织炎。该病变是在使用脚踝处的隐静脉通过外周通路输注葡萄糖酸钙治疗低钙血症后出现的。HFUS 显示真皮 – 皮下交界处存在高回声线样结构，产生后方声影。上方的水肿真皮显得增厚呈高度低回声（图 23.41）。诊断为医源性皮肤钙质沉着症（iatrogenic calcinosis cutis），并对患者进行局部硫代硫酸钠治疗[22]。

（二）血肿

1. 软组织血肿

儿童可能因意外创伤或虐待而出现皮下或肌内血肿。由于意外创伤在儿童早期很常见，可能会缺少明确的创伤史，并且与软组织恶性肿瘤的临床鉴别诊断可能很困难。

在超声检查上，血肿通常表现为低回声或无回声的无血流肿块，但也可能表现出更不均匀的回声。当位于皮下组织时，界限不清，而位于筋膜下时，界限非常清晰。在彩色多普勒超声检查中，未检测到内部血流。连续监测显示尺寸逐渐减小（图 23.42）。与血肿不同，软组织肉瘤通常血流丰富，并且在几周内不会缩小[22，231]。

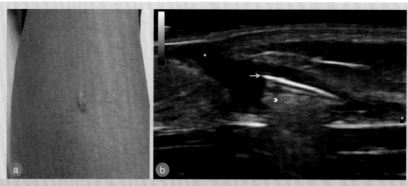

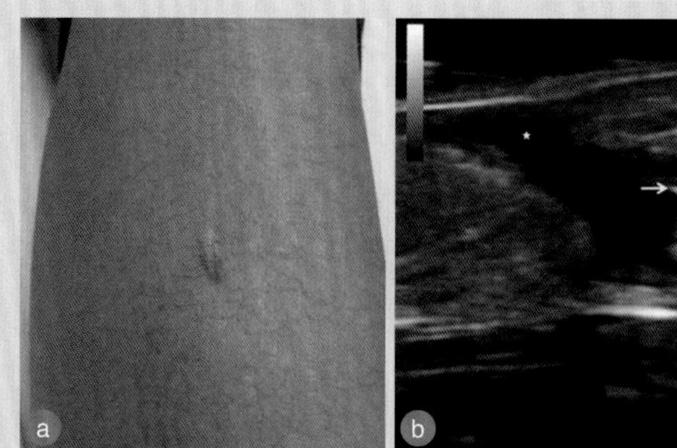

a. 临床照片显示一名 12 岁男性患儿腿部因外伤而留下的瘢痕。4 个月前，该患儿摔倒了一次，伤口自行愈合，但瘢痕仍然疼痛。b.HFUS（18 MHz），B 型模式，显示真皮 – 皮下低回声管道（星号）内有异物（长箭头）。异物表现为强回声线样结构，产生混响伪像（短箭头）。

图 23.39　异物：玻璃

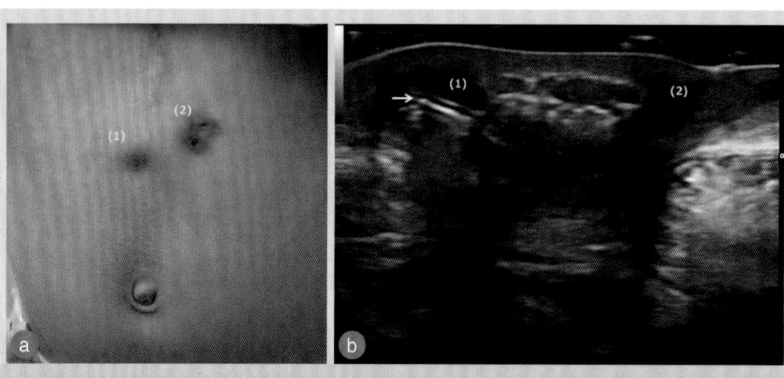

a. 临床照片显示胸骨切口瘢痕下方的 2 个皮肤病变：（1）红斑至暗棕色结节；（2）溃疡性紫罗兰色斑块，周围伴色素沉着。b.HFUS（18 MHz），B 型模式，显示一条低回声瘘管连接 2 个临床可见的病变并延伸至更深层。在管道内，与结节性病变（1）相对应的区域中，很容易识别出产生混响伪像的双层强回声线样结构（箭头）。该图像代表心外膜起搏器保留的电极和导线。

图 23.40　异物：心脏起搏器保留电极

（经 Wiley 允许可重复使用 [230]。）

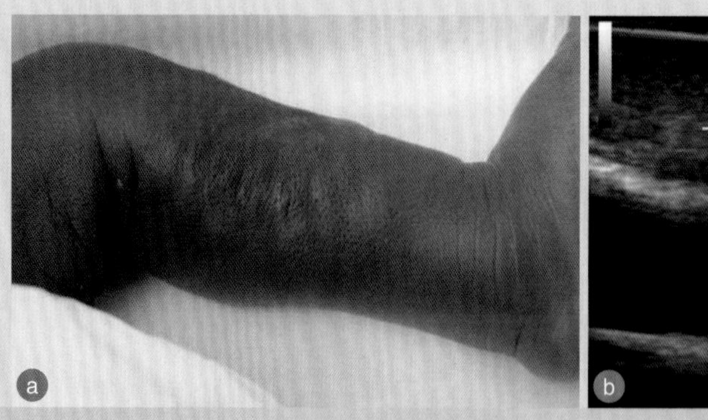

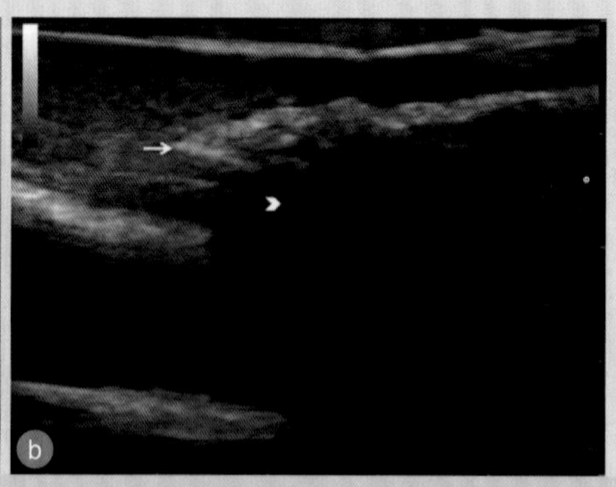

a. 临床照片显示 1 月龄患儿的腿上有一块坚硬的棕色斑块。通过外周通路输注葡萄糖酸钙以治疗低钙血症后，病变出现。b.HFUS（18 MHz），B 型模式，显示真皮 – 皮下交界处的强回声线样结构，产生后方声影（短箭头）并对应于钙质沉着（长箭头）。注意真皮无回声增厚，提示水肿。

图 23.41　医源性皮肤钙质沉着症

（经 Wiley 允许可重复使用 [22]。）

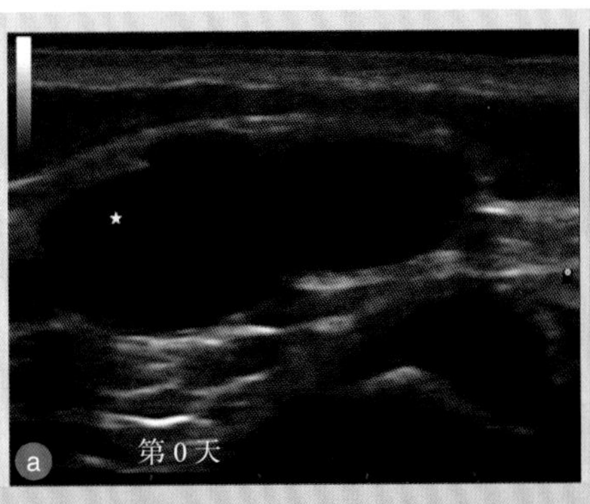

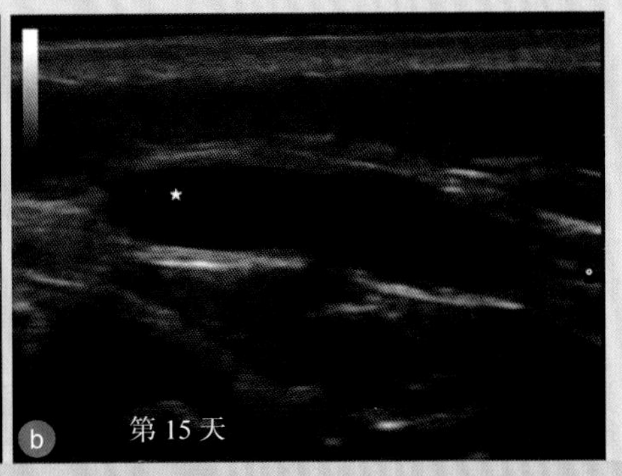

a.HFUS（18 MHz），B 型模式，显示肌层边界清晰的无回声病变，位于筋膜层下方肌层（星号）。在彩色多普勒超声检查中，病变未显示任何内部血流。该图像对应于一名 2 岁患儿右侧腰部区域可触及但不可见的肿块。细针穿刺（FNA）显示为血液。b.HFUS（18 MHz），B 型模式，显示病变（星号）经过 2 周及 FNA 后显著减小。

图 23.42　软组织血肿

2. 新生儿头皮血肿

（1）胎头水肿 / 产瘤

胎头水肿（caput succedaneum）是指由于分娩过程中胎头受到宫颈和阴道壁的高压，导致浆血性液体弥漫性渗漏到皮下组织。它通常位于新生儿头颅的显露部分，并可能延伸到下方的颅缝。

在临床上，胎头水肿在分娩后立即出现，此后逐渐减小[232]。它通常表现为头皮上边界不清、柔软和凹凸不平的区域，可能伴有瘀点、紫癜和（或）瘀斑样外观[232]。

HFUS 可能显示皮下组织弥漫性增厚。彩色多普勒超声检查显示血流信号无增加[22]。

（2）头颅血肿

头颅血肿（cephalohematoma）是指颅骨膜或骨膜与颅骨之间由该部位血管破裂而导致血液积聚。由于骨膜与颅骨缝紧密黏附，除非存在颅缝早闭，否则头颅血肿不会穿过颅缝。

它发生在 1% ~ 2% 的新生儿中，危险因素包括器械助产（产钳或真空吸引器）和产程延长[192]。在临床上，它表现为单侧肤色的硬肿块，最有可能位于头皮的顶叶区域。由于骨膜下出血缓慢，头颅血肿在出生时通常不明显[232]，但往往在 24 ~ 72 小时后变得明显[192]，此时骨膜下空间完全被血液占据，骨膜起到压塞作用，防止进一步出血[232]。颅缝清楚地界定了头颅血肿的边界，尽管上覆的胎头水肿可能会掩盖这些边界[232]。并发症很少见，通常在 2 ~ 3 个月自然消退[192]。血肿边缘内的钙化或骨化区域通常位于隆起的骨膜下方，可能在复旧过程中出现[233]。

HFUS 显示低回声或无回声积聚，由两个凸面结构清晰界定：下方为颅骨，上方为骨膜（图 23.43）。病变为单侧，不越过中线。在评估位于凸面结构上的病变时，可能会看到镜面伪像。彩色多普勒超声

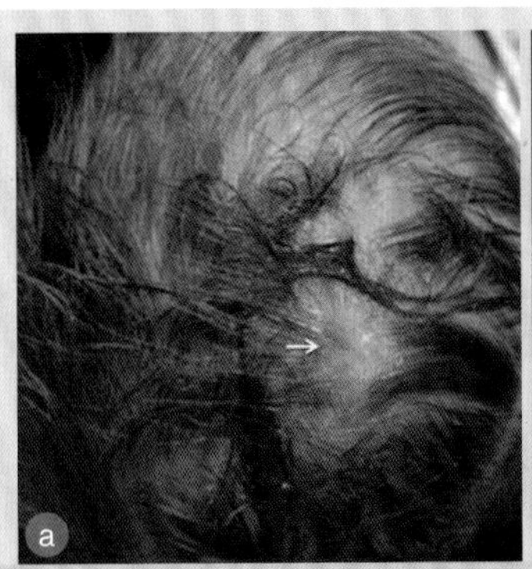
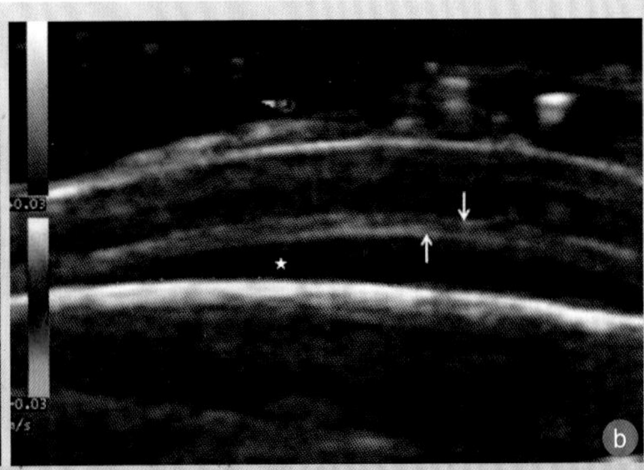

a. 临床照片显示新生儿头皮顶部区域一侧的肤色、质硬的肿块（箭头）；b.HFUS（18 MHz），彩色多普勒模式，显示顶骨和骨膜之间有一个界限清楚的无回声无血流区域（*）。骨膜（向上箭头）可以与筋膜或帽状腱膜（向下箭头）区分开。

图 23.43　头颅血肿

显示病灶内无血流信号[22，192]。

（3）帽状腱膜下血肿

帽状腱膜下血肿（subgaleal hematoma）是指血液积聚在骨膜和帽状腱膜之间，由该位置的血管破裂而导致。与头颅血肿不同，血液不会被牢固附着于颅缝的骨膜所限制，并且可以穿过中线并扩散到整个颅骨。帽状腱膜下腔可容纳多达260 mL的血液[192]，并可能导致严重的血容量不足、贫血、凝血障碍和脑压迫[234]。帽状腱膜下血肿被认为是危及生命的病症。

这种情况很少见，估计每10 000名新生儿发生1.5例[192]。它通常与真空辅助分娩有关，但也可以发生在产钳分娩或自发性分娩[192]。临床上，它可能表现为头皮下波动的凹凸不平肿块，伴有头围增大、面色苍白、肌张力低下和心动过速[192]。

超声检查表现为位于骨膜和帽状腱膜之间的低回声或无回声积聚[234]。它可能向双侧延伸，超出颅缝。通常存在相关的颅骨骨折，并且可以通过HFUS检测到[192]。彩色多普勒超声显示病灶内无血流信号。可能需要进一步的影像学检查（如CT扫描）[192]。

（李媛，黄蕾，付颖 译）

参考文献

第三部分

皮肤超声的临床应用

第 24 章

皮肤超声检查报告撰写技巧

Ximena Wortsman

一、引言

所有皮肤病学检查都应进行报告，并根据需求提供不同类型的报告。因此，建议进行标准化的报告和检查。

关于报告类型，您可以选择表格式、叙述式或信息图表式。

本章提供了针对不同病变的此类报告示例。重要的是提供对患者诊断和监测至关重要的数据。后者包括形状、回声特征、所有轴上的径线、血流的存在和模式，包括厚度（mm）和血管类型（动脉、静脉、动静脉短路），以及动脉血流的收缩期峰值流速。

在描述的最后，需要一个总结性的超声印象。该超声印象应提示可能的诊断。如果诊断不明确，则应提出 2 ~ 3 个可能的鉴别诊断。不建议使用“不确定”或“无定论”的结论。

如果您正在对患者进行评分，如化脓性汗腺炎（HS），则应在报告末尾添加严重程度。

本章提供了常见皮肤病的报告示例。您可以参考它们来制作您的报告，或根据您的实际情况设计自己的报告。

对于大多数情况，我通常更倾向于结构化的叙述性报告，但这很灵活，应该根据您将提供的关键数据量进行调整。

请记住，技术和方案对于进行充分的检查至关重要。因此，在所有情况下都需要大量的耦合剂，并且在一些病理情况下，双侧对比检查是必须的。对过渡区（健康组织和病变组织之间的边界）的研究可以为发现异常提供线索。

二、报告中的相关信息

您的报告应回答以下基本问题：

1. 病变是否主要位于皮肤？

2. 涉及哪些解剖层次？

3. 附近是否有重要的解剖结构，如主要血管、神经或腺体？

4. 是囊性还是实性结构？

5. 病变所有轴向的径线是多少？

6. 是脉管源性病变还是非脉管源性病变？是高流量还是低流量？是动脉血流还是静脉血流？血管的直径是多少？是否有动静脉短路？

7. 病变处于哪个阶段？例如，婴幼儿血管瘤（增殖期、部分消退期或完全消退期）。

8. 是良性病变还是恶性病变？

9. 在炎症性疾病中，疾病处于活动期、非活动期还是萎缩期？

10. 如果不清楚，有哪些鉴别诊断？

11. 在存在超声评分的情况下，您能否提供其分期？

在下文中，您将找到常见皮肤病的报告示例[1-11]。

三、报告示例

（一）表皮囊肿报告

病史：

一名 18 岁男性患者，左侧背部出现无痛性肿块，偶尔发红，病程 3 个月。

检查方法：

进行灰阶和彩色多普勒多平面超声扫查。

报告：

· 在左侧背部区域可见一个椭圆形、边界清晰的真皮和皮下低回声囊性结构，内部回声杂乱，伴一些无回声带，产生后方回声增强。

· 囊肿的测量值为 3.8 mm（纵向）× 3.2 mm（横向）× 1.8 mm（深度）。

· 囊肿表面与表皮下区域之间有一条无回声扭曲的管道样结构，测量值 0.2 mm（横向）× 1.1 mm（深度）

· 彩色多普勒显示，病变内部和周围组织均无明显血流信号。

· 其他检查均无异常。

超声印象：

符合表皮囊肿声像图改变。

（二）毛母质瘤报告

病史：

一名 6 岁的儿童，左腿前侧中 1/3 处出现缓慢生长的红斑、坚硬且无痛的丘疹，病程 4 个月。

检查方法：

对左腿病变区域进行灰阶和彩色多普勒多平面超声扫查。

报告：

· 在左腿前侧中 1/3 处可见一个椭圆形、边界清晰的真皮和皮下实性结节，伴有低回声边缘和高回声中心。

· 结节测量值为 4.7 mm（纵向）× 3.3 mm（横向）和 4.2 mm（深度）。

· 病灶内观察到多个 0.2 ~ 0.4 mm 的高回声点，提示钙沉积。

· 邻近皮下组织的回声增强。

· 彩色多普勒超声显示，在结节的周边和中心检测到 0.2 ~ 0.5 mm（厚径）的动脉血流和静脉血流。

· 脉冲多普勒超声显示病灶内有低速动脉血管。动脉血管的最大收缩期峰值流速为 4.6 cm/s。

· 其余检查结果均无异常。

超声印象：

符合毛母质瘤声像图改变。

（三）血管球瘤报告

病史：

一名 38 岁的男性患者，右环指指甲出现疼痛性甲营养不良，病程 1.5 年。

检查方法：

对双侧环指的甲和甲周区域进行比较性灰阶和彩色多普勒多平面超声扫查。

报告：

右环指甲床的近端和中央部分可见一椭圆形、边界清晰的低回声实性结节，累及甲母质区域。

· 结节测量值为 2.1 mm（纵向）× 1.5 mm（横向）和 0.5 mm（深度）。

· 彩色多普勒超声显示，结节内血流丰富，低速动脉血管的厚径在 0.2 ~ 0.4 mm，最大动脉收缩期峰值流速为 6.5 cm/s。

· 右环指的甲板与结节位置相关，向上移位，在远端指甲处增厚且略有不规则，与结节的轴线相同。

· 对侧甲床和甲板外观正常。

· 近端甲襞未发现异常。

· 检测到结节下方远节指骨的骨质边缘呈扇形凹陷。

· 双侧环指远节指骨其余部分边缘规则。

· 远端指间关节和伸肌腱侧束的止点未见异常。

超声印象：

右环指甲下富血供实性结节，符合血管球瘤。

右环指甲板继发性形态改变。

（四）跖疣报告

病史：

一名 25 岁的女性患者，左足底出现疼痛性角化过度病变，病程 6 个月。超声检查的目的是排除异物或跖疣。

检查方法：

对左足底进行灰阶和彩色多普勒多平面超声扫查。

报告：

· 病变部位表皮和真皮可见一个梭形、边界清晰、低回声的实性结构。

· 该结构的测量值为 1.6 cm（纵向）× 1.3 cm（横向）和 1.4 cm（深度）。

· 彩色多普勒超声显示，真皮深层血流丰富，低速动脉血管的厚径在 0.2 ~ 0.5 mm，最大收缩期峰值流速为 7 cm/s。

· 在病变下方和第二跖趾关节水平的屈肌腱浅方可见皮下足底滑囊扩张。滑囊内未检测到富血供征象。

· 足底筋膜、屈肌腱和趾短屈肌均未见异常。

· 超声未见异物征象。

· 跖趾关节未见扩张征象。

· 骨缘规则。

超声印象：

符合跖疣声像图改变。

病变下方轻度足底滑囊炎。

（五）婴幼儿血管瘤报告

病史：

一名 3 月龄的男婴，出生后发现鼻尖处有一个快速生长的红色柔软病变。

检查方法：

对鼻部进行灰阶和彩色多普勒多平面超声扫查。

报告：

· 鼻尖处真皮和皮下可见一边界不清的低回声肿块，延伸至左侧鼻软骨的前内侧缘。

· 病变测量值为 3.7 cm（纵向）× 2.1 cm（横向）×

1.8 cm（深度）。

· 彩色多普勒超声显示肿块内血流丰富，有高速的动脉血流和静脉血流，以及少量动静脉短路。肿块内血管的厚径在 0.2 ～ 0.8 mm 变化。动脉血管的最大收缩期峰值流速为 56.2 cm/s。

· 其余鼻翼软骨均未见异常。

超声印象：

符合增殖期婴幼儿血管瘤声像图改变，累及左侧鼻翼软骨前内侧。

（六）脉管畸形报告

病史：

一名 6 岁女性患儿，上唇出现缓慢生长的蓝色无痛肿块。

检查方法：

对上唇进行灰阶和彩色多普勒超声多平面扫描。

报告：

· 在病变部位的上唇真皮和口轮匝肌中检测到多个迂曲、易压缩的无回声和低回声管道和囊腔。

· 管道的厚度在 0.2 ～ 0.8 mm，囊腔的直径在 0.3 ～ 0.9 mm。病变区域测量值为 2.1 cm（纵向）× 2.8 cm（横向）× 0.5 cm（深度）。

· 彩色多普勒超声显示管道和囊腔空间内存在低速静脉血流。

· 在该结构内未观察到血栓形成或钙沉积的迹象。

· 其余检查结果均无异常。

超声印象：

符合上唇真皮和口轮匝肌的低流量静脉脉管畸形。

（七）硬斑病报告

病史：

一名 23 岁男性患者，8 个月前出现右背部和左腰部两个无痛、瘙痒、硬化和色素沉着的斑块。

检查方法：

对双侧背部和腰部进行灰阶和彩色多普勒超声多平面扫查。

报告：

· 双侧背部和腰部上、中、下 1/3 可见多处真皮低回声、皮下高回声、真皮和皮下界限模糊，以及皮下高回声岛。

· 皮下高回声岛的最大直径为 0.5 ～ 1.4 cm，厚度为 0.2 ～ 0.6 cm。

· 彩色多普勒超声显示，双侧背部和腰部上、中、下 1/3 处的真皮和皮下有多处富血供区域，主要位于真皮 – 皮下交界，呈现低速动脉血流和静脉血流，测量结果在 0.2 ～ 0.4 mm（厚径），动脉最大收缩期峰值流速为 5.6 cm/s。

· 下层肌肉均无异常。

超声印象：

符合背部和腰部硬斑病活动期声像图改变。

（八）化脓性汗腺炎报告

病史：

一名 37 岁女性患者，1.5 年前出现双侧腋窝红斑性肿块。

检查方法：

对双侧腋窝及双上臂近端和内侧进行灰阶和彩色多普勒超声多平面扫查。

报告：

· 在右侧腋窝中 1/3 处真皮和浅层皮下组织检测到一个 2.5 cm（纵向）× 0.3 cm（厚度）的低回声瘘道。该瘘道连接到多个扩张毛囊的底部。

· 在瘘管周围，有一个低回声的层状低回声带，提示纤维组织。在瘘道内，有多个高回声双层结构，符合毛发束碎片。彩色多普勒超声显示瘘管周围血流增多，有低速动脉血流和静脉血流。动脉血管的最大收缩期峰值流速为 8.2 cm/s。

· 左侧腋窝中 1/3 处可见低回声的真皮和皮下积液，连接到该区域扩张毛囊的底部。该积液包含多个双层高回声结构，提示毛发束碎片。

· 彩色多普勒超声显示，左侧腋窝积液周围和部分积液内血流信号增多。这些血管显示低速动脉血流，最大收缩期峰值流速为 7.4 cm/s。

· 瘘管和积液周围的真皮和皮下增厚，表现为真皮低回声和皮下高回声。左上臂近端内侧有一个 2.5 mm 的真皮低回声圆形假囊结构。

· 双侧腋窝及双上臂近端内侧见多处真皮低回声区和毛囊扩张。

· 彩色多普勒超声显示，研究区域的其他部位没有血流增多的迹象。

· 腋窝未检测到淋巴结。

· 双侧肌肉层均未见异常。

超声印象：

· 符合双侧腋窝和双上臂内侧近端活动性化脓性汗腺炎。

· 右侧腋窝瘘道Ⅱ型，周围伴炎症和纤维组织。

· 左侧腋窝炎症性积液。

· SOS-HS 区域分期Ⅱ型。

图 24.1 提供了化脓性汗腺炎的信息图表报告示例。

双侧腋窝和腹股沟区域彩色多普勒超声检查报告

患者信息

姓名：× ×

性别：男 / 女（请勾选）

年龄：× × 岁

ID：000000

检查日期：2018 年　月　日

转诊医师：× × 博士

科室：皮肤科

检查方法

双侧腋窝和腹股沟区域彩色多普勒超声扫查（两个垂直切面），包括上臂和大腿近端及会阴区域。

检查结果

回声结构改变：

毛囊增宽

真皮层增厚

真皮层回声减低

皮下组织回声增强

病灶内可见毛发碎片

假囊肿总数

右腋窝：　　左腋窝：

右腹股沟：　　左腹股沟：

积液总数

右腋窝：　　左腋窝：

右腹股沟：　　左腹股沟：

瘘道总数

右腋窝：　　左腋窝：

右腹股沟：　　左腹股沟：

受累解剖层次

真皮层 / 皮下组织

炎症征象 · 活动性

血流增加：是 / 否（请勾选）

血管类型：动脉 / 静脉（请勾选）

最大血管厚径：mm

血管最大收缩期峰值流速：cm/s

炎性淋巴结：是 / 否（请勾选）；位置

腋窝化脓性汗腺炎积液范围

右侧	左侧
积液 1	积液 1
横向：	横向：
厚度：	厚度：
纵向：	纵向：
积液 2	积液 2
横向：	横向：
厚度：	厚度：
纵向：	纵向：
积液 3	积液 3
横向：	横向：
厚度：	厚度：
纵向：	纵向：

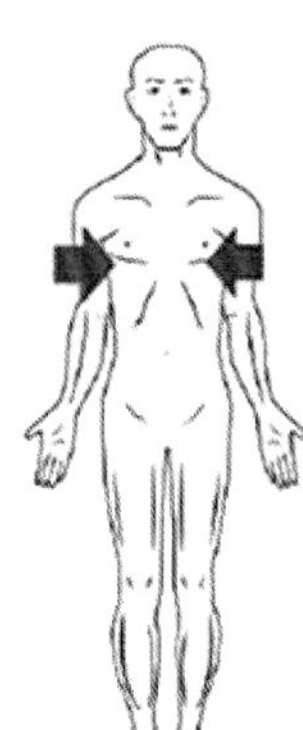

腹股沟 – 会阴化脓性汗腺炎积液范围

右侧(cm)	左侧(cm)
积液 1	积液 1
横向：	横向：
厚度：	厚度：
纵向：	纵向：
积液 2	积液 2
横向：	横向：
厚度：	厚度：
纵向：	纵向：
积液 3	积液 3
横向：	横向：
厚度：	厚度：
纵向：	纵向：

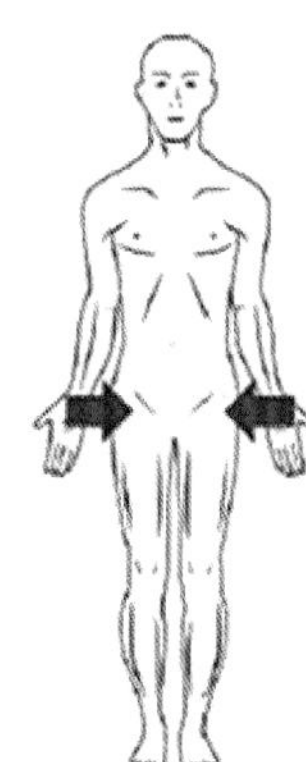

腋窝化脓性汗腺炎瘘道范围

右侧(cm)	左侧(cm)
瘘管 1	瘘管 1
横向：	横向：
厚度：	厚度：
纵向：	纵向：
瘘管 2	瘘管 2
横向：	横向：
厚度：	厚度：
纵向：	纵向：
瘘管 3	瘘管 3
横向：	横向：
厚度：	厚度：
纵向：	纵向：

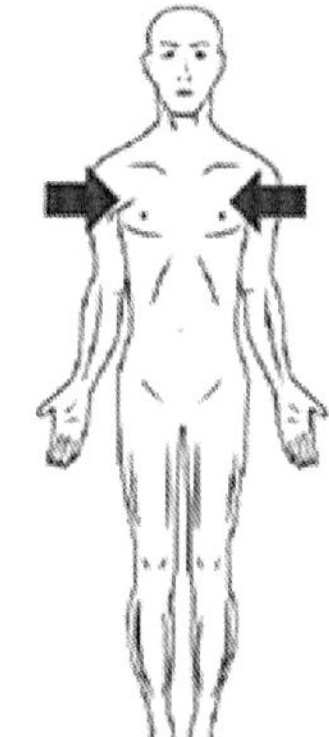

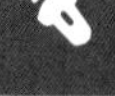

腋窝化脓性汗腺炎瘘道类型、走向、开口情况

右腋窝	左腋窝
瘘管 1:	瘘管 1:
类型	类型
走向	走向
瘘管 2:	瘘管 2:
类型	类型
走向	走向
相互连通的瘘管:	相互连通的瘘管:
数量	数量

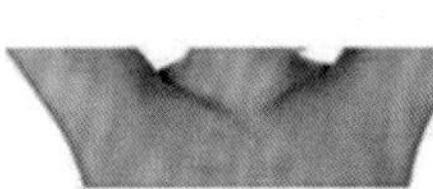

腹股沟 – 会阴化脓性汗腺炎瘘道范围

右侧(cm)	左侧(cm)
瘘管 1	瘘管 1
主走向:	主走向:
厚度:	厚度:
瘘管 2	瘘管 2
主走向:	主走向:
厚度:	厚度:
瘘管 3	瘘管 3
主走向:	主走向:
厚度:	厚度:

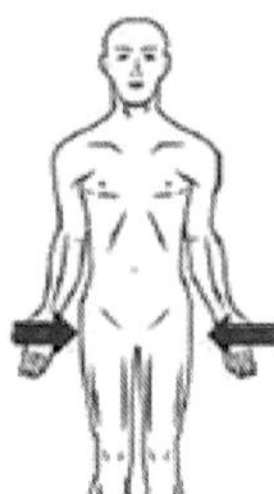

腹股沟 – 会阴化脓性汗腺炎瘘道类型、走向、开口情况

右侧	左侧
瘘管 1-F1	瘘管 1-F1
类型	类型
走向	走向
瘘管 2-F1	瘘管 2-F1
类型	类型
走向	走向
瘘管 3-F1	瘘管 3-F1
类型	类型
走向	走向
相互连通的瘘管:	相互连通的瘘管:
F1-F2	F2-F3

a

超声报告

诊断：　侧腋窝和腹股沟 – 会阴区化脓性汗腺炎，伴活动性炎症表现。

超声分期：SOS-HS Ⅲ级

备注：图像和参考文献见下一页。

医师签名：Ximena Wortsman 博士

职称：放射科医师

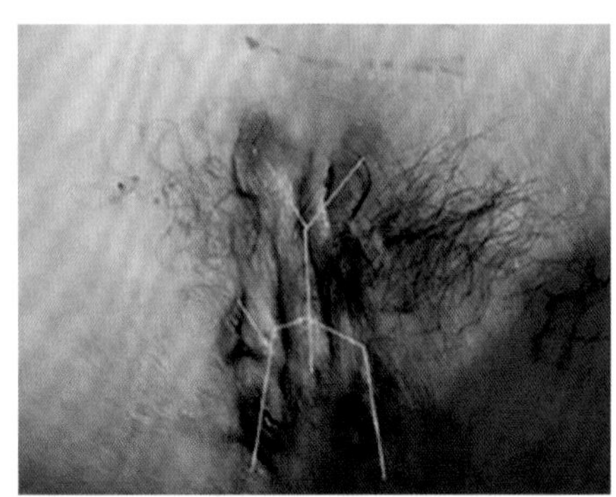

右腋窝区瘘道的绘图

参考文献

TABLE 2. Sonographic Scoring of Hidradenitis Suppurativa (SOS-HS)

Stage	
I	Single fluid collection and dermal changes (hypoechoic or anechoic pseudocystic nodules, widening of the hair follicles, alterations in the dermal thickness or echogenicity) affecting a single body segment (e.g., axilla, groin, breast, buttock) (uni- or bilateral) without fistulous tracts
II	Two to four fluid collections or a single fistulous tract with dermal changes affecting up to two body segments (uni- or bilateral)
III	Five or more fluid collections or two or more fistulous tracts with dermal changes or involvement of three or more body segments (uni- or bilateral)

Wortsman, X., Moreno, C., Soto, R., Arellano, J., Pezo, C. and Wortsman, J., Ultrasound In-Depth Characterization and Staging of Hidradenitis Suppurativa. Dermatol Surg 2013.;39:1835-1842

Table II. Types of fistulous tracts

Type	Definition
1	Low fibrotic scarring (grades 0-1) with high or low edema (grades 0-2)
2	High fibrotic scarring (grade 2) with low edema (grades 0-1)
3	High fibrotic scarring (grade 2) with high edema (grade 2)

Wortsman X, Castro A, Figueroa A. Color Doppler ultrasound assessment of morphology and types of fistulous tracts in hidradenitis suppurativa (HS). J Am Acad Dermatol. 2016;7:760-7

b

a. 腋窝和腹股沟区化脓性汗腺炎信息图表示例。b. 报告参考文献。

图 24.1　化脓性汗腺炎的信息图表报告示例

（九）甲银屑病报告

病史：

一名 48 岁女性患者，2.5 年前出现双手指甲营养不良，接受抗真菌治疗 6 个月，但无明显效果。

检查方法：

对双手指甲，包括甲周区域和远端指间关节，进行灰阶和彩色多普勒超声多平面扫查。

报告：

· 观察到双手所有指甲增厚和回声减低。甲床厚度在 2.2 ～ 3.3 mm。

· 发现包括双手所有指甲的腹侧板增厚、不规则和界限不清。右手拇指、中指和环指及左手拇指、

中指和小指指甲远端可见局灶性高回声沉积。这些局灶性高回声沉积的测量值在 1.2 ～ 2.6 mm。

· 彩色多普勒超声显示，双手所有指甲的甲床均有血流信号增多。血流信号增多主要发生在甲床的近端。

· 甲周区域无异常。

· 双手伸肌腱远端附着点或远节指骨骨缘均未见异常。

超声印象：

符合双手所有指甲活动性银屑病声像图改变。

（十）美容填充剂报告

病史：

一名 56 岁女性患者，有 2 年面部红斑和小肿块病史。她接受了 1 年的玫瑰痤疮治疗，但没有效果。

检查方法：

对面部和双侧下颌下区域进行灰阶和彩色多普勒超声多平面扫查。

报告：

· 在眉间区域、鼻唇沟及上唇和下唇真皮和皮下检测到多个高回声沉积物，伴有弥漫性后方混响伪像，符合硅油特征。

· 位于眉间区域的沉积测量值为 2.5 cm（横向）× 0.8 cm（厚度）× 3.2 cm（纵向）。

· 位于右侧鼻唇沟的沉积物测量值为 3.2 cm（横向）× 0.9 cm（厚度）× 4.2 cm（纵向）。位于左侧鼻唇沟的沉积物测量值为 3.5 cm（横向）× 0.8 cm（厚度）× 4.5 cm（纵向）。

· 位于上唇和下唇的沉积物延伸至口轮匝肌，并在两唇的侧面和中央区域连续发现。上唇沉积物测量值为 2.5 cm（纵向）× 0.5 cm（厚度）。下唇沉积物测量值为 2.5 cm（纵向）× 0.5 cm（厚度）。

· 面部多个真皮回声减低和皮下回声增强的区域主要位于沉积物的周围。

· 在右侧颌下区域有两个筋膜下淋巴结，可见类似的沉积物。这些淋巴结的测量值分别为 0.8 cm 和 1.2 cm。

· 彩色多普勒超声显示，面部有多个真皮和皮下血流信号增多区域，在沉积物周围更为明显。在这些区域有低速动脉血流和静脉血流。动脉血管的最大收缩期峰值流速为 12.6 cm/s。

· 泪腺、腮腺和颌下腺回声弥漫性降低，无导管扩张迹象。

· 彩色多普勒超声显示，泪腺、腮腺和颌下腺表面血流信号增多，有低速动脉血流，最大收缩期峰值流速为 6.7cm/s。

· 其余检查均未见异常。

超声印象：

· 符合面部和右侧颌下区域硅油沉积物声像图表现。

· 沉积物周围以真皮和皮下炎症征象为主。

· 泪腺、腮腺和颌下腺炎症征象。

（十一）基底细胞癌报告

病史：

一名 65 岁的男性患者就诊，其鼻尖左侧鼻翼部出现红斑和溃疡病变 1.5 年，怀疑为基底细胞癌（BCC）。

检查方法：

对鼻部和鼻旁区域进行灰阶和彩色多普勒超声多平面扫查。

报告：

· 真皮和皮下的椭圆形、边界清晰、低回声实性病变，延伸至左侧鼻软骨的前部。

· 病变呈现多个高回声斑点，测量值为 4.1 mm（纵向）× 3.8 mm（横向）× 2.1 mm（深度）。

· 左侧鼻翼软骨受累，测量值为 1.8 mm（横向）× 1.7 mm（纵向）和 0.4 mm（深度）。

· 彩色多普勒超声显示，病变底部血流信号增多，具有低速动脉血流。病变血管厚径在 0.2 ～ 0.9 mm 变化。动脉血管的最大收缩期峰值流速为 8.3 cm/s。

超声印象：

符合基底细胞癌声像图改变，可能为高复发风险亚型，累及真皮、皮下和左侧鼻翼软骨前部。

（十二）黑色素瘤报告

病史：

一名 47 岁的男性患者，其左足底区域出现无痛、快速生长的色素沉着病变已 3 个月。

检查方法：

对左足底区域进行灰阶和彩色多普勒超声多平面扫查。对左下肢和双侧腹股沟进行区域淋巴结分期。

报告：

· 在左足底区域发现与色素沉着病变相关的椭圆形、边界清晰、低回声的真皮实性结构。

· 病变测量值为 2.5 mm（纵向）× 1.7 mm（横向）× 1.5 mm（深度）。

· 下方的皮下组织和肌肉均未见异常。

· 彩色多普勒超声显示，病变内及其周围血流丰富，低速动脉血管厚径在 0.2 ~ 0.9 mm 变化。动脉血管的最大收缩期峰值流速为 10.2 cm/s。

· 在腘窝，有一个边界清晰的低回声结节，边缘略呈分叶，形态不规则，测量值为 1.9 mm（纵向）× 2.3 mm（横向）× 1.5 mm（深度）。

· 彩色多普勒超声显示，该结节内有明显的低速动脉血流和静脉血流。动脉血管的最大收缩期峰值流速为 9.3 cm/s。

· 双侧腹股沟均发现增大的圆形皮下淋巴结。这些淋巴结皮质增厚、回声减低，缺乏高回声中心，皮质存在不规则的低速血流。

· 其中一些淋巴结皮质存在低回声圆形结节。

· 右腹股沟淋巴结的径线在 1.3 ~ 2.5 cm，左腹股沟区域的淋巴结径线在 1.9 ~ 2.8 cm。

超声印象：

符合左足底区域的真皮黑色素瘤声像图改变，超声 Breslow 指数Ⅱ型，左腘窝卫星灶和双侧腹股沟淋巴结受累。

（李楠，王纪宸 译）

参考文献

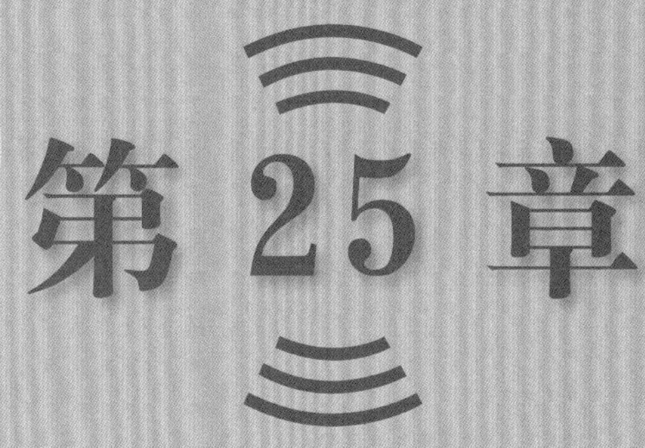

超声引导下肿瘤、假性肿瘤及脉管源性软组织病变的介入治疗

Jose Luis del Cura, Gorka del Cura

一、超声引导下操作技术

在众多可用于引导操作的影像学方法中，唯有超声适用于皮肤。凭借现代超声平台，超声在皮肤上的分辨率优于其他任何技术，能够高精度识别目标病灶。超声还具备其他优势：经济高效，应用广泛，且没有电离辐射。它还能进行实时操作，并持续监测穿刺针位置。此外，多普勒技术可辅助识别扫查区域内的血管[1-2]。

虽然探头上附带的引导系统可用于引导操作，但由于皮肤非常浅表，这些系统通常设计用于定位深部病变。因此，最合适的技术是徒手操作技术。该技术包括用一只手从探头的一侧插入穿刺针，同时用另一只手握住探头监测其路径。操作者需要同时操控两者，应尽量使穿刺针的路径保持在超声检查平面内，并将其引导至目标位置[2-3]。

在皮肤操作中，大多数操作可在局部麻醉下进行，麻醉剂注射于穿刺部位。1% 利多卡因起效迅速，非常适合此项操作。对于浅表神经肿瘤的活检，建议在病变近端使用局部麻醉剂阻滞肿瘤所在的相应神经[2-4]。

无菌操作对于避免并发症至关重要。必须使用消毒剂清洁穿刺部位，所使用的器械必须是无菌的。即使超声耦合剂是无菌的，也应避免其与皮肤的进入点接触。无菌探头套有助于保持无菌条件。穿刺皮肤病灶时，无须特别担心凝血问题，因为可以直接压迫获得充分的止血[2-5]。

二、活检

超声引导下经皮活检是一种高效且风险极低的诊断方法，适用于任何性质不明的无法直接活检的皮肤病变。它只需要通过超声可观察到病变即可，这在皮肤病变中是常规操作。操作方法是将穿刺针在超声引导下放置于病变内部，获取细胞或组织样本，从而确定其性质[4-6]。

（一）技术

1. 细针穿刺活检（fine needle aspiration biopsy，FNAB）

这项技术使用 20 ~ 25 G 细针置入病变部位，获取细胞样本进行细胞学分析[2]。

2. 粗针穿刺活检（core needle biopsy，CNB）

这项技术使用较粗的穿刺针（通常为 14 ~ 18 G）获取组织样本，通常包含带有触发机制的装置。样本可以进行组织学分析，包括组织化学或免疫组织化学技术。此外，它还可以进行印迹细胞学分析。穿刺针可以是手动或弹簧加载的。

粗针活检穿刺针可分为以下两种类型。

（1）侧切针：它们有一个外部套管和一个中央针芯，其远端部分带有腔室。当触发时，针芯穿入病变，外部套管随后向前推进，切割组织并在针腔内留下碎片[2, 4, 6]。

（2）全芯针：中央针芯没有腔室。当触发时，外部套管向前推进，留下中央针芯并切取一块组织留在针内（图 25.1）。它们比相同口径的侧切针获得的样本更大。然而，对于脂肪性病变，全芯针不如侧切针[2, 4, 6]。

（二）结果

经皮活检在区分良性和恶性病变方面具有高度特异性，特异性接近 100%。然而，在某些肿瘤的组

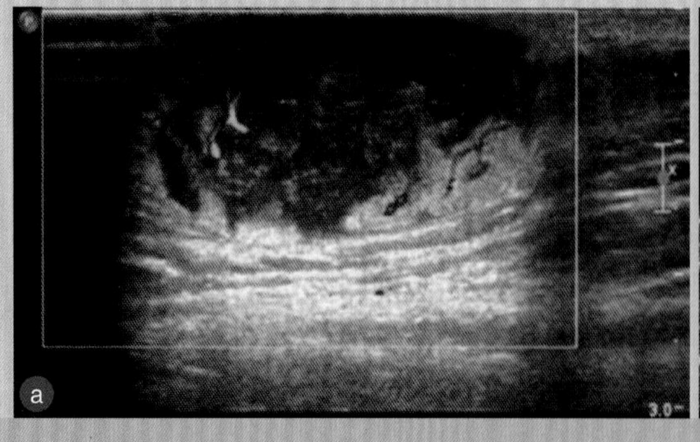

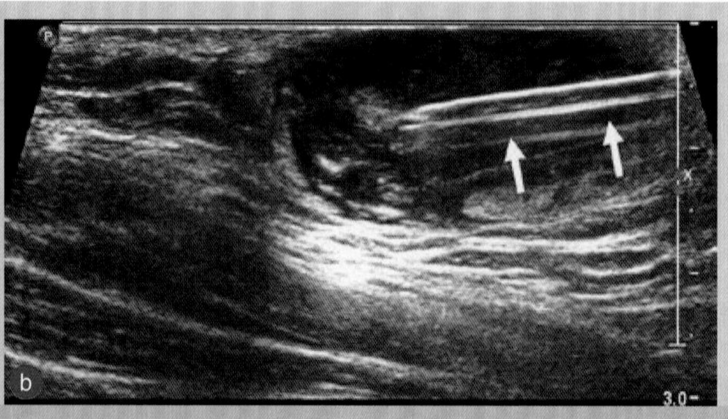

a. 可触及皮肤结节的多普勒超声图像。病变在超声上表现为低回声，边缘不规则，有一些不规则的血管。
b. 使用全芯针进行超声引导下粗针活检（箭头）。标本的诊断结果为隆突性皮肤纤维肉瘤。

图 25.1　超声引导下皮肤结节活检

织分型和亚型分析中，特别是在细胞学技术的情况下，病理分析存在一些困难，因为样本相对稀少，可能不能代表整个肿瘤 [6]。

在对病变进行取材时，必须考虑到一些病变的中心是坏死组织，这对于组织学分析是无效的。因此，最好从病变的周边部取材。对于淋巴结病变，建议取样远离门处的区域 [2]。作为一般规则，为了避免取材误差，必须从整个病变中获取具有代表性的样本。因此，应该对病变进行多次活检 [2]。

虽然理论上 FNAB 比 CNB 创伤更小，但 FNAB 有一些缺点：大量的穿刺没有诊断意义，对操作者的经验依赖性更大。此外，FNAB 提供的信息比 CNB 技术少；有时，它只能将病变分类为良性或恶性 [1, 3, 7]。CNB 具有非常高的敏感性和特异性，高于 FNAB，并发症相似 [3-6]。

并发症很少见；皮肤血肿是最常见的。由于穿刺路径很短并且在手术中被切除，因此恶性肿瘤沿着针道播散种植的情况在皮肤上极为罕见 [2, 4, 6]。

三、经皮治疗含液病灶

（一）腱鞘囊肿

腱鞘囊肿（ganglion cysts）是由位于关节附近的由稠密黏液形成的囊性病灶。其病因尚不清楚，但据推测，它们可能是由于滑膜与关节囊之间过渡区的滑膜细胞受到创伤或刺激而形成的。它们是手部和腕部最常见的软组织肿块，这些部位也是好发位置 [1-3, 5]。

虽然腱鞘囊肿通常无症状，但由于炎症或压迫邻近结构导致疼痛，因此经常需要治疗。有时，为了美观也需要进行治疗。手术治疗的复发率较高。在超声引导下进行囊肿穿刺引流，在大多数情况下可以轻松解决问题，且无并发症 [5]。

1. 治疗

在治疗腱鞘囊肿之前，需要进行全面的超声检查以确认其液体性质。多普勒超声也有助于确认病变无血流信号，并识别附近的血管，以免在操作过程中损伤它们。

腱鞘囊肿内容物非常黏稠，因此应使用大口径针（14 ~ 18 G）进行引流。在超声引导下将针推进囊腔内（图 25.2）。有时，需要用生理盐水冲洗囊腔，以完全排空囊肿。最后，为了防止复发，腱鞘囊肿的完整治疗需要向病灶内注射皮质类固醇或乙醇 [1, 3, 5]。

2. 预后

该技术在短期内非常有效。但是，存在复发的可能性。在这种情况下，可以重复治疗。使用曲安奈德治疗后，观察到暂时性局部皮肤萎缩，尤其是

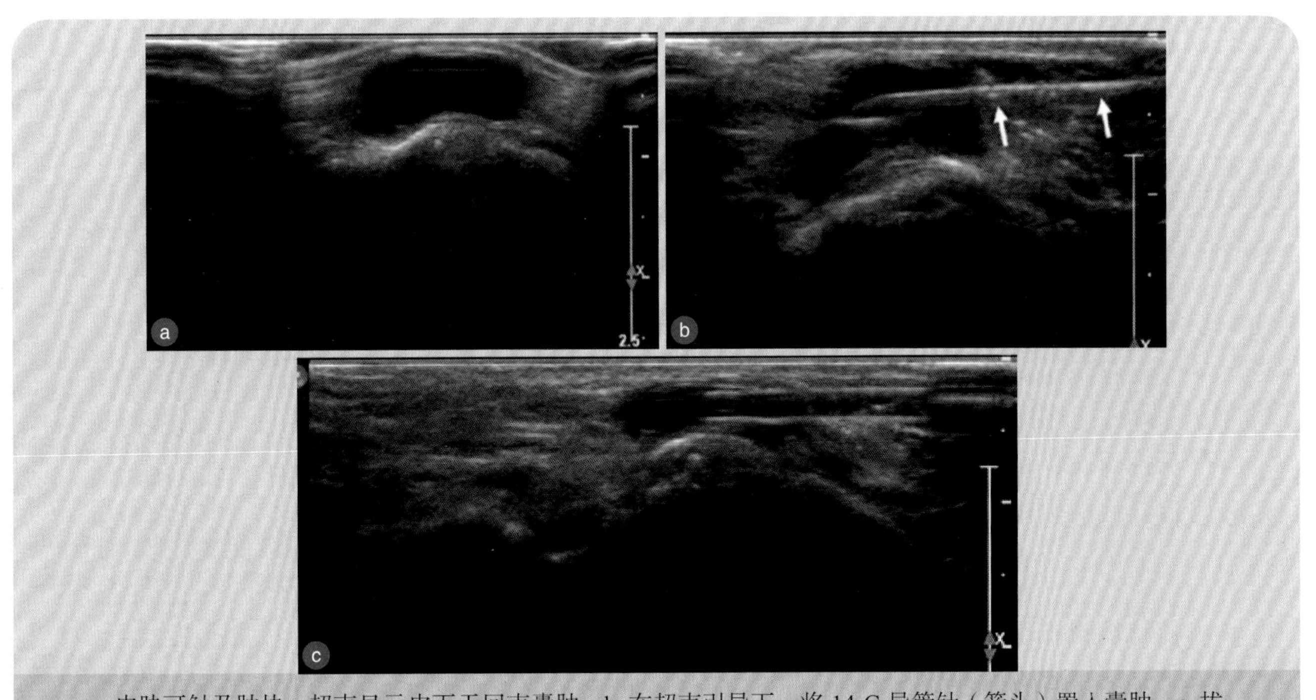

a. 皮肤可触及肿块，超声显示皮下无回声囊肿；b. 在超声引导下，将 14 G 导管针（箭头）置入囊肿；c. 拔针后，使用外置特氟龙导管排空囊肿。

图 25.2　腕部腱鞘囊肿

在治疗过程中出现皮质类固醇外渗的情况下[1, 5]。

（二）滑囊炎

滑囊是充满滑液的囊，位于肌肉和肌腱等内部结构在骨骼上滑动的位置。滑囊形成一个光滑的、几乎无摩擦的功能性滑动表面，使正常运动无痛。创伤、感染或重复运动会导致这些滑囊发炎。滑囊炎（bursitis）可表现为滑囊壁增厚和积液。在某些情况下，液体可能被感染[1, 5]。

1. 治疗

滑囊炎最有效的治疗方法是超声引导下穿刺引流。由于液体不稠密，18 ~ 21 G 针最适合此任务。经常需要重复这一过程（图 25.3）。获得的液体必须送去培养以排除感染，因为感染的存在会影响治疗。在无菌性滑囊炎中，向滑囊内注射皮质类固醇是首选的治疗方法。在感染的情况下，必须严格避免使用皮质类固醇，并且需要使用抗生素[5]。

2. 预后

在具有大量积液的滑囊炎中，排空液体可实现重要且即刻的症状改善。在大多数情况下，该过程在一次或两次引流后消失。但是，它可能会再次出现[1, 5]。

四、经皮治疗掌腱膜挛缩症

Dupuytren 病，又称掌腱膜挛缩症（Dupuytren’s disease）是一种良性纤维增生性疾病，影响手部的掌筋膜。这是一种常见的进行性疾病，其中手部腱膜的病理变化导致形成结缔组织索，这些索增厚并缩短，最终导致一个或多个手指关节的永久性屈曲挛缩，即掌腱膜挛缩。掌指关节和近端指间关节最常受累[10-12]。

迄今为止，涉及切除病理组织的开放手术一直是主要的治疗选择，但最近引入了替代性的微创方法。这些微创方法包括经皮腱膜切开术和溶组织梭菌胶原酶注射。尽管两者都可以在触诊引导下进行，但使用超声引导可以更精确地进行经皮腱膜切开术。

（一）超声引导经皮针刺筋膜切开术

这是一种经皮穿刺技术，通过针反复穿刺，机械地分割掌腱膜挛缩索，这种方法已经使用了一个多世纪。在进行此操作之前，应对手掌进行超声检查以识别索带。索带在皮下组织中表现为低回声束带，穿过手掌延伸至手指。通常可以通过触诊感觉到索带。

该手术可以在局部麻醉下进行。另一种选择是

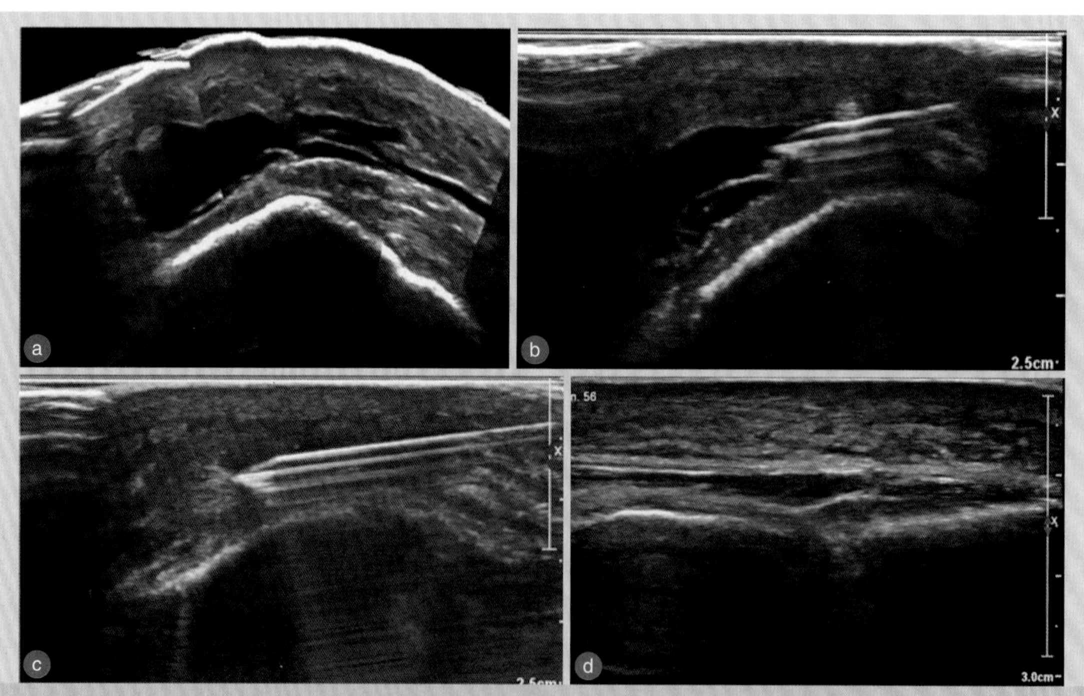

a. 超声检查显示肘关节皮肤下，尺骨鹰嘴旁存在积液；b. 在超声引导下进针，抽吸积液；c. 积液已完全抽吸干净；d.1 周内进行 2 次抽吸后，积液不再出现。

图 25.3 肘关节滑囊炎的治疗

在腕部近端进行正中神经的超声引导下阻滞麻醉。手术的操作是用 20G 针作为手术刀。确定索带位置后，将针通过真皮层刺入，并在超声引导下垂直于索带纤维插入。当针到达索带后，需要反复上下移动穿刺以切断纤维。目的是在皮肤深处进行横向筋膜切开术[10-12]（图 25.4 和图 25.5）。

超声引导可以避免潜在的并发症，如损伤肌腱或血管等。手术过程中，需要保持索带处于张力状态，既是为了让针能够顺利切割，也是为了将索带拉离深层结构。为了达到这个目的，在手术过程中需要被动伸展手指。

最终，挛缩将得到缓解，手指伸展度也会增加。这表明治疗已经完成。对于患者的每一条索带，都需要重复此过程。松解后，可以在结节内注射长效糖皮质激素，如曲安奈德。

（二）预后

两种方法均能破坏掌腱膜挛缩索，从而伸展受影响的手指。然而，溶组织梭菌注射的费用远高于针刺筋膜切开术，且两种技术的疗效相似[11-12]。

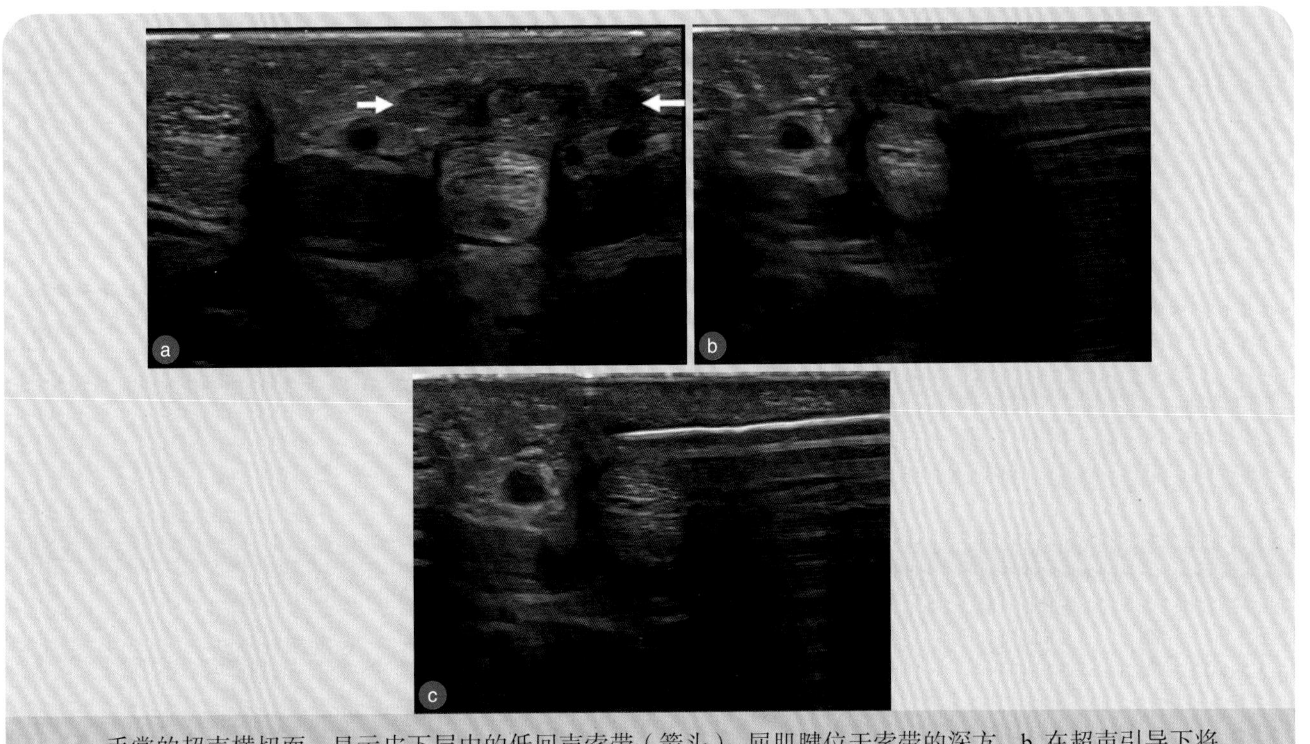

a. 手掌的超声横切面，显示皮下层中的低回声索带（箭头）。屈肌腱位于索带的深方。b. 在超声引导下将 20 G 针插入索带的边缘。c. 在连续超声监测下，反复上下移动针以切断索带，避免损伤深部结构。

图 25.4　经皮针刺筋膜切开术治疗掌腱膜挛缩症（1）

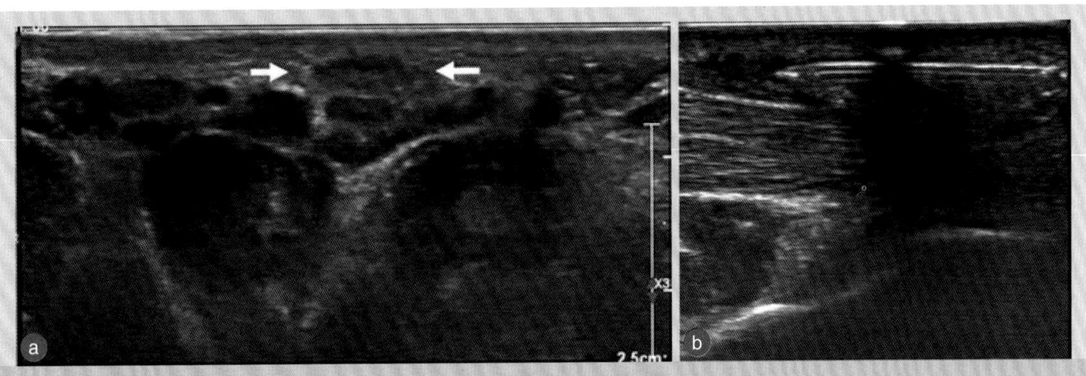

a. 手掌的超声横切面，显示皮下层的低回声索带（箭头）；b. 在超声引导下将 20 G 针置入索带，反复进行切割。

图 25.5　经皮针刺筋膜切开术治疗掌腱膜挛缩症（2）

经皮针刺筋膜切开术虽然患者满意度较高，并发症发生率低于手术，但缺点是复发率较高。据报道，随访 2 年后，该手术的复发率为 21%，而切除术后为 5%。经皮针刺筋膜切开术治疗的患者与溶组织梭菌注射治疗的患者在临床疗效方面没有差异 [11-12]。

五、经皮治疗动静脉畸形

低流量脉管畸形是一种相对常见的疾病，可在任何年龄、几乎任何部位发生。许多动静脉畸形位于体表，为浅表性病变 [13]。它们会逐渐增大，并可能引起疼痛、占位效应或美容缺陷等症状 [13]。

目前，此类病变的治疗方法主要基于经皮硬化治疗。该疗法通过穿刺进入畸形内部，注射硬化剂（如乙醇、聚桂醇或博来霉素）[13]。另一种选择是采用射频或激光进行经皮凝固治疗。治疗目的在于损伤内皮细胞，引起血栓形成和纤维化，从而缩小病灶并最终缓解症状 [13-16]。

经皮硬化治疗

术前需要准确了解畸形范围。这可以通过彩色多普勒超声完成，但对于范围较大的病变，MRI 可以提供更清晰的图像 [13-14]。

经彩色多普勒超声定位畸形后，选择需要硬化的血管。由于需要穿刺的血管非常细，因此需要使用细针。25 G 针长度 4 cm 最适合此项操作。在超声引导下，将细针经皮穿刺进入选定的血管。通常需要彩色多普勒超声引导来识别血管。针尖出现血流信号表明针已经到达血管内（图 25.6）。

成功进入血管后，即可注射硬化剂。乙醇是最有效的硬化剂，但需要丰富的经验，因为它可能引起周围组织或皮肤坏死等并发症。聚桂醇液体或泡沫也可以作为硬化剂。聚桂醇泡沫的优点是可以轻松利用超声观察硬化剂的弥散范围。

聚桂醇泡沫的制作方法是将聚桂醇和空气混合物迅速通过两个连接的注射器之间来回移动。混合物的挤压会产生泡沫。混合比例应保持硬化剂与空气的体积比为 1 ∶ 4。如果使用射频凝固治疗，则利用超声引导电极插入 [15-16]。

六、美容填充剂的经皮介入治疗

面部美容填充已经成为一种用于面部年轻化和外貌改善的标准程序。不同的注射填充剂已被用于治疗。它们在美学效果、长期效果和并发症方面都

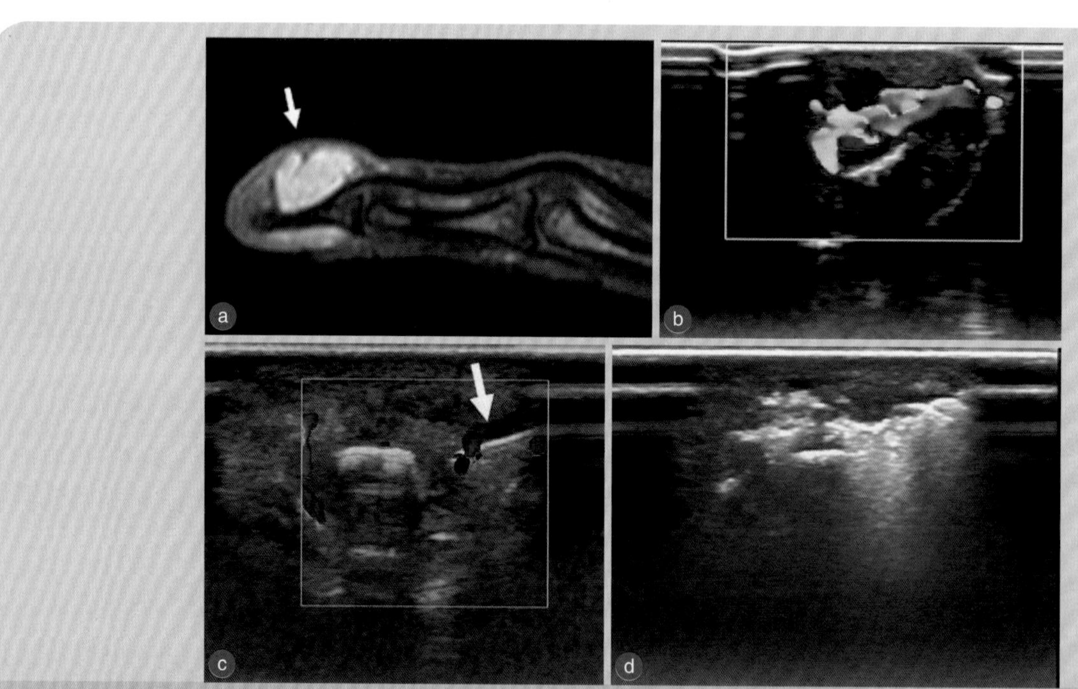

a. 第二手指的 MRI 图像，显示指尖处存在动静脉畸形（箭头）；b. 彩色多普勒超声显示指尖处有粗大血管；c. 在超声引导下，将 25 G 针（箭头）置于最扩张的血管处；d. 注入泡沫后，可以看到指尖动静脉畸形血管内的回声增强区。

图 25.6 指尖动静脉畸形的治疗

各不相同，超声检查下的表现也各有差异。填充剂通常注射于唇部、鼻唇沟、眶周区域、颧部和眉间区。用于美容目的的填充剂应该位于真皮层 [7-8，17]。

美容填充剂的并发症及处理

1. 过敏反应

透明质酸填充剂的并发症比较少见，最常见的是对注射材料的超敏反应。它通常在术后几天到几周内发生，表现为注射部位的红斑、瘙痒、发热或肿胀 [17]。

初始治疗是向填充剂内注射透明质酸酶将其溶解。虽然通常通过触诊进行注射，但也可以通过超声引导更精确地进行。有时，这种治疗并不能使症状消失，因此需要去除注射的材料。这可以在超声引导下进行，将 18 ~ 14 G 针置入注射材料中将其抽吸出来。内容物虽然稠密，但流动性良好，易于抽出。

2. 填充剂移位

聚烷基酰胺和聚丙烯酰胺水凝胶最常见的并发症是植入物移位，通常在治疗多年后发生。最常见的是向下的移位，尤其是在颧部植入物中，最终会在嘴角形成肿块，有时会很大 [17]。

填充剂迁移可以通过去除移位的填充剂来治疗。这可以在超声引导下经皮进行，可以使用两种不同的技术：

· 针抽吸：将大口径针（至少 14 G）置于植入物内。内容物非常稠密，不易抽出（图 25.7）。

· 使用手术刀：在超声引导下，将 11 号手术刀的尖端插入聚集物中，使植入物和皮肤相通。然后，用探头按压植入物，将其通过创建的伤口推出。植入物会像牙膏一样被挤出。超声可以监测所有内容物是否都被取出。

聚乳酸和羟基磷灰石钙也可能出现同样的并发症 [17]。提取过程遵循相同的技术，但由于材料密度较小，因此更容易取出。硅胶和聚甲基丙烯酸甲酯由于密度过高，无法经皮提取。

七、异物取出

软组织异物是一种比较常见的就诊原因。仅凭体格检查通常不足以检测到异物，因此需要影像学检查。超声技术已被证明在这种情况下具有高特异性和高敏感性。其优势在于可以成像所有类型的材料，因为异物可以是植物的、金属的、玻璃的或塑料的，并且 X 线片上通常看不到这些异物。因此，超声无疑是疑似异物检查的首选技术。

异物的超声特征取决于其成分和形状。尽管如此，异物几乎总是表现为强回声，并且经常伴有后方声影或混响。超声还有一个附加价值：它还可以引导使用微创的经皮方法去除异物。在处理这种情况时，这种治疗应被视为首选方案 [9]。

超声引导下异物取出术

和其他任何手术一样，在进行异物取出术之前，都必须进行超声检查以识别和定位异物并计划手术。需要注意异物与可能受损的周围结构之间的关系。然后计划到达异物的路径，并在皮肤上标记进入点。

在无菌条件下，在皮肤的切入点和计划路径上都要进行局部麻醉。此外，还会在异物周围注射局

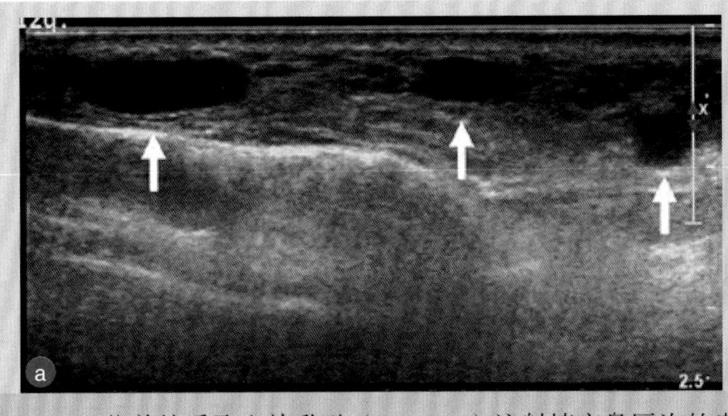

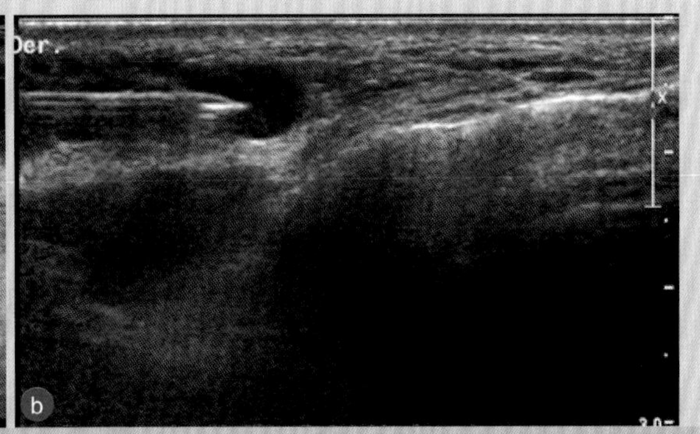

a. 一位曾接受聚左旋乳酸（Sculptra）注射填充鼻唇沟的患者，其颧骨下区域的超声检查图像。在皮下组织中可见一些残留的填充剂（箭头）。b. 使用 14 G 针穿刺抽吸每个残留的填充剂。

图 25.7　聚左旋乳酸填充剂的去除

部麻醉剂，以将异物与周围组织分离。

使用 11 号手术刀在进入点做一个小的切口，仅足够容纳手术钳插入并取出异物。然后，将手术钳通过切口插入，并在持续超声引导下对准异物。到达后，张开钳子夹住异物然后取出[9]（图 25.8）。

通常需要多次尝试。哈特曼鳄鱼钳（Hartmann-Alligator）和哈尔斯特德蚊钳（Halsted-Mosquito）是用于此任务的首选钳型。由于大多数异物呈细长状，因此横向入路有利于抓取和移除。术后通常不需要缝合。建议术后使用抗生素预防感染。

进行该手术必须使用高分辨率线阵探头，“曲棍球杆”（“hockey stick”）探头也很有用。超声检查过程中，焦点应位于近端。根据我们的经验，超声引导经皮切除术的有效率接近 100%[9]。

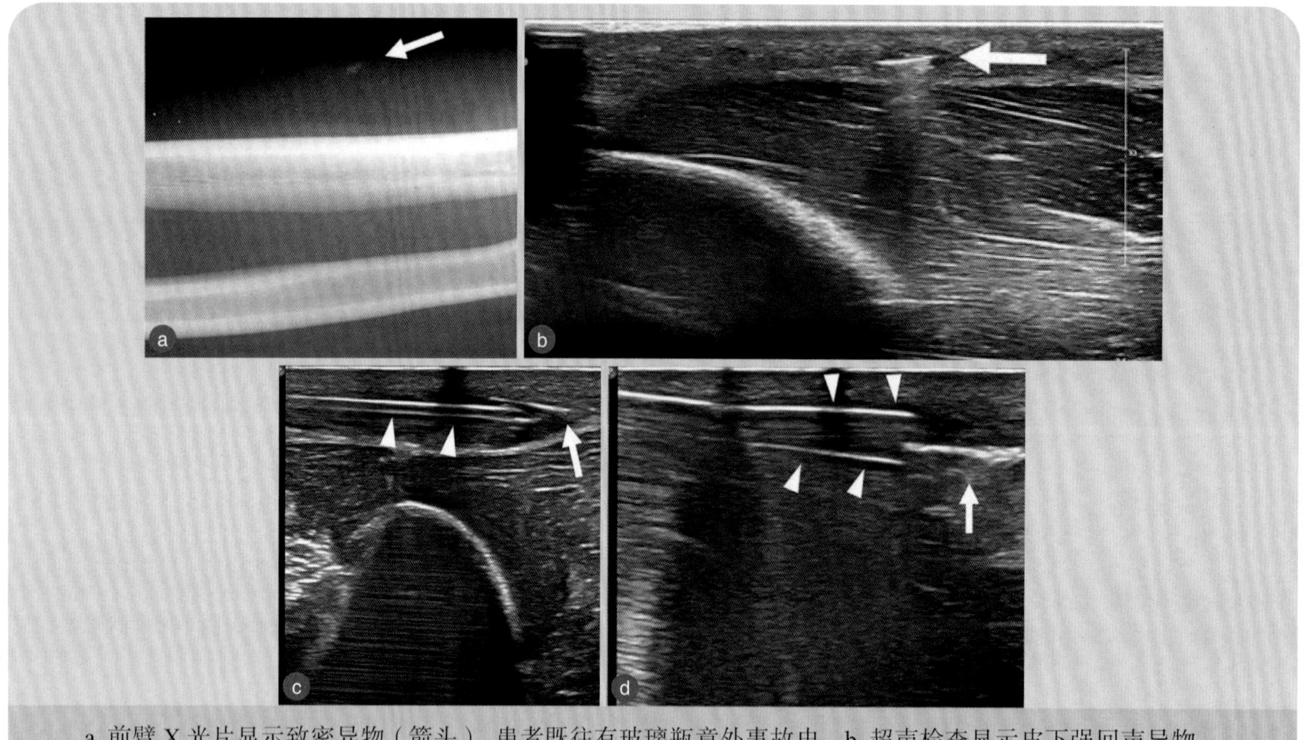

a. 前臂 X 光片显示致密异物（箭头），患者既往有玻璃瓶意外事故史。b. 超声检查显示皮下强回声异物，伴后方混响，为玻璃的典型特征（箭头）。c. 在超声引导下将针（三角箭头）推进到异物（长箭头）旁，以便在其周围注射麻醉剂。d. 哈特曼鳄鱼钳已经推进到玻璃（长箭头）处。钳口张开（三角箭头）以抓取异物。

图 25.8　手臂异物取出术

（李楠 译）

参考文献

第 26 章

超声引导下化脓性汗腺炎的治疗

Francisco Javier García Martínez

一、引言

化脓性汗腺炎（HS）又称反常性痤疮，是一种慢性炎症性皮肤病，其特征是出现结节、脓肿和瘘道，主要好发于腋窝、腹股沟和肛门生殖器区域，其次是臀部、乳房、腹部、颈部或耳后区域。HS 可反复发作或进展为慢性炎症状态，形成纤维束和增生性瘢痕 [1-2]。

据估计，HS 的患病率在 0.1% ~ 1%[3-4]，严重影响患者的生活质量。诊断主要基于临床表现，其中疾病的复发性是必不可少的诊断条件 [5-6]。

皮肤超声检查是 HS 正确诊断和分期的重要工具 [7-9]。彩色多普勒超声在检测炎症活动的存在方面非常有价值 [10]。

从超声引导治疗的角度来看，HS 主要治疗方法包括病变内药物注射和术前定位。以下内容将介绍在对 HS 进行任何介入手术之前的注意事项和材料选择。

与任何超声引导操作一样，我们必须告知患者该技术的优点、目的、可能的风险和并发症，并获得他们的明确口头和（或）书面同意。药物不良反应史以及感染、免疫缺陷或凝血功能障碍史将影响该技术的实施。皮肤超声引导介入操作发生严重并发症的风险较低，其中出血是最常见的并发症。虽然对于浅表病变并非绝对必要，但仍需保证患者凝血功能良好 [11]。

首先，需要仔细研究并精确定位待治疗的病灶。为了避免损伤任何血管或神经结构，需要确定瘘道的解剖关系。在开始操作前，通过调整窗口深度、增益和焦点来优化超声图像，可以减少操作时间。

与其他侵入性操作一样，降低感染风险非常重要，因此应在穿刺部位使用 2% 葡萄糖酸氯己定或聚维酮碘等消毒剂，并使用无菌探头保护膜和超声耦合剂。一些凝胶类消毒剂可以用作耦合剂；但是，它们可能会影响我们的视野并污染或损坏探头，因此如果使用它们，建议覆盖探头保护膜。

另一个关键问题是镇痛。尽管大多数操作患者都能很好地耐受，但在穿刺前至少 30 分钟可以使用利多卡因乳膏等局部麻醉剂，对于需要较长时间的操作，还可以进行浅层注射局部麻醉药或进行躯干部阻滞麻醉。对于儿童或认知障碍患者，尽管使用了分散注意力和放松手段，但也很难达到必要的配合，因此通常需要镇静 [12-13]。

二、病变内药物注射治疗

对于累及表皮和真皮的炎症性皮肤病，如银屑病或皮炎，可以通过局部用药或全身免疫调节药物来控制。相反，皮下组织病变可能会对局部治疗不敏感，往往需要超声引导下的病变内药物注射治疗（intralesional drug infiltrations）（表 26.1）。

表 26.1　皮肤病超声引导下病变内注射适应证

炎症性疾病
毛囊闭塞相关性疾病
·化脓性汗腺炎
·藏毛窦
·痤疮
·难治性头皮穿掘性蜂窝织炎
脂膜炎和皮下肉芽肿性皮肤病
·结节性红斑
·创伤后脂膜炎
·环状肉芽肿
·结节病
瘢痕
·瘢痕疙瘩和增生性瘢痕
·术后粘连
皮肤钙质沉着症
·硫代硫酸钠注射
填充剂肉芽肿 / 异物肉芽肿
·透明质酸酶注射用于治疗透明质酸填充剂引起的炎症反应
肿瘤性病变
原发性肿瘤或皮肤转移瘤
·化疗或细胞毒性药物注射（甲氨蝶呤、博来霉素、利妥昔单抗、5- 氟尿嘧啶、乙醇、干扰素 2α）[14]
·瘤内溶瘤病毒注射 [15, 16]
·电化学疗法
·高强度聚焦超声
·近距离放射治疗
·光动力疗法
·冷冻疗法

续表

感染性疾病
・深部脓肿
利什曼病
・锑剂或两性霉素 B 脂质体注射
脉管畸形
・使用博来霉素、聚多卡醇或乙醇进行硬化治疗

针对 HS 患者最常用的技术是在急性和慢性病变中注射曲安奈德（triamcinolone acetonide，TAC）（10 ~ 40 mg/mL）或倍他米松（3 mg/mL）。在文献中，我们可以找到大量的研究，这些研究收集了不同剂量和不同技术的 TAC 腔内注射。剂量范围为 1 ~ 120 mg（表 26.2）[17-20，22-24，27-29]，疗效存在显著差异。在一项随机、双盲、安慰剂对照临床试验中，病变内注射盐水和 TAC 之间没有观察到显著差异，这可能是由使用低剂量（每病灶 14 mg）所致[18]。值得注意的是，在使用超声评估 HS 病变以进行注射前或引导手术的研究中，获得的结果明显更好[17，20，24，27-28]。超声可以识别病变类型、累及的皮肤层次和深度，并确保更准确地将药物注射到病变区域。因此，超声检查提供了一种将选定的抗炎药物直接应用于病变的可能性，优化了效果，并通过使用更低剂量和更少容量的药物将副作用降至最低。

根据病变的类型、深度和大小，我们将选择针、皮质类固醇的类型及其稀释液。注射可以每月重复进行，直至达到完全缓解。对于炎症性结节和小型积液，一旦通过超声确认，可直接注射到病变中，无须超声引导。对于脓肿，由于这类病变非常疼痛，我们通常使用包含麻醉剂（甲哌卡因或利多卡因）的曲安奈德溶液，在引流之前将对其周围和基底部进行注射。对于瘘道，我们通常使用超声引导进行注射（图 26.1）。我们使用的技术是徒手超声引导，因为它允许在同一操作中到达病变的不同深度，而无须移动探头，但这需要更多的培训。适配于探头的引导装置会限制倾斜角度（小于 20°），并且会降低操作的自由度。徒手操作技术的核心在于：优势手将针定位在探头一侧的小侧面中间，同时用非优势手持探头控制其路径。由于大多数瘘道路径在真皮 – 皮下组织交界处呈水平走向[30]，为了便于观察病变内的针，我们将尽量减少针的倾斜角度，尝试平行于探头表面插入针，从而使我们能够观察到针在病变内的整个轨迹（图 26.1c）。操作过程中尝试到达瘘道的末端，并逐渐退针时开始注入药物；这样可以确保药物到达整个病变。一些医师更喜欢使用多普勒模式进行此技术，这样可以避免损伤血管并观察多普勒伪像来确认注射位置的准确性。其他医师则更喜欢在瘘管的底部以一次或多次注射的方式放射状注射药物[27]。

表 26.2　化脓性汗腺炎病变内注射药物

药物	剂量	疗效	参考文献
曲安奈德	1 ~ 4 mg（0.1 mL）	无效。随机对照试验	Fajgenbaum et al.[18]
	10 ~ 40 mg（0.25 ~ 1 mL）	有效。前瞻性和回顾性观察研究和队列研究 有效率： 结节：74% ~ 81.1% 脓肿：72% ~ 78.57% 瘘管：37.5% ~ 81%	Riis et al.[19], Alvarez et al.[20], Salvador-Rodriguez et al.[21], Garelik et al.[22]
	80 ~ 120 mg（2 ~ 3 mL）	有效。回顾性观察研究 肿胀 CI	García-Martínez et al.[17], Dautriche et al.[23]
倍他米松	1.5 ~ 3 mg	有效。回顾性观察研究 部分缓解：30.77%（8） 完全缓解：65.38%（17）	García-Martínez et al.[17]
林可霉素＋曲安奈德	600 mg + 40 mg	87% 缓解	Fania et al.[24], Camposiena et al.[28]
5- 氨基乙酰丙酸	0.1 ~ 0.2 mL/cm^3 + 630 nm 激光束	76.3% 完全缓解	Suárez Valladares et al.[25]
亚甲蓝	1% 溶液 + 635 nm 发光二极管灯	71% 持续缓解	Agut-Busquet et al.[26]

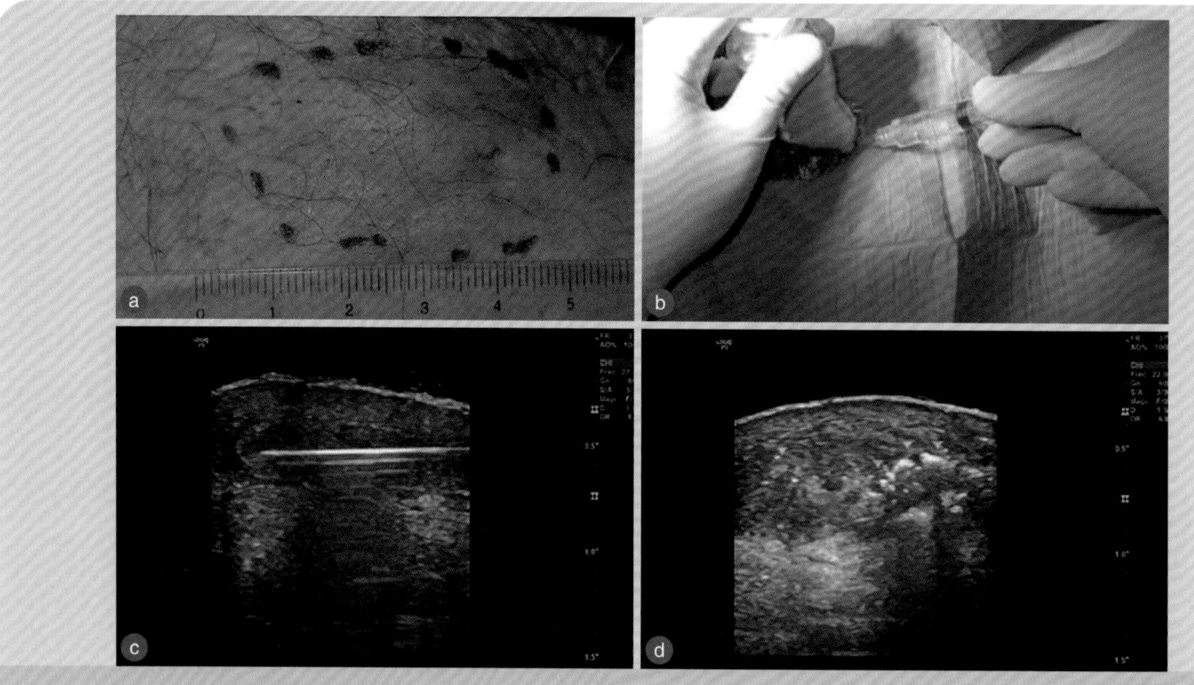

a. 炎性结节的临床定位；b. 徒手注射技术；c. 超声扫查显示针位于瘘道内，与探头平行；d. 注射病变内的曲安奈德高回声沉积物（箭头）。

图 26.1　超声引导下病变内皮质类固醇注射

所使用的探头必须是线阵的，理想情况下长度应足以让我们观察到需要注射的整个病灶。这种技术的疼痛程度具体取决于炎症、施加的压力和针的粗细。通常，使用长度为 35 mm、规格为 25 ~ 27 G 的针。

根据我们的经验，主要并发症是手术过程中的疼痛。色素减退和医源性皮质类固醇萎缩也很常见[31]。如果遵循任何经皮治疗的基本预防措施，那么糖皮质激素进入血液循环、出血或血管结构损伤引起的坏死、感染及过敏反应（对注射药物过敏）等后果将很少见。

三、超声在化脓性汗腺炎中确定手术范围

根据个人经验，化脓性汗腺炎（HS）手术的最佳时机是在完成令人满意的药物治疗后炎症负荷最低的时候。由于合并症、药物治疗失败或患者的偏好等原因，建议对活动性病灶进行手术治疗，切除区域的划定是 HS 的治疗难题。调整切除范围会导致约 25% 的病例复发。虽然大范围切除术的复发率较低，约为 5%，但手术风险较大，而且可能导致毁容[32]。

皮肤超声是一种宝贵的工具，可用于 HS 受瘘道影响区域的术前定位。最广泛使用的技术类似于肿瘤划定描绘的技术[21, 33-34]。所有这些都基于检测健康组织和受累组织之间的差异。由于其简单性和多功能性，我们通常使用多边形化技术（图 26.2）。当怀疑瘘道走行多发或构成皮肤的层次结构紊乱，炎症区域与纤维化或瘢痕区域交替出现时，需要进行超声检查。通常，外科医师和放射科医师使用过氧化氢稀释液作为超声造影剂，通过肛肠超声研究肛瘘[35-36]。该技术基于通过引流孔插入导管将过氧化氢溶液注入瘘道（图 26.3a ~ 图 26.3e）。过氧化氢在瘘道内产生气泡，可以通过气泡和超声识别其他引流

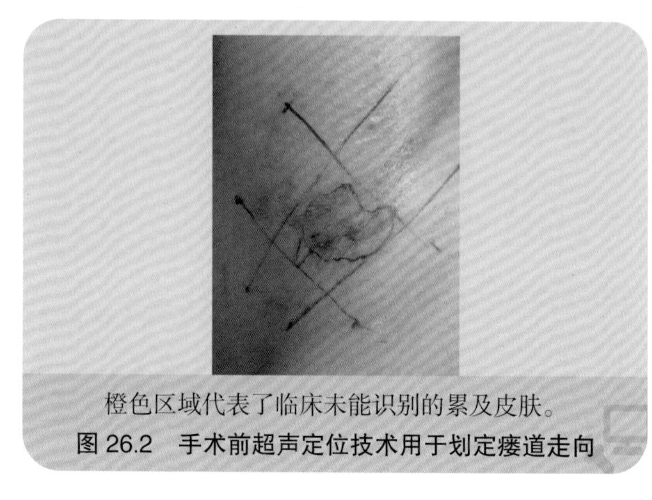

橙色区域代表了临床未能识别的累及皮肤。

图 26.2　手术前超声定位技术用于划定瘘道走向

点，观察到高回声带，呈棉絮状外观，具有后方声影，可以了解瘘管的真实范围及其多条路径（图 26.3f 和图 26.3g）。

最后，我们必须强调超声检查在监测手术治疗区域复发中的应用。对于近期干预后留下的疼痛性瘢痕，临床评估可能会导致误诊。如果没有补充影像学检查，通常无法区分深部复发和术后瘢痕症状。

使用超声识别积液、瘘道和病变血流将可以让我们检测早期复发，从而开始有效的药物或手术治疗。此外，在无症状的瘢痕中，可以观察到瘢痕边缘活动性和毛囊残留的迹象。

总之，我们认为实施超声引导的病变内注射技术和手术区域划定可以改善 HS 患者的医疗保健服务。

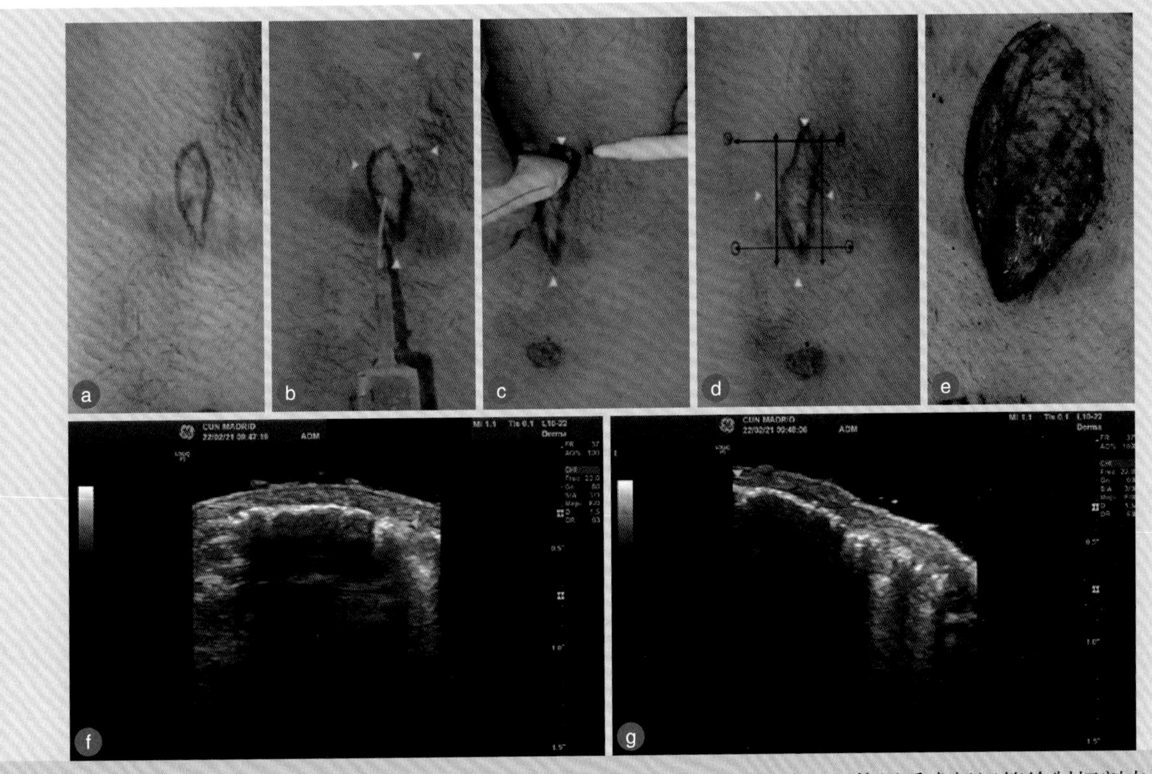

a. 临床定位；b. 通过插入瘘管引流点的导管注入过氧化氢加盐水稀释液；c. 使用手术标记笔绘制切割点，划定瘘管的范围；d. 瘘管的真实范围；e. 切除的外科伤口；f. 横切面超声扫查，可以观察到过氧化氢在病变内产生的气泡，显示出一个高回声带和后方声影；g. 瘘道的纵切面确定了管道的真实范围和方向。

图 26.3　使用过氧化氢进行超声造影用于术前定位

（张孟珂 译）

参考文献

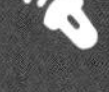

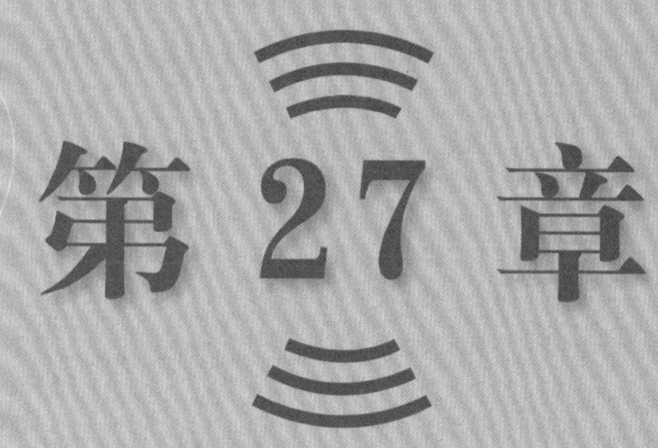

介入皮肤超声在美容中的应用

Fernanda Aquino Cavallieri, Laila Klotz de Almeida Balassiano

介入皮肤超声：美容

超声在美容中的应用涵盖四大领域：①识别既往干预中使用的美容填充剂[1-3]；②诊断和监测并发症[4-5]；③并发症的定向治疗干预[6-7]；④引导美容填充剂和肉毒杆菌毒素注射。此外，超声还可能用于将微聚焦超声应用于特定层[8-9]。

作为一种非侵入性、动态、无辐射、低成本的成像方法，高频超声（HFUS）可以清晰显示皮肤层，从而实时识别主要的美容填充剂、生物刺激剂和埋线提升线（提拉线）。它还能提供皮肤深度、注入量和相关并发症的相关信息[7, 10]。

超声识别不同类型填充剂的重要性不仅在于后期诊断。这种方法还可以帮助识别患者未告知的既往手术[8, 10]。

除了体格检查和实验室检查，超声还可以帮助诊断和治疗填充剂并发症，包括近期（注射后30天内）和迟发反应（注射后30天之后）。不良反应包括过度矫正、可触及的结节（炎性和非炎性）、水肿、产品移位、积液（血清肿或脓肿）、血管并发症（尤其是动脉闭塞）及非美观效果[11-16]。

当出现包括脓肿（图27.1a、图27.1c）在内的并发症时，超声引导引流使超声成为治疗中的关键帮手。可以动态观察积液内部液体的流动情况，并估算其总量和位置（图27.1b、图27.1d、图27.1e），可以引导细针穿刺抽吸。这种成像方法可以获得最佳的进针点，并可视化全部内容。抽出的材料可以根据需要送去实验室分析[17]。

透明质酸填充后反复发生脓肿可能需要用透明质酸酶、生理盐水和皮质类固醇注射液联合冲洗该区域。同样，超声引导下细针穿刺引流前也可以识别血清肿并估计其大小（图27.2a、图27.2b）[18]。

透明质酸酶可用于过度矫正、产品移位、复发性水肿、迟发性非感染性结节，或当治疗效果不能满足患者的期望时。在这些情况下，超声波能准确地将酶输送到透明质酸的局部沉积物中。超声提供的更高精度优化了手术过程，减少了酶的用量（图27.3）。此外，还可以通过实时监测评估透明质酸沉积物的减少情况[2, 11-14]。

使用透明质酸酶治疗并发症仍被认为是超说明书用药。尽管透明质酸（hyaluronic acid，HA）具有良好的物理特性和生物相容性，但为了提高该产品对组织的长效作用，人们还是采用了特殊的生产技术。这可以通过使用交联剂和产品定制技术来实现，使透明质酸具有部分抗降解性。这些技术因透明质酸的不同商业品牌而异。透明质酸酶必须能够进入

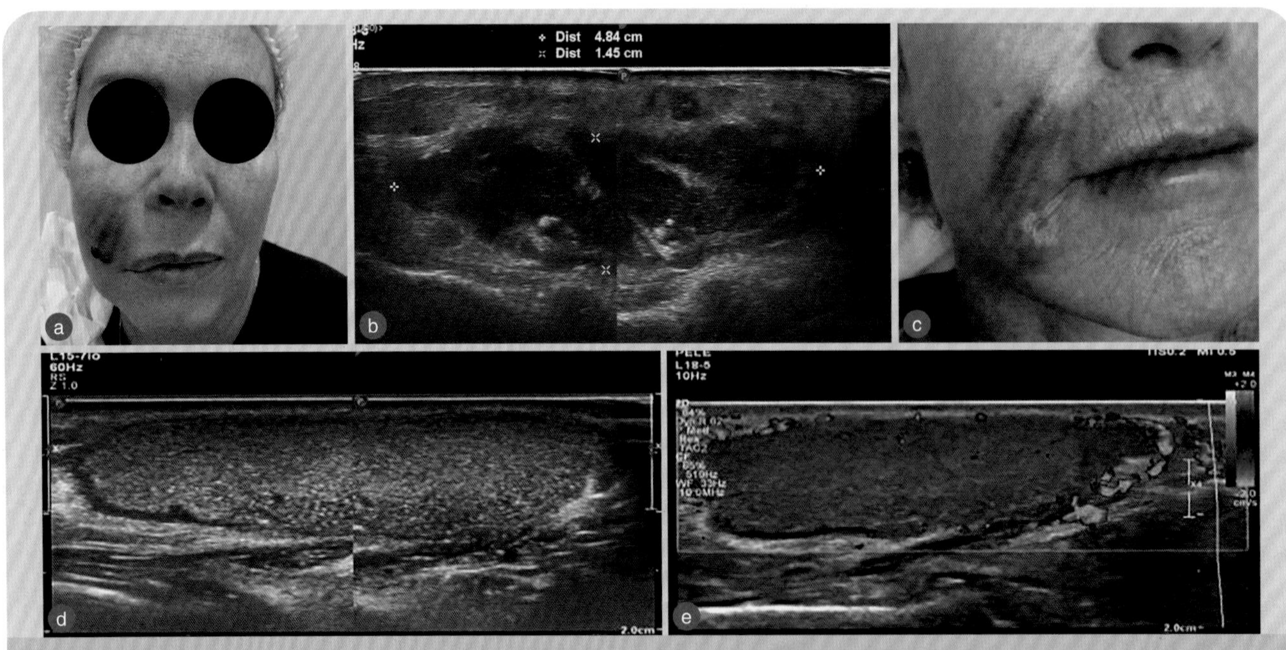

a. 右颧部脓肿的临床照片；b.B 型模式下脓肿的超声图像；c. 右侧鼻唇沟脓肿的临床照片；d.B 型模式下脓肿的超声图像（灰阶）；e. 彩色多普勒超声图像显示脓肿周围的血流丰富。

图 27.1 右颧部脓肿和右侧鼻唇沟脓肿

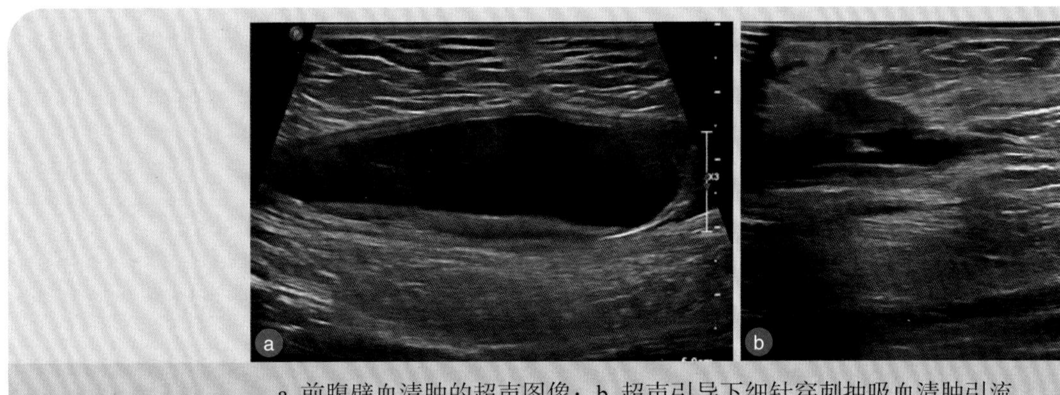

a. 前腹壁血清肿的超声图像；b. 超声引导下细针穿刺抽吸血清肿引流。

图 27.2　血清肿

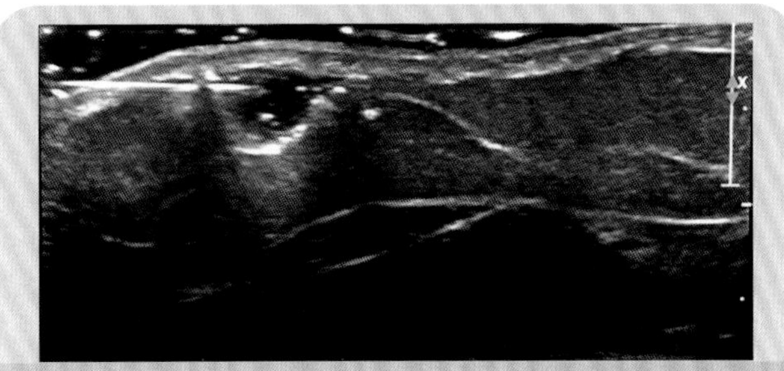

图 27.3　超声引导下透明质酸酶注射治疗透明质酸沉积灶

分子内的键来溶解 HA。

因此，HA 分子间交联的浓度和数量等因素会干扰降解。关于稀释特定体积的透明质酸所需的透明质酸酶理想用量，目前还没有什么证据。一般来说，根据凝胶块的体积和外观的减少程度，HA 填充剂对透明质酸酶的反应性可分为 3 个等级（轻度、中度和极度耐药）（表 27.1）。我们建议轻度耐药凝胶使用较少单位的透明质酸酶进行处理，平均为 2.5 U 透明质酸酶 /0.2 mL 凝胶；中度耐药凝胶使用 5 ～ 10 U 透明质酸酶 /0.2 mL；极度耐药使用 20 U 或更多的透明质酸酶初始剂量。可能需要多次注射。单相填充剂对透明质酸酶的反应性也低于双相填充剂[19-23]。

治疗迟发性炎症结节的方法包括抗生素、全身或局部糖皮质激素及透明质酸酶。许多学者推荐联合使用广谱抗生素，例如，氟喹诺酮类和大环内酯类（环丙沙星 + 克拉霉素）治疗 3 ～ 6 周。透明质酸酶（联合使用类固醇或单独使用）应在开始使用抗生素 48 小时至 2 周后注射（每个结节的剂量为 30 ～ 300 个单位）。对于难治性填充剂，可能需要重复注射[24]。

透明质酸填充后的动脉阻塞是另一种可以用超声引导透明质酸酶注射治疗的并发症。酶必须注射到受影响血管结构旁边的透明质酸囊内，将酶注射到最靠近受累动脉的位置。

透明质酸酶在先前其他推荐方法（局部硝酸膏、高压氧疗法等）无效时，对于逆转这种状况至关重要。阿司匹林（每日一次，连用 7 天）仍用于降低血小板活性，但其疗效缺乏证据。透明质酸酶的剂量取决于受累组织的量。酶的量必须足以扩散穿过血管壁并水解透明质酸，从而恢复血流。目前的推荐方法是“浸透”整个缺血区域，并进行临床随访以检查是否需要进一步注射。应持续重新评估患者，并每小时重复该过程，直至缺血症状完全逆转[13-15]。

理论上，透明质酸酶直接注入动脉是治疗此类

表 27.1　透明质酸酶对透明质酸的降解情况

轻度耐药	中度耐药	极度耐药
瑞蓝丽瑅（Restylane Lyft）	保柔缇（Belotero）	瑞蓝极致（Restylane Ultra Plus）
瑞蓝 L（Restylane L）	乔雅登雅致（Juvederm Ultra）	瑞蓝瑞凡（Restylane Refyne）
	瑞蓝唯瑅（Restylane Silk）	柔纬斯维莎（Revanesse Versa）
	瑞蓝（Restylane）	乔雅登沃颜（Juvederm Vollure）
	瑞蓝定采（Restylane Defyne）	乔雅登丰颜（Juvederm Voluma）
	乔雅登质颜（Juvederm Volbella）	

并发症最有效的方法（图 27.4a、图 27.4b）。然而，由于缺乏验证该方法的有效性研究，这种治疗方法仍存在争议[11-16]。

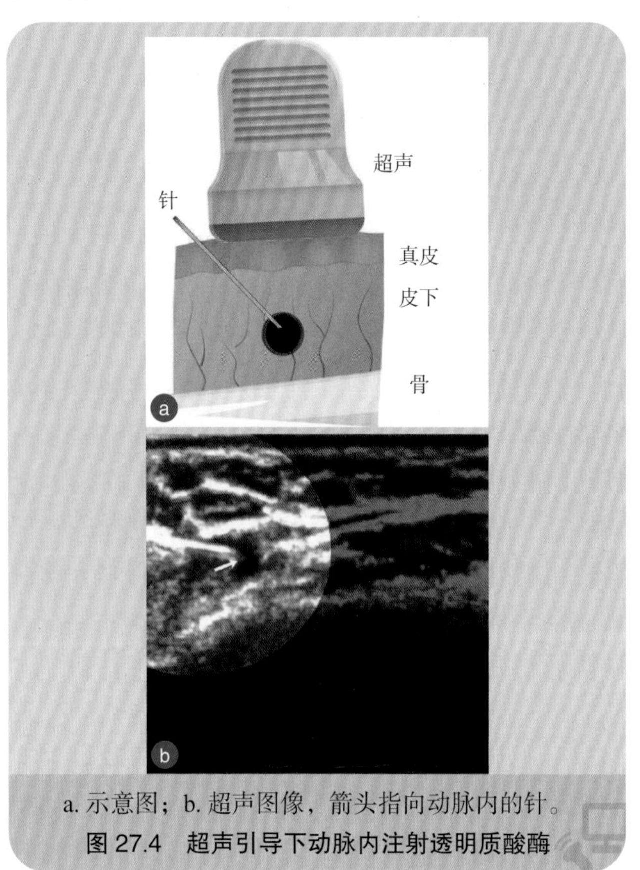

a. 示意图；b. 超声图像，箭头指向动脉内的针。

图 27.4 超声引导下动脉内注射透明质酸酶

对进行超声检查和产品注射来说，经验都至关重要。直接可视化进针可以让产品输送到特定的目标平面（真皮层、皮下层、肌肉层、骨膜层），同时通过彩色多普勒超声避免血管结构，从而大大降低血管堵塞的风险（图 27.5a、图 27.5b）。

操作过程中必须保持无菌，探头周围应覆盖充满耦合剂的无菌物理屏障。也可以使用氯己定醇或无菌水，探头应稍微远离穿刺部位放置（图 27.6）。

总之，超声通过避免血管结构使产品注射更加精准[25-29]。类似地，它还可以引导用于肌肉调节或腺体内肉毒杆菌毒素的注射。肉毒杆菌毒素注射需要透彻的解剖学知识，因为尽管针对每个适应证的目标肌肉都是特定的，但在注射过程中我们只能依靠表面解剖来进行定位。

应用超声成像技术进行肉毒杆菌注射手术有很多优势。第一，可以实时观察目标结构和邻近的解剖结构；第二，超声可同时检测肌肉的动态运动，尽管 MRI 和 CT 的分辨率很高，但无法实时捕捉肌肉收缩时的运动；第三，使用超声可进行引导注射。这项技术通过提供参考层面来辅助操作，因此非常有益。由于解剖结构可能存在个体差异，超声引导注射可以实时观察这些变化，确保安全性和可靠性[30]。

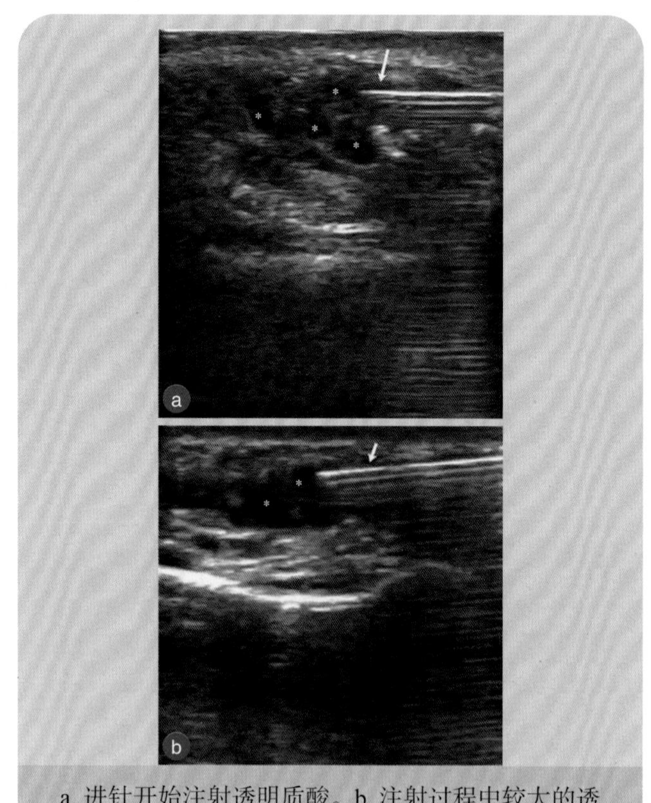

a. 进针开始注射透明质酸。b. 注射过程中较大的透明质酸沉积物（箭头：针位于皮下；*：透明质酸）。

图 27.5 透明质酸注射到皮下组织的超声图像

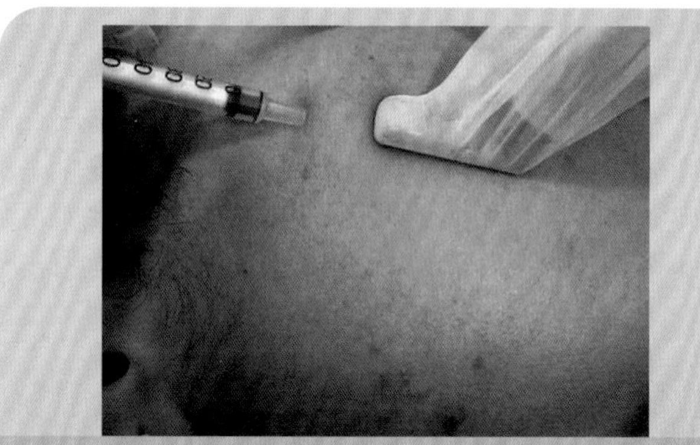

照片显示该位置远离穿刺部位。因此，针从探头轴线下方穿过，并在屏幕上可见。

图 27.6 注射过程中换能器（探头）的位置

最后，超声还可用于指导某些美容手术中的微聚焦超声（microfocused ultrasound，MFU）应用（图 27.7）。在这种情况下，可以可视化目标区域并输送足够能量来创建凝血点，据推测这将促进肌肉提升和新胶原生成[9, 31-32]。

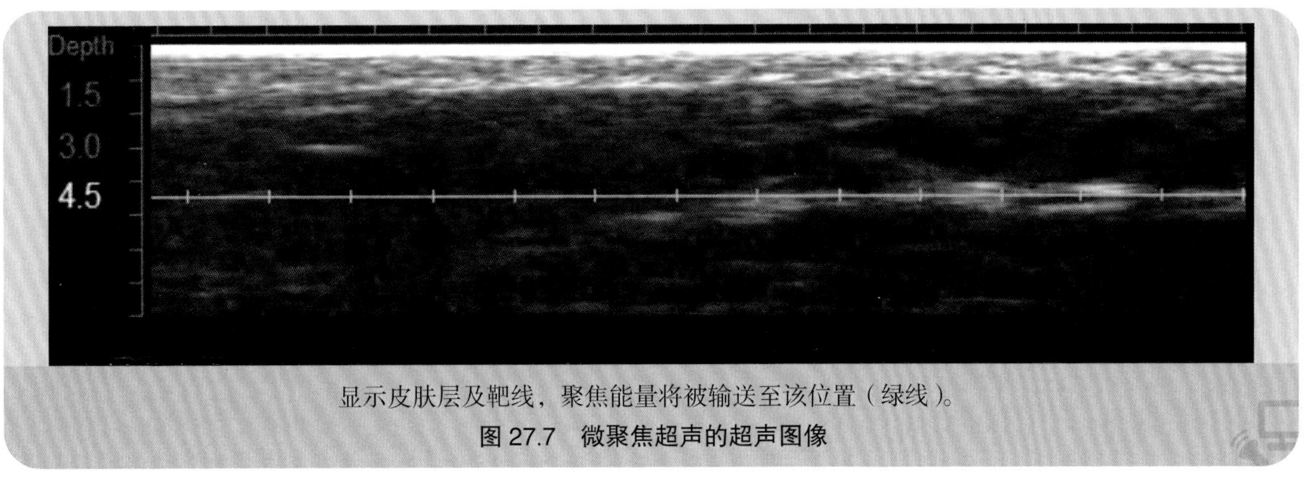

显示皮肤层及靶线，聚焦能量将被输送至该位置（绿线）。

图 27.7　微聚焦超声的超声图像

（张孟珂，李楠 译）

参考文献

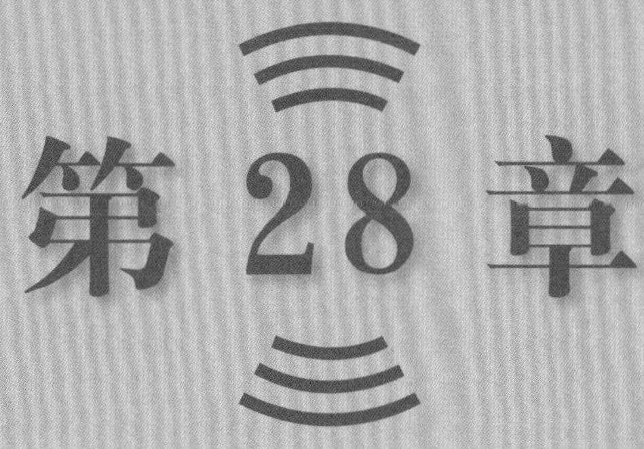

超声在透明质酸酶应用中的作用

Leonie W. Schelke, Peter J. Velthuis

一、引言

在咨询过程中（荷兰鹿特丹伊拉斯谟大学医学中心填充剂并发症专科门诊），我们发现透明质酸填充剂出现问题的主要原因是注射技术不当[1]。这可能表现为注射过量的填充剂或填充剂注射过于表层。有时，医师会在皮肤较薄的区域，如下眼睑，注射高黏稠度（G-prime）的填充剂。

肌内注射也可能导致填充剂移位，形成不美观的结节。套管穿刺造成的筋膜穿破也会导致填充剂移位。从眼轮匝肌深层开始的套管穿刺很容易在更靠近内侧的位置穿透肌肉，从而使填充剂移位到肌肉的浅层[2-5]。

透明质酸填充剂注射后引起的炎症性不良反应非常罕见。引起该问题的原因仍存在争议。一些出现填充剂并发症的患者表现出特定的 HLA 基因型。在一项针对 211 例接受各种填充剂治疗后出现迟发性炎症的患者研究中，发现 16% 的患者携带 HLA 亚型 *B08* 和 *DRB103* 的组合型基因。此外，也有报道表明生物膜可能诱发炎症[6]。还有一些研究强调透明质酸降解产物的促炎性质[3]。无论潜在原因如何，各种并发症处理方案都倾向于去除引起问题的填充剂。令人庆幸的是，透明质酸酶可以溶解透明质酸[7-11]。透明质酸酶是一种内切型 N- 乙酰氨基己糖苷酶，可切割透明质酸的糖苷键诱导解聚[12-14]。

透明质酸酶对于人类的临床安全性记录良好，已有超过 50 年的历史，最严重的并发症是过敏反应，发生率为 1 ： 200014[14]。此外，去除引起不良反应的填充剂似乎是合乎逻辑的，这对任何医师来说都是一个相对容易完成的任务，因为并发症几乎总是表现为可触及的结节。然而，在转诊到我们门诊之前，大多数患者的医师已经尝试使用透明质酸酶治疗，但效果不佳。在我们的治疗中，几乎所有病例使用超声引导下的小剂量治疗都取得了成功[15]。这表明将酶准确输送到透明质酸填充剂聚集区至关重要，比盲目注射该区域要有效得多。

透明质酸填充剂注射最令人担忧的并发症是血管栓塞。作为荷兰唯一的转诊中心，我们平均每月会遇到两名因该问题转诊过来的患者[13，16]。特殊情况是由视网膜中央动脉血流阻塞导致视力急性丧失的患者。对于这些病例使用透明质酸酶仍存在争议。如果选择这种治疗方法，则需要在损伤不可逆转之前非常有限的时间内注射透明质酸酶[17-19]。

二、超声成像识别透明质酸填充剂

透明质酸填充剂在注射后立即呈现为边界清晰的均质性无回声假囊肿样囊袋[13，20-23]（图 28.1）。填充剂的形状取决于其特性，例如，G 值（G-prime）和注射层次，可以是椭圆形或纵向形。由于透明质酸凝胶本身具有很强的可塑性，因此填充剂可能会沿着阻力最小的区域扩散。在咬肌深层注射透明质酸填充剂后，我们观察到填充剂并非局限于椭圆形囊袋，而是呈蜿蜒的无回声结构，位于不同的肌肉束之间。颧骨或下巴骨膜上的高 G 值的透明质酸填充剂则呈椭圆形囊袋。在浅层和深层脂肪垫中也是如此。在深层脂肪垫中，由于肌肉活动导致的运动较少，填充剂似乎可以保持数月不变。

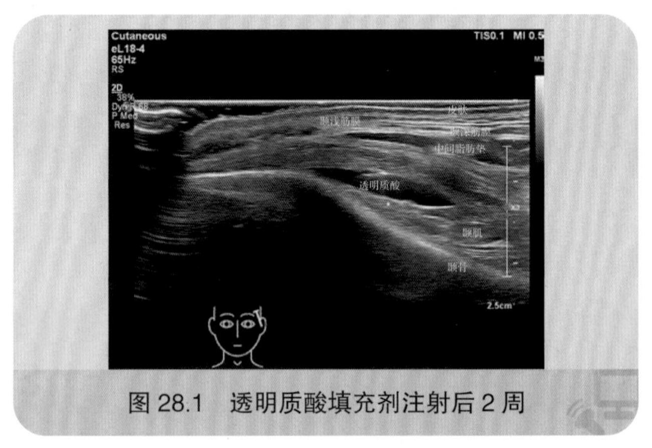

图 28.1　透明质酸填充剂注射后 2 周

透明质酸填充剂注射到位后，其超声图像会随着时间而改变，变得越来越灰暗，即均质性或非均质性低回声[20]（图 28.2）。我们怀疑这可能是由含水量减少或某种炎症引起的，也可能是由检查使用的频率所致。我们还见到过等回声的透明质酸填充剂图像，这些图像仅因内部结构与周围组织不同而被识别出来。令人惊讶的是，我们甚至见过注射多年后仍呈无回声和低回声的透明质酸填充剂材料。这表明填充剂的临床效果会在透明质酸完全从组织中清除之前消退一段时间。由于新的注射技术使用套管，因此可以看到彼此靠近的几个透明质酸填充剂囊袋，它们之间通过假管道相连。

在使用超声成像寻找透明质酸填充剂沉积物时，后方回声增强伪像非常有用。当扫查某个区域时，

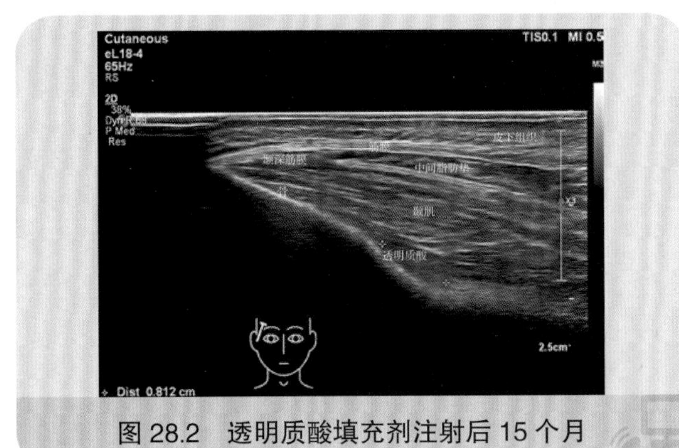

图 28.2　透明质酸填充剂注射后 15 个月

它会立即引起注意。在无回声或低回声囊袋的深层边界，可见条带状的高回声区（图 28.1 中的“*”）。这种后方回声增强在实性肿块或肉芽肿中看不到。它仅存在于充满液体的结构中，如囊肿和填充剂凝胶。

三、超声引导注射治疗透明质酸填充剂并发症

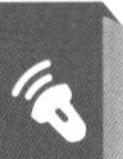

成功实施超声引导注射的关键在于超声监测仪、患者和医师的正确定位。医师和监测仪应呈一条直线，患者位于两者之间，问题区域由超声探头覆盖。经验丰富的医师可以通过观察监视器上的超声图像并相应地调整手上的动作，从而“看到”他们的手在做什么[24]。此外，用于输送透明质酸酶的针必须足够粗长，才能被超声设备检测到。建议使用 25 G 或更粗的针。

大多数临床医师更青睐所谓的“平面内技术”（图 28.3a）。该技术中，针平行于探头在皮肤表面的长轴前进。监视器上的超声图像会显示长段的高回声针。这可以让医师观察针与表面的夹角。如果针尖的位置相对于填充剂过浅或过深，则可以调整角度。最佳情况下，应从填充剂侧面或下方 0.5 ~ 2 cm 的距离进针，具体取决于填充剂的深度。在面部，最佳角度似乎是 30° ~ 45°。

对于具有曲度的面部、鼻子等妨碍物及眼睛等精细结构，平面内技术有时并不实用甚至无法使用。在这种情况下，可以使用“平面外技术”（图 28.3b）。使用这种技术时，只能看到针的一部分呈小的圆形高回声。如果在超声成像之前已经进针，则无法分辨针尖的位置。因此，必须将探头固定在引起问题的透明质酸填充剂正上方，然后穿透皮肤，随后继续进针，直到针尖出现在监视器上（图 28.4）。透明质酸酶的最终注射可以实时观察到，因为细的高回声轨迹会穿过该区域。

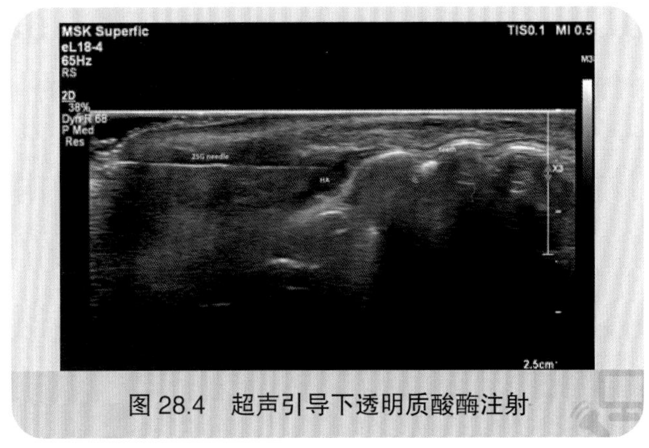

图 28.4　超声引导下透明质酸酶注射

超声引导注射方法在动脉栓塞病例中非常成功[25-26]。在事件发生后的前 1 ~ 2 天，彩色多普勒超声可观察到血流减少或受损。在接下来的几天里，图像可能显示一群扩张的动脉，称为“美杜莎头”（“Medusa head”），形象地描绘了扩张的侧支循环动脉（图 28.5a、图 28.5b）。

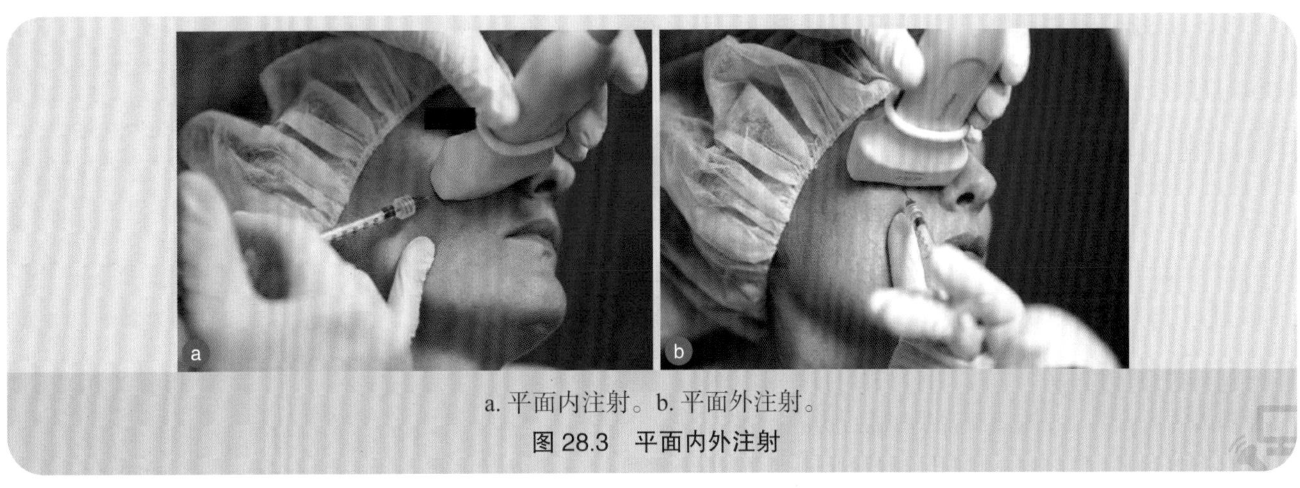

a. 平面内注射。b. 平面外注射。

图 28.3　平面内外注射

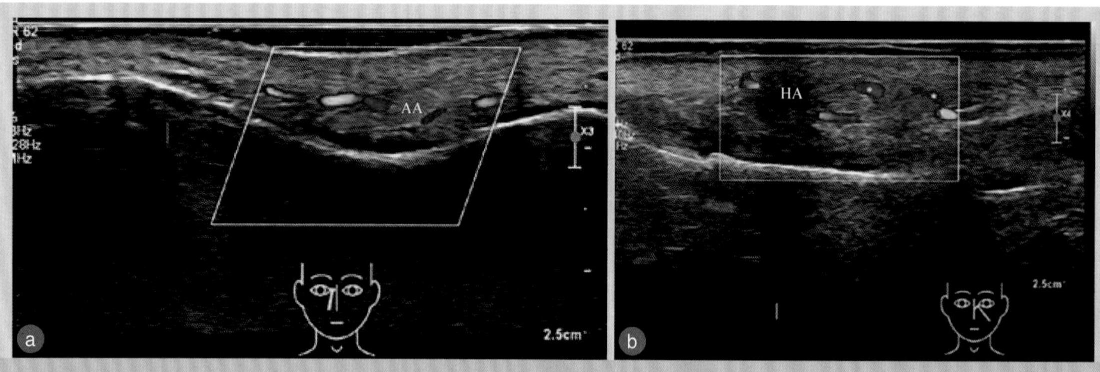

a. 正常连续血流；b. 由于侧支循环（美杜莎头）导致血流不连续（*）。AA：内眦动脉；HA：透明质酸。

图 28.5 扩张的循环动脉

在这两种情况下，结合这些特征可以识别出一个或多个低回声团块。这些应该注射透明质酸酶。过去 3 年中，我们使用这种方法治疗了近 80 名即将发生坏死临床症状的患者 [14]。所有病例使用的透明质酸酶均不超过 150 个单位。相比之下，目前主要的治疗指南建议使用脉冲式大剂量透明质酸酶，每 1 小时间隔至少使用 500 IU 的透明质酸酶。并且建议在 3 ～ 8 次治疗期间让患者在诊所观察，直至皮肤颜色恢复正常 [17]。在大面积炎症区域反复每小时脉冲注射大剂量透明质酸酶会导致皮肤损伤。最后，穿透血管壁所需的大剂量透明质酸酶会增加视网膜毒性的风险，尤其是在眶周区域，如果意外注射至血管内会发生这种情况 [27-28]。

治疗后，我们会每天观察这些患者。在某些情况下，我们会在几天内注射一个或多个肿块。这些患者中没有出现任何瘢痕，除非在最初注射后 4 天以上才转诊，最终形成小的萎缩性瘢痕。

四、并发症的预防：治疗前评估 

并不是所有求美者都能准确回忆之前注射过填充剂。有些人甚至会否认接受过任何填充剂注射。此外，如前所述，透明质酸填充剂残留物在注射多年后仍可能被发现（图 28.2）。治疗前的面部超声成像可以检测到之前注射过的填充剂。医师通过术前面部超声评估，可以识别解剖结构的位置 [13，29-30]。

更重要的是，面部主要动脉走行变异很常见，因此可以避免动脉内注射 [31-32]。特别是在隆鼻手术后，更应格外小心 [33]。其他一些需要注意的解剖结构是各种孔隙。我们遇到过一些眶下孔附近的眶下神经受压迫后剧烈疼痛的患者。在超声引导下注射透明质酸酶后立即缓解。腮腺区域经常会发现填充剂注射。作为注射目标区域的该区域皮下脂肪垫非常薄。使用超声测量该空间可以帮助确定注射技巧。另一个可能有助于填充剂注射定位的有趣解剖特征是深层脂肪垫的位置。

五、其他填充剂并发症 

超声成像在治疗填充剂注射并发症方面是必不可少的工具 [13]。除了识别引起并发症的填充剂类型，还可以通过皮下脂肪层的回声增强来很好地识别皮下炎症（脂膜炎）。脓肿表现为边界清楚的不均匀高回声肿块，周围见无回声（液体）区包绕。其他可以通过超声观察到的并有助于诊断和后续治疗的特征包括水肿、纤维化、肉芽肿和感染性缝线 [19-21]。

（张孟珂 译）

参考文献

附录

自我评估模块（继续医学教育问题）

一、技术建议

Ximena Wortsman, Fernando Alfageme

1. 皮肤超声检查的推荐方案包括：

（a）灰阶和彩色多普勒

（b）灰阶、彩色多普勒和频谱曲线分析（脉冲多普勒）

（c）灰阶和能量多普勒

（d）灰阶、彩色多普勒和超声血管成像

（e）灰阶、能量多普勒和超声血管成像

答案：（b）

2. 皮肤超声检查推荐使用的探头最小频率为：

（a）10 MHz

（b）12 MHz

（c）15 MHz

（d）20 MHz

（e）33 MHz

答案：（c）

3. 超声检查的局限性之一是无法检测：

（a）毛囊

（b）色素

（c）表皮

（d）真皮

（e）骨骼边缘

答案：（b）

4. 皮肤血管的低流速为：

（a）≤ 15 cm/s

（b）15 ~ 20 cm/s

（c）20 ~ 30 cm/s

（d）30 ~ 40 cm/s

（e）40 ~ 50 cm/s

答案：（a）

5. 在 15 MHz 下检测皮肤病变的阈值为：

（a）0.03 mm

（b）0.05 mm

（c）0.1 mm

（d）0.5 mm

（e）1.0 mm

答案：（c）

6. DERMUS 小组建议的皮肤超声培训有多少级别？

（a）1

（b）2

（c）3

（d）4

（e）5

答案：（c）

7. 皮肤超声实践是否必须获得科学学会颁发的认证？

（a）是，至少由一个学会颁发

（b）完全不需要或不推荐

（c）由两个学会或学术机构颁发

（d）不需要，但推荐

（e）皮肤超声认证不被任何科学学会认可

答案：（d）

8. DERMUS 指南建议培训课程的天数为：

（a）1 天

（b）2 天

（c）3 天

（d）4 天

（e）5 天

答案：（b）

9. 关于皮肤超声培训课程，以下哪一项最合适？

（a）仅需理论内容

（b）仅需实践技能

（c）理论和实践内容都必不可少

（d）设备不是必需的

（e）皮肤病患者总是必要的

答案：（c）

10. 关于医学本科生的皮肤超声培训：

（a）从未评估过

（b）对学生来说不满意

（c）令学生满意，并证明可以提高学生的皮肤病学知识

（d）皮肤超声作为专业知识不应在本科阶段教授

（e）已被大多数医学院列入课程

答案：（c）

二、皮肤病学概念和术语

Diana Crisan, Maria Crisan

1. 以下关于水疱作为原发皮损的说法哪些是正确的?

（a）水疱是大型（> 5 mm）充满液体的空腔，常见于大疱性皮肤病

（b）水疱含有脓性渗出液

（c）水疱通常是小型（< 5 mm）的局限性游离积液

（d）水疱常见于银屑病患者

（e）水疱在单纯疱疹或水痘带状疱疹病毒感染中并不常见

答案：（c）

2. 角化过度是指:

（a）棘层增厚

（b）角质层增厚

（c）没有细胞核的角质层

（d）含有保留核物质的角质层

（e）网状嵴伸长

答案：（b）

3. 以下关于斑秃（AA）的说法哪些是正确的?

（a）AA 以弥漫性脱发为特征，无炎症，主要发生于诱发事件后 3 ~ 4 个月

（b）是一种遗传性、预定性疾病，由对雄激素反应过度引起

（c）AA 是一种 T 细胞介导的自身免疫性疾病，表现为突然出现在毛发区域的圆形秃斑

（d）AA 代表瘢痕性秃发

（e）AA 的重要诊断特征是缺乏感叹号毛发

答案：（c）

4. 基底细胞癌:

（a）代表罕见的良性肿瘤，起源于表皮角质层

（b）呈现不同的形态亚型（实性型、硬斑病样型、囊肿型、浅表型等）

（c）以高频转移为特征

（d）通常会显示局部侵袭骨骼

（e）临床上可与黑色素瘤混淆

答案：（b）

5. 以下关于纵向黑甲的说法哪些是正确的?

（a）它以甲床上由于创伤而存在的纵向红色条带为特征

（b）它表现为甲上的纵向褐黑色条带

（c）它表现为甲板的横向凸起

（d）它在 Fitzpatrick Ⅰ或Ⅱ型皮肤类型的人中更常见

（e）它与药物摄入无关

答案：（b）

6. 哈钦森（Hutchinson）征是指:

（a）带状疱疹患者鼻尖出现水疱

（b）特应性皮炎患者眉毛外 1/3 缺失

（c）黑色素瘤色素浸润沿近端或侧甲襞延伸至甲周，常见于肢端恶性黑色素瘤

（d）慢性特应性皮炎患者颈部网状色素沉着，继发于黑色素失禁

（e）Ⅰ型神经纤维瘤病患者腋窝雀斑

答案：（c）

7. 以下关于 Breslow 厚度的说法不正确的是:

（a）它代表超声组织学分级系统，描述黑色素瘤的解剖学侵袭水平

（b）指测量黑色素瘤的垂直深度（mm），从颗粒层到肿瘤最深穿透点区域

（c）是原发性皮肤黑色素瘤患者非常重要的预后因素

（d）Breslow 厚度对黑色素瘤患者的分期和治疗管理具有重要意义

（e）不能通过高频超声评估

答案：（a）

8. 以下哪些皮肤病没有面部易发性:

（a）玫瑰痤疮

（b）大疱性类天疱疮

（c）假性毛囊炎

（d）脂溢性皮炎

（e）寻常痤疮

答案：（b）

9. 脓疱不常见于:

（a）寻常痤疮

（b）结节囊肿性痤疮

（c）环状肉芽肿

（d）玫瑰痤疮

（e）毛囊炎

答案：（c）

10. 以下哪个体征是皮肌炎的特征：
（a）向阳征（heliotrope sign）
（b）达里尔征（Darier sign）
（c）掌掴脸征（slapped-cheek sign）
（d）尼氏征（Nikolsky sign）
（e）蝴蝶征（butterfly sign）
答案：（a）

三、超声成像基本概念和术语

Diana Gaitini

1. 研究皮肤的合适探头需要以下频率范围和形状：
（a）1 ~ 6 MHz 凸阵
（b）1 ~ 6 MHz 线阵
（c）5 ~ 12 MHz 凸阵
（d）5 ~ 12 MHz 线阵
（e）8 ~ 18 MHz 线阵
答案：（e）

2. 评估大病灶范围，您认为哪种软件更合适？
（a）谐波
（b）微血管
（c）扩展视野
（d）三维视图
（e）弹性成像
答案：（c）

3. 评估病灶硬度，您认为哪种软件有用？
（a）谐波
（b）微血管
（c）三维
（d）弹性成像
（e）空间复合成像
答案：（d）

4. 后方声影伪像意味着：
（a）病灶下方高回声
（b）病灶下方低回声
（c）病灶下方无回声
（d）病灶下方局部混响
（e）弥漫性混响
答案：（c）

5. 高回声结构是：
（a）白色
（b）灰色
（c）黑色
（d）白色和灰色混合
（e）白色和黑色混合
答案：（a）

6. 以下哪些应用无法检测血流？
（a）彩色多普勒
（b）能量多普勒
（c）微血管成像
（d）脉冲多普勒
（e）弹性成像
答案：（e）

7. 彩色多普勒的最佳入射角是：
（a）180°
（b）90°
（c）小于 60°
（d）90 ~ 180°
（e）60 ~ 90°
答案：（c）

8. 后方回声增强伪像表现为：
（a）病灶下方黑色（无回声）带
（b）病灶下方灰色（低回声）带
（c）病灶下方混合黑色（无回声）和灰色（低回声）带
（d）病灶下方白色（高回声）带
（e）病灶下方混合黑色（无回声）和白色（高回声）带
答案：（d）

9. 暴风雪伪像表现为：
（a）病灶下方高回声（白色）带
（b）病灶下方低回声（灰色）带
（c）病灶下方无回声（黑色）带
（d）弥漫性高回声（白色）区域
（e）病灶下方混合高回声（白色）和无回声（黑色）带
答案：（d）

10. 微彗星尾伪像是由什么引起的？
（a）强后方声影伪像

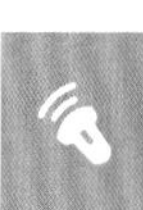

（b）局部混响伪像
（c）弥漫性混响伪像
（d）强后方回声增强伪像
（e）能量多普勒频移
答案：（b）

四、正常解剖

Ximena Wortsman

1. 足底表皮在 15 ~ 24 MHz 超声上表现为：
（a）低回声单层
（b）高回声双层
（c）高回声单层
（d）低回声双层
（e）无回声双层
答：（b）

2. 甲板在 15 ~ 24 MHz 超声上表现为：
（a）高回声双层
（b）低回声双层
（c）无回声双层
（d）低回声单层
（e）无回声单层
答：（a）

3. 表皮下低回声带（SLEB）是以下哪个情况的征象？
（a）弹力纤维变性（光老化）
（b）炎症
（c）肿瘤浸润
（d）美容填充剂
（e）冷冻溶脂
答：（a）

4. 正常真皮在以下哪个部位最薄？
（a）腰部
（b）前臂背侧
（c）腿部
（d）前臂腹侧
（e）大腿
答：（d）

5. 皮脂腺在超声上表现为：
（a）低回声椭圆形结构
（b）无回声椭圆形结构
（c）高回声椭圆形结构
（d）混合无回声和低回声结构
（e）混合高回声和低回声结构
答：（c）

6. 顶泌汗腺在 70 MHz 超声上表现为：
（a）高回声
（b）混合低回声和无回声
（c）无回声
（d）混合高回声和无回声
（e）低回声
答：（b）

7. 正常甲床是：
（a）无回声
（b）高回声
（c）低回声
（d）混合无回声和低回声
（e）混合无回声和高回声
答：（c）

8. 体毛（毳毛）在超声上表现为：
（a）高回声双层结构
（b）高回声三层结构
（c）低回声双层结构
（d）低回声三层结构
（e）无回声三层结构
答：（a）

9. 睫毛毛发在 15 ~ 24 MHz 超声上表现为：
（a）高回声双层结构
（b）无回声三层结构
（c）高回声单层结构
（d）无回声单层结构
（e）低回声三层结构
答：（c）

10. 正常淋巴结呈现以下特征，除了：
（a）高回声皮质
（b）高回声髓质
（c）椭圆形
（d）向心血流
（e）边界清晰
答：（a）

五、头部相关区域解剖学、解剖变异和风险区

Ximena Wortsman

1. 鼻翼软骨在超声上表现为：
（a）无回声
（b）高回声
（c）低回声
（d）混合无回声和高回声
（e）混合低回声和高回声
答案：（c）

2. 关于耳郭解剖，以下哪一项说法正确：
（a）耳垂含有软骨
（b）耳轮含有脂肪组织
（c）真皮为低回声
（d）耳垂不含软骨
（e）耳轮位于耳郭前部
答案：（d）

3. 上唇和下唇动脉是以下哪条动脉的分支？
（a）面动脉
（b）内眦动脉
（c）滑车上动脉
（d）鼻动脉
（e）眶下动脉
答案：（a）

4. 口轮匝肌的远端止点是：
（a）颏肌
（b）下颌骨
（c）纤维脂肪组织
（d）鼻肌
（e）上颌骨
答案：（c）

5. 降眉间肌在超声上表现为：
（a）高回声带
（b）低回声带
（c）无回声带
（d）混合无回声和低回声带
（e）混合低回声和高回声带
答案：（b）

6. 睑板腺在超声上表现为：
（a）低回声
（b）无回声
（c）高回声
（d）混合无回声和高回声
（e）混合低回声和无回声
答案：（c）

7. 耳前区的主要血管风险是损伤：
（a）眶下动脉
（b）颞动脉
（c）内眦动脉
（d）面动脉
（e）滑车上动脉
答案：（b）

8. 鼻唇沟区的主要血管风险是损伤：
（a）内眦动脉
（b）眶下动脉
（c）鼻背动脉
（d）上唇动脉
（e）下唇动脉
答案：（a）

9. 关于耳软骨，以下哪一项说法错误：
（a）存在低速的动脉和静脉
（b）呈低回声
（c）无血管
（d）存在于耳郭上 2/3
（e）耳垂处不存在
答案：（a）

10. 以下哪个解剖变异通常位于咬肌上方？
（a）恒径动脉
（b）副唾液腺
（c）面动脉弓
（d）面动脉发育不良
（e）内眦动脉发育不良
答案：（b）

六、先天性皮肤病

Ximena Wortsman

1. “虫袋样”超声表现是指：
（a）皮样囊肿
（b）淋巴管脉管畸形

（c）从型神经纤维瘤病

（d）耳前隐窝

（e）NICH（不消退型）血管瘤

答案：（c）

2. 皮样囊肿内部通常呈现：

（a）高回声假结节

（b）高回声线状结构

（c）低速动脉血流

（d）无回声珍珠

（e）微彗星尾伪像

答案：（b）

3. 内部钙化（具有后方声影的高回声灶）更常见于：

（a）快速消退型先天性血管瘤（RICH）

（b）不消退型先天性血管瘤（NICH）

（c）部分消退型先天性血管瘤（PICH）

（d）静脉脉管畸形

（e）动脉脉管畸形

答案：（d）

4. 频谱曲线分析（脉冲多普勒）中的“来回型（to-and-fro）”曲线是以下哪种疾病的典型发现：

（a）部分消退型先天性血管瘤（PICH）

（b）淋巴管脉管畸形

（c）动静脉脉管畸形

（d）静脉脉管畸形

（e）毛细血管脉管畸形

答案：（c）

5. 明显扭曲的毛囊皮脂腺单位的存在是以下哪种疾病的典型特征：

（a）神经纤维瘤病

（b）鱼鳞病

（c）Jadassohn 皮脂腺痣

（d）淋巴管脉管畸形

（e）皮样囊肿

答案：（c）

6. Klippel-Trenaunay 综合征通常表现为以下超声征象：

（a）动脉脉管畸形

（b）淋巴管脉管畸形

（c）动静脉脉管畸形

（d）静脉脉管畸形

（e）多发性血管瘤

答案：（d）

7. 在高回声真皮和皮下肿块内存在扩张的静脉结构，更典型地见于：

（a）先天性血管瘤

（b）婴幼儿血管瘤

（c）静脉脉管畸形

（d）动脉脉管畸形

（e）毛细血管脉管畸形

答案：（a）

8. CLOVES 综合征的特征是：

（a）多发性动静脉脉管畸形

（b）静脉和淋巴管脉管畸形

（c）多发性血管瘤

（d）多发性毛细血管脉管畸形

（e）多发性动脉脉管畸形

答案：（b）

9. 先天性皮肤发育不全表现为：

（a）高回声腔隙

（b）毛囊缺乏

（c）动静脉短路

（d）发达的皮脂腺

（e）无回声管状结构

答案：（b）

10. 遗传性出血性毛细血管扩张症（Osler-Weber-Rendu 综合征），常见以下表现：

（a）多发性血管瘤

（b）多发性静脉脉管畸形

（c）多发性动静脉脉管畸形

（d）多发性淋巴管脉管畸形

（e）多发性低回声神经束

答案：（c）

七、良性非脉管源性肿瘤

Ximena Wortsman

1. 超声“落雪”征通常见于：

（a）毛母质瘤

（b）表皮样囊肿

（c）毛根鞘囊肿

（d）藏毛囊肿

（e）结节性汗腺瘤

答案：（e）

2. 毛母质瘤的靶样特征指的是：

（a）低回声边缘，高回声中心

（b）高回声边缘，低回声中心

（c）无回声边缘，低回声中心

（d）无回声边缘，高回声中心

（e）高回声边缘和中心

答案：（a）

3. 关于藏毛囊肿，以下陈述中不正确的：

（a）囊肿内有多个毛发束碎片

（b）不是真正的囊肿

（c）与化脓性汗腺炎有关

（d）与扩张的毛囊相连

（e）表现为后方声影伪像

答案：（e）

4. 关于毛根鞘囊肿，以下哪条陈述是正确的：

（a）通常呈现“洋葱皮”样外观

（b）最常见于头皮

（c）可以呈现“假睾丸”样外观

（d）可以显示“落雪”征

（e）可以呈现多个低回声带

答案：（b）

5. 部分破裂的表皮囊肿表现为：

（a）后方声影伪像

（b）“暴风雪”样外观

（c）“落雪”征

（d）微彗星尾伪像

（e）后方回声增强伪像

答案：（e）

6. 汗囊瘤的特点是：

（a）单房无回声结构

（b）单房高回声结构

（c）单房混合无回声和高回声结构

（d）双叶混合低回声和高回声结构

（e）双叶混合无回声和低回声结构

答案：（a）

7. 关于多发性脂囊瘤，以下哪个选项是错误的：

（a）与化脓性汗腺炎有关

（b）表现为簇状真皮和（或）皮下低回声结节

（c）表现为簇状真皮和（或）皮下高回声结节

（d）表现出后方回声增强伪像

（e）周边可见少量血流

答案：（c）

8. 血管脂肪瘤通常是：

（a）高回声

（b）低回声

（c）无回声

（d）混合无回声和高回声

（e）混合无回声和低回声

答案：（a）

9. 关于皮肤纤维瘤，以下哪个陈述是错误的：

（a）通常是低回声

（b）可以扭曲毛囊

（c）可能呈梭形

（d）经常显示高回声钙质沉积

（e）可以呈现边界不清

答案：（d）

10. 结节性假性淋巴瘤表现出以下特征，除了：

（a）低回声球状结构

（b）区域呈低回声泪滴状

（c）明显的血流

（d）高回声斑点

（e）真皮位置

答案：（d）

八、皮肤癌

Ximena Wortsman

1. 高回声斑点是以下哪种疾病的典型特征：

（a）鳞状细胞癌

（b）黑色素瘤

（c）基底细胞癌

（d）隆突性皮肤纤维肉瘤

（e）脂肪肉瘤

答案：（c）

2. 鳞状细胞癌通常表现为：

（a）无回声区

（b）高回声区

（c）低回声边缘和高回声中心

（d）表皮增厚和波浪状改变

（e）微彗星尾伪像

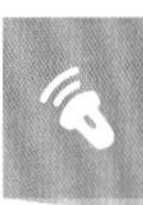

答案：（d）

3. 隆突性皮肤纤维肉瘤的模式特征为：

（a）顶部高回声，底部低回声

（b）顶部低回声，底部高回声

（c）顶部无回声，底部低回声

（d）顶部高回声，底部无回声

（e）顶部低回声，底部无回声

答案：（b）

4. Merkel 细胞癌表现为：

（a）高回声模式

（b）明显的血流

（c）高回声斑点

（d）微彗星尾伪像

（e）落雪征

答案：（b）

5. 原发性黑色素瘤显示：

（a）高回声斑点

（b）低回声梭形

（c）高回声梭形

（d）低回声带

（e）高回声带

答案：（b）

6. 黑色素瘤的淋巴结转移呈现以下特征，除了：

（a）圆形

（b）皮质低回声结节

（c）中央血供

（d）皮质血流

（e）髓质消失

答案：（c）

7. T 细胞淋巴瘤表现为：

（a）高回声结节

（b）低回声组织

（c）混合高回声和无回声结节

（d）高回声局灶性斑点

（e）暴风雪伪像

答案：（b）

8. 脂肪肉瘤的提示征象是：

（a）不均匀回声

（b）高回声斑点

（c）无回声斑点

（d）低回声斑点

（e）落雪征

答案：（a）

9. 黏液样脂肪肉瘤的特点是：

（a）低回声和高回声结节

（b）高回声斑点

（c）后方声影伪像

（d）低回声和无回声裂隙

（e）微彗星尾伪像

答案：（d）

10. 与低复发风险相比，高复发风险的基底细胞癌倾向于表现：

（a）更高回声

（b）更多无回声带

（c）更多高回声斑点

（d）更少血管

（e）更低回声

答案：（c）

九、脉管源性肿瘤

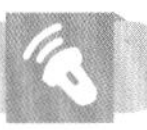

Ximena Wortsman

1. 可以帮助区分婴幼儿血管瘤和先天性血管瘤的超声征象是：

（a）婴幼儿血管瘤存在动脉血流

（b）婴幼儿血管瘤存在钙化

（c）先天性血管瘤存在扩张静脉

（d）先天性血管瘤位于皮下层

（e）先天性血管瘤真皮血流丰富

答案：（c）

2. 增殖期婴幼儿血管瘤表现为：

（a）主要高回声组织

（b）主要低回声组织

（c）高回声钙化

（d）无回声区

（e）明显的低回声纤维脂肪组织

答案：（b）

3. 血管角化瘤在超声检查中显示：

（a）真皮层变薄

（b）皮下层低回声

（c）表皮破溃

（d）真皮层低回声

（e）高回声钙化

答案：（d）

4. 指（趾）外血管球瘤在超声图像上表现为：

（a）高回声结节

（b）低回声结节

（c）混合无回声和高回声结节

（d）微彗星尾伪像

（e）暴风雪伪像

答案：（b）

5. 球形细胞静脉畸形显示以下特征，除了：

（a）低回声和无回声区

（b）高回声和无回声区

（c）周围动脉血流

（d）静脉血流

（e）位于真皮和皮下层

答案：（b）

6. 化脓性肉芽肿在超声上通常表现为：

（a）息肉样低回声结构

（b）息肉样无回声结构

（c）息肉样高回声结构

（d）混合低回声和高回声结构

（e）混合无回声和高回声结构

答案：（a）

7. 以下陈述与嗜酸性粒细胞增多性血管淋巴样增生相对应，除了：

（a）低回声真皮斑块

（b）富血供斑块

（c）高回声钙质沉积

（d）低回声假结节区

（e）低速血流

答案：（c）

8. 卡波西样血管内皮瘤的超声特征包括：

（a）低回声组织

（b）无回声组织

（c）高回声组织

（d）混合无回声和低回声组织

（e）高回声钙化

答案：（c）

9. 血管肉瘤倾向于表现为：

（a）高回声结构

（b）低回声结构

（c）无回声结构

（d）微彗星尾伪像

（e）暴风雪伪像

答案：（b）

10. 卡波西肉瘤可以呈现以下特征，除了：

（a）低回声结构

（b）富血供

（c）结节状外观

（d）真皮和皮下累及

（e）微彗星尾伪像

答案：（e）

十、炎症性皮肤病

Ximena Wortsman

1. 人造金属异物在超声上通常表现为：

（a）低回声伴混响伪像

（b）高回声伴混响伪像

（c）无回声伴混响伪像

（d）混合高回声和无回声伴混响伪像

（e）混合低回声和无回声伴混响伪像

答案：（b）

2. 化脓性汗腺炎的瘘管（瘘道）表现出以下特征，除了：

（a）低回声真皮和（或）皮下带状区

（b）与扩张毛囊底部相连

（c）周边低回声纤维带

（d）中间囊袋状形态

（e）周边富血供

答案：（d）

3. 化脓性汗腺炎的早期征象不包括：

（a）毛囊膨大

（b）桥征

（c）剑征

（d）低回声纤维带

（e）供区征

答案：（d）

4. 小叶性脂膜炎在超声上表现为：

（a）低回声皮下组织

（b）高回声皮下组织

（c）高回声间隔增厚

（d）无回声皮下组织
（e）后方声影伪像
答案：（b）

5. 硬斑病活动期的征象不包括：
（a）皮下组织回声增强
（b）真皮 – 皮下组织界限不清
（c）真皮层富血供
（d）皮下层富血供
（e）真皮回声减低
答案：（d）

6. 银屑病，可以发现以下超声表现，除了：
（a）表皮波浪状改变
（b）甲腹板界限不清
（c）肌腱止点低回声
（d）关节内高回声积液
（e）骨皮质破坏
答案：（d）

7. 关于炎症性疾病，以下说法正确，但除外：
（a）玫瑰痤疮表现为真皮增厚和低回声
（b）痤疮可见低回声钙化
（c）化脓性汗腺炎表现为无回声或低回声积液
（d）大部分间隔性脂膜炎表现为间隔低回声增厚
（e）血清肿表现为无回声囊肿
答案：（b）

8. 淋巴水肿超声上显示为：
（a）弥漫性表皮、真皮和皮下组织增厚
（b）皮下组织弥漫性低回声
（c）真皮弥漫性高回声
（d）表皮变薄
（e）真皮变薄
答案：（a）

9. 牙源性瘘管表现为：
（a）高回声带
（b）低回声带
（c）混合无回声和高回声带
（d）暴风雪伪像
（e）微彗星尾征伪像
答案：（b）

10. 皮肌炎在超声上可以发现：
（a）真皮无回声
（b）皮下层无回声
（c）高回声钙质沉积
（d）无回声钙质沉积
（e）皮下层低回声
答案：（c）

十一、寄生虫病和感染 

Ximena Wortsman

1. 蝇蛆幼虫在超声检查中表现为：
（a）低回声
（b）无回声
（c）高回声
（d）无回声和低回声
（e）无回声和高回声
答案：（c）

2. 70 MHz 超声下幼虫移行症表现为：
（a）低回声高反射结构
（b）无回声高反射结构
（c）高回声高反射结构
（d）混合无回声和低回声高反射结构
（e）混合高回声和无回声高反射结构
答案：（c）

3. 瘰疬性皮肤结核在超声检查中表现为：
（a）低回声真皮和皮下瘘道，伴高回声物质
（b）高回声真皮和皮下瘘道，伴无回声物质
（c）无回声真皮和皮下瘘道，伴微彗星尾伪像
（d）低回声真皮和皮下瘘道，伴暴风雪伪像
（e）高回声真皮和皮下瘘道，伴微彗星尾伪像
答案：（a）

4. 利什曼病在超声上显示以下特征，除了：
（a）表皮破坏
（b）真皮高回声
（c）皮下组织高回声
（d）真皮富血供
（e）皮下组织富血供
答案：（b）

5. 麻风病超声表现包括以下几点，除了：
（a）真皮层回声减低
（b）皮下组织回声增强
（c）真皮层富血供

（d）皮下组织富血供

（e）神经弥漫性变细

答案：（e）

6. “圈内点”征通常见于：

（a）瘰疬性皮肤结核

（b）麻风病

（c）跖疣

（d）足菌肿

（e）利什曼病

答案：（d）

7. 透明丝孢霉病超声表现为：

（a）高回声高反射性线性皮下结构

（b）低回声高反射性线性皮下结构

（c）低回声皮下结节团

（d）高回声皮下结节团

（e）高回声皮下条带

答案：（c）

8. 暗色丝孢霉病呈现以下特征：

（a）皮下低回声圆形或椭圆形结构

（b）皮下高回声圆形或椭圆形结构

（c）皮下混合无回声和高回声圆形或椭圆形结构

（d）皮下混合低回声和高回声圆形或椭圆形结构

（e）皮下混合低回声和无回声圆形或椭圆形结构

答案：（a）

9. 跖疣通常表现以下特征，除了：

（a）梭形

（b）真皮低回声

（c）潜在隐匿性滑囊炎

（d）微彗星尾伪像

（e）富血供

答案：（d）

10. “UFO”征常见于：

（a）透明丝孢霉病

（b）暗色丝孢霉病

（c）瘰疬性皮肤结核

（d）幼虫移行症

（e）跖疣

答案：（e）

十二、甲疾病超声检查

Ximena Wortsman

1. 甲下血管球瘤包括以下特征，除了：

（a）椭圆形

（b）低回声

（c）富血供

（d）下方骨缘的凹陷

（e）高回声斑点

答案：（e）

2. 甲母质瘤的特征是：

（a）高回声线

（b）低回声线

（c）高回声肿块

（d）无回声肿块

（e）无回声线

答案：（a）

3. 甲下角化棘皮瘤表现为：

（a）高回声中心

（b）微彗星尾伪像

（c）无回声中心

（d）暴风雪伪像

（e）低回声中心

答案：（c）

4. 甲周纤维瘤超声表现为：

（a）无回声带

（b）低回声带

（c）高回声带

（d）混合无回声和高回声带

（e）混合无回声和低回声带

答案：（b）

5. 甲下外生骨疣超声表现为：

（a）高回声结构

（b）微彗星尾伪像

（c）后方回声增强伪像

（d）点状无回声

（e）低回声带

答案：（a）

6. 黏液样囊肿表现以下特征，除了：

（a）无回声结构

（b）与关节相连的高回声

（c）内部回声

（d）近端甲襞处

（e）周边富血供

答案：（b）

7. 甲银屑病包括以下超声特征，除了：

（a）甲腹侧板的界限不清

（b）甲床增厚

（c）甲板起始端与远节指（趾）骨间距减少

（d）甲板起伏

（e）甲富血供

答案：（c）

8. 以下陈述是正确的，除了：

（a）硬皮病 – 硬斑病甲床变薄

（b）狼疮可发现甲床血供减少

（c）皮肌炎中可能发现指端周围区域（包括指尖）的高回声钙质沉积

（d）在正中管状甲营养不良，甲床近端和中部变薄

（e）甲周疣表现为局灶性真皮区梭形低回声

答案：（a）

9. 逆生性甲表现：

（a）甲板起始端与远节指骨底间距增大

（b）近端甲襞变薄

（c）近端甲襞高回声斑点

（d）甲板起始端周围低回声晕

（e）甲腹板和甲背板无回声

答案：（d）

10. 嵌甲表现：

（a）甲床高回声

（b）甲周真皮高回声

（c）侧甲襞真皮中高回声层状带

（d）甲周高回声斑点

（e）甲板起始端与远节指骨底间距增大

答案：（c）

十三、美容相关

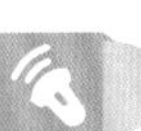

Ximena Wortsman

1. 硅油超声表现为：

（a）低回声伴微彗星尾伪像

（b）低回声伴高回声斑点

（c）高回声伴暴风雪伪像

（d）无回声假囊肿

（e）高回声伴后方声影伪像

答案：（c）

2. 透明质酸超声表现为：

（a）高回声结节伴后方声影伪像

（b）无回声假囊肿结构

（c）低回声沉积伴高回声斑点

（d）高回声沉积伴彗星尾征

（e）低回声沉积伴后方声影伪像

答案：（b）

3. 聚甲基丙烯酸甲酯呈现以下特征：

（a）低回声沉积伴高回声斑点

（b）无回声假囊肿区

（c）低回声沉积伴暴风雪伪像

（d）高回声沉积伴微彗星尾伪像

（e）低回声沉积伴后方回声增强伪像

答案：（d）

4. 聚己内酯超声表现为：

（a）高回声沉积伴后方声影伪像

（b）低回声沉积伴高回声斑点

（c）无回声假囊肿区伴微彗星尾伪像

（d）高回声沉积伴暴风雪伪像

（e）低回声沉积伴后方回声增强伪像

答案：（b）

5. 羟基磷灰石钙超声表现为：

（a）低回声沉积伴后方回声增强伪像

（b）无回声沉积伴暴风雪伪像

（c）高回声沉积伴微彗星尾伪像

（d）无回声沉积伴后方声影伪像

（e）高回声沉积伴后方声影伪像

答案：（e）

6. 软骨植入物超声表现为：

（a）高回声条带

（b）低回声条带

（c）无回声条带

（d）混合高回声和无回声条带

（e）混合低回声和高回声条带

答案：（b）

7. 关于自体脂肪移植，以下是关于移植物的正

确描述，除了：

（a）呈现圆形或椭圆形

（b）为低回声

（c）扭曲了皮下组织的正常解剖结构

（d）显示后方声影伪像

（e）可能位于面部肌肉内

答案：（d）

8. 聚乙烯植入物超声表现为：

（a）低回声条带

（b）无回声条带

（c）高回声条带

（d）混合无回声和高回声条带

（e）混合无回声和低回声条带

答案：（c）

9. 美容填充剂引起的结节样反应超声表现为：

（a）注射部位和既往手术部位的低回声结节

（b）注射部位的高回声结节

（c）注射部位周围和既往手术部位的无回声结节

（d）注射部位的混合低回声和高回声结节

（e）注射部位周围的混合低回声和无回声结节

答案：（a）

10. 提拉线超声表现为：

（a）无回声双层结构

（b）低回声三层结构

（c）高回声双层结构

（d）混合无回声和低回声双层结构

（e）混合低回声和无回声三层结构

答案：（c）

十四、儿童皮肤病学

Ximena Wortsman

1. 水疱型毛母质瘤（囊性毛母质瘤）通常表现为：

（a）无回声空腔区

（b）暴风雪伪像

（c）蛇形内部低回声束

（d）混叠伪像

（e）镜像伪像

答：（a）

2. 幼年黄色肉芽肿超声特征为：

（a）高回声真皮结节

（b）低回声真皮结节

（c）无回声真皮结节

（d）混合高回声和无回声真皮结节

（e）混合低回声和高回声真皮结节

答：（b）

3. 新生儿皮下脂肪坏死的特征包括以下几项，除了：

（a）弥漫性皮下层高回声

（b）皮下间隔未见回声改变

（c）存在无回声空腔区

（d）部分高回声钙化

（e）微彗星尾伪像

答：（e）

4. 关于特发性无菌性面部肉芽肿，以下哪一项描述是错误的：

（a）与玫瑰痤疮有关

（b）最常累及脸颊区

（c）为低回声

（d）主要累及皮下层

（e）沿皮肤层轴线走行

答：（d）

5. 婴幼儿血管瘤增殖期超声表现为：

（a）主要为高回声

（b）主要为低回声

（c）主要为无回声

（d）主要为中心低血供、周边高血供

（e）主要为混合无回声和高回声

答：（b）

6. 静脉石更常见于：

（a）婴幼儿血管瘤

（b）先天性血管瘤

（c）动脉脉管畸形

（d）静脉脉管畸形

（e）毛细血管脉管畸形

答：（d）

7. 关于皮样囊肿，以下哪一项描述是错误的：

（a）最常见部位为帽状腱膜下

（b）含高回声毛发碎片

（c）为高回声肿块

（d）可出现通向皮肤层的无回声或低回声瘘道

（e）可在眉尾形成肿块

答：（c）

8. 耳前窦道超声表现为：

（a）高回声管道

（b）低回声管道

（c）混合高回声和低回声管道

（d）无回声管道伴高回声钙质沉积

（e）混合高回声和无回声管道

答：（b）

9. 帽状腱膜下血肿在超声上通常表现为：

（a）无回声积液

（b）高回声积液

（c）混合高回声和低回声积液

（d）低回声区伴高回声点状积液

（e）无回声积液伴混叠伪像

答：（a）

10. 完全消退期婴幼儿血管瘤超声表现为：

（a）低回声

（b）无回声

（c）高回声

（d）混叠伪像

（e）后方声影伪像

答：（c）

十五、介入超声

Jose Luis del Cura, Gorka del Cura, Ximena Wortsman

1. 以下哪一项陈述是错误的？

（a）细针穿刺活检（FNAB）比粗针穿刺活检（CNB）具有更多非诊断性结果

（b）FNAB 比 CNB 更依赖操作者技术

（c）FNAB 的敏感性和特异性低于 CNB

（d）FNAB 和 CNB 都可以对获得的材料进行免疫组化研究

（e）FNAB 和 CNB 都能确定活检病变的良性或恶性

答案：（d）

2. 以下哪种针更适合抽吸腱鞘囊肿？

（a）14 G

（b）20 G

（c）21 G

（d）25 G

（e）以上均可

答案：（a）

3. 制作用于硬化治疗的泡沫，聚多卡醇和空气应该按照哪种比例混合？

（a）空气和硬化剂等量

（b）每 4 份空气对 1 份硬化剂

（c）每 4 份硬化剂对 1 份空气

（d）每 3 份空气对 1 份硬化剂

（e）每 3 份硬化剂对 1 份空气

答案：（b）

4. 以下哪种美容产品经皮去除或治疗后效果较差？

（a）透明质酸

（b）硅油

（c）聚丙烯酰胺

（d）聚乳酸

（e）聚丙烯酰胺凝胶

答案：（b）

5. 在超声上，异物表现为：

（a）总是高回声

（b）总是低回声

（c）有时高回声有时低回声，取决于成分、厚度和声波入射角

（d）在大多数情况下，超声上看不到异物

（e）超声检查是探查异物的禁忌

答案：（a）

6. 对于化脓性汗腺炎病变内部药物注射，推荐使用以下哪种长度的针：

（a）10 mm

（b）35 mm

（c）15 mm

（d）45 mm

（e）55 mm

答案：（b）

7. 对于化脓性汗腺炎病变内部药物注射，建议使用以下哪个规格（G）范围的针：

（a）16 ~ 19

（b）20 ~ 23

（c）25 ~ 27

（d）28 ~ 30

（e）31 ~ 33

答案：（c）

8. 对于中度耐药透明质酸类型的超声引导治疗，推荐使用以下哪种剂量的透明质酸酶：

（a）每 0.2 mL 透明质酸酶 2.5 U

（b）每 0.2 mL 透明质酸酶 5 ~ 10 U

（c）每 0.2 mL 透明质酸酶 20 U

（d）每 0.2 mL 透明质酸酶 50 U

（e）每 0.2 mL 透明质酸酶 100 U

答案：（b）

9. 推荐用于注射透明质酸酶的针规格（G）是：

（a）29

（b）28

（c）27

（d）26

（e）25

答案：（e）

10. 在超声引导下进行透明质酸酶平面内注射时，将针置于探头下方时的推荐角度为：

（a）90° ~ 100°

（b）60° ~ 80°

（c）50° ~ 70°

（d）30° ~ 45°

（e）10° ~ 20°

答案：（d）

（谭庆亭 译）

中英文对照索引

A	
Abdominoplasty	腹壁成形术
Abscess	脓肿
Acantholysis	棘层松解
Acanthosis	棘层肥厚
Acanthosis nigricans	黑棘皮病
Accessory muscles	副肌
Accessory parotid glands	副腮腺
Accessory salivary gland	副涎腺
Accessory tragus	耳屏附件 / 副耳屏
Achrochordon	软纤维瘤 / 软垂疣 / 皮赘
Acne	痤疮
Acne conglobata	聚合性痤疮
Acne keloidalis nuchae	颈项部瘢痕性痤疮
Acne scoring	痤疮评分
Acne vulgaris	寻常痤疮
Acral melanoma	肢端黑色素瘤
ACR/EULAR criteria for the classification of systemic sclerosis	ACR/EULAR 系统性硬化症分类标准
Acrokeratosis verruciformis	疣状肢端角化病
Actinic keratosis	光线性角化病 / 日光性角化病 / 老年性角化病
Actinic prurigo	光线性痒疹 / 光化性痒疹
Actinic purpura	光化性紫癜 / 老年性紫癜
Actinomycetoma	放线菌性足菌肿
Actinomycosis	放线菌病
Acute cutaneous lupus erythematosus （ACLE）	急性皮肤红斑狼疮（ACLE）
Acute generalized exanthematic pustulosis （AGEP）	急性泛发性发疹性脓疱病（AGEP）
Adiposis dolorosa	痛性脂肪病
Advantages	优点 / 优势
Aesthetics	美学
AIDS-associated Kaposi sarcoma	艾滋病相关型卡波西肉瘤
Alar artery	鼻翼动脉
Alar nasal cartilages	鼻翼软骨
Algorithm	算法
Alopecia	脱发
Alopecia areata	斑秃
5-Aminolevulinate	5- 氨基乙酰丙酸
Aminophylline	氨茶碱
Anagen phase	生长期
Anatomical layers of the face	面部解剖层次
Anatomical variants of the glands	腺体解剖变异
Anatomy	解剖
Anatomy of the lips	唇部解剖
Ancylostoma braziliense	巴西钩虫
Ancylostoma caninum	犬钩虫
Androgenetic alopecia	雄激素性脱发
Anechoic	无回声
hyaluronic acid	透明质酸 / 玻尿酸
polyacrylamide gel（PAAG）	聚丙烯酰胺凝胶（PAAG）
pure silicone	纯硅胶
Anetoderma	皮肤松弛症
Angioedema	血管性水肿
Angiofibroma	血管纤维瘤
Angiokeratoma	血管角化瘤
Angiokeratoma circumscriptum	局限性血管角化瘤
Angiokeratoma corporis diffusum	弥漫性躯体性血管角化瘤
Angiolipoma	血管脂肪瘤
Angiolymphoid hyperplasia	血管淋巴样增生
Angiolymphoid hyperplasia with eosinophilia （ALHE）	嗜酸性粒细胞增多性血管淋巴样增生（ALHE）
Angioma	血管瘤
Angiomyxomas	血管黏液瘤
Angiosarcoma	血管肉瘤
Angular artery	内眦动脉
Angular cheilitis	口角炎
Antihelix	对耳轮
Antiphospholipid syndrome	抗磷脂综合征
Aphthous stomatitis	阿弗他口炎
Aplasia cutis	皮肤发育不全
Aplasia cutis congenita（ACC）	先天性皮肤发育不全（ACC）
Apocrine glands	顶泌汗腺

Apocrine hidrocystoma	顶泌汗腺汗囊瘤
Apparent leukonychia	假性白甲
Arrector pili muscle	立毛肌
Arteriovenous malformation （AVM）	动静脉畸形（AVM）
Artifacts	伪像
Ashy dermatosis	灰皮病
ASIA syndrome	ASIA 综合征
Atopic dermatitis	特应性皮炎
Atretic cephalocele	闭锁性脑膨出
Atrophia maculosa varioliformis cutis	皮肤痘疮样斑状萎缩
Atrophoderma of Pasini	Pasini 皮肤萎缩
Atrophy	萎缩
Atypical fibroxanthoma	非典型纤维黄色瘤
Atypical nevi	非典型痣
Audiovisual methods	视听法
Auricular fistula	耳瘘管 / 耳瘘
Auspitz sign	奥氏征 / 点状出血现象
Autologous cartilage	自体软骨
Autosomal dominant disorder	常染色体显性遗传病
Axillary hidradenitis suppurativa	腋窝化脓性汗腺炎
Axillary lymph-node melanoma metastasis	腋窝淋巴结黑色素瘤转移
Axial spatial resolution	轴向空间分辨率
B	
Bacillary angiomatosis	杆菌性血管瘤病
Balanoposthitis	龟头包皮炎
Ballooning degeneration	气球样变性
Ballooning of hair follicles	毛囊膨大
Bartonella henselae	汉赛巴尔通体
Basal cell carcinoma （BCC）	基底细胞癌（BCC）
basosquamous	基底鳞状细胞型
infiltrative	浸润型
metatypical	化生型
micronodular	微结节型
morpheaform	硬斑病样型 / 硬化型
Basaloid follicular hamartoma	基底细胞样毛囊错构瘤
Basic acoustics and instrumentation	基础声学和仪器
B-cell lymphoblastic lymphoma	B 细胞淋巴母细胞淋巴瘤
B-cell lymphoma	B 细胞淋巴瘤
Beau's lines	博氏线
Becker's nevus	贝克尔痣
Behcet's disease	白塞病
Benign lymphangioendothelioma	良性淋巴管内皮瘤
Benign tumors	良性肿瘤
angiokeratoma-verrucous hemangioma	血管角化瘤 – 疣状血管瘤
congenital hemangiomas	先天性血管瘤
infantile hemangiomas	婴幼儿血管瘤
neurofibroma	神经纤维瘤
Betamethasone	倍他米松
Biopsy	活检
outcome	结果
technique	技术
Blastomyces dermatitidis	皮炎芽生菌
Blastomycosis	芽生菌病
Blepharoplasty	眼睑成形术
Blindness	失明
Blue nevus	蓝痣
Blue rubber bleb nevus syndrome	蓝色橡皮泡痣综合征
B-mode	B 模式
Bone	骨骼
Bone-calcium	骨钙
Borrelial lymphocytoma	莱姆淋巴细胞瘤
Botulinum toxin injection	肉毒杆菌毒素注射
Bowen's disease	鲍恩病
Bowenoid papulosis	鲍恩样丘疹病
Brain infarctions	脑梗死
Branchial cleft anomaly	鳃裂畸形
Branchial cysts	鳃裂囊肿
Branchial fistula	鳃瘘管
Branchio-oto-renal （BOR） syndrome	鳃耳肾（BOR）综合征

Breslow index	Breslow 指数
Bridge sign	桥征
Bronchogenic cyst	支气管囊肿
Bulla	大疱
Bullous impetigo	大疱性脓疱病
Bullous pemphigoid	大疱性类天疱疮
Burns	烧伤
Bursa	滑囊
Bursitis	滑囊炎
Butterfy rash	蝶形红斑
Butterfy sign	蝴蝶征
Buttonhole sign	纽扣孔征
C	
Café-au-lait cutaneous spots	皮肤咖啡牛奶斑
Cafe-au-lait macule	咖啡牛奶斑
Calcifying epithelioma of Malherbe	Malherbe 钙化上皮瘤
Calcinosis	钙化
Calcinosis cutis	皮肤钙质沉着症
Calcium hydroxyapatite（CaHA）	羟基磷灰石钙（CaHA）
Calcium pyruvate	丙酮酸钙
Caliber persistent artery	恒径动脉
Candidiasis	念珠菌病
Capillary malformation-like lesions in capillary malformation-arteriovenous malformation syndrome（CM-AVM）	毛细血管畸形－动静脉畸形综合征（CM-AVM）的毛细血管畸形样病变
Caput succedaneum	胎头水肿 / 产瘤
Carnitine	肉碱
Cartilage	软骨
Cartilage grafts	软骨移植
Cartilage implants	软骨植入物
CASPAR criteria for psoriatic arthritis	银屑病关节炎的 CASPAR 标准
Catagen phase	退行期
Cavernous lymphangioma	海绵状淋巴管瘤
Cellulitis	蜂窝织炎
Central retinal artery	视网膜中央动脉
Cephalocele	脑膨出
Cephalohematoma	头颅血肿
Cervicofacial actinomycosis	颈面部放线菌病
Chalazion	睑板腺囊肿
Chancroid	软下疳
Cheilitis granulomatosa	肉芽肿性唇炎
Chloral hydrate	水合氯醛
Chlorhexidine gluconate	葡萄糖酸氯己定
Chondrodermatitis nodularis helices	结节性耳轮软骨皮炎
Chronic conjunctivitis	慢性结膜炎
Chronic cutaneous lupus erythematosus（CCLE）	慢性皮肤红斑狼疮（CCLE）
Chronic inflammation	慢性炎症
Civatte bodies	Civatte 小体
Clark level	Clark 水平分级
Classical Kaposi sarcoma	经典型卡波西肉瘤
Clavus	鸡眼
Clear cell acanthoma	透明细胞棘皮瘤
Clinical lesions	临床病变
Clinical mapping	临床定位
Clostridium histolyticum	溶组织梭菌
CLOVES syndrome	CLOVES 综合征
Cobblestone appearance	鹅卵石样表现
Collagenase	胶原酶
Collagen entrapment	胶原包埋
Collodion membrane	火棉胶膜
Color and power Doppler sonography	彩色和能量多普勒超声
Color and spectral Doppler sonography	彩色和频谱多普勒超声
Color Doppler mode	彩色多普勒模式
Columella	小柱
Common issues	常见问题
Comorbidities psoriasis	银屑病共病
Competence and operators in charge	操作者能力和资质
Complete lymph node dissection（CLND）	完全淋巴结清扫术（CLND）
Compound and intradermal nevi	复合痣和皮内痣

Compound imaging	复合成像
Computed tomography（CT）	计算机断层扫描（CT）
Condyloma acuminatum	尖锐湿疣
Congenital	先天性
cystic fibrosis	囊性纤维化
malalignment	排列不齐
Congenital cutaneous conditions	先天性皮肤病
ACC	先天性皮肤发育不全
cysts	囊肿
auricular pits and fistulas	耳小凹和耳瘘管
branchial cleft cysts	鳃裂囊肿
dermoid cysts	皮样囊肿
first branchial cysts or fistulas	第一鳃裂囊肿或瘘管
fourth branchial cysts or fistulas	第四鳃裂囊肿或瘘管
third branchial cysts or fistulas	第三鳃裂囊肿或瘘管
thyroglossal cysts	甲状舌管囊肿
ichthyoses	鱼鳞病
lipofibromatous hamartoma	脂肪纤维瘤性错构瘤
neurofibromatosis	神经纤维瘤病
NSJ	Jadassohn 皮脂腺痣
vascular origin	脉管源性
VMS	脉管畸形
Congenital hemangioma（CH）	先天性血管瘤（CH）
non-involuting congenital hemangioma（NICH）	不消退型先天性血管瘤（NICH）
partially involuting congenital hemangioma（PICH）	部分消退型先天性血管瘤（PICH）
rapidly involuting congenital hemangioma（RICH）	快速消退型先天性血管瘤（RICH）
Congenital melanocytic nevus	先天性色素痣
Congenital plexiform fibrohistiocytic tumor	先天性丛状纤维组织细胞瘤
Congenital sternoclavicular sinus	先天性胸锁关节窦
Congenital syndromes	先天性综合征
Connective tissue disease	结缔组织病
Contact dermatitis	接触性皮炎
Contrast enhancement ultrasound imaging（CEUS）	对比增强超声（CEUS）成像
Contrast resolution	对比分辨率
Convex array transducer	凸阵探头
CoolSculpting	冷冻溶脂
Cordylobia anthropophaga	嗜人瘤蝇
Core needle biopsy（CNB）	粗针穿刺活检（CNB）
Corneal ulcers	角膜溃疡
Cornoid lamellae	鸡眼样层板
Corps ronds	圆形小体
Corrugator muscle	皱眉肌
Corticosteroid injections	糖皮质激素注射 / 皮质类固醇注射
Corticosteroids	糖皮质激素 / 皮质类固醇
Cosmeceutical agents	药妆剂
Cosmetic fillers	美容填充剂 / 美容填充物
complications of	并发症
chronic inflammation	慢性炎症
granulomatous reaction	肉芽肿反应
lacrimal, parotid, and submandibular glands	泪腺、腮腺和颌下腺
lumps and bumps	肿块和隆起
morphea and morphea-like reactions	硬斑病和硬斑病样反应
panniculitis	脂膜炎
sarcoid reaction	结节样反应
detection and identification of cosmetic fillers	美容填充剂的检测和识别
inflammation of the lacrimal, parotid, and submandibular glands	泪腺、腮腺和颌下腺炎症
location and extent of	位置和范围
ultrasonographic patterns	超声图像模式
Coumarin	香豆素
Coup de sabre	刀砍状
Crohn's disease	克罗恩病
Crowe's sign	克罗氏征
Crust	痂
Cryobiopsy	冷冻活检
Cryoglobulinemia	冷球蛋白血症
Cryolipolysis	冷冻溶脂
Cryosurgery	冷冻手术
Curriculum	课程
Cutaneous Crohn's disease	皮肤克罗恩病

Cutaneous fibrolipomatous hamartoma	皮肤纤维脂肪瘤性错构瘤
Cutaneous inflammatory conditions	皮肤炎症性疾病
abscesses and fistulous tracts	脓肿和瘘道
edema and lymphedema	水肿和淋巴水肿
odontogenic fistula	牙源性瘘管
seromas, hematomas and serohematomas	血清肿、血肿和血清血肿
Cutaneous larva migrans	皮肤幼虫移行症
Cutaneous leishmaniasis（CL）	皮肤利什曼病（CL）
Cutaneous lesion	皮肤病变
Cutaneous lupus	皮肤狼疮
Cutaneous lupus erythematosus	皮肤红斑狼疮
Cutaneous lymphoma	皮肤淋巴瘤
Cutaneous melanoma	皮肤黑色素瘤
challenging aspects	具有挑战性的方面
diagnostic and therapeutic procedures	诊断和治疗程序
diagnostic imaging	诊断影像学
epidemiological and clinical aspects	流行病学和临床方面
Breslow index	Breslow 指数
diagnosis and management	诊断和管理
patterns of growth	生长模式
patterns of spread	扩散模式
prevalence and mortality	患病率和死亡率
essential requirements	基本要求
follow-up	随访
SLN	前哨淋巴结（SLN）
CLND	完全淋巴结清扫术（CLND）
intermediate-thickness primary melanoma	中等厚度原发性黑色素瘤
non-sentinel lymph nodes	非前哨淋巴结
post-SLNB patient management	前哨淋巴结活检后患者管理
SLNB	前哨淋巴结活检
staging	分期
treatment	治疗
US examination	超声检查
findings	发现
locoregional examination	局部区域检查
lymph-node metastasis	淋巴结转移
primary tumor examination	原发肿瘤检查
of satellite/in-transit metastasis	卫星灶 / 移行转移
technological requirements	技术要求
Cutaneous nocardiosis	皮肤诺卡菌病
Cutaneous psoriasis	皮肤银屑病
Cutaneous smooth muscle hamartoma	皮肤平滑肌错构瘤
Cutaneous T cell lymphomas（CTCL）	皮肤 T 细胞淋巴瘤（CTCL）
Cutaneous tuberculosis	皮肤结核
Cutaneous ultrasonography	皮肤超声检查
Cutis laxa	皮肤松弛症
Cutis marmorata telangiectatica	毛细血管扩张性大理石样皮肤
Cutis verticis gyrata	回状头皮
Cyanosis	紫绀
Cylindric type of keratin	圆柱型角蛋白
Cylindroma	圆柱瘤
Cyst	囊肿
Cystic fibrosis	囊性纤维化
D	
Dactylitis	指（趾）炎
Darier's disease	达里尔病（Darier 病）
Darier's sign	达里尔征（Darier 征）
Decubitus ulcer	压疮
Deep fat pads of the face	面部深层脂肪垫
Deep infantile hemangioma（IH）	深部婴幼儿血管瘤
Degree of edema and fibrosis	水肿和纤维化程度
Delayed granulomatous reaction	迟发性肉芽肿反应
Dental caries	龋齿
Depressor anguli oris muscle	降口角肌
Depressor labii inferioris muscle	降下唇肌
Depth	深度

E	
Ear	耳
Ear pinna	耳郭
Eccrine porocarcinoma	小汗腺汗孔癌
Echogenicity	回声
Eclabion	唇外翻
Ecthyma	深脓疱病
Ecthyma gangrenosum	坏疽性深脓疱病
Ectropion	睑外翻
Eczema herpeticum	疱疹性湿疹
Edema	水肿
Ehlers-Danlos syndrome	Ehlers-Danlos 综合征
Elastofibroma	弹力纤维瘤
Elastography	弹性成像
Elastosis perforans serpiginosum	匐行性穿通性弹性纤维病
Elbow bursitis	肘滑囊炎
Electrochemotherapy	电化学疗法
Embryological developmental anomalies	胚胎发育异常
aplasia cutis congenita （ACC）	先天性皮肤发育不全（ACC）
atretic cephalocele	闭锁性脑膨出
branchial cleft anomalies	鳃裂畸形
bronchogenic cyst	支气管囊肿
cephalocele	脑膨出
congenital sternoclavicular sinus	先天性胸锁关节窦
cutaneous sinuses	皮肤窦道
cysts	囊肿
DC	皮样囊肿
midline anterior neck inclusion cyst （MANIC）	颈前中线包涵囊肿（MANIC）
preauricular sinus （PS）	耳前窦道（PS）
sinus pericranii （SP）	颅骨骨膜窦（SP）
spinal dermal sinus tract （DST）	脊柱皮毛窦（DST）
spinal pseudo-dermal sinus tract （PDST）	脊柱假性皮毛窦（PDST）
thyroglossal duct cyst（TGDC）	甲状舌管囊肿（TGDC）

End diastolic velocity（EDV）	舒张末期流速（EDV）
Endemic Kaposi	地方性卡波西肉瘤
Ephelides	雀斑
Epidermal cyst	表皮囊肿
capsule	包膜
onion-layer pattern	洋葱皮样
pseudotestis pattern	假睾丸样
Epidermal necrosis	表皮坏死
Epidermal nevi	表皮痣
Epidermis	表皮
Epidermoid cysts	表皮样囊肿
Epidermolysis bullosa （EB）	大疱性表皮松解症（EB）
dystrophica	营养不良性
junctionalis	交界性
Epidermotropism	亲表皮性
Epithelioid hemangioma	上皮样血管瘤
Epithelioma spinocellular	棘细胞上皮瘤
Epstein Bar virus-positive mucocutaneous ulcer （EBV-MCU）	EB 病毒阳性黏膜皮肤溃疡（EBV-MCU）
Erosion	糜烂
Eruptive vellus hair cysts	发疹性毳毛囊肿
Erysipelas	丹毒
Erythema	红斑
Erythema ab igne	火激红斑
Erythema annulare centrifugum	离心性环状红斑
Erythema elevatum diutinum	持久性隆起性红斑
Erythema induratum	硬红斑
Erythema infectiosum	传染性红斑
Erythema migrans	游走性红斑
Erythema multiforme	多形性红斑
Erythema nodosum	结节性红斑
Erythrasma	红癣
Erythroderma	红皮病
Erythrodermic psoriasis	红皮病型银屑病
Ethanol	乙醇
Etiopathogenesis	发病机制
Eumycetoma	真菌性足菌肿
Eumycotic lesions	真菌性病变

Ginkgo biloba	银杏叶
Glabellar region	眉间区
Glands	腺体
Globule sign	球形征
Glomangiomas	球形血管瘤
Glomus tumor	血管球瘤
Glomuvenous malformation	球形细胞静脉畸形
Glossary of ultrasound	超声术语表
Glossitis	舌炎
Gottron papules	Gottron 丘疹
Gottron sign	Gottron 征
G-prime	G 值 / 高黏稠度
Granuloma	肉芽肿
Granuloma annulare	环状肉芽肿
Granuloma inguinale	腹股沟肉芽肿
Granulomatous reaction	肉芽肿反应
Grayscale	灰阶
Green nail	绿甲
Groin hidradenitis suppurativa	腹股沟化脓性汗腺炎
Growth alterations	生长变化
Guidelines for performing dermatologic ultrasound	皮肤超声检查指南
H	
Hailey-Hailey disease	家族性良性慢性天疱疮
Hair	毛发
cycle	生长周期
follicle	毛囊
hair tract	毛发束
shaft	毛干
Hair-thread tourniquet syndrome	头发止血带综合征
Hairy tongue	毛舌
Halitosis	口臭
Halo nevus	晕痣
Halsted-Mosquito	哈尔斯特德蚊钳
Hamartomas	错构瘤
Hand-foot-mouth disease	手足口病
Hands-free technique	徒手技术
Harmonic imaging	谐波成像
Harmonics	谐波
Hartmann-Alligator	哈特曼鳄鱼钳
Heliotrope rash	向阳性皮疹
Heliotrope sign	向阳征
Helix	耳郭
Hemangioma	血管瘤
infantile hemangiomas	婴幼儿血管瘤
proliferative phase	增殖期
Hematoma	血肿
Henderson-Paterson body	Henderson-Paterson 小体 / 传染性软疣病毒包涵体
Henoch-Schönlein purpura	过敏性紫癜
Hereditary acantholytic dermatosis	遗传性棘层松解性皮肤病
Herpes simplex	单纯疱疹
Herpes zoster	带状疱疹
Hertoghe's sign	Hertoghe 征
Hidradenitis suppurativa（HS）	化脓性汗腺炎（HS）
activity of HS	HS 活动性
dissecting cellulitis of the scalp	头皮穿掘性蜂窝织炎
early signs	早期症状
fibrosis and edema of	纤维化和水肿
fistulous tracts	瘘道 / 瘘管
fluid collection	积液
grading of fibrosis	纤维化分级
hidradenitis suppurativa SOS-HS Ⅰ	化脓性汗腺炎 SOS-HS Ⅰ
hidradenitis suppurativa SOS-HS Ⅱ	化脓性汗腺炎 SOS-HS Ⅱ
hidradenitis suppurativa SOS-HS Ⅲ	化脓性汗腺炎 SOS-HS Ⅲ
Hurley staging system of	Hurley 分期系统
intralesional drug infiltrations	病变内药物注射
keratin fragmentation types in hidradenitis suppurativa	化脓性汗腺炎角蛋白碎裂类型
key ultrasound lesions	关键超声病变
pilonidal cysts	藏毛囊肿
pseudocysts	假囊肿
scoring	评分
SOS-HS	化脓性汗腺炎超声评分

rheumatoid arthritis	类风湿关节炎
scleroderma	硬皮病
subungual wart	甲下疣
Inflammatory diseases	炎症性疾病
Inflammatory lesions	炎症性病变
idiopathic facial aseptic granuloma（IFAG）	特发性面部无菌性肉芽肿（IFAG）
linear morphea	线状硬斑病
segmental stiff skin syndrome	节段性皮肤僵硬综合征
subcutaneous fat necrosis of the newborn（SCFN）	新生儿皮下脂肪坏死（SCFN）
subcutaneous granuloma annulare	皮下型环状肉芽肿
Inflammatory linear verrucous epidermal nevus（ILVEN）	炎症性线状疣状表皮痣（ILVEN）
Inflammatory skin disorders	炎症性皮肤病
Infraorbital region	眶下区
Infundibular cysts	漏斗部囊肿
Ingrown nail	嵌甲
In-plane injection	平面内注射
Intact epidermal cyst	完整表皮囊肿
Integumentary system	皮肤系统
Interface dermatitis	界面性皮炎
Intergluteal hidradenitis suppurativa	臀间化脓性汗腺炎
Intermammary hidradenitis suppurativa	乳间化脓性汗腺炎
International hidradenitis suppurativa severity score system（IHS4）	国际化脓性汗腺炎严重程度评分系统（IHS4）
International Prognostic Index（IPI）	国际预后指数（IPI）
International Society for the Study of Vascular Anomalies（ISSVA）	国际脉管异常研究学会（ISSVA）
Interventional dermatologic ultrasound-aesthetics	介入性皮肤超声－美容
botulinum injection procedures	肉毒杆菌毒素注射手术
chlorhexidine-alcohol or sterile water	氯己定醇或无菌水
complications	并发症
hyaluronidase	透明质酸酶
physical examination and laboratory tests	体格检查和实验室检查
recurrent abscess	复发性脓肿
Intracapsular rupture	囊内破裂
Intralesional drug infiltrations	病变内药物注射
Intralesional drugs	病变内药物
Intralesional infiltration techniques	病变内注射技术
Intramuscular injection	肌内注射
Intraneural lipoma	神经内脂肪瘤
In-transit melanoma metastasis	黑色素瘤移行转移
In-transit metastases	移行转移
Invasive procedures	侵入性操作
Invasive squamous cell carcinoma	侵袭性鳞状细胞癌
Isthmus-catagen cysts	峡部－退行期囊肿
J	
Joints	关节
Junctional nevi	交界痣
Juvenile xanthogranuloma	幼年黄色肉芽肿
K	
Kaposiform hemangioendothelioma	卡波西样血管内皮瘤
Kaposi sarcoma	卡波西肉瘤
Kasabach-Merritt syndrome	Kasabach-Merritt 综合征
Kawasaki syndrome	川崎病
Keloid	瘢痕疙瘩
Keratinocyte carcinomas（KC）	角质细胞癌（KC）
basal cell carcinomas	基底细胞癌
bidimensional tumor information	肿瘤的二维信息
role of HFUS	高频超声的作用
treatment option	治疗选择
Keratinous cysts	角质囊肿
Keratoacanthoma	角化棘皮瘤
Keratoconjunctivitis	角膜结膜炎
Keratosis pilaris	毛周角化病
Kindler syndrome	Kindler 综合征
Klippel-Trenaunay syndrome（KTS）	Klippel-Trenaunay 综合征（KTS）

Lymphocutaneous syndrome	淋巴皮肤综合征
Lymphocytoma cutis	皮肤淋巴细胞瘤
Lymphogranuloma venereum	性病性淋巴肉芽肿
Lymphography	淋巴管造影术
Lymphoid hyperplasia	淋巴组织增生
Lymphoma	淋巴瘤
B-cell lymphomas	B 细胞淋巴瘤
T-cell lymphomas	T 细胞淋巴瘤
Lymphoma NK panniculitis-like	脂膜炎样 NK 细胞淋巴瘤
Lymphomatoid papulosis	淋巴瘤样丘疹病
Lymphoscintigraphy	淋巴显像术
M	
Machine learning	机器学习
Macule	斑疹
Maffucci syndrome	Maffucci 综合征
Magnetic resonance imaging（MRI）	磁共振成像（MRI）
Main applications	主要应用
Majocchi granuloma	马约基（Majocchi）肉芽肿
Malalignment	排列不齐
Malignant	恶性
angiosarcoma	血管肉瘤
Kaposi's sarcoma	卡波西肉瘤
Malignant melanoma（MM）	恶性黑色素瘤（MM）
Malignant skin tumors	恶性皮肤肿瘤
Malignant tumor	恶性肿瘤
Mammary gland	乳腺
Masseter muscle	咬肌
Mastocytoma	肥大细胞瘤
Mastocytosis	肥大细胞增生症
Median canaliform dystrophy	正中管状甲营养不良
Median nail deformity	正中甲畸形
Medusa head	美杜莎头 / 海蛇头 / 水母头 / 脐周静脉曲张
Meibomian glands	睑板腺
Melanocytic naevi	黑色素细胞痣
Melanoma	黑色素瘤
Melanoma metastases	黑色素瘤转移
in-transit metastases	移行转移
satellite lesions	卫星灶
tail sign	尾征
Melanoma US examination	黑色素瘤超声检查
Melanonychia	黑甲
Melasma	黄褐斑
Melkersson-Rosenthal syndrome	梅－罗综合征
Mentalis muscle	颏肌
Merkel-cell carcinoma（MCC）	梅克尔（Merkel）细胞癌（MCC）
Merkel cell tumor	梅克尔（Merkel）细胞癌
Mesotherapy	美塑疗法
Metastatic lymph node	转移性淋巴结
Metastatic neuroblastoma	转移性神经母细胞瘤
Methylene blue	亚甲蓝
Microbubble	微气泡
Microcystic adnexal carcinoma	微囊性附属器癌
Microfocused ultrasound（MFU）	微聚焦超声（MFU）
Micronodular invasive BCC	浸润性微结节型基底细胞癌
Microvascularity	微血流
Microvascular software	微血流软件
Midline anterior neck inclusion cyst（MANIC）	颈前中线包涵囊肿（MANIC）
Migration	移动
Milia	粟丘疹
Miliaria	痱子
Miliaria cristallina	白痱
Mini-comet tail artifact	微彗星尾伪像
Minor salivary glands	小唾液腺
Mixed-echogenicity dermal and/or hypodermal structures	混合回声真皮和 / 或皮下结构
Mixed infantile hemangioma（IH）	混合型婴幼儿血管瘤（IH）
Mixed panniculitis after radiofrequency	射频后混合性脂膜炎
Mixed panniculitis post mesotherapy	美塑疗法后混合性脂膜炎

Nodular hidradenoma	结节性汗腺瘤
Nodular melanoma	结节型黑色素瘤
Nodular prurigo	结节性痒疹
Nodular pseudolymphoma	结节性假性淋巴瘤
Nodules	结节
Non-bullous impetigo	非大疱性脓疱病
Non-Hodgkin's lymphomas（NHL）	非霍奇金淋巴瘤（NHL）
Noninfectious nodules	非感染性结节
Non-invasive imaging techniques（NIIT）	非侵入性成像技术（NIIT）
Non-involuting congenital hemangioma（NICH）	不消退型先天性血管瘤（NICH）
Non-Langerhans cell histiocytoses	非朗格汉斯细胞组织细胞增生症
Nonmelanocytic skin cancer（NMSC）	非黑色素瘤皮肤癌（NMSC）
Non-radiating technique	无辐射技术
Non-surgical aesthetic procedures	非手术美容治疗
autologous fat grafting	自体脂肪移植
cryolipolysis	冷冻溶脂
mesotherapy	美塑疗法
radiofrequency	射频
tensor threads	线雕 / 提拉线
Non-vascular benign tumors and pseudotumors	非脉管源性良性肿瘤和假性肿瘤
cystic	囊性
chalazion	睑板腺囊肿
epidermal/inclusion cyst	表皮 / 包涵囊肿
hidrocystoma	汗囊瘤
nodular hidradenoma	结节性汗腺瘤
pilonidal cyst	藏毛囊肿
steatocytoma multiplex	多发性脂囊瘤
trichilemmal cyst	毛根鞘囊肿
solid	实性
dermatofibroma	皮肤纤维瘤
keloids	瘢痕疙瘩
lipoma	脂肪瘤
nodular fasciitis	结节性筋膜炎
nodular pseudolymphoma	结节性假性淋巴瘤
pilomatrixoma	毛母质瘤
Non-vascular tumors and hamartomas	非脉管源性肿瘤和错构瘤
B-cell lymphoblastic lymphoma（BcLL）	B 细胞淋巴母细胞淋巴瘤（BcLL）
CSMH and Becker's nevus	皮肤平滑肌错构瘤和贝克尔痣
cutaneous fibrolipomatous hamartoma	皮肤纤维脂肪瘤性错构瘤
fibrous hamartoma of infancy（FHI）	婴幼儿纤维性错构瘤（FHI）
infantile fibrosarcoma	婴幼儿纤维肉瘤
infantile myofibroma	婴幼儿肌纤维瘤
juvenile xanthogranuloma	幼年黄色肉芽肿
lipoblastoma	脂肪母细胞瘤
metastatic neuroblastoma	转移性神经母细胞瘤
neurofibroma	神经纤维瘤
nevus sebaceous of Jadassohn	Jadassohn 皮脂腺痣
pilomatrixoma	毛母质瘤
plexiform fibrohistiocytic tumor	丛状纤维组织细胞瘤
superficial angiomyxoma	浅表血管黏液瘤
syringocystadenoma papilliferum	乳头状汗管囊腺瘤
Normal skin	正常皮肤
Nose	鼻
Nummular eczema	钱币状湿疹
O	
Occlusion	闭塞
Odontogenic fistula	牙源性瘘管
Oil-drop sign	油滴征
Onion-layer pattern	洋葱皮样
Onychocryptosis	嵌甲
Onychogryphosis	甲弯曲
Onycholysis	甲剥离
Onychomadesis	脱甲病
Onychomatricoma	甲母质瘤
Onychomycosis	甲癣
Onychopapilloma	甲乳头状瘤

Pilar cyst	毛发囊肿
Pilomatricoma	毛母质瘤
Pilomatrixoma	毛母质瘤
Pilonidal cyst	藏毛囊肿
Pityriasis alba	白色糠疹
Pityriasis rosea	玫瑰糠疹
Pityriasis rubra pilaris	毛发红糠疹
Pityriasis versicolor	花斑癣 / 花斑糠疹
Plantar skin	足底皮肤
Plantar wart	跖疣
Plaque	斑块
Plaque psoriasis	斑块状银屑病
Plastic surgery procedure complications	整形手术并发症
Plexiform fibrohistiocytic tumor	丛状纤维组织细胞瘤
Plexiform neurofibromas	从型神经纤维瘤
Polidocanol	聚多卡醇
Polyacrylamide gel（PAAG）	聚丙烯酰胺凝胶（PAAG）
Polyarteritis nodosa	结节性多动脉炎
Polycaprolactone	聚己内酯
Polydioxanone（PDO）tensor threads	聚对二氧环己酮（PDO）提拉线
Polyethylene	聚乙烯
Polyethylene implants	聚乙烯植入物
Polylactic acid filler	聚乳酸填充剂 / 填充物
Polymethylmethacrylate（PMMA）	聚甲基丙烯酸甲酯（PMMA）
Polymorphous light eruption	多形性日光疹
Pompholyx	汗疱疹
Poroma	汗孔瘤
Porphyria cutanea tarda	迟发性皮肤卟啉病
Port-wine stain	葡萄酒色斑 / 鲜红斑痣
Positron emission/computed tomography（PET-CT）	正电子发射 / 计算机断层扫描（PET-CT）
Posterior acoustic enhancement	后方回声增强
Posterior acoustic shadowing artifact	后方声影伪像
Post-traumatic serohematoma	创伤后血清血肿
Povidone-iodine	聚维酮碘
Power-Doppler mode	能量多普勒模式
Preauricular region	耳前区
Preauricular sinus	耳前窦道
Predominantly lobular panniculitis	小叶为主型脂膜炎
Predominantly septal panniculitis	间隔为主型脂膜炎
Presurgical sonographic mapping technique	手术前超声定位技术
Prevention of complications	并发症预防
Primary cutaneous B-cell lymphomas（PCBCL）	原发性皮肤 B 细胞淋巴瘤（PCBCL）
Primary cutaneous lymphomas（PCL）	原发性皮肤淋巴瘤（PCL）
clinical presentation of	临床表现
cytomorphological and immunological phenotype	细胞形态学和免疫学表型
dermatoses	皮肤病
diffuse homogeneous	弥漫均匀
evidence of extracutaneous disease	皮肤外疾病证据
fine-needle aspiration	细针穿刺抽吸
hyperechoic thickening	高回声增厚
imaging studies	影像学研究
immunophenotypic characteristics	免疫表型特征
internal vascularity	内部血流
multiple nodules（type Ⅱ）	多发结节（Ⅱ型）
open/excision biopsy	切开 / 切除活检
polylobulated hypoechoic lesion	分叶状低回声病灶
prelymphomatous conditions	淋巴瘤前期状态
pseudolymphomas	假性淋巴瘤
TNM system staging	TNM 系统分期
Primary cutaneous melanoma	原发性皮肤黑色素瘤
differential diagnosis	鉴别诊断
measuring tumor thickness	测量肿瘤厚度
prognosis	预后
Primary cutaneous T-cell lymphomas（PCTCL）	原发性皮肤 T 细胞淋巴瘤（PCTCL）

Rapidly involuting congenital hemangioma （RICH）	快速消退型先天性血管瘤（RICH）
Raynaud's phenomenon （RP）	雷诺现象（RP）
Real time	实时
Recommendations	推荐
Recurrent edema	复发性水肿
Refraction artifacts	折射伪像
Reinforcement artifact	增强伪像
Reiter syndrome	赖特综合征 / 反应性关节炎
Rejuvenation	年轻化
Report	报告
Reporting	报告内容
basal cell carcinoma	基底细胞癌
cosmetic fillers	美容填充剂 / 美容填充物
an epidermal cyst	表皮囊肿
glomus tumor of the nails plate	甲板血管球瘤
hidradenitis suppurativa	化脓性汗腺炎
an infantile hemangioma	婴幼儿血管瘤
a melanoma	黑色素瘤
a morphea	硬斑病
a nail psoriasis	甲银屑病
a pilomatrixoma	毛母质瘤
a plantar wart	跖疣
a vascular malformation	脉管畸形
Requisites for performing the dermatologic ultrasound examinations	皮肤超声检查的必要条件
Resistive index （RI）	阻力指数（RI）
Resolution	分辨率
Retronychia	逆生性甲
signs of retronychia	逆生性甲征象
Retrospective study	回顾性研究
Reverberation artifacts	混响伪像
Rheumatoid arthritis	类风湿关节炎
Rhinomodulation	非手术鼻整形
Rhinoplasty	鼻成形术
Risk zones	风险区
Risorius muscle	笑肌
Rocky Mountain spotted fever	落基山斑疹热
ROOF retro-orbicularis oculi fat	眼轮匝肌后脂肪（ROOF）
Rosacea	玫瑰痤疮 / 酒渣鼻
foreign bodies	异物
hidradenitis suppurativa（HS）	化脓性汗腺炎（HS）
Rotterdam criteria	鹿特丹标准
Rubeola （measles）	麻疹
S	
Salivary glands	唾液腺
Sarcoidosis	结节病
Sarcoid reaction	结节样反应
Scabies	疥疮
Scale	鳞屑
Scalp	头皮
Scar	瘢痕
Scarlet fever	猩红热
Scarring alopecia	瘢痕性脱发
Scarring areas	瘢痕区域
Scar sarcoidosis	瘢痕结节病
Schaumann body	绍曼小体（Schaumann 体）
Schwannoma	神经鞘瘤 / 施万细胞瘤
Scleritis	巩膜炎
Scleroderma	硬皮病
Scleroderma nails	硬皮病甲
Sclerotherapy	硬化疗法
Score of toxic epidermal necrolysis （SCORTEN）	中毒性表皮坏死松解症评分（SCORTEN）
SCORing atopic dermatitis （SCORAD）	特应性皮炎评分（SCORAD）
Scrofula	瘰疬 / 淋巴结核
Scrofuloderma	瘰疬性皮肤结核
Sebaceous carcinoma	皮脂腺癌
Sebaceous glands	皮脂腺
Seborrheic dermatitis	脂溢性皮炎
Seborrheic keratosis	脂溢性角化病
Secondary cutaneous lymphomas	继发性皮肤淋巴瘤
Secondary dermatological skin lesions	继发性皮损

Subepidermal low echogenic band （SLEB）	表皮下低回声带（SLEB）
Small BCC	小的基底细胞癌
Smooth muscle hamartoma	平滑肌错构瘤
Snow-storm artifact	暴风雪伪像
Soft tissue hematoma	软组织血肿
Sonographic guidance	超声引导
Sonographic scoring of hidradenitis suppurativa（SOS-HS）	化脓性汗腺炎超声评分（SOS-HS）
Sonographic signs	超声征象
Sonometry	声学测量
SOOF suborbicularis oculi fat	SOOF 眼轮匝肌下脂肪
SOS-acne classification of severity	SOS- 痤疮严重程度分类
Spatial compounding imaging	空间复合成像
Spatial resolution	空间分辨率
Special skin lesions	特殊皮损
Spectral curve analysis	频谱曲线分析
Spectral Doppler display	频谱多普勒显示
Spider angioma	蜘蛛痣 / 蜘蛛样血管瘤
Spinal dermal sinus-like stalk	脊柱真皮窦样蒂
Spinal dermal sinus tract	脊柱皮毛窦
Spinalioma	棘皮瘤
Spinal pseudo-dermal sinus tract	脊柱假性皮毛窦
Spinocellular carcinoma	棘细胞癌
Splinter hemorrhage	裂片状出血
Spongiform pustule of Kogoj	Kogoj 海绵状脓疱
Spongiosis	海绵形成
Sporotrichosis	孢子丝菌病
Squamous cell carcinoma （SCC）	鳞状细胞癌（SCC）
Staging and tracking of activity in hidradenitis suppurativa	化脓性汗腺炎的分期和活动性追踪
Standardized report	标准报告
Standardized protocols	标准协议
Standoff pad	导声垫
Staphylococcal scalded skin syndrome （SSSS）	葡萄球菌烫伤样皮肤综合征（SSSS）
Stasis dermatitis	淤积性皮炎
Steatocytoma multiplex	多发性脂囊瘤
Stepladder sign	阶梯征
Sterile keratolysis	无菌性角质溶解症
Sternoclavicular sinus	胸锁关节窦
Stevens-Johnson syndrome （SJS）	史蒂文斯 – 约翰逊（Stevens-Johnson）综合征（SJS）
Stiff skin syndrome	皮肤僵硬综合征
Striae	妊娠纹
String of pearls sign	珍珠串征
Strongyloides stenocephala	粪类圆线虫
Sturge-Weber syndrome	Sturge-Weber 综合征
Subacute cutaneous lupus erythematosus （SCLE）	亚急性皮肤红斑狼疮（SCLE）
Subcutaneous fat necrosis	皮下脂肪坏死
Subcutaneous fat necrosis of the newborn （SCFN）	新生儿皮下脂肪坏死（SCFN）
Subcutaneous granuloma annulare	皮下型环状肉芽肿
Subcutaneous panniculitis-like T-cell lymphoma （SPTCL）	皮下脂膜炎样 T 细胞淋巴瘤（SPTCL）
Subcutaneous tissue	皮下组织
Subepidermal low echogenic band	表皮下低回声带
Subgaleal fibrolipoma	帽状腱膜下纤维脂肪瘤
Subgaleal hematoma	帽状腱膜下血肿
Submandibular gland	颌下腺
Subungual exostosis	甲下外生骨疣
Subungual fibromas	甲下纤维瘤
Subungual hematoma	甲下血肿
Subungual telangiectatic granuloma	甲下毛细血管扩张性肉芽肿
Subungual wart	甲下疣
Superb microvascularity imaging （SMI）	超微血流成像（SMI）
Superficial angiomyxoma	浅表血管黏液瘤
Superficial BCC	浅表基底细胞癌
Superficial fat pads of the face	面部浅层脂肪垫
Superficial loop of the facial artery	面动脉浅弓
Superficial lymphangioma	浅表淋巴管瘤

Trichotillomania	拔毛癖
True leukonychia	真性白甲
Tuberculosis	结核病
Tuberculosis verrucosa cutis	疣状皮肤结核
Tuberculous chancre	结核性下疳 / 原发性皮肤结核综合征
Tuberous xanthomas	结节性黄瘤
Tufted angioma	丛状血管瘤
Tumoral pathology of nail	肿瘤性甲病
Tumors and pseudotumors	肿瘤和假性肿瘤
fibroma	纤维瘤
glomus tumor	血管球瘤
granuloma	肉芽肿
mucous cysts	黏液囊肿
neurogenic tumors	神经源性肿瘤
onychomatricoma	甲母质瘤
Tunnels	瘘道
20G needle	20G 针
Two-phase liver acquisition	双期肝脏采集
Types of reports	报告类型
U	
Ugly duckling sign	丑小鸭征
Ulceration	溃疡形成
Ulcerative colitis	溃疡性结肠炎
Ulcers	溃疡
Ulerythema ophryogenes	眉部瘢痕性红斑
Ultrahigh frequency	超高频
Ultrasonographic anatomy	超声解剖学
adjacent normal structures	邻近正常结构
different frequencies	不同频率
hair	毛发
skin	皮肤
ultra-high frequency	超高频
Ultrasonographic Breslow index	超声 Breslow 指数
Ultrasonographic scoring	超声评分
Ultrasound	超声
acoustics and instrumentation	声学和仪器
Doppler sonography	多普勒超声
gray scale ultrasound imaging	灰阶超声成像
in aesthetics	美容应用
cosmetic fillers	美容填充剂 / 美容填充物
detection and identification of	检测和识别
B-mode	B 模式
examination protocols	检查方案
gray scale images	灰阶图像
hyaluronidase	透明质酸酶
clinical safety record	临床安全性记录
pre-treatment assessment	治疗前评估
vascular adverse events	血管不良事件
needle localization of lesions	病变穿刺针定位
operator performance	操作者执行情况
software developments	软件发展
CEUS	对比增强超声
EFOV	扩展视野
fusion imaging	融合成像
spatial compounding	空间复合成像
tissue harmonic imaging	组织谐波成像
ultrasound transducer	超声探头
Ultrasound-assisted intralesional injection indications	超声引导下病变内注射适应症
Ultrasound-guided biopsy	超声引导下活检
Ultrasound-guided drainage	超声引导下引流
Ultrasound-guided fine needle drainage	超声引导下细针穿刺引流
Ultrasound-guided FNAC	超声引导下细针穿刺细胞学（FNAC）
Ultrasound-guided hyaluronic acid injection	超声引导下透明质酸 / 玻尿酸注射
Ultrasound-guided injection	超声引导下注射
Ultrasound-guided intralesional corticosteroids injection	超声引导下病变内皮质类固醇注射
Ultrasound-guided percutaneous biopsy	超声引导下经皮活检
Ultrasound-guided percutaneous needle fasciotomy	超声引导下经皮针刺筋膜切开术
Ultrasound-guided procedures	超声引导下操作
Ultrasound-guided removal of foreign bodies	超声引导下异物取出

Servelle-Martorell syndrome	Servelle-Martorell 综合征
Sturge-Weber syndrome	Sturge-Weber 综合征（脑三叉神经血管瘤综合征）
telangiectasias	毛细血管扩张
venous malformation	静脉畸形
Vasculitis	血管炎
Vasculitis of skin	皮肤血管炎
Venous lake	静脉湖
Venous leg ulcers	下肢静脉性溃疡
Venous malformation（VM）	静脉畸形（VM）
Verrucous hemangioma	疣状血管瘤
Vesicle	水疱
Vessels	血管
Videodermoscopy	视频皮肤镜检查
Vitiligo	白癜风
von Recklinghausen disease	1 型神经纤维瘤病
V sign	V 征
W	
Wart	疣
Wartenberg's syndrome	Wartenberg 综合征
Wheal	风团
Whole-body 18F-FDG-PET scan image	全身 18F-FDG-PET 扫描图像
Wire threads	线束
World Health Organization（WHO）	世界卫生组织（WHO）
Wrinkles of the face	面部皱纹
Wrong setting	错误设置
X	
Xanthelasma	睑黄瘤
Xanthogranuloma	黄色肉芽肿
Xanthoma	黄色瘤
Xerophthalmia	干眼症
Xerosis	干燥症
Xerostomia	口干
Y	
Yellow nail syndrome	黄甲综合征
Z	
Zygomaticus major muscle	颧大肌

（谭庆亭，汶春苗，徐宏俊 译）